FUMOUZE-ALBESPEYRES

78, Faubourg-Saint-Denis, PARIS.

Employé dans les Hôpitaux militaires

VÉSICATOIRE d'ALBESPEYRES

Ce Vésicatoire se vend, dans les Pharmacies, en morceaux de toutes dimensions, qui portent la **Signature d'Albespeyres** sur le côté vert.

MOUCHE ALBESPEYRES (Vésicatoire de 10 centimètres sur 13), dans un étui métallique qui la préserve contre toute contamination extérieure. — Mouche *avec* objets de pansement : **2 fr.;** *sans* ces objets : **1 fr. 25.**

PAPIER D'ALBESPEYRES, pour l'entretien des vésicatoires. Nos 1 faible, 1, 2 et 3.

PILULES ET POUDRE LARTIGUE

PILULES LARTIGUE, à base de Colchique. — Remède classique de la GOUTTE. — FLACON : **6 Francs.**

POUDRE LARTIGUE, Alcaline – Benzoïque – Lithinée. — Traitement de l'ARTHRITIS. — BOITE : **6 Francs.**

Exiger le **Nom** *de* **LARTIGUE.**

SIROP ET PÂTE BERTHÉ

à la Codéine Lauro-Cérasée

Angines, Laryngites, Enrouements, Bronchites, Insomnie, Excitation nerveuse, etc.

SIROP : **3 fr.** — PÂTE : **1 fr. 60.**

Exiger le **Nom** *de* **BERTHÉ** *sur l'Étiquette.*

PAPIER ET CIGARES BARRAL

ANTIASTHMATIQUES

.... *Contre les accès :* **PAPIER** *et* **CIGARES** Barral ....
Dans les intervalles : GLOBULES FUMOUZE ANTIASTHMATIQUES.

PAPIER : **5 fr.** — CIGARES : **3 fr.** — GLOBULES : **3'50.**

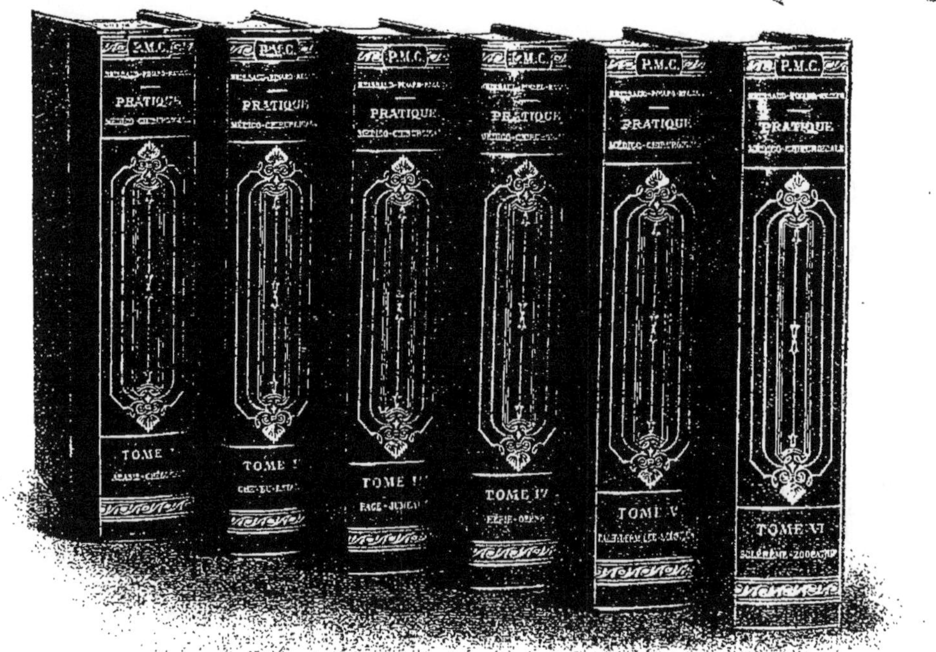

P.M.C.
PRATIQUE
MÉDICO-CHIRURGICALE
TOME I
TOME II
TOME III
TOME IV
TOME V
TOME VI

Formulaire

Thérapeutique

CORBEIL. — Imprimerie ÉD. CRÉTÉ.

Formulaire

Thérapeutique

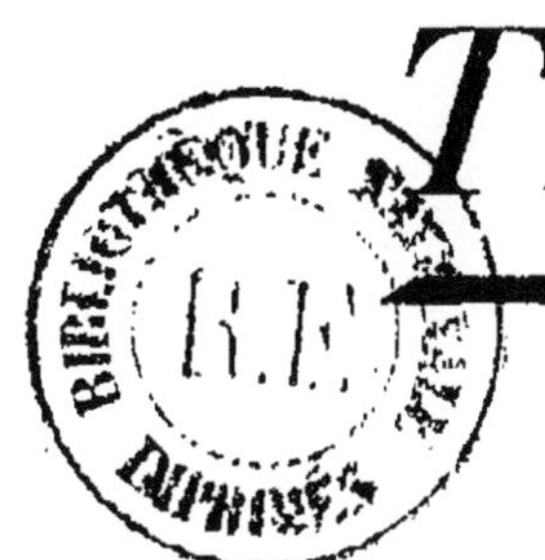

PAR MM.

G. LYON

Ancien Chef de Clinique
à la Faculté de Médecine
Lauréat de la Faculté

P. LOISEAU

Ancien Préparateur
à l'École Supérieure de Pharmacie
Lauréat des Hôpitaux

AVEC LA COLLABORATION DE

L. DELHERM | PAUL-ÉMILE LÉVY

Anciens Internes des Hôpitaux de Paris

CINQUIÈME ÉDITION

PARIS

MASSON ET Cie, ÉDITEURS

LIBRAIRES DE L'ACADÉMIE DE MÉDECINE
120, boulevard Saint-Germain

1907

INTRODUCTION

Si ce nouveau formulaire n'était que la reproduction plus ou moins fidèle des ouvrages similaires, sa publication ne pourrait se justifier. En fait, il diffère notablement de ses devanciers. Ceux-ci se recommandent tous par des qualités diverses, mais tous aussi, à notre avis, présentent des imperfections inhérentes à l'esprit qui a présidé à leur rédaction. Ces formulaires ne sont que des dictionnaires où sont accumulés des renseignements pharmacologiques, d'innombrables formules, les uns bons, les autres mauvais, sans que le lecteur soit mis à même de discerner ce qu'il convient d'en retenir, sans qu'il soit dirigé dans son choix. En un mot, l'esprit critique y fait totalement défaut, la personnalité de l'auteur s'y trouve complètement effacée. Comment le praticien saura-t-il que tel médicament est encore incomplètement étudié et doit être employé avec réserve, que tel autre peut le remplacer avantageusement, que telle formule est préférable à telle autre, s'il n'est pas guidé par l'auteur « responsable » de l'ouvrage qu'il consulte ?

On pourra nous objecter qu'un formulaire est surtout un répertoire de renseignements et que le lecteur est supposé apte à utiliser ces renseignements, de la façon qu'il juge la meilleure, à élaguer ce qui lui paraît défectueux, à retenir ce qui lui paraît utile. Tel n'est pas notre avis et toute différente a été l'idée qui nous a guidés dans la rédaction de cet ouvrage.

Nous nous sommes proposé de présenter un tableau de la pharmacologie contemporaine, tel que tout détail suranné en soit écarté, que tout médicament, toute médication importants soient mis en relief, que les médicaments d'action douteuse soient au contraire relégués au second plan ; nous avons supprimé de parti pris les formules complexes qui encombrent les formulaires, au grand détriment de la précision et de la clarté, qualités que l'on doit surtout demander à un ouvrage de ce genre.

Nous avons donné notre avis motivé, chaque fois qu'il nous a paru nécessaire de le faire, sans oublier, d'ailleurs, que toutes les opinions ont le droit d'être citées. En somme, notre but a été d'indiquer au praticien qui veut formuler : *ce qu'il doit faire, ce qu'il ne doit pas faire, uni-*

quement ce qu'il doit faire, nous conformant ainsi au plan suivi par l'un de nous dans son *Traité de Clinique thérapeutique.*

Les chapitres consacrés aux moyens hygiéniques et physiques ont reçu des développements que justifie la part de plus en plus grande prise par ces agents dans la thérapeutique. Les renseignements précis et circonstanciés que nous avons donnés sur leur mode d'emploi et leurs indications seront, nous l'espérons, favorablement appréciés par nos lecteurs.

Le présent formulaire débute par des généralités sur l'absorption, l'élimination, l'accumulation des médicaments, sur la tolérance et l'intolérance médicamenteuse, sur les incompatibilités, etc. Puis vient un chapitre sur les formes pharmaceutiques et l'art de formuler, auquel nous nous sommes efforcés de donner un caractère essentiellement pratique.

Le *Formulaire magistral* comprend, pour chaque médicament, l'indication de la plante ou de l'organe dont il est retiré, sa formule chimique, si nous avons affaire à une substance chimiquement définie; l'indication des parties employées et des principes actifs; celle de la tolérance et de l'intolérance (toxicité aux doses thérapeutiques), des incompatibilités ; l'étude précise et critique des différentes indications thérapeutiques ; enfin celle des formes pharmaceutiques (avec mention de celles qu'il convient d'employer de préférence), et la posologie exacte, chez l'adulte et chez l'enfant.

Quant aux formules, à dessein peu nombreuses, nous les avons choisies avec le plus grand soin, adoptant surtout les moins complexes et les plus rationnelles, et faisant une large part à nos formules personnelles. Nous avons cherché surtout à établir des types que le praticien pourra facilement modifier au gré de ses désirs ou des indications du moment.

Pour mieux rappeler au lecteur la posologie de chaque médicament et lui éviter en même temps une surcharge inutile de la mémoire, nos formules sont établies pour une unité médicamenteuse (pilule, cachet, paquet, injection hypodermique, etc.) ; par exemple, au lieu de formuler ;

Sulfate de quinine	1 gr.
Extrait thébaïque	0 gr. 10
Pour 10 pilules; en donner 3 par jour.	

nous écrivons :

Sulfate de quinine	0 gr. 10
Extrait thébaïque	0 gr. 01
Pour 1 pilule; donner par jour 3 pilules semblables.	

Des chapitres spéciaux sont consacrés à l'opothérapie, à la sérothérapie, à la vaccination.

Viennent ensuite les chapitres relatifs aux différents moyens hygiéniques et physiques ; l'antisepsie et l'asepsie, les procédés de désinfection ont été étudiés d'une façon succincte, mais essentiellement pratique, de façon à permettre au médecin d'en faire aisément l'application.

L'acrothérapie, la climatothérapie ont été passées en revue dans le même but pratique. On trouvera notamment, après les indications relatives à la cure d'air, une liste très complète des stations climatériques avec mention, pour les plus importantes d'entre elles, des particularités qui les distinguent, des avantages et inconvénients respectifs qu'elles présentent.

Les chapitres relatifs à la balnéothérapie, aux eaux minérales sont rédigés dans le même esprit utilitaire. En ce qui concerne les eaux minérales, nous avons mentionné les principales eaux françaises et étrangères, en insistant sur les indications essentielles de chacune d'elles, sur celles qui les « spécialisent ».

Les différentes applications du massage, de la mécanothérapie et de la kinésithérapie, ont été indiquées d'une façon aussi précise et complète que le comporte le cadre restreint de cet ouvrage.

Le chapitre consacré à l'électrothérapie, dû à M. le Dr DELHERM, permettra au praticien de se remémorer les applications essentielles de l'électricité, celles toutes récentes de la photothérapie, de la radiothérapie.

La psychothérapie a des applications trop étendues pour être passées sous silence ; le Dr PAUL ÉMILE LÉVY les a rappelées dans un chapitre où sont groupées d'utiles indications pratiques.

Le régime alimentaire, tant chez l'enfant que chez l'adulte, a fait l'objet d'un chapitre auquel nous n'avons pas craint de donner un certain développement, tant la thérapeutique par la diététique a pris d'importance aujourd'hui.

L'analyse des urines a été considérée surtout au point de vue séméiologique, sans que soient négligées pour cela les recherches essentielles que le médecin peut effectuer extemporanément, sans installation particulière, au lit du malade ou dans son cabinet. Nous y avons joint quelques documents relatifs à l'analyse du lait, du sang, du suc gastrique, des fèces, destinés surtout à permettre au praticien l'interprétation des résultats analytiques qui lui seront transmis par le chimiste compétent.

Tel est le plan qui nous paraît le mieux répondre avec logique et clarté au but d'un formulaire moderne et grâce auquel, nous l'espérons, on pourra tirer de cet ouvrage les renseignements vraiment pratiques que nous avons cherché à y réunir pour la plus grande commodité de nos confrères.

AVERTISSEMENT

DE LA CINQUIÈME ÉDITION

Comme dans les éditions précédentes les auteurs ont rayé certains médicaments tombés en désuétude et fait figurer dans le *Formulaire magistral* quelques médicaments nouveaux, tels que : *lysol, solvéol, solutol, théobromose, formiate de quinine, trypanroth; Icho-sam, cotonnier, acide thyminique (solurol)*. Les autres parties de l'ouvrage ont été également l'objet de corrections et d'additions (*sérum antidysentérique, recherche du sang dans les matières fécales*, etc.).

Dr G. LYON.

P. LOISEAU.

6 Octobre 1906.

Notions générales

*SUR L'ABSORPTION, L'ÉLIMINATION ET L'ACCUMULA-
TION DES MÉDICAMENTS; SUR L'ACCOUTUMANCE, LA
TOLÉRANCE ET L'INTOLÉRANCE; SUR LES ASSOCIA-
TIONS ET LES INCOMPATIBILITÉS MÉDICAMENTEUSES.*

I

Absorption des médicaments.

Certains médicaments agissent sans être absorbés, soit en modifiant les
sécrétions ou les excrétions. — tels sont les antiseptiques insolubles introduits dans les voies digestives, l'acide chlorhydrique prescrit dans le but
de suppléer à l'insuffisance de l'acide sécrété par la muqueuse gastrique, etc., — soit comme isolants, par simple contact, qu'ils soient administrés à l'intérieur (sous-nitrate de bismuth contre les douleurs de l'ulcère
de l'estomac, de l'hyperchlorhydrie), ou à l'extérieur (oxyde de zinc ou
talc à la surface des régions eczémateuses).

Le plus souvent les médicaments sont absorbés. Leur dissolution dans
un des liquides de l'organisme est la condition essentielle de l'absorption :
« corpora non agunt nisi soluta ». L'état gazeux est également la condition de l'absorption des substances volatiles.

Voies de l'absorption.

Bouche. — La muqueuse buccale est une voie d'absorption exceptionnelle ; on y recourt parfois pour l'absorption de la cocaïne (frictions sur les
gencives pour calmer les douleurs produites par l'éruption dentaire).

Estomac. — L'estomac est la voie d'absorption utilisée pour la plupart
des médicaments ; toutefois l'absorption à sa surface est relativement
lente ; aussi, lorsqu'il y a un intérêt majeur à faire pénétrer rapidement
un médicament dans la circulation, faut-il avoir recours à l'introduction
par la voie sous-cutanée, si toutefois rien ne s'y oppose ; c'est ainsi que
la morphine est toujours administrée en injections hypodermiques, sauf
quand on désire uniquement obtenir une action sédative sur l'estomac.

La lenteur de l'absorption par la voie stomacale présente parfois un avantage : elle permet d'agir encore efficacement dans les empoisonnements, lorsqu'on est appelé peu de temps après l'ingestion de la substance toxique.

Tous les véhicules ne sont pas absorbés également dans le même temps ; l'eau pure est moins facilement absorbée que l'alcool. D'autre part, le pouvoir absorbant de la muqueuse gastrique n'est pas le même pour tous les médicaments : l'iodure de potassium est résorbé presque instantanément, car on peut déceler sa présence dans l'urine trois ou quatre minutes après l'ingestion.

On ne connaît pas encore de façon très précise les modifications que subissent les médicaments, une fois parvenus dans l'estomac; c'est ainsi que pour les uns les sels de fer sont transformés en chlorures, pour d'autres en albuminates.

Nos connaissances sont limitées, surtout en ce qui concerne les transformations subies par les substances organiques (pancréatine, pepsine, etc.).

Intestin. — Il y a lieu de distinguer l'absorption qui se fait au niveau de l'intestin grêle et celle qui se fait au niveau du rectum.

L'intestin grêle est la voie d'absorption principale pour les médicaments incorporés aux matières grasses ou qui ont besoin de la bile pour se dissoudre ; pour ceux qui ne se décomposent qu'en milieu alcalin (salol).

L'hydrogène sulfuré décompose certains corps qui donnent lieu à la formation de sulfures (sous-nitrate de bismuth qui abandonne du sulfure noir de bismuth, par exemple).

Lorsqu'on administre un corps qui doit être absorbé par l'intestin, il peut y avoir intérêt à le soustraire à l'influence du milieu stomacal en le renfermant dans une capsule de gluten ou une pilule kératinisée ou enrobée de salol qui ne se décomposera qu'au contact du suc pancréatique.

La muqueuse rectale constitue une voie d'absorption puissante et souvent utilisée ; on l'emploie souvent pour l'administration des opiacés, de la belladone, de la cocaïne, de l'iodure de potassium, du salicylate de soude, etc. ; des médicaments, en général, dont l'usage prolongé pourrait entraîner la fatigue de l'estomac. Il est vrai que, de son côté, la muqueuse rectale peut s'irriter à la suite d'un contact prolongé ou trop fréquent avec la même substance.

C'est une voie précieuse pour l'administration des médicaments aux malades plongés dans le coma ou qui ne peuvent avaler ; aux enfants, si rebelles à l'ingestion de tout ce qui est désagréable au goût.

L'absorption est généralement plus rapide qu'après l'ingestion stomacale.

Voies respiratoires. — Les voies respiratoires (trachée, bronches, alvéoles pulmonaires) absorbent non seulement les gaz, mais encore l'eau (presque aussi rapidement que les gaz), l'huile. On utilise fréquemment aujourd'hui la méthode des injections intratrachéales d'huile tenant en dissolution certains médicaments, notamment dans le traitement de la tuberculose pulmonaire (Mendel).

L'absorption des liquides pulvérisés a été souvent mise en doute Waldenburg a montré qu'elle était très minime.

Nez. — L'absorption par la pituitaire est peu utilisée; elle paraît d'ailleurs médiocre.

Muqueuse oculaire. — Par contre, l'absorption par la conjonctive, la cornée, est très active. L'instillation de quelques gouttes de solution d'atropine amène la dilatation pupillaire en quelques instants, et si la dose est trop forte, elle est suivie rapidement de phénomènes d'intoxication.

Muqueuse uro-génitale. — La muqueuse vésicale saine, de même que l'urètre sain, absorbe rapidement la cocaïne et d'autres médicaments (Bazy).

La muqueuse vaginale absorbe plus facilement que celle du col et du corps de l'utérus.

Toutes ces muqueuses ont un pouvoir absorbant beaucoup plus marqué, quand elles sont altérées. On sait avec quelle facilité le sublimé passe par la muqueuse utérine après l'accouchement.

Séreuses. — L'absorption par la plèvre, par la séreuse vaginale, est très active; aussi ne doit-on pas employer les solutions de sublimé pour les lavages de la plèvre.

Peau. — On doit distinguer l'absorption par la peau saine ou par la peau dénudée de son épiderme. Si elle est entière, les gaz et les substances volatiles sont facilement absorbés.

L'absorption de l'eau est discutable; la matière sébacée protège l'épiderme et celui-ci ne se laisse imbiber que très lentement au niveau des parties dépourvues de glandes sébacées (paume des mains, plante des pieds). Quant aux substances dissoutes dans l'eau, leur absorption est infinitésimale; Rabuteau n'a pu constater la présence de l'iode dans ses urines après un bain renfermant 100 gr. d'iodure de potassium. Les bains médicamenteux n'ont donc qu'une utilité très contestable. Les solutions alcooliques ne sont pas absorbées par la peau, bien que l'alcool dissolve la matière sébacée.

L'absorption des substances solides n'est possible que si elles sont volatiles; encore, pour être absorbées d'une façon appréciable, faut-il qu'elles soient incorporées aux corps gras (notamment à la lanoline). L'absorption des corps gras est favorisée par le savonnage préalable qui dissout la matière sébacée et par la friction qui détermine une légère desquamation épidermique.

Les parties de la peau qui absorbent le plus sont la face interne des membres, le pli de l'aine, le scrotum, le creux de l'aisselle.

Quand la peau est privée de son épiderme, à la suite de vésication, elle absorbe facilement.

On a utilisé autrefois la méthode endermique pour l'absorption de la morphine; ce procédé thérapeutique est complètement abandonné depuis l'emploi des injections hypodermiques.

Tissu cellulaire sous-cutané. — L'absorption par le tissu cellulaire sous-cutané se fait sûrement et très rapidement; aussi les injections hypodermiques constituent-elles la méthode de choix quand il s'agit d'intervenir rapidement et énergiquement (injections de morphine dans l'accès d'asthme ; de caféine, d'éther, dans l'asphyxie, le coma ; de quinine dans l'accès pernicieux palustre, etc.).

D'autre part, elles sont une ressource précieuse pour l'administration de médicaments dont l'usage prolongé peut irriter les voies digestives ; on y a recours journellement pour l'administration du cacodylate de soude, de la·quinine, etc.

Elles constituent le principal mode d'administration des solutions salines dénommées « sérums ».

Veines. — L'absorption par les veines est encore plus rapide. C'est à la méthode intraveineuse que l'on a recours pour les injections de sérum dans le choléra, les hémorragies post-puerpérales, l'injection de sérum antipesteux (dans certains cas), celle du sublimé dans certains accidents syphilitiques, de chloral dans l'empoisonnement par la strychnine, etc.

Le choix de la voie d'absorption dépend de nombreux facteurs. Si la méthode par ingestion est de beaucoup la plus simple, c'est aussi celle dont les effets sont les moins sûrs et les moins rapides, en raison de la lenteur de l'absorption stomacale et intestinale, des transformations que peuvent subir les médicaments pendant leur séjour dans l'estomac et l'intestin.

L'administration par la voie rectale a l'avantage de ménager l'estomac et d'être suffisamment active.

Mais le procédé de choix est l'injection hypodermique, pour les médicaments solubles et non irritants pour la peau : c'est à elle que l'on doit recourir de préférence pour le traitement au mercure, que celui-ci soit employé à l'état de préparation soluble ou insoluble.

La méthode intraveineuse n'est et ne sera jamais qu'un procédé d'exception, en raison de ses difficultés d'application.

La question d'âge intervient également dans le choix de la voie d'absorption. Chez les enfants on aura recours le plus souvent possible à la voie rectale pour les médicaments que leur saveur désagréable (quinine, antipyrine, valériane, chloral, etc.) fait accepter difficilement.

Sur les métamorphoses subies par les médicaments après leur absorption, nos connaissances sont des plus limitées. Quelques-uns ne paraissent éprouver aucune modification : c'est le cas de la plupart des alcaloïdes. Les autres subissent des dédoublements (salol, salophène, hypnal, etc.), des décompositions (dédoublement dans l'estomac du bicarbonate de soude en chlorure de sodium et acide carbonique), des réductions (réduction du perchlorure de fer en protochlorure), des oxydations (transformation des sels à acides organiques : malates, citrates, tartrates en carbonates).

II

Élimination des médicaments.

Les médicaments s'éliminent après un temps qui peut varier de quelques minutes à plusieurs années. Les médicaments les plus solubles sont ceux qui s'éliminent le plus vite; les insolubles, comme l'argent, peuvent persister indéfiniment. Le plomb, le mercure, ne s'éliminent que très lentement.

La digitale est, de toutes les drogues végétales, celle dont l'élimination est la plus lente; pour l'iodure de potassium celle-ci demande quarante-huit heures; pour le salicylate de soude, vingt-quatre seulement.

Les substances médicamenteuses peuvent former avec les éléments anatomiques des combinaisons qui retardent leur élimination (phosphore, arsenic).

Il convient, dans l'administration des médicaments, de tenir grand compte de la durée de l'élimination.

Les médicaments qui abandonnent rapidement l'organisme seront prescrits à doses fractionnées et rapprochées (salicylate de soude), de façon à maintenir l'économie en état d'imprégnation constante; la digitale peut, au contraire, être prescrite en une dose unique, en raison de la lenteur de son élimination.

Voies d'élimination.

Les médicaments suivent, pour s'éliminer, les voies de leurs semblables ou, tout au moins, de leurs analogues (Gubler) : ainsi les sels neutres s'éliminent par les urines qui en contiennent beaucoup normalement; les substances volatiles par les voies respiratoires, siège habituel des échanges gazeux; les graisses par les glandes sébacées, les seins; les acides par la sueur et les urines.

Les principales voies d'élimination sont les reins, les poumons, la peau, les glandes salivaires, lacrymales et mammaires, le foie, le pancréas, les muqueuses.

Reins. — L'élimination rénale est de beaucoup la plus importante; aussi doit-on s'assurer toujours que la perméabilité rénale est suffisante, lorsqu'il s'agit d'administrer des médicaments actifs. On peut provoquer des accidents mortels par l'administration à des brightiques du salicylate de soude, de l'iodure de potassium, de la digitale, de la morphine. L'iode apparaît dans l'urine trois ou quatre minutes après son absorption, parfois plus vite encore.

Foie. — Le foie élimine surtout les métaux (plomb, cuivre, argent, etc.).

Intestin. — Le bismuth, l'ipéca, etc., sont presque entièrement éliminés par cette voie.

Poumons. — Par le poumon s'éliminent les essences, l'alcool sous forme d'acide carbonique, l'oxyde de cacodyle.

Glandes salivaires. — Le mercure s'élimine en partie par les glandes salivaires, comme le chlorate de potasse.

Glandes mammaires. — Par le lait sont entraînés de nombreux médicaments : mercure, iodure de potassium, alcaloïdes, etc. Aussi utilise-t-on parfois le lait maternel pour faire absorber certains médicaments au nourrisson.

FORMES SOUS LESQUELLES LES MÉDICAMENTS SONT ÉLIMINÉS.

Sans transformations (bromures, iodures et chlorures, sels alcalins, résine de copahu, quelques alcaloïdes).

Avec modification partielle (alcool, tannin, etc.). En ce qui concerne l'alcool, une partie est comburée et transformée en acide carbonique.

Après modification totale. — Le plus souvent, il s'agit d'une combinaison (oxydation des acides acétique, citrique, tartrique, qui se transforment en carbonates) ou d'un dédoublement (salol) ; parfois d'une transformation isomérique : ainsi la quinine s'éliminerait à l'état de quinidine.

III

Accumulation des médicaments.

Avec Gubler on doit distinguer l'accumulation des doses et l'accumulation d'action.

Il y a *accumulation de doses* quand le médicament introduit dans le tube digestif, par exemple, y séjourne sans se dissoudre. L'accumulation n'est donc possible qu'avec les médicaments solides. Elle peut résulter d'un défaut d'absorption, comme le fait est fréquent dans le choléra, ou bien encore de ce que la substance active est incluse dans un excipient que les sucs digestifs ne peuvent entamer (pilules anciennes durcies et cachets trop fortement comprimés). Dans ce dernier cas, si la substance introduite est très active, on peut voir éclater brusquement des accidents toxiques (à la suite de l'administration des pilules d'opium, par exemple). Dans d'autres cas, les substances médicamenteuses introduites peuvent déterminer des accidents, non en raison de leur action toxique, mais parce qu'elles constituent des corps étrangers, des entérolithes qui peuvent être une cause d'obstruction intestinale. Tel est le cas des graines de psyllium ou de lin s'accumulant dans l'intestin atone.

L'*accumulation d'action* n'existe que pour les médicaments comme la digitale, l'arsenic, le mercure, le plomb, dont l'élimination est très lente et dont, par conséquent, les effets persistent au delà de l'intervalle laissé entre l'ingestion de nouvelles doses.

IV

Accoutumance, tolérance, intolérance.

Tolérance n'est pas synonyme d'accoutumance.

La tolérance est la faculté qu'a l'organisme de supporter « d'emblée », sans en ressentir de dommages, certains médicaments.

L'intolérance est une disposition anormale de l'organisme à ressentir des effets nuisibles ou même toxiques, de l'administration de médicaments à des doses habituellement bien supportées par les sujets de même âge.

Quant à l'accoutumance, c'est la tolérance acquise par l'habitude.

Tolérance. — La tolérance peut être inhérente à l'organisme sain : il est d'observation vulgaire que certains sujets supportent mieux que d'autres, à doses égales, certains médicaments.

Elle peut être aussi une disposition passagère d'un organisme malade : on sait qu'en général les fébricitants supportent mieux l'alcool que les sujets en parfait état de santé : que la quinine est parfaitement supportée par les paludéens à des doses qui, chez un sujet sain, détermineraient de l'ivresse quinique ; que l'opium est toléré à des doses très élevées par les malades atteints de névralgie faciale ; les femmes enceintes supportent des doses considérables de laudanum, etc.

La tolérance est d'autant plus marquée que l'organisme a un besoin plus pressant de l'action médicamenteuse bienfaisante : les malades atteints d'accidents syphilitiques graves supportent admirablement des doses considérables d'iodure de potassium ; les malades empoisonnés par la strychnine absorbent sans le moindre inconvénient des doses énormes de chloral. Il semble en vérité que la maladie favorise la tolérance pour la médication dont elle est justiciable.

La tolérance varie nécessairement suivant de nombreux facteurs :

Suivant l'âge. — Les doses médicamenteuses doivent être proportionnées à l'âge, mais la réaction de l'enfant à l'égard des médicaments est très variable suivant la nature du médicament, en sorte que les tables indiquant la proportion des doses des médicaments à employer chez l'enfant, par rapport à la dose usuelle chez l'adulte, ne peuvent être prises qu'en considération très relative.

On sait que l'enfant présente une susceptibilité toute particulière pour certains médicaments, l'opium notamment, la belladone, l'aconit, l'iodoforme, l'acide phénique et les alcaloïdes qu'il supporte mal, l'arsenic, la noix vomique, la digitale, la santonine ; que, par contre, il peut absorber des doses relativement élevées d'antipyrine, de salicylate de soude, de quinine, d'iodure de potassium, de chloral. de bromures, etc...

En somme, « la posologie infantile n'est pas une simple réduction proportionnelle de la posologie de l'adulte » (Marfan).

La tolérance pour les médicaments varie également chez les vieillards.

Ceux-ci, dont les reins, le foie sont souvent insuffisants, supportent mal certains médicaments, le salicylate de soude, le colchique, les sulfureux, le chloroforme, le tartre stibié, etc.

Suivant le sexe. — Les doses médicamenteuses sont en général moins élevées chez la femme.

Suivant le tempérament. — Qui peut donner lieu à des réactions individuelles très variables.

Intolérance. — L'intolérance est caractérisée par ce fait que des doses bien supportées par l'immense majorité des malades, déterminent chez quelques-uns des accidents plus ou moins sérieux. Le médecin appelé pour la première fois auprès d'un malade doit toujours s'assurer si celui-ci n'a pas présenté antérieurement des accidents d'intolérance médicamenteuse. Souvent ce phénomène s'explique par un état morbide rendant l'élimination défectueuse, notamment des altérations rénales ou hépatiques, par l'artériosclérose, ou bien il s'agit d'une intolérance des voies digestives, manifestant ses effets avant l'absorption : les dyspeptiques tolèrent mal la plupart des médicaments, mais surtout le fer, le mercure, l'iodure de potassium, l'antipyrine, le salicylate de soude, les sels de quinine, etc.

Dans d'autres circonstances il faut invoquer moins des conditions locales que les conditions générales, le tempérament du sujet : les arthritiques et les nerveux ont une susceptibilité toute spéciale à l'égard de certains médicaments.

Enfin, dans les cas où l'on ne peut trouver aucune explication satisfaisante, on est réduit à invoquer « l'idiosyncrasie », mot qui masque simplement notre ignorance.

L'intolérance se manifeste souvent à l'occasion de l'administration de doses extrêmement faibles d'un médicament. Quelques centigrammes d'iodure de potassium ont suffi dans certains cas à déterminer des accidents d'œdème de la glotte, et quelques centigrammes d'antipyrine à provoquer une éruption pemphigoïde. Certaines peaux ne supportent aucune pommade, aucun topique, si peu irritant soit-il.

L'intolérance n'est pas toujours permanente : ainsi les accidents d'iodisme peuvent disparaître quelquefois par l'accoutumance.

On peut parfois favoriser la tolérance en modifiant le mode d'administration du médicament : l'emploi du régime lacté, qui active la dépuration urinaire, permet, dans un grand nombre de cas, de faire tolérer le salicylate de soude, l'iodure de potassium, etc.

À cet égard, le fractionnement des doses joue un rôle considérable : non seulement il entretient la continuité d'action des médicaments, ainsi qu'il a été dit, mais encore il permet de faire supporter certains médicaments très actifs et mal tolérés, comme les opiacés, l'ipéca, etc.

D'autre part, la forme médicamenteuse joue un rôle à ce point de vue, conjointement à la nature du médicament. La même substance administrée en élixir ou sous forme de vin pourra être mal tolérée, alors que sous forme de cachets, potions, etc., elle pourra ne déterminer aucun accident.

Accoutumance. — L'accoutumance aux médicaments toxiques est d'observation courante. La morphine, qui peut être toxique à la dose de 3 ou 4 centigrammes chez un sujet non habitué, peut être absorbée impunément par doses d'un gramme par un morphinomane invétéré. On sait que certains montagnards du Tyrol « arsenicophages » absorbent des doses énormes d'arsenic, sans en être incommodés.

L'organisme ne s'accoutume pas indifféremment à tous les médicaments : il n'y a pas d'accoutumance pour la digitale, le phosphore, le plomb, les sels d'argent, d'or, de zinc, etc.

Les médicaments auxquels l'organisme s'accoutume le plus facilement sont principalement ceux qui jouissent d'une action sur le système nerveux, notamment la morphine, la cocaïne, l'éther, le chloral, l'alcool.

Enfin certains sujets ne peuvent s'accoutumer aux poisons pour lesquels l'accoutumance est cependant facile en général : quelques individus sont réfractaires à la morphine.

Accoutumance n'est pas synonyme d'immunité, l'accoutumance ne va pas sans être accompagnée d'une intoxication lente et chronique.

D'ailleurs, la médaille a son revers : l'interruption brusque du médicament chez un sujet accoutumé peut déterminer des accidents graves, parfois mortels. C'est le cas, notamment, pour la morphine, que l'on ne peut cesser brusquement et dont la suppression rapide exige de grandes précautions. Il en est de même pour l'alcool. Chez un alcoolique atteint d'une maladie aiguë, infectieuse, il est nécessaire de continuer l'administration de l'alcool, si l'on ne veut l'exposer à l'apparition du délire alcoolique.

V

Associations, incompatibilités médicamenteuses.

A. — ASSOCIATIONS.

S'il est utile le plus souvent d'administrer un médicament isolément, de façon à lui conserver toute son énergie, il est parfois avantageux de lui associer un ou plusieurs médicaments.

Habituellement l'association a pour but d'*augmenter l'effet thérapeutique* par l'addition d'un médicament possédant une action analogue. C'est ainsi que l'on peut prescrire parfois ensemble les différents bromures, les sédatifs nervins, comme l'antipyrine, la phénacétine, la quinine, etc.

Il est à remarquer que plusieurs médicaments de même action associés ensemble, à petites doses, peuvent produire des effets au moins aussi énergiques que l'un de ces médicaments pris isolément à forte dose.

Ainsi l'antipyrine, la phénacétine, la quinine associées réussissent souvent mieux contre les névralgies que l'un de ces médicaments administré seul. Cette association présente encore l'avantage d'éviter les inconvénients inhérents à l'emploi des doses élevées.

Souvent l'association a pour but d'*obtenir simultanément des effets de plusieurs médicaments*. Ainsi l'association du sulfate de soude et du tartre stibié permet d'obtenir à la fois l'évacuation de l'estomac et de l'intestin.

L'association de la scille, de la digitale, du calomel a pour effet commun d'obtenir la diurèse, tout en agissant à la fois sur le cœur, le rein, l'intestin.

On peut encore, par l'association, *obtenir des effets que l'on ne pourrait obtenir par aucune des substances prises isolément*. Ainsi la poudre de Dower produit des effets que l'on n'obtient pas avec l'opium et l'ipéca séparés.

L'association est faite parfois pour *atténuer les inconvénients de l'un des médicaments associés.*

On ajoute la rhubarbe au fer, pour combattre la constipation liée à l'usage des ferrugineux, l'opium aux préparations mercurielles, notamment au protoiodure de mercure pour prévenir la diarrhée que provoque souvent ce médicament. En associant le savon à l'aloès ou à la scammonée, on en diminue l'action drastique.

Elle est faite souvent aussi dans un but pharmaceutique :

a) *Pour masquer l'odeur ou la saveur d'un médicament ;* le correctif est habituellement une substance sans action propre. On masque la saveur désagréable de l'iodure de potassium par l'incorporation au sirop d'écorces d'oranges amères, celle de l'huile de ricin par l'addition de sirop de menthe ou d'orgeat, etc.

b) *Pour assurer la solubilité.* Il est nécessaire d'associer, dans les solutions, le benzoate de soude à la caféine, l'acide tartrique au sulfate de quinine, l'acide chlorhydrique au phosphate de chaux.

c) *Pour donner au médicament actif un excipient convenable, dans une forme pharmaceutique déterminée.* Il faut, par exemple, associer le savon à la créosote pour l'administrer en pilules.

B. — Incompatibilités.

Nombre de médicaments ne peuvent être associés, soit qu'il y ait incompatibilité entre eux (physique, pharmaceutique, chimique), soit qu'il y ait antagonisme.

Incompatibilité physique. — Il est évident que l'on ne peut prescrire en solution un médicament insoluble ou un médicament peu soluble, dans une quantité insuffisante de véhicule.

L'incompatibilité pharmaceutique se confond avec l'incompatibilité chimique. Ce serait une faute que de faire argenter des pilules contenant de l'iode ou du mercure ; de prescrire en cachets des substances hygrométriques.

Incompatibilité chimique. — Les réactions que peuvent produire deux médicaments l'un sur l'autre et qui les rendent incompatibles donnent naissance à des composés nouveaux qui, suivant les cas, sont inertes ou toxiques.

Un exemple classique est celui de l'association défectueuse du tannin et d'un sel de fer : le résultat de l'association est la formation d'un tannate de fer insoluble. Le calomel et les substances contenant de l'acide cyanhydrique donnent lieu à la formation d'un cyanure de mercure extrêmement toxique. Le chlorate de potasse forme avec le soufre, le charbon, le carbone, le tannin, la glycérine, des mélanges explosifs, etc., etc.

Antagonisme. — L'antagonisme est l'incompatibilité physiologique. On ne doit pas administrer simultanément deux substances douées d'effets physiologiques opposés : il serait absurde de prescrire simultanément l'atropine et l'ésérine, l'une dilatant la pupille, l'autre la rétrécissant ; le chloral et la strychnine, etc.

Art de formuler.

Après avoir déterminé le médicament qu'il a l'intention de prescrire, le médecin doit choisir la forme sous laquelle cette substance devra être absorbée par le malade; sa décision sera basée sur des considérations très diverses parmi lesquelles nous relèverons : 1º nécessité d'obtenir une action rapide ou même immédiate (injection sous-cutanée d'apomorphine) ; 2º ou au contraire, désir de retarder et de prolonger l'action médicamenteuse (pilules enrobées de salol ou de kératine) ; 3º état de susceptibilité particulière du malade au point de vue gastrique (préférer alors les voies rectale ou hypodermique, éviter en tout cas les substances dures ou de digestion difficile, les pilules, comprimés, cachets, capsules, les véhicules irritants, comme les élixirs, les vins).

Parmi les préparations qu'offrent au praticien les ressources de la pharmacologie, les unes sont toutes rédigées d'avance dans la pharmacopée officielle : ce sont les *médicaments officinaux* inscrits au Codex. Il suffira de les mentionner en indiquant la quantité à délivrer et le mode d'emploi :

Ex. : 1º Baume opodeldoch, 1 flacon; gros comme une noisette en frictions matin et soir au moyen d'un morceau de flanelle.

2º Sirop de raifort iodé, un demi-litre; une cuillerée à soupe matin et soir, un quart d'heure avant le repas.

D'autres préparations, bien que non enregistrées encore au Codex français, sont devenues d'un usage courant et se prescrivent de la même façon :

Glycérophosphate de chaux granulé, 1 flacon; une cuillerée à café dans un peu d'eau avant le déjeuner et le dîner.

Extrait fluide américain d'hamamelis virginica, 15 gr.; XX gouttes dans un peu d'eau avant les deux principaux repas.

La plupart des granulés [kola, quinquina, lécithine, sels de lithine (benzoate, carbonate, salicylate)], tous les extraits fluides, les ovules médicamenteux, sont dans ce cas et pourront être ordonnés suivant les modèles ci-dessus indiqués.

Substance en nature. — La forme la plus simple à laquelle le médecin puisse recourir, c'est *l'administration en nature* du médicament choisi, par exemple :

Semen contra   10 gr.

A prendre demain matin délayé dans de l'eau sucrée.

Semences de psyllium.
Graines de lin, etc.

Mais il est bien rare que l'on puisse s'en tenir à ce mode d'administration à cause du volume à employer, ou des propriétés matérielles du médicament (dureté, dimensions, saveur, etc.).

Poudres. — Dans bien des cas on pourra lui substituer la poudre, qui est déjà plus maniable et représente exactement, sans altération d'aucune sorte, les propriétés de la substance, souvent même en les accroissant à cause de son état de division.

Mais les poudres se prêtent mal à l'administration des substances qui doivent être employées à doses un peu élevées. Aussi a-t-on cherché à les remplacer par des préparations qui, sous un volume plus petit ou sous une forme plus commode, réunissent à peu près intégralement tous les principes contenus dans la poudre. Ce sont : les extraits, les teintures, alcoolatures, éthérolés, les alcoolats, les eaux distillées, les essences.

Extraits. — Ce sont les résidus secs, mous, ou fluides provenant de l'évaporation d'un liquide chargé de principes médicamenteux. Le véhicule employé peut être l'eau (extraits aqueux), l'alcool fort (extraits alcooliques), l'alcool dilué (extraits hydroalcooliques), l'éther (extraits éthérés). Ces différences de traitement sont justifiées par les solubilités différentes des principes immédiats contenus dans les diverses drogues, mais elles ont pour conséquence de fournir des produits dont les propriétés sont assez dissemblables. Par exemple, un extrait aqueux (opium, réglisse, gentiane) ne sera que partiellement soluble dans l'alcool, de même que la dissolution dans l'eau d'un extrait alcoolique (quinquina, noix vomique) sera tout aussi incomplète. Il y aura lieu dans les formules de tenir compte de ces faits et surtout, quand une même drogue peut fournir des extraits alcoolique et aqueux (quinquina), bien spécifier celui que l'on désire.

On commence à employer aujourd'hui les *extraits fluides* dits *américains*, dans lesquels un gramme de liquide représente toute la matière soluble contenue dans un gramme de la drogue qui a servi à le préparer ; ils ont sur les extraits mous ou secs l'avantage d'un rapport constant avec la substance originelle ; de plus, n'ayant été que partiellement soumis à l'action de l'agent évaporateur (chaleur ou autre), ils ont beaucoup moins de chances d'altération ; enfin il peut être plus facile de les faire rentrer dans une des préparations magistrales liquides dont nous parlerons ci-après. Mais par contre, les extraits fluides exigent, pour arriver à l'identité d'effet, l'ingestion de quantités bien plus considérables que les autres extraits ; de plus, ce sont des liquides dont la présence dans certaines préparations est impossible.

Les extraits fluides se prescrivent :

1º En nature, par gouttes ou par cuillerées à café dans l'eau sucrée, le vin, etc. ;

2º Étendus d'un dissolvant approprié, par exemple d'un mélange d'eau 2/3 et glycérine 1/3 ou encore d'eau 1/3, alcool 1/3, glycérine 1/3.

Remarquons à ce propos l'apparente anomalie qui consiste à employer très habituellement les mêmes doses d'extrait fluide et d'extrait mou (ergot de seigle, kola), alors que les premiers, théoriquement, devraient être beaucoup moins actifs, puisqu'ils correspondent à un poids moindre de plante. Ne serait-ce pas à l'altération produite pendant les derniers moments de l'évaporation des extraits mous, fermes et surtout secs qu'il faut attribuer leur efficacité moindre ?

Alcoolés ou teintures. — Les teintures représentent des solutions concentrées, alcooliques ou éthérées, soit d'un produit défini (teinture d'iode, de camphre), soit des principes actifs contenus dans une substance végétale (teinture de gentiane, etc.) ou animale (teinture de musc, castoréum).

L'alcool est à 90º (teinture d'iode), à 80º (teinture de cannelle, de *noix vomique*, etc.) ou plus souvent à 60º (gentiane, arnica) ; la proportion de plantes est généralement 1/5 en poids, sauf quelques rares exceptions (teinture d'extrait d'opium au 1/13, d'iode au 1/13, de musc au 1/10). Les teintures éthérées (éthérolés), peu nombreuses, sont habituellement au 1/10 et se font soit avec l'éther ordinaire seul (valériane), soit avec un mélange d'éther et d'alcool soit avec l'éther acétique (teinture de cantharides). Elles sont d'un usage plus restreint et difficiles à administrer à cause de la rapidité de leur évaporation.

Alcoolatures. — Si à la substance desséchée on substitue la plante fraîche, on obtient une alcoolature, mais alors il convient, pour tenir compte du supplément d'eau qu'on introduit ainsi, d'élever à la fois la proportion de matière active et le titre de l'alcool employé. Aussi les alcoolatures se font-elles ordinairement avec poids égaux de plantes et d'alcool à 90º (aconit). Ce sont des préparations très actives que les homœopathes appellent *teintures mères.*

Alcoolats. — Avec de l'alcool et des plantes très aromatiques fraîches ou sèches on peut faire un mélange qui, soumis à l'alambic, laisse passer à la distillation un *alcoolat*, simple si on a employé une seule plante, composé si on en a traité plusieurs à la fois (alcoolat de Garus, de mélisse, de Fioravanti). Les alcoolats simples sont aujourd'hui remplacés au Codex par des solutions d'essence dans l'alcool à 90º (teinture d'essence de menthe, de romarin, de lavande, etc.).

Hydrolats. — Si au lieu d'alcool on emploie de l'eau, le produit s'appelle *eau distillée* ou *hydrolat* (eau distillée de menthe, de fleur d'oranger, de tilleul, de laitue, etc.), tandis que du même coup on obtient un liquide huileux, l'essence, fort peu soluble dans l'eau, au-dessus de laquelle il vient se réunir ordinairement (sauf dans le cas de l'essence de cannelle et de l'essence d'amandes amères qui, plus denses, gagnent le fond du vase).

Rarement employées isolément (eau de laurier-cerise), les eaux distillées font plus souvent partie des véhicules des potions.

Les préparations officinales que nous venons de voir sont en quelque sorte des matières premières généralement assez difficiles à administrer elles-mêmes : elles sont surtout destinées à la confection de médicaments plus complexes, soit officinaux, soit magistraux. Pour faciliter les recherches, nous diviserons ceux qui nous restent à étudier en deux groupes : médicaments destinés à l'usage interne — c'est-à-dire à être introduits dans l'appareil digestif, — médicaments externes, qui ne doivent pas passer par l'œsophage. Un petit groupe intermédiaire réunira les quelques formes pharmaceutiques, poudres, émulsions, mixtures, solutions, qui s'appliquent aussi bien à la médication externe qu'à l'usage interne. Chaque groupe sera lui-même subdivisé en deux sections : médicaments solides, médicaments liquides.

I

Médicaments internes.

A. — SOLIDES.

Pilules. — Bols. — Dragées. — Granules. — Les pilules sont de petites boules, de consistance ferme, destinées à être avalées directement sans être mâchées. Toutes les substances solides, les sels, les poudres végétales ou minérales, les extraits mous, fermes ou secs, les électuaires, et même certains liquides employés en petites quantités (créosote, huile de croton, mercure), peuvent être mis en pilules. Cette variété de composition ne permet pas d'indiquer des excipients généraux capables de lier en consistance convenable ces diverses matières, et nous croyons plus sage d'en laisser habituellement le choix au pharmacien, nous contentant de rappeler ici qu'on se servira de kaolin et de vaseline pour les pilules au permanganate ou au nitrate d'argent, de savon pour celles de créosote, d'un peu de beurre de cacao pour les poudres très sèches comme la terpine et que certaines pilules, comme celles de térébenthine cuite, se font sans aucun excipient. Il faut, en tout cas, éviter d'introduire dans ces formules la glycérine qui ramollit trop les pilules et finit toujours par exsuder, et les gommes (arabique ou adragante) qui, par un effet inverse, les durcissent au point de les rendre inattaquables par les liquides gastro-intestinaux. Le mieux sera de formuler :

Protoïodure d'hydrargyre	0 gr. 02
Extrait d'opium	1 centigr.
Excipient	Q. S.

Pour 1 pilule n° 50.
1 le matin, 1 le soir, au repas.

De ce que nous avons dit plus haut, il ne faudrait pas conclure que *toutes* les substances médicamenteuses peuvent sans exception être mises en pilules : les corps hygrométriques (iodures) ne sauraient admettre cette forme pharmaceutique, non plus que ceux dont le mélange peut à la longue se liquéfier ou détoner (oxyde d'argent et extrait de gentiane).

Les incompatibilités que l'on trouvera indiquées à propos de chaque substance au cours de ce Formulaire n'auront parfois pas d'importance quand on aura recours à l'administration sous cette forme. Par exemple les sels de fer sont incompatibles avec le tannin ou le quinquina, parce qu'ils donnent en solution un précipité de tannate de fer, aussi désagréable par son apparence que par son insupportable saveur d'encre. Mais en pilules ce précipité ne choquera ni l'œil ni le palais et l'attaque se fera très bien dans l'estomac. On pourra donc prescrire :

Tartrate ferrico-potassique   0 gr. 10
Extrait de quinquina   0 gr. 10
Pour 1 pilule n° 100.

tandis que ce serait une erreur de formuler :

Tartrate ferrico-potassique   10 gr.
Extrait de quinquina   10 —
Eau distillée   300 cc.

Le poids moyen des pilules est de 0 gr. 10 à 0 gr. 30 : plus grosses elles prennent le nom de *bols* et doivent être de consistance molle pour ne pas causer d'impression désagréable dans le pharynx et l'œsophage.

Salicylate de bismuth   1 gr.
Diascordium   1 —
Pour 1 bol n° 10, 4 à 6 par jour.

Quelques pilules sont officinales : pilules ferrugineuses de Blaud, de Vallet, de Blancard, pilules mercurielles de Belloste, de Sédillot, pilules bleues, pilules purgatives d'Anderson, de Bontius, ante cibum, etc., mais le plus ordinairement la rédaction de leur formule incombera au médecin.

Dans le but de masquer la saveur et l'odeur des médicaments, de mieux assurer leur conservation et aussi de les rendre d'un aspect plus agréable, on recouvre parfois les pilules d'une mince feuille d'or ou d'argent. Ce procédé n'atteint guère le but cherché et, en tout cas, il est inapplicable en présence de certains corps comme les iodures, les sulfures, le kermès, les préparations mercurielles qui attaquent les métaux. Il vaut mieux employer alors l'enrobage à la gélatine, au gluten, au tolu, ou la dragéification (V. plus loin *Dragées*). Quand la substance administrée (pancréatine par exemple) doit traverser l'estomac sans altération, on prescrira d'enrober les pilules de kératine ou de salol qui, inattaqués par le suc gastrique, seront détruits par les liquides intestinaux et mettront en liberté le médicament.

Dragées. — Les dragées ne sont que des pilules entourées d'une couche de sucre. Employée pour la conservation des pilules contenant de l'iodure, de la mannite, des composés hygrométriques, la dragéification est assez infidèle dans ses résultats. Par contre, c'est un bon moyen de masquer la saveur ou l'odeur des médicaments (aloès, iodoforme).

Les petites dragées (pesant 0 gr. 05 et au-dessous) s'appellent des *granules*, qu'il ne faut pas confondre avec les granulés (poudres granulées). On les utilise surtout pour l'administration des substances très actives (strychnine, atropine, aconitine) : leur emploi, quand la préparation en a été soigneusement faite, assure le dosage très rigoureux nécessaire en pareil cas.

Le seul reproche qu'on puisse faire aux pilules et dragées, c'est d'introduire dans l'estomac un corps dur, non divisé, qui jusqu'à sa complète désagrégation en laboure les parois. Il y a là une contre-indication, dans le cas de susceptibilité gastrique tout au moins.

Capsules. — *Capsulines.* — *Perles.* — *Globules.* — Ces divers noms s'appliquent à de petites enveloppes gélatineuses renfermant parfois une poudre, plus souvent un liquide volatil, altérable, d'odeur ou de saveur désagréable (éther, copahu, essence de santal, goudron, extrait éthéré de fougère).

Les perles et les globules sont ronds, les capsules et capsulines ovoïdes.

Leur fabrication est habituellement officinale, bien que l'on puisse aussi remplir extemporanément des enveloppes cylindriques creuses qui se ferment au moyen d'un autre cylindre semblable. Il importe que la matière gélatineuse constituant l'enveloppe soit molle et facilement soluble (capsulines de préférence). Le dosage des perles et capsules varie de 0 gr. 10 à 0 gr. 50 : il est parfois très important de l'indiquer, la dose quotidienne de médicament ingéré pouvant alors varier dans des proportions considérables. On formulera :

Capsules d'essence de santal dosées à 40 centigrammes chacune, n° 60.
2 le matin, 2 à midi, 2 le soir.

Les liquides caustiques (créosote) sont habituellement étendus d'huile (capsules d'huile créosotée, d'huile de faîne ou de foie de morue créosotée), dans le but d'éviter une irritation locale trop vive de la muqueuse gastrique. Cet inconvénient, qui subsiste en partie malgré les précautions prises, joint à la mauvaise digestibilité de certaines gélatines, peut être un obstacle à l'emploi de ce moyen, d'ailleurs fort précieux, pour l'administration de substances particulièrement désagréables.

Électuaires. — *Confections.* — *Opiats.* — Vestiges des anciennes recettes des apothicaires, les électuaires et les confections sont des médicaments officinaux très complexes, de consistance pâteuse, formés d'une poudre très fine liée par un mélange de vin, de miel, de sirop, de résine, etc. Leur ancienne vogue a fait place à un profond oubli auquel ont seuls échappé l'électuaire diascordium et la thériaque.

Les opiats sont des électuaires magistraux, préparés extemporanément.

Cachou pulvérisé	150 gr.
Cubèbe pulvérisé	150 —
Essence de menthe	X gouttes
Copahu	Q. S.

Pour un opiat :
Gros comme une noisette dans une feuille de pain azyme, 3 fois par jour.

Conserves. — Ce sont encore des pâtes officinales obtenues en pilant certaines substances avec du sucre (conserve de roses, de cynorrhodons, marmelade de Tronchin). Assez altérables, elles sont presque inusitées aujourd'hui.

Chocolats et biscuits. — Utilisés surtout dans la médication infantile, les chocolats et les biscuits additionnés de substance médicamenteuse (santonine, scammonée) sont d'un usage très commode.

Un biscuit contient 0 gr. 60 de scammonée ou 0 gr. 05 de santonine. Le chocolat s'administre parfois sous forme de pastilles, contenant 25 milligrammes ou 5 centigrammes de santonine.

Saccharures et oléosaccharures. — Ces dénominations s'appliquent à des mélanges de sucre avec une poudre (saccharure) ou une essence (oléosaccharure).

Les saccharures d'aconit, de jusquiame, de digitale renferment 1/4 de leur poids de matière active.

Sucre purgatif.

Vanilline	0 gr. 02
Résine de scammonée	0 gr. 30
Résine de jalap	0 gr. 30
Sucre pulvérisé	10 gr.

A prendre demain matin à jeun dans une tasse de lait ou de thé.

Pastilles. — *Grains.* — *Tablettes.* — Les premières sont de petites calottes hémisphériques obtenues en coulant goutte à goutte un mélange fondu et chaud de sucre et d'une essence. Les grains sont des pastilles de forme complètement sphérique comme des pilules. Les tablettes, dont le caractère médicamenteux est plus apparent, sont constituées par un mélange de sucre et d'une substance médicamenteuse, aggloméré au moyen d'un mucilage de gomme.

Le médicament peut être une poudre minérale (calomel, kermès, bicarbonate de soude) ou végétale (cachou), un suc (manne), un baume (tolu), une eau distillée, etc.

La gomme est la gomme adragante, sauf dans le cas du kermès dont elle provoque la décomposition lente avec formation d'hydrogène sulfuré.

La quantité de matière active varie beaucoup, depuis 1 milligramme (cocaïne) jusqu'à 0 gr. 25 (bicarbonate de soude) pour une tablette du poids ordinaire de 1 gr.

On prend souvent pour synonymes les termes de *pastilles* et de *tablettes*, ce qui n'est pas, on vient de le voir, rigoureusement exact. Les unes comme les autres sont des médicaments assez peu actifs en général, sauf peut-être les tablettes de santonine et de calomel. Cette forme pharmaceutique n'est d'ailleurs pas particulièrement recommandable, en raison de son altérabilité à l'air humide, et des réactions qui peuvent aisément se produire à la longue entre le sucre, la gomme et les substances incorporées : par exemple, le calomel peut être lentement réduit à l'état de mercure métallique.

Gelées. — On désigne sous ce nom des préparations dont la consistance molle résulte soit de la présence naturelle de l'acide pectique (gelées de groseilles) ou de principes végétaux (gélose du carragheen, du lichen), soit de l'addition de gélatine (blanc-manger). Elles sont inusitées aujourd'hui comme médicaments.

Mucilages. — Les mucilages sont des demi-solides, qui délayés dans un liquide convenable permettent la mise en suspension (émulsion) de substances insolubles.

Pâtes. — Ce sont des mélanges de sucre, de gomme arabique et d'une solution médicamenteuse (lichen, jujube, réglisse, fruits pectoraux) amenés par la cuisson à consistance très ferme. Ne pas oublier que 100 gr. de pâte de lichen ou de pâte de réglisse brune renferment 2 centigrammes d'extrait d'opium, et ne pas confondre non plus ces médicaments avec les pâtes dermatologiques, destinées à l'usage externe et de composition toute différente.

B. — Liquides.

Tisanes et apozèmes. — Obtenues en traitant les drogues végétales ou animales par l'eau, ces préparations magistrales diffèrent en ce que la tisane, moins active, sert de boisson habituelle au malade, tandis que l'apozème, plus concentré et plus complexe, doit être pris dans des conditions de temps et de quantités fixées par le médecin.

Les procédés usités pour leur fabrication varient suivant la nature de la substance.

Pour celles dont les principes actifs, aisément solubles dans l'eau froide sont altérables par la chaleur, on emploie la solution simple (tisane de gomme arabique), ou la macération à froid (gentiane, quassia amara, eau de goudron).

Le plus souvent, on a recours à l'infusion, c'est-à-dire la mise en contact de la drogue à traiter, avec de l'eau bouillante dont on laisse la température s'abaisser spontanément jusque vers 60°. C'est ainsi que se font les tisanes de fleurs de bourrache, de violettes, de feuilles d'armoise, de racines de saponaire, de tiges de douce-amère, de bourgeons de pin, d'écorces de quinquina, etc. La digestion, ou traitement par l'eau chaude mais non bouillante, pendant une ou plusieurs heures, est usitée pour quelques racines comme la salsepareille, la valériane ; la décoction ou ébullition prolongée s'applique au chiendent, au gaïac et aux substances très dures.

Les apozèmes peuvent, comme le petit-lait de Weiss ou la tisane de Feltz, participer à plusieurs de ces différents procédés de préparation à la fois.

Les tisanes et les apozèmes sont ensuite passés à travers un linge fin ou même filtrés au papier s'il y a des particules trop ténues (tisane de fleurs d'arnica). Exception doit être faite pour la tisane de kousso qui ne doit pas être passée, mais bien ingérée en totalité, poudre et liquide.

Dans le but de rendre ces boissons plus agréables, elles sont édulcorées suivant à peu près les proportions suivantes pour 1 litre :

Sucre	60 gr.
Sirop	100 —
Miel	100 —
Racine de réglisse	10 —
Glycirrhizine	5 —

La posologie des tisanes, assez variable, peut être basée approximativement et sous réserve des cas particuliers (digitale, jaborandi) sur le tableau ci-après :

Écorces et racines	20 gr. par litre.	
Feuilles et fruits	10	—
Fleurs et sommités fleuries	10	—

L'eau qui sert à leur préparation doit être douce, et ne pas laisser déposer de sels par ébullition.

Les tisanes concentrées, qui servent par simple dilution avec de l'eau à préparer les tisanes, sont généralement de mauvaises préparations.

Limonades. — Des tisanes il faut rapprocher les limonades, médicaments magistraux un peu sucrés, acidulés, gazeux ou non, destinés également à servir de boisson rafraîchissante au malade.

A part la limonade cuite au citron qui se prépare par infusion, les autres sont de simples mélanges d'eau et de sirop aiguisés d'un peu d'acide (acides sulfurique, chlorhydrique, nitrique, 2 gr. par litre ; tartrique, citrique, lactique, 10 gr.) et dans lesquels l'eau simple peut être remplacée par l'eau de Seltz fabriquée dans l'appareil Briet ou de toute autre façon.

Un peu différentes sont les limonades purgatives au tartrate de soude ou au citrate de magnésie, purgatifs doux et agréables à prendre à jeun. Il ne faut pas oublier qu'il y a pour ces préparations un maximum de concentration au-dessous duquel on ne peut descendre sans s'exposer :

1º Au dépôt d'une portion des sels au fond de la bouteille, en même temps qu'à leur décomposition (citrate basique de magnésie) ;

2º A des vomissements.

On aura toute sécurité en ne prescrivant jamais un volume inférieur à 200 centimètres cubes pour 30 gr. de citrate de magnésie et 300 centimètres cubes pour 50 gr.

Vins. — Un vin officinal représente la solution dans le vin des principes actifs d'une plante (quinquina, coca, kola, gentiane).

Les vins magistraux peuvent varier à l'infini.

Le véhicule peut être : un vin de liqueur (Madère, Muscat, Màlaga, Banyuls, Grenache, Xérès, Lunel, etc.) ou du vin dit *de table* (vin ordinaire, rouge ou blanc, Bordeaux, Bourgogne, etc.). Les vins de liqueur contiennent environ 18 à 20 p. 100 d'alcool et une assez forte proportion de sucre. Aussi leur pouvoir dissolvant est-il plus étendu que celui des vins ordinaires, notamment en ce qui concerne les résines, les gommes résines, et leur meilleure conservation les désigne-t-elle pour les préparations qui doivent leur efficacité à des principes altérables (scille safran, opium).

Les vins ordinaires titrent 10 à 12 p. 100 d'alcool; les vins rouges, riches en tannin, dissolvent mal les alcaloïdes et d'autres principes analogues. Malgré le grand usage qui en est fait, ils sont beaucoup moins aptes que les vins blancs à la préparation des vins de quinquina, d'absinthe, de digitale, etc.

Les vins médicinaux se classent en deux catégories, les vins simples (vin de gentiane, de kola, etc.) et les vins composés (vin de digitale composé de Trousseau, vin d'opium composé ou laudanum de Sydenham).

Ils se préparent ordinairement par macération à froid ; néanmoins on prend depuis quelque temps l'habitude de faire ces préparations en ajoutant au vin de la teinture ou de l'extrait fluide en proportion équivalente aux quantités de plantes indiquées par le Codex. La teinture a le grand inconvénient de nécessiter l'emploi de volumes énormes. Il faudrait, pour faire par ce procédé du vin de quinquina correspondant à celui du Codex :

Teinture de quinquina	250 gr.
Vin rouge	750 —

ce qui est inadmissible, tant à raison des doses d'alcool ainsi introduites que des changements subis à tous points de vue par la préparation. Il n'en est pas de même des extraits fluides qui s'emploient à dose beaucoup plus faible, précipitent beaucoup moins par l'addition de vin et donnent au total un produit presque identique à celui que fournit la macération. De plus, on peut, grâce à eux, obtenir extemporanément des vins composés aussi variés et compliqués qu'on le pourra désirer. Ex. :

Extrait fluide de kola	20 gr.
Extrait fluide de coca	20 —
Extrait fluide de quinquina	20 —
Biphosphate de chaux	20 —
Sirop d'écorces d'oranges amères	200 —
Vin de Lunel	Q. S. pour 1 litre.

Les vins médicinaux constituent en général de très bonnes préparations au point de vue pharmacologique, parce qu'ils sont faciles à préparer, se conservent bien, présentent un aspect et une saveur agréable. Au point de vue thérapeutique, l'action excitante de l'alcool qu'ils renferment vient s'ajouter aux propriétés spéciales du médicament, et ce n'est pas, assez souvent, sans quelque dommage pour la muqueuse gastrique des malades, surtout après un usage prolongé, et à plus forte raison encore si le vin est par trop acide.

Il convient de se montrer réservé dans leur emploi chez les enfants, très sensibles à l'action de l'alcool.

A part quelques vins très actifs et notamment les vins de colchique, de digitale et de scille, les vins s'administrent habituellement chez l'adulte à la dose moyenne de 60 à 100 gr. prise en deux fois au moment des repas.

Vinaigres. — Ordinairement préparés par macération, plus rarement par distillation, les vinaigres servent à préparer les oxymellites (oxymel scillitique), ou sont utilisés en nature pour les soins de la toilette (usage externe).

Bières. — Tous préparés par macération, les bvutolés des anciens pharmacologistes ont à peu près complètement disparu (sapinette).

Sirops. — Liquides médicamenteux saturés de sucre qui leur donne une consistance visqueuse, une saveur douce et assure leur conservation au moins dans une certaine mesure.

Les sirops sont *simples*, si leur efficacité n'est due qu'à une substance unique (sirop de codéine, de tolu, de bourgeons de pin), et *composés* dans le cas où ils renferment plusieurs substances actives (sirop antiscorbutique, sirop de chicorée composé). Les sirops magistraux s'obtiennent :

a) Par le mélange des sirops officinaux :

> Sirop de tolu
> Sirop de codéine $\Big\}$ ãã 100 gr.
> Sirop de capillaire

b) Par l'addition au sirop officinal d'extraits (opium, valériane), de sels (benzoate de soude, antipyrine, sulfate de quinine), ou de matières en suspension (poudre et sirop d'ipéca).

Le dosage des sirops peut être calculé de deux façons :

1º En tenant compte de la densité du sirop (environ 1,26), ce qui porte en moyenne le poids contenu dans

> Une cuillerée à café à   6 gr.
>   —   dessert à   12 —
>   —   soupe à   19 —

Ainsi la préparation suivante :

> Sirop de gomme   90 gr.
> Sirop de laurier-cerise   90 —
> Extrait d'opium   0 gr. 30

renferme environ

> Par cuillerée à café   0 gr. 01 d'extrait
>   —   dessert   0 gr. 02   —
>   —   soupe   0 gr. 03   —

2º En se préoccupant simplement des volumes, la prescription ci-dessus devient :

> Sirop de gomme   75 cc.
> Sirop de laurier-cerise   75 —
> Extrait d'opium   0 gr. 30
>   Total :   150 cc.
> La cuillerée à café du volume de   5 cc. renferme   0 gr. 01 d'extrait
>   —   dessert   —   10 cc.   —   0 gr. 02   —
>   —   soupe   —   15 cc.   —   0 gr. 03   —

Les sirops offrent de grands avantages :

1º Dissimulant assez bien la saveur des médicaments désagréables, ils en facilitent l'administration, ce qui les rend fort utiles pour la médecine infantile ;

2º Ils sont en général peu altérables ;

3º Ils entrent facilement dans les potions et les vins ;

4º C'est une des formes liquides pour lesquelles les incompatibilités sont le moins à craindre, car les solutions aqueuses et alcooliques se mêlent également bien aux sirops.

Mellites et oxymellites. — Ce sont des sirops dont la matière sucrée est le miel et la partie active une solution aqueuse (méllites), ou un vinaigre (oxymellites).

Tout ce que nous avons dit des sirops leur est applicable.

Potions (loochs, juleps). — Liquides aqueux et sucrés destinés à être pris par cuillerées dans un temps qui n'excède guère 24 heures. Leur volume varie de 120 à 180 centimètres cubes chez les adultes, de 60 à 90 centimètres cubes chez les enfants.

Une potion se compose :

a) D'une ou plusieurs substances actives ;

b) D'un véhicule pour dissoudre ou tenir en suspension les substances actives ;

c) D'un sirop qui peut être destiné à la fois à édulcorer la préparation et à renforcer l'action de la substance active ;

d) Accessoirement, de substances aromatiques destinées à masquer l'odeur ou la saveur du médicament actif.

Ce médicament peut être :

1º Soluble dans l'eau pure (bromures, salicylate de soude, antipyrine) ou dans l'eau acidulée (sels de quinine) ;

2º Insoluble dans l'eau, mais soluble dans l'alcool (salol, menthol). Il est rare qu'on arrive dans ce cas à un résultat satisfaisant par l'addition l'alcool à la potion. En effet, il en faudrait une quantité telle que la préparation perdrait son caractère de préparation aqueuse et deviendrait un élixir. Il vaut bien mieux alors opérer comme dans le cas suivant ;

3º Insoluble dans l'eau et l'alcool. Il faut alors recourir à la mise en suspension par un véhicule émulsif à base d'amandes (*looch*) ou de gomme (*julep*). C'est le cas pour beaucoup de poudres (salicylate de bismuth, benzo-naphtol) ou même de liquides (bromoforme, créosote, etc.). La poudre doit être extrêmement ténue, le liquide très bien divisé. Un bon procédé consiste à ajouter à la formule un liquide capable de dissoudre le médicament et à faire émulsionner le tout :

Salol	5 gr.
Alcool	Q. S. pour dissoudre
Julep gommeux	Q. S. pour 150 cc.

ou bien

Bromoforme	3 gr.
Huile d'amandes douces	10 —
Looch blanc	Q. S. pour 150 cc.

La densité des potions étant fort variable, *a fortiori* la remarque faite à propos du dosage des sirops prend ici de l'importance.

La formule :

Kermès	0 gr. 20
Sirop diacode	40 gr.
Eau de laitue	100 —
Cognac	10 —

donne une potion dont la densité n'est nullement certaine et dont le
dosage ne peut être qu'approximatif. Il est plus avantageux de prescrire :

Kermès	0 gr. 20
Sirop diacode	40 gr.
Cognac	10 —
Eau de laitue	Q. S. pour 150 cc.

Nous aurons de la sorte un volume total de 10 cuillerées à soupe, pour
lequel il devient très facile de calculer le dosage avec exactitude et rapidité.

Bien que la potion se prête à l'administration d'un nombre très varié
de médicaments très différents, il importe de se méfier beaucoup ici des
incompatibilités dues soit à l'action réciproque des corps (antipyrine
et chloral), soit à l'action sur eux de l'eau ou des substances entrant
dans le véhicule des potions (looch au calomel).

Les teintures, en général, à des doses un peu notables, ne sauraient
faire partie des potions, ce qui s'explique aisément par ce fait que l'alcool
de la teinture, affaibli par l'addition d'eau, abandonne une partie des
principes qu'il avait dissous. De plus, l'alcool concentré précipite la gomme ;
il y a donc incompatibilité entre le julep gommeux et une quantité notable
d'alcool fort.

Les potions ne se conservent généralement pas bien, à cause de la fermentation du sucre, surtout en présence d'eau de fleurs d'oranger. Au
contraire, le sirop de tolu et l'eau de cannelle, grâce à la présence d'acide
cinnamique, aident à la conservation. Malgré cette ressource, l'usage est
excellent qui limite à 24 heures la durée de consommation d'une potion.

Élixirs. — Liquides à la fois sucrés et alcooliques, ayant les avantages du pouvoir dissolvant et de l'action thérapeutique de l'alcool, d'une
saveur très agréable, mais assez irritants pour l'estomac, surtout si leur
usage se prolonge. Sauf le cas de l'élixir de terpine, ce sont plutôt des
liqueurs de table que des médicaments.

II

Médicaments externes.

A. — SOLIDES.

Cataplasmes et sinapismes. — Les cataplasmes sont des médicaments
de consistance habituellement pâteuse et destinés à être appliqués sur la
peau. Ils s'obtiennent en délayant dans l'eau chaude ou froide une poudre
qui n'a pas besoin d'être fine (farine de lin, de moutarde, fécule). Cette
pâte est renfermée dans une feuille de tissu à mailles très lâches (mousseline ou tarlatane).

Le cataplasme sinapisé peut se préparer soit en délayant simplement
dans l'eau à peine tiède la poudre de moutarde, soit plutôt en saupoudrant
extérieurement avec de la poudre de moutarde un cataplasme de farine
de lin refroidi. En tous cas il faut avoir soin de ne pas exposer la moutarde à une température supérieure à 50° avant que l'essence ne se soit

bien développée au contact de l'humidité et sous l'action de la myrosine que coagulerait l'élévation de température.

Très commode est aussi l'usage du sinapisme, feuille de papier caoutchoutée et recouverte de farine de moutarde déshuilée. Il suffit de le tremper dans l'eau froide au moment de s'en servir.

On connait enfin sous le nom de *cataplasme instantané* des préparations obtenues en faisant absorber par du coton ou de la gaze des mucilages de lin ou de fucus crispus. En les plongeant dans l'eau chaude on obtient immédiatement un cataplasme très propre.

Emplâtres et onguents. — Médicaments de consistance plus ou moins dure destinés à être étalés sur un tissu et appliqués ensuite sur la peau.

Les premiers ont pour base un savon de plomb, les seconds sont uniquement constitués par des mélanges de corps gras et de résine.

Le tissu destiné à l'application des emplâtres et onguents peut être :

1º Une étoffe (de coton, de fil ou de soie);

2º De la peau de mouton très mince ;

3º Du papier.

Si l'étoffe est tout entière enduite sur l'une au moins de ses faces de masse emplastique, on obtient un sparadrap ou un taffetas (sparadrap de diachylon, taffetas d'Angleterre ou de colle de poisson). Sur du sparadrap d'emplâtre simple ou d'emplâtre diachylon ou sur la peau on peut étaler des matières de consistance emplastique (emplâtre, onguent ou autres) en réservant certains vides au moyen d'un moule en papier et alors on se trouve avoir un écusson qui, s'il est petit et vésicant, porte le nom de *mouche* (mouche de Milan).

On prescrit les écussons et les mouches en indiquant leurs dimensions ou mieux en les dessinant sur le papier même de l'ordonnance, ce qui évite toute équivoque. Si le médecin formule en indiquant les longueurs des côtés, il veillera à ne pas se servir du terme *centimètre carré* qui exprime une surface sans préjuger de la forme ni des dimensions.

Dans le cas où l'on veut administrer de la sorte un médicament actif (extrait d'opium, chlorhydrate de morphine), il faut en indiquer la dose. Ex. :

Morphine (chlorhydrate)   0 gr. 05

Pour incorporer dans un écusson d'emplâtre de ciguë de la grandeur indiquée ci-contre.

Ou encore :

Mouche d'extrait d'opium de 20 centigr. et de la largeur d'une pièce de 1 franc.

Enfin il faut indiquer la nature du tissu à employer. La peau donne des écussons très souples, se moulant bien sur les contours du corps, mais son prix élevé en restreint un peu l'usage. Quant aux papiers, souvent enduits sur les deux faces, ils s'emploient coupés en morceaux de grandeur convenable.

Les *vésicatoires* ne sont que des écussons d'emplâtre vésicant. On les fait sur peau, sur sparadrap de diachylon, ou simplement en découpant un morceau de sparadrap vésicant. On a l'habitude de les faire saupoudrer de camphre, ou recouvrir d'un papier imbibé d'huile camphrée dans le but d'éviter l'action irritante de la cantharide sur la vessie. Sous aucun prétexte on ne devra chauffer le vésicatoire, sous peine de volatiliser la cantharidine.

Chez les enfants, dès que l'épiderme commence à se soulever, c'est-à-dire au bout de 2 à 3 heures, on enlève le vésicatoire et on le remplace par un cataplasme de farine de lin ; chez les adultes, il faut plus longtemps et parfois jusqu'à 10 à 12 heures pour arriver au même résultat, mais on laisse le vésicatoire achever la formation de la phlyctène. Dans tous les cas, l'épiderme soulevé sera percé avec une aiguille ou des ciseaux flambés, puis on appliquera un pansement à la vaseline boriquée ou des compresses d'eau boriquée bouillie ou de solution de sublimé au 10.000° (craindre l'absorption).

Signalons enfin des sparadraps particuliers, récemment introduits en thérapeutique et dont la masse est constituée par de la lanoline caoutchoutée dissoute dans la benzine. On peut y incorporer n'importe quel médicament, mais ils sont surtout précieux pour l'usage des substances altérables par la chaleur, comme l'aristol, l'iodoforme, etc.

Savons. — Les savons employés surtout depuis les travaux de Hebra et de Unna, comme excipients de divers médicaments utiles contre les dermatoses doivent être composés de graisses très pures, de lessives alcalines en proportion telle qu'ils aient une réaction absolument neutre. Pour les rendre tout à fait neutres et éviter qu'ils ne soient trop siccatifs, Unna fait ajouter de l'huile d'olive dans la proportion de une partie pour huit de graisse (savon surgras) :

Suif très pur	16
Huile d'olive	2
Lessive de soude à 38° Beaumé	6
Lessive de potasse	3

On distingue :

1° Les savons durs (à base de soude), bien neutres et pouvant être additionnés d'ichthyol, de soufre, de goudron, d'acide salicylique, etc.

2° Les savons mous (à base de potasse), contenant toujours un excès d'alcali ; ils sont irritants et leur emploi exige des précautions.

3° Les savons liquides, dissolutions de savon dans l'alcool, la glycérine ou l'eau.

Pommades. — Une pommade est un topique form d'un excipient gras auquel on peut incorporer les substances médicamenteuses les plus variées : liquides, poudres, sucs, extraits, solutions, etc.

L'excipient peut être :

1° Une graisse animale (axonge, moelle de bœuf, suif, beurre, graisse de veau, huile de foie de morue) ;

2° Une huile végétale (huile d'olives, d'amandes douces, de ricin), solidifiée pair une graisse (beurre de cacao) ou par réaction chimique (pommade citrine) ;

3° La vaseline ;

4° La lanoline ;

5° Un mélange de plusieurs de ces corps.

Les graisses animales sont d'une bonne pénétration ; elles se prêtent assez bien à l'incorporation des poudres et des extraits, mais elles sont impuissantes à incorporer une quantité notable de liquides. De plus, elles rancissent assez aisément, même malgré l'addition de teinture de benjoin (axonge benzoïnée), deviennent acides et prennent des propriétés fort gênantes, soit à cause de leur action propre sur la peau, soit en modifiant les substances qui les accompagnent (pommades iodurées).

Les huiles végétales solidifiées par 1/3 de beurre de cacao donnent de bons résultats, mais ne peuvent guère s'additionner que de poudres ou de substances solubles dans l'huile.

La vaseline, inaltérable, a l'inconvénient d'être un peu trop fluide en été et d'avoir un moindre pouvoir de pénétration.

La lanoline, graisse extraite du suint des moutons, également inaltérable, est au contraire trop ferme, mais elle pénètre facilement la peau et peut avec la plus grande facilité incorporer jusqu'à son poids de solution aqueuse.

En mélangeant parties égales de lanoline et de vaseline, on obtient un excipient de consistance très convenable, de conservation parfaite, pénétrant bien la peau et susceptible de se mélanger à tous les médicaments.

Les médicaments à ajouter à l'excipient devront être dans un état de division aussi grand que possible. Quand il existe plusieurs formes chimiques d'un même corps, il est avantageux d'utiliser le plus divisé. Ex. : Précipité blanc au lieu de calomel, soufre précipité au lieu de soufre lavé. S'il est soluble, on devra ajouter à la pommade un dissolvant approprié. Ex. :

Iodure de potassium	4 gr.
Eau distillée	Q. S.
Lanoline	
Vaseline	} āā 15 gr.

Iode	0 gr. 20
Éther	Q. S.
Vaseline	30 gr.

Sulfate de quinine	1 gr.
Alcool	Q. S.
Essence de mille fleurs	V gouttes.
Beurre de cacao	10 gr.
Huile de ricin	20 —

Beaucoup de pommades sont officinales. Parmi les plus usitées rappelons : la pommade d'Helmerich, la pommade de peuplier, dite *onguent populéum*, la pommade camphrée, les 2 pommades mercurielles à 50 p. 100 de mercure (pommade double ou onguent napolitain) et à 12,5 p. 100 (onguent gris), la pommade soufrée, etc.

Elles peuvent elles-mêmes être utilisées comme excipient. Ex. :

Extrait de belladone	4 gr.
Onguent napolitain	30 —

Cérats ; cold-creams. — Ce sont des médicaments qui rappellent beaucoup les pommades par leur aspect, leur composition, leurs usages. Ils sont formés d'une huile solidifiée par addition de cire et à laquelle on incorpore parfois une assez grande proportion d'une eau distillée ou d'une solution. De conservation difficile, ils doivent être employés très frais si on les destine à un traitement dermatologique. Ils ne se prêtent que très mal à l'addition de médicaments liquides.

Glycérolés. — Tous dérivés du glycérolé d'amidon, les autres glycérolés s'obtiennent par simple mélange d'un médicament avec leur prototype. Celui-ci n'est autre chose que de la glycérine solidifiée par l'amidon qui, à chaud, a pris la consistance d'empois. Le glycérolé d'amidon se prête mal à l'addition de quantités notables de liquides, qui le liquéfient rapidement, mais on peut très bien lui ajouter des poudres, des extraits, etc. (glycérolé tartrique, tannique, etc.).

Les préparations ainsi obtenues ont exactement les mêmes applications que les pommades.

Les *glycérés* sont de simples mélanges de glycérine et d'une autre substance qui s'y dissout (tannin, borate de soude) ou qui, étant insoluble, doit y être maintenue en suspension au moment de l'usage (iodoforme).

Pâtes. — Ce nom, exclusivement réservé jadis aux préparations dont nous avons parlé plus haut, a été transféré à des sortes de pommades, de consistance très ferme, composées de substances pulvérulentes incorporées à des matières grasses ou à du glycérolé d'amidon. L'excipient peut être : la lanoline, la vaseline, l'axonge, les huiles d'olives, de sésame, de lin, ou un mélange de plusieurs de ces substances.

Les poudres le plus ordinairement employées sont l'oxyde de zinc, les carbonates de chaux et de magnésie, l'amidon, le kaolin, la ceyssatite ou terre d'infusoires. La proportion entre la poudre et les matières grasses est fort variable, comme le prouvent les exemples suivants :

Oxyde de zinc	
Amidon	
Lanoline	ãã 10 gr.
Vaseline	
Oxyde de zinc	5 gr.
Kaolin	15 —
Vaseline	30 —
Carbonate de chaux	3 à 9 gr.
Glycérolé d'amidon	30 —

Les pâtes ont l'avantage d'une pénétration aussi grande que celle des pommades, avec une certaine porosité due à la présence de grandes quantités de poudre, qui permet à la perspiration cutanée de s'effectuer. La durée de leur application varie beaucoup suivant leur composition et suivant l'effet qu'on veut obtenir (décongestion, exfoliation).

Colles. — Topiques de consistance ferme ou dure à base de gélatine, formant des enduits adhésifs qui soustraient la peau au contact de l'air en même temps qu'ils servent à l'application intime des médicaments. Unna a donné deux formules de colles :

	1° Colle molle.	2° Colle dure.
Gélatine	15 gr.	30 gr.
Glycérine	25 —	30 —
Eau	45 —	30 —
Oxyde de zinc	25 —	10 —
Poudre médicamenteuse	5 à 30 —	1 à 2 —

Les colles sont liquéfiées au bain-marie et appliquées soit au pinceau, soit étendues sur une mousseline.

Vernis. — Ce nom qui a été étendu à des colles très adhérentes, désigne plus particulièrement des solutions de substances résineuses dans l'alcool ou l'éther, auxquelles on peut ajouter divers médicaments (adhésol, stérésol).

Collodions. — Le collodion, ou solution de fulmicoton (cellulose hexanitrique) dans un mélange d'éther et d'alcool, s'emploie de deux façons :

1° Simple, il est très adhérent et rétractile ;

2° Additionné d'huile de ricin (7 p. 100), il est un peu moins adhérent, mais élastique, non rétractile et peut alors être étendu sur une grande surface sans provoquer de tiraillements douloureux.

On peut ajouter au collodion une foule de composés chimiques solubles dans le mélange éthéro-alcoolique : iodoforme, ichtyol, salol, naphtol, etc.

Le collodion à l'acétone n'est qu'une variante du premier.

Pour les mêmes usages on emploie encore la *traumaticine*, solution chloroformique de gutta-percha, simple ou additionnée de médicaments solubles dans le chloroforme (chrysarobine).

Étendus au pinceau sur la peau bien sèche, le collodion ou la traumaticine laissent une pellicule mince et résistante qui maintient au contact l'agent médicamenteux, tout en le protégeant contre l'air et les frottements extérieurs.

Trochisques. — Petits cônes solides qui par leur combustion répandent des vapeurs ou des gaz médicamenteux ou aromatiques. Les plus employés sont les clous fumants.

Moxas. — Solides combustibles, généralement en forme de cylindres, que l'on applique incandescents sur la peau, où ils exercent une cautérisation plus ou moins profonde. Ils sont très avantageusement remplacés par le thermocautère.

Suppositoires. — Petits cônes destinés à porter les médicaments dans le rectum.

L'excipient est habituellement le beurre de cacao, auquel on peut ajouter, pour lui donner de la consistance, un peu de cire. Cependant il ne faut pas oublier qu'on élève ainsi le point de fusion du mélange et que l'addition d'une trop grande quantité de cire (plus de 20 p. 100) peut empêcher le suppositoire de fondre dans le rectum. On y incorpore des poudres (suppositoires d'aloès, de sels de quinine, de morphine, etc.), des extraits, (opium, belladone, hamamelis), parfois des pommades (pommade mercurielle) ou même des liquides en petite quantité. Dans ce dernier cas on est souvent obligé de recourir soit aux suppositoires creux dont la cavité sert à loger le liquide médicamenteux, soit aux suppositoires à la glycérine solidifiée (V. *Ovules*).

La formule :

Paraffine	3 gr.
Lanoline anhydre	30 —
Beurre de cacao	67 —

donne un excipient entièrement fusible à 35° et facilitant beaucoup l'incorporation des extraits, des liquides et autres produits peu miscibles au beurre de cacao seul.

Le poids total d'un suppositoire varie de 3 gr. à 4 gr. pour les adultes, de 1 à 2 gr. pour les enfants.

La dose de beurre de cacao doit toujours être assez considérable par rapport à celle des substances actives (triple au moins), d'abord pour permettre la confection du médicament et aussi pour éviter une action trop vive et toujours douloureuse sur la muqueuse rectale. Ex. :

Extrait de ratanhia	1 gr.
Beurre de cacao	3 —

Le mieux est de prescrire sans spécifier la quantité d'excipient.

Extrait d'hamamelis	0 gr. 50
Tannin	0 gr. 80
Beurre de cacao	Q. S.

Pour 1 suppositoire d'adulte.

On emploie aussi les suppositoires simples renfermant seulement du beurre de cacao, du miel ou du savon. Ces derniers s'obtiennent en taillant au couteau un cône dans un morceau de savon blanc.

Ovules. — Topiques du volume et de l'aspect d'un œuf de pigeon, destinés à être introduits au fond du vagin, où ils fondent et laissent couler lentement le long des parois les médicaments dont ils sont chargés.

L'excipient le plus ordinaire est la glycérine solidifiée par la gélatine, d'après la formule ci-après :

Gélatine blanche dite *grénétine*	14 gr.
Eau distillée	20 —
Glycérine anhydre	66 —

on y incorpore des extraits, des poudres, des substances solubles (ichtyol)
ou insolubles dans la glycérine, etc. Ex. :

Tannin	1 gr.
Ichtyol	1 —
Extrait de belladone	0 gr. 03
Glycérine solidifiée	Q. S.
Pour 1 ovule vaginal.	

Tampons. — Ce sont des boulettes de coton, recouvertes de gaze, et
imprégnées d'un liquide ou d'une poudre. Destinés à être appliqués sur
le col utérin, ils doivent être munis d'un fil qui permet de les retirer
aisément.

On prescrira

Tampons de coton iodoformé n° 10.

ou bien

Ichtyol	1 gr.
Pour imbiber un tampon vaginal.	

Crayons. — Cylindres solides, durs ou un peu flexibles, obtenus soit
par fusion et coulée dans une lingotière, soit par agglomération d'une
masse pulvérulente au moyen d'un excipient. Les crayons de nitrate
d'argent pur ou mitigé, de pierre divine, de sulfate de cuivre, de potasse
ou de caustique de Filhos s'obtiennent par le premier procédé. Le second
moyen sert à préparer les crayons d'iodoforme, de pâte de Canquoin, etc.
Les prescriptions seront simplement rédigées :

Dans le 1er cas :

Crayon de nitrate d'argent de 5 millimètres de diamètre ou du diamètre d'une
sonde n° 15 de la filière française, et de 4 centimètres de longueur.

Dans le 2e cas :

Iodoforme	10 gr.
Excipient	Q. S.

Pour 5 crayons du diamètre d'une sonde n° 20 et de 10 centimètres de longueur.

L'excipient peut être :

1° Un mucilage de gomme arabique ou adragante, mais alors il faut y
joindre la glycérine pour éviter un trop grand durcissement, et un peu
d'amidon pour faire la masse. Ex. :

Aristol	5 gr.
Amidon	
Glycérine pure à 30°	āā Q. S. pour 10 crayons.
Gomme arabique	

2° Du beurre de cacao et de l'amidon ;

3° Un mélange de poudres inertes liées avec du glycérolé d'amidon, etc.

Bougies ou suppositoires urétraux. — Ce sont de petits crayons formés de glycérine solidifiée à laquelle on incorpore du tannin, de l'iodoforme, du protargol, etc.

Fumigations. — Vapeurs produites par la combustion sur une assiette de papier nitré, feuilles de belladone, de datura, etc., ou d'une poudre composée. On mélange presque toujours la préparation d'un peu de nitrate de potasse pour favoriser la combustion. Le malade recueille les vapeurs au moyen d'un entonnoir dont la douille est placée entre ses dents ou d'une serviette dont il s'enveloppe la tête.

Cigarettes. — Les fumigations peuvent encore se faire en aspirant la fumée d'une cigarette ou d'une pipe que l'on aura garnies de feuilles de plantes ou d'une poudre du genre de celle-ci :

Poudre grossière de feuilles de datura
       —   belladone $\Big\}$ ã̃ã Q. S.
       —   jusquiame
       Nitrate de potasse

B. — LIQUIDES.

Les médicaments liquides destinés à l'usage externe sont peu nombreux. Nous distinguons :

1º Ceux qui doivent être appliqués sur la peau (liniments, embrocations, lotions, collodions) ;

2º Les lavements, destinés à être introduits dans le rectum ;

3º Les collutoires et gargarismes réservés à la muqueuse stomatopharyngienne ;

4º Les instillations qui se font dans les yeux, les oreilles, l'urètre ;

5º Les collyres.

Liniments et frictions. — Les liniments et les frictions s'appliquent en frottant plus ou moins énergiquement la peau avec la main ou une étoffe souple (flanelle, molleton ou drap) enduites du médicament. Si la formule comporte un excipient gras, la préparation porte le nom de *liniment*, elle devient une *friction* si elle a pour base l'alcool. De plus, cette dernière a pour effet d'activer la circulation périphérique et de relever localement la température.

Plusieurs liniments sont inscrits au Codex, soit sous ce titre, soit sous la rubrique *Huiles médicinales* ou *Baumes.* Les plus connus sont le liniment ammoniacal, le liniment ammoniacal camphré, l'huile de jusquiame composée ou baume tranquille, le baume opodeldoch, le liniment chloroformé, etc.

Très ordinairement, on se contente de prescrire l'addition à un des liniments officinaux d'une substance appropriée à un but spécial. Par exemple :

Salicylate de méthyle   10 gr.
Laudanum de Sydenham   10 —
Huile de jusquiame   80 —
                                  (Calmant).

Ou encore

Essence de térébenthine	20 gr.
Huile camphrée	40 —
	(Rubéfiant).

De même les frictions se feront avec l'eau de Cologne, un alcoolat simple (romarin, lavande) ou composé (mélisse, Fioravanti), ou un mélange de ces diverses préparations, qui pourront aussi être additionnées d'une substance soluble dans l'alcool (menthol). Néanmoins les limites seront moins larges que dans le cas précédent. Tandis qu'un liniment admet tout liquide et même certains solides, pourvu qu'ils puissent être dissous dans l'eau ou dans l'huile, la friction, devant laisser la peau tout à fait sèche, ne permet pas l'emploi d'une grande quantité de liquide aqueux parce que l'évaporation en serait retardée et absorberait une certaine quantité de chaleur ; de plus, les substances dissoutes dans l'alcool seraient précipitées par l'eau et en tout cas laisseraient un résidu à l'évaporation.

Embrocations. — Liniments aqueux, contenant à l'état d'émulsion des substances rubéfiantes.

Lotions. — Les lotions diffèrent des liniments et des frictions par leur excipient (l'eau, l'alcool ou un mélange hydroalcoolique) et par leur mode d'emploi qui consiste à faire seulement couler le médicament à la surface du corps, sans autre insistance.

Lavements. — Ils sont de composition, de volumes et de buts très variables.

Ils admettent comme principaux véhicules l'eau (infusion, décoction, solution, émulsion), le lait, l'huile, etc., auxquels s'ajoutent les substances végétales, minérales ou organiques les plus diverses.

Leur volume peut varier de 120 centimètres cubes (quart de lavement) ou même un peu moins (lavements à garder), jusqu'à 2 litres (grand lavage intestinal), suivant le but qu'on se propose.

Les lavements évacuants, à l'eau bouillie, à l'eau de savon, à la décoction de guimauve ou encore le lavement purgatif du Codex sont du volume de 500 centimètres cubes environ.

Les lavements d'huile pure ne dépassent généralement pas 200 centimètres cubes.

Chez les enfants ces chiffres seront réduits proportionnellement à la taille (50 — 60 — 80 cc.).

Il faudra se servir du jaune d'œuf comme émulsif toutes les fois qu'on visera l'administration d'une substance peu soluble dans l'eau ou le lait, véhicules les plus employés.

A cause de la sensibilité de la muqueuse rectale, il est peu prudent de prescrire des solutions salines trop concentrées. Le volume de 100 centimètres cubes représente à peu près la quantité nécessaire et suffisante pour l'administration des doses habituelles de chloral, bromures, etc.

Les lavements s'administrent avec la seringue, la poire de caoutchouc, l'irrigateur ou le bock (douche d'Esmarch). Ce dernier est de plus en plus employé et présente sur l'irrigateur les avantages d'un nettoyage plus facile et d'une régularité plus grande de la pression, d'ailleurs réglable à tout instant. Le tube abducteur se termine soit par une canule en os ou en ébonite, soit par une longue sonde en caoutchouc souple (sonde à entéroclyse) qui peut s'enfoncer assez profondément dans le rectum.

La seringue et la poire sont usitées pour les petits lavements à garder ou chez les enfants. Plus fragile et moins commode à manier, la seringue a néanmoins ses avantages. Elle est plus propre et permet de voir plus exactement la quantité de liquide introduite ; de plus, elle ne redoute pas les matières, comme l'huile, qui dissolvent le caoutchouc. Ajoutons que ces petits lavements à garder doivent être précédés d'un lavement évacuant, pour nettoyer l'intestin et favoriser l'absorption médicamenteuse ultérieure.

La température des lavements doit être voisine de 37°-38°, sauf indications spéciales.

Formules de lavements à garder.

A. — Chlorure de sodium	2 gr.	D. — Mousse de Corse	5 gr.
Eau bouillie	200 cc.	Eau bouillante	200 cc.
		Infuser, passer et donner en lavement à conserver le plus longtemps possible.	
B. — Créosote de hêtre	2 gr.		
Savon amygdalin	5 —		
Eau Q. S. pour	150 cc.	**LAVEMENT ALIMENTAIRE.**	
C. — Gaïacol cristallisé	1 gr.	E. — Jaunes d'œufs	n° 3
Huile de foie de morue	10 —	Sel de cuisine	1 pincée.
Jaune d'œuf	n° 1	Lait	1 verre.
Eau ou lait Q. S. pour	200 cc.	A donner avec la seringue et la canule à entéroclyse qu'on enfoncera de 20 centimètres environ.	

Collutoires. — Médicaments de consistance épaisse, que l'on étend au pinceau sur la muqueuse buccale ou pharyngienne. Ils ont ordinairement pour base la glycérine (glycérés) ou le mellite de roses auxquels on ajoute du borate de soude, de l'alun, du sublimé, du bicarbonate de soude, de la résorcine, etc. Une formule fréquemment prescrite est particulièrement à rejeter : c'est celle qui unit le borate et le bicarbonate de soude à la glycérine. Au bout de peu d'instants le mélange se gonfle et bouillonne en dégageant de l'acide carbonique en abondance. Le miel rosat, excipient acide souvent employé, est également incompatible avec les carbonates.

Rappelons également l'incompatibilité, sous cette forme, du borate de soude et du chlorhydrate de cocaïne.

Le volume ordinaire d'un collutoire est de 30 à 60 centimètres cubes.

Gargarismes. — Médicaments aqueux destinés à baigner la bouche et le pharynx. Ex. :

Chlorate de potasse	10 gr.
Sirop de groseilles	40 —
Eau Q. S. pour	250 cc.

1 cuillerée à bouche en gargarismes toutes les 2 heures.

Injections. — Ce sont des solutions, des infusions, décoctions, etc., destinées à être introduites dans les cavités naturelles ou accidentelles du corps (urètre, vagin, fistules, abcès), soit sous la peau (V. à l'art. spécial les injections hypodermiques).

Collyres. — Appliqués sur la conjonctive, les collyres sont secs, mous ou liquides.

Secs. ce sont des poudres (calom l, alun) ou des crayons (sulfate de cuivre).

Mous, ce sont des pommades (à l'oxyde jaune, à l'iodoforme, au protargol).

Liquides, ce sont habituellement des solutions d'un sel métallique ou alcaloïdique (sulfate de zinc, de cuivre, d'argent, salicylate d'ésérine, sulfate d'atropine, etc.) dans l'eau distillée simple, les eaux distillées de roses, de plantain, etc., plus rarement des infusés ou des décoctés. Les collyres huileux de Panas et Scrini sont des solutions d'alcaloïdes purs dans l'huile d'olives lavée à l'eau et à l'alcool et stérilisée. On emploie la cocaïne et la pilocarpine à 2 p. 100, l'ésérine et l'atropine à 1 p. 100.

La conservation parfaite de ces préparations est très remarquable surtout en ce qui concerne l'ésérine, dont les sels au bout de quelques heures sont complètement altérés en solution aqueuse. Les collyres huileux s'administrent au moyen d'une petite spatule de verre ou mieux à l'aide d'un compte-gouttes spécialement calibré pour donner une goutte d'huile du poids de 0 gr. 05.

Injections hypodermiques, intramusculaires, intraveineuses.
On peut injecter sous la peau :

1º Des solutions dans l'eau, l'huile, exceptionnellement l'alcool ou l'éther. C'est ainsi que s'administrent les cacodylates, les sels mercuriels solubles dans l'eau ou les huiles, quelquefois l'iode et l'iodoforme (éther iodoformé) ;

2º Des mélanges d'une poudre extrêmement fine (porphyrisée) avec l'eau ou plutôt les huiles d'olives, de sésame, de noix, d'arachides, de vaseline. Le sels mercuriels insolubles (calomel, salicylate) et le mercure lui-même (huile grise) en sont les meilleurs exemples ;

3º Les diverses préparations dites *sérums organiques* (antidiphtérique, antitétanique, etc.).

Les solutions injectables sont parfois additionnées de chlorhydrate de cocaïne ou de cocaïne pure s'il s'agit d'une solution huileuse, dans le but d'atténuer la douleur causée par l'injection ; il faudrait bien se garder de croire qu'on rend de la sorte la piqûre moins pénible, puisque la solution ne pénètre qu'après l'aiguille.

Quoi qu'il en soit, les substances faisant partie d'une formule destinée à l'usage hypodermique doivent être chimiquement pures et fournir un produit non acide et non caustique. De plus, elles doivent être sinon dissoutes, au moins amenées au plus grand état de division possible.

Parmi les véhicules cherchés, c'est encore l'eau qui a donné les meilleurs résultats.

Elle dissout bien un grand nombre de corps, parmi lesquels la plupart des sels d'alcaloïdes, au besoin avec addition d'un adjuvant (caféine et salicylate de soude), ne réagit généralement pas sur eux, est parfaitement tolérée et se résorbe rapidement. Aussi a-t-on de plus en plus tendance à abandonner l'eau de laurier-cerise qui fut jadis très employée. Cette dernière a cependant un avantage intéressant : elle empêche la contamination des solutions, permet de les conserver assez longtemps, ce qui est important pour les médicaments dont on fait un usage quotidien et même plus souvent répété, comme la morphine.

L'alcool et le chloroforme doivent être absolument rejetés de la médication hypodermique. Ayant une tension de vapeur élevée, ils provoquent aisément une sorte d'œdème gazeux prédisposant aux escarres. C'est encore cet inconvénient qui peut être reproché à la glycérine, agissant cette fois par déshydratation du tissu voisin. Bien qu'il détermine une vive irritation locale, on emploie souvent et nécessairement l'éther pur, mais il faut absolument l'éviter comme véhicule.

Les huiles végétales ont donné les meilleurs résultats. Leur pouvoir dissolvant, qui comprend des sels métalliques (biiodure de mercure), la plupart des alcaloïdes (cocaïne, atropine), beaucoup de substances organiques de fonctions diverses (gaïacol, créosote, phénol, iodoforme, etc.), des corps minéraux (comme l'iode, etc.), la facilité de leur stérilisation, la rapidité de leur résorption expliquent leur succès même dans les cas où la substance à administrer étant insoluble, est simplement à l'état de mélange. L'huile de vaseline leur est très inférieure à tous points de vue et notamment en ce qui concerne la rapidité d'absorption.

Le degré de concentration des solutions injectées joue un rôle des plus considérables ; les solutions concentrées sont toujours douloureuses et deviennent rapidement dangereuses, tant à cause de l'action propre du médicament introduit qu'à raison de l'action osmotique exercée sur les cellules du voisinage. Sauf des cas très exceptionnels, on ne doit jamais injecter moins de 1 centimètre cube, et le titre de la solution sera tel qu'une fluidité très nette lui soit conservée. D'ailleurs, en essayant d'augmenter outre mesure la proportion des matières dissoutes, on s'expose à des précipitations ou à des dépôts solides, sous la moindre influence, et l'usage du médicament devient fort difficile et très incertain. Il vaut mieux faire des injections avec un liquide dilué qu'avec une liqueur concentrée : c'est plus sûr, plus facile, plus actif et moins dangereux. Cette considération a conduit à diluer les médicaments dans du sérum physiologique (chlorure de sodium à 7 p. 1 000) dont on injecte des quantités plus grandes.

Le volume des injections est fort variable : on administre 2 gouttes d'huile grise et jusqu'à 4 ou 5 litres de sérum physiologique par jour. On trouvera à chaque article du *Formulaire magistral* les quantités à employer.

Les solutions pour injections hypodermiques doivent toujours être stérilisées, ainsi que tous les objets avec lesquels elles peuvent être en contact (flacons, bouchons, filtres, entonnoirs, seringues, aiguilles, etc.).

L'autoclave à 120° constitue évidemment le procédé de choix. Toujours applicable aux accessoires, il est malheureusement inapplicable aux liquides dans certains cas (cocaïne, liquides organiques).

On peut alors recourir à la tyndallisation, ou stérilisation discontinue, méthode longue et moins sûre qui consiste à porter pendant 2 heures à plusieurs reprises le liquide à la température maxima, incapable d'agir sur les substances qu'il renferme, 60° à 80° ordinairement, ou au procédé de d'Arsonval, dans lequel on fait agir simultanément l'acide carbonique sous pression et la filtration à la bougie Chamberland.

En cas d'urgence on peut se contenter de porter tous les objets pendant 20 minutes dans un bain-marie d'eau salée bouillante.

Il est enfin très commode d'employer les ampoules scellées à la lampe et contenant toute stérilisée la quantité nécessaire pour une injection. Au moment de l'usage on brise l'extrémité effilée de l'ampoule et on puise à l'intérieur le liquide avec une seringue stérilisée munie de son aiguille également aseptisée.

Les injections qui nécessitent l'administration de volumes assez considérables, comme les sérums artificiels, se font commodément avec des ampoules de contenance appropriée, 50 à 500 centimètres cubes, terminées par deux pointes effilées. On brise l'une d'elles, on y adapte un tube de caoutchouc stérilisé terminé par une aiguille de platine stérilisée, puis on suspend l'ampoule à environ 1^m,20 à 1^m,60 au-dessus du plan du lit ; on casse ensuite la seconde effilure et le liquide, en vertu de son propre poids, s'écoule à travers l'aiguille. La peau ayant été préalablement savonnée, lavée à l'eau, à l'alcool, puis au sublimé, on laisse écouler quelques gouttes de sérum pour être bien sûr de chasser tout l'air du tube, puis on enfonce l'aiguille dans le tissu cellulaire sous-cutané et on laisse la pénétration s'effectuer lentement.

Quelquefois on emploie aussi des flacons portant deux tubes : l'un qui sert à la sortie du liquide et se termine par un tuyau de caoutchouc et une aiguille, l'autre raccordé à une soufflerie qui permet de chasser le liquide par compression de l'air au-dessus de lui.

Plus compliqués, plus difficiles à stériliser et à manier que les ampoules, ces flacons présentent un danger assez grave quand on est forcé de les confier à des mains peu expertes : si l'on continue la compression après que le niveau du liquide s'est abaissé au-dessous de l'orifice de sortie, l'air suit le même chemin, s'accumule et se comprime sous la peau et peut déterminer en très peu de temps, bien qu'introduit en petite quantité, des sphacèles assez étendus.

Il est utile de ramener le sérum aux environs de la température normale du corps, 37°, en faisant passer le tube sur une partie de sa longueur soit à travers de l'eau chaude, soit dans un appareil caléfacteur.

Les petites injections se font simplement avec des seringues, de contenance convenable, 1, 2, 5, 10, 20 centimètres cubes, dont il existe beaucoup de modèles. Les unes sont en verre, cuir et métal ; d'autres remplacent le cuir par du caoutchouc, de l'amiante ou de la moelle de sureau ; certaines sont tout en verre ou tout en métal. La meilleure est la plus simple et la plus facile à stériliser. Les pistons de cuir ou de caoutchouc sont peu recommandables à ce point de vue, de plus le caoutchouc se désagrège très vite sous l'influence de l'huile. Le verre est très fragile, le métal ne laisse pas voir ce qui se passe dans le corps de pompe.

Les aiguilles de 2 cent. 1/2 dont on se sert en général sont trop courtes. Suffisantes pour traverser le derme, elles ne permettent pas les injections intramusculaires dont on a souvent besoin (sels de mercure). 4 à 5 centimètres constituent une longueur bien plus convenable pour tous les usages médicaux. Aux aiguilles en acier, très oxydables, et présentant par suite les inconvénients de l'obstruction, de l'épointage, de la détrempe et de la malpropreté, on préfère les aiguilles de platine iridié plus coûteuses, mais complètement inattaquables et parfaitement stérilisables.

Les injections sont sous-cutanées, intramusculaires ou intraveineuses.

Dans le tissu cellulaire sous-cutané, on injecte les solutions non douloureuses et celles dont il faut introduire une grande quantité (sérum artificiel) et aussi les liquides organiques.

Dans l'épaisseur des muscles se pratiquent les injections douloureuses (sels de mercure, dissous ou seulement en suspension).

Les injections intraveineuses sont réservées aux cas où il faut obtenir un effet rapide et énergique (grands traumatismes, empoisonnements, choléra, syphilis). Elles exigent les plus grandes précautions d'asepsie. D'ailleurs, quel que soit le mode d'injection choisi, un grand principe domine toute la technique : on ne doit injecter qu'un produit stérilisé, à l'aide d'instruments stériles, après désinfection parfaite des mains de l'opérateur et de la peau de l'opéré.

Les injections sous-cutanées se font indifféremment et avec le même résultat sur tous les points de la surface cutanée présentant une quantité suffisante de tissu adipeux : on choisit plutôt la face externe des cuisses, les fesses, la base du thorax, la région lombaire, la région rétrotrochantérienne, les parois de l'abdomen.

La seringue chargée de liquide et débarrassée de bulles d'air, on introduit l'aiguille perpendiculairement ou plutôt un peu obliquement à un pli fait à la peau, on s'assure qu'il ne sort pas de sang et on pousse l'injection, puis par une traction vive on retire l'aiguille, on applique le doigt pour éviter la sortie du liquide injecté, et au besoin on masse légèrement la région pour faciliter la résorption.

L'application de collodion est presque toujours inutile, à moins qu'on n'ait injecté une grande quantité de liquide avec une grosse aiguille.

Les injections intramusculaires se pratiquent perpendiculairement à la surface cutanée et avec des aiguilles de 5 centimètres de longueur. On choisit pour faire la piqûre des masses musculaires volumineuses et éloignées des plans osseux. Le lieu d'élection est la région fessière, la région trochantérienne (point de Smirnoff à deux travers de doigt en arrière et au-dessus du grand trochanter), la région lombaire, la région scapulo-verté-brale, à 4 centimètres de la ligne médiane (Lang).

Les injections de préparations mercurielles, tant solubles qu'insolubles, doivent toujours être pratiquées dans les muscles.

Pour l'injection intraveineuse qui se fait habituellement dans une veine du pli du coude, on peut enfoncer d'un seul coup l'aiguille dans la veine, après avoir immobilisé la peau par les doigts placés de chaque côté du vaisseau. Pour s'assurer qu'on est bien dans la veine, on sépare l'aiguille de la seringue, le sang s'écoule par l'orifice de l'aiguille.

Il vaut mieux inciser la peau, dénuder la veine, la charger sur une sonde cannelée, ouvrir la paroi antérieure de la veine d'un coup de ciseaux et introduire dans l'ouverture une aiguille mousse (nº 2 de l'appareil aspirateur de Potain) qui est reliée à un flacon de sérum. La petite plaie est ensuite fermée par un point de suture et pansée aseptiquement.

Plus récemment on a pratiqué :

1º L'injection sous-arachnoïdienne de cocaïne, stovaïne, etc., dans le canal médullaire.

On se sert d'une seringue de Pravaz stérilisable ordinaire avec aiguille en platine iridié du diamètre extérieur de 1 millimètre et de 9 centimètres de longueur. La solution de cocaïne doit être très récente et stérilisée par tyndallisation répétée 5 ou 6 fois à 80º. Après désinfection soigneuse de la peau, le malade étant assis le tronc fortement incliné en avant ou courbé latéralement, on enfonce l'aiguille seule, en la dirigeant en haut et en dedans, à 1 centimètre à droite et au-dessous de l'apophyse épineuse de la quatrième vertèbre lombaire. Après écoulement de 12 à 15 gouttes de liquide céphalo-rachidien, on adapte la seringue, chargée de 1 centi-mètre cube de solution de cocaïne à 2 p. 100 et on pousse très lentement l'injection.

Pour éviter les céphalées et autres légers accidents consécutifs à cette méthode, M. le Dr Guinard fait la solution de cocaïne dans le liquide céphalo-rachidien même qu'il a extrait par ponction extemporanée à la seringue de Pravaz et qu'il réinjecte aussitôt.

L'anesthésie produite ainsi persiste en moyenne 2 heures. Elle intéresse à peu près toute la région sous-diaphragmatique du corps. L'injection est contre-indiquée chez les enfants, les hystériques, les alcooliques et en général les sujets hyperexcitables. Il ne faut jamais dépasser la dose de 2 centigrammes de chlorhydrate de cocaïne (Dr E. Salmon).

2º L'injection épidurale, plus commode et plus répandue pour les appli-cations médicales (sciatique, névralgies, douleurs des tabétiques ou des ulcéreux) se fait au moyen d'une aiguille de 6 centimètres de long sur 7 dixièmes de millimètre de diamètre. Le malade étant accroupi ou couché en chien de fusil, la région est soigneusement savonnée, lavée à l'alcool et au sublimé, puis on repère à 1 ou 2 centimètres au-dessus de la rainure interfessière les deux tubercules sacrés postéro-internes.

Entre les deux le doigt tombe dans une dépression triangulaire vers

le sommet de laquelle on introduit l'aiguille obliquement en se dirigeant
vers la paroi antérieure du canal et on a la sensation de perforer le ligament qu'on crève comme une peau de tambour. On relève délicatement
la pointe de l'aiguille, on la pousse tout droit jusqu'à 3 à 5 centimètres
dans un plan bien médian pour ne pas blesser les nerfs coccygiens ou
leurs ganglions (Cathelin). On pousse alors lentement l'injection, soit 4 centimètres cubes de solution de cocaïne à 1 p. 100, ou mieux 8 centimètres
cubes de solution à 0,5 p. 100, les solutions étendues fusant plus loin et
plus facilement le long des espaces rachidiens.

III

Médicaments à la fois internes et externes.

Quelques formes pharmaceutiques très importantes s'adressent aussi
bien à l'usage interne qu'à l'usage externe. Ce sont les poudres, les solutions, les émulsions et les mixtures.

Poudres (paquets, cachets, comprimés). — Les poudres représentent
les substances médicamenteuses amenées mécaniquement au plus haut
degré de division. Tout corps solide peut être pulvérisé.

Les poudres sont simples quand elles ne renferment qu'une seule matière,
végétale ou minérale (poudre de digitale, lycopode, fleur de soufre, poudre
d'alun) ou composées d'un certain nombre de poudres simples (poudre de
réglisse composée, poudre de Lucas-Championnière).

Leur activité, plus grande que celle des substances dont elles dérivent,
tient à la ténuité des parcelles qui par leur contact plus intime avec les
muqueuses facilitent beaucoup l'absorption.

S'il n'y a nulle difficulté à redouter dans la prescription des poudres
simples, il n'en est pas tout à fait de même quand il s'agit de poudres
composées, car les réactions chimiques, pour être moins faciles et plus
lentes que si les substances en présence étaient liquides, n'en sont pas
moins fréquentes et fâcheuses. Il faut surtout penser que la moindre trace
d'humidité peut changer tout à coup le milieu et rendre possibles des
réactions assez gênantes. Par exemple, un carbonate quelconque mis au
contact d'un sel acide comme l'alun, la crème de tartre, peut très bien,
sous la seule influence de l'humidité atmosphérique, donner naissance à
un dégagement de gaz carbonique qui fait s'ouvrir la boîte ou bâiller les
cachets.

Le chlorate de potasse, les nitrates, les chromates, le permanganate
forment avec le soufre, le charbon, les substances organiques, des mélanges détonants. Plus souvent encore on observe une liquéfaction plus ou
moins rapide et plus ou moins complète, par exemple avec les mélanges :
résorcine ou menthol ou naphtol et camphre, ou encore des colorations
qui s'accentuent progressivement (salicylate de soude et sels de fer).

Beaucoup de poudres isolées sont hygrométriques : on obvie à cet incon-

vénient comme aussi à la liquéfaction plus haut signalée en les additionnant de substances absorbantes comme le sucre de lait. Un certain nombre
de poudres composées et la plupart des poudres simples figurent au Codex.
On y trouve aussi (supplément de 1895) des dilutions dans le sucre de
lait de certains médicaments très actifs (alcaloïdes) qui s'emploient en
quantités trop petites pour être maniés commodément à l'état pur. Citons
les poudres d'aconitine, de strophantine, de digitaline au 1/100 dont 1 gr.
représente 10 milligr. de matière active.

Pour l'usage externe, les poudres se prescrivent en nature, avec l'indication du mode d'emploi :

Oxyde de zinc		
Carbonate de magnésie	}	āā 10 gr.
Talc		

pour poudrer les parties malades avec une houppe de coton.

Parfois il y a lieu de les faire stériliser, mais il faudra alors se rappeler
que beaucoup de poudres chimiques et plus encore de poudres végétales
sont altérées par la chaleur ou volatilisées à basse température. Ne
pas demander par exemple la stérilisation d'une poudre contenant du
menthol ou des résines.

Les poudres caustiques s'appliquent à l'aide d'un papier découpé dont
les bords limitent la région sur laquelle on veut agir. Si leur action est
surtout déshydratante (poudre de Vienne), on les délaie dans l'alcool
à 90° de manière à faire une pâte molle que l'on applique avec une spatule. Les poudres escarrotiques à base d'acide arsénieux (poudres du
frère Côme et d'Antoine Dubois) sont amenées en consistance de pâte
avec un peu d'eau.

Quelquefois on applique sur la peau des sachets, petites enveloppes
d'étoffe claire contenant des poudres.

Quand elles sont destinées à l'usage interne les poudres peuvent également être prescrites en nature et s'administrent délayées dans l'eau, le
lait, la confiture, au milieu d'un pruneau cuit, etc. Ex. :

Crème de tartre	10 gr.
Soufre lavé	10 —
Magnésie	10 —

1 cuillerée à café délayée dans un quart de verre d'eau le matin à jeun.

Les poudres effervescentes, dégageant de l'acide carbonique au
moment de leur administration, sont d'un emploi agréable.

Mais il n'est pas toujours facile de faire accepter au malade une poudre
dont l'aspect, la saveur ou l'odeur lui répugnent ; parfois aussi l'activité
de la préparation exige l'administration de quantités exactement mesurées.
Les poudres seront mises alors sous la forme de paquets, cachets, ou
comprimés.

Les *paquets*, ou prises, d'un dosage rigoureux, s'administrent soit en
délayant la poudre dans un peu d'eau, de vin, de lait, etc., soit en l'enveloppant dans une feuille mouillée de pain azyme.

D'un dosage tout aussi exact, d'un maniement plus commode, les *cachets* possèdent en plus l'avantage de bien masquer la saveur du médicament.

La dose totale de poudre qu'on peut inclure en un cachet moyen peut aller ordinairement jusqu'à 1 gr. 20 sauf pour les substances très légères (magnésie, charbon, tannin). En dépassant cette limite, on s'expose à nécessiter l'usage de cachets trop volumineux qui effraient le malade ou à obliger le pharmacien à comprimer trop énergiquement les poudres, au point d'en rendre impossible l'attaque par les sucs gastrique ou intestinal. Certaines personnes ont éliminé par voie rectale de prétendus « entérolithes » qui n'étaient autre chose que des cachets de carbonate de chaux ou de benzonaphtol trop fortement agglomérés.

Il faut éviter de prescrire en cachets les médicaments qui portés en nature au contact de la muqueuse gastrique l'irritent : tels les bromures, les iodures, le salicylate de soude, etc., qu'il y a tout avantage a prescrire en solution. Ne doivent pas être administrés non plus en cachets, les substances hygroscopiques qui ramollissent le pain azyme : de ce nombre sont le bromure de sodium, le chloral, le citrate ammoniacal de fer, les phosphates acides, les glycéro-phosphates de soude, le tartrate ferrico-potassique, etc.; d'autre part les médicaments qui se décomposent au contact de l'air et ceux qui par leur mélange donnent des produits humides : antipyrine et salicylate de soude.

Il est toujours utile d'administrer un cachet avec une quantité de liquide suffisante (1/2 verre au moins).

On emploie encore depuis quelque temps, sous le nom de *comprimés* (rhubarbe, chlorate de potasse, etc.) des poudres agglomérées. Leur petit volume, la facilité de les avaler, expliquent la faveur dont ils jouissent, bien qu'on puisse leur faire assez souvent le reproche que nous venons d'adresser aux cachets trop énergiquement tassés.

Solutions. — Beaucoup de formes pharmaceutiques sont des solutions, à qui leur destination a fait réserver d'autres appellations; *collyres, gargarismes, lavements, gouttes,* etc.

Les principaux véhicules employés sont les eaux distillées, l'alcool et les alcoolats, l'éther, la glycérine, les huiles, le chloroforme; les substances actives varient à l'infini.

La première précaution à prendre quand on veut formuler une solution est de choisir un véhicule capable d'assurer la dissolution de la matière active, ensuite on devra déterminer leurs proportions réciproques de façon à ne pas dépasser ni même atteindre le point de saturation. En effet, il ne faut pas oublier que, presque pour tous les corps la solubilité s'accroît et diminue avec la température; si l'on prescrit une solution saturée, il suffira d'un léger refroidissement atmosphérique pour déterminer la précipitation d'une partie de la substance dissoute et changer le titre de la préparation. Par exemple si l'on a formulé :

Acide borique   4 gr.

Eau distillée   100 cc.

on a de grandes chances, en hiver, d'observer un dépôt abondant au fond des vases, tandis que la teneur du liquide s'abaisse à 3 1/4 ou 3 1/2 p. 100.

Quand la solubilité d'une substance est trop faible, il est possible parfois de l'augmenter par l'addition d'un autre corps : sulfate de quinine et acide tartrique ou eau de Rabel ; sublimé et chlorure de sodium ; biiodure de mercure et iodure de potassium ; thymol et lessive de soude. En réalité on agit ainsi chimiquement sur le médicament prescrit. on le remplace par un autre, de constitution voisine et de propriétés thérapeutiques ordinairement analogues (sulfate neutre de quinine, chlorure double de sodium et de mercure, thymate de soude. etc.).

On arrive parfois au même résultat par le mélange de deux dissolvants ; par exemple le fulmicoton, insoluble dans l'alcool et dans l'éther séparés, se dissout dans le mélange des deux liquides ; le salol, le thymol, insolubles dans l'eau, se dissolvent si l'on ajoute une quantité suffisante d'alcool, ce qui revient à remplacer l'eau par un autre solvant, l'alcool faible.

Les différences de densité des solutions nous conduisent encore ici à la remarque faite à propos des potions et des sirops ; il vaut mieux indiquer le volume du liquide que son poids et l'on formulera :

Tannin à l'éther	100 gr.
Glycérine Q. S. pour	300 cc.

plutôt que

Tannin à l'éther	100 gr.
Glyérine	200 —

La seconde formule laisse sur le volume final du mélange une incertitude que ne cause pas la première.

Les usages des solutions sont multiples : depuis ces dernières années il en est un qui a pris une extension très considérable et qui à ce titre, comme aussi à cause des précautions spéciales que réclament les solutions destinées à cet emploi, méritait de faire l'objet d'un chapitre spécial : c'est l'injection hypodermique (V. plus haut, page 39).

Émulsions. — Ce sont des liquides d'apparence laiteuse tenant en suspension à peu près stable une autre substance solide ou liquide qui ne leur est pas miscible. On évite la séparation par l'emploi de substances qui augmentent la viscosité et la tension superficielle du liquide, comme les mucilages de gomme arabique ou adragante, de semences de coings, de lin, de psyllium, le jaune d'œuf, le savon, la saponine, le bois de Panama, ou même d'une émulsion naturelle comme le lait des animaux ou le lait d'amandes, mais il faut éviter d'y joindre des liquides acides ou alcooliques qui coagulent les albumines et détruisent l'émulsion. Les plus employées parmi les préparations de ce genre sont : à l'intérieur, l'émulsion d'amandes qui entre dans le looch blanc et le sirop d'orgeat, l'émulsion de gomme arabique ou adragante (looch huileux. Julep gommeux, etc.), l'émulsion au jaune d'œuf (résines, térébenthines, créosote) ; à l'extérieur, la saponine (émulsion de coaltar, de tolu).

Mixtures. — C'est le nom que l'on donne à toute préparation ne rentrant pas dans le cadre de celles ci-dessus énoncées ; leur composition peut être aussi variable que leur destination. Ex. :

Soufre précipité	15 gr.
Glycérine	15 —
Alcool camphré	50 —
Eau	200 —

IV

Prescription des médicaments.

Nous avons indiqué déjà à propos des formes médicamenteuses les avantages et les inconvénients de chacune d'elles.

Voie buccale. — Le médecin devra toujours tendre à employer de préférence les substances dissoutes, ou, à défaut, très divisées et en suspension dans un liquide ; de la sorte il ménagera les susceptibilités gastriques et facilitera l'ingestion du produit chez beaucoup de nerveux à qui le spasme pharyngien rend très difficile l'absorption de cachets ou de pilules.

Cependant il est impossible de recourir à d'autre moyen que la forme pilulaire quand le médicament doit traverser l'estomac sans altération pour aller agir sur l'intestin.

Les liquides s'emploient, selon leur activité, par gouttes, par cuillerées, ou par verres. Bien que ces unités soient en fait très mal déterminées, on adopte généralement la contenance moyenne :

Cuillerée à café.	5 cc. ou 5 gr. d'eau	6 gr. de sirop.	
— entremets	10 — 10	13 —	
— soupe	15 — 15	20 —	
Verre à liqueur	30 — 30		
— madère	50 — 50		
— bordeaux	70 — 70		
— vin	150 — 150		

Nous avons expliqué plus haut combien il était plus facile de baser sa prescription sur le calcul des volumes ; voici encore un exemple. Un médecin veut faire prendre à son malade de l'ergotine, de manière à atteindre par fractionnements d'heure en heure le total de 2 gr. pour la journée — soit après 12 heures. La potion devra donc être de 12 fois 15 = 180 cc. et il formulera.

Ergotine	2 gr.
Sirop de ratanhia	30 —
Eau de laurier-cerise	10 —
Eau distillée Q. S. pour	180 cc.

1 cuillerée à soupe toutes les heures.

Mais il y a cuillerées et cuillerées et il arrivera fréquemment que la potion durera tout aussi bien 9 ou 15 heures que 12.

Il serait à désirer qu'à ces usages archaïques, justifiés par la facilité de trouver sous la main une mesure à peu près convenable, se substituât l'usage bien plus pratique et plus exact des verres gradués, surtout quand il s'agit de solutions concentrées destinées à être étendues.

Par exemple on prescrira :

Tannin	100 gr.
Glycérine Q. S. pour	300 cc.

15 cc. par litre d'eau tiède en injection vaginale.

Par un calcul des plus simples, on voit que cette prescription comporte 5 gr. de tannin par injection.

Les liquides très actifs s'administrent parfois par gouttes. Ce procédé n'est précis qu'à la condition de faire usage de compte-gouttes très bien calibrés et dont le diamètre extérieur soit exactement de 3 millim. Dans ces conditions la goutte d'eau distillée pèse exactement 0 gr. 05 à 15° ou, en d'autres termes, 1 gr. d'eau renferme 20 gouttes. Pour les autres liquides ce nombre est indiqué à l'article qui les concerne.

On emploie aussi des flacons dont l'orifice d'écoulement est calculé de façon à donner des gouttes, mais il y a lieu en général de se méfier des résultats obtenus, presque toujours trop forts.

Rédaction de l'ordonnance.

L'ordonnance doit être avant tout lisible, datée, signée et porter l'adresse du médecin. Ces différents points sont fort importants et leur observation a rendu de grands services en permettant de réparer facilement et discrètement maintes erreurs ou de déjouer les calculs de personnes malintentionnées.

Les formules seront établies de façon très apparente, une seule substance occupant une ligne entière. Ex. :

Morphine (chlorhydrate de)	0 gr. 05
Eau de laurier-cerise	10 —
Teinture de belladone	XX gouttes.
Sirop de fleurs d'oranger	40 gr.
Eau Q. S. pour	150 cc.

Les médicaments actifs se placent en tête de la formule, les adjuvants, correctifs, etc., à la suite. Les noms seront écrits en entier, sans aucune abréviation, surtout s'ils désignent des corps dangereux ; on sera aussi explicite que possible en indiquant bien exactement *amorphe, cristallisé, sulfate, chlorhydrate,* etc. On emploiera toujours le terme scientifique et non la dénomination vulgaire, qui d'ailleurs prête souvent à amphibologie. On écrira *sulfate de magnésie* et non *sel anglais.* L'indication de la dose

se fait en chiffres arabes avec les deux lettres *gr.* à la droite du chiffre
des grammes. Lorsqu'on prescrit par gouttes, le nombre s'écrit en chiffres
romains suivis du mot *gouttes* en toutes lettres. Enfin les nombres
désignant des centigrammes et surtout des milligrammes doivent être
inscrits en toutes lettres. Ex. :

Aconitine cristallisée   un quart de milligr.
Bromhydrate de quinine   dix centigrammes.

Pour une pilule.

Toutes les fois que la dose ordinaire sera dépassée, le médecin devra
souligner sa prescription et la répéter en ajoutant « je dis *n* centigrammes ». Il indiquera également si l'ordonnance doit être renouvelée
ou non (morphine).

Si la préparation demande un *modus operandi* particulier, il sera bon
de l'indiquer. Sinon on se contentera d'ajouter les initiales F. S. A., *fac
secundum artem.*

A la suite de chaque formule, il y a lieu d'indiquer avec beaucoup de
soin la façon d'administrer le médicament, sans jamais craindre trop de
détails à cet égard. Il faut surtout bien spécifier si le médicament est destiné à l'usage externe.

Il est encore fort important d'indiquer *l'heure* du médicament : la
plupart des médicaments sont administrés avantageusement au cours du
repas, surtout ceux qui sont irritants et dont l'usage doit être prolongé
(fer, arsenic, iodures, bromures, etc.), d'autres doivent être pris à jeun,
à certaine distance des repas (purgatifs, huile de foie de morue), ou bien
après les repas (vins médicamenteux, poudres antiacides et en général
les substances qui pourraient entraver le processus digestif), ou encore
à l'heure du coucher (hypnotiques)

Formulaire Magistral.

A

ABRASTOL. — *V. Asaprol.*

ABSINTHE. — *Artemisia absinthium* (Composées).

Part. empl. — Feuilles et sommités fleuries.

Princ. act. — Absinthine.

Incomp. — Avec les sels de fer, de zinc, l'acétate de plomb (en raison du tannin qu'elle contient).

Propr. et indic. thér. — Emménagogue ; stomachique, apéritif amer ; vermifuge.

Formes pharm., posol. — *Us. int.* — **Infusion :** 10 gr. p. 1 000.

Poudre : 2 à 5 gr., en cachets. — *Enfants :* 0 gr. 20 par année.

Extrait mou aqueux : 0 gr. 20 à 2 gr. — *Enfants :* 0 gr. 01 par année.

Sirop : 50 à 100 gr.

Teinture (au 5e) : 10 à 20 gr.

Vin : 30 à 60 gr.

Fait partie des espèces aromatiques (absinthe, sauge, thym, serpolet, hysope, menthe, origan, romarin); des espèces amères (absinthe, f. de germandrée, petite centaurée) ; des espèces anthelminthiques (absinthe, tanaisie, camomille, semen-contra), des espèces vulnéraires ou thé suisse, etc.; de l'alcoolat vulnéraire, du vinaigre antiseptique, dit des *4 voleurs.* Rend amer le lait des nourrices qui en font usage.

ÉLIXIR

Élixir tonique de Gendrin.

Eau distillée de menthe	250 gr.
Extrait de cascarille	
— d'absinthe	
— de gentiane	ãã 5 gr.
— de myrrhe	
Fleurs de camomille	6 gr.
Écorces d'oranges amères	10 —
Sous-carbonate de potasse	15 —

1 cuillerée à café dans un demi-verre d'eau pendant les repas.

LAVEMENT

Sommités fleuries de tanaisie et de grande absinthe	
Capitules de semen-contra et de camomille	ãã P. E.

8 à 10 grammes en infusion dans 100 grammes d'eau à prendre en lavement (oxyures).

<table>
<tr><td rowspan="6">

TEINTURE D'ABSINTHE
COMPOSÉE

ou *Élixir stomachique de Stoughton.*

Aloès   5 gr.
Cascarille   5 —

</td><td>Rhubarbe</td><td>15 g</td></tr>
<tr><td>Gentiane</td><td>25 —</td></tr>
<tr><td>Germandrée</td><td>25 —</td></tr>
<tr><td>Absinthe</td><td>25 —</td></tr>
<tr><td>Écorces d'oranges amères</td><td>25 —</td></tr>
<tr><td>Alcool à 60°</td><td>1000 —</td></tr>
<tr><td colspan="2">2 à 15 grammes.</td></tr>
</table>

ABSINTHINE. — Principe, amer de l'absinthe $C^{40}H^{38}O^9(?)$.

Propr. phys. et chim. — Cristaux incolores, prismatiques, de saveur très amère et nauséeuse. Très soluble dans l'alcool, moins dans l'éther, à 1 p. 1 000 dans l'eau.

Toxic. — Peu toxique (Roux).

Propr. et indic. thér. — Stomachique. Fébrifuge (?). Très peu employée.

Formes pharm., posol. — 0 gr. 10 à 0 gr. 20 en *pilules.*

ABSINTHE MARITIME. — *Artemisia maritima.*

Propr. et indic. thér. — Vermifuge (oxyures).

Formes pharm., posol. — *Us. int.* — **Infusion :** 5 à 10 gr. p. 1 000.

Us. int. — **Lavement :** 5 à 20 gr.

ACÉTANILIDE. — Phénylacétamide ou antifébrine $(CH^3CO—AzHC^6H^5)$. Amide acétique de l'aniline.

Propr. phys. et chim. — Lamelles cristallines, brillantes, inodores. Saveur brûlante. Soluble dans 200 p. d'eau froide; 4 d'alcool; 6 d'éther, 7 de chloroforme; insoluble dans la glycérine et l'huile.

Incomp. — Avec chloral, menthol, thymol, résorcine (mélanges pâteux ou liquides).

Toxic. — Détermine la formation de méthémoglobine, d'où la cyanose et les accidents de collapsus, à doses voisines des doses thérapeutiques. Son administration est à surveiller et ne doit pas être trop longtemps prolongée (les effets toxiques ne sont pas immédiats).

Propr. et indic. thér. — Antithermique (peu usitée); employée surtout comme analgésique, notamment contre les douleurs fulgurantes des tabétiques. Contre-indiquée chez les cardiaques, les chlorotiques, les leucémiques.

Formes pharm., posol. — *Us. int.* — 0 gr. 10 à 0 gr. 50 (par doses fractionnées) en **cachets; solution alcoolique,** en suspension dans du julep, préparations moins recommandables à cause de la saveur du médicament.

<table>
<tr><td rowspan="3">

CACHETS

Acétanilide   0 gr. 20
Phénacétine   0 gr. 10

</td><td>Valérianate de quinine</td><td>0 gr. 05</td></tr>
<tr><td colspan="2">Pour 1 cachet. 5 par jour de 2 en 2</td></tr>
<tr><td colspan="2">heures. (Migraine. Hirtz.)</td></tr>
</table>

ACÉTIQUE (Acide) cristallisable CH^3COOH.

Propr. phys. et chim. — Liquide au-dessus de 17°, au-dessous constitue des lames minces et transparentes de saveur caustique. Soluble en toutes proportions dans l'eau et l'alcool. LV gouttes pèsent 1 gr.

Propr. et indic. thér. — Employé à l'intérieur dans les empoisonnements par les alcalis (quelques grammes dilués dans un demi-verre d'eau) ; à l'extérieur, comme stimulant en inhalations dans la syncope (sels anglais) ; en applications locales caustiques contre les verrues, les végétations ; comme excitant dans les alopécies, notamment la pelade ; en lotions antiprurigineuses, très étendu d'eau.

Formes pharm., posol. — *Us. int.* — Quelques grammes dans l'eau.

Us. ext. — En *nature* (inhalations), dilué (applications locales et lotions), *vinaigres* aromatique et antiseptique. ***Pommades et pâtes.***

COLLODION

Chloral.	} āā 6 gr.
Acide acétique.	
Acide salicylique.	} āā 4 —
Éther.	
Collodion.	15 —

En applications quotidiennes sur les verrues (Mantelin).

MIXTURES

A. — Acide acétique cristallisable ... 5 gr.
Teinture de cantharides ... 25 —
— de romarin ... 25 —
Alcoolat de Fioravanti ... 100 —
Alcool camphré ... 100 —
(En badigeonnages contre l'alopécie, Brocq.)

B. — Kaolin ... 4 gr.
Glycérine ... 3 gr.
Acide acétique ... 2 —
(En onctions matin et soir contre les comedons. Unna).

C. — Acide acétique cristallisable ... } āā P. E.
Teinture d'iode. ... }
En applications, 2 ou 3 fois par semaine (Lupus, Gaucher).

SELS ANGLAIS

Sulfate de potasse granulé imprégné d'acide acétique cristallisable. (Inhalations dans la syncope.)

SOLUTION

Acide acétique	4 gr.
Sublimé	1 —
Eau distillée	100 —

Pour frictions (Lentes ; Jeanselme).

VINAIGRE ANGLAIS

Acide acétique	100 gr.
Camphre	10 —
Essence de cannelle	0 gr. 20
— de girofles	0 gr. 20
— de lavande	0 gr. 10

Pour inhalations. (Codex.)

VINAIGRE ANTISEPTIQUE

Acide salicylique.	10 gr.
Acide acétique cristallisable	100 —
Essence d'eucalyptus	5 —
Eau de Cologne	885 —

VINAIGRE DE TOILETTE

Teinture de benjoin de Siam	10 gr.
Acide acétique cristallisable	50 —
Eau de Cologne	940 —

VINAIGRE AROMATIQUE

Alcoolature vulnéraire	125 gr.
Vinaigre blanc	875 —

Pour lotions, frictions. (Codex.)

VINAIGRE PHÉNIQUÉ

Acide phénique	10 gr.
— acétique cristallisable	200 —
Eau distillée	790 —

Pour lotions antiprurigineuses. (Codex.)

ACÉTATES d'ammoniaque, de plomb, de potasse, de soude, de zinc (V. à la base).

ACÉTONE $CH^3-CO-CH^3$. — Aldéhyde dérivée de l'alcool propylique secondaire.

Propr. phys. et chim. — Liquide incolore, miscible à tous les liquides.

Propr. et indic. thér. — A été proposé comme anthelminthique. Sert uniquement de dissolvant et d'excipient à différents topiques (huile de cade, notamment) usités contre les dermatoses.

Formes pharm., posol. — *Us. int.* — XV à XXX gouttes, 3 ou 4 fois par jour, dans une infusion aromatique tiède ou en *potion*.

Us. ext. — **Collodion.**

ACÉTONE IODÉE

Acétone	60 gr.
Iode	4 —

En badigeonnage contre les furoncles (Gallois).

COLLODION A L'ACÉTONE

Fulmicoton	5 gr.
A dissoudre dans :	
Acétone	95 —

COLLODION CADIQUE

Collodion à l'acétone	2 parties
Huile de cade	1 —

(En applications quotidiennes sur les placards de psoriasis. Gaucher.)

COLLODION CONTRE LES ENGELURES

Fulmicoton	3 gr.
Acétone	20 —
Ether	⎱ ãã 10 —
Alcool	⎰
Huile de ricin	4 —

MIXTURE

Alcool à 90°	⎱ ãã 100 gr.
Acétone	⎰
Huile de cade	10 gr.
Soufre précipité	20 gr.
Acide pyrogallique	2 gr.
— chrysophanique	0 — 20
Bichlorure de mercure	0 — 40

En lotion contre la séborrhée huileuse (Sabouraud).

SPIRONE est une solution d'acétone employée en inhalations (asthme).

CHLORÉTONE (Acétone chloroforme). $HO.C(CH^3)^2CCl^3$ alcool butylique tertiaire trichloré.

Propr. phys. et chim. — Poudre blanche, cristallisée, d'odeur et de saveur camphrées, peu soluble dans l'eau froide (0,8 p. 100), très soluble dans l'alcool et la glycérine.

Propr. et indic. thér. — Hypnotique préconisé dans les affections mentales (Cappeletti), dangereux chez les cardiaques. Anesthésique local. Antiseptique.

Formes pharm., posol. — *Us. int.* — 0 gr. 75 à 1 gr., en *solution alcoolique* — en suspension dans un sirop.

Us. ext. — **Poudre, pommade, suppositoire.**

ACÉTOPHÉNONE. — V. *Hypnone.*

ACÉTOPYRINE. — Acétyl-salicylate d'antipyrine.

$$C^6H^4 \begin{cases} CO^2\text{-}CH^3 \\ COOH. \ C^{11}H^{12}Az^2O. \end{cases}$$

Propr. phys. et chim. — Poudre cristalline, blanche, à odeur très faible d'acide acétique ou de vinaigre; fusible à 64°; très peu soluble dans l'eau froide, plus soluble dans l'eau chaude, soluble dans l'alcool et le chloroforme.

Propr. et indic. thér. — Mêmes propriétés que ses constituants; se dissocie dans l'intestin, comme l'aspirine ou le salol. Préconisée contre les névralgies (sciatique); la migraine; le rhumatisme articulaire aigu; le rhumatisme musculaire (Bolognesi).

Formes pharm., posol. — *Us. int.* — 1 à 3 gr. en *cachets*; *potion* sirupeuse légèrement alcoolisée. — *Enfants* : 0 gr. 10 à 0 gr. 20 par année.

POTION		Eau distillée Q. S. pour 120 cc.
Acétopyrine	2 gr.	1 cuillerée à café contient 0 gr. 10.
Sirop de gomme	30 gr.	*(Enfants)*,

ACHE. — *Apium graveolens* (Ombellifères).

Part empl. — Racine.

Propr. et indic. thér. — Diurétique. Fait partie du sirop des cinq racines apéritives (ache, fenouil, asperge, petit-houx, persil), que l'on donne à la dose de 30-60 gr.

ACOÏNE. — Alkyloxyphénylguanidine.

Propr. phys. et chim. — Fine poudre blanche, très soluble dans l'eau.

Propr. indic. et thér. — Action anesthésiante locale, utilisée pour rendre indolores les injections sous-conjonctivales de sublimé, cyanure de mercure, d'iode; pour l'anesthésie gingivale.

Formes pharm., posol. — *Us. ext.* — 0 gr. 005 à 0 gr. 01 en injections interstitielles (solution au 100°).

SOLUTION		Injecter 1 cc sous la conjonctive
Acoïne	0 gr. 05	*(Darier).*
Sérum physiologique	10 —	

ACONIT. — *Aconitum napellus* (Ombellifères).

Part. empl. — Racines; feuilles (celles-ci 6 fois moins actives que les racines). Grande variation de la teneur en principe actif, suivant le moment de la récolte; aussi les prescriptions de médicaments à base d'aconit peuvent-elles donner lieu à des accidents; les doses toxiques cotoient d'assez près les doses thérapeutiques.

Princ. act. — Aconitine ; napelline.

Toxic. — Premiers signes d'empoisonnement : sensation de brûlure au creux épigastrique ; picotements et sensation d'augmentation de volume des lèvres et de la langue ; démangeaisons sur tout le corps, fourmillements des extrémités ; prostration. Troubles de la vue, de l'ouïe.

Propr. et indic. thér. — Puissant antinévralgique, particulièrement utile dans la névralgie faciale. Décongestif, employé dans les laryngites et bronchites aiguës, les angines, la grippe, parfois la goutte aiguë.

Formes pharm., posol. — *Us. int.* — ***Poudre de feuilles :*** 0 gr. 05 à 0 gr. 30.

Poudre de racines : 0 gr. 01 à 0 gr. 15, en cachets, pilules. — *Enfants :* 0 gr. 01 par année.

Extrait de feuilles : 0 gr. 25 à 0 gr. 30.

Extrait alcoolique de racines : 0 gr. 01 à 0 gr. 05.

Teinture de feuilles : XXV à CL gouttes.

Alcoolature de feuilles : L à C gouttes.

Teinture de racines : V à XXX gouttes.

Alcoolature de racines (LIII gouttes pèsent 1 gr.) : V à XXX gouttes. — *Enfants :* de 0 à 15 mois, 1/2 à II gouttes ; de 15 mois à 3 ans, V à VIII gouttes ; de 5 à 10 ans, VIII à XV gouttes ; en moyenne II gouttes par année d'âge.

Sirop (20 gr. contiennent 0 gr. 50 d'alcoolature de racines) : 10 à 20 gr.

Les meilleures préparations sont l'extrait de racines (Oulmont), l'alcoolature de racines ; cette dernière, d'un facile dosage, est la forme pharmaceutique la plus recommandable pour l'administration chez l'enfant ; elle contient en moyenne un peu moins d'un millième de son poids d'aconitine cristallisée.

MIXTURES

A. — Teinture de racines d'aconit } āā 10 gr.
Teinture thébaïque ou de jusquiame }

X gouttes, trois fois par jour. (Bronchite aiguë.)

B. — Alcoolature de racines d'aconit } āā 10 gr.
Teinture de belladone }

XX gouttes matin et soir. (Laryngite aiguë.)

C. — Gouttes noires anglaises   1 gr.
Teinture de belladone   3 —
Alcoolature de racines d'aconit   4 —
Teinture de grindelia   12 —

XV gouttes, 3 fois par jour. (Laryngite aiguë.)

D. — Teinture de racines d'aconit } āā 5 gr.
Teinture de scille }
    — de digitale }

X gouttes, 3 à 4 fois par jour. (Palpitations chez les artério-scléreux. Huchard).

PILULES

A. — Poudre de racines d'aconit } āā 0 gr. 02
Extrait thébaïque }

Pour 1 pilule. 2 à 4 par jour.

B. — Extrait de racines d'aconit   0 gr. 01
Bromhydrate de quinine   0 gr. 10

Pour 1 pilule. 1 à 4 par jour. (Névralgie faciale.)

POTIONS

A. — Alcoolature de racines d'aconit   XX à XXX gouttes.
Eau distillée de laurier-cerise   15 gr.
Sirop de codéine   30 —
Eau de laitue   Q. S. pour 150 cc.

1 cuillerée à soupe toutes les heures. (Bronchite aiguë, adultes.)

B. — Alcoolature de
racines d'aconit   VI gouttes.
Sirop de fleurs d'oranger } ãã 15 gr.
— de codéine   }
Eau distillée de tilleul   30 —
  Par cuillerées à café. (Bronchite
aiguë. *Enfants*).

C. — Alcoolature de
racines d'aconit   V à XX gouttes.
Extrait thébaïque   0 gr. 01
Sirop d'éther   10 à 20 gr.
Julep gommeux   60 —
  1 cuillerée à café toutes les heures.
(Rougeole. *Enfants*.)

D. — Alcoolature de racines
d'aconit   1 gr.

Benzoate de soude   20 —
Sirop de tolu   } ãã 40 gr.
Sirop diacode   }
Eau de laitue   Q. S. pour 150 cc.
  3 à 4 cuillerées à soupe. (Bronchite
grippale.)

SIROP

Sirop de morphine
  — de codéine   } ãã 60 gr.
  — de baume de tolu }
  — de laurier-cerise
Alcoolature de racines d'aconit   2 gr.
  3 cuillerées à soupe par jour. (Bronchite.).

ACONITINE (2 sortes). — 1° A. amorphe; 2° A. cristallisée, cette dernière seule utilisée et 10 fois plus active. $C^{34}H^{47}AzO^{11}$ ou $C^{33}H^{45}AzO^{12}$ (Duquesnel).

Propr. phys. et chim. — Tables rhombiques ou hexagonales; très peu soluble dans l'eau (1 p. dans 750 p. d'eau froide); soluble dans l'alcool, l'éther, insoluble dans la glycérine. Forme avec les acides des sels dont le seul employé est le nitrate.

Incomp. — Comme tous les alcaloïdes, l'aconitine est précipitée par le tannin, le sublimé, l'acétate de plomb, le chlorure d'or, l'acide picrique, l'iodure de potassium ioduré, l'iodure de mercure, les solutions alcalines, le bicarbonate, le borate de soude, l'acide borique, etc.

Toxic. — Extrêmement toxique; peut tuer à la dose d'un milligramme et même à une dose inférieure, prise en une fois.

Propr. et indic. thér. — Névralgie faciale, tic douloureux de la face.

Formes pharm., posol. — *Granules*, dosés à 1/10° de milligramme (Codex). Ne pas dépasser 3 ou 4 dans les 24 heures.

PILULES

Bromhydrate de quinine   0 gr. 10
Aconitine cristallisée   1/10 de milligr.
  Pour 1 pilule. 1 à 4.

SOLUTION

Aconitine cristallisée   trois millig.
Alcool   10 —
Eau distillée   290 —
  3 cuillerées à soupe par jour.

NITRATE D'ACONITINE CRISTALLISÉE $C^{33}H^{45}AzO^{12}.AzO^{3}H$.

Propr. phys. et chim. — Cristaux prismatiques. Soluble dans 10 parties d'eau bouillante, un peu moins soluble dans l'eau froide.

Propr. indic. — Les mêmes que celles de l'aconitine.

Formes pharm., posol. — Granules. Solution. Injections hypodermiques. Même pos. que pour l'aconitine cristallisée.

SOLUTIONS

A. — Nitrate d'aconitine   3 milligr.
Eau distillée   300 gr.
   3 cuillerées à soupe par jour.
B. — Nitrate d'aconitine   0 gr. 01
Glycérine (D 1250)   3 cc. 5
Eau distillée   1 cc. 5
Alcool à 91°   Q. S. pour 10 cc.
       (Pouchet).
   LIII gouttes contiennent 1 milli-gramme de sel ; V gouttes = 1/10 de milligramme.
   Donner VI à VIII gouttes à la fois.

SOLUTION POUR INJECTIONS HYPODERMIQUES

Nitrate d'aconitine   1 milligr.
Eau distillée   10 gr.
   Injectez 1 seringue de Pravaz (jusqu'à 3 ou 4 par 24 heures).

ACTOL. — V. *Lactate d'argent.*

ADHÉSOL. — V. *Benjoin.*

ADONIS VERNALIS (Renonculacées).

Part. empl. — Tige et feuilles.
Princ. act. — Adonidine (0 gr. 20 p. 1 000 de plante fraîche).
Propr. et indic. thér. — Tonique cardiaque qui régularise les battements du cœur, élève la tension artérielle et augmente la diurèse. Moins efficace que la digitale, mais ne s'accumule pas. Provoque souvent des nausées et des vomissements.
Formes pharm., posol. — *Us. int.* — **Infusion** : 4 gr. p. 200. — *Enfants:* 2 p. 100.
Extraits aqueux et alcoolique : 0 gr. 50 à 1 gr.
Teinture (au 5°) (LIII gouttes par gramme), 4 à 8 gr.

ADONIDINE.

Propr. phys. et chim. — Glucoside. Poudre jaune, amorphe, de saveur amère, insoluble dans l'éther et le chloroforme ; soluble dans l'alcool et dans l'eau.
Toxic. — Peu toxique. Colore l'urine en jaune.
Formes pharm., posol. — *Us. int.* — **Granules,** cinq milligrammes à 0 gr. 02. — *Enfants :* 0,002 à 0 gr. 01.

AESCULINE. — V. *Marronnier.*

AGAR-AGAR — V. *Gélose.*

AGARIC. — Agaric blanc. *Polyporus* ou *Boletus officinalis* (Polyporées).

Part. empl. — Le champignon réduit en poudre.
Princ. act. — Acide agaricique (agaricine).

Propr. et indic. thér. — A hautes doses (au-dessus de 2 gr.) purgatif drastique énergique (inusité). A petites doses, employé quelquefois contre les sueurs nocturnes des phtisiques (très amer).

Formes pharm., posol. — *Us. int.* — **Poudre**, en cachets, pilules, 0 gr. 25 à 1 gr. — *Enfants :* 0 gr. 05 par année.

CACHETS		PILULES	
Agaric blanc	0 gr. 30	Agaric blanc	
Phosphate de chaux	0 gr. 40	Tannate de quinine	ãã 0 gr. 05
Poudre de racines de belladone	0 gr. 02	Extrait de gentiane	Q. S.
Pour 1 cachet. 1 à 3 par 24 heures.		Pour 1 pilule. 4 le soir.	

CIDE AGARICIQUE $C^{16}H^{32}O^6$. — Parfois dénommé à tort *agaricine*. L'agaricine du commerce est un mélange de cet acide et de matières résineuses amères.

Propr. phys. et chim. — Cristaux blancs, soluble dans l'eau chaude et l'alcool faible, sans amertume. L'acide agaricique amer est impur et détermine une vive irritation de l'estomac et de l'intestin.

Propr. et indic. thér. — Les mêmes que celles de l'agaric (antisudoral).

Formes pharm., posol. — *Us. int.* — **Pilules**, cinq millig. à 0 gr. 02.

GURINE. — V. *Cacao (théobromine)*.

IL. — *Allium sativum* (Liliacées).

Part. empl. — Bulbe frais.
Princ. act. — Huile volatile (sulfure d'allyle).
Propr. et indic. thér. — Anthelminthique (oxyures).
Formes pharm., posol. — *Us. ext.* — Infusion (10 à 15 gr. par litre), en lavement.

IRELLE. — V. *Myrtille*.

IROL. — V. *Oxyiodogallate de bismuth*.

LBUMINE. — On utilise l'albumine de l'œuf délayée dans l'eau et aromatisée.

Propr. et indic. thér. — Usitée comme antidiarrhéique et parfois comme aliment substitué temporairement au lait dans les gastro-entérites, notamment dans celles de l'enfance. Utilisée en lavement, comme aliment dans les cas où l'alimentation par la bouche doit être supprimée (ulcère de l'estomac, gastrorragies). Antidote des poisons minéraux, notamment des sels de cuivre, mercure, plomb.

Formes pharm., posol. — *Us. int.* — **Solution,** dans l'eau (s'altère rapidement et doit être fraîchement préparée).

Us. ext. — **Lavements.**

<table>
<tr><td colspan="2">LAVEMENT NUTRITIF</td><td colspan="2">TISANE</td></tr>
<tr><td>Œufs</td><td>nº 2</td><td>Blancs d'œuf</td><td>nº 4</td></tr>
<tr><td>Chlorure de sodium</td><td>4-5 gr.</td><td>Eau</td><td>940 gr.</td></tr>
<tr><td>Eau ou lait</td><td>200 —</td><td>Eau de fleurs d'oranger</td><td>40 —</td></tr>
<tr><td>Laudanum de Sydenham V gouttes.</td><td></td><td>Sirop simple</td><td>50 —</td></tr>
<tr><td colspan="2">(Ad libitum.)</td><td colspan="2">A prendre dans les 24 heures.</td></tr>
<tr><td colspan="2">Pour un lavement à garder (1-6 par jour).</td><td colspan="2"></td></tr>
</table>

ALBUMINES VÉGÉTALES

Gluten. — Partie de la farine qui s'agglutine quand on malaxe la farine sous un filet d'eau. Est formé par l'association de la gladine et de la gluténine.

Utilisé sous forme de pain dans l'alimentation des diabétiques.

Légumines. — Matières albuminoïdes, très voisines du gluten et de la caséine, retirées des graines des légumineuses. Forment une masse insoluble dans l'eau.

Employées sous forme de biscottes, dans l'alimentation des dyspeptiques; les farines de lentille et des autres légumineuses, employées dans le régime alimentaire des dyspeptiques, lui doivent leurs propriétés. Cet aliment, riche en azote, supplée l'alimentation carnée chez certains malades, artérioscléreux, goutteux, brightiques, etc.

ALBUMOSES.

— Produit intermédiaire de la transformation des albuminoïdes en peptones, résultant d'une digestion partielle. S'obtiennent avec la viande, le poisson, le blanc d'œuf.

Propr. phys. et chim. — Poudre d'un blanc grisâtre, presque sans odeur, insipide, soluble dans l'eau. Les albumoses se distinguent: *a*) des peptones, par la propriété qu'elles possèdent de précipiter par le ferrocyanure de potassium acétique et par le sulfate d'ammoniaque à saturation ; *b*) des albumines, en ce qu'elles ne sont pas coagulées à chaud par l'acide trichloracétique.

Propr. et indic. thér. — Usitées dans l'alimentation des dyspeptiques, des cachectiques.

Formes pharm., posol. — Diverses préparations industrielles telles que la somatose, sont en majeure partie constituées par des albumoses.

La somatose contient 78 p. 100 d'albumose (Goldman) et 2,4 p. 100 de peptone, serait galactogène (Drews).

15 à 30 gr. par jour (adultes), 3 à 10 gr. (enfants) dans du lait, du bouillon, du cacao.

ALCOOL (Alcool éthylique, alcool de vin). — $CH^3—CH^2—OH$.

Propr. phys. et chim. — Liquide incolore, très mobile, d'odeur pénétrante, de saveur brûlante. Densité: 0,795 (à $+15°$ C). Bout à $78°,4$. Miscible à l'eau en toutes proportions.

On utilise en thérapeutique l'alcool dilué en différentes proportions : 90, 85, 80, 60, 50 et 30 p. 100 en volume, soit en nature, soit sous forme d'eau-de-vie, de rhum, de vin. A l'intérieur on prescrit en général l'alcool à 50° (préférable aux eaux-de-vie naturelles qui contiennent en outre des substances étrangères toxiques : alcools supérieurs, aldéhydes, acétones).

LXI gouttes d'alcool à 90° pèsent 1 gr. ; LVI gouttes d'alcool à 80° pèsent 1 gr. ; LII gouttes d'alcool à 60° pèsent 1 gr.

Incomp. — L'alcool est incompatible avec les albumines, les gommes (précipité insoluble) ; avec le permanganate de potasse (réduction), l'acide chromique (mélange explosif), avec le bichromate de potasse qu'il réduit en se transformant en aldéhyde, puis en acide acétique. Ajouté à la solution d'un grand nombre de sels (sulfate de soude, de cuivre, d'alun), l'alcool détermine un précipité.

Propr. et indic. thér. — A l'extérieur, employé comme antiseptique dans le pansement des plaies, des contusions ; pour la désinfection de la peau et comme antiparasitaire (pelade) ; comme excitant, en frictions ; il constitue le principe actif de beaucoup de lotions : eau de Cologne, alcoolat de lavande, de romarin, etc.

A l'intérieur, constitue un tonique, un excitant diffusible de premier ordre, employé dans la plupart des maladies infectieuses, accompagnées d'adynamie, de parésie cardiaque avec tendance au collapsus, notamment dans la pneumonie ; dans les affections du cœur aiguës ou chroniques, à la période d'asystolie ; dans les anémies par hémorragie, etc. (être réservé sur son emploi chez l'enfant, même sous forme de vin). L'alcool est particulièrement indiqué dans le cas de maladies infectieuses ou de traumatismes graves, chez les alcooliques ; son emploi prolongé est nuisible aux goutteux, arthritiques, dyspeptiques.

A été employé en injections interstitielles (1 à 1 1/2 c. c. d'alcool à 80°, additionné de 0 gr. 01 de cocaïne) dans les névralgies faciales rebelles (Ostwalt).

Formes pharm., posol. — En nature (potion, grog, punch, par doses fractionnées) ou sous forme de rhum, eau-de-vie, vins d'Espagne, de Champagne, Bordeaux, Bourgogne, (30-100 gr.). — *Enfants :* Alcool à 90°, 5 à 10 gr. par année (diluer) ; vin de Malaga, 20 à 30 gr.

<table>
<tr><td colspan="2">EAU DE COLOGNE</td><td colspan="2">ÉLIXIR DE GARUS</td></tr>
<tr><td></td><td></td><td colspan="2">Composé d'alcoolat de Garus :</td></tr>
<tr><td>Essence de bergamote</td><td>10 gr.</td><td></td><td></td></tr>
<tr><td>— de Portugal</td><td>10 —</td><td>Aloès socotrin</td><td>5 gr.</td></tr>
<tr><td>— de citron</td><td>2 —</td><td>Myrrhe</td><td>2 —</td></tr>
<tr><td>— de néroli</td><td>2 —</td><td>Safran</td><td>5 —</td></tr>
<tr><td>— de romarin</td><td>2 —</td><td>Cannelle</td><td>20 —</td></tr>
<tr><td>Alcool à 90°</td><td>1000 —</td><td>Girofle</td><td>5 —</td></tr>
<tr><td></td><td>(Codex.)</td><td>Noix muscade</td><td>10 —</td></tr>
<tr><td></td><td></td><td>Alcool à 80°</td><td>5000 —</td></tr>
</table>

Auquel on ajoute après distillation :

Safran	2 gr. 50
Vanille	5 gr.
Infusé de capillaire	2500 —
Eau de fleurs d'oranger	1000 —
Sucre	5000 —

30 à 50 grammes.

(Codex.)

LOTIONS

A. — Alcoolat de lavande) $\tilde{a}\tilde{a}$ 100 gr.
     — de romarin)

B. — Alcoolat de lavande	150 —
Teinture de quinquina	25 —
— de benjoin	10 —
— de cantharides	5 —

(Séborrhée du cuir chevelu.)

POTIONS

Potion de Todd.

Teinture de cannelle	5 gr.
Eau distillée	75 —
Sirop de sucre	30 —
Eau-de-vie vieille ou rhum	40 —

(Codex.)

Potion cordiale.

B. — Teinture de cannelle	10 gr.
Sirop d'écorces d'oranges amères	40 —
Vin de Banuyls	Q. S. pour 150 cc.

(Codex.)

C. — Cognac ou rhum	40 gr.
Extrait mou de quinquina	10 —
Sirop d'écorces d'oranges amères	40 —
Eau	Q. S. pour 150 cc.

Punch.

D. — Infusion de thé à 4 p. 100	250 gr.
Rhum ou cognac	150 —
Sirop simple	150 —
Citron coupé	n° 1.

E. — Extrait d'opium	0 gr. 10
Teinture de cannelle	5 gr.
Rhum	50 —
Sirop d'écorces d'oranges	Q. S. p. 150 cc.

(Délire des alcooliques.)

ALDÉHYDE CH^3—CHO. — Produit d'oxydation de l'alcool éthylique. On emploie ses polymères : métaldéhyde et paraldéhyde.

MÉTALDÉHYDE $(C^2H^4O)^3$ obtenu à froid.

Propr. phys. et chim. — Aiguilles prismatiques ; insoluble dans l'eau ; peu soluble dans l'éther, l'alcool.

Propr. et indic. thér. — Hypnotique peu usité.

Formes pharm., posol. — *Us. int.* — 0 gr. 15 à 0 gr. 50 en **cachets** ou *pilules.*

PARALDÉHYDE $(C^2H^4O)^3$ obtenu à chaud, isomère du métaldéhyde.

Propr. phys et chim. — Liquide incolore, d'odeur forte, moins suffocante que celle de l'aldéhyde ; soluble dans 8 p. d'eau. L gouttes pèsent 1 gr. Doit être très pure, sinon est toxique à cause de l'aldéhyde valérique qu'elle contient.

Incomp. — Avec l'iodure de potassium (iodate), avec le bromure de potassium (bromate).

Propr. et indic. thér. — Hypnotique, préconisé chez les aliénés (Kéraval et Nerkam) et notamment chez les maniaques, les alcooliques et les cardiaques. Peu toxique, communique à l'haleine l'odeur de l'aldéhyde.

Peut être associée au trional qui s'y dissout (Ropiteau). Contre-indiquée quand il existe de la bronchite, de l'emphysème (Pouchet).

Formes pharm., posol. — *Us. int.* — 2 à 4 gr. en **élixir, potion** (2 à 3 p. 100), **solution**. — *Enfants :* 0 gr. 50 à 1 gr.
Us. ext. — **Lavement** (2 gr.); **suppositoires** paraffinés.

ÉLIXIR		LAVEMENT	
Paraldéhyde	20 gr.	Paraldéhyde	2 gr.
Glycérine	24 —	Jaune d'œuf	nº 1.
Alcool	48 —	Eau	120 gr.
Teinture de cannelle	4 —	(Kéraval.)	
— d'écorces d'oranges amères	8 —	POTION	
Saccharine	0 gr. 10	Paraldéhyde	2 gr.
Contient 1 gr. par cuillerée à café.		Teinture de vanille	XX gouttes.
		Eau distillée	70 gr.
		Sirop de laurier-cerise	30 —
		(Yvon.)	

ALKÉKENGE. — *Physalis Alkekengi* (Solanées).

Part. empl. — Baies. Les baies entrent dans la formule du sirop de chicorée composé.
Propr. et indic. thér. — Diurétique. Fébrifuge (?).
Formes pharm., posol. — *Us. int.* — **Poudre :** 5 à 20 gr.
Extrait : 4 à 6 gr.
Vin : 15 à 30 gr

ALOÈS (Liliacées).

Part. empl. — Suc épaissi fourni par les feuilles de divers aloès (aloès des Barbades, du Cap, Socotrin).
Princ. act. — Aloïnes.
Propr. phys. et chim. — Masse brune, noirâtre, sèche, cassante, à odeur désagréable, à saveur extrêmement amère, peu soluble dans l'eau, entièrement soluble dans l'alcool et l'ammoniaque.
Propr. et indic. thér. — Purgatif drastique; emménagogue; surtout usité à petites doses, comme laxatif habituel et dérivatif dans les états congestifs des centres nerveux (action lente). Passe pour stomachique. En lavement agit contre les oxyures. Congestionne les organes pelviens, aussi est-il contre-indiqué, en tant que laxatif, dans les cas d'hémorroïdes, de grossesse, de métrorragies.
Formes pharm., posol. — *Us. int.* — **Poudre :** 0 gr. 02 à 0 gr. 15 et plus en **cachets, pilules,** comme laxatif, stomachique, etc. 0 gr. 10 à 0 gr. 30 comme purgatif; — *Enfants :* 0 gr. 02 par année (peu recommandable).
Extrait : 0 gr. 05 à 0 gr. 25.
Teinture simple : 5 à 20 gr.
Teinture composée (élixir de longue vie), mêmes doses (V. *Formules*).
Us. ext. — **Lavements; Suppositoires; Teinture,** en applications locales.

CACHETS

Aloès	0 gr. 05
Poudre de Colombo	0 gr. 50

Pour 1 cachet. 1, une demi-heure avant chaque repas (stomachique).

LAVEMENT

Aloès	0 gr. 50-1 gr.
Jaune d'œuf	n° 1.
Eau tiède	60 gr.

(Oxyures, *Enfants*.)

MIXTURE

Teinture d'aloès	2 gr.
— de scille	} ãã 0 gr. 50
— de digitale	}

VI à XII gouttes (cardiopathies infantiles).

PILULES

A. — *Pilules ante-cibum* (Codex).

Aloès pulvérisé	0 gr. 10
Extrait de quinquina	0 gr. 05
Cannelle pulvérisée	0 gr. 02
Miel	Q. S.

Pour 1 pilule. 2 à 4 par jour (constipation).

B. — *Pilules écossaises ou d'Anderson.*

Aloès pulvérisé	0 gr. 10
Gomme-gutte pulvérisée	0 gr. 10
Essence d'anis	0 gr. 01

Pour 1 pilule. 2 à 4 par jour (constipation).

C. — *Grains de santé du Dr Franck.*

Aloès	} ãã 0 gr. 10
Jalap	}
Rhubarbe	0 gr. 025

Sirop d'absinthe	Q. S.

Pour 1 pilule (constipation).

D. — *Pilules aloétiques savonneuses.*

Aloès	} ãã 0 gr. 10
Savon médicinal	}

Pour 1 pilule. 2 à 6 (constipation). Cette formule est très recommandable.

E. — Aloès du Cap	0 gr. 04
Résine de jalap	}
— de scammonée	} ãã 0 gr. 02
Turbith végétal	}
Extrait de belladone	} ãã 0 gr. 003
— de jusquiame	}

Pour 1 pilule. 2 ou 3 le soir (constipation. A. Robin).

SUPPOSITOIRES

Aloès pulvérisé	0 gr. 50
Beurre de cacao	3 gr.

Pour un suppositoire (pour ramener le flux hémorroïdaire).

TEINTURE COMPOSÉE

(*Élixir de longue vie*).

Aloès du Cap	40 gr.
Racine de gentiane	5 —
Rhubarbe	5 —
Zédoaire	5 —
Safran	5 —
Agaric blanc	5 —
Thériaque	5 —
Alcool à 60°	2000 —

10 gr. de cette teinture équivalent à 0 gr. 20 d'aloès.

ALOINES.

Principes cristallisés, jaunâtres, retirés des divers aloès (barbaloïne, socaloïne). Ces corps ne sont pas chimiquement identiques, mais très voisins. Attaqués seulement dans l'intestin, ils ont une action plus lente que l'aloès. Leur activité s'accroît par l'association d'un alcali qui hâte leur décomposition (magnésie). 0,05 à 0,15 centigr., en **pilules** ou **cachets**.

Avec l'aldéhyde formique donnent la formaloïne.

La nataloïne, de constitution différente, n'a pas de propriétés purgatives.

ALUMINE (ACÉTO-TARTRATE D').

Propr. phys. et chim. — Plaques incolores, solubles dans leur poids d'eau.

Propr. et indic. thér. — Astringent et antiseptique.

Formes pharm., posol. — *Us. ext.* — **Poudre, solution** de 1 à 5 p. 100.

POUDRES

A. — Acéto-tartrate d'alu-
mine ... 14 gr.
Acide borique ... 16 —
En insufflations intra-nasales contre l'ozène (Lermoyez).

B. — Acéto-tartrate d'alu-
mine ... 4 gr.
Lactose ... 6 —
Prisez une pincée. 2 ou 3 fois par jour (rhino-pharyngite).

ALUMINE (BORO-TANNATE D') ou cutol.

Propr. phys. et chim. — Poudre insoluble dans l'eau.

Propr. et indic. thér. — Mêmes propriétés que l'acéto-tartrate. Employé en insufflations dans les rhinites, les pharyngites et laryngites ; en applications externes (eczéma).

Formes pharm., posol. — *Us. ext.* — **Poudre; solutions glycérinées.**

ALUMINE (BORO-TARTRATE D') ou boral.

Propr. phys. et chim. — Soluble dans l'eau.

Propr. et indic. thér. — Employé dans les otites suppurées.

Formes pharm., posol. — *Us. ext.* — **Solution,** en lavages ; **pommades** (à 10 p. 100).

ALUMINE (SALICYLATE D') ou salumine.

ALUMINE (SULFATE D') $Al^2(SO^4)^3$, $18H^2O$ (sulfate aluminique *neutre*).

Propr. phys. et chim. — Cristaux incolores, très solubles dans l'eau (2 parties). Acides au tournesol.

Propr. et indic. thér. — Astringent, employé en thérapeutique oculaire ; en dermatologie.

Formes pharm., posol. — Celles de l'alun.

COSMÉTIQUE

Eau de roses ... 200 gr.
Lait d'amandes ... 50 —

Sulfate d'alumine ... 4 —
En lotions matin et soir (rides du visage).

ALUMINIQUE (SULFATE BI-) $Al^2(SO^4)^3$, Al^2O^3, $12H^2O$ (sulfate *basique* d'alumine), neutre au tournesol, très astringent.

ALUMNOL (sulfonaphtolate d'alumine).

Propr. phys. et chim. — Poudre blanc grisâtre, à saveur d'abord sucrée, puis styptique, très soluble dans l'eau ; soluble dans la glycérine, moins dans l'alcool ; insoluble dans l'éther.

Propr. et indic. thér. — Astringent, antiseptique. Employé en injections contre la blennorragie (solution à 1 p. 100), ainsi qu'en instillations (solution à 2-3 p. 100). En solution plus concentrée (10 p. 100), en injections dans les trajets fistuleux. Préconisé en badigeonnages contre certaines dermatoses, dans le pansement des plaies et notamment des ulcères de jambe.

Formes pharm., posol. — *Us. ext.* — *Solution,* 0 gr. 50 à 2 gr. p. 100; à 10 p. 100. *Pommade* à 5 p. 100.

ALUN DE POTASSE. — Sulfate double d'alumine et de potasse. Alun ordinaire $(SO^4)^3Al^2 + SO^4K^2 + 24H^2O$.

Propr. phys. et chim. — Cristaux cubiques ou octaédriques, incolores, de saveur sucrée d'abord, puis astringente, acides au tournesol, peu solubles dans l'eau à froid (10 p. 100), beaucoup plus à chaud (25 p. 100), dans la glycérine, insolubles dans l'alcool. Chauffés entre 200 et 250°, ils deviennent anhydres et constituent l'alun calciné (V. plus bas).

Incomp. — Avec les alcalis et les carbonates qu'il transforme en sulfates, les borates alcalins et les tartrates (émétique) qui donnent des sels d'alumine insolubles), le lait (coagulation de la caséine, etc.); l'émulsion d'amandes.

Propr. et indic. thér. — En solution étendue, astringent employé parfois à l'intérieur dans les hémorragies intestinales, les coliques de plomb; le plus souvent à l'extérieur, comme topique dans les pharyngites, les laryngites, les vaginites, les conjonctivites ou comme hémostatique contre les hémorragies externes.

Formes pharm., pos. — *Us. int.* — En **cachets, pilules, potion** : 0 gr. 20 à 2 gr. — *Enfants :* 0 gr. 10 par année.

Us. ext. — *Solution* 1 à 5 p. 100 en gargarismes, injections vaginales, lavements. *Poudre* en insufflations pharyngiennes.

COLLUTOIRE

Alun	5 gr.
Miel rosat	30 —

COLLYRE

Alun	0 gr. 10
Eau distillée	15 gr.

(Terson.)

GARGARISME

Infusé de roses à 4 p. 100	250 gr.
Alun cristallisé	5 —
Mellite de roses	50 —

(Codex).

LAVEMENT

Alun	5 gr.
Amidon	30 —
Décoction de guimauve	500 —

LIQUEUR DE BUROW

Alun	5 gr.
Acétate de plomb	25 —
Eau	300 —

A étendre de 5 à 10 fois son volume d'eau.

Pour imbiber des compresses à appliquer sur les surfaces recouvertes d'eczéma très prurigineux, avec sécrétion abondante.

POUDRES

Alun	}	āā 10 gr.
Sucre pulvérisé		
Chlorhydrate de cocaïne		0 gr. 50

(Pour insufflations laryngées.)

B. — Menthol	0 gr. 10	
Alun	10 gr.	
Acide borique	20 —	

(En insufflation, dans les amygdalites lacunaires.)

C. — Alun pulvérisé	} ãã 30 gr.
Talc pulvérisé	

(Contre l'herpès.)

D. — Sulfate de cuivre	2 gr.
Alun	10 —

Pour saupoudrer des tampons (vaginite blennorragique chronique).

SOLUTIONS

A. — *Eau hémostatique de Pagliari.*

Benjoin	25 gr.
Alun	50 —
Eau	500 —

En applications locales ; en lavements (2 cuillerées à soupe pour 250 gr. d'eau contre les hémorroïdes saignantes).

B. — Alun	} ãã 5 gr.
Borax	
Eau de roses	300 —

En lotions (engelures. Liebreich).

ALUN CALCINÉ $SO^4K^2 + (SO^4)^3Al^2$. Alun desséché.

Propr. phys. et chim. — Masses amorphes, blanches, spongieuses, ne devenant solubles dans l'eau qu'après leur hydratation qui les ramène à l'état d'alun ordinaire, absorbant l'humidité avec énergie et coagulant l'albumine.

Propr. et indic. thér. — Caustique par déshydratation des tissus. Exclusivement réservé à l'usage externe, il est employé en poudre comme topique contre les végétations, les verrues, dans l'ongle incarné.

POUDRE

Alun calciné	3 gr.
Poudre de sabine	3 —

AMADOU. Agaric de chêne (*Polyporus fomentarius*).

Part. empl. — Appareil sporifère d'un champignon qui croît sur les vieux arbres, principalement le hêtre et le chêne.

Pour préparer l'amadou on utilise la couche moyenne du champignon, lavée, trempée à l'eau, puis battue.

Propr. et indic. thér. — Appliqué sur la peau, arrête les hémorragies légères, notamment celles qui résultent des piqûres de sangsues. Agit en tant que corps poreux, en augmentant la surface de contact de la fibrine avec l'air et en favorisant par suite la formation du caillot.

AMANDES AMÈRES. — *Amygdalus communis amara* (Rosacées).

Part. empl. — Graines.

Princ. act. — Huile, émulsine, amygdaline. En présence de l'émulsine et de l'eau, l'amygdaline se décompose en acide cyanhydrique, en glycose et essence d'amandes amères.

Propr. phys. et chim. — Triturées avec l'eau elles forment une émulsion laiteuse.

Incomp. — Avec les acides minéraux (qui coagulent l'émulsine), les oxydes de mercure (formation de cyanure), le calomel (formation de bichlorure), le nitrate d'argent (cyanure d'argent), les iodures, l'alun et les sels acides.

Propr. et indic. thér. — Les amandes amères servent exclusivement à la préparation du sirop d'orgeat, des loochs, du lait d'amandes et des émulsions.

AMANDES DOUCES. — *Amygdalus communis dulcis* (Rosacées).

Part. empl. — Graines.

Princ. act. — Huile (50 à 55 p. 100) ; émulsine, mais pas d'amygdaline.

Propr. et indic. thér. — Servent à préparer l'huile d'amandes douces, le sirop d'orgeat, l'émulsion simple et le looch blanc du Codex.

Huile usitée comme laxatif et en lavement.

Formes pharm., posol. — *Us. int.* — *Émulsion* (comme véhicule du calomel ou d'une poudre insoluble, par exemple le kermès).

Huile pure, 15 à 30 gr. ou plus.

Us. ext. — *Lavement* (100 à 200 gr.).

COSMÉTIQUE

Amandes douces	15 gr.
Eau de fleurs d'oranger	50 —
— roses	60 —
Borax	1 —
Teinture de benjoin	2 —

1 ou 2 c. à thé dans de l'eau.

CRÈME

Huile d'amandes douce	20 gr.
Oxyde de zinc	15 —
Vaseline	} āā 20 —
Lanoline	

A employer après le traitement de la gale (Sabouraud).

ÉMULSION SIMPLE OU LAIT D'AMANDES (Codex)

Amandes douces	5 gr.
Sucre blanc	5 —
Eau distillée	100 —

LOOCH BLANC (Codex)

Amandes douces mondées	30 gr.
— amères mondées	2 —
Sucre blanc	30 —
Gomme adragante pulvérisée	0 gr. 50
Eau de fleurs d'oranger	10 —
Eau distillée	120 —

(Si le looch doit être additionné de calomel, prescrire le looch huileux, qui ne contient pas d'acide cyanhydrique.)

LOOCH HUILEUX (Codex)

Huile d'amandes douces	15 gr.
Gomme arabique pulvérisée	15 —
Sirop de gomme	30 —
Eau de fleurs d'oranger	15 —
Eau distillée	100 —

SIROP D'ORGEAT (Codex)

Amandes douces	50 gr.
— amères	15 —
Sucre blanc	300 —
Eau distillée	160 —
Eau de fleurs d'oranger	25 —

AMBRE.

a) Gris. Inusité.

b) Jaune (succin). La teinture de succin entre dans la composition du sirop de karabé (V. *Opium*).

AMIDON $(C^6H^{10}O^5)^n$. — Matière extraite du cotylédon du blé, du riz, du maïs. Celle qui est extraite du tubercule de la pomme de terre porte plus spécialement le nom de *fécule*.

Propr. phys. et chim. — Poudre blanche, insoluble dans l'eau froide, gonflée par l'eau à 68°; soluble partiellement dans l'eau à 100°; transformée par hydratations successives en dextrine et finalement en glucose.

Propr. et indic. thér. — Topique émollient qui, en nature ou sous forme de cataplasmes, de glycéré, rend les plus grands services dans toutes les dermatoses enflammées, suintantes : eczéma aigu, intertrigo, etc. (Les poudres minérales, comme le talc, l'oxyde de zinc, le carbonate de chaux, non fermentescibles, lui sont en général préférables.)

Employé en lavement contre la diarrhée.

Formes pharm., posol. — *Us. ext.* — *Poudre* en nature ; *bains* (500 gr.), *cataplasmes, glycérolés, lavements, pâtes* et *pommades.*

CATAPLASME

Fécule de pommes de terre	10 gr.
Eau	100 —

Délayer la fécule dans une petite quantité de cette eau ; faire bouillir le reste de l'eau et y verser la fécule délayée, quand elle est en ébullition. Faire bouillir pendant quelques instants.

(Il est souvent utile d'appliquer le cataplasme refroidi, dans l'eczéma aigu.)

GLYCÉROLÉ

Amidon	10 gr.
Glycérine	140 —

LAVEMENT

Amidon	15 gr.
Eau	500 —

Délayer l'amidon dans 100 grammes d'eau, faire chauffer le reste du liquide, et le verser bouillant sur le mélange d'amidon et d'eau, en agitant quelques instants.

PATE

Amidon	}	ãã 25 gr.
Oxyde de zinc		
Vaseline		50 —

AMMONIAQUE. — Alcali volatil. AzH^3. Solution de gaz ammoniac dans l'eau distillée $(D = 0,925)$. 100 gr. renferment environ 20 gr. AzH^3.

Propr. phys. et chim. — XXII gouttes pèsent 1 gr. La solution de gaz ammoniac présente une odeur très irritante, une saveur caustique. Elle émet des vapeurs qui irritent violemment la muqueuse respiratoire, provoquent des éternuements, du larmoiement, de l'oppression, de la toux.

Incomp. — Avec les acides (formation de sels), l'alun et les sels métalliques et organiques (précipité par formation d'un sel d'ammoniaque et mise en liberté de la base), avec l'extrait de quinquina (Crouzel), avec l'iode (iodure d'azote détonnant).

Propr. et indic. thér. — A l'intérieur agit comme stimulant diffusible, dans l'ivresse ; comme antidote chimique dans les empoisonnements par les acides et les sels minéraux (d'une application moins facile en pareil cas que la magnésie).

A l'extérieur, usité comme caustique (piqûres venimeuses des insectes et des serpents); comme antiséborrhéique; en liniments rubéfiants (douleurs rhumatismales, névralgiques), en lotions (acné ponctuée), inhalations nasales (coryza, syncope).

Formes pharm., posol. — *Us. int.* — V à XX gouttes dans l'eau, en potion. — *Enfants :* I goutte par année.

Liqueur ammoniacale anisée : X à XL gouttes. — *Enfants :* V gouttes par année.

Us. ext. — **Inhalations; linim nts, lotions** (eau sédative).

COLLODION

Collodion	3 gr.
Ammoniaque	XL gouttes.

Quelques gouttes sur les parties piquées par les insectes.

LINIMENTS

A. — *Liniment ammoniacal.*

Huile d'amandes douces	9 gr.
Ammoniaque liquide	1 —
(Codex.)	

B. — *Liniment ammoniacal composé.*

Ammoniaque	5-10 gr.
Chloroforme	10 —
Baume de Fioravanti	100 —
(Gilbert et Yvon.)	

C. — *Liniment ammoniacal camphré.*

Huile camphrée	90 gr.
Ammoniaque	10 —
(Codex.)	

D. — *Baume opodeldoch.*

Savon animal desséché	120 gr.
Camphre pulvérisé	96 —
Ammoniaque liquide	40 —
Huile volatile de romarin	24 —
— de thym	8 —
Alcool à 90°	1 000 —

(100 parties contiennent environ 3 gr. 25 d'ammoniaque.)

LIQUEUR AMMONIACALE ANISÉE

Essence d'anis	1 gr.
Ammoniaque	5 —
Alcool à 90°	24 —

V à XV gouttes, 2 ou 3 fois par jour, dans de l'eau sucrée.

LOTIONS

A. — *Eau sédative.*

Ammoniaque liquide	60 gr.
Alcool camphré	10 gr.
Chlorure de sodium	60 —
Eau distillée	1 000 —
(Codex.)	

B. — *Lotion excitante.*

Ammoniaque liquide	10 gr.
Teinture de pyrèthre	} ãã 25 —
— de jaborandi	
Essence de térébenthine	25 —
Alcool à 90°	125 —

C. — *Lotion excitante de Saint-Louis.*

Alcool camphré	125 gr.
Essence de térébenthine	25 —
Ammoniaque liquide	5 —
(Pelade.)	

D. — Décoction de racines de saponaire

saponaire	200 gr.
Eau de Cologne	XL-LX gouttes
Ammoniaque	XXX-L —

(Acné ponctuée, Brocq).

MIXTURES

A. —

Ammoniaque	} ãã 5 gr.
Acide phénique	
Alcool	} ãã 8 —
Eau	
(Brand.)	

En inhalations contre le coryza; toutes les heures, quelques gouttes sur du papier buvard.

B. — Liqueur ammoniacale

anisée	10 gr.
Liqueur d'Hoffmann	2 —

X gouttes dans une infusion. (Tympanisme, *Enfants*.)

POTIONS (Codex)

A. — Eau   100 gr.
Sirop de sucre   30 —
Ammoniaque liquide   0 gr. 50-1
D. 0,97.

A prendre en 3 ou 4 fois, à un quart d'heure d'intervalle.

B. — Liqueur ammoniacale anisée   2 gr.
Ether sulfurique   2 —
Eau de menthe   30 —
Sirop de punch   30 —
Eau distillée   Q. S. pour 150 cc.

1 cuillerée à soupe toutes les heures (asystolie, congestion pulmonaire).

AMMONIAQUE (ACÉTATE D'). — Esprit de Mindererus $CH^3.CO^2AzH^4$.

Étant éminemment altérable, n'est utilisé qu'à l'état de solution officinale dont 100 gr. renferment 18 gr. 5 d'acétate d'ammoniaque sec.

Propr. phys. et chim. — Liquide incolore, d'une légère odeur urineuse, d'une saveur désagréable.

Incomp. — Avec les alcalis et les acides (décomposition), avec le tannin (précipité avec l'extrait de quinquina), avec la gomme (précipité).

Propr. et indic. thér. — Stimulant diaphorétique très usité dans les affections broncho-pulmonaires aiguës (pneumonie et broncho-pneumonie, bronchites graves), les fièvres éruptives, le collapsus (myocardites aiguës, etc.), l'ivresse ; la céphalée des névropathes.

Formes pharm., posol. — *Us. int.* — **Potion :** 5 à 20 gr. — *Enfants :* 0 gr. 50 par année (minimum).

POTIONS

A. — Acétate d'ammoniaque   5 gr.
Potion cordiale   150 —

B — Acétate d'ammoniaque   10 gr.
Teinture de cannelle   5 —
Rhum   40 —
Sirop de menthe ou d'éther   40 —
Hydrolat de mélisse Q. S. pour 150 cc.

C. — Acétate d'ammoniaque   8-10 gr.
Teinture alcoolique de belladone   XXX gouttes.
Liqueur d'Hoffmann   10 gr.
Eau chloroformée   } ãã 50 —
Hydrolat de mélisse
Sirop de cannelle   —

1 cuillerée à soupe de demi en demi-heure. (Empoisonnement par les champignons. Liégeois.)

D. — Acétate d'ammoniaque   5 gr.
Extrait mou de quinquina   4 —
Rhum   40 —
Sirop d'écorce d'oranges amères 40 —
Eau distillée   Q. S. pour 150 cc.

E. — Acétate d'ammoniaque   2 gr.
Vin de Malaga   20 —
Eau de menthe   40 —
Sirop d'écorce d'oranges amères 60 —
(*Enfants.*)

AMMONIAQUE (BROMHYDRATE D'). — V. *Bromure d'ammonium.*

AMMONIAQUE (SESQUICARBONATE D'). — Alcali volatil concret, sel volatil d'Angleterre $3CO^3(AzH^4)^4H^2 + 2H^2O$.

Propr. phys. et chim. — Gros cristaux solubles dans 4 parties d'eau en formant une solution peu stable qui ne tarde pas à laisser déposer des cristaux de bicarbonate.

Propr. et indic. thér. — Mêmes applications que l'acétate. Révulsif.

Formes pharm., posol. — *Potion :* 0 gr. 05 à 2 gr. — *Enfants :* 0 gr. 05 par année.

<table>
<tr><td colspan="2">POTION</td><td colspan="2">SEL DE PRESTON</td></tr>
<tr><td>Carbonate d'ammoniaque</td><td>1 gr.</td><td>Carbonate d'ammoniaque</td><td>Q. S.</td></tr>
<tr><td>Eau de menthe poivrée</td><td>100 gr.</td><td>Imbibé de :</td><td></td></tr>
<tr><td>Sirop de Desessartz</td><td>20 gr.</td><td>Ammoniaque liquide</td><td>125 gr.</td></tr>
<tr><td>(Potion expectorante.)</td><td></td><td>Essence de bergamote
— de lavande} ãã XXV gouttes.</td><td></td></tr>
<tr><td>(Gilbert et Yvon.)</td><td></td><td>Essence de roses, de
cannelle, de girofle} ãã X gouttes.
(En inhalations.)</td><td></td></tr>
</table>

AMMONIAQUE (CHLORHYDRATE D'). — (Sel ammoniac, chlorure d'ammonium) AzH^4Cl.

Propr. phys. et chim. — Cristaux cubiques. Soluble dans 3 parties d'eau, 5 de glycérine, 8 d'alcool. Passe en nature dans l'urine.

Incomp. — Avec les alcalis et leurs carbonates (mise en liberté de l'ammoniaque), l'acétate de plomb (chlorure de plomb peu soluble), l'azotate d'argent (chlorure d'argent insoluble).

Propr. et indic. thér. — Diaphorétique, facilite l'expectoration ; employé à ce titre dans la congestion pulmonaire, la grippe (Marrotte).

Préconisé dans la gastrite hypopeptique, contre les fermentations (A. Robin).

A l'extérieur, usité comme résolutif dans les contusions, les entorses, les phlébites, les éphélides (les solutions concentrées peuvent déterminer une irritation assez vive).

Formes pharm., posol. — *Us. int.* — *Potion :* 0 gr. 30 à 1 gr. — *Enfants :* 0 gr. 05 à 0 gr. 10 par année.

Us. ext. —**Lotions** et **compresses** (100 à 200 p. 1 000).

<table>
<tr><td colspan="2">CACHETS</td><td colspan="2">Teinture d'arnica 30 gr.</td></tr>
<tr><td>Chlorhydrate d'ammoniaque</td><td>0 gr. 25</td><td colspan="2">Lotion résolutive contre les contusions, les entorses, etc.</td></tr>
<tr><td>Pour un cachet. 2 par jour.
(Hypopepsie. A. Robin.)</td><td></td><td></td><td></td></tr>
<tr><td colspan="2">LOTIONS</td><td colspan="2">POTION</td></tr>
<tr><td>A. — Chlorhydrate d'am-
moniaque } ãã 4 gr.
Acide chlorhydrique à 1/10</td><td></td><td>Julep gommeux
Sirop diacode
Alcoolat de mélisse } ãã 20 —</td><td>80 gr.</td></tr>
<tr><td>Glycérine</td><td>30 —</td><td>Teinture de jusquiame</td><td>4 —</td></tr>
<tr><td>Lait virginal</td><td>60 —</td><td>Chlorhydrate d'ammoniaque</td><td>2 —</td></tr>
<tr><td>(Contre les éphélides : en application 2 fois par jour.)</td><td></td><td colspan="2">1 cuillerée à dessert toutes les 2 heures chez l'adulte.</td></tr>
<tr><td>B.—Chlorhydrate d'ammoniaque</td><td>10 gr.</td><td colspan="2">1 cuillerée à café toutes les 2 heures.</td></tr>
<tr><td>Eau</td><td>500 gr.</td><td colspan="2">(Bronchite, *Enfants*.)</td></tr>
</table>

MMONIAQUE (FORMIATE, PERSULFATE, PHOSPHATE, VALÉRIA-NATE D'). — V. aux acides correspondants.

MYLE (IODURE D'). — Éther amyliodhydrique $C^5H^{11}I$.

Propr. phys. et chim. — Liquide incolore, très réfringent ; d'une légère odeur éthérée, de saveur mordicante. $D = 1,468$. Bout à 147°.

Propr. et indic. thér. — Préconisé contre la dyspnée cardiaque et celle des artérioscléreux.

Formes pharm., posol. — *Us. ext.* — Pur ou associé à 1/5 de son poids de chloroforme, en *inhalations* (s'emploie en ampoules scellées).

MYLE (NITRITE D'). — Éther amylnitreux $C^5H^{11}AzO^2$.

Propr. phys et chim. — Liquide jaunâtre, d'odeur désagréable. Insoluble dans l'eau ; soluble dans l'alcool, l'éther, le chloroforme. Très altérable à l'air, bout à 95°. Se volatilise et doit être conservé dans des ampoules scellées. LXV gouttes pèsent 1 gr.

Toxic. — A hautes doses détermine la méthémoglobinurie, peut provoquer la dyspnée, la perte de connaissance, les convulsions. Contre-indiqué dans tous les états congestifs, l'artériosclérose.

Propr. et indic. thér. — Vaso-dilatateur énergique qui amène instantanément une congestion intense de la partie supérieure du corps, avec sensation de chaleur, vertige, accélération du pouls.

Employé en inhalation, dans l'angine de poitrine, l'asthme, la migraine pâle, l'attaque d'épilepsie (?), les syncopes (chloroformique notamment), les hémoptysies (J. Rouget). Préconisé, à hautes doses, dans la pneumonie (Hayem).

Formes pharm., posol. — *Us. ext.* — IV à X gouttes, dose pour une *inhalation* (à répéter plusieurs fois par jour). — *Enfants :* IV à V gouttes. Le professeur Hayem a employé sans accidents le nitrite d'amyle aux doses de L à C gouttes par jour. Habituellement le médicament est conservé dans des tubes scellés à la lampe, contenant une dizaine de gouttes.

MYLE (SALICYLATE D') — Éther amyl-salicylique $C^5H^{11}-CO^2-$. C^6H^4OH. Contient 61 p. 100 d'acide salicylique.

Propr. phys. et chim. — Liquide incolore, d'odeur moins pénétrante que celle du salicylate de méthyle. A peu près insoluble dans l'eau, soluble dans l'alcool, l'éther, le chloroforme. $D = 1,065$ à +15°. XX gouttes pèsent 1 gr.

Prop. et indic. thér. — Employé à l'intérieur dans le rhumatisme articulaire aigu (Lyonnet) ; serait mieux supporté parfois que le salicylate de soude.

Extérieurement, à l'état pur, en applications contre les arthropathies rhumatismales, contre certaines névralgies (sciatique).

Formes pharm., posol. — *Us. int.* — 1 à 2 gr., en **capsules** de 0 gr. 20.

Us. ext. — En **badigeonnages** (2 à 3 gr.). Avoir soin de recouvrir d'une toile imperméable la région badigeonnée.

AMYLE (VALÉRIANATE D'). — Éther amyl-valérianique C^5H^{11}—CO^2—C^4H^9.

Propr. phys. et chim. — Liquide incolore, mobile, d'une odeur éthérée, rappelant celle de la pomme de reinette. Bout entre 187 et 188°. Dissout la cholestérine.

Propr. et indic. thér. — Préconisé contre les coliques hépatiques, en raison de cette action dissolvante et aussi de ses propriétés antispasmodiques. Employé également dans les coliques néphrétiques.

Formes pharm., posol. — *Us. int.* — 0 gr. 50 à 1 gr. en **capsules**, en **émulsion**.

ÉMULSION		Gomme arabique	6 gr.
		Sirop de coings	40 —
Valérianate d'amyle	0 gr. 80	Eau distillée Q. S. pour 120 cc.	
Huile d'amandes douces	10 gr.	0 gr. 10 par cuillerée à soupe.	

AMYLÈNE (HYDRATE D') ou pental ou alcool amylique tertiaire.

$$CH^3 — C \underset{OH}{\overset{CH^3}{\diagup}} CH^2 — CH^3.$$

Propr. phys. et chim. — Liquide incolore, d'odeur camphrée, soluble dans 8 parties d'eau ; soluble en toutes proportions dans l'alcool ; de saveur éthérée et fraîche.

Propr. et indic. thér. — Hypnotique, n'influençant pas d'une façon fâcheuse le système circulatoire.

Recommandé particulièrement dans l'insomnie nerveuse, celle des aliénés, des épileptiques, des alcooliques (delirium tremens).

Formes pharm., posol. — *Us. int.* — 2 à 4 gr. en **potion** aromatisée, **capsules**. — *Enfants :* 1 à 2 gr.

Us. ext. — **Lavements.**

ANALGÉSINE. — V. *Antipyrine.*

ANÉMONE PULSATILE. — *Anemone pulsatilla;* coquelourde (Renonculacées).

Part. empl. — Racines (partie la plus active), feuilles, fleurs.

Princ. act. — Anémonine, vésicant énergique, de même fonction chimique que la cantharidine. Acide anémonique.

Propr. et indic. thér. — Préconisée contre l'asthme, la dysménorrhée, les douleurs de l'orchite blennorragique; le coryza (par les homœopathes).

Formes pharm., posol. — *Us. int.* — **Infusion de racines** à 10 p. 1000 (200 à 500 gr.). — **Eau distillée** : 30 à 50 gr.

Alcoolature : II à XXX gouttes.

Teinture : 0 gr. 20 à 1 gr.

ANÉMONINE $C^{10}H^8O^4$. — Principe actif de l'anémone.

Propr. phys. et chim. — Principe cristallisé, incolore, peu soluble dans l'eau et l'éther; plus soluble dans l'alcool.

Propr. et indic. thér. — Mèmes applications que la plante. Préconisée de plus dans l'aménorrhée et la dysménorrhée (Bovet).

Formes pharm., posol. — *Us. int.* — 0 gr. 02 à 0 gr. 04 en *pilules.* — *Enfants* : 0 gr. 01 à 0 gr. 02.

ANESTHÉSINE. — Éther éthylique de l'acide para amido benzoïque

$$C6H4 \begin{cases} AzH^2 \\ CO,OC^2H^5 \end{cases}$$

Prop. phys. et chim. — Poudre très peu soluble dans l'eau froide (1 p. 800) ; très soluble dans le chloroforme, l'alcool, l'éther, l'acétone, les graisses et les huiles ; inodore, insipide.

Propr. et indic. thér. — Anesthésique local employé parfois à l'intérieur dans les affections du pharynx et du larynx ; surtout pour l'usage externe, contre les hémorroïdes, les dermatoses prurigineuses, les cystites ; agit comme l'orthoforme, mais est moins toxique et moins irritant.

Formes pharm., posol. — *Us. int.* — 0 gr. 30 à 0 gr. 50 en *cachets, looch huileux.*

Us. ext. — **Poudre** ou **solutions huileuses** pour applications locales ; **Suppositoires**, 0 gr. 02 à 0 gr. 05. **Pommade** à 10 p. 100.

MIXTURE		SOLUTION HUILEUSE	
Menthol	2 gr. 50	Anesthésine	20 gr.
Anesthésine	0 gr. 50	Menthol	10-20 —
Huile de vaseline	} ãã 25 gr.	Huile d'olives	100 gr.
Glycérine		Pour inhalations. (Laryngite avec	
Pour imbiber une mèche de gaze.		dysphagie. Kessel.)	
(Furoncle de l'oreille).			

ANETH. — *Peucedanum anethum* (Ombellifères).

Part. empl. — Fruits, feuilles, sommités.

Princ. act. — Anéthol, huile essentielle.

Propr. et indic. thér. — Stomachique.

Formes pharm., posol. — *Us. int.* — **Infusion de poudre,** 4 à 8 gr.

ANGÉLIQUE. — *Angelica Archangelica*, angélique des jardins, herbe du Saint-Esprit (Ombellifères).

> **Part. empl.** — Racines, tiges, fruits.
> **Princ. act.** — Huile essentielle.
> **Propr. et indic. thér.** — Stomachique. (Entre dans la composition de l'élixir de Garus, du baume du commandeur.)
> **Formes pharm., posol.** — *Us. int.* — **Infusion de racines**, 10 à 20 p. 1000.
> **Teinture**, 10 à 15 gr.

TEINTURE BALSAMIQUE OU BAUME DU COMMANDEUR DE PERMES		Aloès du Cap	10 gr.
Racine d'angélique	10 gr.	Myrrhe	10 —
Sommités fleuries d'hypericum	20 —	Oliban	10 —
Alcool à 80°	720 —	Baume de tolu	60 —
		Benjoin	60 —
		(Codex).	

Employé pur ou étendu d'eau, pour le traitement de certains eczémas chroniques.

ANGUSTURE VRAIE. — *Galipea cusparia* (Rutacées).

> **Part. empl.** — Écorce.
> **Princ. act.** — Cusparine, cusparidine, galipéine, galipidine, angusturine.
> **Propr. et indic. thér.** — Amer, fébrifuge. Peu employé; confusion possible avec la fausse angusture qui contient de la strychnine. (V. *Noix vomique.*)
> **Formes pharm., posol.** — *Us. int.* — **Poudre**, en cachets, 1 à 4 gr.
> **Teinture** (au 5°), 2 à 5 gr.
> **Macération** à 5 p. 100, 30 à 60 gr.

ANIS ÉTOILÉ. — V. *Badiane*.

ANIS VERT. — *Carum* ou *pimpinella anisum*. (Ombellifères.)

> **Part. empl.** — Fruits.
> **Princ. act.** — Huile essentielle.
> **Propr. et indic. thér.** — Carminatif, employé contre le tympanisme. (Fait partie des espèces carminatives avec les fruits de carvi, de coriandre, de fenouil.)
> **Formes pharm., posol.** — *Us. int.* — **Essence :** 1 à X gouttes. — *Enfants :* 1 goutte par année.
> **Poudre :** 1 à 4 gr.
> **Infusion :** 10 p. 1000. — *Enfants :* 4 p. 500.
> **Hydrolat :** 50 à 100 gr.
> **Alcoolat :** 1 à 15 gr.

CACHETS

Poudre de noix vomique	0 gr. 10
— d'anis	0 gr. 20
Pour 1 cachet. 2 par jour.	

PAQUETS

A. — Calomel à la vapeur — 0 gr. 01
Poudre de semences d'anis — 0 gr. 01
Poudre de noix vomique — 0 gr. 005
Lactose — 0 gr. 05
Pour 1 paquet. 3 par jour.
(*Enfants.* Comby.)

B. — Bicarbonate de soude — 0 gr. 25
Craie préparée — 0 gr. 15
Pepsine — 0 gr. 10
Poudre de semences d'anis — 0 gr. 05
Poudre de noix vomique — 0 gr. 005
Pour 1 paquet. 2 par jour.

POTIONS

A. — Essence d'anis — X gouttes
Liqueur d'Hoffmann — 1 gr. 50
Eau de laurier-cerise — 10 gr.
Sirop thébaïque — 30 —
Eau de tilleul — Q. S.
Pour 150 centimètres cubes

B. — Sirop d'anis
Sirop d'opium } $\widetilde{aa}$ 10 gr.
— d'éther
Eau de menthe } $\widetilde{aa}$ Q. S.
Eau
Pour 120 centim. cubes. (Diarrhée.)

C. — Teinture d'anis — XV gouttes.
Éther sulfurique — XXX —
Laudanum de Sydenham — XII —
Sirop de sucre — 50 gr.
Hydrolat de mélisse — Q. S.
Pour 150 centim. cubes. (Entéralgie.)

ANTHRAROBINE C14H1003.

Propr. phys. et chim. — Poudre d'un blanc jaunâtre, soluble dans l'alcool et la glycérine.

Propr. et indic. thér. — Employée contre le psoriasis.

Formes pharm., posol. — *Us. ext.* — **Pommade** 10 à 20 p. 100. *Solution alcoolique ou éthérée* à 10 p. 100.

ANTIFÉBRINE. — V. *Acétanilide.*

ANTIMOINE (OXYDE BLANC D'). — Antimoniate acide de potasse, antimoine diaphorétique lavé (SbO4)2KH5.

Propr. phys. et chim. — Corps amorphe, blanc, insoluble dans l'eau, de réaction alcaline.

Incomp. — Avec les chlorures solubles, les acides (formation de corps toxiques).

Propr. et indic. thér. — Expectorant, contro-stimulant.

Formes pharm., posol. — *Us. int.* — 1 à 5 gr., en *looch*, *po-tion gommeuse.* — *Enfants :* 0 gr. 20 par année.

POTIONS

A. — Oxyde blanc d'antimoine — 2 gr.
Gomme adragante — 0 gr. 20
Sucre — 1 gr.
Sirop de fleurs d'oranger — 30 gr.
Eau distillée — Q. S.
Pour 150 centimètres cubes.

Chaque cuillerée à soupe renferme 0 gr. 20 d'oxyde d'antimoine.

B. — Oxyde blanc d'antimoine — 1 gr.
Alcoolature de racines d'aconit — XV gouttes.
Teinture de noix vomique — X —
Sirop d'ipéca — 10 gr.
— diacode — 20 —
Eau de tilleul — 120 —
Bronchite chronique avec emphysème (A. Robin).

ANTIMOINE (PROTOCHLORURE D') $SbCl^3$. — Beurre d'antimoine.

Propr. phys. et chim. — Cristaux très hygrométriques ; fusibles à 73°,2 ; un 10e d'eau les dissout ; une plus grande quantité précipite de l'oxychlorure SbOCl.

Propr. et indic. thér. — Caustique énergique et douloureux dont l'action s'étend facilement au delà du point d'application. On emploie le déliquium.

ANTIMOINE (OXYSULFURE D'). — Kermès.

N'est pas une combinaison, mais un mélange en proportion variable de trisulfure d'antimoine hydraté, de sulfure de sodium et d'antimonite de soude. Ce n'est donc pas un oxysulfure.

Propr. phys. et chim. — Poudre d'un rouge velouté, inodore, insipide. Insoluble dans l'eau et l'alcool. Altérable sous l'influence de la lumière et de l'humidité en développant H^2S.

Incomp. — Avec les acides et les sels acides (alun. crème de tartre), la gomme adragante (dégagement de H^2S), les sulfates et chlorures solubles (précipité), l'argent, le mercure, le plomb (sulfures insolubles et colorés).

Propr. et indic. thér. — Expectorant, émétisant, s'emploie surtout dans les bronchites avec hypersécrétion.

Formes pharm., posol. — *Us. int.* — 0 gr. 10 à 0 gr. 25, en *pilules, looch* ou *potion gommeuse, tablettes* (0 gr. 01 par tablette). — *Enfants :* 0 gr. 01 par année.

PILULES	Sirop de fleurs d'oranger 30 gr.
Kermès `}` ãã 0 gr. 01	Eau distillée, Q. S. p. 150 cc.
Extrait de polygala	1 cuillerée à soupe de 2 en 2 heures.
Poudre d'opium 0 gr. 005	
Pour 1 pilule, 3 à 6 par jour.	**TABLETTES**
	Kermès 0 gr. 01
POTION	Gomme arabique 0 gr. 08
Kermès 0 gr. 20-0 gr. 40	Eau de fleurs d'oranger. 0 gr. 08
Sucre 4 gr	Sucre 0 gr. 90
Gomme arabique 5 gr.	Pour 1 tablette.

ANTIMOINE (TARTRATE DE POTASSE ET D'). — Émétique, tartre stibié

$$CO^2H — CHOH — CHO(SbO) — COOK + \tfrac{1}{2}H^2O.$$

Propr. phys. et chim. — Cristaux octaédriques, efflorescents. Inodore, de saveur âcre et désagréable. Soluble dans 14 p. d'eau froide et 2 p. d'eau bouillante (solution caustique). Insoluble dans l'alcool. Réaction acide au tournesol.

Incomp. — Avec les acides, les alcalis, les carbonates et les sulfates alcalins; le tannin, l'eau de chaux, l'alun, l'albumine qui donnent des précipités, le sublimé qui est réduit.

Toxic. — Au-dessus de 0 gr. 10 peut déterminer des phénomènes de gastro-entérite intense avec collapsus (choléra stibié).

On obtient la tolérance pour des doses de 0 gr. 50 à 1 gr. (d'ailleurs inusitées), en le prescrivant à doses fractionnées et répétées.

Propr. et indic. thér. — Vomitif très énergique; agit également comme purgatif quand il est absorbé dans une grande quantité d'eau (éméto-cathartique).

A petites doses (0 gr. 01 à 0 gr. 02) employé parfois comme expectorant dans les bronchites.

Était employé autrefois comme contro-stimulant dans les pneumonies, les poussées congestives de la tuberculose pulmonaire.

Exerce sur la peau une action irritante, puis escarrotique qui n'est plus utilisée. Son application détermine une dermite spéciale caractérisée par des pustules et des ulcérations (éruption stibiée).

Formes pharm., posol. — *Us. int.* — 0 gr. 03 à 0 gr. 10 comme vomitif dans 100 à 150 gr. d'eau; 0 gr. 05 à 0 gr. 10 comme purgatif dans 500 à 1000 gr. d'eau. — *Enfants :* cinq milligrammes par année (d'un emploi souvent dangereux).

Us. ext. — **Emplâtre, pommades** (1 p. 30).

EMPLÂTRE

Renferme 0 gr. 20 à 2 gr. d'émétique étendu sur un emplâtre de poix de Bourgogne.

PILULES

Tartre stibié	0 gr. 001
Extrait de jusquiame	0 gr. 002
Poudre de Dover	0 gr. 03

Pour un granule : jusqu'à 8 ou 10 par jour. (Toux des tuberculeux.)

POTION

Tartre stibié	0 gr. 05
Sirop d'ipéca	30 gr.
Eau de fleurs d'oranger	20 —
Eau distillée, Q. S. p.	150 cc.

A prendre par cuillerée à soupe toutes les 2 heures.

POUDRE

Tartre stibié	0 gr. 05
Poudre d'ipéca	1 gr. 50

A diviser en 2 ou 3 paquets, à prendre à dix minutes d'intervalle, dans un peu d'eau tiède. (Vomitif.)

SOLUTIONS

A. — Tartre stibié	0 gr. 05
Sulfate de soude	20 gr.
Eau	500 —

1 verre tous les quarts d'heure.
(Éméto-cathartique.)

B. — *Eau bénite de la Charité*	
Tartre stibié	0 gr. 30
Eau	240 gr.

ANTIPYRINE. — Diméthyloxyquinizine ou plus exactement diméthylphénylpyrazolone $C^{11}H^{12}Az^2O$.

Propr. phys. et chim. — Petits prismes clinorhombiques, incolores, inodores, de saveur amère, solubles dans moins de leur poids d'eau, une partie et demie d'alcool, une partie de chloroforme et 30 parties d'éther. La solution aqueuse, traitée par le perchlorure de fer, donne une coloration rouge sang (*ferripyrine*), par l'acide azotique nitreux, une coloration verte caractéristique.

Augmente la solubilité des sels de quinine et de caféine, avantage que l'on met parfois à profit pour les injections hypodermiques de ces sels.

Incomp. — Avec le naphtol, l'orthoforme, le salicylate de soude en cachets (mélange déliquescent), avec l'hydrate de chloral (précipité huileux qui constitue l'hypnal) le phénol et le menthol, le tannin, le calomel, le sublimé, la résorcine en solution aqueuse, avec l'eau de laurier-cerise, le sulfate de fer, le sirop d'iodure de fer (mélanges colorés).

Toxic. — Peu toxique expérimentalement (1 gr. 60 pour 1 kilogr. d'animal). Bien tolérée par tous les sujets dont les reins fonctionnent normalement. Détermine souvent de petits accidents d'intolérance chez les dyspeptiques, les neuro-arthritiques, les brightiques. Certains malades ne peuvent absorber quelques centigrammes d'antipyrine sans être atteints presque immédiatement d'exanthèmes.

Les accidents d'intolérance s'observent du côté de l'appareil digestif (vomissements, gastralgie), du côté de la peau et des muqueuses (érythèmes scarlatiniformes, etc.; éruptions bulleuses), de l'appareil circulatoire (cyanose avec hypothermie et phénomènes de collapsus), de l'appareil nerveux (sueurs profuses, délire, convulsions).

L'usage prolongé de l'antipyrine peut déterminer une intoxication chronique se traduisant par des troubles digestifs, de l'insomnie, de l'agitation.

Propr. et indic. thér. — Est un médicament précieux, dont l'action est complexe. Agit comme antithermique, analgésique et antispasmodique ; comme modérateur des échanges nutritifs (ralentit les oxydations, diminue les sécrétions urinaire, lactée ; ne pas l'employer chez les nourrices). Localement agit comme hémostatique.

Beaucoup moins employée, comme antithermique, qu'au début de son usage, dans les maladies fébriles, en raison des inconvénients qu'elle présente dans ces cas ; en effet l'abaissement thermique est suivi fréquemment de sueurs profuses qui fatiguent beaucoup les malades, d'un état d'hypothermie avec tendance au collapsus ; de plus la sécrétion urinaire est diminuée. Ces inconvénients sont surtout manifestes dans la fièvre des tuberculeux, dans la grippe. Comme analgésique l'antipyrine est d'un usage courant contre la migraine (G. Sée), les névralgies, contre les affections douloureuses les plus diverses : coliques hépatiques et néphrétiques, coliques de plomb, douleurs d'origine utéro-ovarienne, etc. ; contre le rhumatisme articulaire aigu, subaigu et chronique, le rhumatisme musculaire, les myalgies en général. L'action antispasmodique de l'antipyrine est utilisée contre le mal de mer (Ossian Bonnet), la coqueluche (Dubousquet-Laborderie), le goitre exophtalmique, la chorée (Wolner, Legroux), l'ictus laryngé (Merklen), l'incontinence nocturne des urines (Perret et Devic).

A titre de nervin et de modérateur des échanges nutritifs l'antipyrine est prescrite dans le diabète avec azoturie et polyurie abondante, dans la polyurie nerveuse (diabète insipide). Enfin on l'a encore employée dans certaines diarrhées infantiles (de Saint-Philippe), pour tarir l'épanchement dans les pleurésies séro-fibrineuses (Clément de Lyon).

Localement l'antipyrine, en poudre ou en solution concentrée (au 5e) est employée comme hémostatique contre les épistaxis (Hénocque), les hémorroïdes.

Formes pharm., posol. — *Us. int.* — Poudre, en **cachets** (avec un grand verre de liquide), *potion*, de préférence *solution* dans l'eau de Vichy, dans l'eau édulcorée avec un sirop), 1 à 5 gr. (à administrer au cours des repas). — *Enfants* : 0 gr. 25 à 0 gr. 50 par année (doses fractionnées).

Us. ext. — Rarement employée en *injections hypodermiques*, celles-ci étant douloureuses. Se servir des solutions au degré maximum de concentration de 1 p. 4 d'eau et injecter 0 gr. 25 à 0 gr. 50 à la fois.

Poudre; pommade; solutions concentrées en lavements, applications locales. Suppositoires.

CACHETS

Antipyrine	0 gr. 75
Bicarbonate de soude	0 gr. 25

Pour 1 cachet. 1 à 3 par jour.

(Migraine.)

ÉLIXIR

Antipyrine	8 gr.
Eau de fleurs d'oranger	6 —
Sirop de sucre	60 —
Alcool à 60°	25 —
Alcoolature d'oranges douces	6 —
Eau distillée Q. S. pour	125 cc.

1 cuillerée à soupe renferme 1 gr. d'antipyrine.

LAVEMENT

Antipyrine	2-4 gr.
Eau tiède	120 —

PAQUETS

Codéine	0 gr. 01
Antipyrine Bicarbonate de soude	ãã 1 gr.
Acide tartrique	0 gr. 50

Pour 1 paquet; 3 par jour. (Diabète.)

POTIONS

A. — | | |
|---|---|
| Antipyrine | 3 gr. |
| Bromure de potassium | 1 gr. 50 |
| Sirop de cerises | 25 — |
| Eau distillée Q. S. pour | 90 cc. |

Potion antispasmodique (*Enfants*).

B. — | | |
|---|---|
| Antipyrine | 1 gr. |
| Eau distillée de laurier-cerise | 2 — |
| Sirop de tolu | 40 — |
| Eau distillée Q. S. pour | 90 cc. |

(Grippe, *Enfant.*)

C. — | | |
|---|---|
| Antipyrine | 3 gr. |
| Sirop de belladone | 25 — |
| Eau distillée | 100 — |

(Coqueluche chez les *enfants*. Marfan.)

0 gr. 10 d'antipyrine par cuillerée à café ; 0 gr. 20 par cuillerée à dessert ; 0 gr. 40 par cuillerée à soupe.

Au-dessous de 2 ans	0 gr. 20-1 gr.
Au-dessus dose initiale	1 —
Maxima	3 —

D. — | | |
|---|---|
| Sirop de belladone
Sirop de tolu | ãã 75 cc. |
| Antipyrine | 15 gr. |

1 cuillerée à café matin et soir.

(Incontinences nocturnes des urines ; *Enfants*).

E. — *a)* | | |
|---|---|
| Antipyrine | 0 gr. 50 |
| Bicarbonate de soude | 2 gr. |
| Sirop de sucre | 12 — |
| Eau distillée | 45 — |
| *b)* Acide citrique | 2 — |
| Sirop de limons | 15 — |
| Eau distillée | 50 — |

(Brissemoret.)

Donner immédiatement l'une *après* l'autre une cuillerée à soupe de chaque potion.

SOLUTIONS

A. — Injections hypodermiques :
Antipyrine   2 gr. 50
Eau stérilisée   10 —

   0 gr. 25 d'antipyrine par cc. Injecter 1 à 2 cc. (l'association avec la cocaïne exalte le pouvoir analgésique).

B. — Antipyrine   10 gr.
Bicarbonate de soude   20 —

Eau distillée   300 —
   1 à 4 cuillerées à soupe. (Diabète, Grasset.)

SUPPOSITOIRES

Antipyrine   } ãã 0 gr. 30
Salol
Extrait de belladone   0 gr. 01
Beurre de cacao et cire   Q. S.
   Pour 1 suppositoire (hémorroïdes).

ANTIPYRINE (AMYGDALATE D') ou TUSSOL.

Propr. phys. et chim. — Substance cristalline, soluble dans l'eau, décomposable dans les milieux légèrement alcalins.

Propr. et indic. thér. — Préconisé contre la coqueluche (Rehn).

Formes pharm., posol. — *Us. int.* — 0,50 à 3 gr. en **cachets, potion, solution.** — *Enfants* : 0,05 à 0,10 chez les enfants de moins d'un an ; 0,10 à 0,25 de 1 à 2 ans ; 0,25 à 0,50 de 2 à 4 ans ; ensuite 0,50 à 2 gr.

CHLORAL-ANTIPYRINE ou HYPNAL. — Combinaison de chloral hydraté

et d'antipyrine.

Propr. phys. et chim. — Cristaux incolores solubles dans 13 parties d'eau, dans l'alcool, l'éther et le chloroforme. Légère odeur de chloral ; saveur un peu amère. 1 gr. d'hypnal renferme 0,53 d'antipyrine. Réduit la liqueur de Fehling (chloral). Coloration rouge avec le perchlorure de fer (antipyrine).

Propr. et indic. thér. — Employé dans les cas d'insomnie provoquée par la douleur. N'a pas les propriétés irritantes du chloral.

Formes pharm., posol. — *Us. int.* — 1 à 3 gr. en **cachets, élixir, potion, sirop, solution.** — *Enfants* : 0 gr. 10 par année, en potion.

POTIONS

A. — Hypnal   5 gr.
Eau distillée   30 —
Alcool à 90°   15 —
Sirop d'écorces d'oranges   15 —
Sirop simple, Q. S. p.   75 cc.
   1 gr. d'hypnal par cuillerée à soupe.

B. — Chartreuse   4 gr.
Eau   15 —
Hypnal   1 —
   0 gr. 25 d'hypnal par cuillerée à café (à prescrire chez les enfants).

FERRIPYRINE ou FERROPYRINE. — Combinaison d'antipyrine et de chlorure ferrique.

Propr. phys. et chim. — Poudre rouge cristalline, soluble dans 5 p. d'eau froide, 9 d'eau bouillante. Renferme 12 p. 100 de fer et 64 p. 100 d'antipyrine.

Propr. et indic. thér. — A l'intérieur usitée comme ferrugineux, dans les anémies avec névralgies ; comme hémostatique interne (gastrorragies ?)

À l'extérieur comme hémostatique (Heredich) dans l'épistaxis, les hémorragies alvéolaires, les hémorragies utérines. N'est pas caustique comme le perchlorure de fer. La solution se décolore par la dilution.

Formes pharm., posol. — *Us. int.* — 0 gr. 05 à 0 gr. 15 en *pilules, potion.*

Us. ext. — Solution à 20 p. 100, en *applications locales* en *injections intra-utérines*, à l'aide de la seringue de Braun (Taff).

IODANTIPYRINE $C^{11}H^{11}IAz^2O$.

Propr. phys. et chim. — Cristallisée en aiguilles prismatiques, incolores, difficilement solubles dans l'eau froide et l'alcool, facilement solubles dans l'eau et l'alcool chauds. Sans saveur et presque inodore. Mêmes propriétés et posologie que l'antipyrine.

SALIPYRINE ou improprement SALICYLATE D'ANTIPYRINE. — Combinaison d'antipyrine et d'acide salicylique. $CO^2H — C^6H^5O — C^{11}H^{12}Az^2O$.

Propr. phys. et chim. — Poudre cristalline, incolore, de saveur douce, de réaction acide. Soluble dans 200 p. d'eau froide, soluble dans l'alcool, l'éther et le chloroforme. La solution aqueuse donne avec le chlorure ferrique la coloration violette de l'acide salicylique ; 100 p. contiennent 57,5 d'antipyrine et 42,5 d'acide salicylique.

Propr. et indic. thér. — Antithermique, analgésique. Préconisées dans le rhumatisme subaigu et chronique, les névralgies (Guttmann), la grippe.

Formes pharm., posol. — *Us. int.* — 2 à 6 gr. en *cachets, potion alcoolisée.* — *Enfants* : 0 gr. 30 à 0 gr. 50 par année.

APIOL. (Ether diméthylique et méthylénique de l'allylbenzène) $C^{12}H^{14}O^4$.

Il constitue la majeure partie de l'huile essentielle des semences de persil.

Propr. phys. et chim. — Liquide de consistance huileuse, de couleur verdâtre, d'odeur sui generis, rappelant celle du persil ; insoluble dans l'eau, soluble dans l'alcool, l'éther et le chloroforme.

Propr. et indic. thér. — Prescrit comme emménagogue (sans danger).

Formes pharm., posol. — *Us. int.* — *Capsules,* 0 gr. 20 à 0 gr. 80.

APOCODÉINE $C^{18}H^{19}Az O^2$.

Produit de déshydratation de la codéine. On emploie plutôt son chlorhydrate qui est soluble dans l'eau. Son action rapide le fait employer utilement.

Propr. et indic. thér. — Expectorant (coqueluche) ; vomitif ; laxatif (Combemale) ; combat l'agitation chez les aliénés (Raviart et Bertin).

Formes pharm., posol. — *Us. int.* — 0 gr. 01 à 0 gr. 04 en **potion** (comme vomitif, laxatif) — *Enfants :* 0 gr. 005.

Us. ext. — 0 gr. 015 à 0 gr. 02 en *injections hypodermiques.*

APOLYSINE. — V. *Citrophène.*

APOMORPHINE (CHLORHYDRATE D') $C^{17}H^{17}AzO^2HCl$; contient 87,95 p. 100 d'apomorphine.

Propr. phys. et chim. — Aiguilles fines, blanches ou grisâtres. Il est soluble dans 45 p. d'eau et 35 p. d'alcool. Les solutions sont vite altérables sous l'influence de la lumière et la chaleur à moins d'être additionnées d'un peu de HCl. (A renfermer en ampoules de verre jaune et à stériliser par la méthode de Tyndall.)

Propr. et indic. thér. — Émétique puissant, d'une action sûre et rapide, surtout quand il est employé en injections hypodermiques. Précieux dans les cas d'empoisonnement.

Peut être également employé comme expectorant (prudence dans l'emploi, en raison de l'action nuisible sur le cœur) ; comme hypnotique à faibles doses (deux milligrammes, Douglas).

Formes pharm., posol. — *Us. int.* — Comme vomitif : cinq milligrammes à 0 gr. 01 (en **potion, solution**). — Comme expectorant, un milligramme. — *Enfants :* un milligr. par année.

Us. ext. — Cinq millig. à 0 gr. 01 en solution à 1 p. 100 en *injections hypodermiques.*

ARACHIDE. — *Arachis hypogœa* (Légumineuses).

Part. empl. — Huile extraite des semences. Quoique un peu plus altérable que l'huile d'olives, peut souvent la remplacer en raison de son pouvoir dissolvant parfois plus considérable (huile biiodurée).

ARBUTINE. — V. *Busserole.*

ARENARIA RUBRA (Caryophyllées).

Propr. et indic. thér. — Diurétique ; employé contre les cystites, la gravelle (Bertherand).

Formes pharm., posol. — *Us. int.* — **Décoction.** 30 p. 1000. — **Sirop.** 40 à 80 gr. par jour.

Extrait aqueux. — En pilules 0 gr. 20 à 1 gr. — *Enfants :* 0 gr. 10 à 0 gr. 30.

ARGENT MÉTALLIQUE Ag. — On emploie l'argent laminé des batteurs d'or.

Propr. et indic. thér. — Antiseptique ; en applications locales sur les ulcères variqueux et les plaies atones.

ARGENT (ALBUMINATE D'). — Protargol.

Propr. phys. et chim. — Poudre jaunâtre renfermant 8 p. 100 d'argent. Soluble dans l'eau jusqu'à 50 p. 100, la glycérine. Le soluté n'est précipité ni par les chlorures, ni par l'albumine, ni par les acides ou alcalis étendus ; sa couleur est brune. Les taches s'enlèvent avec l'eau savonneuse, l'eau oxygénée associée à l'ammoniaque, le persulfate d'ammoniaque, l'hyposulfite de soude.

Incomp. — En solution, avec les sels d'alcaloïdes, et en particulier la cocaïne qu'il précipite à cause de sa réaction alcaline, les sulfates de zinc, cuivre, fer, le sublimé et les sels métalliques, la gomme arabique.

Propr. et indic. thér. — La meilleure des combinaisons organiques de l'argent. Très employé depuis quelques années dans le traitement local de la blennorragie aiguë et chronique, de certaines cystites. Usité contre les conjonctivites blennorragiques et autres, les ulcères de la cornée, la blépharite ciliaire ; contre l'otite moyenne ; plus rarement employé dans les cas d'ulcères variqueux, d'ulcérations syphilitiques, dans les rhinites infectieuses. Employé parfois à l'intérieur contre les entérites infantiles.

Us. int. — 0 gr. 05 à 0 gr. 10 en *solution.*

Formes pharm., posol. — *Us. ext.* — *Solutions* (préparées à froid et tiédies légèrement pour l'usage) : à 0 gr. 25 à 1 gr. p. 100 (injections urétrales) ; 5 à 10 p. 100 à la dose de XX à LX gouttes (instillations urétrales et vésicales) ; de I à II gouttes (instillations oculaires) ; 0,50 à 2 p. 1000 (lavages urétraux) 1 p. 2 (cautérisations conjonctivales).

POMMADE		
A. — Protargol	1 gr.	
Chlorhydrate de cocaïne	0 gr. 20	
Vaseline	2 gr.	
Conjonctivites. Terrien.)		
B. — Protargol	1 gr. 50	
Oxyde de zinc	1 gr.	
Amidon	1 —	

Vaseline blanche 15 —
(Blépharites, Darier.)

C. — Protargol 10 gr.
Lanoline 85 —
Huile d'olive 5 —

Pour enduire des sondes que l'on introduit dans l'urètre pendant 15 minutes.
(Blennorragie. Goldenberg.)

LARGINE. — Mélange d'albumine et d'argent (Pezzoli) contient 11 p. 100 d'argent.

Se dissout facilement dans une solution légèrement alcoolisée.

Propr. et indic. thér. — Antiblennorragique.

Formes pharm., posol. — *Us. ext.* — *Solution* à 0,25 à 2 p. 100 en injections urétrales. *Pommades.*

ARGENT COLLOIDAL. — Collargol. État allotropique de l'argent métallique, introduit dans la thérapeutique, par Crede.

Propr. phys. et chim. — Poudre noirâtre, à reflets métalliques, contenant 97 p. 100 d'argent avec traces de fer et d'ammoniaque ; soluble dans 25 p. d'eau.

Les taches laissées sur le linge par le collargol s'enlèvent par immersion dans l'eau bromée à 1 p. 100, puis dans une solution d'hyposulfite de soude (150 pour 500 grammes d'eau), ou d'ammoniaque, après chacune de ces opérations lavage du linge à grande eau.

Propr. et indic. thérap. — Malgré son faible pouvoir bactéricide, exerce une influence très souvent favorable dans la plupart des infections : fièvre typhoïde, érysipèle, lymphangite, pneumonie, endocardite infectieuse, infection puerpérale, et même parfois la tuberculose aiguë ; dans les diarrhées rebelles et notamment l'entérite tuberculeuse (Netter) ; dans la kératite purulente (de Lapersonne). Détermine un abaissement rapide de la température, une amélioration de l'état général (disparition de l'état typhoïde, etc.). On admet qu'il agit en renforçant les moyens de défense de l'organisme. N'est ni caustique ni toxique. Ne détermine pas d'argyrie.

Formes pharm , posol. — *Us. int.* — 0,05 à 0 gr. 20 en *pilules, solution.*

Us. ext. — **Lavement** (0,15 à 0,50 pour 75 grammes d'eau). **Pommade** (à 15 p. 100) : 3 gr. (adultes) ; 1 gr. (*enfants*). **Ovules. Solution** à 1 p. 1000 pour lavages urétraux, à 1 p. 100 en injections intra-veineuses (3 à 5 cc.) ; en instillations (2 cc.) ; 1 à 5 p. 100 en **collyre. Suppositoires.**

COLLYRE

Argent colloïdal	1 gr.
Eau distillée	20 —

Instiller 11 gouttes 2 ou 3 fois par jour (De Lapersonne).

OVULES

Argent colloïdal	0 gr. 03
Eau distillée	1 goutte.
Beurre de cacao	3 gr .

Pour 1 ovule.

PILULES

Argent colloïdal	0 gr. 01
Lactose	0 gr. 05
Eau distillée Glycérine	} ãã Q. S.

Pour 1 pilule 4 à 6 par jour.

A prendre à jeun, 1/2 heure avant les repas ; thé au lait à la suite (Crede).

POMMADE

A. — Argent colloïdal	15 gr.
Lanoline	35 —
Axonge benzoïne	50 —

(Crede.)

Employer 3 gr. de cette pommade pour une friction. (Laver la peau, au savon puis à l'éther et frictionner vigoureusement pendant 20 minutes sur une région riche en lymphatiques : aine, aisselle.)

B. — Collargol	15 gr.
Lanoline	20 —
Vaseline	80 —

1 à 3 gr. par friction. (Netter.)

SOLUTIONS

A. — Argent colloïdal	1 gr.
Eau distillée et stérilisée	100 —

Injecter 3 à 5 cc. dans la veine médiane céphalique ou dans une des grosses veines superficielles de la jambe. (A conserver en ampoules ou employer une solution récente renfermée dans un flacon en verre jaune.)

B. — Argent colloïdal . . 1 gr. | Eau distillée . . 80 —
Albumine d'œuf frais 3 — | 1 à 3 cuillerées à dessert.
Glycérine . . 3 —
Eau distillée . . 300 —
  3 à 4 cuillerées à café par jour, dans | **SUPPOSITOIRES**
du lait.
        | Argent colloïdal . . 0 gr. 05
C. — Argent colloïdal 0 gr. 50 | Glycérine solidifiée 4 —
Elixir de Garus 20 gr. | Pour un suppositoire.

ARGENT (AZOTATE D') $AgAzO^3$.

Propr. phys. et chim. — Cristallise en plaques incolores et anhydres ; soluble dans son poids d'eau. soluble également dans l'alcool. Coagule les matières albuminoïdes. Tous les chlorures solubles le transforment en chlorure d'argent. On utilise habituellement le chlorure de sodium pour enlever l'excès du nitrate d'argent employé comme topique.

Incomp. — Avec les alcalis et leurs carbonates, les chlorures, les bromures, les iodures alcalins, les sulfates, les phosphates, le chlorhydrate de cocaïne et les chlorhydrates d'alcaloïdes (précipité insoluble) ; avec l'aristol, l'iodol, l'iodoforme et la glycérine, les matières organiques (réduction), d'où l'indication d'éviter le contact des substances organiques et en particulier celui de la mie de pain dans les pilules.

Toxic. — L'usage prolongé de l'azotate d'argent détermine l'argyrisme caractérisé par une coloration ardoisée de la peau et des muqueuses. parfois par de l'albuminurie, des œdèmes. On enlève les taches de nitrate d'argent sur la peau et les muqueuses au moyen de l'hyposulfite de soude (au 20e) et avec l'ammoniaque faible.

Propr. et indic. thér. — Appliqué sur la peau ou les muqueuses, à faibles doses (1 p. 100) est astringent ; en solutions concentrées ou sous forme solide (crayons) est caustique et détruit les fongosités, les végétations. Il modifie les plaques muqueuses, les chancres phagédéniques, les ulcères atoniques, les ulcérations nasales, qui sont la cause de l'épistaxis, et certains eczémas humides, à marche subaiguë ou chronique, notamment l'eczéma palpébro-facial, auriculaire, des mains et des pieds, du sein, fissuraire de l'anus (solution à 1 p. 100 — 1 p. 10).

En collyre est employé contre certaines conjonctivites et surtout contre l'ophtalmie purulente blennorragique. En injections, lavages, instillations est utilisé contre la balano-posthite, la blennorragie chronique et certaines cystites ; en lavages de l'estomac dans certaines gastropathies ; en lavements dans la dysenterie chronique, les colites ulcéreuses, l'impetigo.

À l'intérieur a été prescrit, sans succès, dans le tabes, l'ulcère de l'estomac.

Formes pharm., posol. — *Us. int.* — 0 gr. 01 à 0 gr. 10 en *pilules.* — *Enfants* : 0,01 à 0,03.

Us. ext. — **Crayon** pur ou mitigé pour lui donner de la solidité. *Solutions* de titres très divers suivant les cas :
De 1 à 10 pour 100 : cautérisations, instillations urétrales, injections

urétrales abortives (4 p. 100), lotions, badigeonnages de la conjonctive, (2 p. 100), etc.

De 0 gr. 50 à 1 p. 1000 pour lavages urétraux, vésicaux (50-60 gr.), *lavements* (0 gr. 10 à 0 gr. 50 dans 250 à 500 gr. d'eau).

COLLYRE

Nitrate d'argent	0 gr. 20
Eau distillée	15 —

Neutraliser à l eau salée après l'application (ophtalmie purulente des nouveau-nés).

CRAYON MITIGÉ

Nitrate d'argent	20 gr.
Nitrate de potasse	2 —

PILULES

Azotate d'argent	cinq millig.
Kaolin	0 gr. 05
Vaseline	Q. S.

Pour 1 pilule.

POMMADE

Nitrate d'argent	5 gr.
Baume du Pérou	2 —
Beurre de cacao	100 —
Cire jaune	2-6 —

Pour enduire une sonde d'étain. (Blennorragie chronique. Unna.)

ARGENT (CASÉINATE D'). — Argonine. Combinaison obtenue en traitant

le nitrate d'argent par la caséine sodique.

Propr. phys. et chim. — Poudre blanche, contenant 4,25 p. 100 d'argent. Peu soluble dans l'eau froide, plus soluble dans l'eau chaude. Donne une solution opalescente et jaunâtre. Ne précipite pas par les chlorures ni les sulfures, se dissout bien dans les albumines et le sérum sanguin (10 p. 100). Sensible à la lumière.

Propr. et indic. thér. — Employé dans la blennorragie, en injections urétrales.

Formes pharm., posol. — *Us. ext.* — *Solution* à 1-2 p. 100 (injections urétrales). Ajouter I ou II gouttes d'ammoniaque à 100 cc. de la solution, pour augmenter son activité (Bardet).

ARGENT (CHLORURE D') AgCl.

Propr. phys. et chim. — Insoluble dans l'eau ; soluble dans les chlorures et hyposulfites alcalins, l'ammoniaque. Devient violet à la lumière. L'argentamide est une solution de chlorure d'argent dans l'éthylènediamine (solution à 1 p. 1000 — 5000, en injections urétrales).

Propr. et indic. thér. — Considéré autrefois comme doué de propriétés antiscrofuleuses et comme un remède contre l'épilepsie. Agit comme drastique.

Formes pharm., posol. — *Us. int.* — 0 gr. 10 à 0 gr. 50 en *pilules.*

ARGENT (CITRATE D'). — Itrol.

Propr. phys. et chim. — Poudre légère, inaltérable, très peu soluble dans l'eau (1 p. 3800).

Propr. et indic. thér. — Antiseptique non irritant. Proposé pour le pansement des plaies.

Formes pharm., posol. — *Us. ext.* — **Poudre**; **pommade** au 100e ; *solution* à 1 p. 5000 en gargarisme, compresses ; à 0,025 p. 200 en injections urétrales.

ARGENT (GLUTINATE D'). — Argyrol.

Propr. phys. et chim. — Paillettes brun foncé. Soluble dans 0,33 p. d'eau. Contient 30 p. 100 d'argent. Ne coagule pas l'albumine et ne précipite pas les chlorures. Les taches s'enlèvent avec une solution saturée d'iodure de potassium.

Propr. et indic. thér. — Celles du protargol, mais serait moins irritant. Employé dans la blennorragie chronique, en injections (2 à 5 p. 100) ; en instillations (20 p. 100) ; dans la conjonctivite catarrhale et l'ophtalmie blennorragique (collyre à 25 p. 100).

Formes pharm. posol. — *Us. ext.* — **Solutions** à 2-25 p. 100. **Pommade** à 1 p. 50.

ARGENT (IODURE D'). AgI. — Insoluble dans l'eau et l'ammoniaque.

Propr. phys. et chim. — Antisyphilitique (?).

Formes pharm., posol. — *Us. int.* — 0 gr. 05 à 0 gr. 10 en **pilules**.

ARGENT (LACTATE D'). Actol. $C^3H^5O^3Ag$.

Propr. phys. et chim. — Poudre blanche, inodore et sans saveur, altérable à la lumière, soluble dans l'eau (1 p. 15).

Propr. et indic. thér. — Antiseptique plus énergique, mais plus irritant que l'itrol.

Formes pharm., posol. — *Us. ext.* — **Solution** à 1 p. 10.000, en gargarismes, lotions, compresses.

ARGENT (PROTOXYDE D') Ag^2O.

Propr. phys. et chim. — Soluble dans 3000 p. d'eau.

Propr. et indic. thér. — A été employé contre certaines métrorragies (?) et l'épilepsie.

Formes pharm., posol. — *Us. int.* — 0 gr. 02 à 0 gr. 10 en **pilules**.

ARGENT (THIOHYDROCARBO-SULFATE D'). — Ichtargan.

Propr. phys. et chim. — Poudre amorphe, brune, inodore, soluble dans l'eau, la glycérine et l'alcool faible. Contient 30 p. 100 d'argent.

Propr. et indic. thér. — Employé dans la blennorragie urétrale et l'ophtalmie blennorragique.

Formes pharm., posol. — *Us. ext.* — **Solution** à 3 p. 100 en instillations ; à 0 gr. 20 à 2 gr. p. 1000 en injections ou lavages.

ARGENTAMINE. — Phosphate d'éthylènediamine argentique ; contient 6,3 d'argent.

Propr. et indic. thér. — En instillations contre l'ophtalmie blennor-ragique (Darier); en injections contre la blennorragie.

Formes pharm., posol. — *Us. ext.* — **Poudre** stérilisée pour les pansements (Stumpf) et **solution** à 3-10 p. 100 (affections conjonctives): à 1 p. 1000-5000 en injections urétrales.

ARGILE. — Employée dans diverses pommades et vernis auxquels elle donne la couleur de la peau.

ARGONINE. — V. *Argent (caséinate d').*

ARGYROL. — V. *Argent (glutinate d').*

ARISTOCHINE. — Carbonate neutre de quinine. $CO(C^{20}H^{23}Az^2O^2)^2$. Contient 96,1 p. 100 de quinine.

Prop. phys. et chim. — Poudre blanche, insipide, soluble dans l'acide chlorhydrique étendu (formation de chlorhydrate de quinine).

Propr. et indic. thér. — A été employée contre la coqueluche. les névrlagies (Dresser, Ungars). Ne détermine pas d'ivresse quinique.

Formes pharm., posol. — *Us. int.* — 0 gr. 20 à 2 gr. en cachets, *solution.* — *Enfants :* 0 gr. 05 par année.

ARISTOL. (Dithymol biiodé.) Aristol ordinaire ou aristol du thymol $C^{20}H^{24}J^2O^2$.

Propr. phys. et chim. — Poudre amorphe, de couleur rouge brun, d'une odeur agréable. Insoluble dans l'eau, la glycérine, l'alcool; très soluble dans les huiles fixes, l'éther, le $CHCl^3$; se décompose facilement à la lumière, en mettant l'iode en liberté. Renferme environ 46 p. 100 d'iode.

Incomp. — Avec l'azotate d'argent (formation d'iodure d'argent insoluble); avec le calomel (formation d'iodure de mercure).

Propr. et indic. thér. — Antiseptique employé localement pour le pansement des plaies, des brûlures, des engelures, des ulcères de jambes, des chancres et ulcérations syphilitiques; contre le lupus, les vaginites, les érosions du col utérin, les gerçures du sein, l'ozène, les hémorroïdes, la leucoplasie buccale, l'épithélioma cutané.

A été employé à l'intérieur dans la gangrène pulmonaire, la tuberculose (Huchard, Nadaud), le cancer de l'estomac (?).

Formes pharm., posol. — *Us. int.* — **Pilules** de 0 gr. 10, 3 à 4. — *Enfants :* 1 à 2.

Us. ext. — **Poudre. Pommade :** 5-10 p. 100. **Collodion :** au 10ᵉ.

Emplâtre caoutchouté : 5 p. 100

Suppositoires : 0 gr. 30 à 0 gr. 40.

POMMADE		SUPPOSITOIRES	
Aristol	5 gr.	Aristol	0 gr. 15
Huile d'olives	10 —	Extrait d'Hamamelis	0 gr. 05
Lanoline	40 —	— de belladone	0 gr. 01
(Contre les brûlures. Roelig.)		Paraffine	
		Beurre de cacao	ãã Q. S.
POUDRE		Lanoline	
Aristol	} ãã 5 gr.	Pour 1 suppositoire. (Hémorroïdes.)	
Lactose			
Priser une pincée 2 ou 3 fois par jour. (Rhino-pharyngite.)			

RMOISE. — *Artemisia vulgaris.* (Composées.)

Part. empl. — Feuilles, racines, fleurs.

Princ. act. — Huile volatile.

Propr. et indic. thér. — Emménagogue, usitée surtout dans la médecine populaire.

Formes pharm., posol. — *Us. int.* — **Infusions :** 10 p. 1000.

Poudre : en cachets, pilules, 2-8 gr. *Extrait :* 2-4 gr. *Sirop :* 30-60 gr.

RNICA MONTANA (Composées).

Part. empl. — Fleurs.

Princ. act. — Arnicine, acide gallique.

Prop. et indic. thér. — Stimulant du système nerveux ; entre dans la composition des espèces vulnéraires. Surtout employé à l'extérieur, sous forme de teinture étendue d'eau, en applications contre les contusions, entorses, etc. (Remède populaire.) Quand on mélange la teinture à l'eau blanche, il se fait un précipité de gallate de plomb.

Formes pharm., posol. — *Us. int.* — **Infusion,** 5 p. 1000.

Us. ext. — *Teinture, alcoolature ; glycérolé.*

MIXTURE	
Teinture d'arnica	
— d'iode	} ãã P. E.
Alcool camphré	
En badigeonnages sur les furoncles que l'on veut faire avorter (Brocq).	

RRHÉNAL. — V. *Méthylarsinate disodique.*

RSENIC (TRIIODURE D') AsI3.

Propr. phys. et chim. — Cristaux rouges, solubles dans l'eau, l'alcool, l'éther, le CHCl3. Précipite les alcaloïdes.

Propr. et indic. thérap. — Employé contre la scrofulo-tuberculose, antiherpétique.

Toxic. — Aux doses thérapeutiques peut provoquer de l'inappétence, un peu d'irritation, d'insomnie, de diarrhée.

Formes pharm., posol. — *Us. int.* — Cinq à quinze milligrammes,
en *pilules, solution* dans l'eau. — *Enfants* : deux à dix milligrammes.
Us. ext. — **Pommade** au 100e.

LIQUEUR DE DONOVAN-FERRARI	
Iodure d'arsenic	0 gr. 20
Eau distillée	125 gr.
Biodure de mercure	0 gr. 40
Iodure de potassium	4 gr.

Chaque gramme contient 0 gr. 0015 d'iodure d'arsenic et 0 gr. 003 de biodure de mercure.

IV-C gouttes. (Employée autrefois dans le lupus, le psoriasis.)

POMMADE	
Iodure d'arsenic	0 gr. 25
Vaseline	25 gr.

SOLUTION	
Iodure d'arsenic	0 gr. 50
Eau distillée	30 gr.

V-XXX gouttes (chez les enfants de Saint-Philippe).

ARSÉNIEUX (Acide). — Arsenic blanc As^2O^3.

Propr. phys. et chim. — Octaèdres réguliers ou prismes orthorhombiques ; soluble dans 80 p. d'eau froide, dans 9 p. d'eau bouillante,
5 de glycérine, 141 p. d'alcool, donnant des solutions d'acidité très faible.

Incomp. — Avec l'eau de chaux, les sels de magnésie et de fer (arsé-
nites insolubles), avec le kermès (décomposition).

Toxic. — A doses voisines des doses thérapeutiques maxima et longtemps prolongées détermine des symptômes d'intolérance, rougeur et
gonflement des paupières, vomissements, gastralgie, diarrhée, exanthèmes (vésiculeux, papuleux), paralysies par névrites périphériques.

Propr. et indic. thér. — Modificateur puissant de la nutrition,
dont l'action se manifeste par une augmentation de la teneur du sang en
hémoglobine, l'excitation de l'appétit, l'augmentation des matériaux urinaires, le relèvement du poids et des forces. L'arsenic se substituerait au
phosphore dans les noyaux cellulaires, dans ceux des éléments nerveux
en particulier.

Employé dans les anémies secondaires (palustre, syphilitique, cancéreuse, etc.), la lymphadénie, dans la tuberculose pulmonaire au début ;
dans le diabète ; le rhumatisme chronique ; comme nervin, dans l'asthme,
la chorée, certaines névralgies ; préconisé contre certaines dermatoses
(psoriasis, lichen plan, eczéma sec des sujets nerveux).

Localement, agit comme caustique sur les parties ulcérées (épithélioma cutané, destruction de la pulpe dentaire).

Formes pharm., posol. — *Us. int.* — **Granules** à 1 milligramme ;
1 à 10.

Solution au 1000e (liqueur de Boudin) 5 à 10 gr. et plus (jusqu'à
30 gr.) — *Enfants :* un milligr. par année (de préférence en solution). La
dose maxima ne saurait être fixée *a priori* ; dans certains cas, on peut
augmenter progressivement les doses jusqu'à apparition des phénomènes
d'intolérance.

Toutes les préparations arsenicales indistinctement doivent être administrées au cours des repas (irritantes pour l'estomac).

Us. ext. — Sous forme de pâte ou de **solution concentrée hydro-alcoolique.**

PILULES

A. — *Granules de Dioscoride* (Codex).
Contenant 1 milligr. d'acide arsénieux.

B. — *Pilules Asiatiques* (Codex).
Contenant 5 milligr. d'acide arsénieux.

POUDR E

A. — Acide arsénieux ⎫
Chlorhydrate de cocaïne ⎬ ãa 1 gr.
Gomme arabique ⎭
Poudre de talc   12 —
  (Épithélioma cutané. Fromaget et Clarac.)
  En application sur l'épithélioma cutané.

SOLUTION

A. — *Solution caustique de Czerny-Trunecek.*
Acide arsénieux   1 gr.
Alcool éthylique ⎫
Eau   ⎬ ãa 75 —
  (Id.). Répéter les applications tous les jours ou tous les 2 jours, après l'ablation de l'escarre.

B. — *Solution de Boudin* (Codex).
Acide arsénieux   1 gr.
Eau distillée   1 000 —
  1 gr. contient 0 gr. 001 d'acide arsénieux.

ARSÉNITE DE POTASSE. — Sel déliquescent, employé uniquement à l'état dissous (liqueur de Fowler).

Formes pharm., posol. — La liqueur de Fowler ne présente pas une composition constante ; elle change de titre avec le temps, en s'appauvrissant en acide arsénieux ; de plus, elle est envahie facilement par les moisissures (*hygrocircus arsenicus*), aussi est-il préférable de lui substituer soit la solution de Boudin, soit des solutions d'arséniate de soude.

Us. int. — VI à XX gouttes et plus. — *Enfants* : II gouttes par année (diluer toujours dans une assez grande quantité de liquide).

Us. ext. — **Injections hypodermiques,** inusitées aujourd'hui en raison de la douleur qu'elles déterminent ; remplacées avantageusement par celles de cacodylate de soude. **Lavements.** (Renaut.)

LIQUEUR DE FOWLER

Acide arsénieux   1 gr.
Carbonate de potasse   1 —
Eau distillée Q. S. pour faire
  après refroidissement   95 —
Alcoolat de mélisse   3 gr.
  Contient 1/100 en poids d'acide arsénieux.

  XXIII gouttes pèsent 1 gr. ; I goutte contient 0 milligr. 4 d'acide arsénieux. (Éviter l'association avec la teinture de Mars.)

SOLUTIONS

A. — Liqueur de Fowler   2 gr.
Eau distillée   50 —
Laudanum   XVI gouttes.
  Injecter dans le rectum 5 à 10 cc. matin et soir. (Renaut.)

  Injections hypodermiques :

B. — Liqueur de Fowler   5 g.
Eau de laurier-cerise   10 —
  Injecter chaque jour par la voie hypodermique 1 à 2 cc. de cette solution. (Anémie pernicieuse progressive.)

C. — Liqueur de Fowler ... 4 gr.	**VIN**
Eau distillée 100 —	Vin de quinquina ... 500 cc.
2 cuillerées à café par jour, chaque cuillerée à café contient 0 gr. 002 d'As²O³.	Liqueur de Fowler ⎱ āā 5 gr. Teinture de Baumé ... ⎰
	2 cuillerées à soupe par jour.

ARSÉNIATE D'ANTIMOINE AsO⁴Sb. — Peu usité.

Propr. phys. et chim. — Poudre amorphe, blanche, insoluble dans l'eau, de composition incertaine.

Formes pharm., posol. — *Us. int.* — *Granules* à 1 milligramme, 1 à 10.

ARSÉNIATE DE FER (Arséniate ferreux). AsO⁴FeH. Contient 28 p. 100 de fer.

Propr. phys. et chim. — Poudre blanche, amorphe, verdissant au contact de l'air; insoluble dans l'eau, soluble dans les citrates et pyrophosphates alcalins.

Propr. et indic. thér. — A été employé dans la chlorose et diverses anémies; ne présente pas d'avantages particuliers sur les préparations ferrugineuses usuelles, la quantité de fer contenue dans les doses thérapeutiques étant des plus minimes.

Formes pharm., posol. — *Us. int.* — 0 gr. 01 à 0 gr. 20 en *pilules.*

ARSÉNIATE DE QUININE. — *V. Quinine.*

ARSÉNIATE DE SOUDE Na²HAsO⁴7H²O. — Renferme 36,85 p. 100 d'acide arsénique; 1 gr. correspond à 0 gr. 32 d'acide arsénieux.

Propr. phys. et chim. — Cristaux prismatiques, incolores, efflorescents au-dessus de 20°, de réaction alcaline au tournesol, soluble dans 4 p. d'eau, 50 p. d'alcool à 90°, 2 p. de glycérine.

Formes pharm., posol. — *Us. int.* — *Granules, solution* 1 à 10 milligrammes.

Liqueur de Pearson : XX à XL gouttes. — *Enfants :* V à XX gouttes.

Us. ext. — *Bains* arsenicaux (2 à 10 gr. pour un bain).

CIGARETTES ARSENICALES	**PILULES**
Contenant chacune 0 gr. 05 d'arséniate de soude. (Codex.)	Sulfate de quinine ⎱ āā 0 gr. 03 Protoxalate de fer ⎰
	Arséniate de soude ⎱
MIXTURE.	Sulfate neutre de strychnine. ⎰ āā 0 gr. 001
Arséniate de soude 0 gr. 20	Extrait de quinquina Q. S.
Gouttes amères de Baumé 10 gr.	Pour 1 pilule, 4 à 5 par jour. (Palu-
IV à VI gouttes à chaque repas.	disme chronique.)

POTION

Arséniate de soude	0 gr. 02
Bromure de potassium	2 gr. 50
Sirop de fleurs d'oranger	30 —
Eau distillée	70 —

3 cuillerées à café par jour. (Asthme, *Enfants*.)

SIROPS

A. — Arséniate de soude 0 gr. 05
Sirop de gentiane 200 gr.

20 gr. contiennent cinq millig. d'arséniate de soude.

B. — Arséniate de soude 0 gr. 06
Salicylate de soude 3 gr.
Bicarbonate de soude 8 —
Sirop de gentiane
Sirop de pensées sauvages } āā 125 gr.
Sirop de saponaire

1 cuillerée à soupe à chaque repas. (Psoriasis. Brocq.)

SOLUTIONS

A. — *Liqueur de Pearson.*
Arséniate de soude 0 gr. 05
Eau distillée 30 gr.

XX gouttes pèsent 1 gr. et contiennent x milligr. 6 d'arséniate de soude ; XII gouttes contiennent 0 gr. 001 de sel.

B — Arséniate de soude 0 gr. 10
Eau distillée 300 gr.

2 cuillerées à soupe par jour.

C. — Citrate de fer ammoniacal 10 gr.
Citrate de soude 2 —
Arséniate de soude 0 gr. 10
Eau Q. S. pour 200 cc.

2 cuillerées à café par jour.

ASA FŒTIDA. — *Fœrula asa fœtida* (Ombellifères).

Part. empl. — Gomme-résine d'un brun roux, en grosses masses bosselées, d'odeur alliacée très forte, de saveur nauséabonde.

Princ. act. — Gomme-résine, essence.

Propr. et indic. thér. — Antispasmodique, emménagogue (peu usité).

Formes pharm., posol. — *Us. int.* Poudre, en *pilules*, 0 gr. 50 à 2 gr. — *Enfants* : 0 gr. 05 par année.

Teinture alcoolique, 1 à 4 gr. — *Enfants* : V à X gouttes par année.
Teinture éthérée, 1 à 4 gr.

Us. ext. — Poudre en **lavements**, 2 à 4 gr. ; **suppositoires** (1 gr.).

LAVEMENT

Asa fœtida	2-4 gr.
Jaune d'œuf	nº 1
Eau	250 gr.

PILULES

A. — Asa fœtida 0 gr. 20
Savon médicinal Q. S.

Pour 1 pilule. 3 à 10 par jour.

B. — Asa fœtida 0 gr. 1
Extrait de belladone 0 gr. 01
Extrait de valériane 0 gr. 05

Pour 1 pilule, 5 à 10 par jour.

ARSÉNIATE DE STRYCHNINE. — V. *Strychnine.*

ASAPROL ou ABRASTOL. — Naphtylsulfate de calcium $(C^{10}H^7OSO^3)^2$.
Ca + 3H²O. 1 gr. contient 0 gr. 60 de naphtol-β.

Propr. phys. et chim. — Poudre blanche, rosée, inodore, de saveur amère. Soluble dans 0,60 p. d'eau et 2 p. d'alcool. S'élimine très vite par les urines. Ni irritant, ni toxique.

Incomp. — Avec l'antipyrine (masse humide), le sulfate de quinine et les sulfates, les bicarbonates, le perchlorure de fer.

Propr. et indic. thér. — Antithermique, antirhumatismal (succédané du salicylate de soude). Préconisé dans la malaria (Moncorvo), contre les vers intestinaux (Kern).

Formes pharm., posol. — *Us. int.* — 2 à 6 gr. en *cachets*, *potion* aromatisée, dans du café. — *Enfants:* 0 gr. 25 à 3 gr. (0 gr. 10 par année), en potion sucrée avec du sirop de tolu ou de groseille.

Us. ext. — **Lavements** (2-6 gr.).

ASEPTOL. — Acide orthophénolsulfonique, sulfocarbol ; $C^6H^4 \begin{cases} OH^{(1)} \\ SO^3H^{(2)} \end{cases}$

Propr. phys. et chim. — Liquide sirupeux, rouge, d'une odeur piquante. Soluble en toutes proportions dans l'eau, l'alcool et la glycérine.

Propr. et indic. thér. — Antiseptique, non caustique, peu toxique. Succédané de l'acide phénique.

Formes pharm., posol. — *Us. ext.* — *Solution* à 2-4 p. 100, pour le pansement des plaies ; *glycérolé* 1 p. 20.

ASPERGES. — *Asparagus officinalis* (Liliacées).

Part. empl. — Racines, jeunes pousses.

Princ. act. — Asparagine.

Propr. et indic. thér. — Diurétique ; les racines entrent dans la composition des espèces diurétiques du Codex avec lesquelles on fait le sirop des cinq racines (V. *Ache*).

Formes pharm., posol. — *Us. int.* — *Infusion* et *décoction* des racines 20 p. 1.000. *Sirop* de pointes, 20 à 30 gr.

ASPARAGINE. — Amide aspartique. $CO^2H\ CH^2\ CHAzH^2\ COAzH^2$.

Formes pharm., posol. — *Us. int.* — 0 gr. 50 en *pilules*. — *Enfants* : 0 gr. 02 à 0 gr. 05.

ASPIDOSPERMINE. — V. *Quebracho*.

ASPIRINE. — Acide salicylacétique. $CO^2H\ C^6H^4\ CO^2\ CH^3$.

Propr. phys. et chim. — Aiguilles blanches, de saveur acide, solubles dans 100 p. d'eau à 37° ; plus facilement solubles dans l'alcool, l'éther. La solution aqueuse n'est pas colorée en violet par le perchlorure de fer. Ne se décompose que dans l'intestin, en milieu alcalin (Dreser).

Incomp. — Avec le bicarbonate de soude en cachets. (Saponification de l'éther acétyl-salicylique par le sel alcalin) ; avec l'acétate d'ammoniaque.

Propr. et indic. thér. — Antithermique employé dans le rhumatisme, les pseudo-rhumatismes infectieux (Wohlgemuth, Grawitz), la grippe, contre la fièvre des tuberculeux (provoque dans ce cas des sueurs profuses : doit être employée avec prudence) ; comme analgésique, dans les névralgies (par doses fractionnées de 0 gr. 50).

Formes pharm., posol. — *Us. int.* — 1 à 3 gr. en *cachets, comprimés, granules, solution* dans l'eau alcoolisée. — *Enfants :* 0 gr. 10 à 0 gr. 20 par année.

Us. ext. — **Lavements** glycérinés.

TROPINE. — Voir *Belladone.*

UBÉPINE. — *Crategus Oxyacantha* (Rosacées).

Part. empl. — Fleurs.

Propr. et indic. thér. — Tonique, cardiaque (action très faible), non diurétique. Préconisé par M. Huchard contre les troubles fonctionnels du cœur.

Formes pharm., posol. — *Us. int.* — **Infusion de fleurs,** 10 p. 1000. **Teinture** X gouttes, trois à cinq fois par jour.

UNÉE. — *Inula Helenium* (Composées).

Part. empl. — Racine.
Princ. act. — Inuline ; hélénine.
Propr. et indic. thér. — Antiseptique des voies aériennes (Korab). préconisé dans la tuberculose pulmonaire, la gangrène pulmonaire, la dilatation des bronches.
Formes pharm., posol. — *Us. int.* — **Poudre :** 2 à 10 gr.
Us. ext. — **Décoction :** 5 p. 1 000.

ÉLÉNINE ou INULINE $(C^6H^{10}O^5)^n + H^2O$ (Amidon des Composées).

Propr. phys. et chim. — Poudre blanche, cristalline, odorante, de saveur âcre, peu soluble à froid dans l'eau ou l'alcool, plus soluble dans l'éther et les essences. N'est pas un principe défini.
Propr. et indic. thér. — Préconisée contre la leucorrhée (Hamonic).
Formes pharm., posol. — *Us. int.* — 0 gr. 25 à 0 gr. 40 en *pilules.* — *Enfants :* 0 gr. 01 à 0 gr. 02 par année.

VOINE. — *Avena sativa* (Graminées).

Part. empl. — Semences. La semence mondée ou décortiquée constitue le gruau d'avoine.
Propr. et indic. thér. — Excellent aliment pour l'enfant et pour certains dyspeptiques, laxatif. *Us. int.* — Gruau, en *tisane* 20 p. 1 000.

YA PANA. — *Eupatorium triplinerve* (Composées).

Part. empl. — Feuilles et sommités.

Propr. et indic. thér. — Sudorifique.
Formes pharm., posol. — *Us. int.* — *Tisane*, 20 p. 1000.

AZOTE (PROTOXYDE D'). — Gaz hilarant. Az^2O.

Propr. phys. et chim. — Gaz incolore, $d = 1,527$, sans odeur.
Propr. et indic. thér. — Anesthésique général ou local, inusité aujourd'hui.
Formes pharm. — On le trouve liquéfié sous pression, contenu dans des récipients métalliques.

AZOTIQUE (ACIDE) AzO^3H.

Propr. phys. et chim. — L'acide azotique dit officinal (D = 1,39) contient 63 p. 100 d'acide monohydraté.
Liquide incolore, dont XXIII gouttes pèsent 1 gr.
Propr. et indic. thér. — Peu usité à l'intérieur.
Employé localement comme caustique contre les verrues, les végétations.
Formes pharm., posol. — *Us. int.* — X à XXX gouttes, en *potion*.
— *Enfants* : V à X gouttes.
Limonade : 2 gr. p. 1000.
Us. ext. — Pur.

GOUTTES

A. — Acide nitrique pur	3 gr.
Acide chlorhydrique	4 —
Alcool à 80°	12 —
Eau distillée	16 —

Ne boucher que 2 heures après le mélange.

X à XX gouttes aux repas. (Hypopepsie.)

LIMONADE

Acide nitrique (D. I. 39)	2 gr.
Eau distillée	875 —
Sirop de sucre	125 —

(Codex.)

ESPRIT DE NITRE DULCIFIÉ

B. — Acide azotique officinal	78 gr.
Eau distillée	22 —
Alcool à 90°	300 —

XXX à LX gouttes dans de l'eau.

LIMONADE SULFO-NITRIQUE

Acide sulfurique	2 gr. 80
— azotique	0 gr. 80
Alcool à 80°	18 gr.

Après 48 heures, ajoutez :

| Sirop de limons | 50 gr. |
| Eau | 200 — |

(Coutaret.)

1 cuillerée à soupe à chaque repas. (Dyspepsie avec fermentations ?)

AZOTATE DE POTASSE. — V. *Potasse.*

AZOTATE DE SOUDE. — V. *Soude.*

B

BADIANE. — Anis étoilé, anis de la Chine. *Illicium anisatum.* (Magnoliacées).

Part. empl. — Fruits (sans les graines).
Princ. act. — Huile essentielle.
Propr. et indic. thér. — Stimulant, stomachique, aromatique, prescrit en infusion contre le météorisme.
Formes pharm., posol. — *Us. int.* — **Poudre :** 1 à 4 gr. en cachets. — *Enfants :* 0 gr. 50 à 1 gr.
Infusion : 10 p. 1000.
Teinture : 1 à 20 gr.

BARDANE. — Glouteron. *Lappa communis* (Composées).

Part. empl. — Racines, semences, feuilles.
Princ. act. — Inuline.
Propr. et indic. thér. — Sudorifique, diurétique.
Formes pharm., posol. — *Us. int.* — 10 à 20 gr. en *infusion·*

TISANE DÉPURATIVE		
Feuilles de séné	2 gr.	Pensées sauvages 2 gr.
Racines de bardane		Pour 1 paquet. En infusion, à pren-
— de saponaire	ãã 4 —	dre le soir au coucher.

BARYUM (CHLORURE DE). — $BaCl^2$.

Propr. phys. et chim. — Lamelles blanches, de saveur âcre, inodores, solubles dans 28 p. d'eau, 400 p. d'alcool.
Incomp. — Sulfates, phosphates, borates, eau non distillée.
Propr. et indic. thér. — Utilisé dans les cardiopathies encore peu avancées, élève la pression artérielle.
Formes pharm. posol. — *Us. int.* — 0 gr. 10 à 0 gr. 15 en 3 à 5 p. 100 d'eau en *potion, solution* pendant deux à trois jours.

BAUME DU PÉROU. — Provient du *Myroxylon Peruiferum* (Légumineuses).

Princ. act. — Acide cinnamique, acide benzoïque ; résine.
Propr. phys. et chim. — Liquide brun foncé, d'odeur agréable, insoluble dans l'eau, incomplètement soluble dans l'alcool et l'éther.
Toxic. — À employer avec prudence chez les enfants et les brightiques.
Propr. et indic. thér. — Employé rarement à l'intérieur, dans les bronchites chroniques ; le plus souvent à l'extérieur, dans le traitement de la gale, de certaines dermatoses, des rhinites, de la leucoplasie buccale (Rosenberg). Sert à masquer (dans les pommades) l'odeur désagréable de certains médicaments.
Formes pharm., posol. — *Us. int.* — 0 gr. 50 à 2 gr. en *pilules, potion.* — *Enfants :* 0 gr. 05 par année.
Us. ext. — Pur ; en *glycéré, pommade, liniment, mixture pour inhalations.*

GLYCÉRÉ

Chlorhydrate de cocaïne	0 gr. 10
Baume du Pérou	2 gr.
Acide borique	2 —
Glycérine	60 —

En applications sur la langue dans la leucoplasie buccale. (Besnier.)

LINIMENT

Huile d'olives	20 gr.
Onguent styrax	25 —
Baume du Pérou	5 —

(Piqûres d'insectes, gale infantile).

MIXTURES

A. — Baume du Pérou ... 4 gr.
Menthol ... 1 —
Teinture de benjoin ... 60 —

1 cuillerée à café dans un bol d'eau bouillante, en inhalations.

B. — Eau de laitue ... 200 gr.
Glycérine pure ... 50 —
Teinture du Pérou ... 15 —
Salicylate de soude ... 4 gr.

En lotions, deux fois par jour (Gerçures des mains, Brocq).

PILULES

A. — Baume du Pérou ... 0 gr. 10
Terpine ... Q. S.
Benjoin pulvérisé ... 0 gr. 05

Pour 1 pilule. 4 à 6 par jour. (Bronchite.)

B. — Baume du Pérou ... 0 gr. 05
Baume de tolu ... 0 gr. 05
Térébenthine de Venise ... 0 gr. 05
Poudre d'opium ... 0 gr. 02
Excipient, Q. S.

Pour 1 pilule. 4 à 5 par jour. (Bronchite. Huchard.)

POMMADES

A. — Baume du Pérou ... 10 gr.
Lanoline ... 25 -
Vaseline ... 25 —
(Gale.)

B. — Baume du Pérou ... 10 gr.
Naphtol ... 5 —
Vaseline ... 45 gr.
(Prurit.)

C. — Baume du Pérou
Acide salicylique $\overline{\overline{a}}\overline{a}$ 0 gr. 50
Résorcine
Lanoline $\overline{\overline{a}}\overline{a}$ 25 gr.
Vaseline

A appliquer pendant la nuit. (Pelade, Jeanselme.)

BAUME DE TOLU. — Extrait du *Balsamodendron toluiferum* (Légumineuses).

Propr. phys. et chim. — Résine brun clair, solide, aromatique insoluble dans l'eau, soluble dans l'alcool. l'éther, le chloroforme.

Propr. et indic. thér. — Employé au déclin des trachéo-bronchites et dans les bronchites chroniques.

Formes pharm., posol. — *Us. int.* — 0 gr. 50 à 2 gr. en *pilules*.

Sirop : 30 à 60 gr.

Teinture : 4 à 10 gr. en potion.

Tablettes (0 gr. 05 par tablette).

Us. ext. — *Teinture* en *vaporisations, pulvérisations.*

MIXTURES

A. — Teinture de benjoin
Teinture de baume de tolu $\overline{\overline{a}}\overline{a}$ 15 gr.

Faire évaporer dans une casserole contenant un litre d'eau bouillante (en vaporisations).

B. — Menthol ... 1 gr.
Eucalyptol ... 2 —
Essence de thym ... 5 —
— de lavande ... 5 —
Teinture de tolu ... 10 —
Alcool à 90° ... 100 —

1 cuillerée à café dans une casserole d'eau bouillante pour inhalations.

PILULES

A. — Baume de tolu
Benzoate de gaïacol } ãã 0 gr. 10
Pour 1 pilule. 5 à 10 par jour.

B. — Baume de tolu 0 gr. 10
Acide benzoïque
Poudre de benjoin } ãã 0 gr. 05
Pour 1 pilule. 4 à 10.

POTION

Sirop de tolu 300 gr.
Eau de laurier-cerise 100 —
Teinture d'aconit C gouttes.
  Plusieurs cuillerées à dessert par jour.
(Grasset.)

SIROP

Sirop de tolu
  — de codéine
  — de Désessartz } ãã 100 gr.
3 à 4 cuillerées à soupe par jour
(Bronchite).

BELLADONE. — *Atropa belladona* (Solanées).

Part. empl. — Feuilles fraîches ; feuilles sèches ; racines.

Les racines étaient, il y a peu de temps encore, considérées comme plus riches en principe actif que les feuilles. D'après M. Lefort, la richesse des racines en alcaloïde s'appauvrit à mesure qu'elles vieillissent, tandis que la composition des feuilles est à peu près constante (environ 5,5 p. 1000). L'emploi des préparations de feuilles est donc préférable à celui des préparations de racines. La poudre de feuilles doit être fraîchement préparée, car elle s'altère facilement.

Princ. act. — Atropine. Hyosciamine. Hyoscine.

Toxic. — L'intolérance est annoncée par la dilatation considérable des pupilles, la sécheresse de la gorge, la congestion du visage, l'excitation cérébrale, l'accélération des battements du cœur. La tolérance est très variable suivant les sujets, ce qui commande la prudence dans l'emploi au début d'un traitement et le fractionnement des doses.

Propr. et indic. thér. — Sédatif puissant du système nerveux : utilisée à ce titre dans l'asthme, la coqueluche, les toux spasmodiques, la laryngite striduleuse, l'épilepsie, la chorée, l'éclampsie infantile, l'incontinence nocturne des urines, dans certaines névralgies, les douleurs d'origine gastrique ou intestinale, la constipation spasmodique, la colique de plomb.

Modérateur des sécrétions, ce médicament est employé dans les bronchites aiguës avec hypersécrétion, contre les sueurs nocturnes des phtisiques. Il est encore utile dans l'urticaire chronique et agit aussi comme mydriatique (V. *Atropine*).

Pour l'usage externe, la belladone entre dans la composition d'un grand nombre de topiques calmants (pommades, liniments, emplâtres, suppositoires). Elle est utilisée notamment contre les hémorroïdes et les fissures à l'anus.

Les feuilles sont encore employées en fumigations dans l'asthme (cigarettes).

Formes pharm., posol. — *Us. int.* — **Poudre de racines** en cachets, pilules, 0 gr. 02 à 0 gr. 10. — *Enfants :* 5 milligrammes par année.

Poudre de feuilles (fraîchement préparée) : 0 gr. 05 à 0 gr. 20. — *Enfants :* 5 milligrammes à 0 gr. 01 par année.

Extrait de suc de feuilles (1 gr. contient environ 0 gr. 022

d'alcaloïdes) : 0 gr. 02 à 0 gr. 06 en potion, solution. — *Enfants* : 1 à 2 milligrammes par année. Complètement soluble dans l'eau, la glycérine. C'est l'extrait officinal.

Extrait alcoolique de racines (1 gr. contient 0 gr. 027 d'atropine) : 0 gr. 01 à 0 gr. 05. — *Enfants* : 1 à 2 milligrammes par année. Soluble dans l'alcool ; imparfaitement soluble dans l'eau et la glycérine.

Teinture de feuilles : LIII gouttes pèsent 1 gr. et contiennent de 0 gr. 0002 à 0 gr. 0007 d'alcaloïdes. V à XL gouttes. — *Enfants* : II gouttes par année.

Alcoolature de feuilles fraîches : LIII gouttes pèsent 1 gr. et contiennent 0 gr. 0005 d'alcaloïdes ; moins employée que la teinture.

Sirop : contient 1 gr. 50 ou LXXV gouttes de teinture par 20 gr. 5 à 20 gr. — *Enfants* : 1 gr. par année.

Us. ext. — **Décoction de feuilles** : 5 p. 100.

Extrait de suc de feuilles : 1 à 4 gr. en pommade ; 0 gr. 02 à 0 gr. 06 en suppositoires ; **emplâtre**.

Les feuilles sèches s'emploient à la dose de 1 gr. dans les cigarettes antiasthmatiques et font partie des espèces narcotiques (morelle, ciguë, jusquiame, nicotiane, belladone et pavot).

Les feuilles fraîches entrent dans la formule du baume tranquille et de l'onguent populéum.

CIGARETTES

Feuilles de jusquiame } āā 0 gr. 20
   — de stramoine }
   — de belladone   0 gr. 30
   — de phellandrie   0 gr. 05
Extrait d'opium   0 gr. 01
   Pour une cigarette. (Asthme.)

GLYCÉROLÉ

Extrait de belladone   1 gr.
Glycérolé d'amidon   10 —

MIXTURES

A. — Teinture de belladone
Teinture de drosera
   — de grindelia } āā 2 gr.
Alcoolature de racines d'aconit.

Elixir parégorique
Eau de laurier-cerise } āā 2 gr.
   V à X gouttes, 3 à 4 fois par jour. (Toux. Comby.)

B. — Teinture de belladone   5 gr.
Teinture de jusquiame   10 —
   — de coca   10 -
   XX gouttes dans de l'eau sucrée, 3 à 6 fois par jour. (Douleurs gastriques.)

C. — Teinture de belladone
Alcoolature de racines d'aconit } āā 5 gr.
   V à X gouttes, matin et soir. (Coqueluche.)

D. — Eau de Cologne   90 gr.
Teinture de belladone   15
   Se frotter les mains, deux fois par jour, avec une demi-cuillerée à café de cette mixture. (Transpiration des mains.)

PILULES

A. — Extrait de belladone
Poudre de racine de belladone } āā 0 gr. 02
   Pour 1 pilule. 1 à 3 par jour. (Asthme, épilepsie.)

B. — Extrait de belladone   0 gr. 02
Ergotine   0 gr. 10
   Pour 1 pilule. 2 à 6 par jour. (Myélites aiguës.)

C. — Extrait de belladone   0 gr. 01
Lupulin
Camphre } āā 0 gr. 06
   Pour 1 pilule. 2 à 5 par jour. (Spermatorrhée, Gallois.)

POMMADES

A. — Extrait de belladone   4 gr.
Vaseline   30 —

B. — Extrait de belladone   3 gr.
Onguent populéum   30 —
  (Hémorroïdes.)

POTIONS

A. — Extrait de belladone   0 gr. 05
Sirop thébaïque   20 gr.
Eau de fleurs d'oranger   10 —
Eau distillée Q. S. pour   150 cc.

B. — Sirop de belladone   30 gr.
Eau chloroformée saturée } ãã 60 gr.
Eau de menthe
  (Gastralgie.)

POUDRES

Bicarbonate de soude } ãã 0 gr. 50
Craie préparée
Magnésie calcinée   0 gr. 25
Poudre de racines de bella-
done   0 gr. 02
  Pour 1 paquet. Un à chaque repas.
(Hyperpepsie. Lyon.)

SIROPS

A. — Sirop de belladone   25 gr.
Sirop de tolu, Q. S. pour   125 cc.
1 gr. de sirop de bella-
done par   5 cc.
De la naiss. à 2 ans. 1 à 2 cuill. à café.
De 2 à 5 ans   4   —
Après 5 ans   6   —
  (Coqueluche.)

B. — Sirop d'éther }
Sirop d'opium   } ãã 20 gr.
  — de belladone }
  — de fleurs d'oranger }
  10 à 20 gr. par jour, par cuillerées à café. (Coqueluche chez l'*enfant*. Trousseau.)

C. — Sirop de belladone } ãã 40 gr.
Sirop de morphine
Sirop de baume de tolu } ãã 60 gr
  — de capillaire
  2 à 4 cuillerées à soupe par jour. (Toux.)

D. — Teinture de belladone X gouttes
Teinture de drosera   XXX   —
Sirop diacode   30 gr.
  — de laurier-cerise   20 —
  — de tolu Q. S. pour   150 cc.
  3 à 4 cuillerées à soupe par jour, chez les enfants. (Coqueluche.)

E. — Sirop de belladone   10 gr.
Chlorhydrate de cocaïne   0 gr. 25
  Pour frictions sur les gencives pendant le travail de la dentition.

SUPPOSITOIRES

A. — Extrait d'opium   0 gr. 02
Extrait de belladone   0 gr. 01
  Beurre de cacao, Q. S. pour un suppositoire. 1 à 3 par jour.

B. — Extrait de belladone   0 gr. 02
Chlorhydrate de cocaïne   0 gr. 01
Beurre de cacao   Q. S.
  Pour 1 suppositoire. 1 à 3 par jour.

ATROPINE (identique avec la daturine) tropate de tropine. $C^{17}H^{23}AzO^3$.

Principe actif de la belladone.

Propr. phys. et chim. — Aiguilles soyeuses, solubles dans 250 p. d'eau, dans 8 d'alcool froid, dans 43 de glycérine, 25 d'éther, 3 de chloroforme et dans les huiles végétales.

On emploie surtout son sulfate, sel neutre, très soluble dans l'eau.

COLLYRE HUILEUX

Atropine pure   0 gr 10-0 gr. 20
Huile d'olives, lavée à l'eau
et à l'alcool et stérilisée   20 gr.
        (Panas.).

SOLUTION

Atropine   0 gr. 10
Glycérine à 28°   35 cc.
Eau distillée   15 cc.
Alcool à 95°, Q. S. pour   100 cc.
  Cette solution donne au compte gouttes normal LIII gouttes pour 1 gr. et chaque gramme correspond à 1 milligr. d'atropine. (Pouchet.)

ATROPINE (SULFATE NEUTRE D') $(C^{17}H^{23}AzO3)^2SO^4H^2$, contient 85,30 p. 100 d'atropine.

Propr. phys. et chim. — Sel amorphe, blanc, soluble dans 1 p. d'eau, 8 p. d'alcool à 90°, insoluble dans l'éther et le chloroforme.

Incomp. — Avec le tannin (précipité). Ses incompatibilités sont celles des alcaloïdes en général (V. *Aconitine*).

L'antagonisme physiologique avec la morphine est incontestable; l'association des deux alcaloïdes est cependant utilisée avec avantage en thérapeutique, l'atropine empêchant les vomissements que provoque parfois la morphine.

Toxic. — Très toxique, ce qui doit rendre très circonspect dans son emploi.

Propr. et indic. thér. — Dilate la pupille, agit comme antisudoral et antisécréteur ; comme sédatif de la douleur ; comme antispasmodique et antiémétisant ; comme accélérateur du pouls et du cœur ; comme excitant des fibres musculaires lisses de l'intestin.

Utilisé surtout en thérapeutique oculaire, dans tous les cas où il est nécessaire d'obtenir la mydriase et de calmer les douleurs oculaires (iritis, kératite avec photophobie, perforation de la cornée). S'en abstenir dans les cas de glaucome ou de tension intra-oculaire exagérée. Comme antinévralgique est peu usité ; dans l'épilepsie il produit une sédation incontestable, mais sa toxicité en limite l'emploi. Comme antisudoral, dans la tuberculose pulmonaire ; comme antisécréteur, dans l'hypersécrétion gastrique continue (Ferrannini), dans le coryza ; comme antiémétisant, associé à la morphine ; comme antidote de la muscarine, dans l'empoisonnement par les champignons.

Comme accélérateur du pouls et du cœur, dans la bradycardie des convalescents (Huchard).

Association de l'atropine et de la morphine préconisée par Dastre et Morat pour prévenir la syncope, au cours de la narcose chloroformique.

Formes pharm., posol. — *Us. int.* — Un demi-milligramme à un milligramme et demi (par doses fractionnées), en *granules* ou mieux *solution.* — *Enfants* : de 5 à 10 ans, un demi-milligramme.

Us. ext. — En *injections hypodermiques* (seul ou associé à la morphine) 1/2 milligramme par injection ; en *collyre*.

<table>
<tr><td colspan="2">COLLYRE</td><td colspan="2">MIXTURE</td></tr>
<tr><td>Sulfate neutre d'atropine</td><td>0 gr. 02 à 0 gr. 05</td><td>Chlorhydrate de cocaïne</td><td>0 gr. 10</td></tr>
<tr><td>Eau distillée</td><td>10 gr.</td><td>Chlorhydrate de morphine</td><td>0 gr. 10</td></tr>
<tr><td colspan="2">Instiller I à III gouttes.</td><td>Sulfate neutre d'atropine</td><td>0 gr. 01</td></tr>
<tr><td colspan="2"></td><td>Ergotine Bonjean</td><td>1 gr.</td></tr>
<tr><td colspan="2" align="center">GRANULES</td><td>Eau distillée de laurier-cerise</td><td>10 gr.</td></tr>
<tr><td>Sulfate neutre d'atropine</td><td>un demi-milligr.</td><td colspan="2">V à XX gouttes par jour, par doses</td></tr>
<tr><td>Pour 1 granule.</td><td></td><td colspan="2">fractionnées. (Hypersécrétion continue A. Robin.)</td></tr>
</table>

POMMADE

Vaseline blanche	20 gr.
Sulfate neutre d'atropine	0 gr. 01
Dionine	0 gr. 01
Iodoforme	0 gr. 20
(Kératite. Terrien.)	

SOLUTIONS

Injections hypodermiques :

A. — Chlorhydrate de mor-
phine .... 0 gr. 20

Sulfate neutre d'atropine	0 gr. 01
Eau distillée bouillie	20 gr.

1 centimètre cube contient 0 gr. 01 de morphine et un demi-milligr. de sulfate neutre d'atropine. 1 à 3 injections d'un centimètre cube par jour.

B. — Sulfate d'atropine ... 0 gr. 01
Eau distillée .... 10 gr.

X gouttes par jour, en 3 prises. (Hypersécrétion continue. Mathieu.)

ATROPINE (VALÉRIANATE D') $C^{17}H^{23}AzO^3$, $C^5H^{10}O^2 + H^2O$.

Propr. phys. et chim. — Poudre blanche très soluble dans l'eau moins soluble dans l'alcool, presque insoluble dans l'éther. Renferme 70,66 p. 100 d'atropine.

Prop. et indic. thér. — Comme le précédent (peu usité).

HOMATROPINE $C^{16}H^{21}AzO^3$. — Alcaloïde artificiel; tropéine obtenue en

éthérifiant la base tropine par l'acide phénylglycolique.

Propr. phys. et chim. — Petits prismes incolores, de saveur amère, peu solubles dans l'eau, très solubles dans l'alcool et le chloroforme.

Propr. et indic. thér. — Mêmes propriétés mydriatiques que l'atropine, avec l'avantage d'une toxicité très faible et d'une action irritante locale à peu près nulle.

On utilise son bromhydrate.

HOMATROPINE (BROMHYDRATE D') $C^{16}H^{21}AzO^3,HBr$. — Poudre

cristalline amère, soluble dans 10 p. 100 d'eau.

COLLYRE

Bromhydrate d'homatropine	gr. 02
Eau distillée de laurier-cerise	—
Eau distillée	—

I à II gouttes par jour, chez les myopes pour combattre le spasme de l'accommodation.

MÉTHYLATROPINE (BROMHYDRATE DE) $C^{18}H^{25}AzO^3HBr$.

Prop. phys. et chim. — Cristallise en lames blanches, soluble dans l'eau ou l'alcool étendu.

Propr. et indic. thér. — Les mêmes que celles de l'atropine, moins toxique. A été employé contre les sueurs nocturnes des phtisiques. Mydriatique faible.

Us. int. — 6 à 12 milligrammes en *granules*.

Formes pharm., posol. — *Us. ext.* — *Collyre* (solution au 100ᵉ).

BENJOIN. — Suc résineux provenant des incisions faites au tronc d'un arbre de l'Indo-Chine, du Siam : le Styrax Benzoin.

Propr. phys. et chim. — Composition chimique complexe : mélange de différentes résines constituées par des éthers d'alcools particuliers, les résino-tannols et par l'acide benzoïque.

Princ. act. — Huile volatile; acide benzoïque.

Incomp. — Avec l'eau de chaux, celles de l'acide benzoïque en général.

Propr. et indic. thér. — Balsamique usité dans la bronchite chronique (entre dans la composition des pilules de Morton).

A l'extérieur, employé en dermatologie contre les engelures, les crevasses des mains et des seins; fait partie de certains cosmétiques; préserve l'axonge de la rancidité. Employé en vaporisations (teinture).

Employé mélangé à d'autres poudres, en insufflations dans le coryza, la coqueluche.

Employé comme hémostatique (*Eau de Pagliari*).

Formes pharm., posol. — *Us. int.* — **Poudre** : 0 gr. 50 à 2 gr.

Teinture : 2 à 10 gr. — *Enfants* : V-X gouttes par année.

Us. ext. — **Poudre en fumigations; teinture en lotions, pommades, inhalations.**

FUMIGATIONS

Benjoin pulvérisé	15 gr.

A projeter sur des charbons ardents.

MIXTURES

A. — *Lait virginal.*

Teinture de benjoin	10 gr.
Eau de roses	400 —

B. — Eau de roses	40 gr.
Glycérine	20 —
Borate de soude	8 —
Teinture de benjoin	12 —

En applications sur les crevasses du sein (Marfan).

C. — Teinture de benjoin } ãã 50 gr.
Teinture d'eucalyptus }
Menthol 1 à 2 gr.

1 cuillerée à café dans un bol d'eau bouillante, en vaporisations.

POMMADES

A. — Teinture de benjoin	10 gr.
Oxyde de zinc	5 —
Vaseline	10 —
Beurre de cacao	30 —
Essence de roses	II gouttes.

(Crevasses du mamelon; Gilbert et Yvon.)

B. — Lanoline	30 gr.
Vaseline	15 —
Eau	5 —
Teinture de benjoin	3 —
(Prurit.)	

POTION

Teinture de benjoin	1-2 gr.
Teinture de cannelle	10 —
Sirop d'écorce d'oranges amères	40 —
Vin de Banyuls Q. S. pour	150 cc.
(Bronchite chronique.)	

POUDRE

Benjoin pulvérisé } ãã 5 gr.
Salicylate de bismuth }
Sulfate de quinine 1 gr.

(A priser dans le coryza; Cartaz et Moizard.)

VERNIS

A. — *Stérésol.*

Gomme laque purifiée	10 gr.
Benjoin purifié	16 —
Baume de tolu	10 —
Acide phénique cristallisé	100 —
Essence de cannelle de Chine	6 —
Saccharine	6 —
Alcool	Q. S. pour un litre.
(Berlioz.)	

Employé en badigeonnages dans l'angine diphtérique, et surtout comme topique protecteur des érosions de la face, du mamelon, etc.

B. — *Adhésol.*

Résine copal	35 gr.	
Benjoin	3 —	
Tolu sec	3 —	
Éther	100 —	
Essence de thym	2 —	
Naphtol α	0 gr. 30	

(Dufau.)

Dépose rapidement un enduit adhérent sur les plaies aseptiques, ou même sur les muqueuses.

BENZOÏQUE (*Acide*). — Fleurs de benjoin ; acide phénylcarbonique $C^6H^5CO^2H$.

Part. empl. — 3 variétés : 1º l'acide tiré du benjoin ; 2º l'acide de synthèse obtenu par oxydation du toluène ; 3º l'acide extrait de l'urine des herbivores par dédoublement de l'acide hippurique en glycocolle et acide benzoïque.

Propr. phys. et chim. — Cristaux blancs, brillants, de saveur brûlante ; soluble dans 500 p. d'eau à 5º et 200 à 20º ; 2,5 d'alcool, 3 d'éther, 10 de glycérine. Est éliminé à l'état d'acide hippurique.

Propr. et indic. thér. — A l'intérieur, utilisé dans les infections pulmonaires aiguës, dans les bronchites chroniques, où il agit à la fois comme expectorant, modificateur des sécrétions et stimulant ; ses propriétés balsamiques sont utilisées dans les pyélo-néphrites.

Ses propriétés stimulantes sont exaltées par l'asssociation avec le camphre, l'élixir parégorique.

On emploie plutôt le benzoate de soude, mieux toléré ; le sirop de tolu renferme des traces d'acide benzoïque.

A l'extérieur, usité comme antiseptique buccal.

Formes pharm., posol. — *Us. int.* — 0 gr. 20 à 2 gr., en *potion, poudre, solution.*

Enfants : 0 gr. 10 par année.

PAQUETS

Camphre pulvérisé	} ãã 0 gr. 10	
Acide benzoïque		
Poudre de sucre	1 gr.	

Pour 10 paquets. Un toutes les heures (Broncho-pneumonie infantile. Marfan.)

PILULES

A. — Terpine

Terpine	} ãã 0 gr. 10	
Acide benzoïque		
Poudre thébaïque	0 gr. 01	

Pour 1 pilule. 4 à 6 par jour. (Bronchite chronique.)

Pilules de Morton.

B. — Cloportes pulvérisés — 0 gr. 090

Gomme ammoniaque	0 gr. 045
Acide benzoïque	0 gr. 030
Safran	0 gr. 005
Baume de tolu sec	0 gr. 005
Baume de soufre anisé	0 gr. 030

Pour 1 pilule. 2 à 6 par jour.

SOLUTION

Acide thymique	0 gr. 25
— benzoïque	3 —
Teinture d'eucalyptus	15 —
Alcool	100 —
Essence de menthe poivrée	0 gr. 75

1/2 c. à café dans un verre d'eau. (Antisepsie buccale. Miller.)

BENZOATE D'AMMONIAQUE $C^6H^5 — CO^2AzH^4$.

Propr. phys. et chim. — Sel neutre, très soluble dans l'eau ; perd une partie de son ammoniaque à l'air et en solution aqueuse, et se convertit en benzoate acide.

Propr. et ind. thér. — Les mêmes que celles du benzoate de soude. Peu usité.

Formes pharm., posol. — Les mêmes que celles du benzoate de soude. — *Enfants* : 0 gr. 05 par année.

BENZOATE DE CALCIUM $(C^7H^5O^2)^2Ca + 4H^2O$.

Prop. phys. et chim. — Soluble dans 20 p. d'eau froide, très soluble dans l'eau bouillante.

Propr. et indic. thér. — Employé contre la goutte, la gravelle, l'uricémie.

Formes pharm., posol. — *Us. int.* — 0 gr. 20 à 2 gr. en **cachets**, **sirop**.

BENZOATE D'EUGÉNOL. — V. *Eugénol.*

BENZOATE DE LITHINE. — V. *Lithine.*

BENZOATE DE MERCURE. — V. *Mercure.*

BENZOATE DE SOUDE $C^7H^5O^2Na + H^2O$.

Propr. phys. et chim. — Poudre blanche, soluble dans 2,5 p. d'eau, et 13 d'alcool à 90°.

Incomp. — Acides; sels acides (décomposition); caféine, en cachets mélange déliquescent).

Propr. et indic. thér. — Employé dans les angines, les laryngites aiguës; la trachéo-bronchite; la coqueluche. Comme diurétique, dans la goutte, l'uricémie; comme antiseptique des voies urinaires, dans les cystites, pyélo-néphrites; comme cholagogue et antiseptique des voies biliaires dans la lithiase biliaire.

Utilisé pour le lavage de l'estomac (solution à 5-10 p. 1000) dans la gastrite hypopeptique, pour le lavage de l'intestin, et comme topique dans le muguet.

Formes pharm., posol. — *Us. int.* — 0 gr. 50 à 5 gr. en **cachets**, **pilules, sirop, solution.** — *Enfants* : 0 gr. 20 par année.

Us. ext. — **Solution** à 5-10 p. 1000.

CACHETS	**COLLUTOIRE**
A. — Benzoate de soude ⎱ ãã 0 gr. 50 Salicylate de soude ⎰	Benzoate de soude 10 gr. Glycérine 20 —
Pour un cachet, 3 par jour. (Lithiase biliaire.)	(Muguet.)
	MIXTURE
B. — Benzoate de soude ⎱ ãã 0 gr. 50 Borate de soude ⎰	Alcoolé de lavande — de menthe — de citron ⎱ ãã 5 gr. Teinture de myrrhe — de quillaya ⎰
Pour 1 cachet. 2 à 6 par jour. (Cystite purulente.)	

Benzoate de soude 2 gr.
Quelques gouttes sur le coin d'un mouchoir. (Séborrhée de la face.)

PILULES

Terpine } āā 0 gr. 10
Benzoate de soude
Pour 1 pilule. 4 à 6 par jour.

POTIONS

A. — Benzoate de soude 10 gr.
Alcoolature de racines
d'aconit XX gouttes.
Eau de laurier-cerise 5 gr.
Sirop de tolu } āā 30 gr.
Sirop de codéine
Eau Q. S. pour 120 cc.
A prendre en 3 ou 4 fois, dans les 24 heures. (Trachéo-bronchite. Ruault.)

B. — Julep gommeux 60 cc.
Terpine 0 gr. 30
Benzoate de soude 0 gr. 60

Autant de cuillerées à café que l'enfant a de semestres. (Bronchite aiguë. Marfan.)

D. — Benzoate de soude 4-6 gr.
Sirop de térébenthine } āā 25 —
Sirop de tolu
Eau distillée Q S pour 125 cc.
1 cuillerée à soupe, 3 heures après chaque repas, dans une tasse d'infusion de bourgeons de sapin. (Pyélites.)

SIROPS

A. — Benzoate de soude 20 gr.
Sirop de tolu 200 cc.
Sirop diacode 100 —
3 à 5 cuillerées à soupe par jour. (Laryngites, trachéo-bronchites.)

B. — Benzoate de soude 5 gr.
Sirop de tolu 50 cc.
Sirop de gomme 50 —
Sirop de Désessartz 50 —
4 cuillerées à dessert par jours. (Bronchite, *Enfants.*)

BENZONAPHTOL. — Benzoate de naphtol β. Éther benzoïque du naphtol β, $C^6H^5CO^2C^{10}H^7$.

Propr. phys. et chim. — Poudre blanche, cristalline, sans odeur ni saveur. Presque insoluble dans l'eau (1 p. 10000); peu soluble dans l'alcool (4 p. 1000). Se décompose dans l'intestin, où le naphtol exerce son action désinfectante; l'acide benzoïque (dont il renferme 49,2 p. 100) est éliminé à l'état d'acide hippurique.

Propr. et indic. thér. — Antiseptique intestinal, usité dans les diarrhées avec fermentations putrides, dans les maladies infectieuses avec déterminations intestinales (fièvre typhoïde, grippe, etc.). Peut être employé utilement dans la médecine infantile, en raison de son insipidité et de l'absence d'action irritante.

Formes pharm., posol. — *Us. int.* — 1 à 6 gr., en *cachets*, en *suspension dans de l'eau, du lait,* dans une *potion gommeuse,* sous forme de *granulé.*

Enfants : 0 gr. 20 par année.

CACHETS

A. — Benzonaphtol 0 gr. 50
Magnésie calcinée } āā 0 gr. 25
Craie préparée
Pour 1 cachet. 1 à 2 après chaque repas. (Fermentations gastro-intestinales.)

B. — Benzonaphtol 0 gr. 50
Dermatol 0 gr. 10
Pour 1 cachet. 4 à 6 par jour. (Diarrhée.)

C. — Benzonaphtol 0 gr. 25
Salicylate ou sous-nitrate de
bismuth 0 gr. 75
Pour 1 cachet. 4 à 6 par jour. (Diarrhée.)

D. — Benzonaphtol
Bicarbonate de soude   } ãã 0 gr. 20
Magnésie calcinée
  Pour 1 paquet. 3 à 6 par jour. (*Enfants.*)

POTION

Teinture de Colombo   5 gr.
— de cachou   10 —

Sous-nitrate de bismuth   2 gr.
Benzonaphtol   1 —
Julep gommeux   80 —
  5 à 6 cuillerées à café par jour, avant les tétées. (Diarrhée infantile. Marfan.)

BÉTOL. — Salicylate de naphtol-β.

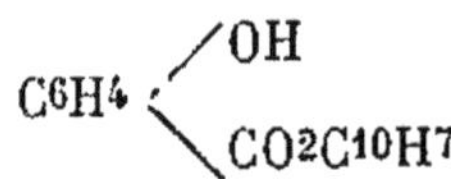

$$C^6H^4 \begin{cases} OH \\ CO^2C^{10}H^7 \end{cases}$$

Propr. phys. et chim. — Poudre blanche, cristalline, insoluble dans l'eau, soluble seulement dans 200 p. d'alcool. Se dédouble dans l'intestin en ses principes constituants.

Propr. et indic. thér. — Les mêmes que celles du benzonaphtol; doit être remployé avec plus de réserve, en raison de sa teneur en acide salicylique (48,8 p. 100).

Formes pharm., posol. — *Us. int.* — 1 à 4 gr. en **cachets,** *suspension dans un julep gommeux,* — *Enfants :* 0 gr. 10 à 0 gr. 20 par année.

CACHETS

Salicylate de bismuth
Charbon pulvérisé   } ãã 0 gr. 15

Bétol   0 gr. 70
  Pour 1 cachet. 3 à 4 par jour. (Diarrhée.)

BICARBONATES. — V. *Bases* (Potasse, soude).

BICHROMATE DE POTASSE. — V. *Chromique* (acide).

BISMAL. — V. *Bismuth.*

BISMUTH (OXYDE DE) Bi^2O^3.

Prop. phys. et chim. — Poudre blanche insoluble dans l'eau.
Prop. et indic. thér. — Usité en dermatologie.
Formes pharm., posol. — *Us. ext.* **Pommade.**

POMMADE

Oxyde de bismuth   4 gr.
Huile d'olive   60 —
Cire blanche   12 —

Vaseline   36 gr
Huile volatile de roses   V gouttes.
  (Eczéma chronique des mains et des pieds. Brocq.)

BISMUTH (SOUS-AZOTATE OU SOUS-NITRATE DE) $AzO^3Bi(OH)^2$.

Propr. phys. et chim. — Poudre blanche, insoluble dans l'eau ; colore les selles en noir, par formation de sulfure de bismuth, à la suite du contact du bismuth et de l'hydrogène sulfuré de l'intestin.

Toxic. — Accidents toxiques possibles à la suite de l'usage externe (stomatite avec liséré et plaques ardoisées, se compliquant de sphacèle dans les cas aigus ; albuminurie, entérite dysentériforme).

Incomp. — Avec le kermès, les sulfures solubles, le soufre (formation de sulfure insoluble de bismuth).

Propr. et indic. thér. — A l'intérieur, employé comme antidiarrhéique ; comme topique protecteur de la muqueuse gastrique et sédatif des douleurs, dans les gastrites ulcéreuses, l'ulcère de l'estomac et même l'hyperchlorhydrie (dans ces cas, à hautes doses : 10 à 20 gr.).

A l'extérieur, en poudre comme topique pour le pansement de certaines plaies, d'ulcères variqueux, etc. ; en poudre ou en pommades, dans le traitement de certaines dermatoses (érythèmes divers, eczéma suintant, zona, herpès, etc.)., en insufflation contre le coryza.

En injections urétrales contre la blennorragie.

Formes pharm., posol. — *Us. int.* — 1 à 20 gr. en *suspension dans l'eau, le lait ;* en *cachets, potion gommeuse, tablettes* (0 gr. 10). — *Enfants :* 0 gr. 10 à 0 gr. 20 par année.

Us. ext. — *Poudre, glycérolé, pommades.*

BOLS

Sous-nitrate de bismuth	} ãã 0 gr. 25
Diascordium	
Pour 1 bol. 10 à 20 par jour.	

CACHETS

Sous-nitrate de bismuth	0 gr. 75
Cachou pulvérisé	0 gr. 25
Poudre thébaïque	0 gr. 01
Pour 1 cachet. 4 à 8 par jour.	

GLYCÉROLÉ

Sous-nitrate de bismuth	5 gr.
Glycérolé d'amidon	50 —

INJECTIONS URÉTRALES

A. — Sous-nitrate de bismuth	8 gr.
Eau gommeuse	200 cc.
B. — Sous-nitrate de bismuth	10 gr.
Sulfate de quinine	1 —
Gomme	10 —
Glycérine	30 gr.
Eau	100 —
(Jullien).	

POMMADE

Sous-nitrate de bismuth	2 gr.
Oxyde de zinc	5 —
Vaseline	30 —
(Eczéma.)	

POTION

Sous-nitrate de bismuth	4 gr.
Élixir parégorique	6 —
Glycérine	30 —
Julep gommeux	120 —
Diarrhée. (Pouchet.)	

POUDRES

A. — Sous-nitrate de bismuth	0 gr. 30
Magnésie calcinée	0 gr. 10
Opium brut pulvérisé	0 gr. 03
Pour 1 paquet. 1 avant chaque repas.	
(Flatulence.)	
B. — Craie préparée	} ãã 1 gr.
Sous-nitrate de bismuth	
Opium brut pulvérisé	0 gr. 02
Pour 1 paquet. 1 avant chaque repas.	
(Diarrhée.)	

C. — Sous-nitrate de bismuth　1 gr. 50
Magnésie calcinée　　　　　0 gr. 50
　Pour 1 paquet. 1 toutes les 2 heures.
(Ulcère de l'estomac.)

D. — Sous-nitrate de bismuth　　4 gr.
Calomel
Oxyde de zinc　　　} ãã 1 —
　(En application sur l'herpès. Fournier.)

E. — Sous-nitrate de bismuth　} ãã 5 gr.
muth
Poudre de talc
Lactose
Camphre　　　} ãã 0 gr. 40
　Poudre à priser (Coryza).

F. — Sous-nitrate de bismuth
muth
Benjoin pulvérisé
Acide borique　　　} ãã 8 gr.
Menthol　　　　　　　0 gr. 20
　Poudre à priser (Coryza).

G. — Sous-nitrate de bismuth　10 gr.
Poudre de talc
　— de lycopode　　} ãã 20 gr.
　— d'oxyde de zinc
(Érythème.)

H. — Chlorhydrate de morphine 0 gr. 10
Sous-nitrate de bismuth　　　5 gr.
Amidon　　　　　　　　　10 gr.
　(En application sur le zona.)

BISMUTH (BENZOATE BASIQUE DE).

Propr. phys. et chim. — Poudre blanche, insipide, à peu près insoluble dans l'eau. Mêmes propr. et posol. que le sous-azotate.

BISMUTH (CARBONATE DE).

Insoluble dans l'eau. Employé exclusivement dans la préparation des cosmétiques.

POMMADE

Vaseline　　　　　　　　　20 gr.
Carbonate de bismuth
Kaolin　　　} ãã 5 gr.
　(Éphélides ; Besnier).

BISMUTH (SOUS-GALLATE DE). — Gallate basique de bismuth. Dermatol. $C^7H^5O^5Bi(OH)^2$.

Propr. phys. et chim. — Poudre jaune verdâtre, inodore, insipide, insoluble dans l'eau, l'alcool, les acides dilués ; acide au tournesol.

Propr. et indic. thér. — A l'intérieur, employé dans les entérites. Usité surtout à l'extérieur, comme antiseptique faible, non irritant ni toxique, pour le pansement des plaies, des brûlures, des dermatoses suintantes. Préconisé, sous forme de pommade, contre les poussées douloureuses du rhumatisme chronique. (Teissier et Roques.)

Formes pharm., posol. — *Us. int.* — 2 à 5 gr. en **cachets, suspension dans une potion gommeuse.**

Us. ext. — **Poudre, glycérolé, pommade** à 10 p. 100.

CACHETS

A. — Dermatol　　　　　0 gr. 20
Carbonate de chaux　　　0 gr. 30
　Pour 1 cachet. 2 par jour. (Gilbert.)

B. — Dermatol　　　　　0 gr. 50
Poudre de cachou　　　　0 gr. 25
Poudre thébaïque　　　　0 gr. 01
　Pour 1 cachet. 2 par jour.

COLLE			PATE	
Dermatol	} ãã 10 gr.		Dermatol	.2 gr.
Oxyde blanc de zinc			Oxyde de zinc	5 —
Gélatine	} ãã 30 gr.		Talc	10 —
Glycérine			Vaseline	.20 —
Eau			Lanoline	10 —
			(Acné. Barthélemy.)	

BISMUTH (MÉTHYLÈNE DIGALLATE DE). — Bismal.

Propr. et indic. thér. — Diarrhées chroniques (Von *Œfele*).
Formes pharm., posol. — *Us. int.* — 0 gr. 10 à 0 gr. 30 en *cachets*.

BISMUTH (OXYIODOGALLATE DE). — Airol $C^7H^5O^5Bi\big\langle{}^{OH}_{I}$

Propr. phys. et chim. — Poudre fine, jaune verdâtre. inodore et insipide. Insoluble dans les dissolvants neutres, soluble dans les alcalis et les acides, décomposé lentement par l'eau ou l'air humide.

Propr. et indic. thér. — Employé comme antiseptique dans le pansement des plaies et la thérapeutique gynécologique, comme antiblennorragique. (Legueu.)

Formes pharm., posol. — *Us. ext.* — *Poudre :* en *nature.*
Glycérolé : 5 p. 100.
Pommades : 5 p. 100.
Gaze : 5 p. 100.

INJECTION URÉTRALE		POMMADE	
Airol	2 gr.	Airol	1-2 gr.
Glycérine	15 —	Lanoline anhydre	} ãã 20 —
Eau distillée	5 —	Eau distillée	
1 injection par jour, après lavage du canal avec de l'eau boriquée. (Legueu.)		Brûlures, ulcères variqueux. (Stauff.)	

BISMUTH (IODURE DOUBLE DE CINCHONIDINE ET DE). — V. *Cinchonidine.*

BISMUTH (NAPHTOLATE DE). — V. *Naphtols.*

BISMUTH (SALICYLATE DE) $C^6H^4\big\langle{}^{CO.O-Bi\langle{}^{OH}_{OH}}_{OH}$

Propr. phys. et chim. — Poudre blanc grisâtre, insoluble dans l'eau, l'éther, l'alcool, la glycérine, qui le dissocient; contient 61 p. 100 d'oxyde de bismuth.

Incomp. — Avec les carbonates, en cachets. Plongés dans l'eau, les cachets éclatent avec projection de leur contenu sous la poussée de l'acide carbonique déplacé par la réaction de l'acide salicylique libre sur le carbonate de chaux ou le bicarbonate de soude.

Propr. et indic. thér. — Employé à l'intérieur comme antiseptique intestinal (l'acide salicylique étant mis en liberté dans l'intestin); à l'extérieur, associé à d'autres poudres, dans le traitement de l'hyperidrose.

Formes pharm., posol. — *Us. int.* — 1 à 8 gr. en **cachets,** *potion gommeuse.* — *Enfants :* 0 gr. 10 à 0 gr. 20 par année.

CACHETS		B. — Naphtol	
A. — Bétol	} āā 0 gr. 50	Salicylate de bismuth	} āā 0 gr. 50
Salicylate de bismuth		Magnésie calcinée	
Pour 1 cachet. 1 à 2 par jour.		Pour 1 cachet. (Antisepsie intestinale, Dujardin-Baumetz.)	

BISTORTE. — *Polygonum Bistorta* (Polygonées).

Part. empl. — Rhizomes.

Princ. act. — Tannin.

Incomp. — Avec les sels de fer, d'alumine. (V. *Tannin*.)

Propr. et indic. thér. — Astringent; employé contre la diarrhée (fait partie de l'électuaire diascordium) et des espèces astringentes avec la tormentille, l'écorce de grenade.

Formes pharm., posol. — *Us. int.* — **Décocté :** 1 à 20 p. 1000. *Extrait :* 1 à 4 gr. en pilules.

BLANC DE BALEINE. — *Spermaceti.*

Mélange d'éthers éthaliques, qui se trouve à l'état liquide dans les cavités des os du crâne du cachalot macrocéphale, et qui se concrète après la mort de l'animal en une masse lamelleuse.

Propr. phys. et chim. — Paillettes nacrées, agglomérées. Onctueux au toucher, blanchâtre. Insoluble dans l'eau; soluble dans l'alcool, l'éther et les huiles.

Propr. et indic. thér. — Usité seulement pour la préparation du cold-cream.

COLD-CREAM		POMMADE	
Blanc de baleine	60 gr.	Cold cream	20 gr.
Cire blanche	30 —	Oxyde de zinc	3 —
Huile d'amandes douces	215 —	Acide salicylique	0 — 20
Eau de rose	60 gr.	(En application sur les peaux acnéiques).	
Teinture de benjoin	15 —		
Huile volatile de roses	X gouttes.		

Employé en nature ou comme excipient; doit être frais et sans odeur.

BLEU DE MÉTHYLÈNE. — Chlorure de tétraméthylthionine.

Substance douée d'un pouvoir colorant intense, dérivée de la diméthyl-paraphénylènediamine et contenant du soufre.

Propr. phys. et chim. — Poudre d'un bleu surah, soluble dans l'eau (5 p. 300). Éliminé par les urines, en partie sous forme de bleu, en partie sous forme de produit de réduction incolore, réoxydable par ébullition avec un acide.

Toxic. — Parfois nausées, vomissements. Contre-indiqué chez les albuminuriques.

Propr. et indic. thér. — Préconisé à l'intérieur contre l'hypersé-crétion du suc gastrique (Berthier), surtout le paludisme (Guttmann, Moncorvo, Ehrlich), le diabète ; l'entérite tuberculeuse (Rénon) ; la dysen-terie (en lavements) ; la blennorragie (injections urétrales) ; analgésique, par la bouche et en injections sous-cutanées, à la condition que la solution vienne d'être préparée (névralgies diverses, douleurs fulgurantes des tabétiques).

Utilisé également pour la détermination de la perméabilité rénale. V. *Urine.*

Usité comme médicament « psychique » chez les hystériques, en raison de ses propriétés colorantes.

A l'extérieur, en poudre contre la stomatite ulcéro-membraneuse, l'an-gine de Vincent (Chauffard, Siredey), la métrite, les vaginites ; en solution contre les plaques muqueuses (Arnol), l'eczéma séborrhéique suintant des plis cutanés (Brocq).

En collyre, contre les infections oculaires de la variole et des maladies infectieuses en général.

Formes pharm., posol. — *Us. int.* — 0 gr. 05 à 0 gr. 50, en *cachets, capsules, pilules* (enrobées de gluten pour éviter l'action irritante sur l'estomac).

Us. ext. — **Poudre, collyre** (1 p. 500), **solution** à 1 p. 10-1 p. 50 ; en badigeonnages ; **injections intra-musculaires** (0 gr. 05-0 gr. 10) **lavements.**

Enfants : 0 gr. 02 par année.

CACHETS

Bleu de méthylène	0 gr. 05
Lactose	0 — 20

Pour 1 cachet. 2 à 3 par jour (Enté-rite tuberculeuse. Rénon).

LAVEMENT

Eau	500 gr.
Bleu de méthylène	0 gr. 10-0 gr. 20
	(Berthier.)

MIXTURE

Bleu de méthylène	10 gr.
Alcool	
Glycérine	ãã 45 gr.

En badigeonnages quotidiens sur l'é-pithélioma de la face (Leredde).

SOLUTION

(pour injections intramusculaires)

Bleu de méthylène	1 gr.
Eau distillée	10 —

Injecter une seringue de Pravaz.

BOIS DE PANAMA. — V. *Quillaia.*

BOLDO. — *Peumus Boldus* (Monimiacées).

Part. empl. — Feuilles.

Princ. act. — Boldine (0 gr. 02 à 0 gr. 03 par kilogr. de Boldo).

Propr. et indic. thér. — Augmente la sécrétion biliaire. Préconisé contre la lithiase biliaire, l'ictère catarrhal.

Formes pharm., posol. — *Us. int.* — **Infusion :** 10 p. 1000.

Huile essentielle : 0 gr. 10 à 0 gr. 50 en perles.

Teinture : 1 à 4 gr. — *Enfants :* V gouttes par année.

Elixir ; Vin : 20 à 30 gr.

ÉLIXIR		MIXTURE	
Teinture de Boldo	120 gr.	Teinture de Boldo	5 gr.
Vin de Muscat	550—	Teinture d'ipéca	
Sirop de sucre	300—	Teinture de gentiane	ãa 5 gr.
Eau distillée	Q. S. pour un litre	Teinture de noix vomique	
		XV à XX gouttes après les repas.	

BOLDINE. — Principe actif du Boldo.

Propr. phys. et chim. — Poudre blanche, de saveur très amère. Très peu soluble dans l'eau, très soluble dans l'alcool, l'éther, le chloroforme.

Formes pharm., posol. — *Us. int.* — cinq milligr. à 0 gr. 01 en granules. *Enfants :* 0 gr. 001 par année.

BORAL. — V. *Boro-tartrate d'alumine.*

BORICINE. — V. *Borax.*

BORIQUE (acide). BO_2O^3; $3H^2O$.

Propr. phys. et chim. — 2 variétés : *a)* acide cristallisé en aiguilles incolores ; *b)* acide en paillettes, obtenu par la décomposition du borax en présence d'une eau albumineuse. Les paillettes sont onctueuses au toucher.

L'acide en paillettes est inférieur au premier, au point de vue thérapeutique, puisqu'il contient un produit étranger putrescible. L'acide borique officinal renferme 43,6 p. 100 d'eau.

L'acide cristallisé est soluble dans 25 p. d'eau (à 20°), 4 p. de glycérine, 16 d'alcool à 90°. Sa solubilité est augmentée par l'addition de Borax (V. ce mot), ou de carbonate de magnésie.

La solution aqueuse portée à l'ébullition perd peu à peu son acide borique, entraîné par l'eau vaporisée. Les solutions d'acide borique doivent donc être chauffées en vase clos.

Toxic. — Employé à l'intérieur, peut déterminer des vomissements, de la diarrhée, de la céphalalgie, et à l'extérieur (lavages de la plèvre, de la vessie, lavements) divers exanthèmes.

Incomp. — V. *Borate de soude.*

Propr. et indic. thér. — Antiseptique faible, non toxique ; utilisé couramment pour le traitement des plaies de l'enfant ou des plaies non infectées, chez l'adulte ; de l'impétigo. Employé en solution pour le lavage de la vessie, des conjonctives, des fosses nasales, des oreilles, pour l'antisepsie vaginale. Employé à l'intérieur, comme antiseptique des voies urinaires, contre la furonculose (Gaucher) ; a été prescrit aussi contre la tuberculose pulmonaire et pour produire l'amaigrissement (Rost).

Formes pharm., posol. — *Us. int.* — 0 gr. 50 à 3 gr. en **cachets, potion, solution.**

Us. ext. — **Poudre, collutoire, gaze** (à 10 p. 100), **glycéré, pommade** (1/5 à 1/10), **solution aqueuse** (40 p. 1000), **alcoolique** à saturation.

COLLUTOIRE

Acide borique	2 gr.
Chlorhydrate de cocaïne	0 gr. 20
Glycérine	20 gr.

(Stomatites.)

GLYCÉRÉ

Acide borique	1 gr.
Chlorate de potasse	0 gr. 75
Jus de citron	15 gr.
Glycérine	10 —

(Antiseptique buccal dans les fièvres. Legendre.)

POMMADE

Acide borique	1 gr.
Glycérine	30 —
Lanoline	6 —
Vaseline	16 —

(Gerçures des mains.)

POUDRES

A. — Acide borique   10 gr.
Chlorhydrate de cocaïne   0 gr. 20
Menthol   0 gr. 10
(A priser dans les rhinites.)

B. — Acide borique pulvérisé   2 gr. 50
Chlorate de potasse pulvérisé   0 gr. 75
Poudre de gaïac   1 gr. 50
— craie
— carbonate de magnésie $\bar{\bar{a}}\bar{\bar{a}}$ 4 gr.
Essence de menthe   I goutte.
(Dentifrice).

SOLUTIONS

A. — Acide borique   25 gr.
Acide phénique   1 —
Thymol   0 gr. 50
Teinture d'anis   10 gr.
Essence de menthe   XX gouttes.
Eau   1000 gr.
(Antisepsie buccale. Dujardin-Beaumetz.)

B. — Acide borique   100 gr.
Carbonate de magnésie   14 —
Eau   1000 —
Solution à 10 p. 100. (Puaux.)

BORATE DE CHAUX. — Insoluble dans l'eau.

Préconisé comme antidiarrhéique, employé localement contre les brûlures, les sueurs fétides.

BORATE DE SOUDE. — Borax. $BO^4O^7Na^2 + 10\ H^2O$.

Propr. phys. et chim. — Cristaux prismatiques incolores, durs, légèrement efflorescents de réaction alcaline. Soluble dans 10 p. d'eau froide, dans son poids de glycérine qui lui communique une réaction acide ; insoluble dans l'alcool.

Incomp. — Avec les sels de magnésie, de chaux, de fer, cuivre, mercure ; l'alun, le chlorhydrate de cocaïne et tous les alcaloïdes (précipité insoluble) ; avec le bicarbonate de soude, en présence de la glycérine (dégagement de CO^2), avec le chloral qu'il décompose.

Propr. et indic. hér. — Utilisé à l'intérieur comme alcalin, diurétique, astringent, antiseptique faible, contre la gravelle urique, la fermentation ammoniacale de l'urine ; l'épilepsie (Gowers) ; comme topique, contre le muguet, la séborrhée du cuir chevelu et de la face, les engelures ; en lavement, dans les colites.

Peut être utilisé comme contrepoison, car il précipite à l'état de borates insolubles la plupart des bases minérales.

Formes pharm., posol. — *Us. int.* — 1 à 6 gr. en **cachets. potion, tablettes** (0 gr. 10). — *Enfants :* 0 gr. 50 par année.

Us. ext. — *Collutoires, gargarismes, lotions* (1/10). *Pommades* (1-10 p. 100).

CACHETS

Benzoate de soude
Borate de soude   } āā 0 gr. 40
  Pour un cachet. 3 à 6. (Antisepsie urinaire.)

COLLUTOIRES

A. — Borax   4 gr.
Glycérine   20 —
  (Topique contre le muguet ; en instillations nasales dans les rhinites infectieuses.)

B. — Borate de soude   4 gr.
Teinture de benjoin   4 —
Sirop de framboises   40 —
  (Stomatite aphteuse.)

C. — Borate de soude   3 gr.
Résorcine   2 —
Glycérine   15 —
Eau de menthe   5 —
  (Pharyngite. Lermoyez.)

GARGARISME

Borate de soude   6 gr.
Teinture de benjoin   10 —
Eau   200 —
Sirop de mûres   40 —

GLYCÉROLÉ

Borax pulvérisé   10 gr.
Glycérolé d'amidon   30 —

MIXTURES

A. — Borax
Acide salicylique   } āā 15 gr.
Acide borique   5 gr.
Alcool dilué
Glycérine   } āā 60 —
  En frictions, 2 fois par jour. (Sueurs des mains.)

B. — Borax   2 gr.
Chlorate de soude   3 —
Glycérine   30 —
Eau de roses   170 —
Alcool   10 —
Essences de roses   X gouttes.
  (Cosmétique.)

C. — Borax   15 gr.
Éther sulfurique   15 —
Eau   250 —
  Pour le nettoyage de la tête. (Hillairet.)

D. — Bicarbonate de soude   5 gr.
Borax   2 —
Eau distillée   80 —
Alcool   60 —
Essence de violettes   Q. S.
  (Pour le nettoyage de la tête.)

POTION

Borate de soude   10 gr.
Glycérine   6 —
Sirop d'écorces d'oranges
  amères Q. S. pour   90 cc.
  (Epilepsie.)

POUDRE DENTIFRICE

Borax pulvérisé
Magnésie calcinée   } āā 30 gr.
Craie préparée
Chlorate de potasse pulvérisé   15 gr.
  (Contre le noircissement des dents.)

SOLUTIONS

A. — Borax pulvérisé   5 gr.
Eau de laurier-cerise   25 —
Eau   500 —
  Pour lotions (prurit).

B. — Borate de soude   10 gr.
Eau chloroformée   300 —
  Pour lotions (prurit).

PERBORATE DE SOUDE $BO^3Na + 4H^2O$.

Propr. phys. et chim. — Poudre cristalline, blanche, soluble dans l'eau. (Se décompose à partir de 50°.)

La solution à 27 gr. par litre dégage deux fois son volume d'oxygène et s'emploie comme eau oxygénée.

Propr. et indic. thér. — Celles de l'eau oxygénée. Utilisé pour le traitement des plaies récentes, des ulcères variqueux, des éphélides, des angines, du muguet, des aphtes, de la leucorrhée.

Formes pharm., posol. — *Us. ext.* — *Poudres.*

Solution (à 27 p. 1 000) en *lotions, gargarismes, injections.*

BORO-BORAX ou BORICINE. — Combinaison moléculaire de borax et d'acide borique.

Propr. phys. et chim. — Cristaux, neutres au tournesol. Soluble dans 7 p. d'eau. On le substitue au borax pour permettre d'introduire le chloral ou le chlorhydrate de cocaïne dans une formule.

Propr. et indic. thér. — Antiseptique externe.

Formes pharm., posol. — *Us. ext.* — *Solution* à 1-5 p. 100, en *gargarismes, injections, lotions.*

MIXTURE			
Boro-Borax	5 gr.	Glycérine	20 gr
Hydrate de chloral	2 gr 50	Eau distillée Q. S. pour	230 cc.
Eau de laurier-cerise	10 —	En lotions (acné, herpès, prurit).	

BORO-PHÉNIQUE (acide). C6H5 — 0 — Bo OH)2.

Propr. phys. et chim. — Poudre blanche peu soluble.

Propr. et indic. thér. — Antiseptique.

Formes pharm., posol. — *Us. ext.* — *En nature* pour pansements, ou associé au borate de soude.

BOULEAU. — *Betula alba.* (Amentacées.)

Part. empl. — Écorce; huile.

Princ. act. — Bétuline.

Propr. et indic. thér. — Diurétique et fébrifuge; astringent; l'huile est employée en dermatologie (essence de cuir de Russie).

Formes pharm., posol. — *Us. ext.* — *Décocté* (15 p. 100).

BOURRACHE. — *Borrago officinalis* (Borraginées).

Part. empl. — Feuilles (mucilagineuses) ; fleurs, renferme du nitrate de potasse.

Propr. et indic. thér. — Sudorifique; usitée au début des fièvres éruptives, de la trachéo-bronchite.

Formes pharm., posol. — *Us. int.* — *Infusé* 5 à 10 p. 1000.

BOURDAINE. — *Rhamnus frangula* (Rhamnacées).

Part. empl. — Écorce.

Princ. act. — Franguline; qui se dédouble par l'eau en rhamnose et émodine.

Prop. et indic. thér. — Laxatif doux, surtout utile dans la constipation nerveuse.

Formes pharm., posol. — *Us. int.* — **Décoction**, 2 à 5 p. 100 (100-150 cc.); la décoction une fois refroidie, la laisser macérer 12 heures et l'administrer le soir au coucher; **poudre**, en cachets (0 gr. 50 à 1 gr. 50).

Extrait fluide : 4 à 5 gr. — *Enfants* 0 gr. 30 par année.

ÉLIXIR.

Extrait fluide de Bourdaine   100 gr.
Elixir de Garus   250 —
Sirop d'écorces d'oranges
  amères   Q. S pour 500 cc.
Une cuillerée à soupe au dîner.

MIXTURE

Extrait fluide de bourdaine ⎱ ãã 50 gr.
Extrait fluide de cascara ⎰

Glycérine pure   30 gr.
1 à 2 cuillerées à café le soir, dans de l'eau sucrée.

SIROP

Extrait fluide de Bourdaine   5 gr.
Sirop de séné   25 —
Sirop d'orange   50 gr.
1 à 2 cuillerées à café le soir, au coucher (*Enfants*).

BROMALINE. — Brométhylformine.

Combinaison de l'urotropine avec le bromure d'éthyle (renferme 36, 20 p. 100 de brome).

Propr. phys. et chim. — Paillettes cristallisées, très solubles dans l'eau.

Propr. et indic. thér. — Sédatif nerveux.

Formes pharm., posol. — *Us. int.* — 2 à 4 gr. en **solution.** — *Enfants* : 0 gr. 20 à 0 gr. 50 par année.

BROME. — Br.

Propr. phys. et chim. — Liquide rouge foncé émettant des vapeurs très irritantes. Soluble dans 53 p. d'eau, soluble dans l'alcool, le chloroforme et l'éther. N'est utilisé qu'en combinaison avec les corps gras de l'huile de sésame (Bromipine).

BROMHYDRATE D'AMMONIAQUE. — V. *Bromure d'ammonium.*

BROMIPINE. — Combinaison du brome avec l'huile de sésame ou d'œillette.

Il existe deux combinaisons : l'une à 10 p. 100 de brome, l'autre à 33,33 p. 100.

Propr. phys. et chim. — Liquide de couleur brune plus ou moins foncée. 1 gr. d'huile bromurée à 33,33 p. 100 correspond à 0 gr. 50 de bromure de potassium; en volume 1 cc. contient 0,421 de brome, correspondant à 0,63 de potassium.

Propr. et indic. thér. — Celles des bromures en général (épilepsie notamment). Aurait l'avantage de traverser l'estomac sans subir aucune modification; est émulsionnée au contact des sucs intestinaux.

Formes pharm., posol. — *Us. int.* — 15 gr. et plus, en **potion.** *Us. ext.* — *Injections rectales, injections hypodermiques.*

BROMOFORME CH Br^3. Méthane tribromé.

Propr. et indic. thér. — Liquide limpide, très dense (D = 2,90), de saveur douce, d'une odeur rappelant celle du chloroforme. Très peu soluble dans l'eau (3 p. 1000), soluble dans l'alcool, l'éther, le chloroforme. XXXVII gouttes pèsent 1 gr.

S'élimine par l'urine qu'il colore parfois en vert.

Toxic. — Peut déterminer à doses voisines des doses thérapeutiques, la somnolence, la cyanose de la face, des irrégularités du pouls, la syncope, rarement des éruptions (Muller).

Propr. et indic. thér. — Préconisé contre la coqueluche (Stepp), la toux coqueluchoïde de la grippe et les toux quinteuses en général.

L'eau bromoformée est employée comme succédané de l'eau chloroforformée contre la gastralgie, les vomissements des tuberculeux (Mathieu).

Formes pharm., posol. — *Us. int.* — 0 gr. 20 à 1 gr. dans un *looch huileux*, un *élixir*, un *sirop. Eau bromoformée saturée*, 30 à 60 gr.

Enfants : IV gouttes par année (augmenter progressivement la dose initiale jusqu'à effet).

ÉLIXIR	
Bromoforme	2 gr.
Alcool	30 —
Teinture de belladone	
Alcoolature d'aconit	ãã XX gouttes.
Sirop de codéine	Q. S. pour 100 cc.
IV gouttes par cuillerée à café.	

LOOCH HUILEUX	
Bromoforme	2 gr.
Huile d'amandes douces	15 —
Gomme arabique	15 —
Eau de laurier-cerise	5 —
Sirop de fleurs d'oranger	20 —
Eau	Q. S. pour 120 cc.

MIXTURE	
Bromoforme	
Alcoolature de racines d'aconit	
Teinture de drosera	ãã 2 gr.
Alcool à 90°	
Glycérine officinale	
X à XX gouttes chez les enfants ;	
XX à XXX — — adultes.	

POTION	
Eau bromoformée	90 gr.
Sirop de codéine	30 —
1 cuillerée à café toutes les heures.	

BROMOL. — Tribromophénol C^{6}H^{2}Br^{3}OH.

Propr. phys. et chim. — Poudre jaune citron, insoluble dans l'eau ; soluble dans l'alcool, l'éther, le chloroforme, la glycérine et les huiles.

Propriétés et ind. thér. — Antiseptique externe (peu usité).

Formes pharm., posol. — *Us. ext.* — *Poudre ; liniment* (1 p. 30). *Pommade :* au 1/10e.

BROMURE D'AMMONIUM AzH^{4}Br.

Propr. phys. et chim. — Prismes incolores, très solubles dans l'eau. Instable : jaunit au contact de l'air en dégageant du brome et par suite ne mérite guère d'être prescrit.

Mêmes indications et posol. que les bromures de potassium et de sodium auxquels on l'associe parfois (polybromures). V. *Bromure de potassium.*

BROMURE DE CALCIUM $CaBr^2 + H^2O$.

Propr. phys. et chim. — Ordinairement fondu en plaques amorphes, très hygrométriques, jaunissant par mise en liberté de Br. très soluble dans l'eau.

Incomp. — Avec ac. benzoïque, borique, carbonique, citrique, phosphorique, sulfurique, tartrique et leurs sels.

Propr. et indic. thér. — Anti-épileptique. Proposé comme sédatif des douleurs gastriques. Serait mieux supporté par les enfants que le KBr.

Formes pharm., posol. — *Us. int.* — 2 à 4 gr. en *sirop, solution.* *Enfants :* 0 gr. 10 à 0 gr. 20 par année.

POTION		SIROP	
Bromure de calcium	10 gr.	Bromure de calcium	2 gr. 50
Hydrate de chloral	2 gr. 50	Eau distillée	2 gr. 50
Codéine	0 gr. 20	Sirop de fleurs d'oranger Q.S. pour 75 cc.	
Eau de laurier-cerise	20 gr.		
Eau distillée	Q. S. pour 150 cc.	15 cc. renferment 0 gr. 50 de sel.	
1 cuillerée à soupe avant le repas.			
(Gastralgie.)			

BROMURE DE CAMPHRE $C^{10}H^{15}OBr$.

— On emploie le camphre monobromé et non le vrai bromure de camphre instable $C^{10}H^{16}O\ Br^2$.

Propr. phys. et chim. — Aiguilles incolores, d'odeur camphrée, amères ; insoluble dans l'eau, très soluble dans l'alcool, l'éther et les huiles grasses ou essentielles. Contient 34,80 p. 100 de brome.

Incomp. — Avec le chloral, le phénol, le salol, le thymol (qui le liquéfient).

Propr. et indic. thér. — Antispasmodique, employé contre l'épilepsie et surtout l'hystérie, les érections nocturnes, la nymphomanie.

Formes pharm., posol. — *Us. int.* — 0 gr. 10 à 1 gr. 50 en *cachets, dragées, pilules* à 2 gr.

PILULES			
		Valérianate d'ammoniaque	0 gr. 05
Bromure de camphre	0 gr. 10	Pour 1 pilule. Une le soir au coucher	
Extrait de belladone	0 gr. 01	(Incontinence nocturne des urines.)	

BROMURE D'ÉTHYLE. — *V. Ethyle.*

BROMURE DE FER $FeBr^2$. — *V. Fer.*

BROMURE DE LITHIUM. — *V. Lithine.*

BROMURE D'OR $Au\ Br^3$.

Propr. phys. et chim. — Masses brunâtres, déliquescentes ; très soluble dans l'eau, l'alcool et l'éther, très facilement réduit par les matières organiques. les sels ferreux, incompatible avec tous les alcaloïdes.

Propr. et indic. thér. — Préconisé contre l'épilepsie : huit milligr. à 0 gr. 01 en solution dans l'eau distillée très pure ; (cancer de l'estomac ?).

Formes pharm., posol. — *Us. int.* — 3 à 6 milligrammes en *solution.*

SOLUTION		
Bromure d'or	0 gr. 05	1 cuillerée à soupe avant chaque repas. (A. Robin.)
Eau distillée	300 gr.	

BROMURE DE POTASSIUM. — K. Br.

Propr. phys. et chim. — Cristaux cubiques, incolores, de saveur salée. Soluble dans 2 p. d'eau, 4 de glycérine ; plus soluble dans l'alcool ; insoluble dans l'éther et le chloroforme.

Incomp. — Avec les acides et sels acides ; les sels de mercure, le chlore, les hypochlorites, les sels d'argent, de plomb.

Toxic. — L'usage du bromure à doses élevées et prolongées détermine fréquemment les accidents du bromisme chronique (acné, troubles digestifs ; amaigrissement ; affaiblissement de la mémoire ; asthénie).

Propr. et indic. thér. — Sédatif puissant du système nerveux. Employé, à titre temporaire, dans toutes les névroses ou psychoses qui s'accompagnent d'excitation, d'insomnie, d'éréthisme cardiaque ou génital, etc. Prescrit chez les alcooliques excités, les dyspeptiques nerveux (en lavement), dans l'insomnie toxique (par abus du thé, du café, du tabac, etc.), dans les convulsions infantiles, la chorée, la coqueluche, le spasme glottique, l'asthme, le spasme œsophagien, les palpitations nerveuses, les érections nocturnes, etc.

Constitue surtout le remède quasi-spécifique de l'épilepsie, maladie qui exige son usage ininterrompu, à fortes doses, pendant plusieurs années

Employé autrefois en gargarismes pour obtenir l'anesthésie du pharynx, en pommades contre le vaginisme ; remplacé avantageusement aujourd'hui par la cocaïne.

Formes pharm., posol. — *Us. int.* — 1 à 10 gr. en **cachets,** *potion, sirop, solution.* — *Enfants* : 0 gr. 20 à 1 gr. par année.

Us. ext. — **Pommade** (au 10ᵉ) ; *lavements, gargarismes, lotions,* etc.

COLLUTOIRE			POTIONS		
Bromure de potassium	2 gr.		**A.** — Bromure de potassium	} āā 2 gr.	
Chlorhydrate de cocaïne	0 gr. 10		Hydrate de chloral		
Glycérine	} āā 10 gr.		Sirop de menthe	} āā 30 gr.	
Eau distillée de laurier-cerise.			Eau distillée		
(Dentition ; (*Enfants*).			A prendre en 2 fois. (Insomnie.)		
LAVEMENT			**B.** — *Bromidia :*		
Bromure de potassium	1 à 5 gr.		Bromure de potassium	} āā 20 gr.	
Laudanum de Sydenham	IV gouttes.		Hydrate de chloral		
Eau distillée	60 —		Extrait de chanvre indien	} āā 0 gr. 20	
A donner avec la poire.			— de jusquiame		

Eau distillée Q. S. pour　　100 cc.
　(Insomnie.)
　1 cuillerée à café le soir.
　1 cuillerée à café contient :
　　KBr　　　　　　　　1 gr.
　　Chloral hyd.　　　　1 —
　　Ext. jusquiame　　　0 gr. 01
　　Ext. chanvre　　　　0 gr. 01

C. — Bromure de potassium　　5 gr.
Teinture éthérée de valériane　4 —
Sirop de menthe　　　　　　　30 —
Eau de tilleul Q. S. pour　　　150 cc.
　(Antispasmodique.)
　1 cuillerée à soupe toutes les heures.

D. — Bromure de potassium　　1 gr.
Sirop de codéine　　　　　　　10 —
Eau de fleurs d'oranger　　　　20 —
Eau chloroformée Q. S. pour　60 cc.
　1 cuillerée à café d'heure en heure.
(*Enfants*.)

SIROPS

A. — Bromure de potassium　　15 gr.
Eau distillée　　　　　　　　　15 —
Sirop d'écorce d'oranges amères 270 gr.
　20 grammes contiennent 1 gramme
de sel.

B. — Sirop polybromuré :
Bromure de potassium
　— de sodium　　　} ãã 5 gr.
　— d'ammonium　　}
Sirop d'écorce d'oranges amères 150 cc.
　1 cuillerée à soupe contient 0 gr. 50
de chaque sel.

SOLUTION

Bromure de potassium　　　　20 gr.
Eau distillée　　　　　　　　300 —
　15 grammes contiennent 1 gramme
de sel.

BROMURE DE SODIUM NaBr.

Propr. phys. et chim. — Cristaux cubiques, incolores. Solubles dans leur poids d'eau; solubles dans l'alcool, insolubles dans l'éther, le chloroforme.

Mêmes propriétés et posol. que le bromure de potassium, mais moins actif, bien qu'il renferme à poids égal plus de brome quand il est anhydre (bromure de sodium desséché).

Le sel cristallisé renferme de 15 à 25 p. 100 d'eau; il y a lieu de toujours spécifier : « Bromure de sodium desséché ».

BROMURE DE STRONTIUM $SrBr^2 + 3H^2O$.

Propr. phys. et chim. — Incolore, inodore, de saveur très salée. Soluble dans son poids d'eau froide et deux fois son poids d'alcool.

Incomp. — Avec les sulfates solubles, les phosphates, oxalates, borates, les sels d'argent, de plomb.

Propr. et indic. thér. — Celles du bromure de potassium. Le $Sr Br^2$ serait moins toxique et mieux supporté que le KBr, en particulier dans les affections rénales, et cause moins facilement les accidents du bromisme. Insuffisant dans l'épilepsie. Proposé par G. Sée comme antigastralgique (?).

Formes pharm., posol. — *Us. int.* — 1 à 5 gr. en *sirop, solution.* — *Enfants* : 0 gr. 10 à 0 gr. 20 par année.

Us. ext. — **Lavement.**

MIXTURE

Eau distillée de tilleul
　— — de fleurs d'oranger　} ãã 50 gr.
　— — de laitue

Eau de laurier-cerise　　　　5 gr.
Bromure de strontium　　　　2 —
　1 cuillerée à dessert le soir (*Enfants*).
　　　　　　　　　　　　(Marfan.)

BROMURE DE ZINC. — V. *Zinc.*

BRUCINE. — V. *Noix vomique.*

BRYONE. -- *Bryonia Dioïca* (Cucurbitacées).

Part. empl. — Racine.
Princ. act. — Bryonine (glucoside).
Propr. et indic. thér. — Purgatif drastique, peu usité (d'un usage courant en médecine homœopathique contre les phlegmasies pulmonaires).
Formes pharm., posol. — *Us. int.* — **Poudre :** 1 à 2 gr. en *cachets, pilules.*
Infusion : 4 à 5 p. 100.
Alcoolature : 2 à 4 gr.
Teinture : 2 à 4 gr.
Vin : 30 à 60 gr.

POTION		Julep gommeux	120 cc.
Teinture de drosera	2-5 gr.	(Coqueluche.)	
Teinture de bryone	1-2 —		

BUCHU. — *Barosma Crenulata* (Rutacées).

Part. empl. — Feuilles.
Princ. act. — Huile essentielle.
Propr. et indic. thér. — Diurétique, balsamique. Employé dans les pyélites chroniques, la bronchite chronique.
Formes pharm., posol. — *Us. int.* — **Poudre :** 1 à 1 gr. 50 en cachets.
Infusion : 10 p. 1000.
Sirop : 30 à 60 gr.
Teinture : 4 à 8 gr.
Extrait fluide : 1 à 2 gr.

BUSSEROLE. — *Arbutus Uva-ursi* (Éricacées).

Part. empl. — Feuilles.
Princ. act. — Arbutine.
Propr. et indic. thér. — Diurétique.
Formes pharm., posol. — *Us. int.* — **Infusion :** 10 p. 1000.

ARBUTINE $C^{12}H^{16}O^7$. — Glucoside qui se retire des feuilles de la busserole et de la gaultheria procumbens.

Propr. phys. et chim. — Aiguilles solubles dans l'eau, l'alcool et l'éther. N'est pas toxique ; décomposée dans l'économie avec mise en liberté d'hydroquinone.

Propr. et ind. thér. — Diurétique ; antiseptique (?) des voies urinaires (utilisée dans les cystites, la pyélite, la pyélo-néphrite).

Formes pharm., posol. — *Us. int.* — 0 gr. 20 à 0 gr. 60 en pilules. — *Enfants :* 0 gr. 04 à 0 gr. 12.

BUTYL-CHLORAL. — V. *Crotonchloral.*

C

CACAO. — *Theobroma cacao* (Malvacées).

Part. empl. — Amandes.

Princ. act. — Théobromine, matières grasses (beurre de cacao).

Propr. et indic. thér. — Entrait dans la composition de la crème pectorale de Tronchin. Sert uniquement aujourd'hui à la fabrication du chocolat ou comme arome. Le beurre de cacao est utilisé pour la confection des *suppositoires* et fait partie de quelques *pommades.*

CRAYONS

Beurre de cacao	70 gr
Paraffine	10 —
Huile d'olive	10 —
Principe actif	Q. S.

(Audry.)

Pour faire des crayons.

POMMADE

Soufre précipité	6 gr.
Beurre de cacao	10 —

Huile de ricin	50 gr.
Baume du Pérou ou teinture du benjoin	1 gr.

(Séborrhée du cuir chevelu.)

(Vidal.)

SUPPOSITOIRE SIMPLE

Beurre de cacao (adultes)	3-4 gr.
— — (enfants)	1-2 —

(Constipation.)

THÉOBROMINE. — Diméthylxanthine. $C^7H^8Az^4O^2$. Se retire du cacao qui en contient environ 1,5 p. 100. Contenue également dans les semences de kola.

Propr. phys. et chim. — Poudre cristalline, blanche, inodore, de saveur amère. Presque insoluble dans l'eau (1 partie se dissout dans 1400 parties d'eau) et dans les autres dissolvants usuels. 4 gr. de phosphate trisodique rendent soluble 1 gr. de théobromine.

Sous le nom de *diurétine* on a préconisé le salicylate double de soude et de théobromine, qui est très soluble dans l'eau. En réalité, ce corps n'est pas un sel, mais un mélange, de théobromine sodique et de salicylate de soude. *L'urophérine* est le même composé dans lequel le sodium est remplacé par du lithium (doses pour les deux : 1 à 6 gr.).

L'agurine est un acétate double de théobromine et de soude, renfermant environ 60 p. 100 de théobromine ; très soluble dans l'eau, mais précipitant sous la seule influence de l'acide carbonique de l'air (doses : 1 à 4 gr. en cachets, solutions, lavement).

La *théobromose* est de la théobromine lithique (dose : 0 gr. 15-0 gr. 30).

Toxic. — A hautes doses (3 à 4 gr.) peut déterminer des nausées et des vomissements, des vertiges, de la céphalalgie en casque.

Propr. et indic. thér. — Diurétique puissant, agissant directement sur l'épithélium rénal. Utilisé dans les cardiopathies et les néphrites chroniques, accompagnées d'œdème. Les effets sont surtout marqués dans les néphrites, où l'on peut voir se produire en quelques heures une polyurie considérable (3 ou 4 litres). L'effet diurétique est d'ailleurs de courte durée.

Formes pharm., posol. — *Us. int.* — 2 à 4 gr. en **cachets** (de 0 gr. 50). — *Enfants :* 0 gr. 50 à 1 gr.

CACHETS		
Théobromine		0 gr. 30
Carbonate de lithine	} ãã 0 gr. 15	
Benzoate de soude		

Pour 1 cachet. 1 matin et soir.
(Insuffisance rénale chez les artérioscléreux.)

CACHOU. — *Acacia catechu* (Légumineuses).

Part. empl. — Suc.

Princ. act. — Acide catéchique. Tannin.

Propr. phys. et chim. — Masses dures, brun-noir, de saveur légèrement amère ; soluble dans l'eau chaude et l'alcool. Contient à peu près la moitié de son poids de tannin.

Incomp. — Avec l'émétique, les sels de fer, les alcaloïdes, les émulsions, les substances albumineuses et toutes celles du tannin.

Propr. et indic. thér. — Astringent, employé contre la diarrhée. En injections, dans la blennorragie.

Formes pharm., posol. — *Us. int.* — **Poudre :** 0 gr. 50 à 8 gr. En cachets, pilules (fait partie du diascordium).

Teinture (au 5e) : 20 à 30 gr.

Sirop : 20 à 100 gr.

Pastilles : 0 gr. 10 par pastille.

Grains aromatisés pour dissimuler l'odeur de l'haleine.

Us. ext. — **Poudre** en suspension dans l'eau.

BOLS		
Copahu		0 gr. 50
Cachou	} ãã 0 gr. 25	
Extrait de quinquina		
Poudre de réglisse		Q. S.

Pour 1 bol. 6 à 18 par jour. (Blennorragie.)

CACHETS		
Cachou pulvérisé		
Craie préparée	} ãã 0 gr. 30	
Sous-nitrate de bismuth		
Poudre d'opium brut		0 gr. 01

Pour 1 cachet. 1 à 10 par jour.

INJECTIONS URÉTRALES		
Cachou pulvérisé	} ãã 5 gr.	
Sous-nitrate de bismuth		
Eau de roses		200 —

POTIONS	
A. — Sirop de cachou	30 gr.
Eau de fleurs d'oranger	15 —
Eau distillée de cannelle	10 gr.
Eau de chaux Q. S. pour	90 cc.

Par cuillerées à dessert. (Diarrhées. *Enfants.*)

B. — Julep gommeux	80 gr.	**POUDRE**	
Teinture de Colombo	5 —	Poudre de cachou	ãã 15 gr.
— de cachou	10 —	— de quinquina	
Sous-nitrate de bismuth	2 —	Tannin	1 —
Benzonaphtol	1 —	Essence de menthe	Q. S.

5 à 6 cuillerées à café par jour.
(Diarrhée infantile. Marfan.)

(Poudre dentifrice à employer dans des cas de stomatite mercurielle.)

CACODYLIQUE (ACIDE) As(CH3)2O2H. — Acide diméthylarsinique. Contient 54,3 p. 100 d'arsenic métallique correspondant à 72 p. 100 d'acide arsénieux.

Propr. phys. et chim. — Cristaux incolores, sans odeur. Soluble dans l'eau et l'alcool étendu. Sert exclusivement à la préparation du cacodylate de soude (100 parties saturent 28,99 de soude caustique) et des cacodylates.

CACODYLATE DE SOUDE As(CH3)2O2Na + aq. Contient 46,87 p. 100 d'arsenic.

0 gr. 10 correspondent à 0 gr. 0615 d'acide arsénieux.
— — 6 gr. 15 de liqueur de Fowler.
— — 0 gr. 19 d'arséniate de soude.

Propr. phys. et chim. — Cristaux incolores, inodores, de saveur alliacée. Très soluble dans l'eau (déliquescent), insoluble dans l'éther, de réaction neutre.

Toxic. — Peu toxique. L'organisme tolère parfaitement des doses de 0 gr. 10 à 0 gr. 20 ou même des doses plus élevées de cacodylate de soude correspondant à des doses considérables d'arsenic métallique ; ce corps existe dans le cacodylate de soude sous une forme essentiellement latente, de telle sorte que ses propriétés vénéneuses, caustiques et nécrosantes font défaut.

Est surtout bien toléré quand il est administré par la voie hypodermique qui est le procédé de choix. Donné par la bouche ou en lavement il peut déterminer des troubles digestifs dus à la réduction dans le tube digestif de l'acide cacodylique en oxyde de cacodyle, corps d'odeur fortement alliacée, très vénéneux, qui s'élimine par le poumon, la peau, les muqueuses, les reins, non sans exposer ceux-ci à des désordres locaux (Gautier).

Propr. et indic. thér. — Agent reconstituant d'une efficacité remarquable, qui imprime aux échanges nutritifs une accélération rapide, par l'intermédiaire de la stimulation des éléments nerveux. Il paraît agir sur les noyaux des cellules et substituerait au phosphore cellulaire des nucléines arséniées (?). Ce qui est incontestable c'est l'augmentation rapide du nombre des hématies (Widal).

Particulièrement utile dans les périodes initiales des tuberculoses à marche lente, accompagnées d'anémie et d'asthénie. Son efficacité diminue à la seconde période ; elle est nulle à celle des cavernes. Utilisé.

d'autre part, dans la plupart des anémies secondaires (cancéreuse, palustre, toxique), dans la leucémie, la neurasthénie par épuisement physique; la chorée (Garand), le diabète, le psoriasis (Danlos), le lichen plan. la maladie de Duhring, le prurit du mycosis fongoïde (Leredde, Brocq, etc.).

Formes pharm., posol. — *Us. int.* — 0 gr. 02 à 0 gr. 15 en *pilules, solution* (ces doses ont été dépassées et portées jusqu'à 0 gr. 40 par jour. sans inconvénient appréciable; mais il est préférable de s'en tenir à celles indiquées). — *Enfants:* 0 gr. 01 par année.

Us. ext. — **Injections hypodermiques,** 0 gr. 05 à 0 gr. 10 par jour (pendant 8 à 10 jours, puis interrompre pendant un laps de temps égal), mode d'administration préférable à l'ingestion.

Lavements.

ÉLIXIR

Cacodylate de soude	2 gr.
Rhum	
Sirop de sucre	} ãã 20 —
Eau distillée	60 —
Essence de menthe	II gouttes

0 gr. 10 par cuillerée à café.

(Danlos.)

PILULES

Cacodylate de soude	0 gr. 025
Extrait de gentiane	Q. S.
Sucre de lait	0 gr. 05

Pour 1 pilule. 2 à 6 par jour.

SOLUTIONS

A. — (A administrer par gouttes.)

Cacodylate de soude	1 gr.
Eau distillée	20 —

0 gr. 05 par XX gouttes.

B. — Solution pour injections hypodermiques :

Cacodylate de soude pur	6 gr. 40
Alcool phéniqué	X gouttes.

Eau distillée et stérilisée	100 —

0 gr. 05 d'acide cacodylique par centimètre cube.   (A. Gautier.)

C. —

Cacodylate de soude	0 gr. 50
Sulfate neutre de strychnine	0 gr. 01
Eau distillée et stérilisée Q. S. pour	10 cc.

Injecter à à 2 cc. par jour (neurasthénie, diabète).

D. — Solutions pour injections rectales :

(1. Faible).

Cacodylate de soude	0 gr. 25
Eau distillée	200 gr.

(2. Forte).

Cacodylate de soude	0 gr. 40
Eau distillée	200 gr.

Injecter 5 cc. à la fois : 2 injections par jour pendant 6 jours; 3 pendant 10 jours; repos pendant 3 jours. (Renaut, de Lyon).

CACODYLATE DE CHAUX As(CH³)²O²]2Ca + Ag.

Propr. phys. et chim. — Cristaux en aiguilles blanches et soyeuses, solubles dans l'eau.

Propr. et indic. thér. — Celles du cacodylate de soude.

Formes pharm., Posol. — Celles du cacodylate de soude.

CACODYLATE DE FER [As(CH³)²O²]⁶Fe². — Cacodylate ferrique. Le cacodylate ferreux est inusité.

Propr. phys. et chim. — Poudre amorphe, très soluble dans l'eau, contenant 19 p. 100 de sesquioxyde de fer, 81 p. 100 d'acide cacodylique et 48,1 p. 100 d'arsenic.

Propr. et indic. thér. — Particulièrement indiqué dans les anémies, la lymphadénie.

Formes pharm., posol. — *Us. int.* — 0 gr. 10 à 0 gr. 20 en **pilules, solution.** — *Enfants :* 0 gr. 01 par année.

Us. ext. — **Injections hypodermiques** 0 gr. 06 à 0 gr. 09 (0 gr. 03 par centimètre cube, sans dépasser ce degré de concentration. Gilbert).

CACODYLATE DE GAIACOL $As(CH^3)^2O^2$—C^6H^4—OCH^3.

Propr. phys. et chim. — Sel blanc, hygrométrique, de saveur alliacée et légèrement caustique, renfermant poids égaux d'acide cacodylique et de gaïacol ; soluble dans l'alcool, dans les huiles et faiblement dans l'eau.

Propr. et indic. thér. — Préconisé contre la tuberculose.

Formes pharm., posol. — *Us. ext.* — **Injections hypodermiques** (0 gr. 0,01 à 0 gr. 05 par centimètre cube).

SOLUTION HUILEUSE

Cacodylate de gaïacol	1 gr.
Huile d'olive lavée à l'alcool et stérilisée	100 —

Injecter 10 cc. tous les 2 jours.

CACODYLATE DE MERCURE, — V. *Mercure.*

CACODYLATE DE MAGNÉSIE $[O = As(CH^3)^2O)^2Mg$.

Propr. phys. et chim. — Poudre cristalline, soluble dans l'eau et l'alcool. 1 gr. contient 0 gr. 92 d'acide cacodylique et correspond à 0 gr. 50 d'arsenic métalloïdique.

Propr. et indic. thér. — Celles du cacodylate de soude.

Formes pharm., posol. — Celles du cacodylate de soude.

CACODYLATES DE QUININE (2 sels). — Inusités jusqu'ici.

CACODYLATE DE STRYCHNINE.

Propr. phys. et chim. — Cristaux blancs peu solubles dans l'eau (1,3 p. 1000) ; plus solubles dans l'alcool, la glycérine et l'eau glycérinée.

Formes pharm., posol. — *Us. int.* — Deux milligrammes à 0 gr. 02 en **pilules.**

Us. ext. — Deux milligr. à 0 gr. 02 en **injections hypodermiques.**

CACTUS GRANDIFLORA. — V. *Cereus grandiflora.*

CADE (HUILE DE). — Huile provenant de la distillation du bois d'un géné-
vrier, le *Juniperus oxycedrus* (Huile de Harlem).

Propr. phys. et chim. — L'huile de cade vraie doit être distin-
guée de l'huile de cade fausse obtenue par la distillation des pins (huile
de goudron). Liquide ayant une consistance épaisse, une coloration brun
noir, une saveur âcre et caustique.

Propr. et indic. thér. — Employée rarement à l'intérieur contre la
lithiase biliaire (Chauffard), la pyélonéphrite chronique (A. Robin); surtout usitée en dermatologie contre le psoriasis, certaines variétés d'acné,
d'eczéma chronique lichénoïde et comme parasiticide.

L'huile de cade peut déterminer des dermites chez certains sujets à
peau susceptible.

Formes pharm., posol. — *Us. int.* — En **capsules** de 0 gr. 20,
1 à 2.

Us. ext. — *Collodion, emplâtre, glycérolé* (5-50 p. 100), *pommades, bains.*

BAINS

A. — Huile de cade — 50 gr.
Extrait de quillaia — 10 —
Jaune d'œuf — n° 1
Eau distillée — 250 gr.
  A mélanger à l'eau du bain. (Schiff.)

B. — Savon noir — 100 gr.
Eau — 200 —
Huile de cade — 100 —

COLLODION

Collodion à l'acétone — 20 gr.
Huile de cade pure — 1 —
  (Psoriasis. Gaucher.)

EMPLÂTRE

Emplâtre simple — 100 gr.
Cire jaune — 50 —
Huile de cade — 10-30 —

GLYCÉROLÉS

A. — *Glycérolé cadique faible* (Saint-
  Louis) :
Glycérolé d'amidon — 86 gr.
Huile de cade — 14 —
Extrait fluide de Panama — 5 —
Essence de girofle — 1 —

B. — *Glycérolé cadique fort* (Saint-
  Louis) :
Glycérolé d'amidon — 50 gr.
Huile de cade — 46 —
Extrait fluide de Panama — 5 —
Essence de girofle — 2 —
  (Psoriasis, eczéma lichénoïde.)

MIXTURE

Huile de cade
Soufre — } ãã 50 gr.
Savon
  (Psoriasis. Lailler.)

POMMADES

A. — Précipité jaune — 2-4 gr.
Fleur de soufre — 4 —
Huile de cade — 15 —
Vaseline — 30 —
  (Pelade. Balzer.)

B. — Huile de vaseline — 10 gr.
Huile de cade — 1 —
  (En badigeonnages dans l'eczéma sec
du conduit auditif.)

C. — *Pommade de Wilkinson :*
Soufre
Huile de cade — } ãã 25 gr.
Axonge
Savon noir — } ãã 50 gr.
  (Psoriasis.)

D. — Résorcine
Acide salicylique — } ãã 0 gr. 25-1 gr.
Huile de cade — 2-5 —
Soufre précipité — 3-6 —
Vaseline — 45 —
  (Eczéma du cuir chevelu.)

E. — Huile de cade — 0 gr. 10-0 gr. 20
Vaseline
Lanoline — } ãã 5 gr.
  (Eczéma des paupières.)

F. — Huile de cade	2 gr.	**G.** — Huile de Cade	
Onguent napolitain	2 —	vaseline	} ãã 10 gr.
Vaseline	} ãã 15 gr.	Lainine	
Lanoline		Acide chrysophanique	0 gr. 30
(Syphilides palmaires psoriasiformes.)		Acide salicylique	0 gr. 30-3 gr.
		Kéralose pilaire (Sabouraud).	

CAFÉ. — *Coffea Arabica* (Rubiacées).

Princ. act. — Caféine (1 gr. 2 à 1 gr. 5 p. 100), Tannin, Caféone.

Part. empl. — Amande.

Princ. act. — Le café vert contient la caféine. Le café torréfié perd une partie de sa caféine et de son tannin, aux dépens desquels se forme la caféone, huile essentielle brune qui lui donne son arome.

Propr. et indic. thér. — Le café vert a été vanté comme fébrifuge. Le café torréfié est employé comme stimulant du système nerveux, tonique cardiaque et diurétique. Son infusion est prescrite dans toutes les pyrexies, dans la pneumonie, l'ivresse, dans la plupart des empoisonnements, où il agit au double titre de stimulant nerveux à action rapide et de substance tannique; dans la coqueluche avec vomissements répétés, chez les cardiaques en asystolie, etc.

Sert à désodoriser l'iodoforme (mélangé à parties égales avec cette substance).

Formes pharm., posol. — *Us. int.* — *Infusion, décoction, sirop* (de café vert et de café torréfié).

Us. ext. — *Infusion en lavement. Poudres*, en prises.

CAFÉINE $C^8H^{10}Az^4O^2H^2O$. — Synonymes : Théine, Guaranine, Méthylthéobromine, Triméthylxanthine.

Propr. phys. et chim. — Existe dans le café (1 gr. 2 à 1 gr. 5), le thé (4 à 4 gr. 1/2 p. 100), la noix de kola, le maté, le guarana.

Longues aiguilles soyeuses, blanches, amères ; soluble dans 72 parties d'eau froide, 100 d'alcool à 90°, très peu soluble dans l'éther.

La solubilité dans l'eau augmente quand on associe la caféine au benzoate et surtout au salicylate de soude. Il faut, pour dissoudre 0 gr. 25 de caféine dans 1 centimètre cube d'eau, 0 gr. 30 de benzoate. Ne pas dépasser ce degré de concentration pour les injections hypodermiques. L'antipyrine facilite également sa dissolution. Donne avec les acides des combinaisons cristallisées, mais instables et décomposées par l'eau froide.

Incomp. — Avec le benzoate de soude et le salicylate de soude en cachets (mélanges déliquescents).

Toxic. — A doses voisines des doses thérapeutiques, détermine, après un usage prolongé ou non, de l'agitation, du tremblement, des vertiges, des palpitations, parfois du délire. Les enfants, les névropathés, les brightiques sont particulièrement susceptibles.

Propr. et indic. thér. — Indiquée dans tous les cas où le myocarde est faible, où le rein est insuffisant à sa tâche, où le système nerveux a besoin d'une stimulation énergique et rapide. Utilisée par conséquent dans les cardiopathies à la période ultime, dans les maladies infectieuses ou générales chroniques qui se compliquent d'asthénie cardiaque, d'embryocardie, d'anurie ou d'une adynamie extrême (notamment pneumonie); dans le mal de Bright à la période d'urémie, dans les empoisonnements ; chez les individus sains, à qui elle permet de faire les frais d'un surmenage passager (marches forcées par exemple), sans le secours d'une alimentation réparatrice.

Employée d'autre part, à petites doses, contre la migraine et les névralgies diverses

Formes pharm., posol. — *Us. int.* — 0 gr. 50 à 1 gr. 50 en *cachets, pilules, potion, solution.* — *Enfants :* 0 gr. 10 par année d'âge.

Us. ext. — *L'injection hypodermique* (0 gr. 25 par injection) constitue le mode d'administration le plus sûr et le mieux toléré. — *Enfants :* 0 gr. 05 à 0 gr. 10.

CACHETS

A. — *Migrainine.*

Antipyrine	9 gr
Caféine	0 gr. 90
Acide citrique	0 gr. 10

Pour 20 cachets, 1 toutes les heures jusqu'à 4. (Migraine.)

B. — Antipyrine	0 gr. 50
Bromhydrate de quinine	0 gr. 15
Caféine	0 gr. 05

Pour 1 cachet. 2 par jour (Migraine.)

POTIONS

A. — Benzoate de soude	1 gr. 60
Caféine	1 gr. 60
Vanilline	0 gr. 05
Sirop de tolu	50 gr.
Rhum	20 —
Eau	100 —

2 cuillerées à soupe par jour. (*Enfants.* Sevestre.)

B. — Benzoate de soude	1-2 gr.
Caféine	0 gr. 2
Sirop de digitale	5 gr.
Sirop de quinquina	20 —

Eau de fleurs d'orangers	40 gr.

1 cuillerée à café d'heure en heure, chez un enfant de 5 à 10 ans. (Pneumonie chez l'*enfant.* Comby.)

C. — Teinture de noix vomique	X gouttes
Iodure de potassium	0 gr. 50
Caféine	0 gr. 30
Benzoate de soude	2 gr.
Sirop de fleurs d'oranger	40 gr.
Eau distillée	Q. S. pour 150 cc.

(Emphysème avec dilatation cardiaque.)

SOLUTIONS

Injections hypodermiques :

A. — Caféine	2 gr. 50
Benzoate de soude	3 —
Eau distillée et stérilisée Q. S. pour	10 cc.

(Codex.)

0 gr. 25 de caféine par cc. (Adultes.)

B. — Caféine	} ãã	1 gr.
Benzoate de soude		
Eau distillée et stérilisée Q. S. pour		10 cc.

0 gr. 10 par cc. (*Enfants.*)

C. — Caféine	4 gr.	**D.** —Eau distillée		50 gr.
Salicylate de soude	3 —	Caféine		
Eau distillée et stérilisée		Salicylate de soude	} ãã 1 gr. 50	
Q. S. pour	10 cc.	Sulfate de spartéine		0 gr. 40
0 gr. 40 par cc. (Codex.)		Acétate d'ammoniaque		1 gr.

2 à 3 cuillerées à café dans du grog.
(Cardiopathies. Capitan.)

CAFÉINE (BROMHYDRATE DE) $C^8H^{10}Az^4O^2HBr + 2(H^2O)$.

Propr. phys. et chim. — Cristaux tabulaires, altérables à l'air.

CAFÉINE (CHLORHYDRATE DE) $C^8H^{10}Az^4O^2HCl + H^2O$.

Propr. phys. et chim. — Gros prismes incolores, altérables à l'air.

CAFÉINE (CITRATE DE). $C^8H^{10}Az^4O^2. C^6H^8O^7$.

Propr. phys. et chim. — Sel très peu stable, dissocié par l'eau froide.

POTION

Sirop simple	} ãã	25 gr.
Eau distillée		
Rhum		10 —
Citrate de caféine		1 —

0 gr. 05 par cuillerée à café. (*Enfants*. Marfan.)

SOLUTION POUR INJECTIONS HYPODERMIQUES

Eau stérilisée	300 gr.
Chlorure de sodium	2 gr. 10
Citrate de caféine	0 gr. 75

Injecter 10-20 gr. à la fois, 2 ou 3 fois par jour. (Choléra infantile. Marfan.)

CAFÉINE (VALÉRIANATE DE). $C^8H^{10}Az^4O^2. C^5H^{10}O^2$.

Propr. phys. et chim. — Aiguilles cristallines blanches, à odeur de valériane, soluble dans l'eau.

Propr. et indic. thér. — Préconisé contre la coqueluche.

Formes pharm., posol. — *Us. int.* — 0 gr. 20 à 0 gr. 50 en *sirop*. (*Enfants*).

SIROP

Valérianate de caféine	1 gr. 50
Sirop de café	250 gr.

(Comby.)

Chez les nourrissons, 3 cuillerées à café; de 2 à 3 ans, 3 cuillerées à dessert; de 5 à 10 ans, 3 cuillerées à soupe.

ÉTHOXYCAFÉINE $C^{10}H^{14}Az^4O^3$.

Propr. phys. et chim. — Aiguilles blanches; insoluble dans l'eau; peu soluble dans l'alcool et l'éther. Forme avec les sels de soude des combinaisons solubles.

Propr. et indic. thér. — Mêmes propriétés que la caféine (mais plus toxique).

Formes pharm., posol. — *Us. int.* — 0 gr. 10 à 0 gr. 20 en *potion*.

Us. ext. — *Injections hypodermiques* (avec salicylate de soude) peu usitées.

CAJEPUT. — V. *Melaleuca.*

CALCIUM (BENZOATE DE). — V. *Benzoates.*

CALCIUM (BROMURE DE). — V. *Bromures.*

CALCIUM (CARBONATE DE). — Craie préparée CO_3Ca.

Propr. phys. et chim. — Poudre blanche, insoluble dans l'eau, l'alcool, la glycérine et tous les dissolvants neutres.

Incomp. — Avec tous les acides.

Propr. et ind. thér. — Antiacide ; absorbant, sédatif des douleurs gastriques ; antidiarrhéique. Ne peut, comme le bicarbonate de soude, produire l'alcalinité dans l'estomac. Usité localement pour le pansement des dermatoses suintantes.

Formes pharm., posol. — *Us. int.* — 1 à 10 gr. en **cachets, pa-quets.** — *Enfants :* 0 gr. 10 à 0 gr. 30 par année.

Us. ext. — Quantité variable.

MIXTURE

Carbonate de chaux	50 gr.
Eau distillée	800 —
Sirop de fleurs d'orangers	100 —

1 verre à madère toutes les heures, après le repas. (Hyperchlorhydrie.)

PAQUETS

A. — Carbonate de chaux }
Sous-nitrate de bismuth } ãã 0 gr. 50
Pour 1 paquet, 2 à 10. (Diarrhée.)

B. — Magnésie anglaise }
Carbonate de chaux } ãã 0 gr. 50

Bicarbonate de soude	0 gr. 25
Poudre de belladone	0 gr. 01

Pour 1 paquet, 1 à chaque repas. (Flatulence.)

POUDRE DENTIFRICE

Pierre ponce pulvérisée	5 gr.
Savon médicinal	2 gr.
Résorcine	1 —
Craie préparée	20 —
Essence de menthe	V gouttes.

(Marchandé.)

CALCIUM (CARBURE DE) CaC_2.

Propr. phys. et chim. — Masses grises, très altérables à l'air humide, qui les décompose en acétylène et chaux ; cette dernière exerce alors son action caustique.

Propr. et indic. thér. — Utilisé comme désinfectant, hémostatique et caustique contre le cancer utérin. (Guinard.)

CALCIUM (CHLORURE DE) $CaCl_2$. Anhydre (desséchant). — $CaCl_2 6H_2O$ cristallisé, le seul employé en thérapeutique.

Propr. phys. et chim. — Cristaux déliquescents ; solubles dans 1/4 de leur poids d'eau à froid ; très solubles dans l'alcool.

Toxic. — Céphalée, à la suite de l'usage prolongé.

Incomp. — V. *Bromure de calcium.*

Propr. et indic. thér. — Purgatif (?) ; préconisé contre l'urticaire, aide à la digestion du lait, en précipitant les acides gras organiques. Employé comme hémostatique local et interne (hémoptysie, épistaxis, purpura, variole hémorragique), car il favorise la coagulation du sang. L'action antihémolysante est utilisée préventivement contre la fièvre bilieuse hémoglobinurique (H. Vincent).

Formes pharm., posol. — *Us. int.* — 1 à 6 gr. en **solution, potion.** — *Enfants :* 0 gr. 20 par année.

Us. ext. — **Lavements :** 4 à 10 gr.

POTIONS

A. — Chlorure de calcium cristallisé . . . 4 gr.
Sirop d'opium . . . 30 —
Eau de tilleul Q. S. pour . . . 120 cc.
(Hémoptysie.)

B. — Chlorure de calcium . . . 12 gr.
Eau chloroformée . . . 30 —
Teinture d'écorces d'oranges . . . 30 —
Eau distillée Q. S. pour . . . 150 cc.
3 cuillerées à soupe par jour.
(Urticaire.)

C. — Chlorure de calcium . . . 4 à 6 gr.
Sirop d'écorces d'oranges amères . . . 40 gr.
Eau-de-vie vieille ou rhum . . . 30 —

Teinture de cannelle . . . 5 gr.
Eau distillée . . . 50 —
(Variole, scarlatine hémorragiques, Roger.)

D. — Sirop de cannelle . . . 200 gr.
Teinture d'Hamamelis . . . 20 —
Ergotine . . . 10 —
Chlorure de calcium . . . 5 —
1 c. à soupe ou à café, toutes les 3 heures (mêmes indications, Monin).

SOLUTION

Chlorure de calcium cristallisé . . . 1 gr.
Eau . . . 100 —
1 cuillerée à soupe par litre de lait.

CHAUX (FORMIATE). — V. *Formique (Acide)*.

CHAUX (HYPOCHLORITE DE) $(ClO)^2Ca + Ca(OH)^2$.

Propr. phys. et chim. — Poudre blanche, exhalant l'odeur du chlore. On distingue le chlorure de chaux sec (désinfectant des locaux) et le chlorure de chaux liquide (solution du précédent dans 45 parties d'eau). La solution contient environ 2 fois son volume de chlore actif.

Incomp. — Avec les acides et sels acides, l'opium (oxyde la morphine), l'albumine, la gélatine.

Propr. et indic. thér. — Le chlorure solide est usité pour la désinfection des locaux, réparti sur des soucoupes et humecté d'eau vinaigrée.

Le chlorure liquide est un désinfectant employé dans le pansement de certaines plaies gangreneuses, ou encore en injections hypodermiques contre les morsures de serpents.

Formes pharm., posol. — *Us. ext.* — **En nature.** Chlorure de chaux liquide en **collutoire** (5 p. 100). **Injections hypodermiques** (8 à 10 centimètres cubes de la solution du Codex) (Calmette.)

CALCIUM (HYPOPHOSPHITE DE). — V. *Phosphore*.

CALCIUM (IODURE DE). — V. *Iodures.*

CALCIUM (OXYDE DE) (2 variétés) : Chaux vive (anhydre) CaO chaux éteinte ou hydrate de chaux Ca(OH)^2.

Propr. phys. et chim. — Anhydre, elle est en masses-spongieuses, dures, s'échauffant beaucoup par l'addition d'une petite quantité d'eau qu'elle absorbe en se réduisant en poussière d'hydrate de chaux.

Incomp. — Tous les acides et la plupart des sels.

Propr. et indic. thér. — La chaux vive est employée comme caustique épilatoire. La chaux éteinte, délayée dans l'eau, est un désinfectant ; à l'intérieur, sous la forme d'eau de chaux, elle est utilisée comme antiacide, dans les gastropathies ; comme antidiarrhéique (médecine infantile) ; l'eau de chaux est utilisée également dans le pansement des brûlures (associée à l'huile d'olives), qu'elle transforme en un savon de chaux liquide, (le liniment oléocalcaire) ; elle sert encore à dissoudre les fausses membranes diphtériques.

Formes pharm., posol. — *Us. ext.* — *a)* Chaux vive, entre dans la composition de divers caustiques escarrotiques (poudre de Vienne, caustique de Filhos) et mélanges épilatoires.

Us. int. — *b)* Chaux éteinte. Sert à préparer l'eau de chaux (1 gr. 28 pour 1 litre d'eau distillée), employée à l'intérieur à la dose de 30 à 150 gr.

CAUSTIQUES

A. — *Caustique de Filhos :*

Potasse caustique	50 gr.
Chaux vive	10 —
	(Codex.)

B. — *Poudre de Vienne :*

Potasse caustique	50 gr.
Chaux vive	60 —

ÉPILATOIRES

A. — Sulfure de sodium 3 gr.

Chaux vive	10 —
Amidon	10 —

Délayer dans très peu d'eau de manière à faire une pâte molle qu'on applique pendant 1 minute.

B. — Chaux vive pulvérisée 1 gr.

Vaseline 12 —

Application, 1 minute.

LINIMENT OLÉO-CALCAIRE

Eau de chaux
Huile d'amandes douces $\}$ ãã 100 gr.

(Contre les brûlures ; tombé en désuétude depuis l'extension aux brûlures des pansements antiseptiques.)

POTION

Eau de chaux	30 gr.
Elixir parégorique	V gouttes.
Sirop de fleurs d'oranger	10 gr.
Sirop de ratanhia	20 —

4 à 6 cuillerées à café par jour. (Diarrhée, *Enfants.*)

SOLUTION

Lait de chaux.

Déliter la chaux en l'arrosant petit à petit avec moitié de son poids d'eau ; puis renfermer la poudre dans un flacon soigneusement bouché et placé dans un endroit sec. Pour l'usage, la délayer dans le double de son volume d'eau. (Désinfectant, 20 à 25 p. 100 sont nécessaires pour désinfecter les selles.

CALCIUM (PHOSPHATES DE). — V. *Phosphorique (acide).*

CALCIUM (SULFATE DE). Plâtre $CaSO^4$.

Sert à la préparation des appareils inamovibles pour le traitement des fractures, etc.

CALCIUM (SULFURE DE) CaS.

Propr. phys. et chim. — Corps blanc amorphe très peu soluble dans l'eau froide, phosphorescent dans l'obscurité. (On a employé plutôt un polysulfure impur liquide, foie de soufre calcaire.)
Propr. et indic. thér. — Antipsorique (?)
Formes pharm., posol. — *Us. ext.* — 6 à 8 gr. en *pommade*.

CALCIUM (SULFURE SULFURÉ DE). — Hydrosulfate de chaux.

Propr. et indic. thér. — Épilatoire.
Formes pharm., posol. — Employé mélangé à l'amidon qui en atténue l'action (V. *Chaux*).

CALOMEL. — V. *Mercure* (*Protochlorure de*).

CAMOMILLE. — *Anthemis Nobilis* (Composées).

Part. empl. — Capitules.
Princ. act. — Essence.
Propr. et indic. thér. — Stomachique, antispasmodique. Sédatif externe (populaire).
Formes pharm., posol. — *Us. int.* — Infusé, 10 p. 1000.
Us. ext. — Infusion, en lotions. Huile de camomille simple et camphrée (à 1/10).

CAMPHRE $C^{10}H^{16}O$. — Essence concrète du *Laurus camphora* (Lauracées).

Propr. phys. et chim. — Corps solide, en masse cristalline, d'odeur forte. Très peu soluble dans l'eau 2/1000 ; soluble dans 1,5 d'alcool, 1 partie d'éther, 3 p d'huile et 0,35 de chloroforme.
Incomp. — Avec les résines et les gommes-résines ; le musc, les phénols en général, l'hydrate de chloral, le menthol, l'acide salicylique, les salicylates et l'exalgine, la résorcine, l'uréthane, qu'il liquéfie.
Propr. et indic. thér. — Antispasmodique et stimulant énergique des centres nerveux, du cœur ; employé à ce titre dans toutes les pyrexies et notamment dans la pneumonie ; dans l'œdème aigu du poumon, pour prévenir et combattre la tendance au collapsus, l'asthénie. Employé encore comme expectorant, antiaphrodisiaque ; contre les sueurs nocturnes des phtisiques.
A l'extérieur, en poudre sur les vésicatoires, pour prévenir l'absorption de la cantharidine et son action irritante sur le rein ; contre le coryza, le prurit associé à d'autres poudres).

En combinaison avec le naphtol, salol, thymol, constitue un topique précieux pour le traitement des abcès froids, des trajets fistuleux, etc.

L'éther camphré à saturation, employé en pulvérisations, est un bon topique contre l'érysipèle (Roger).

Formes pharm., posol. — *Us. int.* — **Poudre** : 0 gr. 05 à 2 gr. en pilules. potion. — *Enfants :* 0 gr. 05 par année.

Eau camphrée (à 2 p. 1 000), 20 à 30 gr.

Us. ext. — **Poudre**, en pansement, inhalations (cigarettes), lavements.

Alcool camphré (10 gr. pour 90 d'alcool à 90°), en frictions, lotions.

Eau-de-vie camphrée (1 gr. p. 39 d'alcool à 60°).

Éther camphré (au 1/10e), en injections hypodermiques. 1 à 3 centimètres cubes ; pulvérisations.

Huile (au 1/10) en injections hypodermiques, 1 à 3 centimètres cubes. — *Enfants :* 1/2 à 1 centimètre cube.

Vinaigre (25 p. 1 000).

Pommade (10 parties de cire, 90 d'axonge et 30 de camphre).

Phénols camphrés (naphtol, salol, menthol, thymol). V. *ces mots.*

Craie camphrée : 1 p. 4 (dentifrice).

Le camphre entre encore dans la composition du baume Opodeldoch (V. *Ammoniaque*), de l'eau sédative (V. *Ammoniaque*), du vinaigre des quatre voleurs.

CACHETS

Soufre sublimé	0 gr. 10
Camphre pulvérisé	0 gr. 02

Pour 1 cachet ; 3 par jour. (Furonculose, A. Robin.)

COLLUTOIRE

A. — Camphre	20 gr.
Huile de ricin	15 —
Alcool à 90°	10 —
Acide phénique	5 —
Acide tartrique	1 —

(Contre les angines pseudo-membraneuses. Gaucher.)

INJECTIONS HYPODERMIQUES

A. — Camphre	1 gr.
Éther sulfurique	10 cc.

Injecter 1 à 2 cc. par jour.

B. — Huile camphrée (au 1/10)	20 gr.
Éther sulfurique	2 —

Injecter 1 à 2 cc. par jour.

C. — Gaïacol	8 gr.
Camphre	1 —
Huile d'olives stérilisée	100 —

Injecter 10 cc. tous les 2 jours. (Tuberculose. Maurange.)

LAVEMENT

Camphre	0 gr. 50
Extrait d'opium	0 gr. 05
Jaune d'œuf	n° 1
Eau tiède	200 gr.

LINIMENT

Alcool camphré	} ãã 50 —
Baume de Florayanti	
Chloroforme	10 —

PILULES

Camphre pulvérisé	} ãã 0 gr. 10
Térébenthine de Venise	
Extrait thébaïque	Cinq milligr.
Extrait de racines d'aconit	Deux milligr.

Pour 1 pilule. 3 par jour. (Pyélites.)

POMMADE

Lanoline	90 gr.
Huile camphrée	10 —
Hydrate de chloral	1 —

Prurit, engelûres (Leredde).

POTION

Camphre pulvérisé	0 gr. 50
Gomme pulvérisée	5 gr.
Potion gommeuse	125 —

POUDRES		nasales : végétations, adénoïdes, coryza.)	
A. — Camphre	2 gr.	**B.** — Camphre	2 gr.
Acide borique	4 —	Oxyde de zinc	
Sous-nitrate de bismuth	8 —	Talc	} āā 20 —
(A priser ou en insufflations intra-		(Urticaire.)	

CAMPHRE MONOBROMÉ. — V. *Bromure de camphre.*

CAMPHORIQUE (ACIDE) $C^{10}H^{16}O^4$.

Propr. phys. et chim. — Petits cristaux blancs, d'une saveur amère et acide, ne rappelant en rien celle du camphre. Assez soluble dans l'eau, plus soluble dans l'alcool et l'éther.

Propr. et indic. thér. — Préconisé contre les sueurs nocturnes des phtisiques.

Formes pharm., posol. — *Us. int.* — 1 à 3 gr. en **cachets**, solution dans l'eau alcoolisée.

CAMPHORATE ACIDE DE PYRAMIDON. — V. *Pyramidon.*

OXYCAMPHRE $C^8H^{14}CHOH^2.OH$.

Propr. phys. et chim. — Poudre blanche soluble dans 50 parties d'eau froide.

Propr. et indic. thér. — Antipyrétique, antidyspnéique (n'a pas les propriétés stimulantes du camphre).

Formes pharm., posol. — *Us. int.* — 1 à 3 gr. en **cachets**.

Solution alcoolique (à 50 p. 100), X gouttes, 3 à 4 fois par jour.

CANNABINE. — V. *Chanvre indien.*

CANNELLE. — *Cinnamomum zeylanicum* (Lauracées).

Part. empl. — Écorces.

Princ. act. — Huile essentielle volatile (aldéhyde cinnamique).

Propr. et indic. thér. — Stimulant, aromatique ; employé contre les métrorragies.

Formes pharm., posol. — *Us. int.* — **Infusé :** 10 p. 1 000.

Poudre : 0 gr. 50 à 4 gr. en cachets. — *Enfants :* 0 gr. 05 par année.

Hydrolat : 10 à 60 gr. en potion.

Teinture : 5 à 20 gr. — *Enfants* . 0 gr. 50 par année. (La meilleure forme pharmaceutique. Entre dans la composition de la potion cordiale et dans la potion de Todd. V. *Alcool*.)

Sirop . 30 à 60 gr.

Essence : II à IV gouttes.

POTION

B. — Teinture de cannelle ... 8 gr.
Extrait de quinquina ... 2-4 —

Sirop d'écorces d'oranges amères ... 30 gr.
Cognac vieux ... 30-80 —
Vin rouge vieux ... 125 —

(Jaccoud.)

CANTHARIDES. — *Cantharis vesicatoria* (insecte des Coléoptères).

Part empl. — Poudre.

Princ. act. — Cantharidine (0,80 à 1,20 p. 100).

Toxic. — La cantharidine du vésicatoire peut déterminer de l'anurie et de la néphrite toxique, de la cystite.

Propr. et indic. thérap. — Vésicants ; entrent dans la préparation des vésicatoires, des mouches de Milan, des papiers et pommades épispastiques. La teinture est également employée localement dans le traitement de la pelade, des diverses alopécies.

À l'intérieur, elle a été préconisée par Lancereaux contre le mal de Bright (dangereux).

Formes pharm. posol. — *Us. int.* — **Teinture alcoolique** au 1/10e, V-XX gouttes en potion.

Teinture éthérée, 1/10e. — I à X gouttes (LIX gouttes pèsent 1 gr.)

Us. ext. — **Teinture** : 10 à 20 gr.; *vésicatoires, mouches, papiers* (nos 1, 2, 3).

EMPLATRES

Vésicatoire.

A. — 1 emplâtre de 10 centim. carrés de côté contient environ 2 gr. 30 de cantharide.

(Recouvrir la surface de l'emplâtre d'une couche de camphre).

Mouche de Milan.

B. — Rondelles de 6 cent de diamètre contenant 1 gr. de masse emplastique.

MIXTURES

A. — Teinture de cantharides ... 10 gr.
Sulfate de quinine ... 1 —
Huile de ricin ... 20 —

Eau de Cologne Q. S. pour ... 150 gr.
En frictions. (Alopécies.)

B. — Teinture de cantharides ... }
Teinture de romarin ... } ãã 20 gr.
Teinture de jaborandi. ... }
Alcoolat de Fioravanti ... } ãã 50 —
Alcool camphré ... }
Rhum ... 100 —
En frictions. (Alopécie.)

VÉSICATOIRE LIQUIDE

Correspond à son poids de cantharides.

CANTHARIDINE $C_{10}H_{12}O_4$. — Anhydride de l'acide cantharidique.

Propr. phys. et chim. — Prismes incolores ; volatil à partir de 120° ; peu soluble dans l'eau et dans l'alcool (1,3 p. 100) ; très soluble dans le chloroforme, l'acétone, l'éther acétique et les huiles grasses, insoluble dans le sulfure de carbone. Son action vésicante disparaît si on la dissout dans la glycérine.

Propr. et indic. thér. — Employée pour la préparation des papiers et toiles vésicants, des cantharidates.

CAPILLAIRE. — *Adiantum Capillus Veneris* ou capillaire de Montpellier (Fougères).

Part. empl. — La plante entière.

Prop. et indic. thér. — Employé comme pectoral. (Entre dans la composition de la Crème pectorale de Tronchin. Fait partie des espèces béchiques : capillaire, lierre terrestre, scolopendre, véronique, hysope, capsules de pavot blanc privées de semences.)

Formes pharm., posol. — *Us. int.* — **Infusion** : 10 p. 1000. **Sirop**, 30 à 80 gr.

CAPILLAIRE DU CANADA. — *Adiantum Pedatum* (Fougères). Mêmes usages.

CAPSICUM. *Annuum et fastigiatum.* Piment de Cayenne, poivre de Guinée (Solanées).

Part. empl. — Fruit.

Princ. act. — Capsicine (oléo-résine).

Propr. et indic. thér. — Excitant digestif (peu recommandable) ; a été préconisé contre les hémorroïdes.

A l'extérieur, comme rubéfiant.

Formes pharm., posol. — *Us. int.* — **Poudre :** 0 gr. 50 à 2 gr. en cachets, pilules.

Extrait aqueux : 0 gr. 30 à 0 gr. 60 en pilules.

Teinture : X à XXX gouttes, en potion. — *Enfants :* II à III gouttes par année.

Us. ext. — **Pommade** à 1 p. 10 ; *Teinture* en frictions.

MIXTURE		Teinture de capsicum	3-8 gr
Alcoolat de Fioravanti	50 gr.	En friction sur les plaques de pelade.	
Eau de Cologne	25 —		

CARBONE (SULFURE DE) CS^2. — Acide sulfocarbonique anhydre.

Prop. phys. et chim. — Liquide incolore, d'odeur non désagréable quand il est pur. Très peu soluble dans l'eau (2 gr. 03 p. 1000), miscible à l'alcool, au chloroforme, aux corps gras, à l'éther ; très volatil, très inflammable, bout à 45°6 ; dissout l'iode, le soufre, le phosphore, les graisses et le caoutchouc.

Propr. et indic. thér. — A été préconisé comme agent d'antisepsie gastro-intestinale (Dujardin-Beaumetz).

Formes pharm., posol. — *Us. int.* — *Eau saturée :* 50 à 150 gr.

CARBONIQUE (ACIDE) CO_2. — Anhydride carbonique.

Propr. phys. et chim. — Gaz incolore, dont l'eau dissout un volume à la température et à la pression ordinaires.

Propr. et indic. thér. — Employé sous forme d'*eaux gazeuses* à 7 ou 8 volumes. de *poudres effervescentes*, pour combattre les vomissements, anesthésier la muqueuse gastrique.

A l'extérieur, en *douches locales* à l'aide d'un siphon, *lavements*.

Parfois, en *inhalations* contre la dyspnée des tuberculeux. (E. Weill.)

POTION DE RIVIÈRE		POUDRES EFFERVESCENTES	
Potion alcaline n° 1 :		(Seidlitz Powders)	
Bicarbonate de potasse	2 gr.	1. Bicarbonate de soude (paquet	
Eau	50 —	bleu)	4 gr.
Sirop de sucre	15 —	2. Acide tartrique pulvérisé (paquet blanc)	4 —
Potion acide n° 2 :			
Acide citrique	2 gr.	A verser successivement dans une	
Eau	50 —	bouteille d'eau que l'on bouche aussitôt	
Sirop de citron	15 —	après.	
Donner une cuillerée de la potion n° 1 et immédiatement après une cuillerée de la potion n° 2.			
(Codex.)			

CARBONATES. — V. *Bases.*

CARDAMOME. — *Elettaria cardamomum* (Zingibéracées).

Part. empl. — Fruits.

Propr. et indic. thér. — Aromatique, stomachique.

Formes pharm., posol. — *Us. int.* — *Poudre :* 0 gr. 20 à 2 gr.

Teinture : 0 gr. 50 à 2 gr.

CARICA PAPAYA. — (Bixacées.)

Part. empl. — Suc.

Princ. act. — Papaïne (seul employé).

PAPAÏNE.

Propr. phys. et chim. — Poudre amorphe, de couleur blanchâtre, entièrement soluble dans l'eau, insoluble dans l'alcool, l'éther, etc. Dissout 2000 fois son poids de fibrine; mais sans la peptoniser. Son action est annihilée par 0 gr. 05 p. 100 d'acide chlorhydrique, ce qui en restreint l'emploi.

Propr. et indic. thér. — Employée anciennement pour dissoudre les membranes diphtériques ; utilisée dans le but de favoriser les actes chimiques définitifs (peptonisation) de la digestion gastrique.

Formes pharm., posol. — *Us. int.* — 0 gr. 10 à 0 gr. 30 en **cachets** (avec bicarbonate de soude), **élixir. Sirop.**

ÉLIXIR		Alcool à 90°	60 gr.
Papaïne	10 gr.	Vin de Malaga blanc Q. S. pour 1 litre.	
Eau distillée de menthe	80 —	10 grammes renferment 0 gr. 20 de	
Sirop de sucre	300 —	papaïne.	

CARRAGAHEN. — *Fucus crispus*, mousse d'Irlande (Algue marine).

Part. empl. — La plante entière.
Propr. et indic. thér. — Béchique, émulsionnant.
Formes pharm., posol. — *Us. int.* — **Décocté :** 5 p. 1000.
Gelée : 25 p. 150.

CARVI. — *Carum Carvi* (Ombellifères).

Part. empl. — Semences.
Princ. act. — Huile essentielle. (Carvol, carvène, carvacrol.)
Propr. et indic. thér. — Stomachique.
Formes pharm., posol. — *Us. int.* — **Poudre :** 2 à 4 gr. en cachets. — *Enfants :* 0 gr. 10 par année.
Essence : *Enfants :* II à IV gouttes par année.

Fait partie des espèces carminatives (carvi, anis, coriandre, fenouil).

CASCARA SAGRADA. — *Rhamnus Purshiana* (Rhamnacées).

Part. empl. — Écorce.
Princ. act. — Cascarine ou Rhamnétine, Émodine, Rhaninégine.
Propr. et indic. thér. — Laxatif, agissant sur les fibres lisses de l'intestin (Landowski). Serait également cholagogue. Son usage prolongé entraîne l'hyperpepsie.
Formes pharm., posol. — *Us. int.* — **Poudre**, en cachets, pilules, 0 gr. 25 à 1 gr. — *Enfants :* 0 gr. 02 à 0 gr. 04 par année.
Extrait fluide : 0,50 gr. à 2 gr. en élixir, potion. (XLV gouttes pèsent 1 gr.). — *Enfants:* 0 gr. 02 à 0 gr. 05 par année.

Extrait hydro-alcoolique : 0 gr. 10 à 0 gr. 20 en élixir, pilules (1 gr. correspond à 3 gr. 10 d'écorce).

Teinture : XXX à LX gouttes.

CACHETS

A. — Poudre de cascara } ãã 0 gr. 30
Poudre de rhubarbe
   Pour un cachet. 1 le soir.

B. — Bicarbonate de soude   0 gr. 30
Magnésie calcinée   0 gr. 20
Poudre de cascara   0 gr. 15
Benzonaphtol   0 gr. 15
   Pour 1 cachet. 1 à chaque repas (Acné. Brocq.)

ÉLIXIR

Extrait fluide de cascara
   sagrada   30 gr.
Glycérine neutre   50 —
Alcoolature d'oranges douces   200 —
Sirop simple   400 —
Eau   Q. S. pour un litre.
   1 verre à liqueur après le repas.

MIXTURES

A. — Teinture de rhubarbe   10 gr.
      —   badiane   5 —
Extrait fluide de cascara   5 gr.
   X gouttes avant chaque repas (*Enfants*).

B. — Extrait fluide
   de cascara   } ãã 40 gr.
Glycérine
   1 cuillerée à café le soir au milieu du repas.

PILULES

Evonymine   }
Extrait de cascara   } ãã 0 gr 05
Poudre de jusquiame }
   Pour 1 pilule. 1 le soir.

SIROPS

A. — Teinture de noix vo-
   mique   } ãã 2 gr.
Teinture de gentiane
     —   d'écorces d'oranges   40 —
Extrait fluide de cascara   3 —
Sirop d'écorces d'oranges   60 —
   1 cuillerée à café avant chaque repas. (Barié.)

B. — Extrait hydro-alcoolique de cascara   0 gr. 50
Teinture de cannelle   2 gr.
Sirop simple   50 —
   1 cuillerée à café (*Enfants*).

CASCARILLE. — *Croton elutheria*, Quinquina aromatique (Euphorbiacées).

   Part. empl. — Écorce.
   Propr. et indic. thér. — Tonique, amer.
   Formes pharm.. posol. — *Us. int.* — **Poudre :** 1 à 4 gr. en cachets.
   Infusé : 10 p. 1000.
   Teinture : 1 à 10 gr. — *Enfants :* V gouttes par année.

CASÉINE. — L'une des albumines du lait

   Propr. phys. et chim. — Poudre légèrement jaunâtre, sans goût ni odeur, insoluble dans l'eau, soluble dans l'ammoniaque et les alcalis étendus.

   Propr. et indic. thér. — Utilisée en dermatologie pour la préparation d'un onguent (Unna).

ONGUENT DE CASÉINE		
Caséine	15 p.	
Soude	0,43	—
Glycérine	7	—
Vaseline	21	—
Salol	1	—
Eau		55,57

Crème blanche, assez épaisse, neutre, qui, étalée sur la peau, forme en quelques minutes un vernis souple et résistant, s'enlevant par un simple lavage. On peut y associer le pyrogallol (10 p. 100) ; la résorcine (2 p. 100) ; le soufre (5 p. 100) ; l'ichtyol (10 p. 100), etc...

CASSE. — *Cassia fistula* (Légumineuses).

Part. empl. — Pulpe du fruit.

Propr. et indic. thér. — Laxatif.

Formes pharm., posol. — *Us. int.* — *Pulpe :* 40 à 60 gr. — *Enfants :* 5 gr. par année.

Conserve : 30 à 60 gr.

CASTORÉUM. — Produit de sécrétion des glandes du *Castor Fiber* (Rongeurs).

Propr. et indic. thér. — Antispasmodique comparable au musc ; peu usité. (Entre dans la composition des pilules de Cynoglosse.)

Formes pharm., posol. — *Us. int.* — *Poudre :* 0 gr. 05. à 1 gr. — *Enfants :* 0 gr. 05 par année.

Teinture alcoolique : 2 à 5 gr. *Enfants :* 0 gr. 25 par année.

Teinture éthérée. Mêmes doses.

CACHETS		MIXTURE
Poudre de castoréum	ãã 0 gr. 20	Teinture de valériane (éthérée) 15 gr.
Bromure de camphre		Teinture éthérée de castoréum 20 —
Pour un cachet, 3 par jour.		1/2 cuillerée à 1 cuillerée à café.

CECROPIA OBTUSA. — (Ulmacées).

Part. empl. — Feuilles.

Propr. et indic. thér. — Tonique du cœur et diurétique (Gilbert et Carnot) ; l'effet diurétique est très marqué. Résultats inconstants.

Poudre : 1 à 2 gr. en cachets.

Formes pharm., posol. — *Us. int.* — *Teinture alcoolique :* XXX gouttes par jour.

CEDRUS ATLANTICA. — (Conifères).

Part. empl. — Bois.

Princ. act. — Huile essentielle (Libanol).

Propr. phys. et chim. — Liquide transparent, très fluide, de couleur jaune-citron, d'odeur et de saveur agréables. Soluble dans l'huile et l'éther en toutes proportions, soluble au 1/5e dans l'alcool à 90°, insoluble dans l'eau et la glycérine.

Propr. et indic. thér. — Antiseptique et modificateur de la muqueuse des voies urinaires et respiratoires. Employé dans la blennorragie, la bronchite chronique.

Formes pharm., posol. — *Us. int.* — 3 à 8 gr. **en capsules** de 0 gr. 25 à 0 gr. 50. — *Solution dans l'huile de foie de morue :* 20 à 30 gr. par litre.

<u>CENTAURÉE (PETITE)</u>. — *Erythræa Centaurium* (Gentianées).

Part empl. — Sommités fleuries.
Propr. et indic. thér. — Stomachique, fébrifuge (?).
Formes pharm., posol. — *Us. int.* — **Infusé :** 10 p. 1000.
Poudre, 0,50 à 4 gr.
(Fait partie des espèces amères.)

<u>CÉRATS.</u> — Préparations à base de cire et d'huile, servant d'excipients à

différentes substances médicamenteuses : cérat saturné (V. *Plomb*), cérat laudanisé.

CÉRAT DE GALIEN		CÉRAT JAUNE
Cire blanche	100 gr.	(La cire blanche est remplacée par
Huile d'amandes douces	400 —	la cire jaune.)
Eau distillée de roses	300 —	
(Codex.)		CÉRAT SANS EAU
		Huile d'amandes .... 30 gr.
		Cire blanche .... 10 —

<u>CEREUS GRANDIFLORA</u>. — Dit aussi *Cactus grandiflora* (Cactées).

Part. empl. — Fleurs.
Princ. act. — Cactine.
Toxic. — Peu toxique.
Propr. et indic. thér. — Tonique du cœur ; élève la pression artérielle mais n'est pas diurétique. Utile dans l'insuffisance aortique, la dilatation cardiaque, les palpitations d'origine nerveuse (Huchard.).
Formes pharm., posol. — *Us. int.* — **Extrait fluide :** 1 gr.
Extrait aqueux, 0 gr. 20 à 0 gr. 30 en pilules.
Teinture alcoolique, XX à XL gouttes.

<u>CERFEUIL</u>. — *Chœrophyllum cærefolium* (Ombellifères).

Part. empl. — Feuilles, racines.
Propr. et indic. thér. — Diurétique, emménagogue (médecine populaire).
Formes pharm., posol. — *Us. int.* — **Décocté :** 10 p. 1000.

CERISES. — *Cerasus vulgaris* (Rosacées).

Part. empl. — Fruits et pédoncules (queues de cerises).

Propr. et ind. thér. — Diurétique (pédoncules). Rafraîchissant (fruit).

Formes pharm., posol. — *Us. int.* — **Tisane de queues de cerises** : 10 p. 1.000.

Sirop de queues de cerises : Q. V.

Sirop de cerises (fruit) : édulcorant.

CÉRIUM (OXALATE DE) (Coo)^{2}Ce. — Oxalate céreux.

Propr. phys. et chim. — Poudre grisâtre, inodore, insoluble dans l'eau, l'alcool et l'éther.

Propr. et indic. thér. — Préconisé contre les vomissements de la grossesse et de l'hystérie.

Formes pharm., posol. — *Us. int.* — 0 gr. 05 à 0 gr. 10 en *pilules.*

CÉRIUM (VALÉRIANATE DE) (C^{5}H^{9}O^2)^{2}Ce. — Valérianate céreux.

Propr. et indic. thér. — Les mêmes que celles de l'oxalate.
Formes pharm., posol. — Les mêmes que celles de l'oxalate.

CÉVADILLE. — *Schœnocaulon officinale* (Colchicacées).

Princ. act. — Sabadilline, vératrines, cévadine.
Part. empl. — Fruit.
Toxic. — Très toxique.
Propr. et indic. thér. — Sialagogue, sternutatoire. Purgatif très violent, inusité.

CÉVADINE. — V. *Ellébore.*

CEYSSATITE ou terre d'infusoires.

Poudre siliceuse provenant des dépouilles des diatomées. Sert à la confection des pâtes dermatologiques.

PATE		
	Ceyssatite	2 gr.
	Axonge benzoïnée	28 —
Oxyde de zinc 10 gr.	(Unna.)	

CHANVRE INDIEN. — *Cannabis indica* (Urticacées).

Part. empl. — Sommités fleuries.
Princ. act. — Cannabène liquide et hydrure de cannabène cristallisé cannabine (résine verdâtre).

Propr. et indic. thér. — Hypnotique ; antispasmodique ; sédatif des douleurs gastriques, de certaines céphalées. Provoque une sorte d'ivresse avec hallucinations gaies. Entre dans la composition du bromidia. (V. *Bromure de potassium.*)

Formes pharm., posol. — *Us. int.* — ***Extrait hydro-alcoolique*** : 0 gr. 10 à 0 gr. 50.

Extrait gras (Haschich), 0 gr. 05 à 0 gr. 10, préparé avec du beurre et la plante fraîche ; se conserve difficilement.

Teinture : 2 à 5 gr. — ***Enfants*** : 0 gr. 05 par année.

Us. ext. — ***Pommade*** d'extrait.

Ovules : 0 gr. 10 à 0 gr. 40 d'extrait hydro-alcoolique.

CRAYONS

Extrait de chanvre indien	10 gr.
Colophane	5 gr.
Cire jaune	45 gr.
Huile d'olives	40 gr.

(Contre le prurit. Leistikow.)

GLYCÉRÉ

Extrait de chanvre indien	0 gr. 60
Tannin	1 gr.
Glycérine	10 —

(En onctions contre les gerçures du sein. (Gaulard et Bué.)

PILULES

Bromure de camphre	0 gr. 10
Extrait de chanvre indien	0 gr. 02
Extrait de belladone	0 gr. 01

Pour 1 pilule. 2 à 5 par jour.

POTIONS

A. — Julep gommeux .... 200 gr.
Extrait gras de chanvre indien .... 0 gr. 10
3 cuillerées à soupe par jour.

B. — Teinture de chanvre indien .... 1 gr. 50
Hydrolat de laurier-cerise .... 10 —
— de tilleul .... 100 —
Sirop d'opium .... } āā 20 gr.
— d'éther .... }
1 cuillerée à soupe toutes les 2 heures
(Dysménorrhée.)

CHARBON. — Charbon végétal provenant de la carbonisation du peuplier ou de la bourdaine.

Propr. phys. et chim. — 1 vol. absorbe 55 vol. d'hydrogène sulfuré ; 35 vol. d'acide carbonique ; 90 de gaz ammoniac.

Incomp. — Avec le chlorate de potasse (mélange explosif), les alcaloïdes qu'il retient énergiquement.

Propr. et indic. thér. — Absorbant, fixe les gaz de fermentation. Employé contre les gastropathies avec fermentations anormales, la tympanite, les diarrhées fétides ; les empoisonnements par les champignons, la strychnine, le phosphore, l'arsenic, la cantharide, le chloral, etc. (par cuillerées à soupe).

A l'extérieur fait partie de quelques poudres dentifrices, mais son usage n'est pas à recommander à cet égard, car les particules de charbon s'accumulent entre les interstices dentaires.

Formes pharm., posol. — *U. int.* — 1 à 20 gr. par jour en ***cachets***, *tablettes* (0 gr. 50 par tablette).

Us. ext. — **Poudres composées.**

CACHETS		POUDRE DENTIFRICE	
Charbon pulvérisé	0 gr. 50	Charbon végétal pulvérisé	200 gr.
Magnésie calcinée lourde	0 gr. 25	Poudre de quinquina gris	100 —
Poudre de noix vomique	0 gr. 02	Essence de menthe poivrée	1 —
Pour 1 cachet. 2 par jour			(Codex.)

CHARDON-BÉNIT. — *Centaurea benedicta* (Composées).

> **Part. empl.** — Sommités fleuries.
>
> **Propr. et indic. thér.** — Amer. stomachique.
>
> **Formes pharm., posol.** — *Us. int.* — **Infusion** : 15 à 30 p. 1 000.
> **Teinture** : 2 à 5 gr.

MIXTURE

Teinture de noix vomique }
   —   de chardon-bénit } $\tilde{a}\tilde{a}$ 6 gr.
VI gouttes avant les repas.

CHAULMOOGRA. — V. *Gynocardia.*

CHÉLIDOINE. — *Chelidonium majus* (Papavéracées).

> **Part. empl.** — Latex.
>
> **Princ. act.** — Chélidonines et chélérythrine.
>
> **Propr. et indic. thér.** — Caustique (populaire), employé autrefois contre les cancers, les verrues.

CHÊNE. — *Quercus Robur* (Amentacées).

> **Part. empl.** — Écorce.
>
> **Princ. act.** — Tannin.
>
> **Propr. et indic. thér.** — Astringent.
>
> **Formes pharm., posol.** — *Us. ext.* — **Décoction** à 50 p. 1 000, en gargarismes, lotions, bains locaux.

CHICORÉE. — *Cichorium inthybus* (Composées).

> **Part. empl.** — Feuilles, racine.
>
> **Propr. et indic. thér.** — Amer, laxatif. Fait partie du sirop de chicorée ou rhubarbe composée (thérapeutique infantile).
>
> **Formes pharm., posol.** — *Us. int.* — **Infusion de feuilles** : 10 p. 1 000.
> **Infusion de racines** : 20 p. 1 000.

Extrait : 1 à 5 gr.
Sirop composé : 10 à 50 gr.

MIXTURE

Sirop de chicorée
Huile d'amandes douces } ãã 10 gr. | 1 à 2 cuillerées à café (Laxatif, *En-fants.*)

CHIENDENT. — *Triticum repens* (Graminées).

Part. empl. — Rhizome.
Princ. act. — Sels de potasse. Triticine (hydrate de carbone).
Propr. et indic. thér. — Diurétique.
Formes pharm., posol. — *Us. int.* — *Infusion :* 20 p. 1000.

TISANE DE CHIENDENT NITRÉ | Infusion de chiendent — 1 litre.
Nitrate de potasse — 4 gr. | Miel — 30 gr.

CHLORAL (HYDRATE DE) CCl³ — CHO.H2O.

Propr. phys. et chim. — Le chloral anhydre est un liquide inco-lore, gras au toucher, de saveur âcre et caustique.

Le chloral hydraté est constitué par des cristaux de saveur amère et brûlante, d'une odeur désagréable. Soluble dans 0,50 p. d'eau, 0,25 p. d'alcool, l'éther, le chloroforme et les corps gras. S'élimine par l'urine à l'état d'acide chloralurique qui réduit la liqueur de Fehling et dévie la lumière polarisée.

Incomp. — Avec les alcalis (dédoublement en chloroforme et formiate) ; les bromures de potassium et de sodium en solution alcoolique (solutions non miscibles) ; avec l'antipyrine, le menthol, le salol, le thymol, la phénacétine, le camphre en cachets (mélange déliquescent), avec l'anti-pyrine en solution (précipité d'hypnal).

Toxic. — Aux doses thérapeutiques ne détermine guère d'autres acci-dents que des exanthèmes (roséole) ; son usage prolongé amène des troubles cardiaques (syncope), etc.

Propr. et indic. thér. — Hypnotique et narcotique de premier ordre, principalement indiqué dans les affections douloureuses, chez les alcooliques, les maniaques, les délirants.

Anticonvulsif et antispasmodique, d'un usage courant dans les convul-sions de l'enfance, la chorée, la coqueluche, l'éclampsie puerpérale, le tétanos, l'empoisonnement par la strychnine.

Préconisé comme sédatif (à petites doses), dans la dyspepsie nerveuse (Rosenbach).

A l'extérieur agit comme antiseptique (surtout employé pour le lavage des muqueuses et de la bouche en particulier, pour le lavage de la plèvre) ; comme antiprurigineux (prurit vulvaire, anal, urticaire, etc.).

Formes pharm., posol. — *Us. int.* — 1 à 4 gr. en **capsules, potion, sirop** (1 gr. p. 20), **solution**. (Les doses indiquées ont été dépassées dans le tétanos où l'on a donné jusqu'à 10 à 12 gr. par jour). — *Enfants :* 0 gr. 10 à 0 gr. 20 par année.

Us. ext. — Solution à 10-15 p. 1000 en **gargarismes, lavements, lotions, lavages**, etc.

Injections intraveineuses (rarement employées), 10 à 50 centimètres cubes d'une solution à 5 p. 100 (tétanos, empoisonnement par la strychnine).

Injections hypodermiques, inusitées en raison de l'action caustique sur la peau.

LAVEMENT

Hydrate de chloral	1-3 gr.
Jaune d'œuf,	n° 1
Eau	60 —

    (A donner avec la poire.)

MIXTURES

A. Hydrate de chloral	5 gr.
Chlorhydrate de cocaïne	1 gr.
Camphre	5 gr.
Alcool	X gouttes

    I goutte sur un tampon. (Topique odontalgique.)

B. Chloral hydraté	12 gr.
Essence de menthe	2 gr.
Alcool à 90°	100 gr.

    Quelques gouttes dans l'eau. (Dentifrice.)

C. Sublimé	0 gr. 20
Résorcine }	
Hydrate de chloral }	ãã 4 gr.
Huile de ricin	60 —
Essence de violettes	Q. S.
Alcool	150 gr.

    (Alopécie consécutive aux maladies infectieuses. Lotion de l'hôpital Saint-Louis.)

D. Éther sulfurique	30 gr.
Acide acétique cristallisé }	ãã 1-2 —
Hydrate de chloral }	

    En friction tous les soirs sur les plaques de pelade. (Gaucher.)

POTIONS

A. — Hydrate de chloral	2-4 gr,
Sirop de menthe	30 —
Eau Q. S. pour	90 cc.

    A prendre en 1 ou 2 fois.

B. — Hydrate de chloral	2-4 gr.
Bromure de sodium	1-3 —
Sirop de codéine }	
Sirop de laurier-cerise }	ãã 20 gr.
Eau Q. S. pour	150 cc.

C. — Bromure de potassium }	
Chloral }	ãã 0 gr. 50
Julep gommeux	60 c. c.

    1 cuillerée à café (*Nourrissons*).

SIROPS

Hydrate de chloral	5 gr.
Bromure de potassium	10 —
Sirop d'écorces d'oranges amères	200 —

    1 à 3 cuillerées à soupe.

SOLUTIONS

A. — Chloral	1 gr.
Eau distillée	5 —

    IV à VI gouttes dans 1/2 verre d'eau 1 à 2 heures après le repas. Dyspepsie nerveuse. (Rosenbach.)

B. — Liqueur de Van Swieten	10 gr.
Hydrate de chloral	20 —
Eau distillée de roses	450 —

    En frictions sur le cuir chevelu tous les 4 jours (Séborrhée).

CROTON-CHLORAL $C^4H^5Cl^3O$. — Aldéhyde butyrique trichloré. Butyl-chloral.

Propr. phys. et chim. — Cristaux incolores, à odeur de chloral, soluble dans 40 p. d'eau, très solubles dans l'alcool.
Propr. et indic. thér. — Hypnotique, antinévralgique.
Formes pharm., posol. — *Us. int.* — 1 à 2 gr. en *pilules, potion alcoolisée.*

CHLORALAMIDE. — Chloralformamide. $CCl^3 — CH.OH — AzH — CHO$

Propr. phys. et chim. — Cristaux blancs, de saveur amère; soluble dans 10 parties d'eau, 2 parties d'alcool. Décomposable par les alcalins et l'eau à partir de 60°.
Propr. et indic. thér. — Hypnotique préconisé dans l'insomnie nerveuse, celle des alcooliques (peu usité).
Formes pharm., posol. — *Us. int* — 1 à 3 gr., en *cachets, potion* — *Enfants* : 0 gr. 10 à 0 gr. 20 par année.
Us. ext. — **Lavement.**

POTION		Eau chloroformée	30 gr.
Chloralamide	} ãã 2 gr.	Teinture de zestes d'oranges	15 —
Bromure de potassium		Eau distillée	Q. S. pour 150 cc.

CHLORALIMIDE $CCl^3 — CH = AzH$. — Obtenu par déshydratation du chloralammoniaque.

Propr. phys. et chim. — Cristallise en longues aiguilles; incolore, inodore et insipide. Insoluble dans l'eau, soluble dans l'alcool, l'éther, le chloroforme et les corps gras. Au contact d'un acide minéral se dédouble en chloral et en un sel ammoniacal correspondant à l'acide employé.
Propr. et indic. thér. — Hypnotique.
Formes pharm., posol. — *Us. int.* — 1 à 3 gr. en *cachets capsules, pilules.*

CHLORALOSE $C^8H^{11}Cl^3O^6$. — Anhydro-gluco-chloral (combinaison du chloral et du glucose).

Propr. phys. et chim. — Cristaux blancs, de saveur amère et nauséeuse; peu soluble dans l'eau froide (5 p. 1 000); soluble dans l'eau chaude, l'alcool et l'éther.
Toxic. — Même à petites doses peut déterminer des accidents toxiques : titubation, tremblement, spasmes convulsifs, délire (à employer avec précaution).
Propr. et indic. thér. — Hypnotique, produisant un sommeil assez calme, indiqué dans l'insomnie nerveuse, plutôt que dans l'insomnie douloureuse.

Formes pharm., posol. — *Us. int.* — 0 gr. 20 à 0 gr. 60 par jour par doses de 0 gr. 10 à 0 gr. 20 à prendre en **cachets** (avec une infusion chaude pour faciliter sa division dans l'estomac).

CHLORALANTIPYRINE ou HYPNAL. — V. *Antipyrine.*

CHLORATE DE POTASSE. — Sel de Berthollet. ClO^3K.

Propr. phys. et chim. — Cristaux lamelleux, incolores, de saveur fraîche. Soluble dans 17 p. d'eau froide, dans moins de 2 p. d'eau bouillante, 30 p. de glycérine, presque insoluble dans l'alcool et l'éther.

Incomp. — Avec le charbon végétal, les poudres végétales, la crème de tartre, la magnésie, le soufre, l'acide salicylique, le salicylate de soude, le phénol, le salol, le thymol, l'hypophosphite de chaux, les azotates, le lactate de fer, l'oxalate de potasse (mélanges explosifs).

Toxic. — Au-dessus de 10 gr. peut déterminer de la gastro-entérite, de l'hémoglobinurie, de l'hématurie, de l'ictère et de la cyanose.

Propr. et indic. thér. — Utilisé surtout dans les stomatites et gingivites, notamment dans la stomatite mercurielle.

À l'extérieur, employé en gargarismes et en pansement contre l'épithélioma cutané.

Formes pharm., posol. — *Us. int.* — 1 à 6 gr. en **potion, solution, pastilles** (0 gr. 10 par pastilles), **comprimés** (0 gr. 50 par comprimé). — *Enfants :* 0 gr. 50 à 1 gr. par année.

Us. ext. — En **poudre**, en **solution** (**collutoire, gargarisme**).

COLLUTOIRE

Chlorate de potasse	2 gr.
Eau distillée	} ãã 15 —
Glycérine	

GARGARISME

Chlorate de potasse	5 gr.
Sirop de mûres	50 —
Eau	250 —
(Codex.)	

POMMADE

Chlorate de potasse	4 gr.
Résorcine	1 —
Vaseline	} ãã 10 —
Lanoline	
(Épithélioma cutané.)	

POTIONS

A. — Chlorate de potasse	6 gr.
Alcoolat de cochlearia	30 —
Sirop de quinquina	60 —
Decoction de quinquina	250 —
(Stomatite ulcéro-membraneuse. Jaccoud.)	
B. — Chlorate de potasse	3-5 gr.
Sirop de cerises	30 —
Eau distillée Q. S. pour	150 cc.

SOLUTION

Résorcine	2 gr.
Chlorate de potasse	10 —
Eau distillée	300 —
(En application sur l'épithélioma cutané. Brocq.)	

CHLORATE DE SOUDE ClO^3Na.

Propr. phys. et chim. — Cristaux hexagonaux, anhydres. Soluble dans 2 p. d'eau.

Incomp. — Les mêmes que celles du chlorate de potasse.

Propr. et indic. thér. — Mêmes propriétés et indications que pour le chlorate de potasse. A de plus été préconisé dans le cancer de l'estomac (Brissaud), les gastropathies du type hyperpeptique (Soupault).

Formes pharm., posol. — *Us. int.* — 2 à 6 gr. en **cachets, solution.**

Us. ext. — ***Poudre.*** en applications locales.

CHLORE Cl.

Propr. phys. et chim. — Gaz jaune verdâtre, d'odeur suffocante, de densité 2,44). Soluble dans l'eau (1 litre d'eau en dissout 2 litres 156 à 20°), c'est le titre de la solution officinale dite Eau de chlore.

Propr. et indic. thér. — C'est au chlore que les chlorures liquides ou solides (de chaux, de soude) doivent leurs propriétés désinfectantes.

Formes pharm., posol. — *Us. ext.* — ***Eau de chlore,*** pure ou étendue de 2 à 3 p. d'eau.

CHLORÉTONE. — V. *Acétone.*

CHLORHYDRATES. — V. *Ammoniaque,* etc.

CHLORHYDRIQUE (ACIDE) HCl.

Propr. phys. et chim. — Gaz très irritant, incolore, donnant des fumées blanches au contact de l'air. Avec le gaz recueilli dans eau. on obtient la solution officinale, de densité 1,17 renfermant 34,4 p. 100 d'acide pur, et dont XXI gouttes pèsent 1 gr.

L'acide chlorhydrique dilué est le précédent étendu à 1/10.

Incomp. — Avec les alcalis (chlorures) et leurs carbonates (décomposition), les sels d'argent, de plomb, les protosels de mercure (formation de chlorures insolubles).

Propr. et indic. thér. — Employé dans les dyspepsies avec hypopepsie, pour combattre les fermentations anormales, suppléer à l'insuffisance de la sécrétion chlorurée, etc., dans les dyspepsies chroniques infantiles, etc. (action douteuse), dans les diarrhées chroniques liées à l'hypopepsie; sous forme de limonade, comme boisson acidulée, rafraîchissante, dans les maladies fébriles.

Formes pharm., posol. — *Us. int.* — 0 gr. 50 à 4 gr. par **gouttes,** ou en **solution, limonade.** — *Enfants :* IV à V gouttes par année.

ÉLIXIR

Acide chlorhydrique offi-
  cinal   L gouttes.
Eau distillée   60 gr.
Sirop de sucre   40 —
Cassis à 22°   100 —
    20 gr. contiennent IV gouttes d'HCl.
                (Vigier.)

LIMONADE

Acide chlorhydrique dilué
  à 1/10   20 gr.
Sirop de sucre   125 —
Eau   875 —
    A prendre par verres.

MIXTURE

Chloridia

Pepsine extractive (titre 50)   10 gr.
Acide chlorhydrique   2 —
Chlorhydrate de cocaïne   0 gr. 20
Eau chloroformée saturée   160 gr.

    1 cuillerée à café renferme :

Pepsine extractive   0 gr. 25
Acide chlorhydrique   0 gr. 05
Chlorhydrate de cocaïne   0 gr. 005
    1 à 2 cuillerée à café par jour, à la fin du repas, dans de l'eau sucrée.

POTIONS

A. — Acide chlorhydrique offi-
  cinal   1 gr.
Eau distillée   200 gr.
Sirop de limons   50 —
    1 cuillerée à soupe après les repas (adultes). 1 cuillerée à café (*Enfants*).

B. — Acide chlorhydrique offi-
  cinal   1 gr.
Sulfate de strychnine   0 gr. 05
Sirop d'écorces d'oranges
  amères   100 gr.
Eau distillée   200 —
    1 cuillerée à soupe après chaque repas. (Dyspepsie chez les goutteux. Rendu.)

SOLUTIONS

A. — Eau distillée   200 gr.
Acide chlorhydrique officinal   2 —
Alcoolature de citron   2 —
    1 cuillerée à soupe dans un quart de verre d'eau sucrée, après les repas. (Chlorose avec hypopepsie. Hayem.)

B. — Acide chlorhydrique   2 gr.
Eau chloroformée   200 —
    1 cuillerée à soupe après le repas (Fermentations gastriques).

CHLORHYDRO-PHOSPHATES. — V. *Phosphates.*

CHLOROFORME $CHCl^3$.

Propr. phys. et chim. — Liquide incolore, d'une odeur suave d'une saveur à la fois brûlante et sucrée ; peu soluble dans l'eau (1 p. 100 environ) ; soluble dans l'alcool, l'éther et les huiles fixes. Dissout un grand nombre de corps, en particulier la gutta-percha (traumaticine) et l'iode.

Point d'ébullition : 60°,8 (vapeurs non inflammables). D = 1,5. LVI gouttes pèsent 1 gr.

Toxic. — Aux doses usitées pour l'anesthésie, le chloroforme peut déterminer des syncopes mortelles, à redouter surtout chez les alcooliques, les cardiaques, les artérioscléreux, les brightiques, les emphysémateux. Il provoque souvent des vomissements dans la journée qui suit l'anesthésie, parfois une albuminurie transitoire, etc.

Propr. et indic. thér. — Anesthésique général, de beaucoup le plus employé; usité non seulement dans la pratique chirurgicale ou obstétricale, mais encore comme antispasmodique dans l'éclampsie puerpérale, l'asthme, les coqueluches et chorées graves, le tétanos, la rage, l'état de mal épileptique ou hystérique.

Employé encore, à petites doses, comme antiseptique interne; tœnifuge (Léger).

A l'extérieur, usité comme antiseptique (stérilisation des instruments); comme révulsif et calmant local, dans les névralgies, dans les affections prurigineuses.

Formes pharm., posol. — *Us. int.* — 2 à 4 gr. en *potion*, ou en *solution* dans l'eau (V. *Eau chloroformée*). — *Enfants* : II gouttes par année.

Us. ext. — 1 à 2 cuillerées à café sur des compresses imbibées d'eau (Vulpian); *liniments*; *pommade* (à 1/10).

LINIMENTS

A. — Huile de jusquiame
ou Huile camphrée } 80 gr.
ou Baume de Fioravanti
Laudanum de Sydenham } ãã 10 —
Chloroforme

B. — Baume tranquille
ou Huile d'amandes } 50 gr.
  douces
Chloroforme 10 —

MIXTURES

A. — Teinture d'iode 10 gr.
Chloroforme 5 —
  (En badigeonnages ; pelade.)

B. — Chloroforme
Créosote de houille } ãã 2 gr.
Laudanum de Sydenham
Teinture de benjoin 10 —
  (En applications sur les dents cariées. Magitot.)

C. — Chloroforme 15 gr.
Alcoolat de Fioravanti
Teinture de cantharides } ãã 5 —
Teinture d'iode
Acide acétique cristallisé
  En frictions sur le cuir chevelu. (Pelade.)

D. — Chloroforme } ãã 5 gr.
Teinture thébaïque
Alcool camphré 50 gr.

1 à 4 cuillerées à café pour arroser un cataplasme. (Coliques intestinales.)

E. Alcool de menthe
Baume de Fioravanti } ãã 25 gr.
Glycérine
Chloroforme
  En application sur la région de la vésicule biliaire. (Coliques hépatiques.)

POMMADE (Codex)

Chloroforme 10 gr.
Cire blanche 5 —
Axonge 85 —

POTIONS

A. — Chloroforme 4 gr.
Glycérine pure 3 —
Eau distillée de laurier-cerise 10 gr.
Sirop simple 30 —
Eau distillée Q. S. pour 150 cc.

B. — Chloroforme 4 gr.
Huile de ricin 20 —
Gomme arabique 10 —
Eau de fleurs d'oranger 20 —
Eau distillée Q. S. pour 150 cc.
  A prendre en 4 fois, à 1/2 heure d'intervalle (Tœnifuge)

TRAUMATICINE

Gutta-percha 10 gr.
Chloroforme 90 —
  (Sert d'excipient pour un certain nombre de topiques cutanés; remplace le collodion.)

CHLOROFORMÉE (EAU). — Solution saturée de chloroforme (100 gr. renferment 0 gr. 95 de chloroforme, soit LIII gouttes).

Incomp. — Ne pas ajouter de cocaïne à l'eau chloroformée saturée, ou bien ajouter au mélange, soit 1 p. 100 d'acide citrique, s it 5 p. 100 d'alcool, ces corps augmentant la solubilité du chloroforme.

Propr. et indic. thér. — A l'intérieur, usitée comme sédatif des douleurs gastriques, hépatiques ; comme antiémétisant ; employée souvent comme excipient dans les potions.

. A l'extérieur, comme antiprurigineux.

Formes pharm., posol. — *Us. int.* — 20 à 100 gr. Pure, est parfois irritante, aussi la remplace-t-on souvent par l'eau chloroformée diluée, mélange à parties égales d'eau chloroformée saturée et d'eau distillée ou d'eau de fleurs d'oranger. — *Enfants :* 10 à 20 gr. par année.

Us. ext. — *Lotions.*

LOTION

Chlorhydrate de morphine	0 gr.	50
Eau de laurier-cerise	4	—
Borate de soude	10	—
Eau chloroformée	400	—

(Contre le prurit vulvaire.)

POTIONS

A. — Chlorhydrate de morphine	0 gr.	02
Eau chloroformée saturée	60 gr.	
Eau de fleurs d'oranger	60	—
Sirop simple	30	—

B. — Eau chloroformée saturée	30 gr.	
Eau de menthe	5	—
Eau distillée	45	—
Sirop simple	10	—

(*Enfants* ; Marfan).

SOLUTION

Codéine	0 gr.	10
Eau chloroformée	150	—

4 à 5 cuillerées à soupe par jour.

(Douleurs gastriques).

CHLORO-PHÉNOL (MONO). — V. *Parachlorophénol.*

CHLORURE D'AMMONIUM. — V. *Ammoniaque.*

CHLORURE D'ANTIMOINE. — V. *Antimoine.*

CHLORURE D'ARGENT. — V. *Argent.*

CHLORURE DE CALCIUM. — V. *Calcium.*

CHLORURE D'ÉTHYLE. — V. *Éthyle.*

CHLORURE DE MÉTHYLE. — V. *Méthyle.*

CHLORURE D'OR. — V. *Or.*

CHLORURE DE SODIUM. — V. *Soude.*

CHLORURE DE ZINC. — V. *Zinc.*

CHROMIQUE (ACIDE) CrO^3. Anhydre.

Propr. phys. et chim.— Cristaux rouges, très déliquescents. Soluble dans l'eau toutes proportions. Colore la peau en jaune. Oxydant énergique qui se combine avec toutes les matières albuminoïdes.

Incomp. — Avec l'alcool, la glycérine (mélange inflammable), l'eau oxygénée (acide perchromique), le permanganate.

Propr. et indic. thér. — Excellent topique pour toutes les ulcérations non spécifiques de la muqueuse buccale; employé pour détruire les végétations, modifier certaines ulcérations buccales, nasales, pharyngées; en solution étendue, astringent contre certaines glossites, contre les sueurs fétides des pieds.

Formes pharm., posol. — *Us. ext.* — En *deliquium*; en **solution forte** à 50 p. 100 d'eau; en **solution faible** à 1 p. 10 (badigeonnages avec un tampon d'amiante).

CHROMATE (BI- DE POTASSE) ou DI-CHROMATE $Cr^2O^7K^2$.

Propr. phys. et chim. — Corps rouge orange, en cristaux prismatiques, d'une saveur amère et métallique, soluble dans 10 p. d'eau froide.

Propr. et indic. thér. — A été employé parfois à l'intérieur dans certaines dyspepsies (Vulpian); usité seulement aujourd'hui, à l'extérieur, contre l'hyperidrose; la leucoplasie buccale.

Formes pharm., posol. — *Us. ext.* — Solution à 1 p. 100 en lotions; à 1 p. 50 en **badigeonnages**.

SOLUTION		
Bichromate de potasse	30 gr.	(En badigeonnage tous les 4 ou 5 jours
Essence de lavande	2 —	contre les sueurs fétides des pieds.
Eau	200 —	Du Castel.)

CHRYSAROBINE $C^{30}H^{26}O^7$. — Extraite de la poudre de Goa, fournie par

l'*Andira araroba* (Légumineuses) où elle se trouve dans la proportion de 80 p. 100.

Propr. phys. et chim. — Poudre jaune sale, douce au toucher. dont l'odeur rappelle celle de la rhubarbe. Insoluble dans l'eau et l'ammoniaque, soluble dans l'éther, le chloroforme, les solutions alcalines de soude, de potasse. Colore la peau en jaune brun, les régions velues en violet. Au contact de l'air ses solutions de la couleur brune passent à la teinte rose violacée, par suite du dédoublement de la chrysarobine en acide chrysophanique et eau par oxydation.

Toxic. — Très irritante pour la peau et les conjonctives, colore l'urine en jaune brun.

Propr. et indic. thér. — Utilisée en applications contre le psoriasis, la pelade, les hémorroïdes.

Formes pharm., posol. — *Us. ext.* — **Pommade** (au 10ᵉ); *Collodion, traumaticine* (au 10ᵉ).

Suppositoires (0 gr. 10 par suppositoire).

COLLODION

Chrysarobine	} ãã 2 gr.
Acide salicylique	
Collodion	20 gr.

(Psoriasis ; Unna.)

CRAYONS

B. — Chrysarobine	3 gr. 50
Paraffine	} ãã 2 gr. 50
Beurre de cacao	
Soufre précipité	0 gr. 00
Résorbine	1 gr. 50

Crayon contre la pelade (Hallopeau).

B. Chrysarobine	30 gr.
Cire	20 —
Adeps Lanæ	50 —

A découper en bâtons, enveloppés de papier d'étain. (Crayon contre le psoriasis. Leistikow.)

POMMADE

Chrysarobine	5-10 gr.
Lanoline	30 —
Vaseline	60 —

SUPPOSITOIRES

Chrysarobine	0 gr. 10
Iodoforme	0 gr. 02
Extrait de belladone	0 gr. 01
Beurre de cacao	Q. S.

Pour un suppositoire (Hémorroïdes).

TRAUMATICINE

Chrysarobine	5 gr.
Traumaticine	95 —

Enlever chaque jour avec le chloroforme, la couche restante de gutta-percha avant de faire une nouvelle application (Psoriasis).

CHRYSOPHANIQUE (ACIDE). — Dioxyméthylanthraquinon, dérivé de la chrysarobine par oxydation $C^6H^4 — (CO)^2 — C^6H^3CH^3$.

Principe actif de la rhubarbe et aussi du séné, du cascara sagrada.

Propr. phys. et chim. — Poudre jaune, peu soluble dans l'eau, soluble dans l'alcool, l'éther, le chloroforme.

Toxic. — Parfois exanthèmes pustuleux ou furonculeux.

Propr. et indic. thér. — Mêmes propriétés que la chrysarobine (utilisé surtout contre le psoriasis, de plus contre les éphélides, l'herpès circiné, le pityriasis versicolor).

Formes pharm., posol. — *Us. ext.* — **Pommade**, à 1 p. 20.
Solution chloroformique à 15 p. 100.

CIGUE. — *Conium maculatum* (Ombellifères).

Part. empl. — Feuilles, semences.

Princ. act. — Cicutine (conine) ; méthylconicine ; conhydrine pseudo-conhydrine.

Toxic. — Peut déterminer des paralysies.

Propr. et indic. thér. — Employée dans les névralgies, l'asthme, la coqueluche (peu usitée).

A l'extérieur commé sédatif des douleurs gastriques.

Formes pharm., posol — *Us. int.* — *Poudre :* 0 gr. 05 à 1 gr. en pilules. — *Enfants :* 0 gr. 05 par année.

Extrait aqueux : 0 gr. 05 à 0 gr. 25.

Extrait alcoolique de semences : 0 gr. 05 à 0 gr. 15.

Teinture alcoolique de feuilles : X à XXX gouttes (LIII gouttes pèsent 1 gr.). — *Enfants :* I goutte par année.

Alcoolature de feuilles : V à XV gouttes (deux fois plus active).

Us. ext. — *Extrait :* 2 à 4 gr. en pommade.

Emplâtre de ciguë (10 p. 100); emplâtre d'extrait de ciguë.

MIXTURE

Teinture de jusquiame	} ãã 10 gr.
— de ciguë	
Essence d'anis	X gouttes.

X à XXX gouttes avant les repas.
(Gastralgie. G. Sée.)

PILULES

Poudre de ciguë	} ãã 0 gr. 05
Extrait de ciguë	

Excipient	Q. S.

Pour 1 pilule. 3 à 5 par jour.

POMMADE

Extrait de ciguë	4 gr.
Extrait de stramonium	
— de jusquiame	} ãã 2 —
— de belladone	
Onguent populéum	30 —
(Hémorrhoïdes.)	

ICUTINE. — Conicine. Normal propylpipéridine C^3H^7—$C^5H^{10}Az$. — Alcaloïde retiré des fruits de la ciguë.

Propr. phys. et chim. — Liquide volatil, d'une odeur pénétrante, très désagréable, peu soluble dans l'eau (1,10 p. 100).

Propr. et indic. thér. — On utilise surtout le bromhydrate de cicutine, l'alcaloïde pur étant peu maniable et très irritant.

Formes pharm., posol. — *Us. int.* — Cinq milligr. à 0 gr. 05 en *granules, potion, sirop.*

CICUTINE (BROMHYDRATE DE) $C^8H^{17}Az.HBr.$

Propr. phys. et chim. — Sel cristallisé, incolore, soluble dans 2 p. d'eau et d'alcool, insoluble dans l'éther, contient 61 p. 100 de cicutine; antispasmodique, antinévralgique.

Propr. et indic. thér. — Mêmes applications que la ciguë: coqueluche, asthme, toux convulsive, laryngite striduleuse, tic douloureux de la face. (Chaussier.)

Formes pharm., posol. — *Us. int.* — 0 gr. 01 à 0 gr. 10 en *granules*, à 1/2 ou 1 centigr., *potion, sirop.* — *Enfants :* un milligr. par année.

Us. ext. — Cinq milligr. à 0 gr. 010 en **injections hypodermiques** (le meilleur mode d'emploi).

SIROP	SOLUTION POUR INJECTIONS HYPODERMIQUES
Bromhydrate de cicutine 0 gr. 10	
Sirop d'oranges 150 gr.	Bromhydrate de cicutine 0 gr. 05
1 cuillerée à soupe de ce sirop con-	Eau de laurier-cerise 10 gr.
tiennent 0 gr. 01 de sel.	Injecter 1 à 2 cc. par jour.

CIMIFUGA ou ACTÆA RACEMOSA (Renonculacées).

Part. empl. — Rhizome.

Princ. act. — Cimifugine, résine.

Toxic. — A hautes doses produit des vomissements, de la céphalalgie, une sorte d'ivresse.

Propr. et indic. thér. — A été préconisé comme tonique cardiaque, comme nervin (troubles de la grossesse), comme expectorant et récemment contre les bourdonnements d'oreille (A. Robin et Mendel).

Formes pharm., posol. — *Us. int.* — **Teinture** (au 1/4) XV à LV gouttes.

Extrait fluide : X à XXX gouttes (constitue la meilleure préparation).

CINCHONIDINE. — V. *Quinquina.*

CINCHONINE. — V. *Quinquina.*

CINNAMATE DE SOUDE ou HÉTOL $C^6H^5—CH=CH—CO^2Na$.

Propr. phys et chim. — Cristaux ; soluble dans 20 p. d'eau.

Propr et indic. thér. — Préconisé par Landerer contre la tuberculose pulmonaire. Provoquerait une leucocytose polynucléaire considérable (le nombre des polynucléaires montant de 75 p. 100 à 90-96 p. 100 après une injection) et aurait une action chimique directe sur les toxines tuberculeuses.

Formes pharm., posol. — *Us. ext.* — Un à cinq centig. par doses progressivement croissantes en **injections hypodermiques**.

Employer des solutions aqueuses ou des solutions dans le sérum physiologique (5 à 6 mois de traitement).

CITARINE. — Anhydro-méthylenecitrate de soude (sel disodique d'une combinaison de formaldéhyde et d'acide citrique).

Propr. phys. et chim. — Poudre blanche, cristalline, très soluble dans l'eau ; à peu près insoluble dans l'alcool et l'éther. Se dédouble en formaldéhyde, qui forme avec l'acide urique une combinaison très soluble.

Propr. et indic. thérap. — Goutte, uricémie.

Formes pharm., posol. — *Us. int.* — 2-6 gr. en **cachets, comprimés.**

CITRIQUE (ACIDE) $C^6H^8O^7.H^2O$. — Existe dans les oranges, les citrons, les groseilles, les framboises, etc.

Propr. phys. et chim. — Prismes volumineux, cassants, de saveur acide, agréable. Soluble dans un peu moins de son poids d'eau, dans l'alcool, peu dans l'éther. Sa solution aqueuse s'altère facilement (développement de moisissures).

Incomp. — Avec les alcalis, les carbonates alcalins, sels de chaux.

Propr. et indic. thér. — Sert à préparer des boissons acidulées, employées dans les pyrexies. Peut remplacer le citron dans le scorbut, et être employé dans les empoisonnements par les alcalins. Utilisé récemment contre le rhumatisme articulaire aigu.

En solution concentrée est utilisé comme préventif de la conjonctivite blennorragique, contre l'ophtalmie des nouveau-nés.

Formes pharm., posol. — *Us. int.*— *Limonade :* 2 à 5 p. 1 000. *Sirop :* 10 p. 1 000.

Us. ext. — *Solution* stérilisée à 1/20 en collyre (nouveau-né). — *Poudre composée.*

LIMONADE CITRIQUE	
Sirop d'acide citrique	100 gr.
Eau	900 —

LIMONADE VINEUSE	
Limonade citrique	750 gr.
Vin rouge	250 —

LIMONADE PURGATIVE AU CITRATE DE MAGNÉSIE

(V. *Magnésie.*)

POMMADE	
Acide citrique	0 gr. 50
Précipité blanc	0 gr. 30
Beurre de cacao	40 gr.
Huile d'amandes douces	10 —
Teinture de musc	XX gouttes
(Engelûres. Brocq.)	

POTION	
Acide citrique	5-10 gr.
Sirop diacode	} $\widetilde{aa}$ 25 —
Sirop de cerises	
Eau	250 —

2 à 3 cuillerées à soupe, toutes les 2 heures. (Rhumatisme, Huchard.)

POUDRE	
Acide citrique	2 gr.
Café torréfié	2 —
Benjoin pulvérisé	4 —
Sucre de lait	20 —

A priser. (Coryza aigu.)

SIROP DE LIMON	
Sirop d'acide citrique	100 gr.
Alcoolature de citron	2 —

CITRATES. — V. les *Bases correspondantes.*

CITRON. — *Citrus limonum* (Rutacées).

Part. empl. — Fruit.

Princ. act. — Acide citrique, huile essentielle.

Propr. et indic. thér. — Employé comme antiscorbutique dans le scorbut de l'adulte, dans la maladie de Barlow (scorbut infantile). Préconisé contre la lithiase biliaire (l'acide citrique se transforme en citrates alcalins). Sert à préparer des limonades rafraîchissantes, utiles chez les fébricitants. Le jus est d'un usage courant comme topique, dans les angines.

Formes pharm., posol. — *Us. int.* — *Suc :* 60 à 120 gr.
Oléosaccharure : 1 à 10 gr.
Alcoolature de Zestes : 2 à 15 gr.
Essence : II à XX gouttes et au delà pour aromatiser.
Us. ext. — *Suc* en badigeonnages.
Teinture de citron composée (eau de Cologne. V. *Alcool*).

<table>
<tr><td>

LIMONADE CUITE

2 citrons pour 1000 gr. d'eau bouillante.

POTION

Hydrolat de mélisse	120 gr.

</td><td>

Jus de citron	60 gr.
Eau-de-vie	10 —
Sirop de quinquina	50 —

1 cuillerée à soupe toutes les 3 heures.
(Scorbut. Bucquoy.)

</td></tr>
</table>

CITROPHÈNE $C^{12}H^{14}O^3$. — Combinaison d'acide citrique et de paraphénétidine.

Propr. phys. et chim. — Poudre blanche cristalline, possédant l'odeur et la saveur de l'acide citrique, fusible à 181°; soluble dans 40 p. d'eau froide, dans l'alcool, la glycérine.

Propr. et indic. thér. — Antipyrétique et surtout analgésique. Comme antipyrétique a été employé dans la grippe, les angines, le rhumatisme ; comme analgésique dans les névralgies, la sciatique en particulier ; le lumbago.

Formes pharm., posol. — *Us. int.* — 0 gr. 50 à 6 gr. en *cachets*, *solution* dans l'eau gazeuse. — *Enfants :* 0 gr. 10 par année.

COALTAR. — Goudron de houille ; mélange de carbures benzéniques, de phénols, de bases (quinoléine, ammoniaque, pyrrol, pyridine), dérivés sulfurés (thiophène, sulfure de carbone). Ne pas confondre avec le goudron végétal (V. *ce mot*).

Propr. phys. et chim. — Liquide noir, presque insoluble dans l'eau, soluble en partie dans l'alcool. De réaction alcaline.

Propr. et indic. thér. — Désinfectant.

Formes pharm., posol. — *Us. ext.* — En *lotions*, *injections* (sous forme de coaltar saponiné étendu d'eau) ; *bains* (100-400 gr. de coaltar saponiné pour un bain).

<table>
<tr><td>

ÉMULSION

Coaltar	10 gr.
Teinture de saponine	240 —

30 gr. par litre d'eau.

MIXTURE

Goudron de houille	10 gr.
Benzol	20 —

</td><td>

Acétone	70 gr.

En badigeonnages sur le psoriasis ; appliquer par-dessus une pâte à l'oxyde de zinc (Darier).

POUDRE

Coaltar	1 gr.
Amidon	30 —

(Contre les sueurs fétides. Deverger.)

</td></tr>
</table>

COCA. — *Erythroxylon Coca* (Érythroxylées).

Part. empl. — Feuilles.

Princ. act. — Cocaïnes; ecgonines, truxillines, hygrines. La teneur en alcaloïdes varie suivant la provenance des feuilles; suivant aussi leur état de conservation.

Propr. et indic. thér. — Médicament d'épargne, utile dans tous les états adynamiques (maladies infectieuses graves; neurasthénie; cardiopathies à la période d'hyposystolie). Sédatif usité contre les douleurs gastriques.

À l'extérieur, employé en gargarisme contre les stomatites, les angines; en lotions comme antiprurigineux.

Formes pharm., posol. — *Us. int.* — **Poudre de feuilles :** 4-6 gr. en électuaire, cachets.

Extrait alcoolique : 2 à 4 gr. en potion. — *Enfants :* 0 gr. 10 par année.

Extrait fluide : 2 à 5 gr. (XLV gouttes pèsent 1 gr. et contiennent 0,0038 de cocaïne). *Enfants :* 0 gr. 20 par année.

Sirop : 20 à 40 gr.

Teinture (au 5ᵉ), 5 à 15 gr. (LIII gouttes pèsent 1 gr.).

Vin : 30 à 60 gr.

Us. ext. — **Infusion de feuilles :** 10 p. 1000. En lotions, gargarismes, etc.

ÉLIXIR

Feuilles de coca	60 gr.
Alcool à 90°	75 —
Vin de Malaga blanc	500 —
Sirop de sucre	350 —
Eau distillée	Q. S. pour 1 litre.

1 cuillerée à soupe à chaque repas.

GARGARISME

Infusion de feuilles de coca à 5 %	200 gr.
Borate de soude	10 —
Glycérine	40 —

LINIMENT

Teinture d'aconit	10 gr.
— de coca	20 —

(Névralgies.)

MIXTURES

A. — Teinture de kola }
Teinture de coca   } ãã 30 gr.
Teinture de quinquina }

1 cuillerée à café dans de l'eau après le repas.

B. — Extrait fluide de coca }
Extrait fluide de kola } ãã 40 gr.
Glycérine   }

1 cuillerée à café avant le repas.

VINS

A. — Vin de coca   }
Vin de kola   } ãã P. E.

1 verre à liqueur après chaque repas.

B. — Extrait fluide de coca	30 gr.
Frontignan	970 —

1 verre à liqueur après chaque repas.

COCAÏNE $C^{17}H^{21}AzO^4$. — Méthylbenzoylecgonine. Cocaïne benzoïque.

Propr. phys. et chim. — Cristaux; soluble dans 704 p. d'eau seulement, assez soluble dans l'alcool, soluble dans l'éther, la vaseline, les corps gras. Saveur amère, émousse passagèrement la sensibilité de la langue. On utilise surtout son chlorhydrate, en raison de sa solubilité.

La cocaïne pure a été préconisée, dissoute dans l'huile à 2 p. 100, en collyre (Panas et Scrini).

SOLUTION		Huile de vaseline stérilisée 100 gr.
Menthol	1 gr.	Pour pulvérisations nasales.
Cocaïne (alcaloïde pur)	1 —	

COCAÏNE (CHLORHYDRATE DE) $C^{17}H^{21}AzO^4$, HCl. — Contient 82.20 p. 100 de cocaïne.

Propr. phys. et chim. — Cristaux incolores, solubles dans deux fois leur poids d'eau, dans l'alcool, l'éther ; insolubles dans les huiles. Les solutions ne doivent pas être portées à l'ébullition. (Stérilisation discontinue.)

Toxic. — Des accidents toxiques peuvent survenir aux doses thérapeutiques : pâleur, faiblesse, vertiges, vomissements et syncopes, parfois excitation cérébrale, convulsions. Craindre ces accidents surtout chez les cardiaques, les névropathes. Une injection d'un centigramme seulement peut les produire.

Le cocaïnisme chronique se traduit par des troubles de la sensibilité, de l'hyperexcitabilité neuro-musculaire, un délire hallucinatoire, de l'insomnie, de l'impuissance, etc.

Propr. et indic. thér. — Anesthésique local d'une action remarquablement sûre ; vaso-constricteur, par conséquent mydriatique et hémostatique. A l'intérieur, employé dans les gastropathies douloureuses et contre les vomissements.

A l'extérieur, peut être employé seul ou associé à l'adrénaline (V. *Opothérapie*).

Injecté sous la peau ou sous la muqueuse gingivale, il permet de pratiquer un grand nombre d'opérations (ouverture d'abcès, ablation de tumeurs, kélotomie, avulsion de dents, etc.). L'analgésie est complète au bout de 5 minutes et disparaît généralement au bout d'une demi-heure.

Injecté dans l'espace sous-arachnoïdien par voie lombaire il permet d'obtenir une analgésie absolue de toute la partie sous-diaphragmatique du corps et de pratiquer toutes les interventions sur cette partie.

Injecté par la voie épidurale, il agit comme un sédatif puissant (mais inconstant) dans les sciatiques et névralgies diverses des extrémités inférieures.

En badigeonnages ou pulvérisations sur les muqueuses buccale, pharyngée, laryngée, nasale, il calme les douleurs de la dentition, celles des stomatites, des amygdalites, des laryngites, la dysphagie causée par les ulcérations tuberculeuses ; il rétablit la perméabilité nasale dans les rhinites, constitue le remède de choix dans la rhino-bronchite spasmodique et agit comme hémostatique dans l'épistaxis. Appliqué sur les muqueuses génitale, urinaire et anale, il permet de combattre les douleurs dues au vaginisme, à la cystite, au cathétérisme, à la dilatation urétrale, aux fissures, aux hémorroïdes.

En collyre il détermine l'analgésie conjonctivale et cornéenne et produit une mydriase de courte durée.

Est encore utilisé pour le traitement des brûlures.

Formes pharm., posol. — *Us. int.* — 0 gr. 01 à 0 gr. 10, *cachets, pilules, potion, solution.* — *Enfants :* un à deux milligrammes par année.

Us. ext. — **Poudre composée** en insufflations ; *pommades* ; *solutions* de titres divers (en général 2 p. 100) en badigeonnages, collyre, pulvérisations.

Solutions à 1 p. 100 en *injections hypodermiques* : injecter 0 gr. 01 à 0 gr. 03 de chlorhydrate de cocaïne.

Solution à 1 p. 100 en *injections sous arachnoïdiennes et épidurales* (un à deux c. c.).

Une même dose de cocaïne est plus toxique en solution concentrée qu'en solution étendue (on utilise en général les solutions au 100°).

Avec une solution à 0 gr. 50 p. 100 on pourrait atteindre sans danger la dose maxima de 0 gr. 20 (Reclus).

COLLUTOIRE

Chlorhydrate de cocaïne   0 gr. 20
Glycérine   20 gr.

Pour frictions sur les gencives.

COLLYRE

Chlorhydrate de cocaïne   0 gr. 20-0 gr. 50
Eau distillée   10 gr.

MIXTURES

A. — Chlorhydrate de cocaïne
Menthol   ãã P. E.
Acide phénique pur

Mélange pour l'anesthésie locale ; à laisser appliqué une minute (Bonain).

B. — Chlorhydrate de cocaïne 0 gr. 10
Eau distillée de laurier-cerise 10 gr.
Menthol   0 gr. 50
Alcool   15 cc.

X à XX gouttes pour une dose. (Vomissements Chauffard.)

C. — Chlorhydrate de morphine   0 gr. 20
Chlorhydrate de cocaïne   0 gr. 30
Teinture de belladone   5 gr.
Eau de laurier-cerise   25 —

X à XV gouttes d'heure en heure. (Vomissements ; Ewald.)

PILULES

Chlorhydrate de cocaïne
Extrait thébaïque   ãã 0 gr. 01

Pour 1 pilule. 2 à 6 par jour. (Gastralgie, vomissements. Tison.)

POMMADE

Chlorhydrate de cocaïne   0 gr. 50
Menthol   1 gr.
Vaseline   30 —
(Prurit.)

POTION

Chlorhydrate de cocaïne   0 gr. 05
Eau chloroformée
— de menthe   ãã 60 gr.
(Analgésique.)

POUDRES

A. — Chlorhydrate de cocaïne   1 gr.
Sucre de lait pulvérisé   2 —

Pour insufflations (sur les ulcérations tuberculeuses de la bouche et du pharynx, contre la dysphagie).

B. — Chlorhydrate de cocaïne 0 gr. 50
Menthol   0 gr. 25
Salicylate de bismuth
Sucre de lait   ãã 5 gr.

Pour priser. (Coryza ; Lermoyez.)

SOLUTIONS

A. — Chlorhydrate de cocaïne   0 gr. 10
Eau distillée et stérilisée   10 gr.
Pour injections hypodermiques (à stériliser par la méthode de Tyndall).

B. — Chlorhydrate de cocaïne   0 gr. 50
Eau distillée   15 gr.

I goutte de cette solution avant chaque tétée. (Vomissements par spasme du pylore, chez le *nourrisson.*)

SUPPOSITOIRES

Chlorhydrate de cocaïne   0 gr. 02
Extrait de belladone   0 gr. 03
Beurre de cacao   Q. S.

Pour 1 suppositoire. (Hémorroïdes, fissure anale.)

HOLOCAÏNE (CHLORHYDRATE D'). — $C^{18}H^{22}Az^2O^2$, HCl. (Chlorhydrate de Diéthoxyéthényldiphénylamidine.)

Propr. phys. et chim. — Aiguilles incolores et transparentes ; peu soluble dans l'eau froide (2,5 p. 100 à 15°) ; très soluble à chaud ; de réaction neutre, attaquant légèrement le verre à l'ébullition.

Propr. et indic. thér. — Anesthésique oculaire (aucune action sur la pupille ou l'accommodation). Préconisé pour l'extraction des corps étrangers de la cornée, les extractions de cataracte, l'iridectomie, etc. 3 ou 4 fois plus toxique que la cocaïne.

Formes pharm., posol. — *Us. ext.* — **Collyre** (V gouttes d'une solution à 1 p. 100).

TROPACOCAÏNE (CHLORHYDRATE DE). — $C^{15}H^{19}AzO^2$, HCl. (Chlorhydrate de Benzoïl pseudo-tropéine.)

Propr. et indic. thér. — A été employé dans la pratique ophtalmologique pour l'anesthésie (moins longue que celle obtenue par la cocaïne) et dans la pratique dentaire. Moins toxique que la cocaïne (?) et ne déterminant pas de mydriase.

Formes pharm., posol. — *Us. ext.* — Solution à 3 p. 100, en *collyre* (I à II gouttes), en *injections sous-cutanées* (1 cc.).

COCHLÉARIA. — *Cochlearia officinalis* (Crucifères).

Part. empl. — Surtout *feuilles*, sommités fleuries, semences.
Propr. et indic. thér. — Antiscorbutique (entre dans la composition du sirop antiscorbutique [V. *Raifort*]) ; fait partie d'élixirs dentifrices.

Formes pharm., posol. — *Us. int.* — **Infusé :** 20 p. 1000.
Suc : 30-200 gr.
Sirop : 20-60 gr.
Alcoolat : 10-30 gr.
Teinture : 10-30 gr.
Vin : 30-100 gr.
Us. ext. — **Alcoolat** (élixirs dentifrices).

<table>
<tr><td>

ÉLIXIRS DENTIFRICES

A. — Essence de menthe
anglaise   XXV gouttes
Essence d'anis   XXV —
Eau de roses   200 gr.
Alcoolat de cochlearia   400 gr.
Alcool à 90°   Q. S. pour 1 litre
  Quelques gouttes dans un demi-verre
d'eau.

</td><td>

B. — Alcoolat de cochlearia   10 gr.
Teinture de quinquina   8 —
     — de cachou   4 —
     — de benjoin   2 —
Eau de Botot   200 —
  1 à 2 cuillerées à café dans un verre
d'eau.

</td></tr>
</table>

CODÉINE. — V. *Opium.*

COING. — *Cydonia vulgaris* (Rosacées). Fruit du cognassier dont on emploie les semences.

Propr. et indic. thér. — Astringent.

Formes pharm., posol. — *Us. int.* — **Mucilage de semences,** dans de l'eau.

Sirop : 50-100 gr.

Us. ext. — **Mucilage de semences,** en lavement.

COLCHIQUE. — *Colchicum autumnale* (Colchicacées).

Part. empl. — Bulbe, fleurs et semences.

Princ. act. — Colchicine. On doit préférer les préparations obtenues avec les semences, en raison de la constance de leur composition ; elles renferment 4 p. 1000 de colchicine ; les bulbes en renferment environ 0 gr. 50 p. 1000 et les fleurs 0,80 p. 1000.

Toxic. — Les doses thérapeutiques déterminent assez fréquemment des troubles digestifs : vomissements, diarrhée, prostration ; médication à surveiller attentivement et à proscrire quand les reins sont suspects.

Propr. et indic. thér. — Spécifique de la goutte, utile surtout au déclin de la goutte aiguë, articulaire. Action douteuse dans le rhumatisme chronique.

Formes pharm., posol. — *Us. int.* — *Préparations de bulbes :*
Extrait : 0 gr. 10 à 0 gr. 40 (1 gr. contient environ 0,006 de colchicine).
Teinture : 1 à 8 gr. (LIII gouttes pèsent 1 gr. ; 1 gr. contient 0,00028 de colchicine).
Alcoolature : 1 à 5 gr. (LIII gouttes pèsent 1 gr., 1 gr. contient 0,00044 de colchicine).
Vin : 5 à 15 gr. (XXXIII gouttes pèsent 1 gr.).
Vinaigre : 5 à 10 gr.
Préparations de fleurs :
Alcoolature de fleurs : 2 à 5 gr. (LIII pèsent 1 gr.), peu usitée.
Préparations de semences :
Poudre : 0 gr. 05 à 0 gr. 50.

Extrait : 0 gr. 01 à 0 gr. 10 (1 gr. renferme 0 gr. 035 de colchicine).

Teinture : 1-5 gr. (LIII gouttes pèsent 1 gr. ; 1 gr. contient 0,00072 de colchicine).

Les meilleures préparations sont la teinture et l'extrait de semences.

MIXTURE

Teinture de semences de colchique	10 gr.
Teinture de racines d'aconit	3 —
Teinture de belladone	1 —
Teinture de gaïac	1 ··

XX gouttes. 2 à 3 fois par jour. (Goutte aiguë.)

PILULES

A. — Poudre de semences de colchique .... 0 gr. 05
Extrait d'aconit. .... 0 gr. 02
Pour 1 pilule. 1 à 3 par jour.

B. Bromhydrate de quinine ... 0 gr. 05
Extrait de colchique .... 0 gr. 01
Poudre de feuilles de digitale ... 0 gr. 02
Excipient et glycérine ...... Q. S.
Pour 1 pilule. (Urticaire chez les goutteux. Brocq.) 2 à 4 par jour.

POTION

Teinture de semences de colchique	1 gr. 50
Teinture de jusquiame	1 gr. 50
Julep gommeux	120 cc.

1 cuillerée à bouche toutes les 2 h.

POUDRE DE PISTOIA

Poudre de bulbes de colchique	20 gr.
— de racine de bryone	10 —
— de bétoine	50 —
— de gentiane	10 —
— de camomille commune	10 —

Divisez en paquets de 2 gr. 1 à 2 par jour. (Goutte chronique.)

VIN D'ANDURAN

Alcoolature de bulbes de colchique	5 gr.
Vin blanc	100 —

10 à 20 gr. par jour.

COLCHICINE $C^{20}H^{22}Azo^4CO^2CH^3$. Principe actif du colchique, éther méthylique de la colchicéine $C^{20}H^{22}Azo^4CO^2H$ (Zeisel).

Propr. phys. et chim. — Prismes orthorhombiques jaunâtres ; saveur amère ; soluble dans l'alcool faible, dans l'eau froide, peu dans l'éther.

Toxic. — Très toxique, agit principalement sur le tube digestif et sur les reins. S'accumule dans l'organisme. Son emploi n'est pas à conseiller. (On a observé des empoisonnements mortels avec une dose de 3 milligrammes. Courtois-Suffit.)

Propr. et indic. thér. — Goutte.

Formes pharm., posol. — *Us. int.* — Un demi à 2 milligr. par jour, en *granules.*

COLLODION. — Solution de fulmicoton dans un mélange d'alcool et d'éther.

On le rend élastique par addition de 7 p. 100 de son poids d'huile de ricin.

Incomp. — Le collodion est transformé en gelée par l'acide phénique (Rust).

Propr. et indic. thérap. — Pur, sert à l'occlusion des petites plaies. On lui incorpore le plus souvent des substances médicamenteuses (iodoforme, salol, acide salicylique, etc).

Pour faciliter la solution de certains principes insolubles dans le mélange éthéro-alcoolique, on emploie aussi le collodion à l'acétone. (V. ce mot).

<table>
<tr><th colspan="2">CRISTALLINE</th><th colspan="2">CRISTALLINE A L'OXYDE DE ZINC</th></tr>
<tr><td>Fulmicoton</td><td>5 parties.</td><td>Huile de ricin</td><td>4 gr.</td></tr>
<tr><td>Alcool méthylique pur</td><td>20 —</td><td>Oxyde de zinc</td><td>8 —</td></tr>
<tr><td>Acétate d'amyle pur</td><td>70 gr.</td><td>Cristalline</td><td>30 —</td></tr>
<tr><td colspan="2">(S'évapore plus lentement que le collodion ordinaire et laisse une pellicule souple et transparente.)</td><td colspan="2">(Forme un vernis blanc.)</td></tr>
</table>

COLOMBO. — *Chasmanthera palmata* (Ménispermées).

Part. empl. — Racine.

Princ. act. — Columbine, acide columbique, berbérine.

Propr. et indic. thér. — Stomachique et tonique; antidiarrhéique.

Formes pharm., posol. — *Us. int.* — **Poudre :** 0 gr. 50 à 4 gr. — *Enfants :* 0 gr. 50 à 1 gr., en cachets, pilules.

Infusé : 10 p. 1000.

Macération : 5 p. 1000.

Extrait : 0 gr. 20 à 1 gr. — *Enfants :* 0 gr. 20 à 0 gr. 30.

Teinture : 5 à 15 gr. — *Enfants :* 1 à 2 gr.

Vin : 30 à 60 gr.

<table>
<tr><th colspan="2">CACHETS</th><th colspan="2">MIXTURE</th></tr>
<tr><td>Poudre de Colombo</td><td>0 gr. 60</td><td>Teinture de Colombo</td><td rowspan="2">ãã 10 gr.</td></tr>
<tr><td>Bicarbonate de soude</td><td>0 gr. 25</td><td>Teinture de gentiane</td></tr>
<tr><td>Magnésie calcinée lourde</td><td>0 gr. 15</td><td>Teinture de noix vomique</td><td>5 gr.</td></tr>
<tr><td colspan="2">Pour 1 cachet. 1 à chaque repas.</td><td colspan="2">XX à XXV gouttes à chaque repas.</td></tr>
</table>

COLOQUINTE. — *Cucumis Colocynthis* (Cucurbitacées).

Part. empl. — Fruit.

Princ. act. — Colocynthine, huile grasse, principes résineux.

Propr. et indic. thér. — Purgatif drastique, très énergique; a été employé chez les cardiaques, les brightiques (peu usité).

Formes pharm., posol. — **Poudre :** 0 gr. 20 à 0 gr. 60 (inusitée).

Extrait : 0 gr. 10 à 0 gr. 20.

Teinture. — *Enfants :* V gouttes par année.

Us. ext. — Teinture, en **liniment.** Sert parfois, en raison de son extrême amertume, à badigeonner le bout du sein des nourrices à l'époque du sevrage. (Ne pas en abuser.)

LIQUEUR DE LAVILLE

Vin de Malaga	800 gr.
Alcool pur	100 —
Extrait alcoolique de coloquinte	10 —
Quinium	15 —

2 à 15 gr. dans de l'eau sucrée. (Goutte.)

PILULES

Pilules de coloquinte composées :

A. — Aloès
Coloquinte   }   ãã 0 gr. 05
Scammonée

Essence de girofle   0 gr. 001
Pour 1 pilule.

(Codex).

B. — Extrait de colo-
quinte
Aloès   }   ãã 0 gr. 05
Gomme-gutte

Extrait de jusquiame   0 gr. 01
Pour 1 pilule. 1 le soir. (Trousseau.)

CONCOMBRE. — *Cucumis sativus* (Cucurbitacées).

    Part. empl. — Pulpe.

    Propr. et indic. thér. — Adoucissant (?)

    Formes pharm., posol. — *Us. ext.* — **Suc ;** entre dans la composition de la pommade de concombre.

CONDURANGO. — *Gonolobus condurango* (Asclépiadées).

    Part. empl. — Écorce.

    Princ. act. — Condurangine (mélange de plusieurs principes encore mal connus).

    Propr. et indic. thér. — Tonique amer et analgésique employé dans les gastropathies, dans le cancer de l'estomac (où on lui a attribué, à tort, une action spécifique.)

    Formes pharm., posol. — *Us. int.* — **Poudre :** 4 gr.

    Décocté ou mieux **Macération :** 15 p. 300.

    Extrait hydro-alcoolique : 0 gr. 20 à 1 gr.

    Extrait fluide : 1-4 gr.

    Teinture : 15 à 30 gr. (LIII gouttes pèsent 1 gr.).

    Granulé : 5 à 20 gr.

POTIONS

A. — Extrait fluide de condu-
rango   4 gr.
Eau de laurier-cerise   15 —
Sirop thébaïque   15 —
Eau chloroformée   60 —
Eau de fleurs d'oranger Q.S. pour 150 cc.
Par cuillerées à soupe.

B. — Extrait fluide de condurango   XXX gouttes.
Acide chlorhydrique   XV —
Sirop d'écorces d'oranges
amères   150 gr.
1 cuillerée à soupe après le repas
(Barié).

CONSOUDE. — *Grande C. Symphytum officinale* (Borraginées).

    Part. empl. — Racine.

    Princ. act. — Mucilage.

Propr. et indic. thér. — Astringent.
Formes pharm. posol. — *Us. int.* — *Infusé :* 20 p. 1000.
Sirop : 20 à 50 gr.

CONVALLAMARINE. — V. *Muguet.*

CONVALLARIA MAIALIS. — V. *Muguet.*

COPAHU. — Baume provenant d'incisions faites dans le tronc de plusieurs arbres du genre copaïfera (Légumineuses).

Princ. act. — Acides copahiviques, huile essentielle.
Propr. phys. et chim. — Liquide oléagineux, épais, visqueux, de couleur jaune ambré, d'odeur très aromatique, de saveur âcre. Soluble dans l'alcool et l'éther, solidifiable par 1/16 de magnésie hydratée.

S'élimine en partie par l'urine où l'acide nitrique donne un précipité soluble dans l'alcool, ce qui le différencie de l'albumine.

Propr. et indic. thér. — Anti-blennorragique.
Toxic. — Détermine parfois des exanthèmes, des troubles digestifs.
Formes pharm., posol. — *Us. int.* — 5 à 20 gr. en **capsules, opiat, pilules.**

Us. ext. — **Eau distillée,** en injections urétrales.

CAPSULES	
Copahu	0 gr. 30
Magnésie calcinée	Q. S.
Pour 1 capsule entourée de gluten.	
10 à 30 par jour.	

OPIATS	
A. — Copahu	1 gr.
Cubèbe	2 —
Essence de menthe	1 goutte.
Pour 1 bol. 6 à 8 par jour.	
B. — Copahu	20 gr.
Cubèbe pulvérisé	30 —
Cachou pulvérisé	Q. S.
Essence de menthe	Q. S.
Par bols de 4 à 5 gr.	

C. — Copahu	} ãa 30 gr.
Cubèbe	
Sous-carbonate de fer	2 —
Salicylate de soude	12-15 —
6 à 12 bols par jour.	

POTION DE CHOPPART	
Copahu	50 gr.
Alcool à 80°	50 —
Alcool nitrique	8 —
Sirop de tolu	50 —
Eau de menthe	100 —
(3 gr. de copahu par cuillerée à soupe.	
2 cuillerées par jour). Inusitée aujourd'hui en raison de son atroce saveur.	

COQUE DU LEVANT. — *Anamirta ou Menispermum Cocculus* (Ménispermées).

Part. empl. — Fruit.
Princ. act. — Picrotoxine ; picrotoxinine, anamyrtine.
Propr. et indic. thér. — Stupéfiant, anthelminthique ; préconisée dans l'hyperchlorhydrie ou hypersthénie ? (A. Robin).

Formes pharm., posol. — *Us. int.* — **Teinture :** XX à XXX gouttes (par doses fractionnées et progressivement augmentées)

MIXTURE		
Teinture de menispermum cocculus		
Teinture de veratrum viride	ãã 5 gr.	IV à VI gouttes dans de l'eau, avant chaque repas. (Hypersthénie. A. Robin.)
Teinture thébaïque		
— de belladone		
— de badiane		

PICROTOXINE. $C^{15}H^{16}O^6 + H^2O$. Ne serait pas un corps de composition constante, mais serait constituée par un mélange de 34 p. 100 de picrotoxine et de 66 p. 100 de picrotoxinine.

Propr. phys. et chim. — Prismes incolores, neutres, inaltérables à l'air, d'une saveur très amère. Soluble à froid dans 150 p. d'eau, 10 p. d'alcool, 3 p. d'éther.

Toxic. — Très toxique.

Propr. et indic. thér. — Préconisée contre l'épilepsie, la chorée, la paralysie agitante et comme antisudorale.

Formes pharm., posol. — *Us. int.* — Trois à six milligrammes (par doses fractionnées) en **granules, solution.**

COQUELICOT. — *Papaver rhœas* (Papavéracées).

Part. empl. — Fleurs.

Princ. act. — Rhéadine.

Propr. et indic. thér. — Béchique. (Fait partie des 4 fleurs pectorales.)

Formes pharm., posol. — *Us. int.* — **Infusé :** 5 à 10 p. 1000. **Sirop :** 20 à 50 gr.

CORAIL. — *Isis nobilis* (Coralliens, zoophytes).

Propr. phys. et chim. — Mélange de carbonate de chaux et de silicates.

Propr. et indic. thér. — Employé comme dentifrice.

CORIANDRE. — *Coriandrum sativum* (Ombellifères).

Part. empl. — Semences.

Propr. et indic. thér. — Carminatif, stomachique (fait partie des espèces carminatives).

Formes pharm., posol. — *Us. int.* — **Infusé :** 10 p. 1000.

ÉLECTUAIRE		Coriandre pulvérisé	2 gr. 50
Follicules de séné pulvérisés lavés à l'alcool	25 gr.	Pulpe de tamarin	50 gr.
		Sirop de sucre	50 —
		1 cuillerée à café le soir (Laxatif.)	

CORNE DE CERF.

Princ. act. — Carbonate et phosphate de chaux.

Propr. et indic. thér. — Antidiarrhéique. Entrait dans la composition de la décoction blanche de Sydenham où elle est remplacée aujourd'hui par le phosphate de chaux tribasique.

COTARNINE (CHLORHYDRATE DE) V. *Stypticine.*

COTO. — *Palicurea densiflora* (Rubiacées). — V. *Paracoto.*

Part. empl. — Écorce.

Princ. act. — Cotoïne.

Propr. et indic. thér. — Antidiarrhéique (diarrhée des tuberculeux ?). Stomachique. A 0 gr. 50, nausées et sensations de brûlure.

Formes pharm., posol. — *Us. int.* — **Poudre :** 0 gr. 15 à 0 gr. 25 en cachets.

Teinture : XL gouttes, en potion. — *Enfants :* IV à X gouttes par année.

COTOINE. — Méthylbenzoïlphloroglucine extraite de l'écorce de coto. (Ne pas confondre avec la paracotoïne. Voir ce mot.)

Prop. phys. et chim. — Poudre cristalline jaune amère ; peu soluble dans l'eau, soluble dans l'alcool, l'éther, le chloroforme.

Propr. et indic. thér. — Antidiarrhéique — (choléra) ? ; antisudoral ?

Formes pharm., posol. — *Us. int.* — 0,15 à 0,30 en **pilules, suspension dans un julep gommeux.**

COTONNIER. — *Gossypium herbaceum* (Malvacées).

Part. empl. — Extrait de semences.

Propr. et indic. thér. — Galactogène, accroît à la fois la quantité et la qualité du lait (beurre et caséine).

Formes pharm., posol. — **Poudre (Lactagol) :** par cuill. à café dans du lait, 1 à 4 fois par jour.

COUMARINE anhydride orthocoumarique $C^6H^4\begin{cases} CH = CH \\ O - CO \end{cases}$

Extrait de la *Fève Tonka* (semence du *Coumarouna odorata* (Légumineuses).

Sert à désodoriser l'iodoforme (1 de coumarine pour 5 d'iodoforme).

COURGE. — Citrouille. *Cucurbita pepo* (Cucurbitacées).

Part. empl. — Semences.

Propr. et indic. thér. — Tænifuge.

Formes pharm., posol. — *Us. int.* — 40 à 60 gr. en émulsion ou *pâte.* — *Enfants :* 30-45 gr. dans un looch, dans du lait.

ÉMULSION		Eau de fleurs d'oranger	20 gr.
Semences de courge mondées	60 gr.	Eau Q. S. pour	150 —
Sucre	40 —	F.S.A. une émulsion sans passer.	

COUSSO ou KOUSSO. — *Hagenia abyssinica* (Rosacées).

Part. empl. — Fleurs femelles.

Princ. act. — Kosine et kosotoxine, tannin.

Propr. et indic. thér. — Tœnifuge (de goût très désagréable et pour cette raison très peu employé), provoque souvent des vomissements.

Formes pharm., posol. — *Us. int.* — *Poudre* de fleurs, 15 à 30 gr.

Macération : 10 à 15 gr. — *Enfants :* 1 gr. par année.

Infusion (non passée) ou apozème : 20 gr. p. 160 d'eau.

Extrait résineux : 0 gr. 50 à 2 gr.

Granulé : 3 à 4 cuillerées à café. — *Enfants :* 1 par année.

(On a proposé récemment l'*extrait éthéro-alcoolique* en capsules gélatineuses. Schatz.)

APOZÈME		Eau chaude	250 gr.
Fleurs de cousso pulvérisées	15-20 gr.	Laisser infuser sans passer.	

KOUSSÉINE. — Probablement extrait de Kousso renfermant de la kosine cristallisable provenant elle-même de la décomposition de la kosotoxine.

Propr. et indic. thér. — Tœnifuge.

Formes pharm., posol. — *Us. int.* — 0 gr. 40 à 0 gr. 60 en *granules* d'un centigr. (Houdé.) — *Enfants :* 0 gr. 20 au-dessous de 4 ans; 0 gr. 30 de 7 à 12 ans; 0 gr. 40 de 12 à 15 ans.

CRATEGUS OXYACANTHA. — V. *Aubépine.*

CRÉOLINES ou CRÉSYL. — Huiles lourdes de goudron de houille renfermant naphtaline, para et orthocrésol, xylénol, phlorol, etc. (On trouve d'ailleurs dans le commerce plusieurs produits de composition différente.)

Propr. phys. et chim. — Liquide épais, brun noirâtre, d'odeur bitumineuse, aromatique. Soluble en toutes proportions dans l'alcool à 95°, dans le chloroforme, l'éther, l'acide acétique. Dans l'eau, forme une émulsion jaune verdâtre, laiteuse.

N'attaque pas les instruments métalliques ; rend rugueux les instruments de caoutchouc. N'est pas caustique et n'irrite pas la peau. En émulsion à 4 ou même 2 p. 100, tue les streptocoques (Laveran), à 1 p. 100 les staphylocoques.

Propr. et indic. thér. — Antiseptique usité en obstétrique et chirurgie.

Formes pharm.. posol. — *Us. ext.* — **Émulsion aqueuse** à 2-10 p. 1000, pour lotions, injections vaginales.

Pommade : 1 à 10 p. 30.

CRÉOSAL. — V. *Tannate de créosote.*

CRÉOSOTAL — V. *Carbonate de créosote.*

CRÉOSOTE. — Deux variétés : créosote de houille provenant de la distillation du coaltar (utilisée uniquement pour le traitement de la carie dentaire) et créosote de hêtre, réservée exclusivement pour l'usage interne. La créosote officinale est la partie de la créosote de hêtre qui passe à la distillation entre $+195°$ et $+220°$.

Propr. phys. et chim. — Liquide oléagineux, d'odeur pénétrante, de saveur caustique, incolore, mais brunissant à la lumière. Densité $=1,08$. Réaction neutre. XLIII gouttes pèsent 1 gr.

Peu soluble dans l'eau (1 gr. pour 80 à 15°) ; très soluble dans l'alcool, les huiles fixes et surtout dans la glycérine *anhydre* (1 p. 3). La saponine en facilite la dissolution dans l'eau. Elle ne coagule pas le collodion, si elle est de bonne qualité et contient alors environ 20 p. 100 de gaïacol, 40 p. 100 de créosol et 40 p. 100 de phénols monoatomiques divers.

Incomp. — Avec l'eau albumineuse (qui est coagulée).

Toxic. — A hautes doses détermine de l'hypothermie avec sensation de refroidissement, diminution des urines qui prennent une coloration noirâtre (action du phénol), des vertiges, etc. Ces accidents surviennent surtout avec les injections huileuses intensives, abandonnées aujourd'hui.

Prop. et indic. thér. — *Us. int.* — Antiseptique des voies respiratoires calmant la toux, diminuant et facilitant l'expectoration, relevant l'appétit et les forces. Employée dans la bronchite chronique avec sécrétion purulente abondante et dans la tuberculose pulmonaire à la période d'expectoration. Considérée à tort comme un spécifique de la tuberculose et employée sans discernement ou à doses immodérées, par quelques médecins, dans toutes les formes de cette maladie indistinctement. N'est utile que dans les formes torpides de la tuberculose, sans réaction fébrile habituelle, avec bronchite étendue. Est au contraire contre-indiquée dans les formes aiguës ou accompagnées de fièvre habituelle, dans les formes congestives avec tendance à la répétition des hémoptysies (tuberculose des arthritiques en particulier), dans la tuberculose des artérioscléreux et des vieillards et quand les reins sont altérés, ou l'estomac intolérant.

Se garder également de l'emploi des fortes doses supérieures à 1 gr. à 1 gr. 50 (par la voie buccale) et de l'usage prolongé du médicament, la créosote, réputée comme stomachique — à petites doses, employée pendant un court laps de temps — exerçant à la longue une action nocive sur les voies digestives.

La solution dans l'huile de foie de morue, les pilules sont les meilleures préparations, bien préférables aux capsules qui ne permettent pas la dilution du médicament et surtout aux vins et élixirs, aux solutions glycérinées très irritantes pour l'estomac.

Il vaut mieux d'ailleurs avoir recours à l'administration par la voie rectale (suppositoires et surtout lavements), mode d'administration qui a l'avantage de respecter l'intégrité des voies digestives. Quant aux injections sous-cutanées, très vantées il y a quelques années, elles sont tombées aujourd'hui dans le discrédit, en raison des difficultés pratiques de leur emploi et surtout des dangers d'intoxication auxquels exposaient les fortes doses préconisées.

Outre l'action antibronchitique, la créosote est encore utilisée à l'intérieur comme stomachique, antiémétisant (Klemperer).

Us. ext. — Antiseptique de premier ordre, la créosote ne peut être utilisée pour le pansement des plaies, en raison de sa faible solubilité dans l'eau et de son action irritante ; mais elle est employée en solution dans l'eau alcoolisée en pulvérisations, vaporisations ; contre le lupus (pommade) ; les kéloïdes (injections huileuses, P. Marie) ; comme odontalgique (créosote de houille) ; comme topique utérin (métrites).

Formes pharm., posol. — *Us. int.* — 0 gr. 50 à 2 gr. par jour en moyenne (mais il est difficile de dépasser la dose de 1 gr. par jour, par la voie buccale, sans constater bientôt l'intolérance des voies digestives).

Capsules, à 0 gr. 25 de solution huileuse contenant 1/3 de créosote.

Pilules, à 0 gr. 10.

Solution huileuse ou glycérinée. V. *Formules.*

Elixir : 40 à 60 gr.

Vin : 40 à 60 gr.

Enfants : 0 gr. 05 à 0 gr. 10 par jour et par année (en solution huileuse, 1 p. 150).

Us. ext. — **Suppositoires** (0 gr. 50 par suppositoire).

Lavements (créosote dans l'eau additionnée d'huile émulsionnée avec un jaune d'œuf, — en solution dans le lait, — dans l'eau, à l'aide de la saponine —). Les doses employées pour l'administration par la voie rectale peuvent être plus élevées que par la voie buccale : 1 à 4 gr. en moyenne.

Injections hypodermiques. — 1 à 5 gr. par jour en solution huileuse au 15e. On a, dans certains cas, injecté jusqu'à 15 gr. par jour de créosote (Burlureaux). Ces doses excessives ne sont pas à conseiller.

Pulvérisations (solution à 20 p. 100 dans l'eau alcoolisée).

Inhalations.

Emplâtre.

Pommade.

Glycérine créosotée au 1/3 (badigeonnages caustiques intra-utérins).

CACHETS

Créosote } ãã 0 gr. 25
Tannin
Phosphate de chaux 0 gr. 60
Pour 1 cachet. 1 à chaque repas.

ÉLIXIRS

A. — Créosote 6 gr.
Alcool à 90° 120 —
Sirop d'écorces d'oranges
amères 150 —
Sirop de lactophosphate de
chaux Q. S. pour 500 cc.
Un verre à liqueur à chaque repas.

B. — Créosote 15 gr.
Rhum Q. S. pour 1 litre.
1 cuillerée à soupe contient 0 gr. 20
de créosote.

HUILES CRÉOSOTÉES

A. — Créosote 15 gr.
Huile de foie de morue Q. S. p. 1 litre.
1 cuillerée à soupe contient 0 gr. 20.
2 à 3 cuillerées à soupe par jour
(Codex).

B. — Créosote 3 gr.
Huile de foie de morue 300 —
1 cuillerée à dessert contient 0 gr. 10
(Chez les *enfants*.)

C. — Huile de foie de morue 500 gr.
Créosote 15 —
Huile phosphorée au millième 30 —
1 cuillerée à soupe à chaque repas.

D. — Créosote 10 gr,
Huile d'olives stérilisée 150 —
Pour injections hypodermiques. Injec-
ter 5 à 20 cc.

LAVEMENTS

A. — Créosote 1 gr.
Jaune d'œuf n° 1
Lait 200 gr.

B. — Huile d'olives 300 cc.
Créosote 30 gr.
Laudanum de Sydenham 3 —
2 cuillerées à soupe dans 1 verre d'eau
tiède ; émulsionner avec un jaune d'œuf.

C. — Créosote 10 gr.
Teinture de quillaia 30 —
Eau Q. S. pour 150 cc.
Chaque cuillerée à soupe contient

1 gr. de créosote ; 1 cuillerée dans 1
verre d'eau tiède pour 1 lavement. (La
saponine peut déterminer parfois des
accidents.)

D. — Créosote } ãã 10 gr.
Savon amygdalin
Eau Q. S. pour 150 cc.
1 cuillerée à soupe dans 1 verre
d'eau tiède pour lavement.

MIXTURES

A. — Teinture de benjoin 4 gr.
Teinture d'extrait d'opium 2 —
Chloroforme 2 —
Créosote 2 —
Imbiber des tampons de coton qu'on
introduira dans la cavité des dents ca-
riées.

B. — Teinture de gentiane ou
de quinquina 10 gr.
Créosote 5 —
XV gouttes 3 fois par jour dans de
l'eau gazeuse ou du lait.

C. — Créosote 10 gr.
Glycérine neutre 15 —
Alcool 10 —
Pour cautérisations intra-utérines.

D. — Créosote 10 gr.
Baume du Pérou 25 —
Térébenthine 30 —
Teinture d'eucalyptus } ãã 15 gr.
Teinture de benjoin
Essence de térébenthine 100 —
En inhalations au moyen d'un flacon
à deux tubulures (tuberculose pulmo-
naire, Marfan).

PILULES

A. — Créosote 0 gr. 10
Savon amygdalin Q. S.
Pour 1 pilule. (Le savon amygdalin
est l'excipient de choix ; ne jamais se
servir de magnésie calcinée ou d'hydrocarbonate de magnésie ; leurs combinaisons avec les phénols de la créosote se traduisent par la transformation de la masse pilulaire en un bloc
dur, dont la désagrégation dans le tube
digestif est des plus douteuses.)

B. — Créosote 0 gr. 10
Phosphate de chaux 0 gr. 05
Poudre de savon 0 gr. 10
Pour 1 pilule (Yvon). 6 à 10.

<table>
<tr><td colspan="2" align="center">SOLUTIONS</td><td colspan="2" align="center">VIN</td></tr>
<tr><td>A. — Créosote</td><td>10 gr.</td><td>Créosote de hêtre</td><td>10 gr.</td></tr>
<tr><td>Alcool</td><td>200 —</td><td>Alcool à 90°</td><td>40 —</td></tr>
<tr><td>Glycérine</td><td>20 —</td><td>Phosphate monocalcique</td><td>20 —</td></tr>
<tr><td>Eau</td><td>Q. S. pour 1 litre.</td><td>Eau distillée</td><td>20 —</td></tr>
<tr><td colspan="2">Pour pulvérisations. (Tapret.)</td><td>Sirop de sucre</td><td>100 —</td></tr>
<tr><td colspan="2"></td><td>Vin de Malaga Q. S. pour</td><td>1 litre.</td></tr>
<tr><td>B. — Créosote.</td><td>5 gr.</td><td colspan="2">1 cuillerée à soupe contient 0 gr. 15</td></tr>
<tr><td>Teinture d'eucalyptus</td><td>30 —</td><td colspan="2">à 0 gr. 20 de créosote et 0 gr. 40 de</td></tr>
<tr><td>Eau Q. S. pour</td><td>1 litre.</td><td colspan="2">phosphate monocalcique. 1 verre à li-</td></tr>
<tr><td colspan="2">Pour inhalations.</td><td colspan="2">queur 3 fois par jour.</td></tr>
</table>

CRÉOSOTE (CARBONATE DE). — Créosotal.

Prop. phys. et chim. — Substance melliforme, insoluble dans l'eau et la glycérine; soluble dans les huiles, l'alcool. Pas de saveur caustique. Contient 85 p. 100 de créosote.

Prop. et indic. thér. — Les mêmes que celles de la créosote.

Formes pharm., posol. — *Us. int.* — 2 à 10 gr. en *solution huileuse, alcoolique — Enfants* : 0 gr. 50 à 1 gr. par année.

CRÉOSOTE (PHOSPHATE DE) Phosote.

Prop. phys. et chim. — Liquide huileux, de saveur amère, insoluble dans l'eau, soluble dans l'alcool et les huiles.

Formes pharm., posol. — *Us. int.* — 2 à 3 gr. en *capsules, pilules.*

CRÉOSOTE (PHOSPHITE DE). — Phosphotal.

Prop. phys. et chim. — Liquide épais, jaune rougeâtre, de saveur chaude. Légèrement soluble dans l'eau, soluble dans l'alcool, l'éther, le chloroforme et les huiles. Non toxique, mais assez irritant. Contient 90 p. 100 de créosote, 9,5 pour 100 d'acide phosphoreux.

Formes pharm., posol. — *Us. int.* — 0 gr. 50 à 2 grammes en *capsules, émulsion.* — *Us. ext.* — 1 à 3 gr. en *lavements.* — *Enfants* : 0 gr. 10 par année.

CRÉOSOTE (TANNATE DE). — Créosal.

Prop. phys. et chim. — Poudre brune, amorphe, très déliquescente: soluble dans l'eau, l'alcool, la glycérine. Très facilement décomposée par les alcalins. Contient 60 p. 100 de créosote.

Formes pharm., posol. — *Us. int.* — 2 à 3 gr. par jour en *cachets* (mauvaise préparation, à cause de l'hygrométricité du médicament), en *sirop, solution.* — *Enfants* : 0 gr. 30 par année.

CRÉOSOTE (TANNOPHOSPHATE DE) — ou taphosote.

Prop. phys. et chim. — Liquide ambré sirupeux, très peu soluble dans l'eau. Contient 85 p. 100 de créosote (Brissonnet).

Formes pharm., posol. — *Us. int.* — 1 à 3 gr. en *émulsion,* ou *potion, solution huileuse.*

CRÉOSOTE (VALÉRIANATE DE) ou éosote.

Prop. phys. et chim. — Liquide inodore.
Formes pharm., posol. — *Us. int.* — 0 gr. 20 à 1 gr. en *capsules* (de 0 gr. 20).

CRÉSOL ou CRÉSYLOL C^7H^8O. — L'un des principes du goudron de houille, de la créoline, du lysol.

Prop. phys. et chim. — Le crésol est un liquide à forte odeur de créosote, insoluble dans l'eau, soluble dans l'alcool et la glycérine. Le crésol de synthèse se présente sous la forme solide, en cristaux. Il existe trois crésylols isomères : l'ortho, le méta et le paracrésylol. C'est le méta-crésylol qui se trouve dans la créosote. Le paracrésylol seul est employé isolément.
Propr. et indic. thér. — Désinfectant.
Formes pharm., posol. — *Us. ext.* — *Solutions* faites au moyen du savon (*Lysol*) ou de la soude (*solutol, solvéol*).

SOLUTION		Savon amygdalin neutre sec	15 gr.
Paracrésylol pur	30 gr.	Eau distillée	1000 —
			(Choay.)

CRESSON. — *Nasturtium officinale* (Crucifères).

Part. empl. — Feuilles.
Princ. act. — Huile essentielle.
Propr. et indic. thér. — Antiscorbutique (fait partie du sirop antiscorbutique). V. *Raifort.*
Formes pharm., posol. — *Us. int.* — *Suc :* 100 à 150 gr.

CRISTALLINE. — V. *Collodion.*

CROTON-CHLORAL. — V. *Chloral.*

CROTON TIGLIUM. — (Euphorbiacées).

Part. empl. — Huile provenant des semences.
Princ. act. — Crotonal, acide crotonique.
Prop. et indic. thér. — Purgatif drastique des plus violents, peu usité. A été employé à l'extérieur comme rubéfiant.
Formes pharm., posol. — *Us. int.* — I à II gouttes en *pilules* ou dans un *looch.*
Us. ext. — Huile en badigeonnages, en nature ou mélangée à l'huile d'olives. — *Crayons* à l'huile de croton.

CRAYONS		PILULES	
Huile de croton	2 gr.	Huile de croton	1 goutte.
Beurre de cacao	8 —	Savon amygdalin	} āā 0 gr. 10
Cire blanche	2 —	Poudre de guimauve.	
		Pour 1 pilule.	

CRYOGÉNINE. — Métabenzamido semicarbazide.

$$AzH^2 — CO — AzH — AzH — C^6H^4 — CoAzH^2.$$

Prop. phys. et chim. — Poudre cristalline, blanche, soluble dans 50 parties d'eau à 20°, 20 parties de glycérine, très soluble dans l'alcool, un peu amère.

Toxic. — Contrairement à la plupart des antithermiques est bien tolérée, ne détermine ni sueurs, ni cyanose, ni collapsus ; pas de troubles digestifs, ni d'exanthèmes.

Prop. et indic. thér. — Antithermique ; a été employée contre la fièvre des tuberculeux. Serait plutôt utile contre la fièvre hectique que contre la fièvre de tuberculinisation ? Employée de plus dans la fièvre typhoïde, la grippe, le rhumatisme articulaire aigu etc.

Formes pharm., posol. — *Us. int.* — 0 gr. 50 à 1 gr. 50 en *cachets* (peu de temps avant l'accès fébrile). *Enfants :* 0 gr. 10 par année.

CUBÈBE. — *Piper cubeba*. Poivre à queue (Pipéracées).

Part empl. — Fruit.

Princ. act. — Cubébine.

Propr. et indic. thér. — Antiblennorragique. A été employé contre la diphtérie.

Formes pharm., posol. — *Us. int.* — **Poudre** : 5 à 30 gr. dans du pain azyme ou, le plus souvent, associée au copahu, en opiat.

Opiat : 10 à 25 gr. — V. *Copahu.*

Extrait éthéré : 1 à 3 gr. en capsules, potion gommeuse.

Extrait hydro-alcoolique.

Oléo-saccharure : 2 à 4 gr.

CUIVRE (ACÉTATE NEUTRE DE). — Verdet cristallisé $(C^2H^3O^2)^2Cu + H^2O.$

Propr. phys. et chim. — Gros prismes rhomboïdaux, d'un vert bleuâtre. Soluble dans 15 p. d'eau froide, dans 15 p. d'alcool à 90°, 10 de glycérine.

Propr. et indic. thér. — *Us. int.* — Préconisé contre la tuberculose pulmonaire (E. Luton). Voy. *Phosphate de cuivre.*

Us. ext. — Escarrotique et utilisé dans la thérapeutique oculaire (collyre de Lanfranc).

Formes pharm., posol. — *Us. int.* — 0,01 en **pilules**.
Us. ext. — **Poudre**.
Emplâtre.
Collyre.

COLLYRE DE LANFRANC		Sulfure jaune d'arsenic	15 gr.
Aloès	5 gr.	Eau distillée de rose	380 —
Myrrhe	5 —	Vin blanc	1 000 —
Sous-acétate de cuivre	10 —		

CUIVRE (OXYDE NOIR DE).
— Oxyde cuivrique anhydre CuO.

Propr. phys. et chim. — Poudre noire, insoluble dans l'eau, hygrométrique.

Propr. et indic. thér. — Proposé contre le tænia (Filatow), et en pommades contre le zona, l'amaurose (inusité).

CUIVRE (PHOSPHATE DE).

Propr. et indic. thér. — Préconisé contre la tuberculose ? (Luton), la chlorose.

Formes pharm., posol. — *Us. int.* — S'administre en **potion** où il a pris naissance par la réaction de l'acétate neutre de cuivre sur le phosphate de soude.

Us. ext. — Luton a conseillé les **injections hypodermiques** de solutions aqueuses et glycérinées (?).

PILULES		POTION	
Acétate neutre de cuivre	0 gr. 04	Acétate de cuivre	0 gr. 05
Phosphate de soude cristallisé	0 gr. 05	Phosphate de soude	0 gr. 50
Glycérine et poudre de réglisse	Q. S.	Potion gommeuse	125 gr.
Pour 1 pilule. 4 à 6 par jour.			(Luton.)
(Luton.)			

CUIVRE (SULFATE DE).
— Couperose bleue, vitriol bleu $SO_4 Cu + 5H_2O$.

Propr. phys. et chim. — Gros cristaux bleus ; soluble dans 4 p. d'eau froide, 3,33 de glycérine ; insoluble dans l'alcool et l'éther.

Incomp. — Avec les sulfures solubles, les sels de plomb, le borax, les alcalis et leurs carbonates, les sels de chaux.

Propr. et indic. thér. — Émétique, à faible dose. A été employé encore dans le paludisme chronique (Cervello), la chlorose.

A l'extérieur comme astringent et caustique en crayons, en solution concentrée (collyres) contre la conjonctivite granuleuse. Utilisé comme antiseptique, en solutions étendues et comme désinfectant hygiénique des locaux.

Entre dans la composition de l'eau d'Alibour, de la liqueur de Villate, de la pierre divine.

Formes pharm., posol. — *Us. int.* — 0 gr. 005 à 0 gr. 02 (fébrifuge) ; 0 gr. 10 à 0 gr. 30 (vomitif), en **cachets, potion, solution.** — *Enfants* : 0 gr. 05.

Us. ext. — **Pommades.**

Collyre à 1 p. 100 (caustique). **Crayons.**

Solution à 5 p. 1000 (injections vaginales) ; à 50 p. 1000 (désinfection).

CRAYONS

A. Sulfate de cuivre pur fondu caustique oculaire.

B. Sulfate de cuivre porphyrisé   5 gr.
Amidon   5 —
Savon amygdalin   1 —
Glycérolé d'amidon   Q. S.

Pour crayons à laisser à demeure dans l'utérus (Loiseau).

COLLYRES

A. — Sulfate de cuivre   0 gr. 05
Eau distillée   10 gr.
Laudanum de Sydenham   VI gouttes.

(Conjonctives chroniques. Sichel.)

B. — *Pierre divine ou collyre sec :*
Sulfate de cuivre
Azotate de potasse   } ãã 100 gr.
Alun
Camphre pulvérisé   5 gr.

(Codex.)

En crayons ou solution (0 gr. 40 p. 100).

EAU D'ALIBOUR

Sulfate de cuivre   10 gr.
— de zinc   35 —
Camphre   5 —
Safran en poudre   2 —
Eau   1000 —

A employer coupée au tiers ou au dixième. (Impétigo.)

GLYCÉRÉ

Glycérine neutre   10 gr.
Sulfate de cuivre   1 —

(Conjonctivite granuleuse.)

GLYCÉROLÉ

Glycérolé d'amidon   50 gr.
Sulfate de cuivre   0 gr. 50-1 —

LIQUEUR DE VILLATE (Codex)

Sous-acétate de plomb liquide   30 gr.
Sulfate de cuivre
— de zinc   } ãã 15 —
Vinaigre blanc   200 gr.

Pour injection dans les trajets fistuleux (douloureux).

POTION

Sulfate de cuivre   0 gr. 25
Sirop de fleurs d'oranger   30 gr.
Eau distillée   Q. S. pour 125 cc.

Par cuillerée à soupe toutes les 10 minutes jusqu'à vomissement.

SOLUTION

A. — *Injection, dite des trois sulfates :*
Sulfate de zinc
— de cuivre   } ãã 0 gr. 25
— de fer
Eau gommeuse   10 gr.
— distillée   90 —

(Blennorragie.)

CUIVRE (SULFATE DE) AMMONIACAL $SO^4Cu(AzH^3)^4.H^2O$.

Propr. phys. et chim. — Cristaux prismatiques bleus ; soluble dans 1 p. 1/2 d'eau, efflorescent à l'air.

Propr. et indic. thér. — Préconisé contre l'épilepsie, la chorée, la névralgie faciale épileptiforme.

A l'extérieur pour le pansement des ulcères, le traitement des taches de la cornée.

Formes pharm., posol. — *Us. int.* — 0 gr. 15 à 0 gr. 20 en *pilules* *potion.*

Us. ext. — **Solution** (Eau céleste).

COLLYRE

Eau céleste.

Sulfate de cuivre cristallisé	0 gr. 20
Eau distillée	120 gr.
Ammoniaque	X gouttes.

En collyre. (Taies de la cornée.)

PILULES

Sulfate de cuivre ammoniacal	0 gr. 05
Extrait de jusquiame	0 gr. 01
Extrait de racines d'aconit	5 milligr.

Pour 1 pilule. 2 à 4 par jour.

POTION

Eau distillée	100 gr.
Sirop de fleurs d'oranger	30 —
Sulfate de cuivre ammoniacal	0 gr. 15

3 à 4 cuillerées à soupe avant chaque repas.

(Névralgie faciale. Féréol.)

CUMIN. — *Cuminum Cyminum* (Ombellifères).

Part empl. — Semences.
Princ. act. — Cymène, Aldéhyde cuminique.
Propr. et indic. thér. — Carminatif.
Formes pharm.. posol. — *Us. int.* — *Poudre* : 0 gr. 20 à 2 gr.
Infusion : 10 p. 1000.

CUTOL. — V. *Boro-tannate d'alumine.*

CYANHYDRIQUE (ACIDE) HCAz ou HCy.

Se rencontre dans l'eau de laurier-cerise, le looch blanc, le sirop d'orgeat, l'eau et l'essence d'amandes amères, où il a pris naissance par l'action d'un ferment soluble, l'émulsine, sur l'amygdaline.

Propr. phys. et chim. — Liquide incolore, très mobile, à forte odeur d'amande amère, bouillant à + 26°, soluble en toutes proportions dans l'eau, l'alcool, l'éther, altérable à la lumière. Il ne peut être utilisé qu'en solution aqueuse au 1/100° (Codex) ou sous la forme d'eau de laurier-cerise, qui en contient 0 gr. 05 par 100 gr. XX gouttes de chacune de ces solutions pèsent 1 gr. V. *Laurier-cerise.*

Toxic. — Extrèmement toxique, cause rapidement la dyspnée, les convulsions, le coma. Antidotes : à l'intérieur, eau oxygénée à 3 ou 4 volumes par cuillerées à bouche, et en même temps injections sous-cutanées avec :

Eau oxygénée à 12 volumes 3 cc. Eau distillée bouillie refroidie Q. S. p. 100 (agir très rapidement).

L'eau oxygénée transforme l'acide cyanhydrique et les cyanurés en oxamide inoffensive. (Kobert et Krohl.)

Mieux encore, faire absorber successivement 3 à 4 gr. de sulfate ferreux et autant de carbonate de soude en solution.

Propr. et indic. thér. — Sédatif de la toux ; à l'extérieur, antiprurigineux.

Formes pharm., posol. — *Us. int.* — V-XV gouttes de la solution officinale au 100ᵉ en *potion.* — *Enfants :* I goutte par année.

Eau de laurier-cerise : 5 à 20 gr. — *Enfants :* 0 gr. 50 par année.

Sirop de laurier-cerise : 15 à 60 gr. — *Enfants :* 1 gr. par année.

Us. ext. — *Solution* à 1 p. 100 en lotions.

CYANURE DE MERCURE. — V. *Mercure.*

CYANURE (OXY-) DE MERCURE. — V. *Mercure.*

CYANURE D'OR. — V. *Or.*

CYANURE DE POTASSIUM $CAzK$.

Porpr. phys. et chim. — Cristaux cubiques, anhydres, blancs déliquescents. Très soluble dans l'eau, soluble dans 83 p. d'alcool, 3,12 de glycérine ; très altérable à l'air humide (formation de carbonate).

Incomp. — Avec les acides, les sels de fer et de mercure, l'iode.

Propr. et indic. thér. — Les mêmes que celles de l'acide cyanhydrique. Toxique redoutable dont l'usage n'est pas recommandable, en raison des méprises qui peuvent survenir dans son emploi.

Formes pharm., posol. — *Us. int.* — cinq à vingt milligrammes en pilules, potion.

Us. ext. — *Solution* (1 p. 100).

Pommade (au 10ᵉ).

CYANURE DE ZINC $(CAz)^2Zn$.

Propr. phys. et chim. — Blanc, cristallisable, insoluble dans l'eau et dans l'alcool, soluble dans l'ammoniaque et les cyanures alcalins (cyanure double de zinc et de potassium proposé comme antiseptique).

Propr. et indic. thér. — Antispasmodique, anthelminthique ?

Formes pharm., posol. — *Us. int.* — 0 gr. 05 à 0 gr. 10 en *pilules.*

Us. ext. — *Pommade :* 0 gr. 20 p. 10 gr.

CYNORRHODON. — V. *Rosier sauvage.*

D

DATTIER. — *Phœnix dactylifera* (Palmiers).

    Part. empl. Fruits.

    Propr. et indic. thér. — Béchique. Fait partie des quatre fruits pectoraux.

    Formes pharm., posol. — *Us. int.* — *Décoction* à 50 p. 1000.

DATURA STRAMONIUM. — Herbe du diable. Pommes épineuses (Solanées).

    Part. empl. — Feuilles, semences.

    Princ. act. — Daturine ou atropine.

    Propr. et indic. thér. — Narcotique ayant les mêmes propriétés que la belladone. Est surtout employé dans l'asthme, la coqueluche, les toux quinteuses.

    Formes pharm., posol. — *Us. int.* — **Poudre** : 0gr,05 à 1 gr. — *Enfants* : 0gr.01 par année.

    Extrait de feuilles fraîches : 0 gr. 02 à 0gr. 20 en pilules, potion, sirop (1 gr. contient 0,006 à 0,008 d'alcaloïdes).

    Extrait alcoolique de semences : 0 gr. 01 à 0gr. 10 (1 gr. contient 0 gr. 0165 à 0 gr. 0257 d'alcaloïdes).

    Teinture de feuilles : V-XXX gouttes (LIII gouttes pèsent 1 gr. ; 1 gr. contient 0 gr. 0005 d'alcaloïdes). — *Enfants* : II gouttes par année.

    Alcoolature de feuilles : X-XL gouttes. LIII gouttes pèsent 1 gr. ; 1 gr. contient 0 gr. 0006 d'alcaloïdes. — *Enfants* : II gouttes.

    Sirop : 10 à 30 gr. (0gr. 75 de teinture par 10 gr.).

    Us. ext. — **Cigarettes** (1 gr. de feuilles par cigarette).

PILULES

Extrait de stramonium	0 gr. 0125
— d'opium	0 gr. 0125
Oxyde de zinc	0 gr. 20

Pour 1 pilule. 1 à 8 par jour. (Trousseau.)

POTION

Sirop diacode	100 gr.
Eau de laurier-cerise	20 •

Extrait de datura	gr. 10

3 cuillerées à soupe par jour.

POUDRE

Nitrate de potasse	3 gr.
Poudre de feuilles de datura	
— de belladone	ãã 5 gr.
— de jusquiame	

Brûler, sur une assiette une cuillerée à café de cette poudre. (Asthme.)

DATURINE. — V. *Atropine*.

DELPHININE. — V. *Staphisaigre*.

DERMATOL. — V. *Bismuth (Gallate basique de)*.

DEXTRINE $C^6H^{10}O^5$.

Propr. phys. et chim. — Amorphe, blanche et pulvérulente, obtenue par saccharification de l'amidon. Très soluble dans l'eau, qu'elle rend visqueuse, soluble dans l'alcool faible, insoluble dans l'alcool concentré et dans l'éther.

Propr. et indic. thér. — Utilisée pour la confection d'appareils inamovibles destinés à immobiliser les membres fracturés.

Dextrine	100 gr.	Imprégner avec cette solution des
Eau-de-vie	60 —	bandes de toile ou de tarlatane.
Eau chaude	40 —	

DIASTASE. — V. *Malt et Maltine*.

DIGITALE. — *Digitalis purpurea* (Scrofulariées).

Part. empl. — Feuilles. Leur teneur en principe actif est très variable suivant la provenance, l'âge de la plante, le mode de dessiccation. Les feuilles de deuxième année, récoltées au moment de la floraison, contiennent seules des principes actifs en quantité suffisante (1 p. 1000 environ de digitaline cristallisée).

Princ. act. — Digitaline ; digitaléine ou digitonine ; digitoxine.

Incomp. — Avec les sels de fer, de plomb, d'argent.

Toxic. — A doses excessives, la digitale produit un ralentissement extrême du pouls, des nausées, des vomissements, de la sécheresse de la gorge, des troubles de la vue, de l'abaissement de la température, de la céphalalgie, du vertige, du délire.

Propr. et indic. thér. — Tonique du cœur, tout-puissant dans les cardiopathies valvulaires, quand le myocarde fléchit, que les œdèmes, les congestions apparaissent, et à la période d'asystolie confirmée ; dans la péricardite avec épanchement, dans la dilatation cardiaque consécutive à l'emphysème, à la bronchite chronique, aux infections pulmonaires aiguës (pneumonie, broncho-pneumonie), et en général dans toutes les maladies infectieuses qui se compliquent d'asthme cardiaque. Moins utile dans les myocardites chroniques, la digitale ayant peu de prise sur le myocarde sclérosé. La digitale ne doit être employée dans l'artériosclérose qu'à la période d'hyposystolie et à faibles doses.

Formes pharm., posol. — *Us. int.* — **Poudre :** 0 gr. 10 à 1 gr. en cachets, pilules, mais surtout infusion et macération (V. *Formules*). Les doses supérieures à celles indiquées, qui ont été employées parfois dans la pneumonie, peuvent être dangereuses, leur efficacité étant d'ailleurs douteuse.

Enfants : 0 gr. 01 à 0 gr. 02 par année, en suspension dans un julep, en infusion, macération.

Extrait aqueux : 0 gr. 10 à 0 gr. 15 en pilules (1 gr. correspond à 4 gr. de feuilles).

Extrait alcoolique : 0 gr. 10 à 0 gr. 15 (1 gr. correspond à 3 gr. 33 de feuilles).

Teinture alcoolique (au 5e) : X à L gouttes (LIV gouttes pèsent 1 gr.; 1 goutte correspond environ à 1 centigr. de feuilles). — *Enfants :* II gouttes par année.

Teinture éthérée : X à L gouttes.

Sirop : 10 à 50 gr. (20 gr. contiennent 0 gr. 50, soit XXVII gouttes de teinture). — *Enfants :* 2 gr. par année.

Vin de Trousseau : 10 à 60 (V. *Formules*).

Les meilleures préparations sont la macération dans l'eau (qui épuise mieux la plante que l'infusion) ; l'infusion (à défaut de la macération) ; la teinture.

La poudre, les extraits, sont moins recommandables.

Il est inutile de prescrire les préparations de digitale par doses fractionnées, le médicament s'accumulant dans l'organisme.

Tableau de l'équivalence d'activité des différentes préparations de digitale :

0 gr. 10 de poudre équivalent à :		Teinture alcoolique	0 gr. 50
Digitaline cristallisée 1/10e de milligr.		Teinture éthérée	0 gr. 50
Extrait aqueux	0 gr. 045	Sirop de digitale	20 gr.
— alcoolique	0 gr. 05	Vin de digitale	20 —

Nota. — Il est à remarquer que ces équivalences sont très relatives ; ainsi les préparations officinales sont 9 à 12 fois plus toxiques que la proportion de digitaline renfermée dans la quantité de feuilles qui les contient. 0 gr. 50 de feuilles de digitale équivalent, au point de vue toxique, à 3 ou 4 milligrammes de digitaline cristallisée, alors qu'elles ne renferment qu'un demi-milligramme de ce principe actif (Fr. Franck).

CACHETS

Poudre de digitale		
— de scille	} āā	0 gr. 05
Caféine		0 gr. 10

Pour 1 cachet. 2 à 4 par jour.

INFUSION

Poudre de feuilles de digitale	0 gr. 50

Faire infuser dans :

Eau bouillante	120 gr.

Filtrer et ajouter :

Sirop de fleurs d'oranger	30 —
Eau de laurier-cerise	10 —

A prendre en 2 fois dans la journée.

MACÉRATION

Poudre de feuilles de digitale	0 gr. 60
Eau froide	160 gr.

Faire macérer 24 heures, filtrer et ajouter :

Sirop des 5 racines	30 gr.

A prendre en 2 fois dans la journée.

MIXTURES

A. — Teinture de scille

Teinture de digitale } āā 5 gr.

V à X gouttes 3 fois par jour (*Enfants* de 5 à 10 ans).

B. — *Oxymel de Gubler :*

Teinture alcoolique de digitale	10 gr.
Extrait aqueux de seigle ergoté	10 —
Acide gallique	5 —
Bromure de potassium	30 —
Hydrolat de laurier-cerise	30 —
Sirop de cerises	400 —
Oxymel scillitique	515 —

2 à 3 cuillerées à soupe par jour dans de l'eau.

PILULES

A. — Poudre de digitale ⎫
Poudre de scille   ⎬ āā 0 gr. 05
— de scammonée   ⎭
Pour 1 pilule. 2 à 6 par jour.

B. — Poudre de digitale ⎫ āā 0 gr. 05
Extrait de convallaria. ⎭
Bromhydrate de quinine   0 gr. 10
Pour 1 pilule, 2 à 4 par jour. (Palpitations chez les cardiaques. Huchard.)

POTIONS

A. — Teinture de digitale XXX gouttes.
Sirop de morphine   30 gr.
Eau de laurier-cerise   10 —
— de laitue   110 —
A prendre dans les 24 heures.

B. — Teinture de digitale L gouttes.
Bromure de potassium   4 gr.
Sirop d'écorce d'oranges amères 40 —
Eau distillée   Q. S. pour 150 cc.

C. — Teinture de digitale II-X gouttes.
Julep gommeux   60 gr.
(*Enfants.*)

D. — Feuilles de digitale   0 gr. 50
Faire infuser dans :
Eau   100 gr.
Ergotine Bonjean   2 —
Sirop des cinq racines   50 —

A prendre en 24 heures, pendant 3 jours. (Pneumonie.)

POUDRES

A. — Sulfate de potasse ⎫
pulvérisé   ⎪
Crème de tartre soluble   ⎬ āā 0 gr. 30
Nitrate de potasse pul-   ⎪
vérisé   ⎭
Feuilles de digitale pulvérisées 0 gr. 05
Pour 1 paquet. 1 à 3 par jour.

B. — Poudre de scille   ⎫
Poudre de feuilles de   ⎬ āā 0 gr. 50
digitale   ⎭
Nitrate de potasse pulvérisé   1 gr. 30
Pour 1 paquet. 1 à 3 par jour.

VIN DE TROUSSEAU OU DE L'HÔTEL-DIEU (Codex).

Feuilles de digitale   5 gr.
Squames de scille   7 gr. 50
Baies de genièvre   75 gr.
Acétate de potasse   50 —
Vin blanc   900 —
Alcool à 90°   100 —

1 cuillerée à soupe pèse 16 grammes et contient 0 gr. 80 de nitrate de potasse ; les principes solubles de 0 gr. 08 de feuilles de digitale et de 0 gr. 12 de squames de scille.

1 à 2 cuillerées à soupe par jour.

DIGITALINE $C^{29}H^{46}O^{12}$. — Glucoside, dédoublable en glucose et digitaligénine.

Propr. phys. et chim. — La digitaline cristallisée se présente sous forme d'aiguilles incolores ; insoluble dans l'eau, soluble dans 12 p. d'alcool. Le chloroforme est son meilleur dissolvant.

La digitaline amorphe du Codex, entièrement soluble dans le chloroforme, renferme plus de 9/10 de digitaline cristallisée ; son activité est donc sensiblement la même que celle de cette dernière, et sa posologie doit être identique.

Les digitalines amorphe ou cristallisée, solubles dans le chloroforme, sont connues en Allemagne sous le nom de digitoxine. La « *digitaline* » allemande correspond à notre digitaléine (produit 20 fois moins actif environ que la digitaline).

Propr. et indic. thér. — Les mêmes que celles de la digitale. L'action diurétique n'est pas toujours aussi prononcée que celle obtenue avec les préparations de plante (infusion et surtout macération).

Toxic. — En raison de sa toxicité, l'usage de la digitaline doit être réservé à peu près exclusivement pour les adultes.

Formes pharm., posol. — *Us. int.* — Un dixième de milligramme à 1 milligramme en *granules, solution (alcoolique et glycérinée)* au 1000°.

La dose de 1 milligramme (asystolie) ne peut être donnée que pendant un jour seulement; les doses de un dixième à un quart de milligramme (sédatives du cœur; palpitations) peuvent être administrées pendant 4 à 5 jours. En tous cas, la médication ne peut être reprise qu'au bout de 15 à 20 jours.

Enfants : de 5 à 10 ans, X à XII gouttes de la solution au 1000°, soit 1/5° à 1/4 de milligramme.

Us. ext. — *Solution huileuse* à 1 p. 4000 (Rosenthal); en injections hypodermiques (1 cc.).

GRANULES (Codex).	SOLUTION AU DIX-MILLIÈME
Dosés à un dixième de milligramme.	Digitaline chloroformique 0 gr. 01
	Glycérine à 28° 40 —
SOLUTION AU MILLIÈME (Codex).	Alcool à 90° 45 —
	Eau distillée 15 —

Digitaline cristallisée   0 gr. 10
Glycérine D = 1250   33 cc. 3
Eau   14 cc. 6
Alcool à 95°   Q. S. pour 100 cc.
  L gouttes ou 1 gramme de cette solution renferment 1 milligramme de digitaline cristallisée.

  L gouttes ou 1 gramme renferment un dixième de milligramme de digitaline cristallisée (L gouttes par année, chez l'enfant, au-dessus de 2 ans. Comby).

DIIODOFORME. — Éthène tétraiodé. C^2I^4.

Propr. phys. et chim. — Cristaux aiguillés, de couleur jaune pâle, inodores. Insoluble dans l'eau, peu soluble dans l'alcool et l'éther, soluble dans le chloroforme. (Brunit à la lumière et prend peu à peu une odeur d'iode caractéristique.) 1 gr. contient environ 0 gr. 95 d'iode.

Propr. et indic. thér. — Succédané de l'iodoforme sur lequel il a l'avantage d'être à peu près inodore et non toxique; toutefois son pouvoir antiseptique est moindre.

Formes pharm., posol. — *Us. ext.* — *Poudre ; pommade* au 1/5°.

DIONINE. — Chlorhydrate d'éthylmorphine. $C^{19}H^{23}AzO^3HCl, H^2O$.

Propr. phys. et chim. — Poudre blanche cristalline, amère, inodore, fondant à 123-125°; assez soluble dans l'eau (à 15°, 100 p. d'eau en dissolvent 14 p.), soluble dans l'alcool; insoluble dans l'éther et le chloroforme. Incompatible avec le chlorure de sodium (précipité).

Propr. et indic. thér. — Au point de vue de l'action physiologique, paraît être intermédiaire entre la morphine et la codéine. Est sédative de la toux, analgésique, hypnotique. Utilisée dans la coqueluche, les bronchites, les bronchectasies, l'emphysème, l'asthme, la pneumonie, la tuberculose pulmonaire. Comme analgésique, a été employée contre les coliques hépatiques, la gastralgie, etc., et comme anesthésique local, en oculistique, dans les cas d'ulcérations cornéennes, d'herpès cornéens, de kératites interstitielles. La dionine est vaso-dilatatrice.

(Son emploi n'est pas suivi d'accidents secondaires fâcheux.)

Formes pharm., posol. — *Us. int.* — 0 gr. 01 à 0 gr. 02 en *solution* concentrée (gouttes), **pilules, potion, sirop.** — *Enfants :* un à deux milligr. par année (à partir de 2 ans).

Us. ext. — Solutions à 2,5 à 10 gr. p. 100 (**collyre**).

Lavement; suppositoires (0 gr. 01 à 0 gr. 02) ; **injections hypodermiques** (0 gr. 01 à 0 gr. 015); **Ovules; Pommade** à 5 p. 100.

COLLYRES

A. — Sulfate d'atropine	0 gr. 05
Chlorhydrate de cocaïne	0 gr. 20
Dionine	0 gr. 20
Eau distillée	10 gr.

Instiller I goutte toutes les 2 heures. (Mydriatique. Darier.)

B. — Dionine	0 gr. 10
Chlorhydrate de pilocarpine	0 gr. 05
Salicylate d'ésérine	0 gr. 02
Eau distillée	10 gr.

(Glaucome. Darier).

OVULE

Dionine	0 gr. 03
Ichtyol	0 gr. 03
Beurre de cacao	2 gr.

Pour 1 ovule (Salpingite).

POMMADE

Dionine	0 gr. 50
Lanoline Liebreich	15 gr.

Huile de vaseline	5 gr.

(A appliquer sur les vésicules du zona ophtalmique. Terson.)

SIROPS

A. — Dionine	0 gr. 20
Alcoolature de racines d'aconit	2 gr.
Eau de laurier-cerise	30 —
Sirop de Tolu	270 —

2 cuillerées à soupe par jour (Toux chez les tuberculeux.)

B. — Dionine	0 gr. 10
Héroïne	0 gr. 03
Sirop de gomme	200 gr.

1 cuillerée à soupe le soir.

SOLUTION

Dionine	0 gr. 10
Eau de laurier-cerise	10 gr.

X-XL gouttes.

DIURÉTINE. — V. *Théobromine* (Cacao).

DORMIOL CCl³ — COH.C⁵H¹¹OH. — Diméthyl-éthyle-carbinol-chloral.

Combinaison du chloral anhydre et de l'hydrate d'amylène.

Propr. phys. et chim. — Liquide incolore, oléagineux, d'odeur mentholée, d'une saveur légèrement brûlante. Très soluble dans l'eau (mais très lentement); soluble en toutes proportions dans l'alcool, l'éther, le chloroforme, les huiles fixes et essences. Se trouve dans le commerce sous forme de solution aqueuse à 50 p. 100.

Toxic. — Inférieure à celle du chloral. Pas d'effets secondaires désagréables.

Propr. et indic. thér. — Hypnotique (Meltzer, Fuchs), indiqué dans la mélancolie et les états dépressifs, la neurasthénie. Échoue dans l'insomnie causée par la douleur, dans la manie, l'excitation des paralytiques généraux et des épileptiques.

Formes pharm., posol. — *Us. int.* — 0 gr. 50 à 2 gr. en **capsules** de 0,50 (1 à 4 le soir), *potion gommeuse, sirop.*

Us. ext. — X à XXV gouttes, en *lavement.*

SIROP		
Dormiol à 50 p. 100	10 gr.	— de fleurs d'oranger Q. S.
Sirop de codéine	30 —	Pour 150 centimètres cubes.

1 cuillerée à soupe = 0 gr. 50 de dormiol pur ; 1 le soir, à répéter au besoin.

DOUCE-AMÈRE. — *Solanum dulcamara.* Morelle grimpante (Solanées).

Part. empl. — Tige.
Princ. act. — Solanine, dulcamarine, dulcamarigénine.
Propr. et indic. thér. — Diaphorétique, diurétique.
Formes pharm., posol. — *Us. int.* — **Infusé :** 20 p. 100.
Extrait : 2 à 4 gr. en pilules.
Sirop : 20 à 100 gr.

DROSERA ROTUNDIFOLIA. — (Droseracées).

Part. empl. — Plante entière.
Propr. et indic. thér. — Préconisée contre la coqueluche et les différentes toux spasmodiques (efficacité contestable).
L'un des médicaments les plus employés par les homœopathes.
Formes pharm., posol. — *Us. int.* — **Teinture :** 1 à 2 gr. et plus (jusqu'à 15 gr.). — *Enfants :* X gouttes par année.

MIXTURE		SIROP	
Teinture de grindelia	10 gr.	Teinture de belladone	1 gr.
— de drosera	10 —	— de drosera	2 —
— de belladone	5 —	Bromure de potassium	5 —
XV gouttes dans de l'eau sucrée. 2 à 4 fois par jour (coqueluche).		Sirop d'écorce d'oranges amères 100 —	
		Sirop de Tolu Q. S. pour 180 cc.	
		2 à 3 cuillerées à soupe par jour (coqueluche).	

DUBOISINE. — Identique avec l'hyoscyamine (Ladenburg). $C^{17}H^{23}AzO^3$.

Propr. phys. et chim. — Cristaux jaunes insolubles dans l'eau

Toxic. — Très toxique.

Propr. et indic. thér. — Mydriatique, ayant les mêmes indications que l'atropine ; préconisée dans le traitement du goitre exophtalmique (Desnos, Dujardin-Beaumetz), chez les maniaques, les épileptiques (Laufenauer, Ostermayr). Inusitée en raison de son insolubilité.

DUBOISINE (SULFATE NEUTRE DE).

Propr. phys. et chim. — Soluble dans l'eau, déliquescent.

Formes pharm. posol. — *Us. int.* — Un quart de milligramme à 1 milligramme en *granules*.

Us. ext. — Solution au 200ᵉ en **collyre, Injections hypodermiques** (injecter 1 cc.).

DULCINE ou SUCROL. — *Paraphénétol carbamide.*

$$AzH^2 - CO - AzH\ (4) - C^6H^4 - OC^2H^5\ (1)$$

Propr. phys. et chim. — Poudre cristalline, brillante ; soluble dans 800 p. d'eau froide (1 l. en dissout 1 gr. 25), 50 p. d'eau bouillante, 25 d'alcool ; d'une valeur édulcorante 200 fois plus énergique que celle du sucre. Sa saveur est plus agréable que celle de la saccharine.

Propr. et indic. thér. — Utilisé pour sucrer les aliments et les boissons des diabétiques (Stahl, Ewald, Paschkis).

Formes pharm., posol. — *Us. int.* — 0 gr. 05 à 0 gr. 20 en *comprimés.*

E

EAU. — L'eau distillée et stérilisée est le véhicule des médicaments utilisés en hypodermie. Elle est d'ailleurs employée pure, en injections sous-cutanées, pour combattre certaines névralgies (sciatique, douleurs intercostales des tuberculeux, etc.), ainsi que les vomissements des phtisiques (Tripier), les quintes de toux incoercible. On l'a substituée, sans succès, aux injections de morphine, chez les morphinomanes.

Les injections d'eau distillée sont très douloureuses.

EAU OXYGÉNÉE. — V. *Oxygène.*

ELÉMI. — Résine extraite de diverses espèces de Burséracées.

Propr. et indic. thér. — Employée en onguents; fait partie de l'emplâtre vésicatoire.

ELLÉBORE BLANC. — *Veratrum album* (Colchicacées).

Part. empl. — Rhizome.
Princ. act. — Vératrine.
Propr. et indic. thér. — Purgatif drastique; sternutatoire. A l'extérieur a été employé contre la gale, le prurigo.
On n'utilise guère aujourd'hui que la vératrine.
Formes pharm. posol. — *Us. int.* — **Poudre** : 0 gr. 03 à 0 gr. 10.
Teinture : X à XXX gouttes.
Us. ext. — 0 gr. 20 à 0 gr. 50 en **Pommade.**

ELLÉBORE VERT. — Deux plantes portent ce nom :

Le *veratrum viride* ; l'*Helleborus viridis.*
1° *Veratrum viride* (Colchicacées).
Part. empl. — Plante entière. A cette plante américaine on substitue habituellement notre veratrum album indigène qui s'en rapproche beaucoup.
Princ. act. — Jervine, vératrine, vératridine.
Propr. et indic. thér. — Poison cardiaque qui, aux doses thérapeutiques, diminue la fréquence du pouls. A été prescrit contre certains accidents de l'artériosclérose imputables à l'hypertension artérielle et contre les troubles cardio-vasculaires du goitre exophtalmique (Sée).
Formes pharm., posol. — *Us. int.* — **Teinture** (à 1/5) V à XX gouttes.
2° *Helleborus viridis* (Renonculacées).
Part. empl. — Plante entière.
Princ. act. — Helléborine.
Propr. et indic. thér. — A été employée dans certaines dermatoses (peu usitée).
Formes pharm., posol. — *Us. int.* — **Extrait alcoolique** : 0 gr. 02 à 0 gr. 04.

VÉRATRINE ou CÉVADINE. — Alcaloïde retiré de l'ellébore blanc, de la cévadille. $C^{32}H^{52}AzO^8$.

Propr. phys. et chim. — Prismes rhomboïdaux, transparents. Insoluble dans l'eau, soluble dans 4 p. d'alcool à 90°, 6 p. d'éther et dans les acides dilués ; d'une saveur âcre, insupportable, irritant vivement les muqueuses.
Incomp. — Celles de tous les alcaloïdes en général. V. *Aconitine.*

Toxic. — Peut déterminer une gastro-entérite grave, si l'on force les doses thérapeutiques, ainsi que des fourmillements, de la dilatation pupillaire, du ralentissement de la respiration et du pouls.

Propr. et indic. thér. — Préconisée comme antigoutteux ; comme sédatif cardiaque ; à l'extérieur, comme analgésique contre les névralgies.

Formes pharm., posol. — *Us. int.* — 0 gr. 01 à 0 gr. 025 en *pilules.*

Us. ext. — **Pommade :** 0 gr. 50 p. 100.

ÉMÉTINE. — V. *Ipéca.*

ÉMÉTIQUE. — V. *Antimoine.*

ENCENS ou OLIBAN. — Fourni par le *Boswellia Carteri* (Térébinthacées).

Propr. phys. et chim. — Larmes résineuses, de couleur gris-pâle. Insoluble dans l'eau, soluble en partie seulement dans l'alcool, soluble dans l'éther.

Propr. et indic. thér. — Entre dans la composition des pilules de cynoglosse et de la thériaque ; utilisé comme obturateur des cavités dentaires.

ÉOSOTE. — V. *Valérianate de Créosote.*

ÉPICARINE. — Acide β-oxynaphthyl-α-oxy-*m*-toluylique.

$$C^6H^3 \diagdown \begin{matrix} \diagup COOH \\ \text{—OH} \\ \diagdown CH^2\alpha \ C^{10}H^6\beta \text{— OH} \end{matrix}$$

Propr. phys. et chim. — Poudre d'un jaune grisâtre, ayant une légère odeur piquante ; difficilement soluble dans l'alcool et l'éther ; soluble dans l'eau chaude et le chloroforme.

Propr. et indic. thér. — Utilisée en dermatologie dans le traitement de la gale, du prurigo, de l'herpes tonsurans (est irritante, peut déterminer une dermite eczématiforme, d'après Korpel).

Formes pharm., posol. — *Us. ext.* — **Pommade** à 10 p. 100.

ÉPONGE. — *Spongia officinalis* (Zoophytes).

Princ. act. — Iode.

Propr. et indic. thér. — Préconisée autrefois contre le goitre ; servait également à dilater le col utérin (éponge à la ficelle) et les trajets fistuleux, remplacée aujourd'hui par les tiges de laminaire.

ERGOT DE SEIGLE. —Seigle ergoté. Mycélium condensé d'un champignon : le *claviceps purpura*, qui croît sur les épis des céréales et en particulier du seigle.

Princ. act. — Choline, acide ergotinique ou sclérotique, cornutine, ergotinine.

Propr. phys. et chim. — Corps de forme allongée, légèrement triangulaire, aminci aux extrémités ; présentant sur chaque face un sillon longitudinal. Long de 3 à 6 centimètres sur 2 à 5 millimètres de large. La poudre de seigle ergoté est de couleur brun violacé ; de saveur âcre et nauséeuse ; elle s'altère facilement. Elle contient environ 1 p. 1 000 d'ergotinine.

Toxic. — L'usage prolongé des préparations d'ergot peut entraîner des convulsions, phénomènes nerveux divers : fourmillements, engourdissements, crampes ; des troubles circulatoires ; exceptionnellement de la gangrène.

Propr. et indic. thér. — Vaso-constricteur et excitant des fibres musculaires lisses, hémostatique. Employé dans toutes les hémorragies internes, mais surtout dans les métrorragies, en raison de son action élective sur le muscle utérin ; tout particulièrement utile dans les métrorragies liées aux fibromes. Ne jamais prescrire l'ergot de seigle pendant la grossesse, pendant le travail ou après l'accouchement, tant qu'il reste des débris de placenta dans l'utérus, l'ergot de seigle occasionnant des contractions tétaniques de l'utérus et favorisant la rétention des débris.

Encore employé dans la congestion pulmonaire, les bronchites avec bronchoplégie, primitives ou secondaires (grippe) ; comme tonique cardiaque dans les myocardites des fièvres graves (Demange), contre la congestion médullaire et cérébrale, les sueurs des phtisiques (Goldenbach), l'acné rosée avec dilatation congestive des capillaires, etc. ; contre le prolapsus du rectum (injections hypodermiques).

Formes pharm., posol. — *Us. int.* — **Poudre** : 0 gr. 50 à 4 gr. en paquets, cachets, pilules. — *Enfants* : 0 gr. 10 par année.

Extrait aqueux repris par l'alcool ou Ergotine Bonjean, 1 gr. en pilules, potion. — *Enfants* : 0 gr. 10 par année.

Très altérable ; ne contient pas d'ergotinine. 7 p. d'ergot donnent 1 gr. d'extrait. Présente une réaction acide et ne convient pas pour les injections hypodermiques.

ERGOTINE YVON ou extrait fluide. 1 à 3 gr. en *potion.* — *Enfants* : 0 gr. 05 par année.

Est un extrait fluide préparé avec l'ergot débarrassé des matières grasses ; plus actif que l'extrait aqueux, il représente son poids d'ergot et contient de l'ergotinine. Se conserve bien ; entièrement soluble dans l'alcool à 70° et dans l'eau, XXV gouttes pèsent 1 gr.

Us. ext. — ***Injections hypodermiques*** d'ergotine Yvon 1 à 3 cc., en deux ou trois fois.

CACHETS

A. — Poudre fraîche d'ergot　0 gr. 20
Sulfate de quinine　　　　　0 gr. 10
　Pour 1 cachet. 1 toutes les demi-heures, jusqu'à effet. (Hémoptysies.)

B. — Seigle ergoté　　0 gr. 15-0 gr. 20
Poudre de Colombo　　} āā 0 gr. 25
Poudre de cannelle　　}
Poudre de carbonate de fer　0 gr. 10
　Pour 1 cachet. 2 par jour. (Métrite chronique, A. Robin.)

C. — Poudre d'ergot　　　　0 gr. 15
Extrait sec de ratanhia　　　0 gr. 15
Poudre de digitale　　　　　0 gr. 03
Poudre de Dóver　　　　　　0 gr. 05
Poudre de jusquiame　　　　0 gr. 10
　(Pour 1 cachet. 4 par jour.)

PILULES

A. — Extrait sec d'Ha-　}
　mamelis　　　　　　　}
Ergotine　　　　　　　　} āā 0 gr. 05
Extrait de capsicum　　　}
　Pour 1 pilule. 1 à 4 par jour. (Varices, hémorroïdes.)

B. — Ergotine　　　　　　0 gr. 10
Sulfate de quinine　　　　　0 gr. 02
Poudre de feuilles de digitale　0 gr. 01
Poudre de coca　　　　　　Q. S.
　Pour 1 pilule. 3 à 5 par jour. (Dysménorrhée. Dalché.)

C. — Bromhydrate de　}
　quinine　　　　　　　} āā 0 gr. 05
Ergotine　　　　　　　　}
Extrait de belladone　　　　0 gr. 01
Benzoate de lithine　　　　0 gr. 05
Excipient　　　　　　　　Q. S.
　Pour 1 pilule. 2 à 4 par jour. (Acné, chez les congestifs.)

D. — Ergotine　　　　} āā 0 gr. 10
Sulfate de quinine　　}
Extrait thébaïque　　　　　0 gr. 01
　Pour 1 pilule. 1 à 10 par jour. (Hémoptysies.)

E. — Acide gallique　　　　0 gr. 10
Ergotine　　　　　　　　　0 gr. 05
　Pour 1 pilule. 5 à 8 par jour. (Hémoptysies.)

F. — Poudre de digitale　　0 gr. 02
Calomel　　　　　　　　　0 gr. 05
Poudre de scille　　　　　　0 gr. 07
Extrait aqueux d'ergot de
　seigle　　　　　　　　　0 gr. 10
　Pour 1 pilule. 5 à 6 par jour. (Congestion hépatique chez les cardiaques.)

POTIONS

A. — Ergotine Yvon　　　　2 gr.
Sirop d'opium　　　　　　20 —
Sirop de laurier-cerise　　　30 gr.
Eau　　　　　　Q. S. p. 150 cc.
　Par cuillerée à soupe. (Hémoptysies.)

B. — Julep gommeux　　　125 gr.
Rhum ou cognac　　　　　40 —
Ergotine Bonjean　　　　　4 —
Poudre d'ipéca　　　　　　0 gr. 50
　1 cuillerée à soupe d'heure en heure. (Bronchites diffuses avec congestion pulmonaire. Renaut.)

C. — Chlorure de calcium　　4 gr.
Ergotine Yvon　　　　　　2 gr.
Sirop de fleurs d'oranger　　40 —
Eau de tilleul　　Q. S. p. 120 cc.
　(Hémoptysies.)

D. — Ergotine　　　　　1 à 2 gr.
Sulfate de strych-
　nine　　　　　　　2 à 5 milligr.
Julep gommeux　　　　　120 gr.
　1 cuillerée à soupe toutes les 2 heures. (Bronchite capillaire. Grasset.)

SOLUTION POUR INJECTIONS HYPODERMIQUES

Ergotine Yvon　　　　　　15 gr.
Solution aqueuse de morphine
　à 1/50ᵉ　　　　　　　　5 —
　Injecter 1 cc. le soir. (Sueurs nocturnes des phtisiques.)

ERGOTININE. — Principe actif de l'ergot de seigle. $C^{35}H^{40}Az^{4}O^{6}$.

Propr. phys. et chim. — Corps cristallisé se colorant assez rapidement au contact de l'air, insoluble dans l'eau pure et s'y dissolvant à l'aide d'un acide faible (lactique ou citrique), soluble dans l'alcool, l'éther et le chloroforme. Ses solutions sont fluorescentes.

Toxic. — Très toxique.

Propr. et indic. thér. — D'une action plus sûre que celle de l'ergotine.

Formes pharm., posol. — *Us. int.* — Un quart de milligramme à 1 milligramme en *sirop.*

Us. ext. — **Injections hypodermiques** (1/4 de milligramme par injection).

ÉRYSIMUM. — *E. Officinale*, Herbe aux Chantres (Crucifères).

Part. empl. — Feuilles et plante fleurie.

Propr. et indic. thér. — Plante béchique vantée contre l'enrouement, les laryngites aiguës.

Formes pharm., posol. — *Us. int.* — **Infusion** : 30 gr. p. 1 000.

Sirop composé : 20 à 100 gr. (Codex).

POTION		Sirop d'erysimum	40 gr.
Ammoniaque	X gouttes.	Infusion de tilleul	Q. S. p. 150 cc.

ERYTHROL. — Iodure double de bismuth et de cinchonidine.

Propr. phys. et chim. — Poudre rouge vif, insoluble dans l'eau.

Propr. et indic. thér. — Conviendrait dans les dyspepsies avec fermentations butyriques ? (A. Robin).

Formes pharm., posol. — *Us. int.* — 0 gr. 04 à 0 gr. 20 en *cachets.*

CACHETS		Magnésie calcinée	0 gr. 10
Erythrol	0 gr. 02-0 gr. 10	Pour 1 cachet. 1 à la fin de chaque	
Fluorure de calcium	0 gr. 02-0 gr. 10	repas.	

ÉSÉRINE. — V. *Fève de Calabar.*

ÉTHER ACÉTIQUE. — Acétate d'éthyle. $CH^{3} — CO^{2} — C^{2}H^{5}$.

Propr. phys. et chim. — Liquide ayant une odeur éthérée agréable. $D = 0,91$ à $0°$. Soluble dans 15 p. d'eau, en toutes proportions dans l'alcool, l'éther, dissout très bien la cantharidine (teinture de cantharides).

Propr. et indic. thér. — Employé rarement pour l'usage interne. A l'extérieur en *frictions, embrocations, inhalations.*

LINIMENT			MIXTURE	
Baume de Fioravanti	} āā 15 gr.		Éther acétique	10 gr.
Alcool camphré			Teinture d'eucalyptus	20 —
Laudanum de Rousseau	} āā 10 gr.		Teinture de pyrèthre	} āā 60 —
Teinture de belladone			Eau de Cologne	
Essence de térébenthine			Eau　　Q. S. pour un litre.	
Chloroforme	} āā 5 gr.		En lotions préventives contre les	
Éther acétique			piqûres de moustiques.	

ÉTHER AZOTEUX. — Nitrite d'éthyle. $C^2H^5 — AzO^2$.

Propr. phys. et chim. — Liquide incolore ou à peine jaunâtre, à odeur de pomme de reinette. $D = 0,9$. Bout à $+18°$. Peu soluble dans l'eau ($1/50$) ; très soluble dans l'alcool. Prend naissance dans la préparation de l'esprit de nitre dulcifié. V. *Acide azotique et éther azotique.*

Propr. et indic. thér. — Diurétique, anesthésique, antiseptique.

Formes pharm., posol. — *Us. int.* — X à LX gouttes dans de l'eau sucrée.

ÉTHER NITRIQUE. — Nitrate d'éthyle. $C^2H^5AzO^3$.

Propr. phys. et chim. — Liquide incolore, d'odeur suave et d saveur sucrée. $D = 1,13$($\text{à}0°$) Bout à $+86°$. Insoluble dans l'eau, soluble dans l'alcool et l'éther en toutes proportions.

Propr. et indic. thér. — Excitant diffusible ; anesthésique (inusité à ce dernier titre).

Formes pharm., posol. — *Us. int.* — X à LX gouttes en *potion.*

Éther nitrique alcoolisé (mélange à parties égales d'éther nitrique et d'alcool (Pharmacopée anglaise).

ÉTHER SULFURIQUE ou ordinaire. — Oxyde d'éthyle. $C^4H^{10}O$ ou $C^2H^5 — O — C^2H^5$.

Propr. phys. et chim. — Liquide incolore, de saveur brûlante, d'odeur suave et pénétrante. D à $+15° = 0,721$. Bout à $+34,5$. Les vapeurs s'enflamment avec une grande facilité (éviter son emploi auprès d'une lumière). Soluble dans 10 p. d'eau, en toutes proportions dans l'alcool. Dissout le camphre, le soufre, le phosphore, l'iode et l'iodoforme (jusqu'au 10°), les huiles, beaucoup d'alcaloïdes, la cire, le perchlorure de fer, le sublimé, etc.

XC gouttes pèsent 1 gr.

Toxic. — L'usage répété de fortes doses prises par la bouche détermine les accidents de l'éthéromanie : troubles gastriques, déchéance intellectuelle.

Propr. et indic. thér. — Antispasmodique et excitant diffusible énergique, employé par la bouche ou la voie hypodermique, dans les syncopes de toutes causes (notamment par hémorragie), dans l'asystolie, l'urémie, l'apoplexie, les fièvres graves avec tendance au collapsus, la pneumonie et la broncho-pneumonie, la variole (associé à l'opium); l'hystérie, etc. A l'extérieur, mêmes propriétés antispasmodiques (inhalations) ; de plus, anesthésique général, de nouveau très employé depuis quelques années et anesthésique local (petites opérations, notamment ablation d'un ongle incarné, etc.); révulsif, par la réfrigération qu'il détermine, en pulvérisations. Employé encore en injections interstitielles pour le traitement des loupes (Vidal, de Saint-Louis), quand elles sont récentes, non enflammées. Injecter VI gouttes et plus, à doses fractionnées; 4 à 5 injections, faites tous les deux jours, suffisent en général.

Véhicule de l'iodoforme pour le pansement des abcès froids.

Formes pharm., posol. — *Us. int.* — 1 à 5 gr. dans de l'eau, sur du sucre; en **perles** (0 gr. 15 par perle); **potion**. — *Enfants :* V gouttes par année.

Sirop (à 2 p. 100), 20 à 80 gr. (chaque cuillerée à soupe contient 0 gr. 40 d'éther). — *Enfants :* une demi-cuillerée à café par année.

Liqueur d'Hoffmann (mélange à parties égales d'éther et d'alcool à 90°). LXXII gouttes pèsent 1 gr. 2 à 5 gr. en potion. — *Enfants :* 0 gr. 50 à 1 gr. par année.

Us. ext. — **Injections hypodermiques :** 1 à 5 cc. et même davantage par doses de 1 cc. (sont très douloureuses). Injections d'éther camphrée. — V. *Camphre.*

Lavements.

Pulvérisations en nature ou avec addition d'une substance (sublimé, iodoforme, menthol, camphre, etc.), que l'éther abandonne par évaporation.

MIXTURES

A. — Éther sulfurique   8 gr.
Teinture d'opium   4 —

  L gouttes toutes les 1/2 heures, jusqu'à effet (contre l'asthme).

B. — Teinture de colombo | āā 6 gr.
Liqueur d'Hoffmann |
Teinture de badiane | āā 2 gr.
   — de noix vomique |

  XX gouttes avant les repas. (Flatulence. Potain.)

C. — Éther sulfurique | āā 50 gr.
Alcoolat de mélisse |
Menthol   10 —

  En frictions. (Névralgie faciale.)

POTIONS

A. — *Potion antispasmodique*

Sirop de fleurs d'oranger   30 gr.
Eau distillée de tilleul   90 —
Eau de fleurs d'oranger   30 —
Liqueur d'Hoffmann   4 —
        (Codex).

B. — *Potion antispasmodique opiacée*

Potion antispasmodique   150 gr.
Laudanum de Sydenham   0 gr. 80
        (Codex).

C. — Sirop d'opium   15 gr.
Sirop de sucre   10 —
Eau de fleurs d'oranger   15 —
Éther sulfurique   1 —
Eau   Q. S. pour 150 cc.
  1 cuillerée à soupe toutes les heures.

D. — Bromure de potassium	1 gr.		**E.** — Acétate d'ammoniaque	10 gr.	
Sirop d'éther	20 —		Teinture de cannelle	10 —	
— de fleurs d'oranger	10 —		Sirop d'éther	30 —	
Eau distillée	Q. S. pour 90 cc.		Cognac	40 —	
Par cuillerée à soupe d'heure en heures (*Enfants*).			Eau distillée de mélisse Q. S. pour 150 cc. Par cuillerée à soupe.		

ÉTHOXYCAFÉINE. — V. *Caféine.*

ÉTHYLE (BROMURE D'). — Éther bromhydrique, éthane monobromé C^2H^5Br.

Propr. phys. et chim. — Liquide incolore, d'une odeur agréable; insoluble dans l'eau, soluble dans l'alcool et l'éther. $D = 1,473$. Bout à 38°,5. S'altère sous l'influence de la lumière et doit être conservé dans des flacons de petite capacité et en verre coloré.

N'est pas inflammable facilement.

Doit être employé rigoureusement pur.

Toxic. — La syncope toxique est très grave.

Propr. et indic. thér. — Anesthésique général et local.

Comme anesthésique général est surtout recommandable pour les petites opérations de courte durée (avulsion de dents, ablation de végétations adénoïdes, etc.), ou pour obtenir une anesthésie rapide qu'on continue ensuite avec le chloroforme.

A les avantages de la rapidité d'action, de l'absence d'agitation, de la facile production de l'analgésie, du réveil facile. Provoque une hypersécrétion glandulaire intense, des nausées. Les nerveux, les cardiaques, les brightiques ont à son égard la même susceptibilité qu'à l'égard du chloroforme.

Comme anesthésique local permet d'exécuter nombre de petites opérations : incisions d'abcès, destruction de végétations, enlèvement d'ongle incarné, injections hypodermiques chez les sujets pusillanimes, etc.

Formes pharm., posol. — *Us. ext.* — *Inhalations* 10 à 15 gr. en moyenne comme anesthésique et 0 gr. 20 à 0 gr. 30 pour une dose comme antinévralgique ; inhalations répétées; *pulvérisations* (est le seul anesthésique local qui permette l'emploi du thermocautère).

ÉTHYLE (CHLORURE D'). — Éther chlorhydrique C^2H^5Cl.

Propr. phys. et chim. — Liquide incolore, d'une odeur agréable. Soluble dans 24 p. d'eau, en toutes proportions dans l'alcool. $D = 0,874$ à + 5° (à l'état liquide). Bout à + 12°,5.

Propr. et indic. thér. — Utilisé comme anesthésique local pour calmer les névralgies faciales, la pleurodynie, etc., et surtout pour pratiquer certaines opérations de petite chirurgie (incision d'abcès, avulsion de dents, etc.).

Utilisé récemment comme anesthésique général (Malherbe) dans les mêmes circonstances que le bromure d'éthyle sur lequel il présente l'avantage de ne pas donner de contracture et d'être peu toxique ; mais sa vapeur est inflammable et ne permet pas l'emploi du thermocautère. Anesthésie produite en 1/2 minute à 3 minutes ; de 3 ou 4 minutes de durée, avec 2 cc. de chlorure (répéter au besoin 3 ou 4 fois) et réveil en 30 secondes ; n'est donc utilisable que pour les petites interventions de très courte durée, mais est employé concurremment avec le chloroforme ; on anesthésie rapidement le malade avec le chlorure d'éthyle et on maintient l'anesthésie en administrant le chloroforme. Ce procédé mixte de narcose a pour avantage de restreindre la quantité de chloroforme absorbé, de diminuer par suite les chances d'intoxication et enfin de faire gagner du temps, en réduisant la période parfois fort longue qui précède l'anesthésie chloroformique.

On emploie pour l'anesthésie générale le procédé de la compresse, pliée en cornet, en ayant soin de ne pas laisser respirer d'air.

Formes pharm., posol. — *Us. ext.* — **Inhalations; pulvérisations.**

ÉTHYLE (IODURE D'). — Éther iodhydrique. C^2H^5I.

Propr. phys. et chim. — Liquide incolore, d'odeur éthérée, non inflammable, très altérable à la lumière. Insoluble dans l'eau, très soluble dans l'alcool et l'éther. Bout à 72°.

Propr. et indic. thér. — En inhalations contre l'asthme, la coqueluche, la dyspnée des artérioscléreux.

Formes pharm., posol. — *Us. ext.* — X à XL gouttes (en ampoules scellées) pour *inhalations*.

ÉTHYLNARCÉINE (CHLORHYDRATE D'). — V. *Opium*.

EUCAÏNES A et B (CHLORHYDRATES D'). — Produits synthétiques.

Propr. phys. et chim. — Le chlorhydrate d'eucaïne A est soluble dans 9 p. d'eau ; le chlorhydrate d'eucaïne B est soluble dans 20 p. d'eau. Leurs solutions ne sont pas décomposées comme celles de la cocaïne, par l'ébullition.

Toxic. — Le pouvoir toxique de l'eucaïne B est trois fois moindre que celui de l'eucaïne A (Dumont et Legrand) et inférieur à celui de la cocaïne, mais l'eucaïne B a le désavantage d'être moins analgésique et d'avoir une action vaso-dilatatrice très gênante en chirurgie générale (Reclus), enfin d'avoir une action mydriatique très faible sur la pupille.

Propr. et indic. thér. — Les mêmes que celles de la cocaïne ; surtout utilisées dans l'art dentaire.

Formes pharm., posol. — *Us. int.* — 0 gr. 01 à 0 gr. 20 en *solution* à 1 p. 100.

Us. ext. — 0 gr. 02 à 0 gr. 03 en solution à 1 p. 100 pour *injections hypodermiques.*

Pulvérisations de chlorure d'éthyle eucaïné à 2 et 4 p. 100 (Touchard, Bolognesi.)

EUCALYPTUS. — (Myrtacées.)

Part. empl. — Feuilles.

Princ. act. — Essence, eucalyptol.

Propr. et indic. thér. — A été préconisé comme fébrifuge ; surtout employé dans les bronchites chroniques, la gangrène pulmonaire ; à l'extérieur en fumigations.

Formes pharm., posol. — *Us. int.* — **Infusion** : 20 p. 1 000.)

Poudre de feuilles : 4 à 16 gr. en cachets. 0 gr. 20 par année.

Essence, en perles : 0 gr. 20 à 2 gr.

Extrait alcoolique : 0 gr. 50 à 2 gr.

Sirop : 30 à 100 gr.

Teinture : 1 à 10 gr. — *Enfants :* V gouttes par année.

Alcoolature : 4 à 16 gr.

Vin : 30 à 100 gr.

Us. ext. — *Infusion :* 10 p. 1 000 en fumigations.

Teinture : 20 à 30 p. 1 000 d'eau en fumigations, vaporisations.

Cigarettes.

Essence, en pansements. (V. *Benjoin*. [Poudre de Lucas-Championnière]), en inhalations.

POTION		SOLUTION HUILEUSE	
Alcoolature d'eucalyptus	2 gr.	Essence d'eucalyptus	5 gr.
Julep gommeux	120 gr.	Huile d'olive stérilisée	100 cc.
(Contre la gangrène pulmonaire.		1 à 3 cc. en injections intra-trachéales	
Bucquoy.)		(Mendel.)	

EUCALYPTOL ou cajeputol. $C^{10}H^{18}O$. — Camphol retiré de l'essence d'eucalyptus qui en contient 60 p. 100.

Propr. phys. et chim. — Liquide incolore, d'odeur aromatique, insoluble dans l'eau, soluble dans l'alcool, l'éther, les huiles fixes et volatiles. D = 0,928, cristallise par refroidissement.

Propr, et indic. thér. — Mêmes applications que les préparations d'eucalyptus ; employé surtout dans les bronchites fétides, la gangrène pulmonaire, la tuberculose pulmonaire.

Formes pharm., posol. — *Us. int.* — 0 gr. 50 à 1 gr. 50 en *capsules, solutions huileuses.*

Us. ext. — *Injections hypodermiques de solution huileuse, badigeonnages laryngiens* (solution huileuse 5 à 10 p. 100).

MIXTURES

A. — Eucalyptol   10 gr.
Essence de thym
   — de citron   } ãã 5 —
   — de lavande   )
Alcool à 90°   100 —
1 cuillerée à café dans un litre d'eau pour vaporisations.

B. — Eucalyptol   10 gr.
Teinture de benjoin   10 —
Alcool à 90°   Q. S.
Eau   200 gr.
Mixture à renfermer dans un flacon à double tubulure, pour inhalations (bronchite fétide).

C. — Eucalyptol   20 gr.
Essence de térébenthine   20 —
Créosote   20 gr.
Éther   5 —
Pour inhalations.

SOLUTION POUR INJECTIONS HYPODERMIQUES

Eucalyptol   15 gr.
Huile d'olives stérilisée Q. S.
   pour   100 cc.
Injecter 5 à 10 cc.

EUDERMOL. — V. *Nicotine (Salicylate de).*

EUGÉNOL. — V. *Girofle.*

EUPHORBIA PILULIFERA. — (Euphorbiacées).

Propr. et indic. thér. — Antidyspnéique (Tison).
Formes pharm., posol. — *Us. int.* — **Décoction,** 15 p. 2.000.
Extrait aqueux, 0 gr. 04 à 0 gr. 10.
Extrait fluide, 2 à 4 gr.
Teinture, X à XXX gouttes.

EUPHORBIA RESINIFERA. — (Euphorbiacées).

Propr. et indic. thér. — Purgatif drastique ; rubéfiant, vésicant (employé contre les verrues), sternutatoire.
Formes pharm., posol. — *Us. ext.* — **Suc** lactescent, en applications (sur les verrues).

EUQUININE. — Éther éthylcarbonique de la quinine.

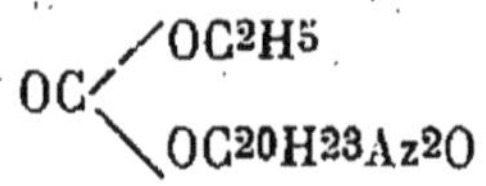

$$OC \begin{cases} OC^2H^5 \\ OC^{20}H^{23}Az^2O \end{cases}$$

Propr. phys. et chim. — Cristaux en forme d'aiguilles, d'un blanc terne. Insipide. Soluble dans l'alcool, l'éther et le chloroforme; difficilement soluble dans l'eau, soluble dans l'eau acidulée.

Propr. et indic. thér. — A été vantée comme antinévralgique; comme antithermique, dans la grippe, la coqueluche, les affections pulmonaires aiguës, le paludisme. (Panegrossi.) 2 gr. produisent l'effet de 1 gr. de sel de quinine soluble (Von Noorden).

A l'avantage, en raison de son insipidité, d'être prise facilement par les enfants, de plus ne cause pas les troubles digestifs, ni les symptômes encéphaliques, les tintements d'oreille qui constituent l'ivresse quinique.

Formes pharm., posol. — *Us. int.* — 1 à 4 gr. en *poudre* (dans du lait, des potages, du cacao, de l'eau alcoolisée); en *cachets.* — *Enfants :* 0 gr. 10 par année.

EUROPHÈNE $C^{22}H^{31}IO^2$. — Iodure d'isobutylorthodicrésol, contient 27,9 p. 100 d'iode.

Propr. phys. et chim. — Poudre très fine, jaunâtre, d'une odeur de safran ; insoluble dans l'eau, soluble dans l'alcool et l'éther, dans les huiles. Très stable à l'air sec, au contact de l'humidité dégage de petites quantités d'iode.

Incomp. — Avec l'amidon.

Propr. et indic. thér. — Antiseptique, succédané de l'aristol et de l'iodoforme. Particulièrement employé dans le traitement des brûlures, engelures, du chancre mou, des ulcères variqueux, des affections pemphigoïdes, des affections du larynx et du naso-pharynx. N'est ni toxique, ni irritant.

Formes pharm. — *Us. ext.* — *Poudre; crayons; collodion; pommade* (de 1 à 10 p. 100); *solutions éthérées, huileuses, glycérinées. Suppositoires.*

COLLODION		
Europhène	10 gr.	
Huile de ricin	10 —	
Collodion Q. S. pour	100 cc.	

POMMADE		
Europhène	5 à 15 gr.	
Faire dissoudre dans l'huile d'olive (au bain-marie à 60)	20 —	

Vaseline ou mieux lanoline Q. S. pour	100 gr.
(De Molènes.)	

POUDRE	
Europhène	10 gr.
Borax	10 à 20 —
(Pansement des ulcères variqueux.)	

ÉVONYMINE. — Extrait hydro-alcoolique de l'*Evonymus atropurpureus* (Celastracées).

Propr. phys. et chim. — Produit brun, amorphe, hygrométrique, soluble dans l'eau, peu soluble dans l'alcool et l'éther.

Propr. et indic. thér. — Laxatif, cholagogue.

Formes pharm., posol. — *Us. int.* — 0 gr. 05 à 0 gr. 15 en *pilules*.

PILULES			
A. — Évonymine	0 gr. 05	Extrait de belladone	0 gr. 01
Extrait de belladone	0 gr. 01	— d'hydrastis canadensis	0 gr. 05
Pour 1 pilule.		Savon médicinal	Q. S.
B. — Podophyllin	} aã 0 gr. 02	Pour 1 pilule. 1 pilule à chaque repas. (G. Sée.)	
Évonymine			

EXALGINE. — Méthylacétanilide $C^9H^{11}AzO$. ou $C^6H^5\text{-}Az(CH^3)COCH^3$.

Propr. phys. et chim. — Petits cristaux en aiguilles ou larges tablettes; blancs; de saveur légèrement amère; soluble dans 60 p. d'eau, très soluble dans l'eau légèrement alcoolisée et dans l'alcool.

Incomp. — Avec l'acide salicylique, le salol, le menthol, le chloral, la résorcine (mélanges liquides).

Toxic. — Peut déterminer des accidents (dyspnée, tendance syncopale, cyanose) aux doses voisines des doses thérapeutiques; à manier avec précaution.

Propr. et indic. thér. — Analgésique comparable à l'acétanilide, mais plus actif et agissant à doses plus faibles; employée contre les névralgies et en général contre les manifestations douloureuses.

Formes pharm., posol. — *Us. int.* — 0 gr. 40 à 0 gr. 80 par doses fractionnées, en *cachets, potion alcoolisée, élixir.* — *Enfants* : 0 gr. 05 par année.

POTION			
Exalgine	2 gr. 50	Eau distillée	80 gr.
Kirsch	40 gr.	Sirop simple	30 —
Dissoudre, puis ajouter :		0 gr. 25 d'exalgine par cuillerée à soupe. (Bardet.)	

F

FAINE. — Fruit du hêtre. *Fagus silvestris* (Cupulifères).

Princ. act. — Huile.

Propr. et indic. thér. — Excipient de différents médicaments (créosote, etc.); a été proposée comme succédané de l'huile de foie de morue.

FENOUIL. — *Fœniculum dulce* (Ombellifères).

Part. empl. — Feuilles, racines, semences.

Propr. et indic. thér. — Carminatif; entre dans la composition du sirop des cinq racines et de la poudre de réglisse composée (V. *Séné*). Fait partie des espèces apéritives avec le petit houx, l'ache, les asperges, le persil.

Formes pharm., posol. — *Us. int.* — **Poudre de semences** : 1 à 4 gr. — *Enfants* : 0 gr. 10 par année.

Infusé : 10 p. 1 000.

Huile volatile : 1 à X gouttes.

Hydrolat : 25 à 50 gr.

POTION

Sirop de fleurs d'oranger		
— — de pêcher	ãã 10 gr.	
Eau distillée de fenouil		
— — tilleul		

Magnésie calcinée	4 gr.
Bicarbonate de soude	0 gr. 40

1 à 3 cuillerées à café par jour. (Dyspepsie infantile. Huchard.)

FER Fe. — On peut utiliser deux variétés de fer métallique : la limaille du commerce porphyrisée et le fer réduit, mais plutôt ce dernier.

Propr. phys. et chim. — Poudre de couleur grise, insoluble dans l'eau, soluble dans les acides en formant des sels avec eux.

Formes pharm., posol. — 0 gr. 05 à 0 gr. 30 en nature, *cachets, pilules, poudres composées, dragées, chocolat.* — *Enfants* : 0 gr. 01 par année.

CACHETS

Fer réduit	0 gr. 10
Magnésie calcinée	0 gr. 25

Pour 1 cachet. 2 par jour.

CHOCOLAT FERRUGINEUX (Codex)

10 grammes de limaille de fer pour 500 grammes de chocolat.

PILULES

Fer réduit	
Extrait de gentiane	ãã 0 gr. 01

Pour 1 pilule. 2 à 4 par jour.

FER (SELS DE) en général. — Les sels organiques de fer, ferreux ou ferriques, ne sont absorbés et assimilés par l'organisme qu'après transformation préalable en chlorures; il en est de même des carbonates et oxydes. On peut donc employer indifféremment les uns et les autres. D'ailleurs les sels ferreux, très oxydables à l'air, contiennent toujours des sels ferriques et notamment les citrates, les tartrates, les pyrophosphates de fer

Il n'y a pas de raison essentielle, militant en faveur de l'emploi des sels de fer à acides organiques, cependant ces derniers sont plus facilement attaqués par HCl.

Incomp. — Avec les carbonates alcalins, le tannin et les substances contenant du tannin (astringents, vin rouge de Bordeaux, de quinquina), l'albumine, l'acide phosphorique, l'arséniate de soude [précipités insolubles]; avec l'analgésine, le phénol (mélanges colorés); avec le chlorate de potasse (mélange explosif).

Certaines de ces incompatibilités peuvent être éludées par l'emploi d'un acide approprié; par exemple les sels de fer en présence de l'acide phosphorique ou de l'acide arsénique ne donnent pas de précipité, si l'on ajoute soit de l'acide tartrique, soit de l'acide citrique.

Prop. et indic. thér. — Action spécifique sur les hématies dont ils augmentent le nombre, la teneur en hémoglobine, etc. Remède héroïque de la chlorose et de la plupart des anémies secondaires; leur usage prolongé peut déterminer des troubles digestifs, de la constipation.

Formes pharm., posol. — 0 gr. 10 à 0 gr. 40 en cachets, pilules, poudres, sirops, solution, vin. Les pilules et les sirops, solutions, constituent les meilleures préparations; les vins ferrugineux sont irritants pour l'estomac. — *Enfants* : au-dessus de 2 ans, 0 gr. 01 à 0 gr. 02 par année; employer exclusivement chez eux les sirops, notamment ceux d'iodure de fer et de tartrate ferrico-potassique ou de citrate de fer ammoniacal.

FER (ARSÉNIATE DE) As. — V. *Arséniates.*

FER (BROMURE DE) Fe Br^2. Inusité.

FER (SESQUIBROMURE DE) Fe^{2}Br^6.

Formes pharm., posol. — *Us. int.* — **Dragées** de 0 gr. 05. 4 à 6 par jour.

FER (CACODYLATE DE). — V. *Cacodylate.*

FER (SOUS-CARBONATE DE). — V. *Sesquioxyde de fer hydraté.*

FER (CARBONATE DE) FeCO^3. Protocarbonate ferreux.

Propr. phys. et chim. — Insoluble dans l'eau. Se prépare en décomposant le sulfate de fer par le carbonate de soude (pilules de Vallet) ou par le carbonate de potasse (pilules de Blaud) (Codex).

Est une bonne préparation, mais très altérable à l'air et doit être employé exclusivement sous les formes pilulaires indiquées. 2 à 10 pilules par jour.

PILULES DE BLAUD (Codex).	PILULES DE VALLET (Codex)
2 à 10 par jour. (0 gr. 15 de fer par pilule.)	2 à 10 par jour. (Préférables aux précédentes, qui contiennent du sulfate de potasse).

FER (CHLORURE DE). — A. Chlorure ferreux. Protochlorure de fer Fe Cl2+4H2O.

Propr. phys. et chim. — Le chlorure ferreux anhydre est blanc, solide, très soluble dans l'eau et dans l'alcool. Sel instable, s'hydratant facilement (sel vert) et se transformant par oxydation en perchlorure. Est cependant une des meilleures préparations de fer. La meilleure forme est celle de *pilules* ou surtout de **dragées** (0 gr. 10 par dragée).

PILULES	SIROP
Protochlorure de fer 0 gr. 10	Protochlorure de fer 5 gr.
Poudre de sucre } äa 0 gr. 05	Sirop de gomme 900 —
— réglisse	— fleurs d'oranger 100 —
Eau gommée Q. S.	1 cuillerée à soupe contient 0 gr. 10
Pour 1 pilule toluisée. 1 à 4 par jour.	de sel.

FER (PERCHLORURE DE). — B. Chlorure ferrique, sesquichlorure.

Propr. phys. et chim. — Le chlorure ferrique anhydre est en lames violacées, brillantes. Soluble dans 2 p. d'eau, 4 d'alcool à 90° et 4 d'éther. Ce sel, déliquescent, ne s'emploie que sous forme de solution officinale : perchlorure de fer liquide, contenant : eau 74 ; sel anhydre 26. XX gouttes de cette solution pèsent 1 gr.

Incomp. — Celles du fer ; celles des chlorures (sels de plomb, d'argent) ; gomme, cyanures et eau de laurier-cerise (bleu de Prusse).

Propr. et indic. thér. — Employé comme hémostatique interne et surtout externe (coagule l'albumine) ; en badigeonnages contre les sueurs fétides des pieds.

Formes pharm., posol. — *Us. int.* — Perchlorure de fer liquide 0 gr. 50 à 4 gr. en **solution**, en **potion** (*non* gommeuse) ou associé à la liqueur d'Hoffmann (teinture de Bestucheff). — *Enfants* : II gouttes par année.

Us. ext. — Etendu d'eau tiède (1 à 20 p. 100) en **application, lotions, lavements** (1 à 2 gr. dans 150 gr. d'eau). Employé pur, déterminerait des eschares.

GLYCÉRÉ

Perchlorure de fer	30 gr.
Glycérine	10 —

En badigeonnages contre les sueurs fétides des pieds, matin et soir. (Brocq.)

LIQUEUR DE PIAZZA

Perchlorure de fer	25 gr.
Chlorure de sodium	15 —
Eau	60 —

(Injecter II à XV gouttes dans les angiomes; très altérable.)

POTION

Perchlorure de fer	4 gr.
Eau de Rabel	2-5 —
Sirop d'opium	30 —
Eau	120 —

TEINTURE DE BESTUCHEFF

Perchlorure de fer desséché	1 gr.
Liqueur d'Hoffmann	7 —

(Très altérable.)

FER (CITRATE DE) ferreux $C^6H^5O^7FeH + \frac{3}{2} H^2O$.

Propr. phys. et chim. — Cristaux blancs, altérables. peu solubles dans l'eau; saveur styptique. On emploie exclusivement le suivant :

FER (CITRATE DE) AMMONIACAL.

Propr. phys. et chim. — Incristallisable; déliquescent; en petites écailles rouge foncé; très soluble dans l'eau, insoluble dans l'alcool et l'éther, altérable par la chaleur.

Formes pharm., posol. — *Us. int.* — *Cachets, pilules* et surtout *solution, sirop* (0 gr. 50 par 20 gr.); *vin.*

ÉLIXIR

Citrate de fer ammoniacal	10 gr.
Glycérine	150 —
Rhum vieux ou élixir de Garus.	500 cc.
Sirop	Q. S. pour 1 litre.

1 cuillerée à soupe contient 0 gr. 20 de sel. 1 cuillerée à soupe par jour.

SOLUTION

Citrate de fer ammoniacal	10 gr.
Eau distillée de menthe	50 gr.
Eau distillée	Q. S. pour 200 cc.

1 cuillerée à café contient 0 gr. 25 de sel. 1 à chaque repas.

SIROP

Sirop de quiquina au vin	1000 gr.
Citrate de fer ammoniacal	10 —

1 cuillerée à soupe contient 0 gr. 20 de sel. (Codex).

VIN CHALYBÉ

Citrate de fer ammoniacal	5 gr.
Vin de grenache	1000 —

20 grammes contiennent 0 gr. 10 de sel. (Codex).

FER (GLYCÉRO-PHOSPHATE DE). — V. *Glycéro-phosphates.*

FER (IODURE DE). — Proto-iodure de fer, iodure ferreux. FeI^2.

Propr. phys. et chim. — Le sel anhydre est blanc, cristallise difficilement et attire l'humidité de l'air; saveur styptique. Le sel hydraté devient vert.

Propr. et indic. thér. — Employé journellement contre les manifestations scrofulo-tuberculeuses de l'enfance; dans la convalescence des maladies infectieuses, les bronchites chroniques des sujets lymphatiques.

Formes pharm., posol. — *Us. int.* — **Pilules; sirop.**

PILULES DE BLANCARD

Iode sublimé	4 gr. 10
Limaille de fer pure	2 gr.
Eau distillée	6 —
Miel blanc	5 —
Poudre de guimauve — réglisse	} ãã Q. S.

(Codex).

Pour 100 pilules. 0 gr. 05 d'iodure de fer par pilule. 4 à 6 par jour.

SIROPS

A. — Du Codex.

1 cuillerée à soupe contient 0 gr. 10 d'iodure de fer.

B. — Sirop d'iodure de fer
— de lacto-phosphate de chaux } ãã 250 gr.

Alcoolature d'oranges · · · 5 —

1 cuillerée à dessert à chaque repas (phosphaturie).

FER (LACTATE DE) $(C^3H^5O^3)^2 Fe + 3H^5O$.

Propr. phys. et chim. — Aiguilles verdâtres ; soluble dans 50 p. d'eau, 6 de glycérine.

Formes pharm., posol. — *Us. int.* — **Pilules, poudre, pastilles, sirop** (les pastilles du Codex et le sirop ne se conservent pas).

FER (MÉTHYLARSINATE DE). — V. *Méthylarsinate*.

FER (NUCLÉINATE DE). — Contient 20 p. 100 de fer.

Propr. phys. et chim. — Le fer se trouve à l'état de nucléinate dans le jaune de l'œuf, dans le lait, le foie ; on a songé à utiliser cette combinaison organique en thérapeutique. Traverserait l'estomac sans y subir de décomposition (?)

Propr. et indic. thér. — Celles du fer en général.

Formes pharm., posol. — *Us. int.* — 0 gr. 30 à 0 gr. 50 en cachets, pilules.

FER (PROTOXALATE DE). — Oxalate ferreux.

Propr. phys. et chim. — Poudre jaune, insoluble dans l'eau.

Propr. et indic. thér. — L'un des meilleurs ferrugineux, ne constipe pas.

Formes pharm., posol. — *Us. int.* — **Cachets, pilules.**

CACHETS

Protoxalate de fer	0 gr. 10-0 gr. 20
Poudre de rhubarbe ou de bourdaine	0 gr. 10

Pour 1 cachet. 2 par jour.

PAQUETS

Bicarbonate de soude	0 gr. 25
Magnésie calcinée	0 gr. 20
Poudre de cannelle	0 gr. 15
Protoxalate de fer	0 gr. 01
Poudre de noix vomique	0 gr. 01

Pour 1 paquet, 2 par jour (dyspepsie avec anémie chez l'enfant, à partir de 2 ans. Comby).

PILULES

Protoxalate de fer	0 gr. 10
Extrait de gentiane	0 gr. 05

Pour 1 pilule. 2 à 4 par jour.

FER (OXYDE DE). — A. Oxyde ferrique, sesquioxyde ou peroxyde de fer, oxyde rouge de fer. Colcothar Fe^2O^3.

Propr. phys. et chim. — Poudre amorphe, d'un beau rouge, insoluble dans les dissolvants ordinaires.

Attaqué plus ou moins rapidement par les acides.

Propr. et indic. thér. — Usité seulement à l'extérieur pour le pansement des plaies atoniques (fait partie de l'emplâtre de Canet).

Formes pharm., posol. — *Us. ext.* — **Onguent de Canet** (100 gr. d'oxyde de fer pour 400).

FER (SESQUIOXYDE) FERRIQUE HYDRATÉ ou sous-carbonate de fer, safran de Mars apéritif.

Propr. phys. et chim. — Poudre amorphe, rouge brun, insipide, insoluble dans l'eau.

Propr. et indic. thér. — En plus de l'emploi interne, est utilisé à l'extérieur pour le pansement des ulcères variqueux; fait sur le linge des taches de rouille qui deviennent des trous au lessivage).

Formes pharm., posol. — *Us. int.* — *Cachets, pilules* (ne pas associer le sel aux poudres de quinquina, de cannelle, etc., aux substances végétales riches en tannin et favorisant l'insolubilité dans l'estomac; l'associer seulement à la poudre de gentiane).

Us. ext. — Pur, en *applications locales ; pommades.*

CACHETS·		
Sous-carbonate de fer	0 gr. 25	
Poudre de gentiane		0 gr. 15
Magnésie calcinée		0 gr. 10
Pour 1 cachet. 2 par jour.		

FER (PEROXYDE DE) HYDRATÉ ou hydrate ferrique.

Propr. phys. et chim. — Gélatineux, brun. Insoluble dans l'eau.

Propr. et indic. thér. — Contre-poison de l'acide arsénieux (forme instantanément avec les arsenicaux des composés insolubles, à condition qu'il soit très nouvellement préparé).

Formes pharm., posol. — *Us. int.* — 4 à 8 gr. et plus (1 c. à café de 5 en 5 minutes).

On obtient instantanément le précipité gélatineux d'hydrate ferrique en versant de l'ammoniaque diluée ou une solution de carbonate de soude dans une solution de perchlorure de fer :

	Perchlorure de fer	100 gr.
	Eau distillée	5 litres.
Ajouter :		
	Ammoniaque	40 gr.
	Eau distillée	500 —
Ou :		
	Carbonate de soude	80 gr.
	Eau distillée	1 litre.
	(Laver le précipité.)	

Et en faire absorber au malade au moins 100 à 200 gr.

FER (OXYDE DE) FERROSO-FERRIQUE. — Oxyde noir de fer, Ethiops Martial. FeO, Fe^2O^3.

Propr. phys. et chim. — Poudre noire, amorphe. Insoluble dans l'eau. Inusité.

FER (PEPTONATE DE). — Obtenu en précipitant le perchlorure de fer par une solution de peptone, et redissolvant le précipité par un mélange de chlorhydrate d'ammoniaque, de glycérine et d'eau.

ÉLIXIR		Élixir de Garus — 400 gr.
Solution de peptonate de fer	150 gr.	Sirop de sucre Q. S. pour un litre.
Eau de fleurs d'oranger	} āā 15 —	1 verre à liqueur à chaque repas.
Alcoolat de mélisse		

FER (HYPOPHOSPHITE DE) $(PO^2)^2 FeH^4$.

Propr. phys. et chim. — Poudre cristalline, verdâtre, se décomposant très facilement à l'air, et instantanément à chaud, très soluble dans l'eau.

Formes pharm., posol. — *Us. int.* — 0 gr. 25 à 0 gr. 50 en *sirop*.

FER (PHOSPHATE DE). — Phosphate ferreux $(PhO^4)^2 Fe^3$.

Propr. phys. et chim. — Gélatineux, blanc, insoluble dans l'eau, passant avant dessiccation à l'état de phosphate ferroso-ferrique, puis de sel ferrique de composition variable. Parfois employé en solution chlorhydrique (chlorhydrophosphate de fer).

FER (PYROPHOSPHATE DE). — Pyr. ferrique $(P^2O^7)^3 Fe^4$.

Propr. phys. et chim. — Poudre amorphe, d'un blanc jaunâtre, insoluble dans l'eau ; se dissout dans la solution de pyrophosphate de soude. Rarement employé seul.

FER (PYROPHOSPHATE DE) CITRO-AMMONIACAL.

Propr. phys. et chim. — Écailles jaunes, verdâtres ou brunes, brillantes ; soluble dans l'eau. Presque pas de saveur métallique.

Formes pharm., posol. — *Us. int.* — *Sirop* (Codex), contenant 0 gr. 20 de sel par cuillerée à soupe.

FER (PYROPHOSPHATE DE) ET DE SOUDE. — Écailles grisâtres, très solubles dans l'eau. S'emploie comme le précédent.

FER (SULFATE DE). — Sulfate ferreux, couperose verte $SO^4Fe + 7H^2O$.

Propr. phys. et chim. — Prismes rhomboïdaux obliques, de couleur verdâtre, de saveur styptique, très désagréable.

Propr. et indic. thér. — Peu usité à l'intérieur, s'oxyde facilement à l'air humide.

Employé à l'extérieur dans la thérapeutique oculaire et comme désinfectant des locaux ; s'empare de l'hydrogène sulfuré et du sulfhydrate d'ammoniaque en formant du sulfure de fer insoluble et inodore.

Formes pharm., posol. — *Us. int.* — **Vin de quinquina ferrugineux** (Codex). **Pilules.**

Us. ext. — **Solution** à 20 à 50 p. 1 000.

FER (TARTRATE DE) ET D'AMMONIAQUE $C^4H^4O^7FeAzH^4$ d'aspect et

de propriétés analogues au suivant ; moins sapide, mais encore plus altérable. Même posologie, mêmes formules.

FER (TARTRATE DE) ET DE POTASSE $CO^2H—CHOH—CHOFeO—CO^2K$

ou $C^4H^4O^7FeK$.

Propr. phys. et chim. — Écailles rouges, amorphes, transparentes, d'une saveur faiblement métallique ; déliquescent, soluble à froid en toutes proportions dans l'eau si la dessiccation en a été faite à basse température, insoluble dans l'alcool, altérable à chaud. 1 gr. équivaut à 0 gr. 20 de fer métallique.

Formes pharm., posol. — *Us. int.* — 0 gr. 50 à 2 gr. en **pilules, sirop, solution, vin, élixir** (surtout **sirop**).

Us. ext. — **Poudre**, en applications locales ; solution à 5 à 10 p. 100.

PILULES

Tartrate ferrico potassique	0 gr. 05
Extrait de noix vomique	0 gr. 005
Extrait de rhubarbe	0 gr. 05
Glycérine	Q. S.
Poudre de gentiane	Q. S.

Pour 1 pilule, 4 à 6 par jour.

SIROP

Tartrate ferrico-potassique	25 gr.
Eau distillée	25 —
Sirop de sucre	950 —

1 cuillerée à soupe contient 0 gr. 20 de sel.　　　　(Codex).

SOLUTIONS

A. — Chlorhydrate de cocaïne 1 gr.

Tartrate ferrico-potassique	15 —
Eau distillée	100 —

Pour badigeonnages sur le chancre mou phagédénique.

B. — *Teinture de Mars tartarisée* (Codex 1895).

Est une solution aqueuse au 5e. Ne peut être associée à la teinture de noix vomique ; même incompatibilité avec les autres liquides alcooliques. Ne se conserve pas ; au bout de quelque temps exhale une odeur fétide, revêt une saveur salée et laisse déposer une matière terreuse contenant de l'oxyde de fer.

VIN

Tartrate ferrico-potassique	} ãã 10 gr.
Extrait de quinquina	}
Eau distillée	10 gr.
Glycérine	20 —
Vin de madère	1 litre.

1 verre à liqueur à chaque repas.
(Patein.)

FER (VALÉRIANATE DE) $(C^5H^9O^2)^2$ Fe.

Propr. phys. et chim. — Poudre gris verdâtre insoluble dans l'eau et l'alcool.

Propr. et indic. thér. — Chlorose et anémie accompagnées d'hystérie, de chorée. Agit plutôt comme préparation ferrugineuse que comme préparation de valériane.

Formes pharm., posol. — *Us. int.* — 0 gr. 10 à 0 gr. 50 en *pilules*, associé à l'extrait de jusquiame ou de valériane.

FERRIPYRINE. — V. *Antipyrine.*

FÈVE DE CALABAR. — *Physostigma Venenosum* (Légumineuses).

Part. empl. — Semence.

Princ. act. — Ésérine ou physostygmine ou calabarine.

Propr. et indic. thér. — Modérateur de la sensibilité réflexe ; constricteur énergique de la pupille. On emploie exclusivement les sels d'ésérine.

Formes pharm., posol. — *Us. int.* — **Poudre :** 0 gr. 05 à 0 gr. 20 en cachets.

ÉSÉRINE. — Principe actif de la fève de Calabar. $C^{15}H^{21}Az^3O^2$.

Propr. phys. et chim. — Cristallise en lamelles prismatiques minces, incolores, qui prennent une teinte rouge par oxydation au contact de l'air ou des alcalis. Peu soluble dans l'eau, très soluble dans l'alcool, l'éther, le chloroforme, la vaseline et les huiles fixes (collyres huileux, ne subissant pas la transformation en rubrésérine).

Incomp. — Avec l'adrénaline.

Toxic. — Très toxique.

Propr. et indic. thér. — Constricteur énergique de la pupille, d'un usage fréquent dans la thérapeutique oculaire, particulièrement dans le glaucome, l'épisclérite, le staphylome de la cornée. Très rarement utilisée à l'intérieur, dans la chorée (Bouchut).

On emploie plutôt ses sels et notamment le salicylate, en raison de leur solubilité.

Formes pharm., posol. — *Us. int.* — Un à quatre milligrammes en *granules*.

Us. ext. — **Collyre** huileux à 1 p. 100. II gouttes.

ÉSÉRINE (BROMHYDRATE D') $C^{15}H^{21}Az^3O^2$. HBr. Contient 77,2 p. 100 d'ésérine.

Propr. phys. et chim. — Aiguilles fibreuses déliquescentes, jaunes ou rougeâtres, très solubles. Les solutions s'altèrent facilement (rubrésérine).

Formes pharm., posol. — *Us. ext.* — Un à quatre milligrammes en solution (*collyre* à 1/2 ou 1 p. 100).

ÉSÉRINE (SALICYLATE D') $C^{15}H^{21}Az^3O^2$. $C^7H^6O^3$. Contient 68,2 d'ésérine.

Propr. phys. et chim. — Prismes incolores ; soluble dans 150 p. d'eau froide et 22 p. d'alcool. Le moins altérable des sels d'ésérine.

Formes pharm., posol. — *Us. ext.* — Solution à 1 pour 200 ou 300 en *collyre*.

COLLYRE		Instiller 1 goutte, 2 à 4 fois par jour.
Eau distillée	5 gr.	(Ulcères cornéens, perforation de la
Salicylate d'ésérine	0 gr. 03	cornée, glaucome.)

ÉSÉRINE (SULFATE D'). — Contient 74,1 d'ésérine.

Propr. phys. et chim. — Corps amorphe, déliquescent, ses solutions s'altèrent rapidement en se colorant en rouge (rubrésérine).

FÈVES DE SAINT-IGNACE. — Strychnos Ignatii (Loganiacées).

Part. empl. — Semences.

Princ. act. — Strychnine (environ 1,5 p. 100), brucine, igasurine.

Propr. et indic. thér. — Propriétés stomachiques et excito-motrices de la noix vomique (est la base des gouttes amères de Baumé).

Formes pharm., posol. — *Us. int.* — *Poudre :* 0 gr. 01 à 0 gr. 10 en cachets.

Teinture : VI à XX gouttes.

CACHETS

Poudre de fèves de St-Ignace	0 gr. 02
Craie préparée	
Bicarbonate de soude } āā	0 gr. 20
Pepsine	

Pour 1 cachet. 2 par jour.

GOUTTES AMÈRES DE BAUMÉ

Fèves de St-Ignace râpées	50 gr.
Carbonate de potasse	0 gr. 50
Suie	0 gr. 10
Alcool à 60°	100 gr.

(Codex)

V à XX gouttes. *Enfants :* 1 goutte par année.

MIXTURES

A. — Teinture de badiane ... 8 gr.
Teinture de fèves de St-Ignace ... 2 —
X gouttes à chaque repas.

B. — Teinture de Baumé ... 1 gr.
Teinture de gentiane
— de badiane } āā 10 —
XX gouttes à chaque repas (*Enfants*).

C. — Eau distillée	225 gr.
Eau de fleurs d'oranger	30 —
Eau de menthe	15 —
Teinture de Colombo	20 —
— d'écorce d'oranges amères	8 —
Teinture de Baumé	2 —
Arséniate de soude	0 gr. 05

1 cuillerée à bouche à chaque repas.

D. — Teinture de fèves de Saint-Ignace	6 gr.
Teinture d'ipéca	1 —
— de badiane	5 —

VIII gouttes à la fin de chaque repas. (Hypopepsie. A. Robin).

FIEL DE BŒUF. — Bile du bœuf.

    Propr. et indic. thér. — Amer stomachique. Cholagogue.

    Formes pharm., posol. — *Us. int.* — ***Extrait :*** 1 à 10 gr. en pilules
Poudre de bile : 1 à 10 gr. en cachets.

FIGUIER. — *Ficus Carica* (Morées).

    Part. empl. — Fruit (variété violette).

    Propr. et indic. thér. — Fait partie des 4 fruits pectoraux, avec les
dattes, jujubes, raisins secs.

    Formes pharm., posol. — *Us. int.* — ***Tisane*** béchique, 40 p. 1000.

FLUORESCÉINE. — Phtaléine de la résorcine. $C^{20}H^{12}O^5$.

    Propr. phys. et chim. — Poudre brunâtre, soluble dans l'eau, en
développant une magnifique fluorescence verte.

    Propr. et indic. thér. — *Us. ext.* — Employée en ***collyre*** pour la
recherche des corps étrangers de la cornée ; il se produit une tache verte
au niveau de la perte de substance.

COLLYRE		Eau distillée	20 gr.
Fluorescéine	0 gr. 40	Instiller I goutte.	
Carbonate de soude	0 gr. 70		

FLUORURE D'AMMONIUM AzH^4Fl.

    Propr. phys. et chim. — Corps solide, cristallin, attaquant le
verre. Soluble dans l'eau.

    Propr. et indic. thér. — Antiseptique en milieu acide, s'oppose aux
fermentations microbiennes, mais n'entrave pas l'action des diastases
(Effront). Employé dans les gastropathies avec fermentation lactique
(A. Robin).

    Formes pharm., posol. — *Us. int.* — 0 gr. 05 à 0 gr. 10 en ***solution.***

SOLUTION		1 cuillerée à soupe après chaque repas.
Fluorure d'ammonium	1 gr.	
Eau distillée	300 —	

FLUORURE DE CALCIUM $CaFl^2$.

    Propr. phys. et chim. — Cristaux insolubles dans l'eau.

    Propr. et indic. thér. — Les mêmes que celles du fluorure d'am-
monium.

    Formes pharm., posol. — *Us. int.* — 0 gr. 02 à 0 gr. 10 en ***cachets***

<table>
<tr><td>

CACHETS

A. — Fluorure de calcium   0 gr. 02
Magnésie calcinée   0 gr. 10
   Pour 1 cachet. 1 à chaque repas.
(Flatulence. A. Robin.)

</td><td>

B. — Iodure double de bismuth et de cinchonidine   0,02-0,10
Fluorure de calcium   0,02-0,10
Magnésie calcinée   0,10
   Pour 1 cachet. 1 à chaque repas.
(A. Robin).

</td></tr>
</table>

FLUORURE DE SODIUM. — Fluorol NaFl.

Propr. phys. et chim. — Poudre blanche, soluble dans l'eau.

Propr. et indic. thér. — Antiseptique externe.

Formes pharm., posol. — *Us. ext.* — *Solution* à 0,50-5 p. 1000 (antisepsie des voies lacrymales); 0 gr. 25 à 1 p. 1 000 pour lavages de la vessie (Tuffier).

FLUOSILICATE DE SOUDE NaFlSiFl².

Propr. phys. et chim. — Poudre blanche, inodore, non déliquescente. Légèrement soluble dans l'eau ; attaque les instruments et l'émail des vases en porcelaine, en solution concentrée.

Propr. et indic. thér. — En poudre, caustique; en solution faible, antiseptique énergique.

Formes pharm., posol. — *Us. ext.* — *Solution* à 1 p. 500 (lavages de la vessie, du vagin).

FORMAL. — Formaldéhyde ou aldéhyde formique H — COH.

Prop. phys. et chim. — Gaz, très soluble dans l'eau et l'alcool. Désinfectant de premier ordre à l'état de vapeurs ; n'attaque pas les métaux.

On utilise : 1° les vapeurs d'aldéhyde formique ; 2° la solution aqueuse à 40 p. 100, à qui l'on doit réserver le nom de Formol du commerce ou Formaline ; 3° le trioxyméthylène.

Propr. et indic. thér. — Pour la désinfection des locaux on obtient le formal gazeux en oxydant les vapeurs d'alcool méthylique au moyen d'une toile de platine portée à l'incandescence (lampe formogène), ou encore en chauffant le trioxyméthylène qui se dédouble en formal.

FORMANE. — Éther chlorméthylmenthylique C¹⁰H¹⁹ — OCH²Cl.

Propr. phys. et chim. — Huile incolore, répandant à l'air des fumées abondantes. Sous l'influence de l'eau ou même simplement par l'action de l'humidité de l'air se décompose en ses éléments primitifs : formaldéhyle, menthol et acide chlorhydrique.

Propr. et indic. thér. — Topique contre le coryza.

Formes pharm., posol. — *Us. ext.* — Quelques gouttes (V-VI) sur un tampon d'ouate à introduire dans les narines, ou à verser dans un vase à demi rempli d'eau chaude auquel on adopte 2 petits tubes qui servent à aspirer les vapeurs.

FORMOL OU FORMALINE. — Liquide incolore, de densité très peu supérieure à celle de l'eau, d'une odeur de souris et très irritante, très soluble dans l'eau, contenant 40 p. 100 d'aldéhy de formique.

Propr. et indic. thérap. — Antiseptique très énergique, non toxique, mais très irritant, employé surtout dans la thérapeutique dentaire et pour les lavages de la bouche, pour le traitement de l'hyperidrose, pour la stérilisation des instruments ou de certains objets de pansement (éponges, drains, sondes, soies, etc.).

Formes pharm., posol. — *Us. ext.* — Solutions à 0 gr. 25 à 0 gr. 50 p. 1000 en gargarismes, lotions, injections vaginales. Solution à 5 p. 1000 pour la stérilisation des instruments. Solution à 2-10 p. 100 en badigeonnages (Hyperidrose).

(Les solutions à 1 p. 1000 sont déjà très irritantes, notamment pour les conjonctives.)

MIXTURES

A. — Formol à 40 p. 100   4 gr.
Essence de géranium   2 —
Alcool à 80°   4 —
Pour le pansement de la carie dentaire.

B. — Formol à 40 p. 100   5 gr.
Alcool à 90°
Eau   } ãã 10 —
En application rapide sur les points piqués par les moustiques.
         (Manquat.)

C. — Liqueur d'Hoffmann   200 gr.
Alcool camphré
Alcool de lavande   } ãã 25 —
Eau distillée   50 —
Nitrate de potasse   0 gr. 50
Formol   1 gr.
En lotions. (Alopécie, Sabouraud.)

D. — Acide acétique cristallisé   6 gr.
Formol   3 —
Essence d'amandes amères   Q. S.
Alcool à 66°   200 gr.
En frictions tous les matins.
(Pelade de la moustache. Brocq.)

E. — Formol à 40 p. 100   2 gr.
Teinture de quinquina   60 —
Glycérine   60 gr.
Essence de menthe   2 —
   — d'anis étoilé   1 gr. 5
   — de girofle
   — de cannelle   } ãã 1 gr.
Alcool à 80°   100 —
Quelques gouttes dans 1 verre d'ea (dentifrice. Quintin).

F. — Formol   1 gr. 5
Teinture de benjoin   40 g
Eau   1000
Pour bains locaux (Hyperidrose plataire).

G. — Sublimé   0 gr. 2
Chloral   1 gr.
Formol à 40 p. 100   1 —
Alcool ou liqueur d'Hoffmann   200 —
Lotion excitante pour le cuir chevel

SOLUTION ALCOOLIQUE POU L'ANTISEPSIE ET LA DÉSINFE TION.

Formol à 40 p. 100   25 g
Teinture d'eucalyptus   125
Alcool à 80° Q. S. pour   200 c
2 cuillerées par litre d'eau pour d sinfection (faire évaporer).

TRIOXYMÉTHYLÈNE $(H — COH)^3$. — Formol tricondensé.

Propr. phys. et chim. — Poudre cristalline qui se dépose des s lutions concentrées de formol, même à froid ; se décompose en régén rant trois molécules d'aldéhyde formique.

Propr. et indic. thér. — Sert à la stérilisation des instruments et notamment des sondes.

FORMIQUE (ACIDE) H — CO²H.

Propr. phys. et chim. — Liquide incolore, d'odeur *sui generis*, miscible à l'eau, à l'alcool.

Propr. et indic. thér. — Tonique musculaire, combat la fatigue et facilite l'effort ; utile contre les tremblements (Clément, de Lyon). On a utilisé surtout les formiates, l'acide formique étant irritant pour l'estomac.

Formes pharm., posol. — *Us. int.* — VIII à X gouttes, 4 fois par jour dans de l'eau.

FORMIATE D'AMMONIAQUE H CO² AzH⁴.

Propr. phys. et chim. — Cristaux très déliquescents.

FORMIATE DE CHAUX (H CO²)2Ca.

Propr. phys. et chim. — Poudre cristalline, blanche, soluble dans l'eau.

FORMIATE DE LITHINE H CO²Li.

Propr. phys. et chim. — Peu soluble dans l'eau ; non hygrométrique.

FORMIATE DE POTASSE H CO²K.

FORMIATE DE QUININE. — V. *Quinine*.

FORMIATE DE SOUDE H — CO²Na.

Propr. phys. et chim. — Sel blanc, cristallisant en prismes rhomboédriques. Très soluble dans l'eau et déliquescent (ne doit donc pas être employé en cachets).

Propr. et indic. thér. — Celles de l'acide formique. A été préconisé contre la neurasthénie, le diabète, l'adynamie de la convalescence, la faiblesse sénile. (Détermine parfois une légère réaction fébrile et des phénomènes congestifs.)

Formes pharm., posol. — *Us. int.* — 2 à 3 gr. en *élixir, sirop, solution.*

SIROP		SOLUTION	
Formiate de soude	10 gr.	Essence de menthe	X gouttes
Sirop d'écorces d'oranges		Formiate de soude	10 gr.
amères ou de cacao	200 gr.	Bicarbonate de soude	5 —
		Eau distillée Q. S. pour	160 gr.
2 à 3 cuillerées à soupe par jour.		1 cuillerée à soupe une demi-heure avant chaque repas.	

FOUGÈRE MALE. — *Polystichum Filix Mas* (Fougères).

Part. empl. — Rhizome.

Princ. act. — Acide filicique, huile grasse, huile volatile.

Toxic. — La toxicité est due à l'acide filicique, et les accidents toxiques surviennent surtout à la suite de l'administration d'un purgatif huileux, l'acide filicique étant très soluble dans les huiles (vomissements, diarrhée, albuminurie, amaurose, syncope et convulsions).

Propr. et indic. thér. — Anthelminthique (tænia inerme, bothriocéphale, ankylostome).

Formes pharm., posol. — *Us. int.* — **Décoction** : 20 p. 1000.

Poudre : 2 à 10 gr. en bols, cachets. — *Enfants* : 0 gr. 50 par année.

Extrait éthéré (insoluble dans l'eau), 2 à 8 gr. en bols, capsules, électuaire. — *Enfants* : 0 gr. 50 par année. L'extrait éthéré est la meilleure préparation, à condition d'avoir été préparé avec les rhizomes verts.

CAPSULES

Extrait éthéré de fougère
mâle   0 gr. 50
Calomel   0 gr. 05

Pour 1 capsule. Prendre 16 capsules semblables, à raison de 2 toutes les 10 minutes. (Créquy.)

GELÉE

Huile éthérée de fougère
mâle   4 gr.
Calomel   0 gr. 40
Eau   15 gr.
Sucre en poudre   15 —
Gélatine   Q.S.
(*Enfants.* Duchesne.)

POTIONS

A. — Extrait éthéré de fougère mâle   6 gr.
Sirop d'éther   30 —
Eau de mélisse   40 —
Potion gommeuse ou looch blanc ou sirop d'orgeat   120 gr.

B. — Extrait éthéré de fougère mâle   ãã 3 gr.
Teinture de vanille
Sirop de térébenthine   ãã 25 —
Eau distillée
Gomme arabique pulvérisée   2 —
(*Enfants.* Vieillard.)

FRAGON. — V. *Houx* (*Petit*).

FRAISIER SAUVAGE. — *Fragaria Vesca* (Rosacées).

Part. empl. — Racine.

Propr. et indic. thér. — Astringent (diarrhées chroniques. A. Robin).

Formes pharm., posol. — *Us. int.* — Racines en *infusion*, 1,50.

FRAMBOISIER. — *Rubus idæus* (Rosacées).

Part. empl. — Fruit.

Propr. et indic. thér. — Rafraîchissant.

Formes pharm., posol. — *Us. int.* — **Alcoolat** : 10 à 30 gr.
Sirop, ad libitum.

Sirop de vinaigre framboisé (Codex), 20 à 50 gr. en tisanes.

Us. ext. — Le même, en gargarismes.

FRÊNE. — *Fraxinus excelsior* (Oléacées).

Part. empl. — Feuilles, écorce.
Princ. act. — Mannite (écorce), fraxinine (feuilles).
Propr. et indic. thér. — Purgatif (V. *Mannite*), fébrifuge.
Formes pharm., posol. — *Us. int.* — **Infusé de feuilles,**
15 à 25 gr. p. 1000. *Infusé d'écorces,* 10 à 15 p. 1000

FUCUS CRISPUS. — V. *Carragaheen.*

FUMETERRE. — *Fumaria officinalis* (Fumariacées).

Part. empl. — Plante fleurie.
Propr. et indic. thér. — Dépuratif.
Formes pharm., posol. — **Extrait :** 2 à 10 gr.
Infusé : 20 p. 1000.
Sirop : 20 à 100 gr.
Suc dépuré : 50 à 250 gr.

SIROP		
Arséniate de soude	0 gr. 20	
Bicarbonate de soude	10 gr.	
Benzoate de soude	6 —	

Sirop de fumeterre
Sirop de gentiane } ãã 300 gr.
1 cuillerée à chaque repas.
15 c. c. renferment six milligrammes
d'arséniate.

G

GABIAN (HUILE DE). — V. *Pétrole.*

GAIAC. — *Guajacum officinale* (Rutacées).

Part. empl. — Bois du tronc, écorce, résine.
Princ. act. — Acide gayacique.
Propr. et indic. thérap. — Diaphorétique ; employé autrefois
dans la goutte, le rhumatisme, la syphilis.
Formes pharm., posol. — *Us. int.* — **Décocté :** 50 p. 1000.
Extrait : 1 à 5 gr.
Poudre : 2 à 10 gr.
Sirop : 30 à 60 gr.
Us. ext. — **Teinture de résine :** 5 à 10 gr. (dentifrice).

MIXTURES

A. — Teinture de colchique
—   de scille
—   d aconit
—   de gaïac $\overline{aa}$ 10 gr.

XX gouttes, 4 fois par jour dans le rhumatisme déformant.

B. — Borate de soude   6 gr.

Antipyrine   4 gr.
Teinture de gaïac
Alcool de menthe $\overline{aa}$ 5 —
Glycérine neutre   140 —

Pure, en badigeonnages sur le pharynx, 1 ou 2 fois par semaine ou 1 cuillerée à café dans 1/2 verre d'eau tiède pour bains de gorge (pharyngite granuleuse. Moure).

GAIACOL $C^7H^8O^2$ ou $C^6H^4 \begin{cases} OCH^3 \ (1) \\ OH \ (2) \end{cases}$ éther monométhylique de la pyrocatéchine. La créosote en contient 20 p. 100.

Propr. phys. et chim. — 2 variétés : le gaïacol ordinaire, liquide incolore, mélange de gaïacol, de crésol, et d'homocrésol, ou même de créosote et de gaïacol (ne doit plus être employé).

Le gaïacol chimiquement pur, gaïacol α ou synthétique, cristallisé, le seul à prescrire (Béhal et Choay).

Le gaïacol, chimiquement pur, se présente sous forme de rhomboèdres incolores, puis devenant brunâtres à la lumière, d'une odeur très persistante, d'une saveur d'abord sucrée, puis brûlante. Fond à 28o,5. Soluble dans environ 60 fois son poids d'eau, dans son poids de glycérine anhydre, très soluble dans l'alcool absolu, dans les huiles, le salicylate de méthyle, l'éther. Le mélange de camphre et de gaïacol donne une combinaison liquide à la température ordinaire.

S'élimine par les urines sous forme d'éther gaïacol-sulfurique.

Incomp. — Avec les substances alcalines (décomposition), le camphre (liquéfaction), le perchlorure de fer (coloration).

Toxic. — A doses voisines des doses thérapeutiques maxima peut déterminer certains accidents : hypothermie avec frissons, collapsus.

Propr. et indic. thér. — Employé par la voie stomacale, par la voie rectale, par les voies respiratoires et en injections hypodermiques, présente les mêmes propriétés thérapeutiques que la créosote dont il est un des constituants; c'est un bon antiseptique des voies respiratoires, dans les bronchites chroniques et dans la tuberculose pulmonaire à forme torpide, avec bronchite et expectoration abondante.

Appliqué sur la peau et les muqueuses, le gaïacol présente des propriétés analgésiques et antithermiques.

Comme analgésique, il est employé pur et liquéfié par la chaleur, ou sous forme de pommade, de solution huileuse ou glycérinée, contre les névralgies diverses, les douleurs intercostales, les orchites, l'érysipèle (Bard, de Lyon); en instillations, dans les cystites douloureuses, (huile gaïacolée, Guyon). Comme antithermique, le gaïacol a été préconisé en badigeonnages contre la fièvre des tuberculeux (Sciolla), mais son emploi est aujourd'hui abandonné, en raison du danger que peuvent présenter ces badigeonnages chez les tuberculeux cavitaires (abaissement considérable de température et collapsus).

Formes pharm., posol. — *Us. int.* — 0 gr. 25 à 1 gr. en **cachets, capsules, pilules, solution huileuse** ou dans un liquide alcoolique (**élixir, vin**). — *Enfants :* 0 à 10 par année.

Us. ext. — 0 gr. 50 à 2 gr. en badigeonnages (ne pas dépasser 2 gr.), pur ou mélangé à un corps gras ; **Pommade** à 10 p. 100. **Solution huileuse** à 5 p. 100 en injections hypodermiques (0 gr. 10 à 0 gr. 50 de gaïacol). **Lavements, suppositoires.**

CACHETS

Gaïacol cristallisé	0 gr. 30
Phosphate tricalcique	0 gr. 50

Pour un cachet. 3 par jour.

ÉLIXIR

Gaïacol cristallisé	6 gr.
Sirop de menthe	300 —
Alcool à 60°	Q. S. pour 500 cc.

1 cuillerée à soupe contient environ 0 gr. 20 de gaïacol. 1 à 4 par jour.

GAIACOL CAMPHRÉ

Gaïacol	} ãã 10 gr.
Camphre	

Analgésique externe.

HUILE GAIACOLÉE

A. — Gaïacol cristallisé ... 10 gr.
Huile de foie de morue ... 1 litre.
2 à 5 cuillerées à soupe par jour.

B. — Gaïacol cristallisé } ãã 50 gr.
Huile d'olives stérilisée }
En badigeonnages 3 fois par jour. (Ulcérations tuberculeuses de la peau.)

INJECTIONS HYPODERMIQUES

Gaïacol cristallisé	5 gr.
Huile d'olives stérilisée	100 cc.

1 cc. contient 0 gr. 05 de gaïacol ; en injecter de 2 à 10 cc.

LAVEMENT

Gaïacol cristallisé	1 gr.
Huile d'olives	15 —
Jaune d'œuf	n° 1
Lait Q. S. pour	125 cc.

LINIMENT

Gaïacol } ãã 1 gr. 50
Menthol }
Huile camphrée ... 60 cc.
En badigeonnages toutes les 2 heures (érysipèle).

MIXTURES

A. — Gaïacol cristallisé } ãã 15 gr.
Glycérine anhydre }
Pour badigeonnages (angines aiguës, douleurs névralgiques).

B — Gaïacol cristallisé. ... 3 gr.
Teinture d'iode }
Glycérine } ãã 20 —
En applications sur les points pleurétiques, 2 fois par jour (Miron-Sigalea).

C. — Eucalyptol ... 3 gr
Menthol ... 2 —
Camphre ... 15 —
Gaïacol ... 10 —
Teinture de benjoin Q. S. pour. 125 cc.
1 ou 2 cuillerées à soupe par litre d'eau portée à l'ébullition pour fumigations et inhalations.

D. — Alcool à 85° ... 20 gr.
Gaïacol ... 4 —
En badigeonnages, recouvrir d'ouate et de taffetas (névralgies).

PILULES

A. — Gaïacol cristallisé } ãã 0 gr. 10
Benzoate de soude }
Pour 1 pilule. 4 par jour.

B. — Gaïacol cristallisé ... 0 gr. 10
Tannin }
Extrait de quinquina } ãã 0 gr. 05
Pour 1 pilule. 2 à 10 par jour.

POMMADES

A. — Gaïacol   6 gr.
Acide salicylique   2 —
Menthol   0 gr. 60
Lanoline   30 gr.
  (Prurit sénile.)

B. — Gaïacol
Salicylate de méthyle $\}$ $\tilde{a}\tilde{a}$ 5 gr.
Extrait de belladone   0 gr. 20
Extrait thébaïque   0 gr. 25
Lanoline
Vaseline $\}$ $\tilde{a}\tilde{a}$ 15 gr.
  (Point-de côté des tuberculeux.)

GAIACOL (BENZOATE DE).

— Benzosol $C^{14}H^5O^3$. Contient 54 p. 100 de gaïacol.

Propr. phys. et chim. — Cristaux incolores, inodores et insipides. Très peu soluble dans l'eau, soluble dans l'alcool, l'éther, le chloroforme; se dédouble seulement dans l'intestin ; moins caustique que le gaïacol.

Formes pharm., posol. — *Us. int.* — 0 gr. 25 à 1 gr. en *cachets. pilules.*

GAIACOL (CACODYLATE DE).

— V. *Cacodylates.*

GAIACOL (CARBONATE DE).

Duotal. — Éther carbonique acide du gaïacol $HO—CO—OC^6H^4—OCH^3$. Contient 73,80 p. 100 de gaïacol.

Propr. phys. et chim. — Poudre cristalline blanche, inodore, insipide. Insoluble dans l'eau, soluble dans l'alcool. Décomposée par la chaleur en gaïacol et acide carbonique.

Formes pharm., posol. — *Us. int.* — 0 gr. 20 à 1 gr. en *capsules. cachets.* — *Enfants:* 0 gr. 10 par année. Le carbonate neutre de gaïacol n'est pas employé jusqu'ici.

GAIACOL (PHOSPHATE DE).

— Éther phosphorique neutre de gaïacol. Contient 89,4 p. 100 de gaïacol.

Propr. phys. et chim. — Inodore, insipide, insoluble dans l'eau. la glycérine, les huiles, soluble dans l'alcool fort. Se dédouble dans l'intestin.

Formes pharm., posol. — *Us. int.* — 0 gr. 40 à 2 gr. en *cachets.*

GAIACOL (PHOSPHITE DE).

— Très comparable au phosphate. Contient 92 p. 100 de gaïacol.

Propr. phys. et chim. — Lamelles blanches, cristallisées, d'odeur aromatique; soluble dans l'eau, très soluble dans l'alcool.

Formes pharm., posol. — *Us. int.* — 0 gr. 50 à 2 gr. en *cachets, potion.*

Us. ext. — **Lavements.**

GAIACOL SULFONATE DE POTASSIUM. — V. *Thiocol.*

GAIACOL (VALÉRIANATE DE).

Propr. phys. et chim. — Cristaux blancs insolubles dans l'eau. Contient 59,1 p. 100 de gaïacol.

Formes pharm., posol. — *Us. int.* — 0 gr. 20 à 1 gr. en **capsules.** — *Enfants* : 0 gr. 02 par année, en émulsion.

GALBANUM. — *Peucedanum galbanoflorum* (Ombellifères).

Part. empl. — Gomme résine contenant de la résorcine et de l'ombelliférone.

Propr. phys. et chim. — Le galbanum de Perse se présente sous forme de larmes agglutinées, un peu molles, brunâtres avec des portions blanches, d'une odeur forte, très aromatique, insoluble dans l'eau.

Propr. et indic. thér. — Stimulant, antispasmodique. Entré dans la composition de baumes, d'emplâtres, etc. (baume de Fioravanti ; électuaire diascordium, thériaque, emplâtre de diachylon gommé).

Formes pharm., posol. — *Us. int.* — 0 gr. 50 à 2 gr. en *pilules.*

GALEGA OFFICINALIS (Légumineuses).

Part. empl. — Feuilles.

Propr. et indic. thér. — Galactogène.

Formes pharm., posol. — *Us. int.* — **Infusé** : 20 p. 1000.

Extrait aqueux : 1 à 4 gr.

Teinture : 20 à 60 gr.

ÉLIXIR		PILULES	
Teinture de galega	200 gr.	Extrait aqueux sec de galega	0 gr. 20
Sirop de sucre	80 —	Poudre de guimauve	0 gr. 01
Teinture de fenouil	30 —	Sirop de guimauve	Q. S.
3 verres à liqueur par jour, après les repas.		Pour 1 pilule. 5 à 15 par jour.	
		SIROP	
		Extrait de galega	50 gr.
		Sirop simple	1 000 —
		4 à 5 cuillerées à soupe par jour.	

GALLIQUE (ACIDE) $C^7H^6O^5$ ou $(OH)^3 — C^6H^2 — COOH$. — Extrait de la noix de Galle, par fermentation.

Propr. phys. et chim. — Aiguilles soyeuses ; soluble dans 100 p. d'eau, dans 2 1/2 d'alcool, dans 40 p. d'éther. Ne coagule pas l'albumine comme le tannin.

Propr. et indic. thér. — Astringent (employé de préférence au tannin, par Gubler), usité comme hémostatique dans les hémorragies, comme diurétique dans l'albuminurie avec congestion rénale. (Fait partie de l'oxymel diurétique de Gubler. (V. *Digitale.*)

Formes pharm., posol. — *Us. int.* — 0 gr. 30 à 1 gr. en cachets, pilules, solution, potion. — *Enfants :* 0 gr. 05 par année.
Us. ext. — *Pommade.*

CACHETS

Acide gallique } ãã 0 gr. 10
Théobromine }

Pour 1 cachet. 3 à 6 par jour. (Mal de Bright.)

PILULES

A. — Acide gallique } ãã 0 gr. 10
Extrait de gentiane }

Pour 1 pilule. 3 à 6.
(Mal de Bright.)

B. — Acide gallique } ãã 0 gr. 10
Ergotine }
Extrait d'opium   0 gr. 01

Pour 1 pilule. 5 à 10.
(Hémoptysies.)

POTION

Acide gallique   1 gr.
Sirop de fleurs d'oranger   30 —
Eau distillée   120 —
(Scarlatine hémorragique, Comby.)

GALLATES DE BISMUTH. — V. *Bismuth.*

GALLOBROMOL. — Acide dibromogallique $C^6Br^2(OH)^3CO — OH$.

Propr. phys. et chim. — Cristallisé en aiguilles blanches ; soluble dans l'alcool, l'éther, peu soluble dans l'eau.

Prop. et indic. thér. — Succédané du bromure de potassium (Lépinois).

Formes pharm. — *Us. int.* — 5 à 10 gr. en *cachets* (de 0 gr. 30), *potion alcoolisée.*

GAROU. — *Daphne gnidium* (Thyméléacées).

Part. empl. — Feuilles, baies, écorces.

Princ. act. — Daphnine.

Propr. et indic. thér. — Purgatif, diaphorétique, irritant (servait à entretenir les vésicatoires).

Formes pharm.; posol. — *Us. int.* — *Baies* : 4 à 10 gr. en infusion.

Feuilles : 2 à 4 gr.

Us. ext. — *Extrait* éthéré d'écorce, en *pommade ; papier épispastique* (Codex).

GASTRIQUE (SUC) de chien ou de porc.

Propr. et indic. thér. — Prescrit empiriquement dans les affections gastriques les plus diverses, notamment dans l'hypochlorhydrie (Frémont).

Formes pharm., posol. — *Us. int.* — De 50 à 200 cc. ; à mélanger à du bouillon, de la bière, du thé, de la citronnade (coagule le lait). En moyenne 1 à 3 cuillerées à soupe par repas ; une seule pour l'usage prolongé.

GAULTHERIA PROCUMBENS. — V. *Palommier.*

GÉLATINE. — Trois variétés : Grénétine ; colle de Flandre, préparée par hydratation de l'osséine des os ou de la kératine des cartilages des mammifères ; colle de poisson (ichtyocolle) retirée de la vessie natatoire de divers poissons (esturgeon) ; la grénétine est la plus pure et la plus estimée.

Propr. phys. et chim. — Substance solide, incolore, inodore, se gonflant dans l'eau froide, sans s'y dissoudre ; facilement soluble dans l'eau bouillante (solution visqueuse et filante, se prenant en gelée par le refroidissement).

Propr. et indic. thér. — Préconisé à l'intérieur contre les diarrhées infantiles (Weill et Péhu).

Entre dans la composition des gelées médicinales, des colles médicamenteuses. Employée localement comme hémostatique (Carnot) ; en injection sous-cutanée dans le traitement des anévrysmes (Lancereaux et Paulesco) et comme hémostatique. Il est nécessaire de stériliser la gélatine avec le plus grand soin, d'assez nombreux cas de tétanos ayant été observés après l'injection du sérum gélatineux. (V. *Sérothérapie*).

Colle de Flandre : employée en bain (500-1 000 grammes pour un bain).

Colle de poisson (ichtyocolle) : sert à faire des gelées et le taffetas d'Angleterre.

Formes pharm., posol. — *Us. int.* — 6 à 8 gr. par jour en solutions aqueuses à 10 p. 100, stérilisées — 10 gr. de la solution par biberon). La dose pour chaque biberon doit être renfermée dans un tube fermé que l'on chauffera au bain-marie au moment de la mêler au lait.

Us. ext. — Solution à 10 à 50 p. 1000 (dans le sérum physiologique) en *injections hypodermiques, lavement.* Solution à 50 p. 1 000, en *applications locales. Colles.*

Les colles simples sont surtout utiles contre le prurit ; quant aux colles médicamenteuses, leur emploi est généralement abandonné aujourd'hui, car les agents qu'on y incorporait n'exercent qu'une action insignifiante. Il est préférable d'appliquer directement le médicament sur la peau sous forme de teintures ou de solutions, puis de recouvrir de colle de zinc pour fixer l'enduit médicamenteux à la surface de l'épiderme.

COLLES

A. — *Colle molle :*

Gélatine	} ãã 15 gr.
Oxyde de zinc	
Glycérine	25 —
Eau	45 —

Sert à incorporer les médicaments insolubles (l'iodoforme par exemple).

B. — *Colle dure :*

Oxyde de zinc	10 gr.
Gélatine	
Glycérine	} ãã 30 —
Eau	

Sert à incorporer les substances qui mettent obstacle à la solidification de la gélatine (chloral, camphre, par exemple).

SOLUTIONS

A. —

Gélatine	10 gr.
Chlorure de sodium	2 —
Eau	100 —

Stériliser à 100°.
(Pour l'hémostase locale. Carnot.)

B. — Gélatine Chlorure de sodium	} ãã 10 gr.	Injecter 50 centimètres cubes, puis
Eau	1 000 gr.	augmenter jusqu'à 150 centimètres cu-
Stériliser.		bes. (Dans les anévrysmes de l'aorte. Lancereaux et Paulesco.)

GÉLOSE. — Agar-agar ; gelée végétale.

Propr. et indic. thér. — Sert à la confection des *gelées* auxquelles on incorpore divers principes médicamenteux. On obtient une gelée en ajoutant à l'eau une proportion de 1 à 2 p. 100 de gélose. Ces gelées ont l'avantage de ne pas être rétractiles, mais elles sont facilement attaquées par les microorganismes si elles ne sont additionnées d'un antiseptique.

A. — Eau	100 gr.
Gélose	1 —
Sublimé Acide tartrique	} ãã 0 gr. 10

En applications. Plusieurs par jour sur les surfaces atteintes d'érysipèle.
(Gallois.)

B. — Eau	200 gr.
Gélose	2 —
Oxyde de zinc	20 —

Contre l'eczéma (Gallois).

GELSEMIUM SEMPERVIRENS. — Jasmin sauvage (Loganiacées).

Part. empl. — Racine et rhizome.

Princ. act. — Gelsemine ; huile volatile ; acide gelseminique.

Toxic. — Médicament à manier avec prudence ; peut déterminer à doses thérapeutiques des vertiges, de la mydriase, de la céphalalgie, des nausées, de l'oppression.

Propr. et indic. thér. — Antinévralgique (particulièrement contre la névralgie faciale).

Formes pharm., posol. — *Us. int.* — *Poudre :* 0 gr. 05 à 0 gr. 20 en pilules.

Extrait fluide : I à V gouttes,

Teinture, au 1/5ᵉ : X à L gouttes.

PILULES		Bromhydrate de quinine	0 gr. 05
Poudre de gelsemium	0 gr. 05	Pour 1 pilule. 2 à 3 par jour.	
Extrait de racines d'aconit	0 gr. 01		

GELSEMINE. — Principe actif du gelsemium. $C^{24}H^{28}Az^2O^4$.

Propr. phys. et chim. — Poudre blanche, amorphe, peu soluble dans l'eau (1 p. 116), soluble dans l'alcool, l'éther, le chloroforme. On utilise plutôt le chlorhydrate.

Toxic. — Poison énergique, déterminant des éblouissements, des nausées, de l'oppression.

Propr. et indic. thér. — Antinévralgique ; analgésique local ; mydriatique.

Formes pharm., posol. — *Us. int.* — Un à dix milligr. en *pilules.*

GELSEMINE (CHLORHYDRATE DE).

Formes pharm., posol. — *Us. ext.* — Un quart de milligramme en *injections hypodermiques*, ou *collyre* à 1 p. 100.

GENÊT A BALAIS. — *Genista scoparia* (Légumineuses).

Part. empl. — Fleurs, suc.
Princ. act. — Spartéine et scoparine.
Propr. et indic. thér. — Diurétique.
Formes pharm., posol. — *Us. int.* — **Infusé**, 15 à 30 gr. p. 1 000.

SPARTÉINE. — Alcaloïde retiré du genêt. $C^{15}H^{26}Az^2$.

Propr. phys. et chim. — Liquide huileux, d'odeur faible, de saveur amère; incolore, mais brunissant à la lumière, de réaction alcaline. Insoluble dans l'eau, soluble dans l'alcool, l'éther, le chloroforme. Se combine avec les acides et forme des sels cristallisables parmi lesquels le sulfate est seul employé.

SPARTÉINE (SULFATE NEUTRE DE) $C^{15}H^{26}Az^2H^2SO^4.5H^2O$.

Propr. phys. et chim. — Cristaux incolores; soluble dans 2 p. d'eau froide; 5 p. d'alcool, insoluble dans l'éther, renferme 35,43 p. 100 de spartéine.

Propr. et indic. thér. — Augmente l'intensité des contractions du cœur et les régularise (métronome du cœur; Laborde), sans élever la pression (Pouchet) et sans produire de diurèse). Utile, chez les cardiaques, pour maintenir l'énergie du myocarde, combattre l'arythmie dans l'intervalle de l'administration de la digitale; utile encore chez les tuberculeux, les chlorotiques, les pneumoniques, les grippés et, d'une façon générale, chez tous les malades dont l'état se complique d'hypotension artérielle. (L'action de ce médicament est souvent incertaine; elle est nulle dans l'asystolie.) En badigeonnages cutanés abaisse la température, principalement dans les fièvres éruptives (Guinard et Geley).

Formes pharm., posol. — *Us. int.* 0 gr. 10 à 0 gr. 20 en *sirop, cachets, pilules, solution, potion.* — *Enfants :* 0 gr. 01 par année.

Us. ext. — Solution à 5 p. 100, en *badigeonnages; pommade;* 0 gr. 05 à 0 gr. 10 en *injections hypodermiques.*

PILULES		POMMADE	
Sulfate de spartéine	0 gr. 05	Sulfate de spartéine	2 gr.
Extrait de noix vomique	0 gr. 02	Lanoline	
— de sureau	Q. S.	Vaseline	ãã. 15 —
Pour 1 pilule. 2 à 3 par jour.			

POTION

Sulfate de spartéine	1 gr.
Sulfate de strychnine	0 gr. 05
Sirop de tolu	} ãã 50 gr.
— d'éther	
Eau de menthe	200 —.

2 cuillerées à soupe par jour.

SOLUTIONS

A. — Sulfate de spartéine 0 gr. 50
Eau distillée 10 gr.

Pour injections hypodermiques (1 à 3 centimètres cubes par jour).

B. — Sulfate de spartéine 0 gr. 50
Sulfate de strychnine 0 gr. 01
Eau distillée 10 gr.

Pour injections hypodermiques. 1 à 3 cc. par jour.

C. — Sulfate de spartéine 2 gr.
Eau distillée 40 —

Faire sur la peau un badigeonnage avec 4 ou 5 cc. de cette solution et recouvrir d'une enveloppe imperméable.

GENÉVRIER. — *Juniperus communis* (Conifères).

Part. empl. — Fruit, bois, feuilles, sommités.

Princ. act. — Huile essentielle.

Propr. et indic. thér. — Bois, sudorifique. Fruits, diurétiques (entrent dans la composition des vins composés de la Charité et de l'Hôtel-Dieu).

Formes pharm., posol. — *Us. int.* — **Extrait**, 2 à 5 gr.

Huile volatile : I à VIII gouttes.

Infusion de baies : 20 p. 1 000.

Us. ext. — ***Fumigations.***

Alcoolat en frictions.

LINIMENTS

A. — *Liniment de Rosen*

Beurre de muscades	} ãã 5 gr.
Essence de girofles	
Alcoolat de genièvre	80 —

B. — Alcool camphré	} ãã 80 gr.
Alcoolat de genièvre	
— de lavande	60 —

Chloroforme	} ãã 15 —
Teinture thébaïque	
(Névralgies. Huchard.)	

C. — Alcoolat de genièvre	120 gr.
Alcoolat de lavande	60 —
Essence de térébenthine	30 —
Menthol	} ãã 0 gr. 50
Thymol	

GENTIANE. — *Gentiana Lutea* (Gentianées).

Part. empl. — Racine.

Princ. act. — Gentisine, gentiopicrine, gentiamarine, gentianose (Bourquelot).

Propr. et indic. thér. — Amer, excitant des fonctions digestives, tonique. Le plus souvent associé au quinquina, aux autres amers.

Formes pharm., posol. — *Us. int.* — ***Infusion*** ou mieux ***Macération :*** 5 p. 1 000.

Poudre : 0 gr. 50 à 3 gr., en cachets, pilules. — ***Enfants :*** 0 gr. 20 par année.

Extrait : 0 gr. 20 à 2 gr. en pilules. — *Enfants :* 0 gr. 10 par année.
Teinture : 2 gr. à 20 gr. — *Enfants :* 0 gr. 20 par année.
Sirop : 10 à 100 gr. — *Enfants :* 10 à 30 gr.
Vin : 30 à 120 gr.

CACHETS

Poudre de gentiane	0 gr. 40
Poudre de rhubarbe	0 gr. 10
Bicarbonate de soude	0 gr. 20

Pour 1 cachet. 1 avant chaque repas.

ÉLIXIR

Elixir amer de Peyrilhe

Racine de gentiane concassée	10 gr.
Carbonate de sodium	2 —
Alcool à 60°	300 —

1 cuillerée à café avant le repas.

MIXTURE

Teinture de gentiane	} āā 20 gr.
Teinture de quassia	}
Teinture d'écorces d'oranges amères	10 gr.

1 cuillerée à café, dans 1 verre d'eau sucrée, à chaque repas.

PILULES

Extrait de gentiane	} āā 0 gr. 10
— de quinquina	}
Poudre de gentiane	Q. S.

Pour 1 pilule. 2 à chaque repas.

SIROP

Sirop de gentiane	)
Sirop de quinquina	} āā 100 gr.
Sirop antiscorbutique	)

1 cuillerée à soupe à chaque repas.

VINS

A. — Vin de gentiane   400 gr.
Sirop de quinquina   100 —
1 verre à madère, à chaque repas.

B. — Vin de gentiane au malaga   900 gr.
Sirop d'écorces d'oranges amères   100 —
Biphosphate de chaux   30 —
Teinture de noix vomique   3 —
1 verre à liqueur à la fin de chaque repas.

GÉOSOTE. — V. *Valérianate de créosote.*

GERANIUM (ESSENCE DE). — *Pelargoniums divers* (Géraniacées).

Princ. act. — Essence.
Propr. et ind. thér. — Antiseptique, employée contre les brûlures. Supplée comme parfum l'essence de roses.
Formes pharm., posol. — *Us. ext.* — X à XX gouttes, en *pommade.*

MIXTURE

Formol à 40 p. 100	10 gr.
Essence de géranium	2 —

Topique contre la carie dentaire.
(Marion et André.)

POMMADE

Essence de géranium	)
— de verveine	} āā XV gouttes.
— de thym	}
— d'origan	)
Microcidine	0 gr. 30
Vaseline blanche	100 gr.

(Brûlures. Lucas Championnière.)

GERMANDRÉE. — *Teucrium Chamœdrys* (Labiées).

Part. empl. — Sommités fleuries.

Propr. et indic. thér. — Amer. (Fait partie des espèces amères avec les sommités de petite centaurée, les sommités d'absinthe.)
Formes pharm., posol. — *Us. int.* — *Infusé :* 10 à 20 p. 1 000.
Extrait : 2 à 4 gr.
Poudre : 2 à 8 gr. en cachets.

GINGEMBRE. — *Zingiber Officinale* (Amomacées).

Part. empl. — Rhizome.
Propr. et indic. thér. — Stimulant stomachique.
Formes pharm.. posol. — *Us. int.* — *Poudre :* 1 à 2 gr.
Teinture : 1 à 10 gr.

GIROFLE. — *Caryophyllus aromaticus* (Myrtacées).

Part. empl. — Bouton (clou de girofle).
Princ. act. — Caryophylline, essence (eugénol).
Propr. et ind. thér. — Excitant digestif; l'essence est antiseptique, aromatique et employée comme odontalgique.
Formes pharm., posol. — *Us. int.* — *Poudre :* 0 gr. 50 à 2 gr.
Eau distillée : 30 à 60 gr.
Teinture : 5 à 10 gr.
Us. ext. — *Essence :* I à X gouttes.

MIXTURE		Essence de girofle	2 gr.
Teinture de benjoin	6 gr.	(Odontalgique.)	

EUGÉNOL. — Allylgaiacol C^3H^5—$C^6H^3$$\begin{cases} OH \\ OCH^3 \end{cases}$

Propr. phys. et chim. — Insoluble dans l'eau, soluble dans les huiles grasses et fixes.
Propr. et indic. thér. — Préconisé contre la tuberculose pulmonaire, à la période des cavernes, comme antiseptique, et dans la gangrène pulmonaire. Analgésique local comme le gaïacol (chirurgie dentaire).
Formes pharm., posol. — *Us. ext.* — 0 gr. 25 à 1 gr. en *injections hypodermiques.*

SOLUTION POUR INJECTIONS HYPODERMIQUES		Huile d'amandes douces stérilisée	100 gr.
Eugénol	10 gr.	Injecter 1/4 à 1 cc.	

EUGÉNOL (BENZOATE D'). — V. *Eugénol.* — Benzeugénol. Éther benzoïque de l'eugénol.

Propr. phys. et chim. — Cristaux en aiguilles, incolores, amers, peu solubles dans l'eau, très solubles dans l'alcool chaud, l'éther, le chloroforme, l'huile d'olives.

Propr. et indic. thér. — A été employé contre la tuberculose pulmonaire.

Formes pharm., posol. — *Us. int.* — 0 gr. 50 à 2 gr. en **cachets,** dans un looch huileux.

Us. ext. — *Solution huileuse* à 10 p. 100 en *injections hypodermiques.* (1 à 2 cc).

GLOBULAIRE. — *Globularia vulgaris* (Globulariées).

Part. empl. — Plante entière.

Princ. actif. — Globularine $C^{15}H^{20}O^8$ (Glucoside) se dédoublant en glucose et en globularétine (résine, mannite, tanin et cinnamate de potasse.

Propr. et indic. thérap. — Goutte, uricémie; arthrite en général (Heckel). Effets purgatifs, diurétiques et cholagogues.

Formes pharm., posol. — *Us. int.* — **Macération** ou **Décoction** de feuilles fraîches 10-30 gr. p. 1000 (prolonger la décoction pendant 3/4 d heure).

Extrait aqueux. — 10 gr.

Extrait alcoolique. — 0 gr. 80-1 gr. 50.

Globularine. — 0 gr. 20-0 gr. 40.

GLUTEN. — V. *Albumine.*

GLYCÉRINE. CH^2OH—$CHOH$—CH^2OH ou $C^3H^5 (OH)^3$.

On emploie pour l'usage interne la glycérine dite officinale à 28° Baumé qui renferme un peu d'eau, mais est beaucoup moins irritante que la glycérine anhydre ou glycérine à 30°.

Propr. phys. et chim. — Liquide sirupeux, incolore, de saveur sucrée. $D = 1,26$ à $+ 15°$. XXV gouttes pèsent 1 gr. Soluble en toutes proportions dans l'eau et l'alcool, insoluble dans l'éther, l'essence de térébenthine, le chloroforme et les huiles grasses.

Incomp. — Avec le permanganate de potasse, l'acide chromique, le bichromate de potasse (mélanges explosifs); avec le goudron, l'emplâtre simple, les corps gras, la vaseline, la lanoline; l'éther (non miscibles); rend acide le borate de soude et ne permet plus de lui associer les carbonates.

Propr. et indic. thér. — A l'intérieur usitée comme laxative à petites doses; préconisée contre la lithiase biliaire.

Employé comme médicament d'épargne dans la tuberculose pulmonaire, mais son usage ne peut être prolongé, car elle irrite les voies digestives. Utilisée encore pour sucrer les boissons des diabétiques.

A l'extérieur laxative (lavements, suppositoires); sert d'excipient à un grand nombre de médicaments usités dans les affections de la peau ou pour le pansement des muqueuses enflammées (angines, métrites).

Formes pharm., posol. — *Us. int.* — 20 à 60 gr. en **solution** dans l'eau, en *potion.* — *Enfants* : 2 à 3 gr. par année.

Us. ext. — Glycérolés, glycérés, lavements, lotions, ovules, suppositoires.

GLYCÉROLÉ D'AMIDON

Amidon	10 gr.
Glycérine	140 —

Glycérolés cadique, tannique, tartrique, etc. Voy. Cade (Huile de), tannin, acide tartrique.

GLYCÉRÉ

Glycérine	90 gr.
Ichtyol	10 —

En applications locales sur le col (tampons) dans les métrites.

LAVEMENT

Glycérine	20 à 60 gr.
Eau	250 à 500 —

MIXTURES

A. — Glycérine
Liqueur de Van Swieten } ãã 50 gr.

Pour imbiber des mèches de coton que l'on introduit dans l'oreille (furoncle de l'oreille).

B. — Eau de roses
Eau de Cologne } ãã 100 gr.
Glycérine

En lotion contre les rides.

OVULES

Gélatine	15 gr.
Eau distillée	25 gr.
Glycérine à 30°	60 —

POTION

Éther	XXX gouttes.
Glycérine	20 à 30 gr.
Eau de laurier-cerise	15 —
Eau chloroformée	30 —

(Lithiase biliaire. Ferrand.)

SUPPOSITOIRES

A. — Beurre de
cacao ... 2 gr. 50 à 5 gr.
Glycérine ... 1 gr. à 2 gr.
Gomme adragante
pulvérisée ... 0 gr. 02 à 0 gr. 20
Ou cire blanche
pure ... 0 gr. 40
Pour 1 suppositoire.

B. — Grénétine ... 0 gr. 50
Glycérine ... 2 gr. 50
Eau ... 1 gr.
Pour 1 suppositoire.

GLYCÉRO-PHOSPHATES. — Sels de l'acide glycérophosphorique $(OH)^2 PO.OC^3H^5(OH)^2$. En général on utilise ceux de chaux, fer, lithine, magnésie, potasse, quinine.

Sont de conservation ou plutôt d'un emploi difficile, car ils se dédoublent facilement en leurs composants : glycérine et phosphates.

Propr. et indic. thér. — Modificateurs de la nutrition, exerçant surtout une action tonique sur le système nerveux. Employés dans la neurasthénie, le diabète, le rachitisme, la phosphaturie, la tuberculose, la convalescence des maladies graves (leur valeur n'est pas supérieure à celle des préparations phosphatées).

Formes pharm., posol. — *Us. int.* — 0 gr. 25 à 1 gr. en *cachets comprimés, granulés, solution, sirop, élixir.* — *Enfants :* 0 gr. 05 par année.

Us. ext. — *Injections hypodermiques* (glycéro-phosphate de soude).

GLYCÉRO-PHOSPHATE DE CHAUX.

Propr. phys et chim. — Poudre blanche soluble dans 20 p. d'eau, insoluble dans l'alcool, donc à peu près insoluble dans les vins, les élixirs, précipitée par la chaleur.

Incomp. — Alcool qui le précipite.

Formes pharm., posol. — *Us. int.* — 0 gr. 25 à 1 gr, en **poudre, cachets, granulé, solution** dans l'eau distillée, l'eau de Seltz, le sirop simple. Ne peut être employé en injections hypodermiques à cause de la difficulté de la stérilisation.

CACHETS

A. — Glycéro-phosphate de chaux   0 gr. 50
Poudre de kola   0 gr. 10
Poudre de quinquina   0 gr. 25
  Pour 1 cachet. 2 à 4 par jour.

B. — Glycéro-phosphate de chaux   0 gr. 50
Bromhydrate de quinine   0 gr. 25
  Pour 1 cachet. 2 par jour. (Grippe.)

GRANULÉS

A. — Contient 6 p. 100 de sel.
2 cuillerées à café par jour.

B. — Glycéro-phosphate de chaux   6 gr.
Extrait de kola   1 —
Sucre   Q. S. pour 100 de granulé.
2 cuillerées à café par jour.

PASTILLES

Glycéro-phosphate de chaux   0 gr. 20
Pâte de cacao   0 gr. 80
  Pour 1 pastille. 4 à 8 par jour. (Gay.)

SIROP

Glycéro-phosphate de chaux   10 gr.
Eau distillée   340 —
Sucre blanc   600 —
Eau de menthe   50 —
  1 cuillerée à soupe contient 0 gr. 20 de sel. par jour.

SOLUTION

Glycéro-phosphate de chaux sec   13 gr. 30
Eau de seltz   Q. S. pour 1000 gr.
  1 cuillerée à soupe contient 0 gr. 20 de sel. 4 par jour.

GLYCÉRO-PHOSPHATE DE FER.

Propr. phys. et chim. — Poudre verdâtre, amorphe, soluble dans 10 p. d'eau, très altérable, surtout en solution.

Formes pharm., posol. — *Us. int.* — 0 gr. 15 à 0 gr. 50, en **cachets.**

GLYCÉRO-PHOSPHATE DE LITHINE.

Propr. phys. et chim. — Poudre blanche soluble dans 3 p. d'eau.

Formes pharm., posol. — *Us. int.* — 0 gr. 25 à 1 gr. en **cachets, solution.**

GLYCÉRO-PHOSPHATE DE MAGNÉSIE.

Propr. phys. et chim. — Poudre blanche soluble dans 10 p. d'eau (V. *Glycérophosphate de chaux*).

GLYCÉRO-PHOSPHATE DE POTASSE.

Propr. phys. et chim. — Liquide. (V. *Glycéro-phosphate de soude.*)

GLYCÉRO-PHOSPHATE DE QUININE.

Propr. phys. et chim. — Sel blanc, cristallisé en fines aiguilles, soluble dans l'eau tartrique ou citrique, la glycérine, l'alcool. Contient

72,6 p. 100 d'acide glycéro-phosphorique, 19,2 de quinine ; le plus stable des glycéro-phosphates, résiste à l'ébullition.

Formes pharm., posol. — *Us. int.* — 0 gr. 25 à 1 gr. en *cachets.*
— *Us. ext.* — *Injections hypodermiques* (0 gr. 80 par injection).

GLYCÉRO-PHOSPHATE DE SOUDE.

Propr. phys. et chim. — Masses déliquescentes, très solubles dans l'eau, insolubles dans l'alcool. On emploie commercialement les solutions à 80 p. 100 et à 50 p. 100.

Formes pharm., posol. — *Us. int.* — 0 gr. 25 à 1 gr. en *solution, sirop.*

Us. ext. — Solution de 5 à 20 p. 100 en *injections hypodermiques.* 1 à 10 cc., soit 0,20 à 2 gr. de sel.

SIROP
Glycéro-phosphate de soude
à 50 p. 100   20 gr.
Sirop de fleurs d'oranger   100 —
Sirop simple   Q. S. pour un litre.
0 gr. 15 de sel par cuillerée à soupe.
Enfants.

SOLUTIONS
A. — Glycéro-phosphate de
soude à 50 p. 100   26 gr.
Eau de seltz   Q. S. pour un litre.
0 gr. 20 de sel par cuillerée à soupe.

B. — Glycéro-phosphate de
soude à 50 p. 100   0 gr. 50
Eau distillée stérilisée Q. S. pour 10 cc.
injecter chez l'enfant 1 cc.

C. — Glycéro-phosphate de
soude à 50 p. 100   2 gr.
Eau distillée stérilisée Q. S. pour 10 cc.
0 gr. 20 par cc. Injecter 1 à 10 cc. chez l'adulte.

GLYCIRRHIZINE. — V. *Réglisse.*

GLYCOGÈNE. — Hydrate de carbone, voisin de l'amidon $(C^6H^{10}O^5)^2$.

Propr. phys. et chim. — Poudre blanche, insipide, soluble dans l'eau.

Propr. et indic. thér. — A été proposé dans les cas très divers où les fonctions du foie paraissent atteintes (grandes infections : fièvre typhoïde, pneumonie, tuberculose, etc.), dans certaines intoxications chroniques (tabagisme, morphinisme) ; dans le diabète (?) ; dans les cirrhoses, dans l'hyperchlorhydrie avec amaigrissement notable (Léon Meunier), l'amaigrissement des hyperchlorhydriques ayant été attribué à la transformation des féculents en glycogène.

Formes pharm., posol. — *Us. int.* — 1 gr. par jour en *pilules* ou *capsules* enrobées de gluten.
Us. ext. — *Injections hypodermiques* : 2 à 3 cc. d'une solution à 1 p. 40.

GOMENOL (nom déposé). — Essence provenant du *Melaleuca viridiflora* (Myrtacées) et contenant un térébenthène dextrogyre dans la proportion de 10 p. 100, un eucalyptol (56 p. 100), un terpinéol (5 p. 100) et un citrène.

Propr. et indic. thér. — Antiseptique à l'égard des principaux microbes pathogènes (dépourvu de toxicité) ; désodorisant.

Employé à l'intérieur dans les bronchites chroniques, la coqueluche, etc. et surtout à l'extérieur par la toilette et la désinfection de la peau et des muqueuses (en lotions, injections vaginales, lavement) en pansement contre les brûlures, les ulcères variqueux, les crevasses du sein, les métrites ; en instillations contre les cystites tuberculeuses ; en injections intra-trachéales, hypodermiques contre les bronchites, la coqueluche ; en vaporisations, etc.

Us. int. — **Capsules** de gomenol pur ou d'huile gomenolée à 50 p. 100 (0 gr. 25 par capsule : 2 à 12 par jour).

Sirop, pâtes.

Us. ext. — Gomenol *pur* en inhalations.

Solution (2 p. 1000) pour lavage de la bouche, de la peau, injections vaginales, urétrales ; lavements ; en compresses.

Huile gomenolée à 5-10 p. 100 en injections intra-trachéales (1 à 5 cc.) ; à 10-20 p. 100 en injections hypodermiques (2 cc. à 20 cc. progressivement).

Enfants : au-dessous de 2 ans, 3 cc. à 5 cc.

—   de 2 à 3 ans, 5 cc. à 8 cc.

—   3 ans et au-dessus, 10 cc. à 15 cc.

A 33 et 50 p. 100 pour les applications chirurgicales gynécologiques.

Glycérine gomenolée : ovules ; onguent ; baume.

GOMME ADRAGANTE. — Exsudation de divers *Astragalus* (Légumineuses).

Sert à la dose de 0 gr. 30 à 0 gr. 50 p. 100 d'eau à la confection des mucilages artificiels qui permettent la mise en émulsion stable de substances non miscibles à l'eau (huiles fixes et volatiles, poudres, etc.).

GOMME AMMONIAQUE. — Gomme-résine du *Dorema ammoniacum* (Ombellifères).

Propr. phys. et chim. — Partiellement soluble dans l'eau, l'alcool, l'éther.

Propr. et indic. thér. — Expectorant, antispasmodique.

Formes pharm., posol. — *Us. int.* — 0 gr. 50 à 2 gr. en *émulsion, pilules, cachets.*

	CACHÉTS	
Gomme ammoniaque		0 gr. 20
Poudre de Dover		0 gr. 10
Pour 1 cachet. 3 par jour. (Bronchite.)		
	PILULES	
Acide benzoïque		ãã 0 gr. 0,05
Gomme ammoniaque		

Savon médicinal	Q. S.
Pour 1 pilule. 8 à 12 par jour.	
POTION	
Gomme ammoniaque	2 gr.
— arabique pulvérisée	4 —
Sirop thébaïque	25 —
Infusion de polygala Q. S. pour 125 cc.	
Par cuillerée d'heure en heure.	

GOMME ARABIQUE. — Provient de divers *Acacias* (Légumineuses).

Propr. phys. et chim. — Soluble dans l'eau, insoluble dans l'alcool, l'éther, les huiles.

Incomp. — Avec le borax, le perchlorure de fer, l'alcool, l'acétate de plomb qui la précipitent.

Propr. et indic. thér. — Adoucissant; base des pâtes pectorales, surtout usitée comme la gomme adragante à la confection des mucilages artificiels.

Formes pharm., posol. — *Us. int.* — **Tisane :** 20 p. 1000.

Pâtes : Q. V.

Tablettes : (0 gr. 10 par tablette).

Sirop : à 10 p. 100 *ad libitum*.

PÂTE DITE DE GUIMAUVE

Gomme arabique blanche	1000 gr.
Sucre très blanc	1000 —
Eau distillée	1000 —
Eau de fleurs d'oranger	100 —
Blanc d'œuf	n° 12.

(Codex.)

. POTION BÉCHIQUE

Sirop de gomme	30 gr.
Infusé d'espèces béchiques	
Q. S. pour	150 cc.

(Codex.)

POTION GOMMEUSE

Poudre de gomme	10 gr.
Sirop simple	30 —
Eau de fleurs d'oranger	10 —
Eau distillée	Q. S. pour 150 cc.

(Codex.)

La substitution du sirop diacode au sirop simple donne le julep diacodé.

POTION SIMPLE

Sirop de gomme	30 gr.
Eau de fleurs d'oranger	20 —
Eau distillée	100 —

(Codex.)

POUDRE DES VOYAGEURS

Poudre de gomme	} ãã 60 gr.
Sucre de lait	
Poudre de réglisse	20 —
Poudre de guimauve	}
— de nitrate de potasse	ãã 10 —

10 gr. pour 1 litre d'eau (boisson diurétique, à la période de début de la blennorragie).

GOMME-GUTTE. — Résine extraite du *Garcinia Hamburii* (Clusiasées).

Princ. act. — Acide cambodgique.

Propr. et indic. thér. — Purgatif drastique utile pour obtenir des évacuations séreuses dans les hydropisies liées aux cardiopathies, au mal de Bright ; dans les états congestifs. On l'associe habituellement à d'autres purgatifs hydragogues : aloès, jalap, scammonée, coloquinte. (Entre dans la composition des pilules d'Anderson, de Bontius.)

Formes pharm., posol. — *Us. int.* — 0 gr. 10 à 0 gr. 40, en *cachets*, *pilules*. — *Enfants :* 0 gr. 05 à 0 gr. 15.

CACHETS

Gomme-gutte	} āā 0 gr. 10	
Calomel		
Poudre de jalap	0 gr. 30	

Pour 1 cachet. 1 tous les 8 jours.

PILULES DE BONTIUS

Aloès	
Gomme-gutte	} āā 0 gr. 06
— ammoniaque	

Vinaigre blanc   Q. S.

Pour 1 pilule. 1 à 4 par jour.

PILULES DE TROUSSEAU

Aloès	
Rhubarbe	} āā 0 gr. 05
Gomme-gutte	
Extrait de coloquinte	0 gr. 01
Extrait de jusquiame	0 gr. 02
Essence d'anis	0 gr. 004

Pour 1 pilule. 1 par jour.

GOSSIPIUM HERBACEUM. — V. *Coton.*

GOUDRON VÉGÉTAL. — Goudron de Norvège.

Propr. phys. et chim. — Liquide épais, d'un brun noirâtre, provenant de la distillation du pin maritime (Conifères), de réaction acide ; renferme de nombreux produits dont le principal est la créosote. Soluble dans l'alcool, l'acide acétique, l'éther, les huiles, l'acétone, les essences, le chloroforme, la benzine, les solutions alcalines (bicarbonate de soude notâmment). De constitution très différente de celle du goudron de houille. (V. *Coaltar.*)

Propr. et indic. thér. — A l'intérieur, employé comme modificateur de la muqueuse bronchique dans la bronchite chronique.

A l'extérieur, usité en pommade contre le psoriasis, l'eczéma sec, la séborrhée du cuir chevelu ; en fumigations contre la bronchite.

Formes pharm.. posol. — *Us. int.* — 0 gr. 20 à 1 gr. en *capsules, sirop* (3 p. 1000), *solution, eau goudronneuse saturée.*

Us. ext. — *Pommade* (au 10e), fumigations (*cigarettes*), *vaporisations.*

ÉMULSION

Goudron végétal	20 gr.
Alcool à 90°	100 —
Teinture de quillaia	100 —

Eau distillée chaude Q. S. pour un litre.

1 cuillerée à café dans un peu d'eau aux repas.

(Codex.)

PILULES

A. — Goudron	} āā 0 gr 10	
Baume de tolu		
Benzoate de soude	0 gr. 06	

Pour 1 pilule. 6 par jour.

B. — Goudron		
Gaïacol cristallisé	} āā 0 gr. 05	
Poudre de benjoin		
Phosphate de chaux	} āā Q. S.	
Savon médicinal		

Pour une pilule. 6 à 8 par jour.

POMMADE

Savon noir	5 gr.
Goudron purifié	10 —
Vaseline	35 —

(Contre le prurit, à surveiller.)

SIROP

Acide phénique	1 gr.
Alcool	10 —
Sirop de bourgeons de sapins	250 —
Sirop de goudron Q. S. pour	500 cc.

2 à 4 cuillerées à soupe par jour.

SOLUTION POUR VAPORISATIONS

Goudron	100 gr.
Essence d'eucalyptus	5 —
Teinture de benjoin	10 —
Eau Q. S. pour	1 litre.

GRENADIER. — *Punica granatum* (Myrtacées).

Part. empl. — Écorce de la racine.

Princ. act. — Pelletiérine, iso-pelletiérine, méthylpelletiérine, pseudo-pelletiérine (ces deux dernières non tænifuges).

Propr. et indic. thér. — Tænifuge.

Formes pharm., posol. — *Us. int.* — **Écorce fraîche**, en décoction, 50 à 60 gr. — *Enfants* : 20 p. 250.

Poudre d'écorce. — *Enfants* : 0 gr. 10 à 0 gr. 20 par année.

Extrait mou. — 10 à 25 gr.

<table>
<tr><td colspan="2">APOZÈME</td><td colspan="2">DÉCOCTION</td></tr>
<tr><td>Écorce fraîche de racine de grenadier</td><td>60 gr.</td><td>Écorce de racine de grenadier</td><td>50 gr.</td></tr>
<tr><td>Eau</td><td>750 —</td><td>Eau Q. S. pour décocté</td><td>250 —</td></tr>
<tr><td colspan="2">Faire macérer pendant 6 heures. Faire bouillir à feu doux pour réduire à 500. Passez. A prendre en 3 fois à 1/2 heure d'intervalle.</td><td>Passez et ajoutez :
Extrait éthéré de fougère mâle
Gomme pulvérisée</td><td>} ãã 2 gr.</td></tr>
<tr><td colspan="2"></td><td>Teinture de vanille</td><td>2 gr.</td></tr>
<tr><td colspan="2"></td><td>Sirop de menthe</td><td>30 —</td></tr>
</table>

PELLETIÉRINE. — Principe actif de l'écorce de grenadier C8H15AzO.

Propr. phys. et chim. — Liquide oléagineux, altérable à l'air. Soluble dans 20 fois son poids d'eau, en toutes proportions dans l'alcool, l'éther, le chloroforme. Forme avec les acides sulfurique, azotique, tannique des sels très hygrométriques.

Toxic. — Vertiges, crampes dans les mollets ; parfois un peu de diplopie.

Propr. et indic. thér. — Tænifuge, comme le grenadier. Il est préférable d'employer les préparations de grenadier, où la pelletiérine se trouve associée au tannin, ce qui la rend moins toxique.

Formes pharm., posol. — *Us. int.* — On utilise exclusivement le tannate mixte de pelletiérine et d'iso-pelletiérine (préparé par la décomposition du sulfate par le tannin), 0 gr. 20 à 0 gr. 50. — *Enfants* : 0 gr. 10 à 0 gr. 20.

<table>
<tr><td colspan="2">A. — Sulfate de pelletiérine</td><td></td><td colspan="2">B. — Sulfate de pelletiérine</td><td>0 gr. 25</td></tr>
<tr><td></td><td>r. 20 à 0 gr. 40</td><td></td><td colspan="2">Extrait de cachou</td><td>1 gr.</td></tr>
<tr><td>Tannin</td><td>1 r. à 1 gr. 50</td><td></td><td colspan="2">Eau distillée</td><td>15 —</td></tr>
<tr><td>Sirop tartrique</td><td>30 gr.</td><td></td><td colspan="2">Sirop d'écorces d'oranges amères</td><td>25 —</td></tr>
<tr><td colspan="2">Après, donner 30 gr. d'huile de ricin.</td><td></td><td colspan="3" style="text-align:right">(Brissemoret et Joanin.)</td></tr>
</table>

GRINDELIA ROBUSTA. — (Composées.)

Part. empl. — Capitules.

Princ. act. — Oléorésine.

Propr. et indic. thér. — Antiasthmatique ; employée dans les affeclions spasmodiques des bronches, la coqueluche et aussi contre la dypsnée des artérioscléreux.

Formes pharm., posol. — *Us. int.* — *Extrait alcoolique :* 0 gr. 15 à 0 gr. 25.

Extrait fluide : 0 gr. 30 à 1 gr. — *Enfants :* 0 gr. 10 à 0 gr. 20 par année (la meilleure préparation).

Teinture : XXX à XL gouttes. — *Enfants :* X gouttes par année.

Sirop (1 gr. d'extrait fluide pour 20 gr.). 5 à 20 gr.

MIXTURES

A. — Teinture de grindelia robusta — 30 gr.
— de convallaria maialis — 10 —
Teinture de scille — 5 —
XV gouttes 3 fois par jour. (Dyspnée des artérioscléreux. Huchard.)

B. Teinture de grindelia robusta
Teinture de belladone
— de racines d'aconit
} ãã 10 gr.
X gouttes après les quintes de toux. (Coqueluche.)

GRUAU. — V. *Avoine.*

GUACO. — *Aristolochia Cymbifera* (Aristolochiées).

Part. empl. — Racine.

Propr. et indic. thér. — Antiprurigineux (Butte). Préconisé contre les eczémas prurigineux, le prurit généralisé, le prurigo de Hebra, le prurit sénile, etc.

Formes pharm., posol. — *Us. int.* — *Extrait :* 0 gr. 20-0 gr. 60 en pilules.

Sirop : 15 à 30 gr.

GUARANA. — *Paullinia Sorbilis* (Sapindacées).

Part. empl. — Semences.

Princ. act. — Tannin, caféine (5 p. 100).

Propr. et indic. thér. — Tonique; antidiarrhéique (entéro-colite dysentériforme, de Saint-Philippe); antinévralgique, contre la migraine (la caféine est préférable).

Formes pharm., posol. — *Us. int.* — *Poudre :* 0 gr. 50 à 2 gr. en cachets (la meilleure préparation). — *Enfants :* 0 gr. 20 à 1 gr.

Teinture : 10 à 20 gr. en potion.

Extrait alcoolique : 0 gr. 30 à 1 gr.

Décocté : 3 p. 200. — *Enfants :* 0 gr. 50 p. 60 gr. à 100 gr.

GUIMAUVE. — *Althœa officinalis* (Malvacées).

Part. empl. — Racine, feuilles, fleurs.

Princ. act. — Mucilage.

Propr. et indic. thér. — Émolliente (racines, feuilles) ; béchique (fleurs).

Formes pharm., posol. — *Us. int.* — *Infusion de feuilles ou de fleurs :* 20 p. 1000.

Sirop : *ad libitum*.

Us. ext. — **Décoction de racines :** 20 p. 1000, en gargarisme, lotion, lavement. (Fait partie des espèces émollientes ; feuilles de mauve, guimauve, bouillon blanc, seneçon commun, pariétaire).

GARGARISME			
		Miel	50 gr.
Racines de guimauve	10 gr.	Eau	500 —
Tête de pavot	n° 1.		

GURGUM (BAUME DE). — Produit par divers *diptérocarpus* (Diptérocarpées).

Mêmes propriétés et posologie que le baume de copahu.

MIXTURE			
		Eau de chaux	60 gr.
Baume de gurgum	30 gr.	Pour tampons vaginaux (Vidal).	

GUTTA-PERCHA. — *Produit du Dichopsis gutta, du Sapota muelleri* (Sapotacées).

Formes pharm., posol. — *Us. ext.* — En solution dans le chloroforme (traumaticine. V. *Chloroforme*) ; laminée (pansements).

GYNOCARDIA ODORATA ou CHAULMOOGRA (Bixacées).

Part. empl. — Huile extraite des semences (brune, d'odeur et de saveur nauséeuses).

Princ. act. — Acides gynocardique et palmitique.

Propr. et indic. thér. — Employée contre la lèpre.

Formes pharm., posol. — *Us. int.* — **Huile** : V à XXX gouttes et plus (jusqu'à CC gouttes ; Leloir) en capsules ou pilules. — *Enfants :* II à III gouttes dans du lait.

Us. ext. — **Emplâtre; savon.**

Pommade : à 20 p. 100.

Lavement (12 cc. d'huile émulsionnée dans 75 cc. de lait chaud).

Injections hypodermiques. — 5 cc. deux fois par semaine (Jeanselme), stérilisée et filtrée à la bougie Chamberland).

POMMADE			
		Vaseline	5 parties.
Huile de chaulmoogra	2 parties.	Paraffine	1 —
			(Vidal.)

GYNOCARDIQUE (ACIDE). — Principe actif de l'huile de chaulmoogra.

Propr. et indic. thér. — Celles de l'huile de chaulmoogra.

Formes pharm., posol. — *Us. int.* — 1 à 3 gr. en **capsules** de 0 gr. 20.

H

HAMAMELIS VIRGINICA Witch Hazel ; noisetier de sorcière (Saxifragacées).

Part. empl. — Écorce, feuilles.

Princ. act. — Acide gallique, tannin.

Propr. et indic. thér. — Médicament vaso-constricteur employé contre les hémorragies, hémoptysies (Chauffard), métrorragies ; et surtout les affections des veines : les hémorroïdes, les varices (action incertaine. Guy).

Formes pharm., posol. — *Us. int.* — **Eau distillée:** 15 à 60 gr.

Extrait fluide : 4 à 10 gr. en potion. (La meilleure préparation.)

Extrait mou : en pilules, 0 gr. 30 à 1 gr.

Extrait sec (Hamameline), en pilules, 0 gr. 05 à 0 gr. 20.

Teinture (au 5ᵉ) : 2 à 5 gr. — *Enfants :* V à X gouttes par année.

Us. ext. — **Pommade** (1 gr. de teinture pour 10 de vaseline).

Suppositoires : avec extrait sec, 0 gr. 05 à 0 gr. 15.

ÉLIXIR

Extrait fluide d'hamamelis 30 gr.
Sirop d'écorces d'oranges amères 500 —
Vanilline 0 gr. 05
Alcool à 90° 200 gr.
Eau distillée Q. S. pour 1 litre.
1 cuillerée à soupe contient 0 gr. 50 d'extrait fluide.

MIXTURES

A. — Teinture d'hamamelis 20 gr.
Glycérine anglaise 60 —
2 à 3 cuillerées. (Ferrand.)

B. — Teinture d'hamamelis, Teinture d'hydrastis canadensis àā 15 gr.
Acide chlorhydrique V gouttes
XX gouttes, trois fois par jour.

C. — Extrait fluide d'hamamelis, Extrait fluide d'hydrastis canadensis àā 15 gr.
Glycérine 90 gr.
Par cuillerées à café.

PILULES

Extrait d'hamamelis, — de capsicum àā 0 gr. 05
Extrait d'hydrastis canadensis 0 gr. 02
Pour 1 pilule. 2 ou 3 par jour.

POMMADE

Lanoline 20 gr.
Vaseline 20 —
Teinture de benjoin 10 —
Extrait d'hamamelis 5 —
Ergotine 5 —
Acide phénique 0 gr. 50
(Prurit lié à des varices anales, Brocq.)

SIROP

Extrait fluide d'hamamelis, Sirop d'écorces d'oranges amères àā 50 gr.
Teinture de vanille XX gouttes.
4 à 6 cuillerées à café par jour.
(Dujardin-Beaumetz.)

HASCHISCH. — V. *Chanvre indien.*

HÉDONAL. — Méthylpropylcarbinoluréthane.

$$AzH^2 - CO\text{-}O\text{-}CH \begin{cases} CH^3 \\ C^3H^7 \end{cases}$$

Propr. phys. et chim. — Poudre blanche cristalline, d'odeur aromatique, de saveur rappelant celle du menthol. Soluble dans l'eau à 37° à raison de 1 p. 102.

Toxic. — A peu près nulle. Hallucinations à la suite de l'emploi prolongé.

Propr. et indic. thér. — Hypnotique plus actif que le chloral(?) (Duser), procurant un sommeil calme. Utile surtout dans l'insomnie des maladies aiguës ou des états chroniques, sans troubles mentaux; dans l'insomnie neurasthénique.

Formes pharm., posol. — *Us. int.* — 2 à 3 gr. en une fois, le soir, en cachets, solution dans un grog, du punch.

HÉLÉNINE. — V. *Aunée.*

HELMITOL. — Citrate d'hexaméthylènetétramine $C^7H^8O^7C^6H^{12}Az^4$.

Propr. phys. et chim. — Fines aiguilles, blanches, sans odeur; d'un goût acidulé, agréable. Soluble dans 8 parties d'eau (1 gr. représente 0 gr. 407 d'urotropine).

Propr. et indic. thérap. — Antiseptique des voies urinaires (dégagement de formaldéhyde).

Formes pharm., posol. — *Us. int.* — 3-4 gr. en *cachets.*

Us. ext. — *Solution* à 1-2 p. 100 pour lavages de la vessie.

HÉMOGLOBINE. — Principe albuminoïde cristallisable qui constitue la matière colorante des globules rouges.

Propr. phys. et chim. — Cristaux rouge brun donnant avec l'eau distillée des solutions limpides d'un beau rouge pourpre. Soluble dans 8 à 10 parties d'eau, dans la glycérine hydratée, dans 5 p. 100 d'alcool à 10 p. 100; 100 gr. renferment 0 gr. 40 de fer environ.

Incomp. — Avec l'alcool et le tannin, les vins rouges chargés en alcool.

Propr. et indic. thér. — Ferrugineux, employé dans les différentes anémies. (Action des plus douteuses.)

Formes pharm., posol. — *Us. int.* — 2 à 10 gr. en *cachets, dragées, sirop, vin* (vin blanc.)

SIROP		
Hémoglobine	50 gr	1 cuillerée à soupe contient 1 gr.
Sirop de sucre	1000 —	d'hémoglobine.

HERMOPHÉNYL. — V. *Mercure phénoldisulfonate de sodium.*

HÉROÏNE (CHLORHYDRATE D'). $C^{17}H^{17}AzO^3 (CO-CH^3)^2$. HCl (Chlorhydrate de diacétylmorphine).

Propr. phys. et chim. — Petits cristaux blancs, inodores, très solubles dans l'eau, beaucoup moins dans l'alcool, l'éther et les huiles.

Incomp. — Alcalins, apomorphine.

Toxic. — Supérieure à celle de la morphine (0 gr. 038 par kilogr.).

Propr. et indic. thér. — Utilisé contre la toux des phtisiques, la toux coqueluchoïde, la dyspnée, l'asthme. Dix fois plus active que la codéine ; action élective sur les phénomènes respiratoires (diminution de l'excitabilité du centre bulbaire).

Formes pharm., posol. — *Us. int.* — 0 gr. 005 à 0 gr. 02 en *cachets, pilules, potion, sirop, solution.*

Us. ext. — Trois à neuf milligr. en *injections hypodermiques.* (Solution à 1 p. 100).

CACHETS

Trional	1 gr.
Chlorhydrate d'héroïne	0 gr. 005

Pour 1 cachet. A prendre le soir avec une boisson chaude. (Sueurs nocturnes des phtisiques.)

POTION

Chlorhydrate d'héroïne	0 gr. 02
Sirop de fleurs d'oranger	30 gr.
Eau de laurier-cerise	10 —
Eau distillée	Q. S. pour 150 cc

0 gr. 002 par cuillerée à soupe.

SIROP

Chlorhydrate d'héroïne	0 gr. 02
Sirop de tolu	60 gr.

La moitié le soir.

SOLUTIONS

A. —
Chlorhydrate d'héroïne	0 gr. 10
Eau de laurier-cerise	20 gr.

XV à XX gouttes (soit 0 gr. 004 à 0 gr. 005 de sel) dans de l'eau sucrée. 3 ou 4 fois par jour.

B. —
Chlorhydrate d'héroïne	0 gr. 10
Iodure de potassium	6 gr.
Eau distillée	20 —

XV à XX gouttes, 3 fois par jour. (Bronchite avec emphysème.)

HÉTOL. — V. *Cinnamate de soude.*

HEXAMÉTHYLÈNE TÉTRAMINE. — V. *Urotropine.*

HOLOCAÏNE. — V. *Cocaïne.*

HOMATROPINE. — V. *Belladone.*

HOUBLON. — *Humulus Lupulus* (Cannabinées).

Part. empl. — Fleurs femelles ou cônes ; Lupulin (organe glandulaire de la fleur, contenant une huile essentielle, complexe et très amère).

Propr. et indic. thér. — Tonique amer (lymphatisme, scrofule); lupulin : stomachique employé comme sédatif (érections nocturnes, etc.).

Formes pharm., posol. — *Us. int.* — *Extrait :* 0 gr. 30 à 2 gr.

Infusion ou décoction : 10 p. 1 000.

Lupulin : 0 gr. 50 à 2 gr. en cachets, pilules.

PAQUETS		Bromure de potassium 2 gr.
Sucre Lupulin	{ aa 1 gr.	Pour 1 paquet. A prendre le soir (érections nocturnes).

HOUX. — *Ilex aquifolium* (Ilicinées).

Part. empl. — Feuilles, baies.

Princ. act. — Ilicine.

Propr. et indic. thér. — Sudorifique, fébrifuge ; purgatif (baies).

Formes pharm., posol. — *Us. int.* — *Décoction de feuilles fraîches :* 30 à 60 p. 1 000.

Poudre : 6 gr.

HOUX (PETIT) ou Fragon. — *Ruscus aculeatus* (Liliacées).

Part. empl. — Rhizome.

Propr. et indic. thér. — Diurétique (fait partie des cinq racines diurétiques. V. *Ache*).

Formes pharm., posol. — *Us. int.* — *Décocté :* 20 p. 1 000.

HUILE DE FOIE DE MORUE. — Corps gras liquide extrait du foie de

la morue franche (*Gadus morrhua*. Poissons chondroptérygiens).

Propr. phys. et chim. — 3 variétés :

1° H. Blanche. Obtenue par exsudation spontanée des foies très frais, empilés à l'abri de l'air. Le commerce la remplace très souvent par les autres variétés décolorées chimiquement, ce qui leur fait perdre la majeure partie de leurs substances actives.

2° H. Blonde. Extraite par expression à froid.

3° H. Brune. Résultant d'une forte expression consécutive à un chauffage prolongé (très répugnante).

La seconde variété est plus active que l'huile blanche commerciale et plus facile à administrer que la dernière.

Princ. act. — Corps gras divers (oléine, butyrine). Combinaisons iodées et phosphorées. Acide morrhuique. Alcaloïdes divers : butylamine, amylamine, hexylamine, morrhuine, gaduine, aselline.

Propr. et indic. thér. — Agent reconstituant par excellence, particulièrement employé chez les enfants rachitiques, lymphatiques ou scrofulo-tuberculeux, dans la tuberculose pulmonaire de l'adulte, l'ostéomalacie, le diabète compliqué de tuberculose, etc.

A l'extérieur, contre le prurigo de Hebra.

Formes phar., posol. — *Us. int.* — 40 à 100 gr. et plus, pure, ou mélangée à un sirop, dans de la bière, etc. ; en émulsion ou associée au sirop d'iodure de fer, de phosphate de chaux, au sirop antiscorbutique, à l'extrait de malt ; en capsules. Sert de véhicule à la créosote (15 p. 1000), à l'iode (2 p. 1 000), au phosphore (1 p 10 000), à la lécithine (4 p. 1000). L'addition de III gouttes d'essence d'eucalyptus à 100 gr. d'huile, suffit à la désodoriser (Duquesnel).

Enfants : de 15 mois à 3 ans, 10 à 20 gr.
    —   de 3 ans à 5 ans, 20 à 30 gr.
    —   de 5 ans à 10 ans, 30 à 40 gr.

Us. ext. — Pure, en **applications locales** ; **emplâtre** ; *lavement.*

EMPLATRE

Emplâtre simple	60 gr.
Cire jaune	25 —
Huile de foie de morue	35 —

ÉMULSIONS

A. — Huile de foie de morue	140 gr.
Glycérine à 30°	60 —
Eau de fleurs d'oranger	40 —
Décoction de fucus crispus à 2,5 p. 100	160 —
Essence d'amandes amères	IV gouttes.
(P. Vigier.)	
B. — Huile de foie de morue	200 gr.
Teinture de bois de Panama	6 —
Glycérine purifiée	30 —

Eau de laurier-cerise	4 gr.
Agitez, vivement.	
Ajouter *ad libitum*	
Hypophosphite de chaux	4 gr.
Dissous dans eau	20 —
C. — Huile de foie de morue	500 gr.
Essence d'amandes amères	XX gouttes.
— de Wintergreen	XX —
Sucre pulvérisé	190 gr.
Gomme arabique	5 —
— adragante	5 —
Eau distillée	285 —
Hypophosphite de chaux	40 —
— de soude	5 —
2 à 3 cuillerées à soupe par jour.	
(Guy.)	

HUILE DE GABIAN. — V. *Pétrole.*

HUILE DE HARLEM. — V. *Cade* (Huile de).

HYDRASTIS CANADENSIS (Renonculacées).

Part. empl. — Rhizome.

Princ. act. — Hydrastine (1 p. 100), Berbérine (4 p. 100), Canadine.

Propr. et indic. thér. — Hémostatique interne (métrorragies et surtout ménorragies ; hémoptysies) ; paraît avoir une action préventive. (Médicament vasculaire hémostatique à longue échéance ; Hayem.)

Formes pharm., posol. — *Us. int.* — **Décoction** : 60 p. 1000.

Extrait fluide : 0 gr. 50 à 5 gr. (La meilleure préparation.) XLV gouttes pèsent 1 gr.

Extrait alcoolique : 0 gr. 50 a 2 gr.

Teinture (à 1 p. 10) : 0 gr. 50 à 5 gr. LIII gouttes pèsent 1 gr.

ÉLIXIRS

. -- Teinture d'hydrasti canadensis   10 gr.

Elixir de Garus   160 —

2 à 3 cuillerées à soupe par jour

B. — Extrait fluide d'hydrastis canadensis   }   ãã 5 gr.

Extrait fluide de viburnum prunifolium

Élixir de Garus   ·100 —

1 à 3 cuillerées à café par jour (ménorragies).

MIXTURES

A. — Extrait fluide d'hydrastis canadensis   }   ãã P. E.

Extrait fluide d'hamamelis

XXX gouttes, 2 ou 4 fois par jour. (Voy. *Hamamelis.*)

B. — Teinture d'hydrastis canadensis   }   ãã P. E.

Teinture de viburnum prunifolium

XX gouttes, toutes les 2 heures, dans de l'eau sucrée.

C. — Extrait fluide d'hydrastis canadensis   30 gr.

Ergotine Yvon   4 —

XX gouttes, 2 à 4 fois par jour, dans l'eau. (Métrorragies des fibromes.)

POTIONS

A. — Extrait fluide d'hydrastis canadensis   3 gr.

Sirop simple   30 gr.

Teinture d'oranges douces   5 —

Vin de Grenache Q. S. pour   150 cc.

1 cuillerée à soupe toutes les 2 heures.

B. — Teinture de noix vomique   XXX gouttes

Teinture d'hydrastis   2 gr.

Sirop d'ipéca   20-30 —

Julep gommeux   Q. S. pour 150 cc.

(Congestion pulmonaire.)

HYDRASTINE $C^{21}H^{21}AzO^6$.

Propr. phys. et chim. — Cristaux incolores, amers ; soluble dans l'alcool et dans l'éther ; insoluble dans l'eau, dédoublable par oxydation en hydrastinine et acide opionique.

Propr. et indic. thér. — Mêmes propriétés que les préparations de plante fraîche. On lui préfère l'hydrastinine.

Formes pharm., posol. — *Us. int.* — 0 gr. 10 à 0 gr. 30 en cachets, pilules. — *Enfants :* 0 gr. 01 par année.

PILULES

Hydrastine   0 gr. 05

Ergotine   0 gr. 10

Pour 1 pilule. 2 à 6 par jour.

HYDRASTININE. — Produit de l'oxydation de l'hydrastine par l'acide azotique $C^{11}H^{13}AzO^3$.

Propr. phys. et chim. — Poudre blanche peu soluble dans l'eau, soluble dans l'alcool, l'éther et le chloroforme.

On emploie exclusivement son chlorhydrate.

HYDRASTININE (CHLORHYDRATE D').

Propr. phys. et chim. — Cristaux blancs, très amers, solubles dans l'eau à laquelle ils communiquent une légère fluorescence.

Prop. et indic. thér. — Hémostatique, utile dans les hémoptysies et surtout les ménorragies, les métrorragies, liées aux fibromes utérins, à l'endométrite, etc.

Formes pharm., posol. — *Us. int.* — 0 gr. 05 à 0 gr. 10 en *pilules* — *Enfants :* 0 gr. 01 à 0 gr. 02.

Us. ext. — 0 gr. 05 à 0 gr. 10 en ***injections hypodermiques*** (solution au 10e, Falk).

PILULES		Chlorhydrate d'hydrastinine 0 gr. 03
Bromhydrate de quinine	0 gr. 10	Pour 1 pilule; 2 à 3 par jour. (Métror
Ergotine	0 gr. 05	ragies.)

HYDROCOTYLE ASIATIQUE. — *Hydrocotyle asiatica* (Ombellifères).

Part. empl. — Racine.

Princ. act. — Vellarine, tannin.

Propr. et indic. thér. — Employé dans les affections cutanées (??).

Formes pharm., posol. — *Us. int.* — **Décoction :** 10 p. 1 000.

Extrait hydroalcoolique : 0 gr. 05 à 0 gr. 10.

Sirop : contenant par cuillerée à soupe 0 gr. 05 d'extrait.

Poudre : 0 gr. 50 à 1 gr.

HYOSCIAMINE. — V. *Jusquiame.*

HYOSCINE. — V. *Jusquiame.*

HYPNAL. — V. *Antipyrine.*

HYPNONE. — Acétophénone. $C^6H^5 - CO - CH^3$.

Propr. phys. et chim. — Liquide incolore, volatil, à odeur d'amandes amères. D = 1,032 ; insoluble dans l'eau, soluble dans l'alcool, l'éther, 60 p. 100 de glycérine, l'huile et les essences. XL gouttes pèsent 1 gr.

Propr. et indic. thér. — Hypnotique (insomnies nerveuses). Contreindiqué chez les cardiaques. Communique une mauvaise odeur à l'haleine.

Formes pharm., posol. — *Us. int.* — IV à VIII gouttes (0 gr. 10 à 0 gr. 20) dans du thé, en ***capsules*** (de 0 gr. 05), ***perles, potion, looch.***

HYPNOPYRINE. Combinaison de chloral et de sulfate neutre de quinine.

Propr. phys. et chim. — Longues aiguilles prismatiques d'un blanc nacré, de saveur amère et d'odeur légèrement chlorée. Soluble dans 8 p. d'eau froide ; très soluble dans l'eau bouillante et l'alcool ; insoluble dans l'éther et le chloroforme.

Propr. et indic. thér. — Analgésique, hypnotique et antithermique (sans accidents secondaires fâcheux). Indiquée dans la grippe, les angines, les céphalées, névralgies, etc.

Formes pharm., posol. — *Us. int.* — 1 à 2 gr. en **cachets**, *pilules, sirop* (avec le sirop d'écorces d'oranges amères).

Us. ext. — **Suppositoires.**

HYPOCHLORITES. — V. *aux bases.*

HYPOPHOSPHITES. — V. *Phosphore.*

HYSOPE. — *Hyssopus officinalis* (Labiées).

Part. empl. — Sommités fleuries.
Propr. et indic. thér. — Béchique. Expectorant.
Formes pharm., posol. — *Us. int.* — **Eau distillée :** 50 à 100 gr.
Infusion : 10 p. 1000.
Sirop : 30 à 60 gr.

I

IBOGAÏNE (CHLORHYDRATE D'). — $C^{26}H^{33}Az^3O$. Alcaloïde retiré du

Tabernante Iboga (*Apocynées*). On utilise le chlorhydrate.

Propr. phys. et chim. — Corps cristallisé, presque complètement insoluble dans l'eau ; très soluble dans l'alcool, l'éther, le chloroforme.

Propr. et indic. thér. — Névrosthénique, toni-cardiaque et excitant de la nutrition (action identique à celle de la kola et de la coca) ; est de plus analgésique local. A été utilisé dans la grippe, la neurasthénie, la convalescence des maladies infectieuses.

Formes pharm., posol — *Us. int.* — 0 gr. 02-0 gr. 03 en *dragées, pilules.*

ICHTALBINE. — Albuminate d'ichtyol.

Propr. phys. et chim. — Poudre brun grisâtre, inodore et insipide.

Propr. et indic. thér. — Antiseptique intestinal (?); préférable à l'ichtyol pour l'usage interne (?).

Formes pharm., posol. — *Us. int.* — 0 gr. 50 à 3 gr. en **cachets.** — *Enfants* : 0 gr. 50 à 1 gr. par année.

ICHTYOCOLLE. — V. *Gélatine.*

ICHTHARGAN. — V. *Argent (thiohydrocarbo- sulfate d').*

ICHTYOL. — Huile formée d'hydrocarbures mêlés de produits sulfurés, azotés et phosphorés, provenant de la distillation de certaines roches bitumineuses et paraissant résulter de la décomposition de matières animales, en particulier de débris de poissons. Contient 2,5 p. 100 de son poids de soufre (Prunier) à l'état brut. On emploie le produit traité par l'acide sulfurique et neutralisé soit par la soude (sulfo-ichtyolate de soude), soit par l'ammoniaque (ichtyolammonium).

Propr. phys. et chim. — Liquide très visqueux, noirâtre, d'un odeur et d'une saveur désagréables. Complètement soluble dans un mélange d'éther et d'alcool. Miscible avec la vaseline, les huiles et les graisses, entièrement soluble dans l'eau s'il est bien neutre et donnant seulement dans ce cas une solution stable.

Incomp. — Avec les acides, l'iode et les iodures (précipité résineux).

Propr. et indic. thér. — Préconisé à l'intérieur contre la tuberculose pulmonaire, l'asthme, les douleurs rhumatismales, la sciatique (Crocq).

Agent kératoplastique (Unna), surtout employé en applications externes dans le traitement de l'acné, du psoriasis, de certains eczémas séborrhéiques (Unna), de la blépharite ciliaire, des brûlures, des engelures, des gerçures du sein, de l'hyperhidrose, de la plaque érysipélateuse, des piqûres d'insectes. Employé en lavements contre l'entéro-colite muco-membraneuse (Bourget), en injections urétrales contre la blennorragie, en pansements contre la métrite.

Formes pharm., posol. — *Us. int.* — 0 gr. 10 à 2 gr. en **capsules, en solution.** — *Enfants* : 0 gr. 50 à 2 gr.

Us. ext. — **Solution aqueuse** bien neutre à 5 à 10 p. 100 (injections urétrales), à 1 p. 100, lavages urétraux ou vésicaux. — **Pommade** 5 p. 100 (dermatoses), 1 p. 100 (yeux). — **Suppositoires** de 0 gr. 30 à 0 gr. 60. — **Glycérolé, emplâtre, collodion, savon, traumaticine,** 5 à 10 p. 100. — **Ovules** à la glycérine solidifiée avec 0 gr. 10 à 0 gr. 50 d'ichtyol.

COLLE			COLLODION	
Gélatine blanche	35 gr.		Ichtyol	1 gr.
Oxyde de zinc	25 —		Collodion	9 —
Glycérine	35 —		En badigeonnages 2 ou 3 fois par jour	
Eau distillée	75 —		sur les nœvi. (Unna.)	
Ichtyol	20 —		GLYCÉRÉ	
Chauffer et appliquer en badigeonnages sur les ulcères.			Ichtyol	10 gr.
			Glycérine	90 —
			Pour pansements vaginaux.	

LAVEMENTS

A. — Ichtyol .... 1 gr.
Eau .... 1000 —
  Pour lavages de l'intestin dans l'entéro-colite muco-membraneuse infantile. (Comby.)

B. — Ichtyol .... 20 gr.
Eau distillée bouillie, Q. S. pour 100 cc.
  2 à 5 cuillerées à café pour un litre et demi d'eau bouillie, lavages intestinaux. (Mathieu.)

LINIMENT

Ichtyol .... 20 gr.
Baume tranquille .... 30 —
Chloroforme .... 30 —
  (Sciatique.)

MIXTURE

Extrait de belladone .... 0 gr. 50
Chlorhydrate de cocaïne .... 0 gr. 05
Ichtyol .... 6 gr.
  Pour imbiber des tampons que l'on maintiendra dans l'anus pendant 5 minutes. (Fissure anale, Katzehstein.)

PATE

Ichtyol .... 1 gr.
Oxyde de zinc ⎫
Amidon   ⎬ ãã 12 —
Vaseline .... 25 —
  (Jessner.)

POMMADES

A. — Ichtyol .... 10 gr.
Acide salicylique .... 0 gr. 10
Essence de térébenthine .... 10 gr.
Lanoline .... 100 —
  (Sciatique.)

B. — Ichtyol .... 2 gr.
Soufre .... 2 —
Vaseline .... 20 —
Lanoline .... 20 —
  Eczéma séborrhéique, enfants. (Chatelain.)

C. — Acide salicylique .... 1 gr.
Ichtyol .... 3 —
Vaseline .... 10 —
Lanoline .... 20 —
  Appliquer le soir. (Acné.)

D. — Ichtyol .... 2 gr.
Sous-nitrate de bismuth .... 2 —
Précipité blanc .... 2 gr.
Vaseline .... 20 —
  (Acné, de Hebra.)

E. — Ichtyol .... 5 gr.
Lanoline .... 20 —
Huile de vaseline .... 10 —
  Enduire une mèche de gaze de cette pommade (traitement abortif des furoncles de l'oreille).

F. — Ichtyol .... 25 gr.
Eau .... 15 —
Lanoline anhydre .... 25 —
  Hyperidrose plantaire. (Unna.)

SOLUTIONS

A. — Ichtyol .... 5 gr.
Alcool .... 50 —
Ether .... 50 —
  Pour lotions. (Acné.)

B. — Ichtyol .... 15 gr.
Eau distillée .... 50 —
  XX gouttes à chaque repas.

C. — Ichtyol .... 10 à 50 gr.
Eau .... 100 —
  En compresses contre le rhumatisme musculaire, la sciatique.

SUPPOSITOIRES

Ichtyol .... 0 gr. 25 à 0 gr. 50
Extrait de belladone .... 0 gr. 01
Extrait de jusquiame .... 0 gr. 01
Beurre de cacao .... Q. S.
  Spermatorrhée, prostatite. (Colin.)

SUPPOSITOIRES URÉTRAUX.

  Au beurre de cacao ou à la glycérine solidifiée, contenant chacun 0 g. 05 d'ichtyol à pousser dans l'urètre avec une bougie conique n° 9.

IODANTIPYRINE. — V. *Antipyrine.*

IODE.

Propr. phys. et chim. — Cristaux octaédriques, d'un éclat métallique, D = 4,95. Soluble seulement dans 7 000 p. d'eau, 10 p. d'alcool à 95°, 20 d'éther et de chloroforme, 53 de glycérine. Soluble dans 2 p. d'acétone, les huiles, la vaseline, la lanoline, les solutions d'iodures alcalins. Forme des combinaisons avec le tannin et certains principes contenus dans le vin.

Les taches fraîches d'iode s'enlèvent au moyen d'une solution d'ammoniaque, de carbonate de soude, d'iodure de potassium, d'hyposulfite de soude (1 à 10 p. 100).

Incomp. — Avec les alcalis, les carbonates alcalins, les sels d'argent, de mercure, de plomb, les cyanures, l'eau de laurier-cerise, les alcaloïdes, la gomme, l'amidon.

Toxic. — A doses thérapeutiques, l'iode administré à l'intérieur (sous forme de teinture) peut déterminer des troubles digestifs (gastralgie, vomissements); en applications locales la teinture a parfois provoqué l'albuminurie chez les enfants; les injections interstitielles ont provoqué des accidents mortels.

Propr. et indic. thér. — L'iode détermine une hyperleucocytose avec mononucléose; il a une action élective sur le tissu lymphoïde dont il exalte le pouvoir immunisant à l'égard des infections (M. Labbé).

Employé à l'intérieur comme antituberculeux, notamment dans les adénopathies; comme antisyphilitique; comme résolutif dans le goitre simple, le rhumatisme chronique ; comme antiémétisant (vomissements incoercibles). Les solutions d'iode ioduré sont préférables, pour l'usage interne, à la teinture plus altérable. En applications externes, comme révulsif dans les arthrites, les synovites, les points de côté de diverses causes, comme moyen abortif contre les furoncles, comme topique contre la pelade, etc., sous forme de teinture d'iode ou de glycérine iodée; en badigeonnages sur les muqueuses (gingivo-stomatites, angines chroniques, vaginite, métrite cervicale) et sur les plaies infectées ou à bourgeons exubérants; en injections dans les séreuses (hydrocèle, hygroma); en injections sous-cutanées (pustule maligne; Davaine, A. Richet, Verneuil); en injections interstitielles (abcès froids, kystes, fistules, trajets fistuleux, pustule maligne; goitre; Luton, Duguet). Pour les applications sur la peau et les muqueuses, on a recours presque exclusivement à la teinture qui s'évapore rapidement; pour les injections interstitielles et sous-cutanées, soit à cette teinture (goitre), soit à des solutions d'iode ioduré.

Formes pharm., posol. — *Us. int.* — 0 gr. 01 à 0 gr. 20 en sirop tannique, *solution iodurée, teinture, vin.* — *Enfants : Sirop iodotannique,* 2 gr. par année.

Teinture (au 1/13) : V à XL gouttes dans du lait, du vin d'Espagne. LXI gouttes pèsent 1 gr. et contiennent 0 gr. 077 d'iode; 1 goutte, 0 gr. 0012 d'iode. — *Enfants :* 1 goutte par année.

Us. ext. — **Teinture en badigeonnages**; en *injections* (1/2 à 1 cc.) ; injections interstitielles dans le corps thyroïde. Injections hypodermiques d'une solution de teinture d'iode iodurée à 1/100 ou 1/200; pratiquer une série d'injections de II à IV gouttes, au pourtour *de la pustule maligne* ; **collodion, coton iodé, gargarismes, glycérés, huiles, lavements, pommades, tampons vaginaux. Injections hypodermiques d'huile** iodée.

COLLODION

Iodé	1 gr.
Collodion élastique	20 —

(Pelades ; péritonites.)

COTON IODÉ

Contient 8 p. 100 d'iode (qu'il abandonne peu à peu ; recouvrir d'un imperméable).

GARGARISMES

A. — Teinture d'iode } āā 10 gr.
Glycérine

Décoction de roses de Provins	200 —

(Ulcérations syphilitiques bucco-pharyngées.)

B. — Iode	0 gr. 25
Iodure de potassium	0 gr. 25
Sirop diacode	60 gr.
Eau distillée	250 —

Se gargariser 3 fois par jour. (Pharyngite. Lubet-Barbon.)

GLYCÉRÉS

A. — Teinture d'iode	4 gr.
Glycérine	40 —

Pour pansements intra-laryngiens.

B. — Teinture d'iode } āā 40 gr.
Tannin

Glycérine	150 —

Pour pansements vaginaux. (Chéron.)

C. — Iode métalloïdique	0 gr. 30
Iodure de potassium	2 gr.
Menthol	0 gr. 15
Glycérine	30 gr.

Pour badigeonnages sur les amygdales.

D. — Iode	1 gr.
Iodure de sodium	2 —
Glycérine	50 —

1 cuillerée à café dans 1/2 verre d'eau tiède pour gargarisme à répéter 3 fois par jour. (Pharyngite.)

HUILES IODÉES

A. — *Huile de foie de morue iodée*

Iode	1 gr.
Huile de foie de morue	1000 —

1 à 2 cuillerées à soupe.

B. — *Huile iodée* (huile d'œillette ou de sésame), contient 40 p. 100 de son poids d'iode, soit 0,54 par cc.

MIXTURES

A. — Teinture d'iode } āā 4 gr.
— d'aconit

Gaïacol synthétique cristallisé	2 gr.

En friction sur les gencives. (Odontalgie.)

B. — Teinture d'iode } āā P. E.
Chloroforme

V gouttes dans de l'eau (vomissements).

C. — Teinture d'iode	3 gr.
Essence de térébenthine	6 —
Huile de ricin	8 —
Alcool à 90°	48 —
Collodion	100 —

Badigeonner la surface velue, 3 ou 4 jours de suite. (Épilatoire) (Butte.)

D. — Teinture d'iode } āā 5 gr.
Hydrate de chloral

Acide phénique neigeux

Pour frictions tous les 3 jours sur les plaques de pelade. (Brocq.)

POMMADE

Iode	1 gr.
Iodure de potassium	2 —
Vaseline	} āā 15 —
Lanoline	

SIROPS

A. — *Sirop de quinquina iodé à 1/1000.*

Iode	1 gr. 20
Alcool à 90°	15 gr.

Sirop de quinquina, Q. S. pour 1 litre.

20 gr. renferment 0 gr. 02 d'iode.

2 cuillerées à soupe par jour.

B. — *Sirop iodo-tannique.*

Iode	2 gr. 40
Alcool à 90°	25 gr.
Extrait sec de ratanhia	10 —
Vanilline	0 gr. 05
Sirop simple	Q. S. pour 1 litre

0 gr. 04 d'iode par cuillerée à soupe, 2 par jour.

ou

Iode	2 gr.
Tanin	4 —
Eau distillée	360
Sucre blanc	640 —

(Grimbert.)

C. — *Sirop de raifort iodé ou sirop antiscorbutique iodé.*

Iode	1 gr.
Alcool à 90°	15 —
Sirop de raifort iodé	985 —

20 gr. renferment 0 gr. 02 d'iode.

2 cuillerées à soupe par jour (ne pas l'associer au sirop d'iodure de fer, le tannin du sirop antiscorbutique étant précipité par le fer).

D. — *Sirop iodo-tannique phosphaté*

Phosphate monocalcique	} ãã 10 gr.
Eau distillée	

Sirop iodo-tannique, Q. S. pour 500 cc.

20 gr. renferment 0 gr. 40 de phosphate monocalcique et 0 gr. 04 d'iode.

E. —
Iode	1 gr.
Extrait de ratanhia	5 —
Glycéro-phosphate de soude	15 —
Sirop de cerises	Q. S. pour 500 cc.

1 cuillerée à soupe avant chaque repas. (Rachitisme.)

F. —
Iode	0 gr. 10
Iodure de potassium	0 gr. 50
Arséniate de soude	0 gr. 10
Sirop d'écorces d'oranges amères	300 gr.

1 cuillerée à soupe à chaque repas.

SOLUTIONS

A. — *Solution de Lugol.*

Iode	0 gr. 20
Iodure de potassium	0 gr. 40
Eau	1 litre.

1 verre à bordeaux contient 0 gr. 012 d'iode.

(Us. int.)

(Antidote des empoisonnements par les alcaloïdes.) On peut rendre cette solution gazeuse en versant dans le verre, au moment de l'emploi, 0 gr. 15 de bicarbonate de soude et 0 gr. 15 d'acide citrique.

B. —
Iode	} ãã 5 gr.
Iodure de potassium	
Alcool	50 —
Eau	90 —

(Us. ext.)

C. —
Iode	2 gr.
Iodure de potassium	4 —
Eau distillée	24 —

V à X gouttes au repas, 2 fois par jour.

D. — *Solution à 1/100° pour injections hypodermiques.*

Iode métalloïdique	2 gr. 20
Iodure de potassium	2 gr.
Eau distillée et stérilisée	200 —

Injecter 1 cc. (tuberculoses chirurgicales; Dutrane.)

E. — *Solution pour injections intra-utérines.*

Iode métalloïdique	3 gr.
Iodure de potassium	6 —
Eau bouillie	1 000 —

TEINTURES

La teinture du Codex s'altère facilement ; il se produit de l'acide iodhydrique et un peu d'éther iodhydrique.

On peut s'assurer qu'elle contient ou non de l'acide en l'étendant d'eau ; la teinture d'iode ne précipite pas quand elle renferme de l'acide iodhydrique en quantité notable.

A. — *Teinture d'iode morphinée.*

Teinture d'iode.	15 gr.
Chlorhydrate de morphine	0 gr. 50

B. — *Teinture d'iode iodurée.*

Iode métalloïdique	1 gr.
Iodure de potassium	1 —
Eau distillée	1 —
Teinture d'iode	27 —

Contient 1/10° d'iode.

C. — *Teinture d'iode gaïacolée.*

Teinture d'iode	30 gr.
Gaïacol synthétique	3 gr.

En badigeonnages sur les points de côté ; contre la pleurésie.

VIN		Iode	0 gr. 02
Vin iodo-tannique.		Tannin	0 gr. 01
Iode pur	1 gr. 30	Iodure de sodium	0 gr. 30
Iodure de sodium	2 gr.	On peut y ajouter :	
Tannin pur	2 gr. 60		
Eau distillée	20 gr.	Lactophosphate de chaux	16 gr. 60
Sirop d'écorces d'oranges	160 —	dissous dans eau	50 gr.
Vin de Muscat, Q. S. pour 1 litre.		Pour obtenir le vin iodo-tannique	
15 cc. renferment :		phosphaté contenant 0 gr. 25 de phosphate pour 15 gr.	

IODATE DE SODIUM IO_3Na.

Propr. phys. et chim. — Cristaux blancs, solubles dans l'eau.

Propr. et Indic. thér. — A été employé contre la méningite cérébro-spinale (Ruhemann).

Formes pharm., posol. — *Us. int.* — 0 gr. 40-0 gr. 60 en *solution.*

IODE (TRICHLORURE D') ICl_3.

Propr. phys. et chim. — Aiguilles jaune orangé ; soluble dans l'eau (dégage du chlore).

Propr. et indic. thér. — Employé comme topique dans les affections pharyngées.

Formes pharm., posol. — *Us. ext.* — Solution à 1 p. 1000 en gargarisme.

IODIPINES. — Combinaisons d'huile de sésame et d'iode, l'une à 10 p. 100 ; l'autre à 25 p. 100. Une partie de cet iode se dédouble mettant l'iode en liberté ; l'autre se fixe dans le tissu conjonctif sous-cutané, les muscles, le foie, la moelle osseuse.

Propr. et indic. thér. — Mêmes applications thérapeutiques que l'iode. Aurait l'avantage de ne pas donner lieu aux accidents habituels de l'iodisme (?). Employée à l'intérieur dans l'asthme, l'emphysème (Otto Frese), la syphilis, etc. ; en injections sous-cutanées contre la sciatique, les névralgies.

Formes pharm., posol. — *Us. int.* — *Iodipine* à 10 p. 100 : 2 à 3 cuillerées à café par jour, dans du lait, de la bière ; 1 cuillerée à café représentant à peu près 3 gr. 5 ; soit 0 gr. 35 d'iode ; *capsules.*

Us. ext. — Iodipine à 25 p. 100 en *injections hypodermiques* : injecter 20 cc. à la fois (Klingmuller).

IODOFORME. — Méthane triiodé CHI^3. Contient 96,7 p. 100 d'iode.

Propr. phys. et chim. — Paillettes hexagonales, jaune clair, d'odeur safranée pénétrante. Insoluble dans l'eau, soluble dans 6 p. d'éther; 12 p. d'alcool à 90° bouillant; 80 p. d'alcool à 90° à froid; 14 p. de chloroforme; 3,5 p. de sulfure de carbone; 14 p. de naphtol camphré; 30 p. d'huile d'olive; 16 p. d'huile d'olive saturée de camphre; 40 p. de vaseline liquide; 30 p. de salicylate de méthyle.

Les solutions alcooliques et éthérées se décomposent au contact de l'air et de la lumière; elles prennent une teinte rouge violet et donnent naissance à de l'iode et des composés iodés. Il faut donc avoir soin de conserver ces préparations dans des flacons exactement remplis, de couleur jaune, que l'on placera dans des endroits frais et à l'abri de la lumière.

Les solutions doivent être stérilisées à basse température (par la méthode de Tyndall).

Désodorisation par le café, la coumarine, le salicylate de méthyle, etc.

Quant à l'odeur qui s'exhale de la peau après le contact avec l'iodoforme, on peut la faire disparaître au moyen de lotions d'eau de fleurs d'oranger.

Incomp. — Avec l'azotate d'argent et la glycérine (mélange caustique), avec le calomel en pommades ou paquets (formation d'iodure de mercure), avec les alcalis (décomposition).

Toxic. — L'état liquide et le contact de certains tissus favorisent l'absorption de l'iodoforme. Surveiller son emploi chez les enfants, les vieillards, les cardiaques, les cancéreux, les cachectiques. L'intolérance se traduit par des troubles digestifs (anorexie, sécheresse de la langue, nausées, vomissements), vasculaires et respiratoires (pouls fréquent et petit, dyspnée), rénaux (albuminurie) et surtout nerveux (céphalalgie, affaiblissement de la mémoire, insomnie, agitation et parfois coma; phénomènes pseudo-méningitiques chez les enfants). Goût alliacé dans la bouche, si on y met un couvert ou une pièce d'argent (formation d'iodure d'argent et d'acétylène; Poncet, de Lyon), le calomel, au contact de la salive, devient rouge. (Formation de biiodure de mercure.)

Propr. et indic. thér. — Antiseptique puissant: le pouvoir antiseptique, à peu près nul *in vitro*, est énergique en présence des tissus vivants (composés iodés formés au contact des tissus). Très employé dans le pansement des plaies opératoires ou accidentelles; des ulcérations tuberculeuses et syphilitiques, de l'ecthyma; des kératites; les injections d'éther iodoformé sont particulièrement employées dans les tuberculoses locales: abcès froids, ganglions. A l'intérieur, de plus en plus rarement, dans la tuberculose (nuisible dans les formes fébriles et éréthiques, car il prédispose aux phénomènes congestifs, aux hémoptysies). Analgésique: à ce titre, utilisé pour le traitement des fistules anales, de la rectite douloureuse, du cancer du sein et de l'utérus, du vaginisme, du prurigo, des brûlures.

Formes pharm., posol. — *Us. int.* — 0 gr. 10 à 0 gr. 60 en *perles* d'éther ou d'huile iodoformée, *pilules*.

Us. ext. — **Poudre**, en applications locales (10 gr. seraient la dose toxique); **pommade, collodion, crayons, glycéré, gaze** et **coton** (au 10ᵉ), pommades, solution éthérée (à 1/20). **Solution huileuse** (en **injections hypodermiques, intra-trachéales ;** 0 gr. 05 à 0 gr. 20 d'iodoforme; *Enfants :* 0 gr. 05).

CAPSULES

Gaïacol synthétique cristallisé	0 gr. 10
Iodoforme	0 gr. 02
Huile d'amandes douces	0 gr. 05

Pour 1 capsule.

COLLODION

Iodoforme	1 gr.
Collodion élastique	9 —

(Codex.)

CRAYONS

A. — Iodoforme   10 gr.
Gomme arabique   1 —
Amidon   1 —
Glycérolé d'amidon   Q. S.

B. — Iodoforme
Menthol   } ãã 0 gr. 05
Beurre de cacao   Q. S.

Pour un crayon du calibre du conduit auditif; à introduire le soir dans l'oreille. (Furoncle du conduit, P. Tissier.)

ÉTHER

Iodoforme	5-10 gr.
Éther sulfurique	100 gr.

(On peut injecter 30 à 60 gr. dans la cavité d'un abcès.)

GLYCÉRÉ

Iodoforme	1 gr.
Glycérine	10 —

HUILE IODOFORMÉE

A. — Huile d'olives stérilisée   30 gr.
Iodoforme   1 —
Solution pour injections hypodermiques.

B. — Iodoforme   4 gr.
Eucalyptol   12 —
Huile d'olives stérilisée   Q. S. p. 100 cc.

1 cc. renferme 0 gr. 04 d'iodoforme et 0 gr. 12 d'eucalyptol.

C. — Huile de foie de morue   1000 gr.
Iodoforme   2 —

1 cuillerée à soupe renferme 0 gr. 03 d'iodoforme.

D. — Huile d'olives stérilisée   100 cc.
Iodoforme   5 gr.

Injecter chaque jour dans la trachée 9 à 12 cc. (Tuberculose pulmonaire. Mendel.)

E. — Huile d'olive stérilisée   90 gr.
Iodoforme   10 —
Éther   20 —
Créosote   2 —

Pour injecter dans la cavité des abcès froids (Lannelongue).

NAPHTOL CAMPHRÉ IODOFORMÉ

Naphtol B camphré	14 gr.
Iodoforme	1 —

1 cc. renferme 0 gr. 07 d'iodoforme. Solution pour injections interstitielles.

Injecter 1/5 de cc., soit VII gouttes dans les ganglions tuberculeux. (J. Rebout et David.)

PILULES

A. — Iodoforme
Extrait de quinquina   } ãã 0 gr. 10
Essence de menthe   Q. S.

Pour 1 pilule.

B. — Iodoforme
Terpine   } ãã 0 gr. 05
Excipient   Q. S.

Pour 1 pilule. 5 à 10 par jour. (Tuberculose pulmonaire.)

POMMADES

A. — Iodoforme   4 g.
Vaseline   30 —
Essence de menthe   à II gouttes.
B. — Iodoforme   }
Baume du Pérou   } ãã 3 gr.
Vaseline   30 —
    (Chancres, hémorroïdes, fissures anales, etc.)

C. — Iodoforme   0 gr. 30
Lanoline Liebreich   7 gr.
Huile de vaseline   3 —
    (Kératites. Terson.)

D. — Iodoforme   0 gr. 20
Chlorhydrate de cocaïne   }
Sulfate neutre d'atropine   } ãã 0 gr. 10
Vaseline blanche   10 gr.
    3 fois par jour, gros comme un grain de blé. (Kératites, Terrien.)

POUDRES

Poudre de M. Lucas-Championnière :

A. — Poudre d'iodo-   }
forme.   }
Poudre de quinquina   }
gris   } ãã 100 gr.
Poudre de benjoin   }
   — de carbonate   }
de magnésie   }
Essence d'eucalyptus   12 gr. 50
    A renfermer en petits sachets de gaze que l'on applique sur les plaies.

B. — Poudres composées pour désodoriser l'iodoforme.

1. — Iodoforme   10 gr.
Café pulvérisé   5 —
2. — Iodoforme   10 gr.
Coumarine   2 —
3. — Iodoforme   10 —
Menthol   0 gr. 50
    ou essence de menthe   XX gouttes
4. — Iodoforme   10 gr.
Essence d'eucalyptus   L gouttes
    ou de cannelle de Ceylan.
5. — Iodoforme   10 gr.
Camphre   5 —
6. — Iodoforme   10 —
Phénol cristallisé   1 —
7. — Iodoforme   10 —
Essence de roses   IV gouttes

SUPPOSITOIRES

Iodoforme   0 gr. 20
Extrait de jusquiame   0 gr. 05
Beurre de cacao   Q. S.
    Pour 1 suppositoire (hémorroïdes, fissures anales.)

VASELINE LIQUIDE IODOFORMÉE

Vaseline liquide   100 gr.
Iodoforme   2 gr. 50
    Injecter 30 cc. dans la vessie. (Cystites tuberculeuses. Bazy.)

VERNIS

Iodoforme   10 gr.
Teinture éthérée de benjoin   90 —

IODOFORME (DI). — V. *Diiodoforme.*

IODOL. — Pyrrol tétraiodé. C^4I^4AzH. Renfermé 89 p. 100 d'iode.

Propr. phys. et chim. — Poudre cristalline jaune brun, insipide, d'une odeur de thymol. Presque insoluble dans l'eau (1 p. 5.000), la glycérine, soluble dans l'alcool absolu (1 p. 3), l'éther, les huiles, le chloroforme.

Incomp. — Avec l'oxyde jaune de mercure (mélange explosif).

Propr. et indic. thér. — Antiseptique, succédané de l'iodoforme.

A été proposé en thérapeutique oculaire (Trousseau), dans les blépharites simples ou ulcéreuses, les conjonctivites granuleuses, les kératites phlycténulaires.

Formes pharm., posol. — *Us. ext.* — *Poudre* ; *Pommade*
à 10 p. 100. *Solutions alcooliques* ou *huileuses* (altérables).

POUDRE		
Iodol	2 gr.	
Acide borique	} ãã 4 gr.	
Sucre de lait		

Les insufflations intra-nasales (rhinite purulente chez l'enfant).

IODOPYRINE ou IODANTIPYRINE. — V. *Antipyrine.*

IODURE D'AMIDON $(C^{24}H^{40}O^{20}I)^4HI$.

Propr. phys. et chim. — Corps pulvérulent, bleu foncé. Se
dissout dans l'eau en lui donnant une teinte bleue très foncée.
Propr. et indic. thér. — Celles de l'iode en général.
Formes pharm., posol. — *Us. int.* — 0 gr. 50 à 2 gr. en *sirop.*
Us. ext. — *Pommade* (1 p. 10).

SIROP	
Iodure d'amidon soluble	10 gr.
Eau distillée	350 —

Sucre blanc 640 gr.
1 cuillerée à soupe renferme 0 gr. 20
d'iodure d'amidon.

IODURE D'AMMONIUM ou IODHYDRATE D'AMMONIAQUE AzH⁴I.

Propr. phys. et chim. — Corps blanc, cristallisé en cubes
anhydres, déliquescent. Soluble dans 1 p. d'eau, l'alcool. Insoluble
dans l'éther ; de saveur très désagréable. Peu stable.
Propr. et indic. thér. — Celles des iodures en général (V. *Iodure
de potassium*) ; d'ailleurs peu usité. Employé à l'extérieur, en pommades, comme résolutif ?
Formes pharm., posol. — *Us. int.* — 0 gr. 10 à 2 gr. en solution.
Us. ext. — *Pommade* (au 10ᵉ).

IODURE D'AMYLE. — V. *Amyle.*

IODURE D'ARGENT. — V. *Argent.*

IODURE D'ARSENIC. — V. *Arsenic.*

IODURE DE CALCIUM CaI².

Propr. phys. et chim. — Longues lames nacrées, blanches. Déliquescent, soluble dans l'alcool. Très instable. Peu usité.

Incomp. — V. *Chaux et Iodure de potassium.*

Propr. et indic. thér. — Celles des iodures en général (V. KI).

Formes pharm., posol. — *Us..int.* — 1 à 4 gr. en **sirop, solu-**
tion.

SOLUTION		Eau distillée de menthe	100 gr.
Iodure de calcium	6 gr.	1 cuillerée à café dans de l'eau.	
Eau de chaux	50 —	(Le Gendre.	

IODURE D'ÉTHYLE. — V. *Éthyle.*

IODURE DE FER. — V. *Fer.*

IODURE DE LITHIUM. — V. *Lithine.*

IODURE DE MERCURE. — V. *Mercure.*

IODURE DE MÉTHYLE. — V. *Méthyle.*

IODURE DE PLOMB PbI^2.

Propr phys. et chim. — Poudre jaune ou cristaux hexagonaux,
soluble dans 1400 p. d'eau, dans les acétates alcalins, surtout en présence
d'un excès d'acide acétique (jusqu'à e40 p. 100), forme avec KI et AzH^4C
des sels doubles solubles.

Propr. et indic. thér. — Employé exclusivement à l'extérieur,
comme résolutif, en pommade.

Fomres pharm., posol. — *Us. ext.* — **Pommade** à 1 p. 10 (Codex).

IODURE DE POTASSIUM KI. — Contient 76,5 p. 100 d'iode.

Propr. phys. et chim. — Cubes, inaltérables à l'air sec; transparents quand le sel est pur; de saveur piquante et désagréable. Soluble
dans 0,8 p. d'eau, 18 p. d'alcool froid à 90o, 2,50 de glycérine. La solution
aqueuse dissout l'iode. Dissous, l'iodure s'altère à l'air et à la lumière,
par mise en liberté d'iode; il ne faut jamais prescrire de solutions trop
concentrées et devant rester longtemps sans être consommées.

Incomp. — Avec l'azotate d'argent, les sels de plomb, de mercure
(formation d'iodure insoluble); les acides, les sels acides, le chlore, le
brome, la graisse rance (mise en liberté de l'iode); le calomel et le
sublimé (formation de biiodure et de chloro-iodure), avec l'onguent mercuriel en pommade (formation d'iodures mercureux et mercurique
irritants), le chlorate de potasse (formation d'iodate de potasse) ; le sulfate
de spartéine, le permanganate de potasse.

Toxic. — Même à petites doses (0 gr. 20 à 0 gr. 50) l'iodure de potassium peut déterminer des symptômes d'intolérance : coryza, larmoiement, salivation, pharyngite et laryngite, acné, purpura, et autres exanthèmes, hémorragies diverses, céphalée, accélération du pouls et de la température, vertiges, etc... Les accidents peuvent être très graves : œdème de la glotte (particulièrement chez les sujets atteints antérieurement d'une laryngite syphilitique ou autre); œdème pulmonaire. Craindre l'intolérance chez les sujets dont les reins fonctionnent mal (brightiques, artérioscléreux), chez les arthritiques, les dyspeptiques. L'iodisme chronique, résultat d'un usage prolongé, se traduit par l'amaigrissement, des palpitations, de l'agitation, de l'insomnie.

Propr. et indic. thér. — Très nombreuses applications : médicament cardio-vasculaire par excellence, exerçant une action vaso-dilatatrice très marquée, activant et régularisant les circulations périphériques et interstitielles, diminuant par suite le travail du cœur; très indiqué dans la cardiosclérose et les différentes variétés de myocardite chronique, dans l'artériosclérose en général (sauf à la période d'œdèmes, de congestions passives), dans les anévrysmes (d'origine syphilitique ou non); dans l'asthme avec emphysème, bronchite chronique; la bronchite pseudomembraneuse (active la circulation pulmonaire et fluidifie les sécrétions).

Antisyphilitique, héroïque dans le traitement des accidents tertiaires, de certains accidents secondaires (céphalée, douleurs osseuses, etc.), et même du chancre (Ch. hyperplasique, phagédénique); médicament trophique, très utile dans la goutte, le rhumatisme chronique. Encore employé dans l'obésité, le saturnisme chronique (favorise l'élimination du plomb), l'actinomycose.

Contre-indiqué en général dans tous les cas où il existe une hypotension artérielle manifeste, car il peut provoquer de l'œdème pulmonaire et même l'asystolie; dans la tuberculose pulmonaire.

Employé à l'extérieur, comme résolutif, en pommades (?); en collyre (épisclérite, sclérite, irido-cyclite), en lavement, quand il y a intolérance gastrique.

Formes pharm., posol. — *Us. int.* — A fortes doses : 2 à 20 gr. (comme médicament antisyphilitique). A petites' doses : 0 gr. 20 à 1 gr. (comme médicament vasculaire), en *pilules, capsules, dragées* (de conservation toujours difficile), de préférence en *potion, solution, sirop.*

Enfants : 0 gr. 10 à 0 gr. 20 par année.

Les préparations iodurées doivent être prises de préférence au repas et diluées dans de l'eau, du lait, de la bière.

Us. ext. — *Collyre:* (1 à 2,5 p. 100). *Glycérés, lavement, pommade* (au 10ᵉ). *Suppositoires* (irritant).

CAPSULES	ÉLIXIR	
0 gr. 25 à 0 gr. 50 d'iodure de potassium par capsule.	Iodure de potassium	25 gr.
	Sirop de sucre	350 —
DRAGÉES	Anisette ou curaçao	150 —
0 gr. 25 par dragée.	(Fournier.)	

GLYCÉRÉ

Iodure de potassium	4 gr.
Eau	4 —
Glycéré d'amidon	22 —
	(Codex.)

MIXTURES

A. — Iodure de potassium 10 gr.
Teinture de Lobelie 20 —
Elixir parégorique 15 gr.
  XX gouttes matin et soir dans du lait. (Emphysème.)

B. — Eau distillée 50 gr.
Iodure de potassium 2 gr. 50
Teinture d'opium LX gouttes
Ergotine Yvon G gouttes
  2 à 3 cuillerées à café par jour. (Bronchite grippale, Capitan.)

PILULES

Iodure de potassium
Extrait de feuilles de } ãã 0 gr. 20
  noyer
Poudre de feuilles de noyer Q. S.
  Pour 1 pilule toluisée, 5 à 10 par jour.

POMMADE

Iodure de potassium	4 gr.
Iode	1 —
Lanoline	25 gr.
Vaseline	15 —

POTIONS

A. — Hydrate de chloral }
Iodure de potassium } ãã 2 gr
Eau 150 —
Sirop d'écorce d'oranges amères 20 —
  2 à 5 cuillerées à soupe par jour
        (Rokitansky

B. — Eau distillée 80 gr.
Sirop de fleurs d'oranger 20 —
Iodure de potassium 5 —
Extrait de jusquiame
  — thébaïque } ãã 0 gr. 10
  1 cuillerée à soupe le soir. (Bronchite chronique.)

C. — Arséniate de soude 0 gr. 02
Iodure de potassium
Bromure de potassium } ãã 2 gr.
Teinture de Lobélie
Sirop d'écorces d'oranges } ãã 60 gr.
Eau distillée de tilleul
  3 cuillerées à café par jour. (As'hme, *Enfants.*)

SIROPS

A. — Iodure de potassium } ãã 2 gr.
Teinture d'iode }
Sirop de gentiane } ãã 125 —
Sirop de quinquina }
  2 cuillerées à café par jour.
  (Scrofule infantile. Verneuil.)

B. — Iodure de potassium } ãã 25 gr.
Eau distillée }
Sirop d'écorce d'oranges amères 950 —
  1 cuillerée à soupe contient 0 gr. 50 d'iodure de potassium. (Codex.)

C. — Iodure de potassium } ãã 5 gr.
Eau distillée }
Sirop d'opium 60 —
  — d'écorce d'oranges amères 150 —
  2 c. à soupe par jour. (Asthme.)

SOLUTIONS

A. — Iodure de potassium }
Teinture de lobélie } ãã 10 gr.
  — de polygala }
Extrait d'opium 0 gr. 10
Eau 300 gr.
  1 cuillerée à soupe matin et soir (Asthme. Huchard.)

B. — Teinture d'iode 1 gr.
Iodure de potassium 10 —
Eau distillée 250 —
  2 à 3 cuillerées à café par jour. (Rhumatisme chronique.)

C. — Bromure de potassium 10 gr.
Iodure de potassium 20 —
Eau distillée 280 —
  1 cuillerée à soupe contient 0 gr. 50 de bromure et 1 gr. d'iodure. (Artériosclérose; anévrysmes aortiques.)

D. — Arséniate de soude 0 gr. 10
Iodure de potassium 10 gr.
Eau distillée 300 —
  1 cuillerée à soupe à chaque repas. (Emphysème ; rhumatisme chronique).

IODURE DE SODIUM NaI. — Contient 84,66 d'iode. La forme commerciale
est NaI2H²O, cristallisé ne contenant que 68,27 p. 100 d'iode.

Propr. phys. et chim. — Sel très déliquescent, altérable à l'air.

Propr. phys. et chim. — Les mêmes que celles de l'iodure de
potassium. Peu employé, en raison de son altérabilité et aussi de son
efficacité moins marquée, notamment comme antisyphilitique.

Formes pharm., posol. — Les mêmes que celles de l'iodure de potassium ; avoir soin de prescrire iodure anhydre ou *desséché*, pour éviter
l'emploi de l'iodure cristallisé.

IODURE DE SOUFRE. — S²I².

Propr. phys. et chim. — Corps cristallisé en aiguilles ou en lamelles, de couleur violacée, soluble dans l'eau, l'alcool, l'éther, le
chloroforme, etc.

Propr et indic. thér. — A été employé anciennement à l'intérieur
contre la scrofulo-tuberculeuse, ainsi qu'en applications externes.

Formes pharm., posol. — *Us. ext.* — *Pommade* à 1 p. 20.

IODURE DE STRONTIUM SrI².

Propr. phys. et chim. — Tables hexagonales, déliquescentes, très
solubles dans l'eau, dangereuses quand elles contiennent du baryum.

Propr. et indic. thér. — Celles de l'iodure de potassium.

Formes pharm., posol. — *Us. int.* — 0 gr. 50 à 6 gr. en *potion,
sirop, solution.*

MIXTURE		Eau de tilleul Q. S. p. 125 cc.
Iodure de strontium	5 gr.	1 cuillerée à café matin et soir.
Teinture de lobélie	15 —	(Asthme.)
— d'opium	10 —	

IPÉCACUANHA. — *Cephælis ipécacuanha* (Rubiacées).

Part. empl. — Racines de l'ipéca annelé.

Princ. act. — Céphœline : 0,80 p. 100 et émétine ou méthylcéphœline : 1,5 p. 100.

Incomp. — Avec les substances tanniques, les sels de plomb, de
mercure, et les incompatibles des alcaloïdes. (V. *Aconitine.*)

Propr. et indic. thér. — A hautes doses (1 à 2 gr.), prises à de
courts intervalles, agit comme vomitif (empoisonnements, embarras gastrique, laryngite striduleuse) ; à doses petites et fractionnées (0 gr. 05 à
0 gr. 30) comme expectorant et décongestif ; utilisé à ce titre dans les
bronchites profondes, la congestion pulmonaire et l'hémoptysie. (Contre-
indiqué chez les vieillards, les cardiaques, les sujets déprimés.) Encore
usité comme antidysentérique par la bouche et en lavement), comme

diaphorétique (poudre de Dover), et à petites doses comme excito-moteur de l'estomac.

Formes pharm., posol. — *Us. int.* — *Infusé :* 0 gr. 30 à 2 gr. p. 100.

Poudre : 0 gr. 02 à 0 gr. 05 (excito-moteur gastrique) ; 0 gr. 50 à 2 gr. (vomitif : expectorant). En suspension dans l'eau, dans du sirop, en pastilles (0 gr. 01 par pastille). — *Enfants :* 0 gr. 10 par année.

Extrait : 0 gr. 20 à 0 gr. 30 (1 gr. correspond à 5 gr. de poudre, et contient environ 0 gr. 10 d'alcaloïdes). — *Enfants :* 0 gr. 05 par année.

Sirop : 10 à 30 gr. (20 gr. contiennent 0 gr. 20 d'extrait). — *Enfants :* 5 gr. par année.

Teinture : 5 à 10 gr.

Vin : 20 à 40 gr.

Us. ext. — **Infusion** (2-10 gr. p. 250 gr. d'eau) en lavement.

CACHETS

Sulfate de potasse	⟩ ãã 0 gr. 05
Azotate de potasse	⟩
Bicarbonate de soude	0 gr. 30
Poudre d'ipéca	0 gr. 01

Pour 1 cachet. 1 avant chaque repas. (Hypopepsie. A. Robin.)

MIXTURE

A. — Teinture d'ipéca ⟩
— de colombo ⟩ ãã 15 gr.
— de gentiane ⟩

XX à XXX gouttes après le repas, en 2 ou 3 fois, à 1/2 heure ou 1 heure d'intervalle.

(Dyspepsie nervo-motrice. Mathieu.)

B. — Teinture d'ipéca ⟩
— de gentiane ⟩ ãã 5 gr.
— de noix vo- ⟩
mique ⟩

X à XV gouttes après le repas, en 2 fois à 1 heure d'intervalle.

PILULES

A. — *Pilules de Segond*

Poudre d'ipéca	0 gr. 05
Calomel	0 gr. 02
Extrait d'opium	0 gr. 01
Miel blanc	Q. S.

Pour 1 pilule. 6 à 10 par jour. (Dysenterie.)

B. — Poudre d'ipéca   0 gr. 05
— de feuilles de digitale   0 gr. 02

Extrait d'opium	0 gr. 025

Pour 1 pilule. 4 à 6 par jour.

(Troubles cardiaques du goitre exophtalmique. Dieulafoy.)

C. — Poudre d'ipéca   0 gr. 05
Extrait thébaïque   0 gr. 005

Pour 1 pilule. 3 à 5. (Congestion pulmonaire grippale.)

POTIONS

A. — Infusion de racines d'ipéca à 0 gr. 30   60 gr.

Sirop de capillaire	30 —
Benzoate de soude	0 gr. 50

A prendre par cuillerée à café en 1, 2 ou 3 jours, suivant l'âge.

L'infusion peut être remplacée par 60 gr. de sirop de Desessartz.

(Bronchite aiguë infantile. Marfan.)

B. — Ipéca concassé   3 gr.
Eau   150 —

Faire bouillir 1/4 d'heure, passer et ajouter :
Sirop d'opium   30 gr.

1 cuillerée à soupe d'heure en heure. (Dysenterie.)

C. — Ipéca pulvérisé   2 gr. 50
Julep gommeux   250 gr.

1 cuillerée à bouche tous les quarts d'heure. (Hémoptysie.)

POUDRES

A. — Ipéca ⟩
Calomel ⟩ ãã 0 gr. 50
Opium pulvérisé ⟩

A diviser en 10 paquets.

1 d'heure en heure. (Dysenterie.)

B. — Poudre d'ipéca   1 gr. 50
Tartre stibié   0 gr. 05

A diviser en 2 paquets, à prendre à 1/2 heure d'intervalle. (Éméto-cathartique.)

C. — Ipéca   1 gr. 50

Diviser en 2 paquets à prendre à 10 minutes d'intervalle; un peu d'eau tiède à la suite. (Vomitif.)

D. — Poudre d'ipéca   0 gr. 50
Calomel
Scammonée   } ãã 0 gr. 15

Divisé en 3 paquets, à prendre à 10 minutes d'intervalle.

E. — Poudre de Dover : contient 0 gr.10 d'ipéca par gramme. (V. Opium.)

SIROPS

A. — Sirop d'ipéca   30 gr.
Poudre d'ipéca   0 gr. 30

Par cuillerée à café de 5 en 5 minutes jusqu'à effet (enfants).

B. — *Sirop d'ipéca composé ou sirop de Desessartz.*

Ipéca concassé   3 gr.
Feuilles de séné   10 —
Serpolet   3 —
Fleurs de coquelicot   12 —
Sulfate de magnésie   10 —
Vin blanc   75 —
Eau de fleurs d'oranger   75 —
Eau bouillante   300 —
Sucre blanc   Q. S.

1 cuillerée à soupe correspond à 0 gr. 10 de poudre. 20 à 50 gr. par jour chez les adultes (expectorant).

C. — Poudre d'ipéca   2-3 gr.
Sirop d'ipéca   40 —
Sirop diacode   60 —
Sirop d'écorces d'oranges amères   30 gr.

1 cuillerée à soupe de 2 en 2 heures. (Hémoptysie.)

ÉMÉTINE. — Principe actif de l'ipéca $C^{15}H^{22}AzO^{2}$.

Propr. phys. et chim. — Poudre blanche, cristallisée en paillettes de saveur amère. Soluble dans 10 p. d'eau froide, plus facilement dans l'alcool, le chloroforme, le sulfure de carbone, l'éther et les essences. Se combine aux acides.

Propr. et indic. thér. — Vomitif; expectorant (à petites doses).

Formes pharm., posol. — *Us. int.* — cinq milligr. à 0 gr. 02 en *granules*.

IRIS. — *Iris florentina* (Iridées).

Part. empl. — Rhizome.

Propr. et indic. thér. — Sert à la fabrication des pois à cautère. Entre dans la composition des poudres dentifrices.

POUDRE DENTIFRICE

Poudre d'iris de Florence   15 gr.
Craie lavée
Magnésie anglaise   } ãã 5 gr.
Pierre ponce porphyrisée

Teinture d'ambre musquée   0 gr. 50
Essence de menthe   Qq. gouttes.

ITROL. — V. *Argent (Citrate d')*.

J

JABORANDI. — *Pilocarpus pinnatifolius* (Rutacées).

Part. empl. — Feuilles ; tiges.

Princ. act. — Pilocarpine (les feuilles en contiennent en moyenne 3 gr. 83 p. 1000).

La chaleur transforme la pilocarpine en pilocarpidine et jaborine qui ont des propriétés différentes ; aussi l'extrait, l'infusion, le sirop de jaborandi, préparations obtenues avec l'aide de la chaleur, en renferment-ils (Petit et Polonowski).

Propr. et indic. thér. — Sudorifique et sialagogue puissant, employé notamment dans l'anurie brightique. On lui préfère l'emploi de la pilocarpine en raison de l'inégalité d'action des préparations de feuilles, qui tient à la teneur inégale en principe actif des diverses préparations et aussi à ce fait que la pilocarpine se détruit rapidement dans les feuilles.

A l'extérieur, employé pour le traitement des alopécies (teinture).

Formes pharm., posol. — *Us. int.* — *Infusion de feuilles :* 2 à 5 gr. pour 200 gr. d'eau.

Macération (préférable) : 1 à 4 gr. p. 125 gr. d'eau (à faire macérer pendant 12 heures).

Extrait alcoolique : 0 gr. 25 à 0 gr. 75.

Sirop : 20 à 60 gr. (20 gr. correspondent à 0 gr. 50 de teinture).

Teinture (au 5ᵉ) : 2 à 5 gr. (LIII gouttes pèsent 1 gr.).

Us. ext. — *Teinture* en applications locales.

MIXTURES

A. — Huile de ricin	20 gr.
Teinture de quinine	
— de romarin	
— de jaborandi	ãã 10 —
Rhum	

(En applications contre les alopécies.)

B. — Teinture de cantharides	
Teinture de romarin	ãã 20 gr.
— de jaborandi	
Alcoolat de Fioravanti	
Alcool camphré	ãã 50 —
Rhum	100 —

A couper de moitié eau. (Même usage.)

PILOCARPINE. — Principe actif du jaborandi. $C^{11}H^{16}Az^2O^2$.

Propr. phys. et chim. — Liquide épais, visqueux, de saveur faiblement amère ; soluble dans l'eau, plus soluble dans l'alcool, l'éther, le chloroforme, les huiles.

Peut être utilisée en collyre huileux à 2/100. Pour les autres formes, on préfère le chlorhydrate et l'azotate.

PILOCARPINE (AZOTATE DE) $C^{11}H^{16}Az^2O^2,AzO^3H$. — Contient 76,75 p. 100 de pilocarpine.

Propr. phys. et chim. — Lamelles prismatiques, rectangulaires et anhydres. Soluble dans 8 p. d'eau, dans 130 p. d'alcool.

Propr. et indic. thér. — (V. *Chlorhydrate.*)

PILOCARPINE (CHLORHYDRATE DE) $C^{11}H^{16}Az^2O^2$, HCl. — Contient 85 p. 100 de pilocarpine.

Propr. phys. et chim. — Cristaux déliquescents ; très soluble dans l'eau (1 p. 1,54) et l'alcool.

Propr. et indic. thér. — Provoque des sudations et une salivation abondantes ; utilisé comme sudorifique au début des angines, des bronchites ; dans les œdèmes brightiques (avec prudence). Employé encore contre le vertige labyrinthique.

Utilisé à l'extérieur, en thérapeutique oculaire, notamment dans le glaucome, l'irido-choroïdite, le décollement de la rétine (rétrécit la pupille), et dans le traitement de certaines dermatoses.

Formes pharm., posol. — *Us. int.* — 0 gr. 01 à 0 gr. 03 en *granules, potion, solution.*

Us. ext. — 0 gr. 005 à 0 gr. 01 en *injections hypodermiques* (solutions au 100°). — *Enfants* : deux milligr. par année.

Collyre (à 2 p. 100).

Pommade : 0 gr. 10-0 gr. 30 p. 100.

COLLYRE

Chlorhydrate de pilocarpine	0 gr. 20
Eau distillée et stérilisée	10 gr.

Instiller I à II gouttes. (Ulcères cornéens.)

MIXTURES

A. — Eau de Cologne	200 gr.
Glycérine	25 —
Teinture de cantharides	10 —
Chlorhydrate de pilocarpine	0 gr. 50
Acide acétique	1 à 2 gr.

En lotion contre les alopécies.

B. — Chlorhydrate de pilocarpine	0 gr. 50
Eau de roses	50 gr
Alcool à 90°	200 —

Éther officinal	
Alcoolat de lavande	} ãã 25 —

En lotions contre les alopécies. (Sabouraud.)

POTION

Chlorhydrate de pilocarpine	0 gr. 02
Eau	100 gr.
Rhum	
Sirop d'écorce d'oranges amères	} ãã 25 gr.

SOLUTION POUR INJECTIONS HYPODERMIQUES

Chlorhydrate de pilocarpine	0 gr. 10
Eau distillée et stérilisée	10 gr.

Injecter 1/2 à 1 cc. à la fois. (Labyrinthite.)

JALAP. — *Exogonium Jalapa* (Convolvulacées).

Part. empl. — Racine.

Princ. act. — Résine (convolvuline et jalapine).

Propr. et indic. thér. — Purgatif drastique, principalement employé comme dérivatif dans la constipation liée aux hydropisies cardiaques et rénales, aux affections cérébro-spinales.

Formes pharm., posol. — *Us. int.* — **Poudre** : 1 à 4 gr. — *Enfants* : 0 gr. 05 par année.

Résine : 0 gr. 50 à 1 gr.

Extrait : 0 gr. 25 à 1 gr.
Teinture : 5 à 20 gr. — *Enfants :* 1 gr. par année.

BISCUITS		PILULES	
Résine de jalap	0 gr. 50	Résine de jalap	0 gr. 05
Pâte à biscuit	20 gr.	Savon amygdalin	0 gr. 03
Pour 1 biscuit. 1 à 2.		Magnésie calcinée	0 gr. 04
CACHETS		Eau distillée	Q. S.
Poudre de jalap		Pour 1 pilule. 4 à 10.	
Poudre de rhubarbe	} ãã 0 gr. 50		
Poudre de belladone	0 gr. 05	**TEINTURE DE JALAP COMPOSÉE**	
Pour 1 cachet.		(Eau-de-vie allemande.)	
MIXTURES		Jalap	80 gr.
Eau-de-vie allemande		Turbith végétal	10 —
Sirop de nerprun	} ãã 10-30 gr.	Scammonée d'Alep	20 —
(Andral.)		Alcool à 60º	960 —
A prendre en 1 fois, le matin à jeun.		10 à 30 gr. dose maxima).	

JÉQUIRITY. — *Abrus Precatorius* (Légumineuses).

Part. empl — Graines.
Princ. act. — Abrine (?).
Propr. et indic. thér. — Employé en applications locales contre la conjonctivite granuleuse chronique (de Wecker et Stattler).
Formes pharm., posol. — *Us. ext.* — Macération de 1 gr. de graines pulvérisées dans 100 gr. d'eau, en *collyre* appliqué au pinceau.

JUGLANDIN. — Extrait retiré de la résine du *Juglans cinerea* (Juglandées).

Propr. et indic. thér. — Cholagogue ; laxatif.
Formes pharm., posol. — *Us. int.* — 0 gr. 15 à 0 gr. 30 en *pilules.*

JUJUBES. — Fruits du *Zizyphus Vulgaris* (Rhamnacées).

Propr. et indic. thér. — Béchique et pectoral. Font partie des 4 fruits pectoraux. (V. *Figues.*)
Formes pharm., posol. — *Us. int.* — **Décocté :** 50 p. 1000.
Pâte : *ad libitum.*

JUSQUIAME. — *Hyoscyamus niger* (Solanées).

Part. empl. — Feuilles, racines, semences.
Princ. act. — Hyoscyamine (ou duboïsine) ; hyoscine ou scopolamine.
Propr. et indic. thér. — Narcotique analogue à la belladone, employé comme calmant dans les toux quinteuses, la coqueluche, la laryngite striduleuse, les convulsions, les affections à tremblement (chorée, paralysie agitante).

A l'extérieur, sous différentes formes, comme calmant.

Formes pharm., posol. — *Us. int. —* **Poudre de feuilles :** 0 gr. 20 à 0 gr. 50 en cachets, pilules. — *Enfants :* 0 gr. 01 à 0 gr. 02 par année.

Extrait de suc de feuilles fraîches : 0 gr. 05 à 0 gr. 20 en pilules, potion.

Extrait aqueux de semences : 0 gr. 10 à 0 gr. 30. — *Enfants :* 0 gr. 01 par année.

Extrait alcoolique : 0 gr. 05 à 0 gr. 30.

Sirop (0 gr. 75 de teinture par 10 gr.) : 20 à 60 gr. ; 5 gr. par année.

Teinture (au 5°) : 1 à 4 gr. — *Enfants :* V gouttes par année. (LIII gouttes pèsent 1 gr.)

Teinture éthérée : 1 à 4 gr.

Alcoolature : XX à L gouttes. (LIII gouttes pèsent 1 gr.)

Pilules de Méglin. (V. *Formules.*)

Us. ext. — **Décocté :** 50 p. 1000, en lotions, suppositoires d'extrait.

Glycéré d'extrait à 1/10.

Huile simple (à 1/3), en liniment.

Onguent populeum, Baume tranquille. V. *Formules.*)

LINIMENT

A. — *Baume tranquille ou huile de jusquiame composée.*

Préparé avec les feuilles fraîches de belladone, jusquiame, morelle, nicotiane, pavot, stramoine, les huiles essentielles d'absinthe, d'hysope, de marjolaine, de menthe poivrée, de romarin, de sauge, de thym, l'huile d'olives.

B. — Huile de jusquiame	80 gr.
Chloroforme	5 —
Teinture d'opium	10 —

LOTION

Extrait de jusquiame	10 gr.
Glycérine	50 —
Eau	450 —

PILULES

Pilules de Méglin.

A. — Extrait de jusquiame, Extrait de valériane, Oxyde de zinc : ãã 0 gr. 05
1 à 6 par jour.

B. — Extrait de jusquiame	0 gr. 05
Extrait de datura	0 gr. 01
Pour 1 pilule. 1 à 4 par jour.	

POMMADE

Extrait de jusquiame — de ciguë	ãã 2 gr.
Lanoline Vaseline	ãã 25 gr.

POTIONS

A. — Infusion de capillaire	100 gr.
Sirop thébaïque	30 —
Teinture de jusquiame	2 —
Eau chloroformée	20 —
(Bronchite.)	

B. — Sirop de codéine	10 gr.
— de jusquiame	20 —
Eau de laurier-cerise	5 —
Hydrolat de tilleul	60 —

1 cuillerée à dessert d'heure en heure. (Convulsions infantiles.)

SUPPOSITOIRE

Extrait de jusquiame	0 gr. 05
Chlorhydrate de cocaïne	0 gr. 20
Beurre de cacao	Q. S.

(Hémorroïdes, fissure anale.)

HYOSCYAMINE. — Principe actif de la jusquiame, isomère lévogyre de l'atropine $C^{17}H^{23}AzO^3$.

Propr. phys. et chim. — Cristallisée ou amorphe. Soluble dans l'eau (un peu plus que l'atropine), dans l'alcool, moins dans l'éther, le chloroforme ; de saveur âcre et persistante.

Propr. et indic. thér. — Mydriatique ; agit contre les tremblements (paralysie agitante, chorée).

Formes pharm., posol. — *Us. int.* — *Hyoscyamine cristallisée :* un demi à 2 milligr. en granules.

Hyoscyamine amorphe : un à quatre milligr.

Us. ext. — *Collyre ; injections hypodermiques* (1 milligr. par injection).

PILULES

Hyoscyamine cristallisée	0 gr. 001
Solanine	0 gr. 01
Extrait de gentiane	0 gr. 05
Benzoate de soude	0 gr. 10

Pour 1 pilule. 1 à chaque repas, pendant 10 jours par mois. (Paralysie agitante.)

HYOSCINE ou SCOPOLAMINE.

— Principe actif de la jusquiame $C^{17}H^{21}AzO^4$.

Propr. phys. et chim. — Beaux cristaux transparents ; peu soluble dans l'eau, soluble dans l'alcool, le chloroforme, l'éther. Mydriatique très puissant.

HYOSCINE (BROMHYDRATE D').

Propr. phys. et chim. — Très soluble dans l'eau (1,5), dans 21,5, d'alcool.

Propr. et indic. thér. — Employé dans la chorée de Sydenham la maladie de Parkinson, le tremblement sénile (A. Robin), l'excitation maniaque. A été utilisé comme anesthésique général, associé à la morphine (Schneiderlin).

Formes pharm., posol. — *Us. int.* — 1/10e de milligr. à 1/2 milligr. en *solution.*

Us. ext. — 1/10e de milligr. à 1/2 milligr. en *injections hypodermiques. Collyre* 1/100e.

SOLUTIONS

A.—Bromhydrate d'hyoscine 0 gr. 006
Eau chloroformée saturée 180 gr.

2 à 10 cuillerées à café par jour (progressivement).

B. — Bromhydrate de scopolamine	0 gr. 01
Chlorhydrate de morphine	0 gr. 10
Eau distillée et stérilisée	10 cc.

Injecter 1 cc. de cette solution deux heures avant l'administration du chloroforme (F. Terrier et A. Desjardins).

HYOSCINE (CHLORHYDRATE D').

— Très comparable au précédent, et comme lui très soluble dans l'eau.

Propr. et indic. thér. — Sédatif nerveux, surtout employé en thérapeutique mentale contre la manie aiguë, le delirium tremens ; proposé encore contre la chorée, la paralysie agitante (très toxique). Mydriatique.

Formes pharm., posol. — *Us. int.* — 5 décimilligr. à 2 milligr. en *granules, solution.*

Us. ext. — *Injections hypodermiques* (1/4 de milligr. à 1 milligr. par injection).

K

KAMALA. — Petites glandes couvrant le fruit de l'*Echinus philippinensis* (Euphorbiacées) ; donnant l'aspect d'une poudre fine, veloutée, rouge brique, colorant les matières alcalines en jaune brun.

Propr. et indic. thér. — Tænifuge.

Formes pharm., posol. — *Us. int.* — *Poudre :* 6 à 12 gr. — *Enfants :* 0 gr. 50 à 1 gr. par année.

Teinture (au 5ᵉ) : 4 à 10 gr.

KAOLIN. — Argile blanche très pure. Entre dans la confection de pâtes et pommades.

KAWA-KAWA. — *Piper methysticum* (Pipéracées).

Part. empl. — Racine.

Princ. act. — Résine.

Propr. et indic. thérap. — Antiblennorragique.

Formes pharm., posol. — *Us. int.* — *Extrait hydro-alcoolique,* 0 gr. 30 à 1 gr. en capsules.

KERMÈS. — V. *Antimoine (Oxysulfure d').*

KHO-SAM. — *Brucea Sumatrana.*

Part. empl. — Graisse.

Princ. act. — Casamine (Phisalix).

Propr. et indic. thérap. — Antidysentérique.

Formes pharm., posol. — *Us. int.* — *Extrait hydro-alcoolique.* 4 à 12 amandes par jour progressivement (Mathieu).

KOLA. — V. *Sterculia acuminata* (Sterculiacées).

Part. empl. — Graines.

Princ. act. — Kolanine ou rouge de kola, se dédoublant par fermentation oxydante en caféine (1,82 p. 100), théobromine (1,023 p. 100) et glucose.

Propr. et indic. thér. — Médicament d'épargne ; tonique nerveux utile dans les états adynamiques en général (maladies infectieuses, dans leur cours et pendant la convalescence), l'épuisement nerveux (neurasthénie), les cardiopathies. L'abus de la kola détermine des palpitations, de l'insomnie.

Formes pharm., posol. — *Us. int.* — ***Poudre*** : 1 à 5 gr. en cachets.

Granulé : au 1/10ᵉ d'extrait, 1 à 4 cuillerées à café.

Extrait alcoolique : 0 gr. 20 à 2 gr. — *Enfants :* 0 gr 02 à 0 gr. 05 par année.

Extrait fluide : 1 à 5 gr. (XLV gouttes pèsent 1 gr.). — *Enfants :* XX gouttes par année.

Teinture alcoolique (au 5ᵉ) : 2 à 10 gr. — *Enfants :* X gouttes par année (LIII gouttes pèsent 1 gr.).

Vin : 30 à 50 gr.

CACHETS

Poudre de kola	0 gr. 60
Poudre de noix vomique	0 gr. 05

Pour 1 cachet. 1 à chaque repas. (Neurasthénie.)

ÉLIXIR

A. — Extrait fluide de noix de kola	30 gr.
Alcool à 90°	500 —
Sirop de sucre	200 —
Teinture de vanille	20 —
Eau	Q. S. pour 1 litre

20 gr. renferment 0 gr. 20 d'extrait.

B. — Elixir de Garus	150 gr.
Teinture de kola	10 —

2 cuillerées à soupe par jour.

MIXTURES

A. — Teinture de kola
   — de quinquina } āā 30 gr.

1 cuillerée à café dans de l'eau sucrée ou du vin, deux fois par jour.

B. — Extrait fluide de kola
Extrait fluide de coca } āā 30 gr.
Glycérine

2 à 3 cuillerées à café par jour.

PILULES

Extrait de kola	0 gr. 10
Lécithine	0 gr. 05

Pour 1 pilule. 4 à 10 par jour.

POTION

Extrait de kola
   — de quinquina } āā 4 gr.

Eau-de-vie vieille	40 gr.
Sirop d'éc. d'or. amères	Q. S. p. 150 cc.

1 cuillerée à soupe toutes les 2 heures. (Bronchite chez les vieillards.)

SIROP

Extrait fluide de kola	20 gr.
Sirop d'écorces d'oranges amères Q. S. pour	300 cc.

1 cuillerée à soupe à chaque repas.

VIN

A. — Teinture de kola	40 gr.
— de coca	30 —
— de scille	20 —
— de digitale	10 —
Sirop de cerises	100 —
Vin de Lunel	800 —

2 à 3 cuillerées à soupe par jour pendant 8 à 10 jours. (Cardiopathies valvulaires. Huchard.)

B. — Extrait fluide de kola
   — — de coca } āā 15 gr.

Biphosphate de chaux	20 —
Vin Q. S. pour	1 litre

1 verre à liqueur à chaque repas.

KOUSSO. — V. *Cousso.*

L

LACTIQUE (ACIDE) C3H6O3.

Propr. phys. et chim. — Liquide sirupeux, incolore, de saveur très acide. Très soluble dans l'eau, l'alcool, l'éther. XXXIX gouttes pèsent 1 gr. (D = 1,215).

Propr. et indic. thér. — Employé à l'intérieur dans les dyspepsies gastro-intestinales infantiles, et particulièrement dans la diarrhée verte des nourrissons, dans les entérites cholériformes et le choléra asiatique, dans l'entérite tuberculeuse, dans la fièvre typhoïde (Hayem), dans l'urémie à forme gastrique et le prurit d'origine digestive (Du Castel), dans le diabète (Cantani). Localement contre la leucoplasie buccale, les ulcérations bucco-pharyngées tuberculeuses ou non, la laryngite tuberculeuse, la pelade (Balzer) et les alopécies par atrophie des follicules pileux, le lupus.

Formes pharm., posol. — *Us. int.* — 1 à 20 gr. en *gouttes, potion, solution aqueuse.* — *Enfants :* 1 gr. par année, A petites doses (VI à XX gouttes) contre le prurit.

Limonade (10 à 20 p. 1 000).

Us. ext. — Pur ou en *solution* au tiers, *collodion.*

GLYCÉRÉ

Acide phénique	1 gr.
— lactique	2 à 15 —
Glycérine neutre	20 —

En attouchements contre la laryngite aiguë.

LIMONADE

Acide lactique	10 à 20 gr.
Sirop de limon	200 —
Eau Q. S. pour	1 litre

A prendre par demi-verres.

(On peut ajouter 5 gr. d'élixir parégorique.)

MIXTURES

A. — Acide lactique	15 gr.
Eau distillée ou alcool à 60°	30 —

(En applications contre la pelade.)

B. — Acide lactique	5 gr.
Alcool	
Chloroforme	ãã 20 —

(En applications contre la pelade.)

POTIONS

A. — Acide lactique	2 gr.
Eau de menthe	20 —
Eau distillée Q. S. pour	90 cc.

1 cuillerée à café toutes les heures. (Diarrhée verte infantile.)

B. — Tannigène	0 gr. 60
Acide lactique	2 gr.
Sirop simple	30 —
Eau distillée Q. S. pour	90 cc.

1 cuillerée à café avant chaque tétée.

C. — Pepsine	1 gr.
Acide lactique	2 —
Sirop de citron	30 —
Eau distillée Q. S. pour	120 cc.

1 cuillerée à café avant chaque tétée.

SOLUTION

Acide lactique	20 à 80 gr.
Eau distillée Q. S. pour	100 cc.

(En applications sur les ulcérations tuberculeuses de la langue, du larynx.)

LACTATE D'ARGENT. — V. *Argent* (actol).

LACTATE DE FER. — V. *Fer.*

LACTATE DE MERCURE. — V. *Mercure.*

LACTATE DE QUININE. — V. *Quinine.*

LACTATE DE SOUDE $C^3H^5NaO^3$. — Cristaux très solubles dans l'eau, peu dans l'alcool.

    Propr. et indic. thér. — Antidyspeptique.
    Formes pharm., posol. — *Us. int.* — 0 gr. 10 à 2 gr. en **sirop.**

LACTATE DE STRONTIUM. — V. *Strontium.*

LACTATE DE ZINC. — V. *Zinc.*

LACTOPHÉNINE. — Paralactophénétidine $C^6H^4 \Big\langle \begin{matrix} O - C^2H^5 \\ AzH - C^3H^5O^2. \end{matrix}$

    Prop. phys. et chim. — Cristaux incolores, de saveur légèrement amère. Soluble dans 350 p. d'eau, 9 p. d'alcool.
    Toxic. — Détermine assez fréquemment de l'ictère (Hahn).
    Propr. et indic. thér. — Analgésique, antipyrétique (rhumatisme).
    Formes pharm., posol. — *Us. int.* — 0gr. 50 à 3 gr. en **cachets.**

LACTOPHOSPHATE DE CHAUX. — V. *Phosphates.*

LACTOSE. — Sucre de lait. $C^{24}H^{22}O^{22} + H^2O^2$.

    Propr. phys. et chim. — Cristallise en prismes orthorhombiques, opaques, durs. Soluble dans 6 gr. d'eau froide, 2,5 p. d'eau bouillante ; insoluble dans l'alcool et dans l'éther.
    Propr. et indic. thér. — Diurétique ; utile dans les hydropisies cardiaques et rénales. Sert d'excipient à de nombreuses préparations (pilules, poudres), favorise la dissolution de la magnésie.
    Formes pharm., posol. — *Us. int.* — 50 à 200 gr., en **solution** dans 1 à 2 litres d'eau.

	POUDRE		
Lactose	40 gr.		1 c. à dessert ou à soupe par jour
Magnésie calcinée	60 —		(laxatif, Huchard).

LACTUCARIUM. — V. *Laitue.*

LAITUE. — *Lactuca sativa* (Composées).

Part. empl. — Suc épaissi obtenu par incision, *lactucarium* ; par expression et évaporation, *thridace ;* feuilles.

Princ. act. — Lactucine ?

Propr. et indic. thér. — Feuilles : émollientes. Lactucarium : hypnotique, calmant de la toux.

Formes pharm., posol. — *Us. int.* — **Eau distillée** de feuilles *ad libitum.*

Extrait ou **thridace :** 0 gr. 20 à 2 gr.

Sirop (0 gr. 40 de thridace pour 20 gr.) : 30 à 50 gr.

LACTUCARIUM.

Propr. phys. et chim. — Masse amorphe, de couleur noirâtre, de saveur amère, obtenue par coagulation et dessiccation spontanée du suc issu d'incisions faites à la tige.

Formes pharm., posol. — *Us. int.* — 0 gr. 10 à 0 gr. 50.

Extrait alcoolique : 0 gr. 10 à 0 gr. 20.

Sirop : 30 à 50 gr.

Sirop de lactucarium opiacé (0 gr. 005 d'extrait d'opium et 0 gr. 01 d'extrait de lactucarium par 20 gr.).

SIROP		Sirop de capillaire Q. S. pour 90 cc.
Sirop de lactucarium	40 gr.	4 à 6 cuillerées à café par jour. (Toux ; *Enfants.*)
— de codéine	} āā 10 —	
— de fleurs d'oranger	}	

LAMINAIRE. — *Laminaria digitata* (Algues).

Part. empl. — Tige.

Propr. et indic. thér. — Sert à dilater le col utérin, les trajets fistuleux et remplace l'éponge à la cire ou à la ficelle.

On l'aseptise par macération dans l'éther iodoformé ou simplement par stérilisation à sec à 160°.

LANOLINE. — Corps extrait du suint de la laine de mouton. $C^{24}H^{43}HO$.

Propr. phys. et chim. — Neutre ; d'odeur faible ; peut absorber son poids d'eau, soluble dans l'éther, le chloroforme, les corps gras.

On distingue la lanoline anhydre et la lanoline hydratée (contenant 25 p. 100 d'eau) qui est employée de préférence à la première, réservée pour les cas où l'on doit incorporer une grande quantité de liquide.

Propr. et indic. thér. — Sert d'excipient pour les pommades, généralement avec addition de vaseline. Ce mélange a le double avantage de permettre une incorporation plus intime des substances et de pénétrer plus facilement la peau.

POMMADES

A. — Lanoline   100 gr.
Huile de vaseline   25 —
Vanilline   0 gr. 05
   (Engelures.)

B. — Lanoline anhydre   10 gr.
Eau   20 —
Eau de roses   5 —
   (Acné de la face. Leredde.)

C. — Vaseline
Lanoline   } ãã P. E.
Eau

(Pour calmer l'irritation de la peau produite par les applications de pommades irritantes.)

D. — Lanoline   5 gr.
Vaseline   10 —
Eau de chaux   20 —
     (Pautrier.)

SUPPOSITOIRES

Paraffine   1 partie.
Lanoline   3 —
     (Crouzel.)

LARGINE. — V. *Argent (Albuminate d')*.

LAUDANUM. — V. *Opium*.

LAURIER-CERISE. — *Prunus lauro-cerasus* (Rosacées).

Part. empl. — Eau distillée de feuilles contenant par litre 0 gr. 50 d'acide cyanhydrique.

Princ. act. — Laurocérasine ou amygdalate d'amygdaline, dédoublée en présence de l'eau par l'émulsine en essence d'amandes amères, acide cyanhydrique et glucose.

Propr. et indic. thér. — Antispasmodique, sédatif de la toux, antiprurigineux; sert de véhicule à de nombreux médicaments administrés par la voie hypodermique. (Souvent des précipités se forment.)

Formes pharm., posol. — *Us. int.* — **Eau distillée :** 5 à 20 gr. — *Enfants :* 0 gr. 50 par année (au-dessus de 2 ans).
Sirop : 20 à 40 gr. — *Enfants :* 5 gr. par année.

MIXTURE

A. — Alcool à 90
Eau de laurier-cerise   } ãã 100 gr.
   1 cuillerée à soupe 3 fois par jour dans 1/2 litre d'eau pour inhalation. (Laryngite aiguë. Lermoyez.)

B. — Teinture d'eucalyptus
Teinture de benjoin   } ãã 15 gr.
Eau de laurier-cerise   25 —
Alcool à 90°   5 —
   XX à XXX gouttes dans un bol d'eau bouillante, pour inhalations. (Laryngite aiguë.

C. — Laudanum   4 gr.
Eau de laurier-cerise   6 —
   V gouttes, toutes les 5 à 10 minutes. (Asthme cardiaque.)

POTIONS

A. — Sirop diacode
Sirop de tolu
Eau distillée de laurier-cerise   } ãã 30 gr.
Eau de fleurs d'oranger
   3 à 4 cuillerées à soupe. (Toux.)

B. — Élixir parégorique   X gouttes.
Eau distillée de laurier-cerise   5 gr.
Sirop de coquelicot   20 —
Infusion de capillaire   60 —
   (*Enfants.*)

LAURIER COMMUN. — *Laurus nobilis* (Laurinées).

Part. empl. — Baie.
Princ. act. — Laurostéarine ou laurine (laurate de glycérine).
Propr. et indic. thér. — Émollient.
Formes pharm., posol. — *Us. ext.* — **Huile grasse** par expression.
Pommade par décoction.

LAVANDE. — *Lavandula vera* (Labiées).

Part. empl. — Fleurs et essence.
Princ. act. — Essence.
Propr. et ind. thér. — Aromatique.
Formes pharm., posol. — *Us. ext.* — **Alcoolat** (solution de 2 gr. d'essence de lavande dans 98 d'alcool à 90. **Essence, vinaigre.**

TEINTURE DE LAVANDE COMPOSÉE		
Essence de lavande	20 gr.	
Essence de bergamote		5 gr.
Teinture de musc		1 gr. 50
Alcool à 50		500 gr.

LÉCITHINE C44H90O9PAz. — Distéarino-glycérophosphate de choline.

Composé organique phosphoré extrait du jaune d'œuf où il existe en la proportion de 6,80 p. 100.

Propr. phys. et chim. — Substance neutre, jaune pâle, d'aspect cireux, insoluble dans l'eau, au contact de laquelle elle se décompose; soluble à chaud dans l'alcool fort, à froid dans l'huile, le chloroforme.

Propr. et indic. thér. — Excitant énergique de la nutrition, augmentant l'hémoglobine et le nombre des globules rouges (Danilewski), l'urée, l'azote urinaire total, le coefficient d'utilisation azotée (Desgrez et Zaky), diminuant l'acide phosphorique éliminé. Ses effets se traduisent par l'augmentation du poids et des forces, le relèvement de l'appétit, l'accélération de la croissance.

Préconisée dans la tuberculose au début (Gilbert et Fournier, Claude), le diabète et notamment le diabète pancréatique (Lancereaux et Paulesco), les anémies, la neurasthénie, la débilité sénile, etc., dans toutes les maladies en général qui entraînent la débilitation, une dénutrition accentuée.

Formes pharm., posol. — *Us. int.* — 0 gr. 10 à 0 gr. 50 et plus en **pilules**; en **granulé**; **solution huileuse** (huile de foie de morue lécithinée à 4 p. 1 000, 1 à 4 cuillerées à soupe).

Us. ext. — Solution huileuse en **injections hypodermiques** (0 gr. 05 par centimètre cube); injecter 0 gr. 05 à 0 gr. 10 de lécithine.

Les solutions huileuses injectables ne peuvent être faites que dans l'huile d'olives lavée à l'alcool et stérilisée ou dans l'huile de vaseline à leur concentration ne doit pas dépasser 5 p. 100.

LÉGUMINE. — Caséine végétale, contenue dans les semences des légumineuses (haricots, pois, lentilles). Sert à préparer des biscottes utilisées chez les dyspeptiques, les diabétiques.

LENIGALLOL. — Triacétate de pyrogallol.

Propr. phys. et chim. —

Prop. et indic. thér. — Topique préconisé contre l'eczéma du cuir chevelu, 1 prurigo, l'intertrigo (Clemma).

Formes pharm., posol. — *Us ext.* — **Pâtes; Pommade** à 20 p. 100.

PATE		Vaseline	40 gr.
Lenigallol	20 gr.		(Kromayer.)
Oxyde de zinc	} āā 20 gr.		
Amidon			

LEPTANDRA VIRGINICA (Scrofulariacées).

Part. empl. — Rhizome.
Princ. act. — Leptandrin.
Propr. et indic. thér. — Cholagogue, laxatif.
Formes pharm., posol. — *Us. int.* — Leptandrin, 0 gr. 15 à 0 gr. 30 en *pilules*.

LEVURE DE BIÈRE. — On a d'abord employé la levure fraîche des brasseurs et même celle des boulangers ; mais celle-ci ne se conserve pas et doit être renouvelée chaque jour ; on lui substitue souvent la levure desséchée à basse température qui conserve ses propriétés.

Princ. act. — Invertine et probablement d'autres principes actifs.

Propr. et indic. thér. — Employée par le médecin anglais Mone (1852), de nos jours par le Dr Debouzy et vulgarisée par Brocq pour le traitement de la furonculose et de l'anthrax, des pyodermies, des hydro-sadénites de l'aisselle, des acnés phlegmoneuses, de l'orgelet (Terson) ; préconisée contre l'amygdalite phlegmoneuse, le diabète (Cassaet), la constipation rebelle (Roos) ; la pneumonie (Marie) ; la fièvre typhoïde (Marie et Faisans), la variole (Boix) ; la bronchite des vieillards (Lardier).

A l'extérieur, en pansement contre la vaginite chronique (Landau, Murer), en lavement dans les entérites aiguës infantiles (Chevrey; Thiercelin, Blanche), l'entérite muco-membraneuse.

Formes pharm., posol. — *Us. int.* — **Levure fraîche :** 2 à 3 cuillerées à café, avant les repas, délayées dans un peu d'eau ou de bière. —**Levure sèche :** 3 à 10 gr. par jour en *cachets, paquets.* — **Granulé :** 2 à 4 cuillerées à bouche.

Us. ext. — **Lavement,** 2 à 3 c. à bouche, délayées dans 150 gr. d'eau bouillie. — *Enfants :* 2 à 3 cuillerées à café, délayées dans 60 gr. d'eau. —*Pansements vaginaux.* (Solution sirupeuse, 10-20 cc., Landau.)

16.

LICHEN D'ISLANDE. — *Cetraria islandica* (Lichénées).

Part. empl. — Plante entière.

Princ. act. — Lichénine, cétrarine.

Propr. et indic. thér. — Pectoral ; anti-émétisant (Brissemoret et Deguy). — Amer.

Formes pharm., posol. — *Us. int.* — **Infusion :** 10 p. 1 000 (couper avec du lait).

Gelée : 5 à 100 gr.

Pâte : ad libitum (100 gr. renferment 0 gr. 02 d'extrait d'opium).

Saccharure : 20 à 50 gr.

Teinture : XXX gouttes avant chaque repas.

LICHEN PULMONAIRE. — *Lobaria pulmonaria* (Lichénées).

Part. empl. — Plante entière.

Propr. et indic. thér. — Succédané du lichen d'Islande.

LIERRE TERRESTRE. — *Glechoma hederacea* (Labiées).

Part. empl. — Plante fleurie.

Propr. et indic. thér. — Béchique ; fait partie des espèces vulnéraires.

Formes pharm., posol. — *Us. int.* — **Infusion :** 10 p. 1 000.

Sirop : 30 à 60 gr.

LIMON. — V. *Citron.*

LIN. — *Linum usitatissimum* (Linées).

Part. empl. — 1° Semences entières ou pulvérisées (farine) ; 2° huile.

Princ. act. — Mucilage. Huile.

Propr. et indic. thér. — Laxatif doux ; émollient.

Formes pharm., posol. — *Us. int.* — **Graines :** 2 cuillerées à soupe par jour.

Infusion : 10 à 20 p. 1 000.

Us. ext. — **Lavement :** 20 à 40 gr. pour 500 gr. d'eau. **Cataplasme** (de farine de graines).

Pâtes (huile).

PATE

Craie préparée	
Oxyde de zinc	ãã P. E.
Huile de lin	
Eau de chaux	

(Unna.)

LISERONS (2 variétés) : *a)* Grand liseron. — *Convolvulus sepium, major*

b) Petit liseron. — *Convolvulus arvensis* (Convolvulacées).

Part. empl. — Plante entière. La racine contient 4,5 p. 100 de résine.

Princ. act. — Résine.

Propr. et indic. thér. — Purgatif drastique; cholagogue, d'action analogue à celle du jalap, mais moins irritant.

Formes pharm., posol. — *Us. int.* — **Résine:** 0 gr. 75 à 1 gr. *Suc laiteux :* 1 gr.

ÉMULSION PURGATIVE			PILULES	
Suc épaissi de grand liseron		1 gr.	Résine de liseron pulvérisée	0 gr. 25
Sucre			Extrait de gentiane	Q. S.
Miel	āā	10 —	Pour 1 pilule. 2 à 4. (Lhopitallier.)	
Lait		110 —		
Eau de laurier-cerise		5 —		

LITHINE. — Oxyde de lithium Li^2O.

Propr. et indic. thér. — Les sels de lithine ont la propriété de dissoudre l'acide urique et sont tous utilisés dans la gravelle et la goutte chronique.

LITHINE (BENZOATE DE) $C^7H^5O^2Li + H^2O$.

Propr. phys. et chim. — Poudre blanche, soluble dans 3,5 p. d'eau, 10 d'alcool à 90° à froid. Correspond à 15,50 p. 100 de lithine hydratée et 82 p. 100 d'acide benzoïque.

Formes pharm., posol. — *Us. int.* — 0 gr. 20 à 2 gr. en *cachets.* *granulé, pilules, solution.* — *Enfants:* 0 gr. 02 par année.

CACHETS			
Benzoate de lithine	0 gr. 30	Pour dissoudre les produits calcaires des taies de la cornée. (Mazet.)	
Urotropine	0 gr. 50		
Pour 1 cachet. 2 à 3 par jour.		PILULES	
COLLYRE		Benzoate de lithine	
		Extrait de stigmates de	āā 0 gr. 05
Benzoate de lithine	0 gr. 25	maïs	
Eau distillée stérilisée	10 gr.	Pour 1 pilule. 6 à 10 par jour.	

LITHINE (BORATE DE) BoO^2Li. — Soluble dans l'eau.

Formes pharm., posol. — *Us. int.* — 0 gr. 25 à 0 gr. 50 en cachets, *potion.*

LITHIUM (BROMURE DE) LiBr. — Contient 92 p. 100 de brome.

Propr. phys. et chim. — Incolore et déliquescent; très soluble dans l'eau, l'alcool.

Prod. et indic. thér. — Proposé comme nervin inusité).

Formes pharm., posol. — *Us. int.* — 0 gr. 25 à 1 gr. en *solution, sirop*.

LITHINE (CARBONATE DE) Li^2CO^3.

Propr. phys. et chim. — Sel blanc, cristallisé. Un litre d'eau en dissout 12 gr. ; l'eau de Seltz ordinaire (à 7 atmosphères) en dissout 52 gr. par litre.

Propr. et indic. thér. — Est le sel de lithine le plus employé pour les applications thérapeutiques mentionnées plus haut. (L'administrer au cours des repas pour éviter l'intolérance gastrique.)

Formes pharm., posol. — *Us. int.* — 0 gr. 10 à 0 gr. 60 en *cachets, granulé, pilules, potion, solution*. — *Enfants :* 0 gr. 02 par année.

CACHETS		PILULES	
A. — Théobromine	0 gr. 50	Carbonate de lithine	0 gr. 10
Carbonate de lithine	0 gr. 25	Arséniate de soude	0 gr. 003
Benzoate de soude	0 gr. 10	Extrait de gentiane	0 gr. 05
Pour 1 cachet. 1 à 2 par jour. (Uricémie.)		Pour 1 pilule. 1 à 3 par jour. (Diabète.)	
		POUDRE EFFERVESCENTE	
B. — Carbonate de lithine	0 gr. 20	Carbonate de lithine	10 gr.
Bicarbonate de soude	0 gr. 50	Acide citrique	40 —
Pour 1 cachet. 2 par jour.		Bicarbonate de soude	50 —
		1 cuillerée à café contient 0 gr. 20 de sel.	

LITHINE (CITRATE DE) $C^6H^5O^7Li^3,2H^2O$.

Propr. phys. et chim. — Soluble dans 1,85 p. d'eau froide.
Propr. thér. ; Formes pharm., posol. — V. *Carbonate*.

LITHINE (GLYCÉRO-PHOSPHATE DE). — V. *Glycéro-phosphates*.

LITHINE (FORMIATE DE). — V. *Formique* (acide).

LITHIUM (IODURE DE) LiI.

Propr. phys. et chim. — Sel blanc, déliquescent, très soluble dans l'eau et l'alcool.

Propr. phys. et chim. — Préconisé contre le rhumatisme chronique (Teissier et Roques). Peu usité.

Formes pharm., posol. — *Us. int.* — 0 gr. 40 à 0 gr. 60 en *solution* dans de l'eau gazeuse ou non.

LITHINE (SALICYLATE DE) $C^7H^5O^3Li$.

Propr. phys. et chim. — Cristallise en aiguilles soyeuses, incolores, de saveur piquante et sucrée ; soluble dans l'eau et l'alcool ; 6 gr. correspondent à 1 gr. de lithine.

Formes pharm., posol. — *Us. int.* — 0gr. 50 à 2 gr. en **cachets,**
granulé, solution.

LOBELIA INFLATA. — (Campanulacées.)

Part. empl. — Plante entière.
Princ. act. — Lobeline.
Propr. et indic. thér. — Expectorant, antiasthmatique; anti-
dyspnéique; surtout employée dans l'asthme, la coqueluche.
Formes pharm., posol. — *Us. int.* — **Poudre :** 0 gr. 05 à
0 gr. 30 en cachets. — *Enfants :* 0 gr. 02 à 0 gr. 10 par année.
Teinture (au 5e) : 1 à 4 gr. (LIII gouttes pèsent 1 gr.).

MIXTURES

A. — Décocté de polygala 200 gr.
Iodure de potassium 8. —
Teinture de lobelia 25 —
— d'opium camphrée 25 —
1 à 4 cuillerées à café. (Contre
l'asthme. Green.)

B. — Iodure de potassium) ᾱᾱ 5 gr.
Teinture de lobelia (ᾱᾱ 5 gr.

Eau 100 gr.
1 cuillerée à café matin et soir.
(Asthme, *Enfants.*)

POTION

Teinture de lobelia 1-2 gr.
Sirop de morphine 30 —
Eau de laurier-cerise 10 —
Eau distillée Q. S. pour 150 cc.

LOBELINE. — Principe actif du *Lobelia inflata.* — Alcaloïde (?).

Propr. phys. et chim. —Liquide de consistance sirupeuse; non
cristallisable; volatile. Soluble dans l'eau, l'alcool, l'éther.
Propr. et indic. thérap. — Émétisant.
Formes pharm., posol. — *Us. int.* — Cinq milligrammes à 0 gr. 04.
— *Enfants :* un à cinq milligrammes.

LOSOPHANE. — Triiodométacrésol $CH^3 — C^6H^{18} — OH$. Renferme 78,4 p. 100
d'iode.

Propr. phys. et chim. — Substance cristalline, blanche, peu
soluble dans l'alcool, plus dans l'éther, le chloroforme, facilement dissoute
par la soude faible.
Propr. et indic. thér. — Préconisé contre certaines dermatoses
d'origine parasitaire (Saalfeld), les chancres syphilitiques, l'eczéma.
Formes pharm., posol. — *Us. ext.* — **Poudre; Solution**
alcoolisée à 1 à 2 p. 100.
Pommade à 10 p. 100.

LUPULIN. — V. *Houblon.*

LYCÉTOL. — Tartrate de pipérazine diméthylée.

Propr. phys. et chim. — Sel anhydre, en poudre, de saveur acidulée, très soluble dans l'eau.

Propr. et indic. thér. — Dissolvant de l'acide urique ; employé dans la gravelle urique, la goutte.

Formes pharm., posol. — *Us. int.* — 1 à 5 gr. en *cachets, granulé, solution dans l'eau gazeuse.* — *Enfants :* 0 gr. 20 à 0 gr. 25 (trois fois par jour).

CACHETS

Lycétol
Théobromine   } āā 0 gr. 50
Pour 1 cachet. 1 à 3 par jour.

LYCOPODE. — *Lycopodium clavatum* (Lycopodiacees).

Part. empl. — Microspores.

Propr. et indic. thér. — Employé comme poudre inerte, isolante contre les érythèmes, l'intertrigo, etc., seul ou associé à la poudre de talc, d'oxyde de zinc, etc.

LYSIDINE. — Méthylglyoxalidine $C^3H^5Az^2CH^3$.

Propr. phys. et chim. — Poudre cristalline, de couleur blanc rosâtre ; très soluble dans l'eau, 1 pour 6.

Propr. et indic. thér. — Employée dans le traitement de la goutte et de la diathèse urique en général (Gerhardt) ; forme un urate huit fois plus soluble dans l'eau que celui de la pipérazine. Incompatible avec l'iode, le tannin, le perchlorure de fer.

Formes pharm., posol. — *Us. int.* — 1 à 5 gr. en *cachets.*

MAGNÉSIE. — Oxyde de magnésium Mg O.

2 variétés : a) magnésie légère dite magnésie française, obtenue par calcination du carbonate de magnésie ; b) magnésie lourde, anglaise, par calcination de ce carbonate réduit en pâte au moyen de l'eau et fortement tassé.

Il est préférable d'employer la magnésie française, beaucoup plus facilement soluble dans le suc gastrique. La magnésie calcinée est légèrement caustique et peut faire masse facilement en s'hydratant.

On devrait prescrire de préférence la magnésie hydratée, nullement caustique, qui reste en suspension dans l'eau, et se combine rapidement et en totalité aux acides.

Propr. phys. et chim. — La magnésie française est une poudre amorphe, blanche, très légère, sans odeur ni saveur (avant d'avoir été humectée). Insoluble dans l'eau. (V. *Hydrate de magnésie.*)

La magnésie anglaise n'en diffère que par sa densité.

Incomp. — Avec les carbonates alcalins ; la liqueur de Boudin, l'arséniate de soude, le borate de soude (précipités insolubles) ; le chlorate de potasse (mélange explosif).

Propr. et indic. thér. — Antiacide à faibles doses (1 à 2 gr.). Purgatif doux et d'action rapide à doses plus élevées (2 à 15 gr.). Employée dans les empoisonnements par les acides en général et dans l'empoisonnement par l'acide arsénieux, comme antidote.

Formes pharm., posol — *Us. int.* — 2 à 15 gr. (purgatif), 0 gr. 50 à 2 gr. (antiacide) ; en ***cachets, chocolat, granulé, potion, suspension dans l'eau sucrée.*** — *Enfants :* 0 gr. 50 à 1 gr. par année.

CACHETS

A. — Magnésie calcinée ⎫
Crème de tartre ⎬ ãã 0 gr. 50
⎭
Pour 1 cachet. 1 le matin à jeun (laxatif).

B. — Bicarbonate de soude 0 gr. 75
Magnésie calcinée lourde 0 gr. 25
Pour 1 cachet. 6 à 10 par jour. (Hyperchlorhydrie.)

C. — Charbon pulvérisé ⎫
Magnésie calcinée lourde ⎬ ãã 0 gr. 30
Naphtol B ⎭
Pour 1 cachet. 2 à 3 par jour. (Fermentations gastriques.)

PAQUETS

Magnésie calcinée 1 gr. 50
Bicarbonate de soude ⎫
Sucre ⎬ ãã 1 gr.
Sous-nitrate de bismuth ⎫
Craie préparée ⎬ ãã 0 gr. 80
Codéine 5 milligrammes
Pour 1 paquet. (Gastralgie due aux fermentations gastriques. A. Robin.)

POTION DE MIAHLE

(*Médecine blanche.*)

Magnésie calcinée	8 gr.
Sucre	50 —
Eau	40 —
Eau de fleurs d'oranger	20 —

(Codex.)

POUDRES

A. — Magnésie calcinée ⎫
Crème de tartre ⎬ ãã 15 gr.
Soufre ⎭
1 cuilleré à café chaque repas (Constipation habituelle. G. Sée.)

B. — Magnésie calcinée	25 gr.
Crème de tartre	20 —
Fleur de soufre	15 —
Bicarbonate de soude	10 —
Sucre vanillé	5 —

1 cuillerée à café à chaque repas. (Huchard.)

C. — Poudre de Dover	4 gr.
Charbon de bois blanc	10 —
Magnésie calcinée	40 —
Sucre vanillé	1 —

1/2 cuillerée à café à la fin des repas. (Flatulence.)

MAGNÉSIE (CACODYLATE DE). — V. *Cacodylates.*

MAGNÉSIE (CARBONATE DE). — Magnésie carbonatée, hydrocarbonate de magnésie, magnésie blanche. $3(CO^3Mg)MgO.4(H^2O)$.

Propr. phys. et chim. — Poudre blanche, très légère, presque insoluble dans l'eau, insoluble dans l'alcool, soluble dans l'eau de Seltz.

Incomp. — Avec les acides.

Propr. et indic. thér. — Employé comme antiacide. Est préférable à la magnésie parce qu'il est plus rapidement soluble dans les acides.

Formes pharm., posol. — *Us. int.* — 1 à 10 gr. en *suspension dans l'eau;* cachets, potion, *tablettes* (0 gr. 20 par tablette). — *Enfants* : 0 gr. 25 à 1 gr.

Us. ext. — Entre dans la composition des poudres dentifrices. Sert comme le talc et le lycopode de poudre inerte isolante.

CACHETS

Bicarbonate de soude	0 gr. 50
Carbonate de magnésie	0 gr. 50

Douleurs tardives de l'hyperchlorhydrie. 1 à 2 cachets au moment des douleurs.

POMMADE

Carbonate de magnésie	
Glycérine	ãã 4 gr.
Kaolin	
Vaseline	10 —
(Lentigo.)	

POTION

Carbonate de magnésie	4 gr.

Eau de menthe .... 100 —
Sirop d'écorces d'oranges amères 15 gr.
  (Contre le pyrosis, Berends.)

POUDRES

A. — Carbonate de magnésie	
Carbonate de chaux	ãã 100 gr.
Quinquina en poudre	
Essence de menthe poivrée	1 —
Dentifrice	(Codex.)

B. — Carbonate de magnésie	50 gr.
Soufre précipité	1 —

Pour poudrer le matin (acné, Gaucher).

MAGNÉSIE (CITRATE ACIDE DE) $C_6H_5O_7MgH + 4H_2O$.

Propr. phys. et chim. — Sel blanc, soluble dans 2 fois son poids d'eau; insoluble dans l'alcool. Ce sel ne conservant pas son degré de solubilité, peu de temps après sa préparation, on l'obtient en solution, au moment du besoin, en traitant par l'acide citrique la magnésie ou son carbonate.

Propr. et indic. thér. — Purgatif agréable, parce que peu sapide et par suite accepté facilement par les enfants. Forme la base des limonades purgatives.

Laxatif (petites doses et sous forme de granulé).

Formes pharm., posol. — *Us. int.* — 30 à 60 gr. en *limonade;* 4 à 10 gr. en *granulé.* — *Enfants* : 2 gr. par année.

GRANULE

Carbonate de magnésie	25 gr.
Bicarbonate de soude	91 —
Acide citrique pulvérisé	117 —
Sucre pulvérisé	21 —
Eau distillée	
Alcool à 60°	ãã Q. S.

LIMONADES

A. — Carbonate de magnésie	18 gr.
Acide citrique	30 —
Eau	300 —
Sirop de sucre	100 —
Alcoolat de citron	1 —
	(Codex.)

B. — *Limonade purgative gazeuse :*		SOLUTION	
Acide citrique	32 gr.	Carbonate de magnésie	5 gr.
Carbonate de magnésie	18 —	Salicylate de magnésie	1 —
Eau	240 —	Eau gazeuse	1000 —
Sirop de sucre	60 —	1/4 à 1/2 verre après les repas. (Dys-	
Alcoolature de citron	1 —	pepsie acide avec constipation. (Ja-	
Bicarbonate de soude	3 —	worski.)	

MAGNÉSIE (GLYCÉRO-PHOSPHATE DE). — V. *Glycéro-phosphates.*

MAGNÉSIE (HYDRATE DE). — Magnésie hydratée MgH_2O_2.

Propr. phys. et chim. — Poudre blanche, assez dense, insoluble dans l'eau, soluble dans les acides. Contient 31 p. 100 d'eau.

Incomp. — Carbonates solubles, phosphates.

Propr. et indic. thér. — Antiacide, employée pour neutraliser l'acide chlorhydrique libre, dans l'hyperchlorhydrie. Antidote de l'acide arsénieux, à la condition de ne pas être associée au sucre (l'eau sucrée dissolvant l'arsénite de magnésie).

Formes pharm., posol. — *Us. int.* — 1 à 4 gr. (antiacide) en *poudre, potion,* mêlée à du chocolat.

15 à 20 gr. délayés dans l'eau (lait de magnésie, comme antidote).

MAGNÉSIUM (PEROXYDE DE). — MgO_2.

Prop. phys. et chim. — Poudre blanche, insoluble dans l'eau. S'emploie mélangé à trois fois son poids de magnésie. (Hopogan.)

Propr. et indic. thér. — Antiseptique des voies digestives; utilisé contre les diarrhées acides, les fermentations gastriques. On attribue son action à la mise en liberté dans l'estomac ou l'intestin d'oxygène à l'état naissant.

Formes pharm., posol. — *Us. int.* — 0 gr. 25 à 0 gr. 50 en *cachets, comprimés, capsules kératinisées, granulé.*

MAGNÉSIE (SILICATE DE). — V. *Talc.*

MAGNÉSIE (SULFATE DE). — Sel de Sedlitz, sel d'Epsom $SO_4Mg, 7H_2O$.

Propr. phys. et chim. — Cristaux prismatiques, incolores, de saveur amère et un peu nauséeuse. Soluble dans son poids d'eau, insoluble dans l'alcool et l'éther.

Incomp. — Avec les alcalis et leurs carbonates, les phosphates solubles, les sels de chaux, les borates, les sels de plomb, de stron- tium.

Propr. et indic. thér. — Purgatif (surtout indiqué au cours ou dans la convalescence des embarras gastriques, des maladies fébriles).

Formes pharm., posol. — *Us. int.* — 15 à 60 gr. en *potion, solution.* — *Enfants :* 1 à 2 gr. par année. — *Us. ext.* — **Lavement.**

LAVEMENTS			SOLUTIONS	
A. — Sulfate de magnésie	15 gr.		Sulfate de magnésie	100 gr.
Miel de mercuriale	30 —		Alcoolature de citron	5 —
Eau	500 —		Eau bouillie	1000 —
			1 à 2 verres.	
B. — Sulfate de magnésie	āā 15 gr.		**B.** — *Eau de Sedlitz artificielle :*	
Feuilles de séné			Sulfate de magnésie	30 gr.
Eau bouillante	500 —		Bicarbonate de soude	7 —
			Acide tartrique cristallisé	6 —
			Eau	600 —

MAGNÉSIE (TARTRATE DE). — Mêmes applications et posologie que le citrate.

MAIS. — *Zea Maïs* (Graminées).

Part. empl. — Stigmates.
Propr. et indic. thér. — Diurétique.
Formes pharm., posol. — *Us. int.* — **Infusion :** 20 p. 1000. *Extrait aqueux :* 0 gr. 50 à 2 gr. (en potion, sirop, pilules).

PILULES		
Extrait de stigmates de maïs		Pour 1 pilule. 5 à 10 par jour. (Arthritisme.)
Extrait de convallaria malalis	āā 0 gr. 05	
Benzoate de soude		
Carbonate de lithine		

MALT. — V. *Orge.*

MALTINE ou DIASTASE. — Ferment soluble de l'orge germée.

Propr. phys. et chim. — Poudre blanche, amorphe, très soluble dans l'eau, insoluble dans l'alcool concentré. Transforme 50 fois son poids d'amidon en dextrine et en maltose; les acides minéraux et végétaux en solution concentrée, les alcalis, la chaux, l'alun entravent cette action.

Propr. et indic. thér. — Aide à la digestion des matières amylacées (utile dans l'hyperchlorhydrie).

Formes pharm., posol. — *Us. int.* — 0 gr. 10 à 0 gr. 50 en *cachets, élixir* (doit être prescrite en nature, car elle s'altère rapidement en solution).

Plusieurs variétés :

Diastase pure en poudre.

Diastase amylacée, diastase lactique (D. étendue d'amidon ou de lactose).

Diastase fluide à titre 50 (solution de diastase dans la glycérine).

CACHETS	ÉLIXIR	
Pepsine	Diastase fluide à titre 50	10 cc.
Pancréatine ⟩ ãã 0 gr. 15	Alcoolature d'orange	40 gr.
Maltine	Sirop de sucre	100 —
Pour 1 cachet, 2 par jour.	Eau distillée Q. S. pour	250 —
	1 cuillerée à soupe renferme 0 gr. 60 de diastase (Desesquelle).	

MANGANÈSE (CARBONATE DE) $MnCO_3.H_2O$

Propr. phys. et chim. — Sel blanc rosé, insoluble dans l'eau et l'alcool, soluble dans les acides.

Propr. et indic. thér. — Tonique, succédané du fer dans le traitement de la chlorose; emménagogue.

Formes pharm., posol. — *Us. int.* — 0 gr. 10 à 0 gr. 30 en *cachets, pilules, pastilles.*

MANGANÈSE (BIOXYDE DE) ou PEROXYDE MnO_2.

Propr. phys. et chim. — Masses amorphes ou poudre gris noir, très dense, insoluble dans tous les dissolvants non acides.

Propr. et indic. thér. — Comme le carbonate.

Formes pharm., posol. — *Us. int.* — 0 gr. 10 à 0 gr. 30 en *cachets, pilules.*

MANGANÈSE (SULFATE DE) $MnSO_4 + 4H_2O$.

Propr. phys et chim. — Beaux cristaux rosés; soluble dans 1.5 p. d'eau, peu soluble dans l'alcool.

Propr. et indic. thér. — Comme le carbonate.

Formes pharm., posol. — *Us. int.* — 0 gr. 05 à 0 gr. 50 en *cachets, pilules.*

PERMANGANATE DE CHAUX $(MnO_4)_2Ca$.

Propr. phys. et chim. — Cristaux rouge violet; très solubles dans l'eau (déliquescent).

Propr. et indic. thér. — Antiseptique externe (V. *Permanganate de potasse* dont il a toutes les applications avec l'avantage d'une plus grande solubilité).

Formes pharm., posol. — *Us. ext.* — **Solution** à 50 p. 1000 pour le lavage des mains, l'asepsie du champ opératoire, la désinfection des locaux, des égouts, etc.; à 1 p. 1000 en injections vaginales.

PERMANGANATE DE POTASSE MnO_4K.

Propr. phys. et chim. — Prismes droits, de couleur rouge foncé; soluble dans 15 p. d'eau.

Colore la peau en brun; cet oxyde brun est enlevé par une solution de bisulfite de soude à 10-20 p. 100; les taches faites sur le linge s'enlèvent avec une solution d'acide chlorhydrique à 1 p. 100, une solution concentrée d'acide tartrique, une solution d'acide oxalique à 3 p. 100.

Incomp. — Avec les alcaloïdes, la cocaïne, l'alcool, la glycérine, le sucre, toutes les substances organiques; l'eau oxygénée (dégagement d'oxygène), les sulfures, l'hyposulfite, les chlorures désinfectants, etc.

Propr. et indic. thér. — A été proposé à l'intérieur comme antidote chimique de la morphine et de l'ésérine; comme emménagogue (dysménorrhée membraneuse).

Antiseptique externe d'usage courant dans le traitement des affections blennorragiques (urétrite, métrite, vulvo-vaginite, ophtalmie), du cancer de l'utérus, etc.; proposé récemment contre les lupus, contre la dysenterie (lavements; Gastinel), contre les sueurs fétides des pieds, etc.; en injections hypodermiques contre les morsures de serpents (De Lacerda). Utilisé pour l'épuration des eaux, l'asepsie des filtres et surtout pour la désinfection des mains du chirurgien.

Formes pharm., posol. — *Us. int.* — 0 gr. 10 à 0 gr. 20 en *pilules* (avec vaseline et kaolin). **Solution.**

Us. ext. — *Poudres composées; solutions;* 0 gr. 05 à 0 gr. 10 p. 100 pour injections urétrales. Solution à 0 gr. 25 à 2 gr. p. 1000 en lotion (contre les ulcères), injections vaginales, lavages oculaires et urétraux, lavements; 5 p. 100 désinfection des locaux et des mains, solution à 1 à 2 p. 100 en injections hypodermiques (quelques gouttes), solution à 2 p. 100 en applications contre le lupus (pendant 1/4 d'heure).

POUDRE		
Talc	40 gr.	
Sous-nitrate de bismuth	45 —	

Permanganate de potasse	3 gr.
Salicylate de soude	2
(Hyperhidrose plantaire. Brocq.)	

PERMANGANATE DE ZINC $(MnO_4)^2 Zn$.

Propr. phys. et chim. — Cristaux semblables au permanganate de potasse; très hygroscopique, très soluble dans l'eau.

Incomp. — Avec l'alcool, les extraits végétaux (composés explosibles).

Propr. et indic. ther. — Employé en injections urétrales dans la blennorragie.

Formes pharm., posol. — *Us. ext.* — *Solution* à 0,25 p. 100 en injections urétrales.

MANNE. — Suc extrait par incision du tronc du *Fraxinus ornus et du Fraxinus rotundifolia* (Oléacées).

Princ. act. — Mannite.

Propr. phys. et chim. — Deux variétés : M. en larmes, M. en sorte.

Manne en larmes, en stalactites blanches, de saveur douce, sucrée, complétement soluble dans l'eau et l'alcool.

Manne en sorte, en grumeaux irréguliers, un peu mous et colorés, de saveur moins agréable que la précédente, mais plus active (fait partie de la médecine noire).

Propr. et indic. thér. — Purgatif doux, surtout usité en thérapeutique infantile.

Formes pharm., posol. — *Us. int.* — 10 à 50 gr. en **électuaire**, dans du lait, du thé chaud, **tablettes** (0 gr. 20). — *Enfants :* 5 à 10 gr. par année.

ÉLECTUAIRES

A. — Manne en larmes	ãã 100 gr.
Miel blanc	
Magnésie calcinée	15 —
20 gr. le matin à jeun.	
B. — *Marmelade de Tronchin.*	
Manne	125 gr.
Pulpe de casse	30 —
Sirop de violettes	15 —
Eau de fleurs d'oranger	8 —
C. — Manne	25 —

Magnésie calcinée	ãã 50 gr.
Soufre	
Miel blanc	25 —
1 à 2 cuillerées à soupe dans du lait chaud ou du thé léger. (Ferrand.)	

MÉDECINE NOIRE

Manne	60 gr.
Feuilles de séné	10 —
Sulfate de soude	15 —
Rhubarbe	5 —
Eau bouillante	100 —
A prendre en 1 ou 2 fois.	

MANNITE $C_6H_{14}O_6$. — Alcool hexatomique constituant environ 60 p. 100 de la manne en larmes.

Propr. phys. et chim. — Cristallisé en prismes rhomboïdaux droits, de saveur faiblement sucrée. Soluble dans 6 p. d'eau, 80 parties d'alcool froid insoluble dans l'éther.

Propr. et indic. thér. — Purgatif (moins actif que la manne d'où on l'extrait).

Formes pharm., posol. — *Us. int.* — 10 à 20 gr. en **pastilles**, *potion.* — *Enfants :* 1 gr. par année.

POTION

Mannite cristallisée	Q. Var.
Eau distillée de menthe	10-20 gr.
Sirop de fleurs d'orangers	5-10 gr.
A faire prendre en 1 fois. (*Enfants.*)	

MARÉTINE. — Carbamate de la méthyltolylhydrazide

$$C^6H^4 \begin{cases} CH^3 \\ AzH.AzH.CO.AzH^2 \end{cases}$$

Propr. phys. et chim. — Cristaux blancs, inodores, insipides, fondant à 183°; presque insoluble dans l'eau froide, soluble dans l'eau chaude à (2 p. 100 et dans l'alcool 1 p. 100). Colore l'urine en jaune; celle-ci réduit la liqueur de Fehling.

Propr. et indic. thér. — Antipyrétique (n'altère pas le sang et ne détermine pas de phénomènes secondaires, à part la sudation).

Formes pharm., posol. — *Us. int.* — 0 gr. 25 — 0 gr. 50 en cachets.

MARJOLAINE. — *Origanum majorana* (Labiées).

Part. empl. — Sommités fleuries.
Princ. act. — Huile essentielle odorante.
Propr. et indic. thér. — Sternutatoire.
Formes pharm., posol. — *Us. int.* — **Poudre composée,** priser.

POUDRE STERNUTATOIRE (Codex)

Poudre de feuilles d'asarum
— — de bétoine
Poudre de marjolaine
Fleurs de muguet
ãã P. E

MARRONNIER. — *Æsculus hippocastanum* (Acérinées).

Part. empl. — Semences (marron d'Inde), jeunes branches, écorce.
Princ. act. — Æsculine, huile grasse.
Propr. et indic. thér. — Fébrifuge; antihémorroïdaire. (Artault de Vevey.)
Formes pharm., posol. — *Us. int.* — **Décocté** de jeunes branches, 15 à 30 gr. par litre.
Teinture de semences : au 10e, 0 gr. 50 à 4 gr.
Us. ext. — **Huile grasse :** en frictions (contre la goutte).

MASTIC. — *Résine du pistacia lentiscus* (Térébinthacées).

Propr. phys. et chim. — On utilise le mastic en larmes, en partie soluble dans l'alcool, totalement dans l'éther.

Propr. et indic. thér. — Masticatoire. Sert de base à plusieurs ciments pour plomber les dents.

MATÉ. — Thé du Paraguay. *Ilex paraguayensis* (Ilicinées).

    Princ. act. — Caféine (7 à 8 gr. par kilogr. de feuilles).

    Propr. et indic. thér. — Aliment d'épargne, stimulant.

    Formes pharm., posol. — *Us. int.* — Infusion : 30 à 40 p. 1000.

    Poudre : 1 à 4 gr.

MATICO. — *Piper angustifolium* (Pipéracées).

    Part. empl. — Feuilles.

    Princ. act. — Maticine, acide arthantique, tannin, huile essentielle.

    Propr. et indic. thér. — Astringent, hémostatique; antiblennorragique.

    Formes pharm., posol. — *Us. int.* — **Poudre** : 0 gr. 50 à 2 gr.

    Infusé : 10 p. 1000.

    Huile essentielle : 0 gr. 25 à 1 gr.

    Extrait : 0 gr. 05 à 0 gr. 20 (en pilules ou en sirop).

    Teinture : au 1/5e 3 à 10 gr.

    Us. ext. — **Eau distillée** : en injections urétrales.

MATRICAIRE. — *Pyrethrum parthenium*, camomille allemande (Composées).

    Part. empl. — Fleurs.

    Princ. act. — Essence.

    Propr. et indic. thér. — Stimulant léger (leucorrhée), stomachique, carminatif.

    Formes pharm., posol. — *Us. int.* — **Infusion** de fleurs, 10-20 p. 1000 ; *eau distillée*, 30 à 100 gr. en potion.

    Huile essentielle : II à VI gouttes.

MAUVE. — *Malva sylvestris* (Malvacées).

    Part. empl. — Feuilles, fleurs.

    Princ. act. — Mucilage.

    Propr. et indic. thér. — Béchique, émollient.

    Formes pharm., posol. — *Us. int.* — **Infusion** de fleurs 10 p. 1000. (Fait partie des espèces pectorales; fleurs de mauve, pied-de-chat, pas-d'âne, pétales de coquelicot, fleurs de bouillon-blanc, guimauve, violettes.)

    Us. ext. — **Lavement** de décoction de feuilles.

MELALEUCA. — *Melaleuca* divers (Myrtacées).

    Part. empl. — Essence dite huile de Cajeput.

Princ. act. — Cajeputol ou eucalyptol.

Propr. phys. et chim. — Liquide un peu jaunâtre, insoluble dans l'eau, soluble en toutes proportions dans l'alcool, l'éther et les huiles fixes.

Propr. et ind. thér. — Stimulant diffusible. Antiseptique pulmonaire. Analgésique.

Formes pharm., posol. — *Us. int.* — X à L gouttes dans un liquide chaud.

Capsules : à 0 gr. 20; 2 à 5 par jour.

Pilules : à 0 gr. 10; 4 à 10.

Us. ext. — *Liniments et frictions :* 5 à 10 gr. p. 100.

MÉLILOT. — *Melilotus officinalis* (Légumineuses).

Part. empl. — Sommités fleuries.

Princ. act. — Coumarine.

Propr. et indic. thér. — Béchique.

Formes pharm., posol. — *Us. int.* — *Infusion :* 10 à 20 gr.

Us. ext. — *Eau distillée, en collyre.*

MÉLISSE. — *Citronelle; melissa officinalis* (Labiées).

Part. empl. — Plante fleurie.

Propr. et indic. thér. — Cordial, antispasmodique.

Formes pharm., posol. — *Us. int.* — *Eau distillée :* Q. V.

Infusion : 10 p. 1000.

Alcoolat : 2 à 10 gr.

ALCOOLAT DE MÉLISSE COMPOSÉ (Eau de mélisse des Carmes.)		Cannelle de Ceylan	80 gr.
		Girofle	80 —
		Muscade	80 —
		Coriandre	40 —
Mélisse fraîche en fleur	900 gr.	Racine d'angélique	40 —
Zeste frais de citron	150 —	Alcool à 80°	5000 —

MENISPERMUM COCCULUS. — V. *Coque du Levant.*

MENTHE POIVRÉE. — *Mentha piperita* (Labiées).

Part. empl. — Sommités fleuries et feuilles.

Princ. act. — Essence.

Propr. et indic. thér. — Stimulant diffusible; stomachique.

Formes pharm., posol. — *Us. int.* — *Infusion :* 10 p. 1000.

Eau distillée : 20 à 100 gr.

Alcoolat : 2 à 10 gr.

Essence : II à X gouttes.
Pastilles : Q. V.
Sirop : 20 à 100 gr.

ÉLIXIRS DENTIFRICES		
A. — Essence de cannelle	1	gr.
Essence de badiane	2	—
— de girofle	2	—
— de menthe	8	—
Teinture de benjoin	8	—
— de cochenille	20	—
— de gaïac	8	—
— de pyrèthre	8	—
Alcool à 80°	1 000	—
(Codex.)		
B. — Alcool à 90°	500	gr.
Essence de menthe	10	—
— de badiane	6	—
— d'anis	2	—
Teintur de benjoin		
— de cochenille	ãã 5	—

1 cuillerée à café dans 1/2 verre d'eau. (Viau.)

C. — Alcool de menthe	100	gr.
Alcoolat de cochlearia	50	—
Eau de Botot	50	gr.
Résorcine	10	—
Saccharine	0	gr. 05

1/2 cuillerée à café dans 1/2 verre. d'eau.

POTION

Alcoolat de menthe	ãã	15 gr.
— d'anis		
Sirop de cannelle	30	—
Eau de tilleul		Q. S.
Pour 150 cc.		

ENTHOL $C^{10}H^{19}OH$. — Alcool secondaire extrait de l'essence de menthe par cristallisation sous l'influence du froid.

Propr. phys. et chim. — Cristaux prismatiques, incolores, à odeur de menthe très forte, à saveur aromatique amère et brûlante. A peine soluble dans l'eau (1 p. 1000) et dans la glycérine, très soluble dans l'alcool, l'éther, le chloroforme, les huiles grasses et l'huile de vaseline.

Incomp. — Avec le camphre (combinaison liquide).

Propr. et indic. thér. — Antiémétisant, d'un emploi restreint à l'intérieur, en raison de son action irritante sur l'estomac.

Usité surtout dans le traitement des affections du nez (coryza, ozène), du pharynx, du larynx, des premières voies respiratoires (trachéite) comme topique analgésique et antiseptique, en collutoire, inhalations de vapeur, pulvérisations, pommade, poudre à priser, solution huileuse (applications locales et injections intra-trachéales).

Employé de plus comme antiprurigineux et antinévralgique sous forme de crayons, de pommades ; et dans la pratique dentaire, associé au camphre, à l'acide phénique pour le pansement des dents cariées.

Formes pharm., posol. — *Us. int.* — 0 gr. 10 à 1 gr. en *potion* alcoolisée ou mieux en *suspension* dans un julep gommeux.

Us. ext. — **Poudre composée.** (V. *Formules.*)

Pommade : 1 à 10 p. 100.

Crayons.

Solution huileuse : 2 à 20 p. 100 (en badigeonnages sur les cordes vocales, instillations intra-nasales, injections intra-trachéales).

Solution éthérée : au 10ᵉ.
Solution alcoolique : 1 à 10 p. 100.
Menthol camphré (Menthol 1, camphre 2).

ÉLIXIR DENTIFRICE

Menthol	4 gr.
Acide phénique	10 —
Teinture d'eucalyptus	100 —

Quelques gouttes dans 1 verre d'eau.

LINIMENTS

Menthol	3 gr.
Chloroforme	15 —
Huile de jusquiame	30 —

MIXTURES

A. — Chloroforme
Alcool camphré   } àà 30 gr.
Éther sulfurique
Menthol   10. —

En pulvérisations avec l'appareil de Richardson. (Urticaire. Gaucher.)

B. — Menthol
Acide phénique   } àà P. E.
(Odontalgique.)

C. — Menthol   2 gr.
Camphre   1 —
Chlorhydrate de
cocaïne   0 gr. 25 à 0 gr. 50
(Odontalgie.)

D. — Menthol
Gaïacol   } àà 1 gr.
Alcool absolu   18 —

En badigeonnages. (Névralgies.)

E. — Teinture d'iode   20 gr.
Menthol   5 —

En badigeonnages. (Névralgies.)

F. — Menthol   1 gr.
Eucalyptol   1 —
Essence de thym   5 —
   — de lavande   5 —
Teinture de tolu   10 —
Alcool à 90°   100 —

1 cuillerée à café dans 1 casserole d'eau bouillante, pour inhalations.

G. — Menthol   0 gr. 50
Acide phénique neigeux   1 gr.
Teinture thébaïque   5 gr.
   — d'eucalyptus   1 —
Eau distillée de laurier-cerise 50 —
Eau distillée   150 —

1 cuillerée à soupe dans 1 casserole d'eau bouillante, pour inhalations.

H. — Chlorhydrate de cocaïne   0 gr. 10
Eau distillée de laurier
cerise   10 gr.
Menthol   0 gr. 50
Alcool   15 cc.

X à XX gouttes, en 1 dose, contre les vomissements. (Chauffard.)

POMMADES

A. — Menthol   0 gr. 20
Acide borique   2 gr.
Vaseline   30 —

Renifler gros comme un pois, deux à quatre fois par jour. (Antisepsie nasale.)

B. — Menthol   1 gr.
Salol   2 —
Huile d'olives   10 —
Lanoline   32 —
(Contre les crevasses des mains.)

C. — Menthol cristallisé
Gaïacol synthétique   } àà 0 gr. 30
Oxyde blanc de zinc   3 gr.
Paraffine   1 —
Vaseline   30 —
(Eczéma prurigineux, Gaucher.)

D. — Menthol
Chloroforme   } àà 5 gr.
Salicylate de méthyle
Lanoline   30 —
(En applications sur le front, Migraine.)

POTION

Menthol   0 gr. 05 à 0 gr. 20
Huile d'amandes douces   10 gr.
Gomme arabique   10 —
Eau de fleurs d'oranger   15 —
Eau distillée Q. S. pour   150 cc.

1 cuillerée à soupe d'heure en heure. Vomissements (Lyon et Loiseau.)

POUDRES

A. — Menthol — 0 gr. 10
Chlorhydrate de cocaïne — 0 gr. 20
Acide borique — 4 gr.
Salicylate de bismuth — 8 —
(A priser, contre le coryza.)

B. — Menthol — 0 gr. 20
Acide borique — 3 gr.
Talc — 7 —
(Id.)

SOLUTIONS ALCOOLIQUES

A. — Menthol — 4 gr.
Alcool à 60° — 60 —
1 cuillerée à café dans 1/2 litre d'eau bouillante pour inhalations. (Sinusites.)

B. — Alcool — 100 gr.
Menthol — 10 —
(En applications sur les piqûres de moustiques.)

C. — Eau de Cologne — 100 gr.
Essence de verveine — 1 —
Menthol } āā 0 gr. 25
Thymol }
Quelques gouttes dans l'eau en ap-plications sur les surfaces acnéiques. (A. Robin.)

SOLUTION ÉTHÉRÉE

Éther — 30 gr.
Menthol — 2 —
En applications au pinceau. (Névralgies.)

SOLUTIONS HUILEUSES

A. — Menthol — 4 gr.
Huiles d'amandes douces — 20 —
(En applications dans la tuberculose laryngée ; en injections intratrachéales.)

B. — Huile d'olives stérilisée — 50 gr.
Menthol — 1 —
Instiller quelques gouttes dans les narines. (Antisepsie nasale.)

C. — Huile de vaseline — 20 gr.
Menthol — 1 —
Instiller V à VI gouttes. (Otalgie.)

D. — Menthol — 0 gr. 25
Huile d'olive — 60 gr.
En lavement. (Oxyures.)

MÉNYANTHE. — Trèfle d'eau, *Menyanthes trifoliata* (Gentianées).

Part. empl. — Feuilles.
Princ. act. — Ményanthine (1 p. 100 dans les feuilles).
Propr. et indic. thér. — Tonique amer, stomachique.
Formes pharm., posol. — *Us. int.* — **Infusion :** 10 p. 1000.
Extrait : 1 à 4 gr.
Poudre de feuilles : 0 gr. 60 à 1 gr. 20 en cachets.
Teinture, 1 à 2 gr.
Fait partie du sirop antiscorbutique. V. *Raifort.*

VIN

Vin de Colombo } āā 50 gr.
— de quassia amara }
Trèfle d'eau — 5 gr.
(A. Robin.)

MERCURE Hg. — Métal liquide, émettant des vapeurs à toutes températures.

Toxic. — Aux doses thérapeutiques peut déterminer différents accidents d'intolérance : érythèmes, stomatite, gastro-entérite.

Propr. et indic. thér. — Antisyphilitique (à toutes les périodes de la syphilis) ; antiseptique de premier ordre et surtout parasiticide sous la forme métallique (phthiriase, ascarides, oxyures). Résolutif, très employé anciennement contre différents processus inflammatoires : péritonite, orchite, iritis, ecthyma, furoncles, etc.

Formes pharm., posol. — *Us. int.* — 0 gr. 05 à 0 gr. 10 en **pilules.**

Us. ext. — **Emplâtre de Vigo** (renferme 18 p. 100 de mercure).

Injections intra-musculaires : 0 gr. 05 à 0 gr. 10 (**Huile grise**. V. formules).

Pommades : à 1/2 et 1/8.

Suppositoires (d'onguent napolitain).

EMPLATRE

Onguent napolitain	100 gr.
Emplâtre de savon	80 —
Camphre	1-2 —

Enduire avec l'emplâtre chauffé des bandes de flanelle; recouvrir d'ouate. En application sur les tumeurs blanches. (Lucas-Championnière.).

HUILES GRISES

A. — Huile grise à 40 p. 100

Mercure	40 gr.
Lanoline anhydre	30 —
Huile d'olives	30 —

B. — Huile grise à 40 p. 100 :

Mercure purifié	40 gr.
Lanoline anhydre stérilisée	12 —
Vaseline blanche	13 —
Huile de vaseline purifiée	35 —

(Lafay).

1 cc. de ces préparations pèse 1 gr. 25 et renferme 0 gr. 50 de Hg. Injecter de 0 gr. 05 à 0 gr. 12 de mercure métallique, tous les 8 jours environ. A défaut de la seringue spéciale de Barthélemy, dont chaque division correspond exactement à 0 gr. 01 de mercure métallique, on peut utiliser la seringue de Pravaz. Si celle-ci est graduée en 20 divisions, chaque division = 0 gr. 025 de Hg.; si elle est graduée en 10 divisions, chaque division = 0 gr. 05 de Hg.

L'administration par gouttes, parfois proposée, est susceptible d'erreurs trop nombreuses et trop grandes pour être adoptée.

Enfants jusqu'à un an, injecter 0 gr. 01 de Hg, soit une division de la seringue de Barthélemy.

PILULES

A. — *Pilules bleues :*

Mercure purifié	5 gr.
Conserve de roses	7 gr. 50
Poudre de réglisse	2 gr. 50

Pour 100 pilules. Chaque pilule contient 0 gr. 05 de mercure. 2 par jour.

B. — *Pilules de Belloste :*

Mercure purifié	6 gr.
Miel blanc	6 —
Poudre d'aloès	6 —
— de poivre noir	1 —
— de rhubarbe	3 —
— de scammonée	2 —

F.s.a. des pilules de 0 gr. 20 contenant chacune 0 gr. 05 de mercure. 1 à 2 par jour (purgatives).

C. — *Pilules de Sédillot :*

Pommade mercurielle double	3 gr.
Poudre de savon médicinal	2 —
— de réglisse	1 —

F.s.a. des pilules de 0 gr. 20. Chaque pilule contient 0 gr. 05 de mercure. 1 à 2 par jour.

POMMADES

A. — *Pommade mercurielle faible* (*onguent mercuriel simple, onguent gris*).

Pommade mercurielle à parties égales	100 gr.
Axonge benzoïnée	300 —

(En frictions contre la phthiriase.)

B. — *Pommade mercurielle à parties égales (onguent mercuriel double : onguent napolitain).*

Mercure	50 gr.
Axonge benzoïnée	50 —

1 à 6 gr. en frictions chez l'adulte. 1 à 2 gr. chez l'*enfant*. (Syphilis.)

C. — *Pommade mercurielle belladonée :*

Extrait de belladone	3 gr.
Onguent mercuriel double	30 —

(Résolutive et calmante, contre l'orchite, les phlébites, etc.).

D. — Onguent napolitain   1 à 2 gr.
Lanoline ou axonge benzoïnée   3 —
   Pour 1 dose, en frictions (*Enfants*).

E. — Vaseline	30 gr.
Huile de cade	2 —
Onguent napolitain	2 —

   Contre les syphilides palmaires papulo-squameuses.

SUPPOSITOIRES

Onguent mercuriel double	0 gr. 10
Extrait de belladone	0 gr. 02
Cire blanche	0 gr. 10
Beurre de cacao	Q. S.

   Pour un suppositoire. (Oxyures.)

Tableau de la richesse en mercure des principaux sels de mercure :

Sels de mercure	Quantité p. 100	Sels de mercure	Quantité p. 100
Azotate mercureux	71,44	Oxyde mercurique	92,6
Benzoate	45,25	Salicylarsinate	38,46
Cacodyl hydrargyre	56,00	Salicylate mercurique	
Chlorure mercureux	84,925	soluble (neutre)	42.49
— mercurique	73,80	Salicylate insoluble	
Cyanure	79,36	(basique)	59.52
— (Oxy.)	85,47	Sozoïodolate	35.58
Gallate	37,17	Succinimide	50,50
Hermophényl	40	Sulfate mercurique (sous)	84.26
Iodure mercureux	61,16	Sulfure	86.20
— mercurique	44,05	Tannate	variable
Lactate mercureux	67,11	Thymol-acétate	55.10
Lactate mercurique	52,91		

ZOTATE MERCUREUX $(AzO^3)\ 2Hg^2 + 2H^2O$. Contient 71,44 de Hg.

Propr. phys. et chim. — Prismes courts; soluble dans son poids d'eau ; dissocié par une plus grande quantité en acide azotique et turbith nitreux. Précipité par une solution faible d'ammoniaque, il servait à préparer le mercure soluble d'Hahnemann, poudre noire, de composition très variable.

Incomp. — Avec les alcalis et carbonates alcalins, les chlorures, iodures, sulfures, solubles.

Propr. et Indic. thér. — Usité uniquement en dermatologie.

Formes pharm., posol. — *Us. ext.* — **Pommade** à 1 p. 30.

ZOTATE MERCUREUX BASIQUE. — Turbith nitreux. $(AzO^3)^2\ Hg^2.$ $Hg^2O\ H^2O.$

Propr. phys. et chim. — Poudre jaune amorphe, insoluble dans l'eau, l'alcool, l'éther.

Propr. et indic. thér. — Usité en dermatologie (sycosis, teignes, pityriasis versicolor).

Formes pharm., posol. — *Us. ext.* — *Pommade :* 1 à 4 p. 100.

AZOTATE MERCURIQUE. — Nitrate acide de mercure $(AzO^3)^2$ Hg $+ 2H^2O$.

Propr. phys. et chim. — Liquide dense, sirupeux, incolore.

On n'emploie pas le sel isolé, mais une solution renfermant un excès d'acide azotique.

Propr. et indic. thér. — Caustique énergique et douloureux, usité presque exclusivement pour le traitement des plaques muqueuses (à employer avec précaution).

Formes pharm., posol. — *Us. ext.* — Une goutte à l'extrémité d'une baguette de verre ou de bois.

Pommade : (Entre dans la composition de l'onguent citrin.)

MERCURE (BENZOATE DE) $(C^6H^5 — CO^2)^2Hg$. Contient 45,2 p. 100 de Hg.

Propr. phys. et chim. — Sel soluble dans l'eau additionnée d'un benzoate, d'un chlorure ou d'un iodure alcalin. (Doit être récemment préparé et par voie de double décomposition.) Insoluble dans les huiles.

Nota. — Dans les solutions chlorurées et iodurées le benzoate se trouve plus ou moins complètement ramené à l'état de chlorure ou d'iodure de mercure.

Propr. et indic. thér. — Antisyphilitique.

Formes pharm., posol. — *Us. ext.* — *Injections intramusculaires* 0 gr. 01-0,05 en solution au 100ᵉ (injection quotidienne). — *Enfants :* un à deux milligrammes.

SOLUTIONS POUR INJECTIONS INTRA-MUSCULAIRES

A. — Benzoate de mercure   1 gr.
Chlorure de sodium chimiquement pur.   0 gr. 75
Eau stérilisée.   100 gr.
   Injecter 1 à 5 cc. (soit 0 gr. 0045 à 0 gr. 0225. Hg).
(Gaucher.)

B. — Benzoate de mercure   0 gr. 10
Benzoate d'ammoniaque   1 gr. 5
Eau   30 gr.
Ammoniaque   Q. S.
(Gaucher.)

Préférable à la précédente.

MERCURE (CACODYLATE DE). — Soluble dans l'eau et dans l'alcool, insoluble dans l'éther.

Formes pharm., posol. — Le cacodylate de mercure ne peut être employé en injections hypodermiques que grâce à des artifices qui le dénaturent et rendent les injections douloureuses. De plus, elles déterminent des accidents toxiques. Pour ces motifs M. Brocq préfère un mé lange de biiodure mercurique et de cacodylate de soude (cacodylate iodo-hydrargyrique).

Biiodure de mercure	0 gr. 45	Eau distillée	Q. S. pour 10 cc.
Cacodylate de soude	0 gr. 50	Injecter 1 à 2 centimètres cubes.	
Iodure de sodium	0 gr. 15		

CACODYL-HYDRARGYRE [(CH³)².AsO. OAzH)]²Hg. Contient 56 p. 100 de Hg.

Propr. phys. et chim. — Poudre blanc grisâtre, très soluble dans l'eau.

Propr. et indic. thér. — Antisyphilitique ; antiseptique.

Formes pharm., posol. — *Us. ext.* — ***Injections intra-musculaires :*** 0 gr. 01 — 0 gr. 02.

CHLORO-IODURE MERCUREUX. — Sel de Bouligny.

Propr. phys. et chim. — Corps rouge, cristallisable, insoluble dans l'eau, soluble dans l'iodure de potassium.

Propr. et indic. thér. — Antisyphilitique.

Formes pharm., posol. — *Us. int.* — 0 gr. 0025 à 0 gr. 01, ***pilules,*** *Us. ext.* — 0 gr. 25 à 0 gr. 75 p. 30 en ***pommade.***

CHLORURE MERCUREUX par voie sèche. Calomel Hg²Cl². Contient 84.925 p. 100 de Hg.

Propr. phys. et chim. — Poudre blanche, cristalline, très fine, lourde, inodore et insipide ; insoluble dans l'eau et l'alcool, soluble dans les solutions de chlorure de sodium, d'iodures.

Incomp. — Avec les alcalis, les bromures, chlorures, iodures et cyanures (looch blanc, eau distillée de laurier-cerise) où il se transforme en sublimé.

Propr. et indic. thér. — Usages différents suivant les doses, le mode d'administration.

A l'intérieur employé comme purgatif et vermifuge ; antiseptique intestinal et antidysentérique ; cholagogue (petites doses, longtemps répétées) ; diurétique.

A l'extérieur employé contre l'acné, le psoriasis, le prurit anal, le chancre induré, les condylomes, l'eczéma de la barbe et des sourcils, des narines, de l'anus, etc. ; les taies de la cornée (en nature) ; comme antisyphilitique (injections hypodermiques).

Formes pharm., posol. — *Us. int.* — 0 gr. 01 à 0 gr. 05 en une dose (cholagogue), à doses réfractées (purgatif, antiseptique intestinal).

0 gr. 30 à 0 gr. 80 (purgatif, vermifuge), en ***suspension dans l'eau*** ou ***le lait,*** en ***biscuits, cachets, chocolat,*** pilules, tablettes (0 gr. 05

par tablette). — *Enfants :* 0 gr. 05 par année (doses massives) ; 0 gr. 02 à 0 gr. 05 (doses réfractées).

Us. ext. — **Poudre** (applications locales, collyre sec) ; **glycérolé ; pommade** à 1 p. 10 ; **emplâtre, suppositoires ; injections intra-musculaires** (0 gr. 05 à 0 gr. 10 par injection), à répéter tous les huit jours). — *Enfants :* 0 gr. 001-0 gr. 002.

CACHETS

Calomel	0 gr. 10
Sucre pulvérisé	0 gr. 50
Poudre d'opium	0 gr. 02

Pour 1 cachet. 3 par jour. (Diurétique.)

COLLYRE SEC

Calomel à la vapeur	
Sucre en poudre.	ãã 10 gr.

(Contre les taies de la cornée. Codex.)

EMPLATRE

Emplâtre diachylon	300 gr.
Calomel	100 —
Huile de ricin	30 —

(Comme antisyphilitique. Portes et Quinquaud.)

GLYCÉRÉ

Calomel	
Tannin	ãã 1 gr.
Glycérolé d'amidon	30 —

(En applications contre l'eczéma sec. Vidal.)

INJECTIONS INTRA-MUSCULAIRES

A. — Calomel   0 gr. 50
Huile d'olives stérilisée, 10 cc. en ampoules scellées de 1 cc.

1 cc. contient 0 gr. 05 de calomel correspondant à 0,0425 de Hg.
Injecter 1 cc. tous les 8 jours. (Fournier.)

B. — Calomel à la vapeur   1 gr.
Huile de vaseline liquide   10 cc.

1 cc. contient 0 gr. 10 de calomel, correspondant à 0 gr. 085 de Hg.
Injecter 1 cc. tous les 8 jours.

LOOCH AU CALOMEL

Looch huileux du Codex	60 gr.

Calomel. 0 gr. 10 à 0 gr. 40 suivant l'âge. (Purgatif, enfants.)

PAQUETS

Santonine	0 gr. 05 à 0 gr. 10
Calomel	0 gr. 15

Pour 1 paquet. (Vermifuge.)

PILULES

A. — Calomel   0 gr. 02
Extrait de noix vomique   0 gr. 04
   — de rhubarbe   0 gr. 06
Poudre de rhubarbe   Q. S.
   Pour 1 pilule. 1 matin et soir.
(Laxatif. Ewald.)

B. — Calomel
Poudre de jalap   } ãã 0 gr. 04
Savon médicinal
   Pour 1 pilule. 2 à 4 par jour. (Laxatif.)

C. — Calomel
Scille
Scammonée   } ãã 0 gr. 05
Poudre de digitale
Podophyllin   0 gr. 005
   Pour 1 pilule. 4 par jour, pendant 5 jours. (Congestion hépatique chez les cardiaques.)

POUDRE

Calomel	1 gr.
Oxyde de zinc	
Sous-nitrate de bismuth	} ãã 5 —

(En applications contre l'herpès.)

SUPPOSITOIRES

Calomel	0 gr. 20
Beurre de cacao	Q. S.

Pour 1 suppositoire.
(Contre les oxyures.)

TRAUMATICINE

Chloroforme	10 gr.
Gutta-percha	20 —
Calomel	2 gr. 50

Pour badigeonnages à répéter tous les 2 jours. (Syphilides papuleuses.)

CHLORURE MERCUREUX PRÉCIPITÉ Hg^2Cl^2. Précipité blanc (proto-chlorure de mercure préparé par voie humide.)

Propr. phys. et chim. — Poudre blanche, amorphe, lourde, onctueuse au toucher; plus divisé que le calomel et par suite plus actif.

Propr. et indic. thér. — Réservé pour l'usage externe (traitement des blépharites, de l'acné, des éphélides).

Formes pharm., posol. — *Us. ext.* — **Pommade** à 1 p. 10.

GLYCÉROLÉ

Précipité blanc	}	
Sous-nitrate de bismuth	} āā 4 gr.	
Glycérolé d'amidon	40 —	
(Éphélides.)		

MIXTURE

Précipité blanc	2 gr. 50
Glycérine	15 gr.
Alcool camphré	40 —

(En applications contre l'acné. Thibierge.)

POMMADES

A. — Précipité blanc ... 0 gr. 50
Oxyde de zinc ... 0 gr. 75
Vaseline ... 10 gr.
  (Blépharite ciliaire.)

B. — Acide salicylique ... 1 gr.
Précipité blanc ... 5 —
Vaseline ... 40 —
  (Verrues.)

C. — Oxyde de zinc ... 0 gr. 20
Précipité blanc ... 0 gr. 10
Beurre de cacao ... } āā 40 gr.
Huile de ricin ... }
Essence de rose ... X gouttes.
  En friction matin et soir sur le visage.
  (Masque des femmes enceintes.)

D. — Beurre de cacao ... 40 gr.
Huile d'amandes douces ... 40 —
Acide citrique ... 0 gr. 50
Précipité blanc ... 0 gr. 30
Teinture de musc ... XX gouttes.
  (Engelures, Brocq.)

E. — Vaseline ... 15 gr.
Lanoline ... 5 —
Résorcine ... 0 gr. 0
Précipité blanc ... 1 gr
  (En application sur le chancre syphilitique.)

MERCURE (BICHLORURE DE). — Sublimé corrosif $HgCl^2$. Contient 73,80 de Hg.

Propr. phys. et chim. — Prismes rhomboïdaux droits, incolores et anhydres, de saveur métallique très désagréable, de réaction acide; soluble dans l'eau (1 p. 18), dans 3,61 d'alcool à 90°, 4 p. d'éther, 13,33 de glycérine, 80 d'huile d'olives, 4000 d'huile de vaseline, attaque tous les métaux (bijoux, argenterie, baignoires de zinc, etc.), formant facilement avec les sels alcalins et ammoniacaux des sels doubles très solubles. L'addition d'une petite quantité de chlorure de sodium, de chlorure d'ammonium ou d'acide tartrique favorise la solubilité dans l'eau (5 gr. par litre). Sa solution à l'état de chlorure double de mercure et de sodium ne précipite ni le sérum, ni l'hémoglobine.

Incomp. — Avec les alcalis, les carbonates et sulfures, les iodures, les bromures alcalins, les sels d'argent, de plomb, le tartre stibié, le sucre (réduction), l'albumine (composé insoluble), les décoctés astringents, les alcaloïdes.

Toxic. — Intolérance spéciale des femmes enceintes, des brightiques.

Les injections intra-musculaires déterminent facilement la diarrhée, la stomatite.

Propr. et indic. thér. — Antisyphilitique ; antiseptique de premier ordre (dont la toxicité limite l'emploi), d'un usage courant en chirurgie, obstétrique ; employé également dans la pratique dermatologique contre la phtiriase, le prurit, la séborrhée, les pustules varioliques de la face, l'érysipèle, etc.

Formes pharm., posol. — *Us. int.* — 0 gr. 005 à 0 gr. 03 en pilules, sirops, solution. *Liqueur de Van Swieten.* (V. *Formules.*)

Us. ext. — *Bain.* (V. *Hydrothérapie*), *collodion, gaze* (au 1000e), *glycéré, papier, pastilles, pommade* (à 1 p. 1000), *savon.*

Solutions à 0,50 à 1 p. 1000 (antisepsie chirurgicale, injections intra-musculaires et gargarismes), 0 gr. 25 à 0 gr. 50 p. 1000 (injections vaginales) ; 0 gr. 05 à 0 gr. 10 p. 1000 (lavages urétraux ; instillations vésicales : XXX à XL gouttes).

N. B. — Les pilules, sirops, biscuits et en général les préparations qui unissent au sublimé des substances organiques sont peu recommandables parce qu'elles amènent une réduction plus ou moins lente de ce produit qui le transforme en calomel ou même à la longue en mercure métallique.

En résumé, les préparations de sublimé le renferment :

1º En nature. — Liqueur de Van Swieten, solutions aqueuses, alcooliques, glycérinées.

2º Plus ou moins altéré. — Pilules, sirops, potions, biscuits.

3º Transformé. — Sel alembroth, chloramidure, mélanges albumineux, solution dans l'iodure de potassium.

COLLODION

Sublimé	1 gr.
Collodion élastique	30 —

EAU PHAGÉDÉNIQUE

Chlorure mercurique	0 gr. 40
Eau de chaux	120 gr.
	(Codex.)

(En lotions, pure ou coupée d'eau, contre les plaques muqueuses, les chancres, etc.)

GARGARISME

Sublimé	0 gr. 25
Glycérine	50 gr.
Eau distillée	200 —

GLYCÉRÉ

Glycérine	30 gr.
Sublimé	0 gr. 50

(En applications sur les amygdales dans les angines.)

LIQUEUR DE GOWLAND

Chlorure mercurique	1 gr.
Chlorure d'ammonium	4 gr.
Alcool à 90º	15 —
Eau de laurier-cerise	15 —
Émulsion d'amandes amères	500 —

(En lotions contre le prurit.)

LIQUEUR DE VAN SWIETEN

Chlorure mercurique	1 gr.
Eau distillée	900 —
Alcool à 80º	100 —

N. B. — On n'ajoute de l'alcool à l'eau que parce que le sublimé en solution aqueuse se décompose sous l'influence de l'air et de la lumière.

XXX gouttes pèsent 1 gr.

1 gr. contient 0 gr. 001 de sublimé.

A l'intérieur, 15 à 30 gr.

1 à 2 gr. par année. (*Enfantss.*)

Pour l'usage externe, pure ou coupée de partie égale d'eau (en lotions, pansements).

MIXTURES

A. — Glycérine — 50 gr.
Eau de roses — 50 —
Borax — 4 —
Liqueur de Van Swieten — 20 —
(En frictions sur les taches de la syphilide pigmentaire.)

B. — Sublimé — 0 gr. 20
Acide acétique — 1 gr.
Alcool à 90° — 100 —
Éther sulfurique
Alcoolat de lavande — } ãã 50 —
(Lotion excitante pour le cuir chevelu.)

C. — Bichlorure de mercure — 0 gr. 25
Essence de térébenthine — 30 gr.
Glycérine — 40 —
Alcool camphré — 175 —
(Lotion de Saint-Louis contre la phtiriase.)

D. — Sublimé — 0 gr. 50
Alcool à 60°
Glycérine — } ãã 50 gr.
En application sur les crevasses du sein.

PAPIER (Codex.)

Chlorure mercurique — 5 gr.
— de sodium pur — 5 —
Eau distillée — 15 —
Pour imbiber 20 feuilles.
Chaque feuille, contenant 0 gr. 25 de sublimé, est immergée dans 1 litre d'eau.

PAQUETS

Sublimé corrosif pulvérisé — 0 gr. 25
Acide tartrique pulvérisé — 1 gr.
Carmin d'indigo — 0 gr. 001
Pour 1 paquet.
1 paquet dans 1 litre d'eau pour injections vaginales.
(Formule à l'usage des sages-femmes.)

PILULES

Pilules de Dupuytren

Sublimé — 0 gr. 01
Extrait thébaïque — 0 gr. 02
Pour 1 pilule. 1 à 3 par jour.

SAVON

Savon médicinal — 25 gr.
Glycérine pure — 5 gr.
Sublimé — 0 gr. 30
Essence de menthe
— de badiane — } ãã 0 gr. 50
Carmin — Q. S.

SOLUTIONS

A. — Liqueur de Van Swieten — 200 gr.
Iodure de potassium — 50 —
Eau distillée — Q. S. pour 1000 —
Chaque cuillerée à soupe contient 1 gr. d'iodure de potassium et 0 gr. 001 de sublimé. 2 à 3 cuillerées à soupe par jour. (Syphilis.)

B. — Sublimé — 1 gr.
Éther sulfurique — 100 —
En pulvérisations rapides. (Érysipèle de la face. Talamon et Lovy.)

C. — Sublimé — 0 gr. 15
Alcoolat de lavande — 300 gr.
Teinture de cantharides — 1 —
En frictions. Pelade.)

D. — *Solution pour injections intra-musculaires.*

Sublimé — 0 gr. 30
Chlorure de sodium chimiquement pur — 0 gr. 075
Eau distillée et stérilisée — 10 cc.
1 cc. contient 0 gr. 01 de sublimé correspondant à 0 gr. 0074 de mercure. Injecter chaque jour 1 à 2 cc. (Lévy-Bing.)

E. — Sublimé — 0 gr. 20
Chlorhydrate d'ammoniaque — 0 gr. 60
Eau de Cologne — 40 —
Eau distillée — 100 —
En lotions sur les syphilides pigmentaires (Mauriac).

F. — Hydrate de chloral — 25 gr.
Eau distillée — 500 —
Liqueur de Van Swieten — 100 —
Contre le pityriasis du cuir chevelu.
(Martineau.)

G. — Sublimé	} āā 1 gr.	**H.** — Sublimé	10 gr.
Acide tartrique		Alcool	100 —
Alcool à 90°	5 cc.	1 cuillerée à café dans 1 litre d'eau
Éther	Q. S. pour 50 cc.	chaude pour lotions, injections, etc.
Pour pulvérisations dans la variole.			

MERCURE (CYANURE DE) (CAz)²Hg. Contient 79,36 de Hg.

Propr. phys. et chim. — Prismes carrés, anhydres, incolores; soluble dans 8 p. d'eau froide, 4 de glycérine, 20 p. d'alcool, forme aussi facilement que le sublimé des sels doubles avec les autres cyanures, chlorures, iodures, sels ammoniacaux, etc.

Toxic. — Est très mal toléré ; même à la dose de 1 centigr. peut produire des phénomènes d'intoxication.

Propr. et indic. thér. — Antisyphilitique; antiseptique. Employé en thérapeutique oculaire (compresses chaudes) contre les conjonctivites, l'eczéma des paupières, etc.

Formes pharm., posol. — *Us. ext.* — Cinq milligr. à 0 gr. 02 en *solution* au 100 pour injections intra-musculaires; solution à 1 p. 10000 (antisepsie oculaire).

SOLUTION		
Cyanure de mercure	2 gr.	
Stovaïne	1 —	
Eau distillée	100 —	

Injecter chaque jour 1 cc.; soit 0 gr. 02 de cyanure correspondant à 0 gr. 0158 de mercure.

MERCURE (OXYCYANURE DE) Hg(CAz)²HgO. Contient 85,47 de Hg.

Propr. phys. et chim. — Cristaux incolores, solubles dans l'eau (5 p. 1000) et l'alcool.

Propr. et indic. thérap. — Antisyphilitique. Antiseptique énergique, d'un pouvoir microbicide égal à celui du sublimé. A l'avantage d'être sans action sur le métal des instruments et fort peu toxique.

Formes pharm., posol. — *Us. ext.* — *Solution* à 1 à 5 p. 1000 (antisepsie chirurgicale et obstétricale) ; 0 gr. 02 en solution à 2 p. 100 en injections intra-musculaires (préférables à celles du cyanure; l'oxycyanure contient plus de mercure, est moins douloureux et moins toxique).

SOLUTION		
Oxycyanure de mercure	0 gr. 20	
Chlorure de sodium	0 gr. 075	
Eau distillée et stérilisée	10 gr	
	(Lévy-Bing).	

1 cc. contient 0 gr. 02 d'oxycyanure correspondant à 0 gr. 0017 de mercure. Injecter 1 cc.

MERCURE (GALLATE DE) $(C^7H^5O^5)^2Hg$. Contient 37,17 de Hg.

Propr. phys. et chim. — Poudre vert noir, insoluble dans l'eau, contient 37,17 p. 100 de mercure.

Propr. et indic. thérap. — Antisyphilitique.

Formes pharm., posol. — *Us. int.* — 0 gr. 05 à 0 gr. 20 en *pilules*.

MERCURE (PROTOIODURE DE). — Iodure mercureux Hg^2I^2. Contient 61,160 Hg.

Propr. phys. et chim. — Poudre jaune verdâtre, insoluble dans l'eau, l'alcool et l'éther.

Incomp. — Avec les acides, les alcalis, les bromures, chlorures, iodures, sulfures solubles.

Propr. et indic. thér. — Antisyphilitique.

Formes pharm., posol. — *Us. int.* — 0 gr. 0 1 à 0 gr. 10 en pilules ou cachets.

Us. ext. — 0 gr. 50 à 1 gr. p. 20 en *pommade* ; 0 gr. 10 à 0 gr. 14 en *injections intra-musculaires*.

INJECTIONS INTRA-MUSCULAIRES		PILULES	
Protoiodure de mercure	1 gr.	Protoiodure de mercure	0 gr. 05
Huile de vaseline	10 cc.	Extrait thébaïque	0 gr. 01
(Lévy-Bing.)		— de gentiane	0 gr. 10
1 cc. contient 0 gr. 10 de protoiodure, correspondant à 0 gr. 0612 de Hg. Injecter 1 cc. tous les 8 jours.		Pour 1 pilule. 2 par jour.	

MERCURE (BIIODURE DE). — Iodure mercurique HgI^2. Contient 44,05 de Hg.

Propr. phys. et chim. — Cristaux rouges ; presque insoluble dans l'eau (0 gr. 04 p. 100), soluble dans l'éther, l'alcool (1 p. 200), les solutions d'iodures et de chlorures alcalins (sels doubles). Soluble dans les huiles, dans les proportions suivantes :

Huiles d'olives ou d'amandes		SOLUTION AQUEUSE	
douces	0 gr. 40 p. 100		
Huile d'œillette	1 gr. 20 —	HgI^2	0 gr. 02
Huile de noix	1 gr. 30 —	NaI	0 gr. 04
Huile de ricin	2 gr. —	H^2O Q. S. Pour	1 cc.
Vaseline	0 gr. 25 —		

Altérable à la lumière.

Incomp. — Avec les alcalis et leurs carbonates, les iodures et les chlorures solubles. Le pouvoir antiseptique du biiodure, tout comme celui du sublimé, paraît s'affaiblir dans les sels doubles et les solutions alcooliques ou glycérinées.

Propr. et indic. thér. — Antisyphilitique. Antiseptique.

Formes pharm., posol. — *Us. int.* — 0 gr. 005 à 0 gr. 02 en *sirop* (sirop de Gibert) *solution.*

Us. ext. — **Solution** aqueuse à 1 p. 4000 (antisepsie obstétricale) ; *pommade* à 1 p. 100.

0 gr. 01 à 0 gr. 02 en solution huileuse ou mieux aqueuse pour *injections intra-musculaires*. (V. *Formules.*) — On a employé, pour le traitement intensif, des doses bien supérieures, soit 0 gr. 04 jusqu'à 0 gr. 08 de sel, correspondant à 0 gr. 02-0 gr. 04 de mercure.

Enfants : un à deux milligrammes.

MIXTURES

A. — Bichlorure de mercure 0 gr. 50
Biiodure de mercure 0 gr. 10
Teinture de cantharides 20 gr.
Alcoolat de Fioravanti 60 gr.
Eau de Cologne 220 —

En frictions sur les plaques de pelade.

B. — Glycérine 500 gr.
Alcool 50 —
Eau stérilisée 450 —
Biiodure de mercure 0 gr. 10
Iodure de potassium Q. S.

(En applications sur les crevasses du sein. Pinard.)

SIROPS

A. — *Sirop de Gibert*

Iodure de mercure 0 gr. 50
Iodure de potassium 25 gr.
Eau 25 —
Sirop de sucre 1 200 —

1 cuillerée à soupe contient environ 0 gr. 01 de biiodure et 0 gr. 50 d'iodure.
1 à 3 cuillerées à soupe. (Adultes.)
1/4 à 1/2 cuillerée à café par année. (Enfants.)

Préparation défectueuse en raison de sa teneur insuffisante en iodure ; lui préférer la suivante :

B. — Biiodure de mercure 0 gr. 30
Iodure de potassium 30 gr.
Eau distillée 60 —
Sirop d'écorces d'oranges
amères ou de café Q. S. p. 500 cc.

1 cuillerée à soupe renferme environ 0 gr. 01 de biiodure Hg. et 1 gr. d'iodure de potassium.

SOLUTIONS AQUEUSES

A. — Biiodure de mercure 0 gr. 15
Iodure de potassium 80 gr.
Eau 300 gr.

2 cuillerées à soupe par jour.

B. — Biiodure de mercure 0 gr. 05
Iodure de potassium 20 gr.
Eau 300 —

2 cuillerées à café par jour. (*Enfants.*)

C. — Biiodure de mercure | āā 0 gr. 20
Iodure de sodium desséché et purifié |
Chlorure de sodium 0 gr. 70
Eau distillée et stérilisée 10 gr.

Injecter 1 cc. à 1 cc. 5 tous les jours.

SOLUTIONS HUILEUSES

A. Biiodure de mercure 0 gr. 20
Huile d'olives stérilisée Q. S.
pour 50 cc.

Injecter 1 à 2 cc. par jour (de Lavarenne, Fournier, Panas).

B. Biiodure de mercure 1 gr. 50
Huile de noix stérilisée | āā 50 cc.
Huile de ricin |

Injecter 1 cc. (Lévy-Bing et Lafay).

IODHYDRARGYRATE D'IODURE DE POTASSIUM HgK_2I_4 ou iodure
double de potassium et de mercure.

Propr. phys. et chim. — Cristaux foncés, solubles dans l'eau.
Propr. et indic. thér. — Antisyphilitique.
Formes pharm., posol. — *Us. int.* — 0 gr. 025 à 0 gr. 15 en *pilules*.
Us. ext. — **Pommade** : 1 p. 100.

MERCURE (LACTATE NEUTRE DE). — Lactate mercurique. $(C^3H^5O^3)^2Hg$.

Contient 52,91 p. 100 de Hg.

Propr. phys. et chim. — Cristallise en prismes brillants ; très soluble dans l'eau qui en dissout 2 gr. 75 à 20° ; insoluble dans l'alcool, décomposé par la chaleur et par suite impossible à stériliser à l'autoclave (Guerbet).

Formes pharm., posol. — *Us. int.* — 0 gr. 01 à 0 gr. 02 en *solution* (10 à 20 gr. d'une solution au 1 000e).

Us. ext. — 0 gr. 01 à 0 gr. 03. (en solution à 1, 2 ou 3 p. 100) en *injections intra-musculaires* (Gaucher.)

SOLUTION		
Lactate mercurique	0 gr. 20	1 cc. contient 2 centigr. de lactate, correspondant à 0 gr. 01 de Hg. Injecter 1 cc.
Eau distillée	10 gr.	

MERCURE (OXYDE JAUNE DE) HgO. — Précipité jaune. Oxyde mercurique obtenu par voie humide. Contient 92,6 p. 100 de Hg.

Propr. phys. et chim. — Poudre jaune, amorphe, très divisée, insoluble dans l'eau, l'alcool et les dissolvants qui ne renferment ni acide libre, ni sels.

Incomp. — Avec les acides, sels acides, chlorures, iodures, sulfures.

Propr. et indic. thér. — Employé comme antisyphilitique en injections hypodermiques ; et surtout en thérapeutique oculaire et dermatologique contre certaines blépharites, kératites (pannus), l'eczéma invétéré, etc.

Formes pharm., posol. — *Us. ext.* — 0 gr. 05 à 0 gr. 10 de poudre en suspension dans la vaseline liquide, en *injections intra-musculaires*. — *Enfants* : 0 gr. 001-0 gr. 002.

Pommade : 1 à 2 p. 15.

INJECTIONS INTRA-MUSCULAIRES		POMMADES	
Oxyde jaune de mercure	0 gr. 50	A. — Oxyde jaune de mercure	0 gr. 50-1 gr.
Vaseline liquide	10 gr.	Huile de cade vraie	1-4 gr.
1 cc. contient 0 gr. 05 d'oxyde jaune, correspondant à 0 gr. 046 de Hg. Injecter 1 cc. tous les 8 jours.		Vaseline	20
		(Contre l'impétigo et l'eczéma invétéré. Brocq.)	

B. — Laneline	3 gr.	D. — Oxyde jaune de mercure	0 gr. 50
Huile de vaseline	7 —	cure	
Oxyde jaune de mercure	0 gr. 20	Goudron purifié	2 gr.
(Pannus.)		Savon noir	Q. S.
		Vaseline pure	18 gr.
C. — Précipité jaune	5 gr.	A appliquer pendant la nuit.	
Fleur de soufre	4 —	(Pelade de la moustache. Brocq.)	
Huile de cade	15 —		
Vaseline	30 —		
(Pelade. Balzer.)			

MERCURE (OXYDE ROUGE DE) HgO. — Précipité rouge; obtenu en décomposant l'azotate mercurique par la chaleur (ou par voie humide. Dufau).

Propr. phys. et chim. — Poudre cristalline, de couleur brun rouge, insoluble dans l'eau et les mêmes dissolvants que l'oxyde jaune.

Incomp. — Les mêmes que pour le précédent.

Propr. et indic. thér. — Employé exclusivement en ophtalmologie contre les blépharites, ulcères de la cornée.

Formes pharm., posol. — *Us. ext.* — **Pommade :** 1 à 2 gr. p. 15.

POMMADES

A. — *Pommade de Lyon*		Camphre pulvérisé	0 gr. 10
Vaseline	15 gr.	Vaseline	18 gr.
Oxyde rouge de mercure	1 —		
		C. — Précipité rouge	0 gr. 10
B. — *Pommade de Régent*		Acétate de plomb cristallis	0 gr. 05
Oxyde rouge de mercure	1 gr.	Vaseline	5 gr.
Acétate de plomb cristallisé	1 —	Huile d'amandes douces	V gouttes.
		(En applications le soir contre la blépharite ciliaire. Galczowski.)	

MERCURE (PEPTONATE DE) ou PEPTONE MERCURIQUE. — N'est en réalité qu'un mélange soluble dans l'eau contenant le quart de son poids de bichlorure.

Propr. phys. et chim. — Masses d'aspect spongieux, grisâtres.

Propr. et indic. thér. — Antisyphilitique.

Formes pharm., posol. — 0 gr. 02 à 0 gr. 04 (correspondant à 0 gr. 005 et 0 gr. 010 de sublimé) en *pilules* ou *injections intramusculaires*.

INJECTIONS INTRA-MUSCULAIRES

Peptone sèche en poudre	1 gr. 50	Eau distillée	100 gr.
Chlorhydrate d'ammoniaque	1 gr. 50	Glycérine	20 —
Bichlorure de Hg	1 gr.	Injecter 1 cc. correspondant à 0 gr. 008 de sublimé.	

MERCURE PHÉNOLDISULFONATE DE SODIUM. — Hermophényl

HgC6H(SO3Na)2OH. Contient 40 p. 100 de mercure.

Propr. phys. et chim. — Poudre blanche très soluble dans l'eau (22 p. 100 à 15°); la solution n'a pas la saveur des composés mercuriels ordinaires, ne précipite pas l'albumine à froid et ne coagule pas le sérum. Insoluble dans les dissolvants organiques.

Propr. et indic. thér. — Antisyphilitique; antiseptique énergique quoique non irritant.

Formes pharm., posol. — *Us. int.* — 0 gr. 05 à 0 gr. 10 en *pilules, sirop, solution.*

Us. ext. — 0 gr. 02 à 0 gr. 04 en *injections intra-musculaires.*

Solution à 1-2 p. 100 (pansements, lavages des yeux des nouveau-nés); à 10 p. 100 (topique contre les muqueuses).

Savon à 1 p. 100; gaze, coton.

Pommade à 1 p. 30.

PILULES		
Hermophényl		0 gr. 02
Extrait de quinquina		0 gr. 05
Poudre de réglisse		Q. S.
Pour 1 pilule, 2 à 4 par jour.		

POUDRE		
Hermophényl		5 gr.
Talc		20 gr.
(En application sur les chancres, l'ecthyma.)		

SIROP		
Hermophényl		2 gr.
Eau distillée		Q. S.
Sirop d'écorces d'oranges amères		1000 gr.
1 cuillerée à soupe à chaque repas. (Mournand.)		

SOLUTION		
Hermophényl		0 gr. 20
Eau distillée		10 gr.
1 cc. contient 2 centigr. d'hermophényle, correspondant à 8 milligr. de Hg. Injecter 1 à 2 cc.		

MERCURE (SALICYLARSINATE DE). — Énésol, contient 38,46 p. 100 de Hg.

Propr. phys. et chim. — Sel amorphe, blanc, soluble dans 25 p. d'eau.

Propr. et indic. thér. — Antisyphilitique et tonique (4,4 p. 100 d'arsenic).

Formes pharm., posol. — *Us. ext.* — 0 gr. 06 en solution à 3 p. 100, en *injections intramusculaires* (1 cc. de la solution correspond à 0 gr. 00115 de Hg).

MERCURE (SALICYLATE BASIQUE DE) ou salicylate de mercure dissimulé (C7H5O3) Hg2. Contient 59, 52 p. 100 de Hg.

Propr. phys. et chim. — Poudre blanche, amorphe, sans odeur ni saveur; presque insoluble dans l'eau et l'alcool, soluble dans les chlorures et iodures alcalins et dans le benzoate d'ammoniaque.

Propr. et indic. thér. — Antisyphilitique.

Formes pharm., posol. — *Us. int.* — 0 gr. 05 à 0 gr. 10 en *pilules.*

Us. ext. — 0 gr. 005 à 0 gr. 08 en suspension dans l'huile de vaseline; en *injections intra-musculaires.*

INJECTIONS
INTRA-MUSCULAIRES

A. — Salicylate de mercure   1 gr.
Huile d'olives   1 cc.
— de vaseline   10 —
(Balzer.)

1 cc. contient 0 gr. 10 de salicylate de mercure correspondant à 0 gr. 059 de Hg. Injecter 1 cc. tous les 8 jours.

B. — Salicylate de mercure   0 gr. 50
Benzoate d'ammoniaque   1 —
Ammoniaque   Q. S.
Eau distillée Q. S. pour   50 cc.
(Lajoux.)

1 cc. contient 0 gr. 01 de salicylate de mercure. Injecter 1 à 2 cc. tous les jours.

MERCURE (SALICYLATE NEUTRE DE) $\left(C^6H^4\begin{matrix}CO^2\\OH\end{matrix}\right)^2Hg.$ — Contient 42,19 p. 100 de Hg.

Propr. phys. et chim. — Poudre grise, soluble dans l'eau. Se dissout facilement dans le sérum isotonique.

Propr. et indic. thér. — Antisyphilitique.

Formes pharm., posol. — *Us. ext.* — 0 gr. 02 en solution à 2 p. 100 en *injections hypodermiques intra-musculaires.*

SOLUTION

Salicylate neutre de mercure   0 gr. 20
Chlorure de sodium   0 gr. 075

Eau distillée et stérilisée   10 gr.
(Lévy-Bing.)

1 cc. contient 0 gr. 02, qui correspondent à 0 gr. 0084 de mercure. Injecter 1 cc.

MERCURE (SOZOIODOLATE DE) $(C^6H^2I^2.OH.SO^3)^2Hg.$ Contient 35,58 p. 100 de Hg.

Propr. phys. et chim. — Poudre jaune orangé, très peu soluble dans l'eau, plus soluble dans une solution de sel marin ou d'iodure de potassium.

Formes pharm., posol. — *Us. ext.* — 0 gr. 08 en *injections intra-musculaires.*

SOLUTION POUR INJECTIONS
INTRA-MUSCULAIRES

Sozoiodolate de mercure   0 gr. 80
Iodure de sodium   1 gr. 60

Eau distillée et stérilisée   10 gr.

1 cc. contient 0 gr. 08 de sel correspondant à 0 gr. 0285 de Hg. Injecter 1 cc. par semaine.

MERCURE SUCCINIMIDE $(C^4H^4O^2Az)^2Hg.$ Contient 50,50 p. 100 de Hg.

Propr. phys. et chim. — Longues aiguilles soyeuses, incolores. Très soluble dans l'eau et l'alcool. Ne coagule pas l'albumine (avantage pour les injections hypodermiques).

Propr. et indic. thér. — Antisyphilitique.

Formes pharm., posol. — *Us. int.* — 0 gr. 04 à 0 gr. 06 en *pilules.*

Us. ext. — 5 à 15 milligr. en *injections intra-musculaires.*

SOLUTION POUR INJECTIONS INTRA-MUSCULAIRES		1 cc. contient 0 gr. 015 de succinimide correspondant à 0 gr. 007 de Hg. Injecter 1 cc. tous les jours.
Succinimide mercurique	0 gr. 15	
Eau distillée et stérilisée	10 gr.	

MERCURE (SULFATE BASIQUE DE), ou sous-sulfate mercurique. Turbith minéral. $SO^4Hg.2HgO$. Contient 84,26 p. 100 de Hg.

Propr. phys. et chim. — Poudre jaune, amorphe, peu soluble dans l'eau (1 p. 12 000), insoluble dans l'alcool.

Propr. et indic. thér. — Usité exclusivement en dermatologie, contre l'eczéma séborrhéique, le sycosis, la teigne, le pityriasis versicolor, la pelade.

Formes pharm., posol. — *Us. ext.* — ***Pommade*** à 1-5 p. 30.

POMMADE		Huile de bouleau	10 gr.
Soufre	{ ãã 2-4 gr.	Vaseline	30 —
Turbith minéral		(Pelade. Besnier.)	

MERCURE (BISULFURE ROUGE DE). — Cinabre. HgS. Contient 86,20 p. 100 de Hg.

Propr. phys. et chim. — Poudre rouge, insoluble dans l'eau.

Propr. et indic. thér. — Employé à l'extérieur (rarement) en fumigations contre la syphilis, et sous forme d'emplâtre (emplâtre rouge de Saint-Louis), de pommade, en dermatologie ; fait également partie de la poudre escarotique du frère Côme. (V. *Arsenic.*)

Formes pharm., posol. — *Us. ext.* — ***Emplâtre :***
Pommade : 4 p. 30.

EMPLÂTRE ROUGE DE VIDAL		FUMIGATIONS	
Emplâtre de diachylon	52 gr.	Cinabre	100 gr.
Minium	5 —	Encens pulvérisé	50 —
Cinabre	3 —	Projeter 10 à 40 gr. sur des charbons ardents ou une pelle chauffée.	

MERCURE (TANNATE DE) $(C^{14}H^9O^9)2Hg$ (?).

Propr. phys. et chim. — Poudre amorphe. Insoluble dans l'eau.
Propr. et indic. thér. — Antisyphilitique peu usité.
Formes pharm., posol. — *Us. int.* — 0 gr. 20 à 0 gr. 30 en *pilules.*

MERCURE (THYMOL-ACÉTATE DE) $Hg \begin{cases} O.OC^2H^3 \\ OC^{10}H^{13} + (C^2H^3O^2) Hg \end{cases}$

Propr. phys. et chim. — Sel blanc, inodore, insipide, insoluble dans l'eau.

Propr. et indic. thér. — Antisyphilitique.

Formes pharm., posol. — *Us. ext.* — 0 gr. 05 à 0 gr. 10 en *injections intra-musculaires.*

INJECTIONS INTRA-MUSCULAIRES	1 cc. contient 0 gr. 10 de thymol-acétate, correspondant à 0 gr. 057 de Hg. Injecter 1 cc. tous les 8 jours.
Thymol-acétate de mercure 1 gr.	
Huile de vaseline 10 cc.	
(Lévy-Bing.)	

MERCURIALE. — *Mercurialis annua* (Euphorbiacées).

Part. empl. — Plante.

Propr. et indic. thér. — Laxatif, purgatif populaire.

Formes pharm., posol. — *Us. ext.* — **Décocté :** 20 p. 1000 en lavement.

Mellite : 50 à 100 gr. en lavement. — *Enfants :* 5 à 10 gr. par année.

MÉSOTANE $C^6H^4 \begin{cases} OH \\ COOCH^2.OCH^3 \end{cases}$ — Éther méthyloxyméthylique de l'a-

cide salicylique. Renferme 75 p. 1000 d'acide salicylique.

Propr. phys. et chim. — Liquide huileux, jaune clair, d'odeur agréable; soluble dans les huiles, l'alcool, l'éther, le chloroforme; insoluble dans l'eau; s'altère facilement à l'humidité de l'air.

Propr. et indic. thér. — S'emploie en badigeonnages comme succédané du salicylate de méthyle contre les douleurs d'origine rhumatismale (parfois irritant).

Formes pharm., posol. — *Us. ext.* — 5 à 20 gr. par jour, pur ou mieux en solution dans l'huile (parties égales).

MÉTALDÉHYDE. — V. *Aldéhyde.*

MÉTAVANADATES. — V. *Vanadates.*

MÉTHYLACÉTANILIDE. — V. *Exalgine.*

MÉTHYLAL. — Diméthylate de méthyle. Acétal méthylique $H—CH(OCH^3)_2$.

Propr. phys. et chim. — Liquide incolore, d'odeur de chloroforme, volatil, légèrement acide, soluble dans 3 p. d'eau, dans l'alcool, l'éther, le chloroforme, les huiles.

Propr. et indic. thér. — Hypnotique (d'action fugace), préconisé dans les insomnies liées à la démence simple. Anesthésique local.

Formes pharm., posol. — *Us. int.* — 1 à 4 gr. en *potion*, *sirop*. — *Enfants*: 0 gr. 10 à 0 gr. 20 par année.

Us. ext. — **Liniment; Pommade** à 1 p. 10.

MÉTHYLARSINATE DISODIQUE $As(CH^3)O^3Na^2,2H^2O$. — Arrhénal.

Propr. phys. et chim. — Corps blanc, cristallisant en prismes, s'effleurissant à l'air en perdant son eau de cristallisation ; de saveur et de réaction alcalines ; très soluble dans l'eau à froid et à chaud (1000 gr. d'eau à 15° en dissolvent 47 gr.), à peine soluble dans l'alcool concentré. Insoluble dans l'éther, la benzine, le sulfure de carbone, l'éther de pétrole et les autres dissolvants neutres ; également insoluble dans l'huile. Chauffé jusqu'à 300°, il ne dégage aucune odeur alliacée ; ses solutions peuvent être facilement stérilisées. Absorbé par voie buccale il ne subit aucune décomposition. Contient 34 p. 100 de son poids d'arsenic métalloïdique correspondant à 45 p. 100 d'acide arsénieux.

Toxic. — Emploi à surveiller chez les malades présentant des signes d'insuffisance hépatique, chez les cardiaques et les sujets prédisposés aux hémorragies.

Propr. et indic. thér. — Ses propriétés thérapeutiques sont sensiblement analogues à celles du cacodylate de soude. Il est spécialement indiqué dans la tuberculose pulmonaire et dans toutes les affections cachectisantes entraînant une anémie accentuée : cancer, leucémie, syphilis, etc. Armand Gautier le recommande en outre, pour le traitement des bronchites chroniques, de l'emphysème, du paludisme, de la chorée, des vomissements incoercibles de la grossesse, du diabète. Dans la plupart des cas, il augmente l'appétit, relève les forces, augmente le nombre des globules rouges et le taux de l'hémoglobine.

Formes pharm., posol. — *Us. int.* — 0 gr. 02 à 0 gr. 05 en granules à 0 gr. 01 ; en solution (au 1/20e), à prescrire pendant 7 jours seulement; ne reprendre le traitement qu'après une interruption d'égale durée.

Us. ext. — 0 gr. 05 en injections hypodermiques (solution aqueuse à 1 p. 20).

GOUTTES		Sirop de belladone	} āā 60 gr.
Méthylarsinate disodique	1 gr.	— thébaïque	
Eau distillée	20 gr.	Eau distillée de menthe Q. S. pour	150 cc.
VI à XX gouttes par jour.		1 cuillerée à soupe toutes les 2 heures. (Asthme.)	
POTION			
Méthylarsinate disodique	0 gr 05		

18.

MÉTHYLARSINATE DE FER (AsO.CH3.O2)3Fe2.

Formes pharm., posol. — *Us. int.* — 0 gr. 02 à 0 gr. 06 en pilules.

MÉTHYLARSINATE DE QUININE AsOCH3(OH)2C20H24Az2O2.

Formes pharm., posol. — *Us. int.* — 0 gr. 02 à 0 gr. 05 en pilules.

MÉTHYLATROPINE. — V. *Belladone.*

MÉTHYLE (CHLORURE DE) CH3Cl.

Propr. phys. et chim. — Gaz incolore, d'une odeur alliacée. S'obtient à l'état liquide, par compression, dans un récipient métallique. Produit par sa vaporisation un froid intense (—23°), dont l'action est utilisée en thérapeutique.

Propr. et indic. thér. — Analgésique (par réfrigération); employé comme calmant de névralgies diverses, notamment de la sciatique, des névralgies faciale, intercostale; des myalgies (torticolis), des douleurs de l'orchite. Utilisé comme anesthésique local pour la pratique des petites opérations. Anesthésique général peu recommandable, même additionné de chlorure ou de bromure d'éthyle.

Formes pharm., posol. — *Us. ext.* — *Pulvérisations. Stypage:* appliquer sur la peau pendant quelques secondes un tampon de coton imbibé de chlorure de méthyle soit par pulvérisation directe, soit par immersion dans un tube à double paroi de d'Arsonval.

Pour les pulvérisations faites sur le visage, avoir soin au préalable d'enduire la peau de vaseline.

MÉTHYLE (IODURE DE) CH3I.

Propr. phys. et chim. — Liquide incolore, réfringent, à odeur douceâtre, de densité 2,19. Bout à 45°C. S'altère facilement à la lumière (à conserver dans des flacons teintés).

Propr. et indic. thér. — Utilisé comme vésicant (C. Garnier).

Formes pharm., posol. — *Us. ext.* — XXX à LX gouttes sur une feuille de papier filtré de 10 c. sur 10 c. que l'on recouvrira de taffetas gommé. Maintenir en place pendant 8 à 10 heures avec une couche de coton collodioné dépassant les bords de la feuille de taffetas.

MÉTHYLE (SALICYLATE ET ACÉTYL-SALICYLATE DE). — V. *Salicylates.*

MÉTHYLE (VIOLET DE). — V. *Pyoctanin.*

ÉTHYLÈNE (BLEU DE). — V. *Bleu.*

MICROCIDINE. — V. *Naphtols.*

MIEL. — Mélange de sucres, sécrété par les abeilles (Hyménoptères).

Propr. et indic. thér. — Édulcorant, rafraîchissant; servait à sucrer les tisanes, sert à la composition des mellites; laxatif (suppositoires).

Formes pharm., posol. — *Us. int.* — 2 à 3 cuillerées à soupe.

Us. ext. — **Mellite simple :**

Lavement : 30 à 100 gr.

Suppositoires : 3 à 5 gr.

MILLEFEUILLE. — *Achillea Millefolium* (Composées).

Part. empl. — Sommités fleuries.

Propr. et indic. thér. — Excitant, emménagogue, antihémorroïdal.

Formes pharm., posol. — *Us. int.* — **Infusé :** 20 p. 1000.

MILLEPERTUIS. — *Hypericum perforatum* (Hypéricacées).

Part. empl. — Sommités fleuries.

Propr. et indic. thér. — Anthelminthique (?), vulnéraire (fait partie des espèces vulnéraires).

Formes pharm., posol. — *Us. int.* — **Infusé :** 20 p. 1000.

Us. ext. — **Huile** (entre dans la composition du Baume du Commandeur).

MINIUM. — V. *Plomb.*

MOLÈNE. — Bouillon blanc, *Verbascum thapsus* (Scrofulariées).

Part. empl. — Feuilles et fleurs.

Propr. et indic. thér. — Pectoral.

Formes pharm., posol. — *Us. int.* — **Infusé de fleurs** 20 p. 1000 (fait partie des 4 fleurs pectorales).

MONESIA. — *Chrysophyllum glycyphlœum* (Sapotacées).

Part. empl. — Écorce.

Princ. act. — Monésine (analogue à la saponine), tannin.

Propr. et indic. thér. — Astringent, antidiarrhéique (Trousseau) préconisé, à l'extérieur, contre les hémorroïdes, les fissures anales, la blennorragie.

Formes pharm., posol. — *Us. int.* — *Extrait :* 0 gr. 50 à 5 gr. en pilules.

Sirop (0 gr. 50 d'extrait p. 50 gr.) : 30 à 60 gr.

Teinture (au 5ᵉ) : 1 à 4 gr.

Us. ext. — *Extrait sec :* en *poudre, pommade* 4/30 ; *Lavement* (2 à 5 gr.) ; *solution* 2 à 4 p. 100 (injections urétrales).

PILULES		POTION	
Extrait de monesia		Extrait de monesia	ãã 2 gr.
— de ratanhia	ãã 0 gr. 05	— de ratanhia	
— de colombo		Sous-nitrate de bismuth	2-4 ..
Poudre de Dover		Élixir parégorique	10 —
Pour 1 pilule. 6 à 10 par jour. (Diarrhée. Huchard.)		Sirop de gomme	30 —
		Eau de tilleul Q. S. pour	150 cc.
		1 cuillerée à soupe toutes les 2 heures.	

MORELLE. — *Solanum nigrum* (Solanées).

Part. empl. — Plante entière.

Princ. act. — Solanine.

Propr. et indic. thér. — Narcotique ; émollient.

Formes pharm., posol. — *Us. ext.* — **Décocté :** 30 p. 1 000 en injections vaginales.

Entre dans la composition du Baume du Commandeur, de l'onguent populéum.

MORPHINE. — V. *Opium.*

MORUE HUILE DE FOIE DE). — V. *Huile.*

MOUSSE DE CORSE. — *Gigartina Helminthocorton* (Algues).

Part. empl. — Plante entière.

Propr. et indic. thér. — Vermifuge (oxyures du rectum).

Formes pharm., posol. — *Us. int.* — **Décocté :** 5 à 20 p. 200 (de lait, d'eau sucrée).

Gelée : 20 à 60 gr.

Poudre : 1 à 10 gr. (en électuaire ou délayée dans de l'eau sucrée, du lait).

Sirop : 20 à 60 gr.

Us. ext. — **Décocté,** en lavement : 5 p. 200.

LAVEMENT		POTION	
Mousse de Corse	15 gr.	Mousse de Corse	5-10 gr.
Semen-contra	10 —	Eau bouillante	100 —
Eau	200 —	Sirop d'orange	30 —

MOUTARDE.

a) M. Blanche, *Sinapis alba* (Crucifères).

Part. empl. — Semences.

Princ. act. — Sinapisine, myrosine.

Propr. et indic. thér. — Laxatif doux.

Formes pharm., posol. — *Us. int.* — 1 c. à soupe par jour.

b) M. noire, *Brassica nigra* (Crucifères).

Part. empl. — Semences.

Princ. act. — Myrosine et myronate de potasse, donnant en présence de l'eau froide une huile essentielle (allylsulfocarbimide).

Propr. et indic. thér. — Antiscorbutique; rubéfiant, révulsif usité pour le traitement des névralgies, points de côté, des congestions pulmonaires, des bronchites aiguës, etc. (L'application prolongée des sinapismes, des cataplasmes sinapisés peut déterminer des phlyctènes et même des ulcérations.)

Incomp. — Avec une température supérieure à 40°; les alcalis, les acides (vinaigre), qui coagulent la myrosine et entravent la formation de l'essence.

Formes pharm., posol. — *Us. int.* — **Poudre** (farine) : 2 à 10 gr.

Us. ext. — **Poudre:** 125 gr. pour un sinapisme (délayée dans l'eau froide); 150 gr. pour un pédiluve, 1000 gr. pour un bain.

Papier sinapisme.

Cataplasme sinapisé. V. *Art de formuler.*

Essence : en solution alcoolique.

ÉPITHÈME		LINIMENT	
Essence de moutarde	2 gr.	Essence de moutarde	2 gr.
Alcool à 30°	30 —	Alcoolat de Fioravanti	100 —
Imbiber un morceau de flanelle ou appliquer au pinceau.			

MUGUET. — *Convallaria Maialis* (Liliacées).

Part. empl. — Fleurs et plante entière.

Princ. act. — 2 glucosides : convallarine (purgatif); convallamarine (tonique cardiaque).

Propr. et indic. thér. — Tonique cardiaque, préconisé pour maintenir l'énergie cardiaque, dans les intervalles du traitement digitalique (médicament infidèle, n'ayant pas d'action diurétique) ; légèrement purgatif ; sternutatoire (poudre en prises).

Toxic. — Détermine facilement des nausées, de la diarrhée, aux doses usuelles.

Formes pharm., posol. — *Us. int.* — *Poudre :* 2 à 10 gr. en cachets.

Infusion : 10 à 20 p. 1 000.

Extrait aqueux : 1 à 3 gr. en pilules, potion (préparation la plus usitée).

Sirop (2 p. 100 d'extrait) : 30 à 60 gr.

Teinture : X à XXX gouttes.

Extrait fluide américain : 2 à 6 gr.

CACHETS

Poudre de digitale	0 gr. 05
— de muguet	0 gr. 50
Pour 1 cachet. 2 à 4 par jour.	

PILULES

Extrait de muguet	0 gr. 10
Sulfate de spartéine	0 gr. 05
Pour 1 pilule. 1 à chaque repas.	

SIROP

Extrait de muguet	10 gr.
Sirop d'écorces d'oranges amères	200 —
Sirop diacode	100 —
1 cuillerée à soupe renferme 1 gr. d'extrait.	
1 à 3 cuillerées à soupe.	

CONVALLAMARINE $C^{23}H^{44}O^{12}$. — L'un des principes actifs du muguet qui en contient 2 millièmes environ.

Propr. phys. et chim. — Glucoside, peu soluble dans l'eau, davantage dans l'éther, le chloroforme ; de saveur amère.

Propr. et indic. thér. — Celles du muguet.

Formes pharm., posol. — *Us. int.* — 0 gr. 05 à 0 gr. 10 en cachets, pilules, solution alcoolisée.

MURIER NOIR. — *Morus nigra* (Morées).

Part. empl. — Fruits, feuilles, écorce.

Propr. et indic. thér. — Astringent.

Formes pharm., posol. — *Us. int.* — Feuilles en *infusion* 10 p. 100.

Us. ext. — *Sirop de suc de fruit en gargarisme.* Q. V.

MUSC. — Sécrétion d'une glande du chevrotin porte-musc (*Moschus Moschiferus.* Ruminants).

Propr. phys. et chim. — Masse noire, se désagrégeant par dessication, d'odeur forte, de saveur amère.

Incomp. — Avec les préparations contenant de l'acide cyanhydrique (eau de L.-cerise, etc.), la farine et l'essence de moutarde, le kermès, le soufre doré d'antimoine.

Propr. et indic. thér. — Stimulant diffusible, antispasmodique (peu usité aujourd'hui). Ne saurait être remplacé par le musc artificiel.

Formes pharm., posol. — *Us. int.* — 0 gr. 05 à 4 gr. en *pilules, potion.*

Teinture alcoolique (à 1 p. 10) : 1 à 4 gr. en potion. — *Enfants :* X à XX gouttes par année.

Teinture éthérée : 1 à 4 gr.

Us. ext. — **Poudre :** 0 gr. 50 à 2 gr. en lavement.

LAVEMENT

A. – Musc	0 gr. 50-2 gr.
Jaune d'œuf	No 1
Eau	200 gr.
B. — Musc	0 gr. 25
Hydrate de chloral	0 gr. 50
Camphre	1 gr.
Jaune d'œuf	No 1
Eau	150 gr.
(Convulsions infantiles.)	

PILULES

Musc	)
Extrait de valériane	} ãã 0 gr. 10
Extrait thébaïque	0 gr. 02
Pour 1 pilule. 1 à 3.	

POTIONS

A. — Musc	0 gr. 50-2 gr.
Carbonate d'ammoniaque	3 —
Gomme arabique	5. —
Eau de cannelle	150 —
Sirop d'écorces d'oranges	50 —
	(Gilbert et Yvon.)

B. — Teinture de musc	XX gouttes.
Bromure de sodium	1 gr.
Sirop d'éther	20 gr.
Eau distillée de mélisse Q. S. pour	60 cc.
1 cuillerée à dessert d'heure en heure.	
(Éclampsie, *Enfants.*)	

MUSCADE. — *Myristica moschata* (Myristicées).

Part. empl. — Semences ; leur arille (macis).

Princ. act. — Huile grasse aromatique (Beurre de muscade).

Propr. et indic. thér. — Excitant aromatique.

Formes pharm., posol. —*Us. int.* — *Teinture* (1 p. 8) : 1 à 2 gr. en potion.

Essence : V à X gouttes.

Us. ext. — Le Beurre de muscade entre dans a composition du Baume nerval et du Liniment de Rosen (V. *Girofle*).

BAUME NERVAL

Moelle de bœuf purifiée	350 gr.
Huile d'amande	100 —
— de muscade	450 —
Essence de romarin	30 —

Essence de girofle	15 gr.
Camphre	15 —
Baume de tolu	30 —
Alcool à 80°	60 —

MYRRHE. — Gomme-résine du *Balsamodendron opobalsamum* (Téré-binthacées).

Propr. et indic. thér. — Excitant, tonique. (Entre dans la composition de l'élixir de Garus, du Baume du Commandeur et du Baume de Fioravanti, des pilules de cyanoglosse, etc.).

Formes pharm., posol. — *Us. int.* — **Poudre :** 0 gr. 50 à 4 gr.

Teinture : 2 à 8 gr. — *Enfants :* V à X gouttes.

Us. ext. — **Teinture :** en collutoire.

COLLUTOIRE		Teinture de myrrhe	8 gr.
Eau de chaux	45 gr.	Miel rosat	8 —
			(Gilbert et Yvon.)

MYRTE. — *Myrtus communis* (Myrtacées).

Part. empl. — Feuilles, baies.

Princ. act. — Essence.

Propr. et indic. thér. — A été préconisé dans les cystites (?)

Formes pharm., posol. — *Us. int.* — **Infusion :** 10 à 15 gr. de feuilles ou de baies.

MYRTOL. — Produit de distillation (entre 160 et 170°) de l'essence de myrte.

Propr. phys. et chim. — Liquide jaunâtre, insoluble dans l'eau soluble dans l'alcool.

Propr. et indic. thér. — Préconisé contre la bronchite fétide et la gangrène pulmonaire (Eichhorst); contre les cystites.

Formes pharm., posol. — *Us. int.* — 0 gr. 30 à 1 gr. en *capsules.*

MYRTILLE. — Airelle; *Vaccinium myrtillus* (Éricacées).

Part. empl. — Baies.

Propr. et indic. thér. — Astringent, antidiarrhéique; préconisé contre l'eczéma (Winternitz), la leucoplasie buccale (Stephen Artault).

Formes pharm., posol. — *Us. int.* — **Teinture :** XV — C gouttes. *Infusion :* 10 p. 1000.

Us. ext. — **Teinture** (en badigeonnages).

Décoction à 60 p. 1000 en lavement de 250 gr.

N

NAPELLINE. — *V. Aconit.*

NAPHTALAN. — Sorte de vaseline extraite des Naphtes du Caucase.

Propr. phys. et chim. — Corps huileux, très épais, noir. Fusible à 65°-70°. Soluble dans le chloroforme, le sulfure de carbone, l'alcool amylique, l'éther et les corps gras ; insoluble dans l'eau, l'alcool méthylique et l'alcool ordinaire. Les solutions sont fluorescentes.

Propr. et indic. thér. — A été préconisé dans le traitement du psoriasis, de l'eczéma chronique et d'autres dermatoses.

Formes pharm., posol. — *Us. ext.* — **Pommade :** 5 à 10 p. 100; *solution huileuse* à 2 p. 100.

POMMADE		Acide salicylique	0 gr. 50
Oxyde de zinc	5 gr.	Naphtalan	30 gr.

NAPHTALINE $C^{10}H^8$.

Propr. phys. et chim. — Paillettes blanches, nacrées, très odorantes. Insoluble dans l'eau, soluble dans l'alcool, l'éther, les huiles grasses et essentielles, les acides acétique, chlorhydrique.

Propr. et indic. thér. — A été employée comme désinfectant intestinal (Rossbach) et à l'extérieur en pommades, contre le psoriasis (peu recommandable).

Formes pharm., posol. — *Us. int.* — 0 gr. 50 à 5 gr. en *cachets.*

Us. ext. — **Pommade :** à 1 p. 15.

NAPHTOLS.

A. Naphtol α $C^{10}H^7 - OH$α.

Propr. phys. et chim. — Aiguilles blanches, d'odeur faible, rappelant celle du phénol. Insoluble dans l'eau froide, soluble dans l'alcool, l'éther, le chloroforme.

Indic. thér. et posol. — Les mêmes que celles du suivant; serait plus antiseptique et moins toxique (?).

B. Naphtol β $C^{10}H^7 - OH$β.

Propr. phys. et chim. — Petites lamelles cristallines d'un blanc nacré ou poudre cristalline, de saveur âcre et très piquante. Très peu soluble dans l'eau (0 gr. 20 p. 1000 d'eau à 18°); soluble dans 2 p. d'alcool, l'éther, le chloroforme, légèrement soluble dans la glycérine et la vaseline liquide.

Forme avec le camphre une combinaison liquide qui dissout l'iodoforme.

Toxic. — Associé au camphre, peut être toxique à très faibles doses (cas de mort après une injection de quelques gouttes seulement dans les trajets fistuleux, les ganglions, les cavités pleurales et péritonéales).

Propr. et indic. thér. — Antiseptique intestinal, moins employé aujourd'hui qu'il y a quelques années; on lui reproche son action irritante sur l'estomac et on lui préfère le benzonaphtol qui se dédouble seulement dans l'intestin. Son usage prolongé entraîne l'hyperpepsie (Hayem).

Employé à l'extérieur comme parasiticide contre la gale, la pelade;

comme topique contre l'acné, le psoriasis ; rarement comme antiseptique chirurgical.

Formes pharm., posol. — *Us. int.* — 0 gr. 50 à 4 gr. en cachets. — *Enfants* : 0 gr. 10-0 gr. 20 par année.

Us. ext. — **Solution** saturée à 0 gr. 20 p. 1000 pour injections vaginales, pour lotions, etc.

Pommade : à 5-10 p. 100.

Naphtol camphré (Desesquelle).

CACHETS

A. — Naphtol β } āā 0 gr. 30
Salicylate de bismuth
   Pour 1 cachet. 4 à 10. (Diarrhée par fermentation.)

B. — Naphtol β } āā 0 gr. 30
Magnésie calcinée
Charbon pulvérisé
   Pour 1 cachet. 4 à 6. (Fermentations gastriques.)

GARGARISME

Naphtol β	0 gr. 20
Borate de soude	15 gr.
Eau distillée de menthe	200 —
Eau bouillie	Q. S. pour 1 000 gr.

MIXTURES

A. — Naphtol
Salol } āā 5 gr.
Chloral
Alcool   250 gr.
   1 cuillerée à soupe par litre d'eau bouillie en injections. (Métrite.)

B. — Naphtol camphré   20 gr.
Acide salicylique ou Résorcine   2 —
   (En applications sur les verrues.)

NAPHTOL CAMPHRÉ

Naphtol β	10 gr.
Camphre	20 —

   Comme topique dans le traitement des abcès froids, des trajets fistuleux, des otites suppurées ; a été injecté dans les péritonites tuberculeuses (ne pas dépasser 4 à 5 gr.). Injections interstitielles dans les ganglions tuberculeux (II à VI gouttes).

POMMADES

A. — Naphtol β   5-10 gr.
Savon noir
Soufre précipité } āā 25 gr.
Craie préparée
Lanoline
   (Galc. Brocq.)

B. — Naphtol β	5-15 gr.
Éther sulfurique	Q. S.
Menthol	0 gr. 25-1 gr.
Vaseline	100 —

C. — Naphtol β camphré	0 gr. 30
Résorcine	0 gr. 20
Savon noir	0 gr. 20
Craie préparée	0 gr. 50
Soufre précipité	1 gr. 50
Vaseline pure	20 gr.
(Acné. Brocq.)	

SOLUTION ALCOOLIQUE

Naphtol	5 gr.
Glycérine	10 —
Alcool	100 —

   En lotions matin et soir. (Hypéridrose, Kaposi.)

SOLUTION ÉTHÉRÉE

Éther	90 gr.
Naphtol	10 —

   Mêmes usages que le naphtol camphré.

NAPHTOL (BENZOATE DE). — V. *Benzonaphtol.*

NAPHTOL (SALICYLATE DE). — V. *Bétol.*

NAPHTOLATE DE BISMUTH. — Orphol $(C^{10}H^7O)^2BI + 3\ H^2O$ (?).

Propr. phys. et chim. — Poudre brune : insoluble ; contenant 23 p. 100 de naphtol, 72 p. 100 de bismuth et 5 p. 100 d'eau.

Formes pharm., posol. — *Us. int.* — 0 gr. 50 à 4 gr. en **cachets,** *en suspension dans une potion gommeuse.*

NAPHTOLATE DE SOUDE. — N'est guère employé qu'à l'état de micro-cidine :

MICROCIDINE. — Mélange de 25 p. de composés naphtoliques ou phéno-liques, chimiquement assez mal définis et de 75 parties de naphtolate de soude.

Propr. phys. et chim. — Poudre blanche, amorphe. Soluble dans 3 p. d'eau ; décomposée par les acides minéraux au contact de sels métalliques.

Propr. et indic. thér. — Antiseptique énergique, mais désinfectant médiocre ; peu toxique, nullement caustique.

Employée dans les cas où l'on redoute des intoxications médicamenteuses, notamment pour les lavages utérins, pleuraux.

Formes pharm., posol. — *Us. ext.* — **Solution** à 3-5 p. 1000 (la solution normale est à 8 p. 1000).

NARCÉINE. — V. *Opium.*

NARCISSE DES PRÉS. — *Narcissus pseudo-narcissus* (Amaryllidées).

Part. empl. — Bulbe.
Princ. act. — Narcitine.
Propr. et indic. thér. — Vomitif.
Formes pharm., posol. — *Us. int.* — 5 gr. en **Infusion.** — *Enfants :* 3 gr. (dans 250 gr. d'eau).

NERPRUN. — *Rhamnus catharticus* (Rhamnacées).

Part. empl. — Baies, suc, écorce. Le suc mélangé à partie égale de sucre donne le sirop de nerprun.

Prépr. et indic. thér. — Purgatif énergique, donnant des évacuations séreuses, employé dans les cardiopathies avec œdème, dans le mal de Bright avec urémie, etc., seul ou associé à l'eau-de-vie allemande.

Formes pharm., posol. — *Us. int.* — Baies, 20 à 30 gr. en infusion.
Sirop : 10 à 50 gr.

MIXTURE		Sulfate de soude	15 gr.
Eau-de-vie allemande	15-20 gr.	Sirop de nerprun	30 —
Sirop de nerprun	40 —	Eau bouillante	110 —
POTION			(Gilbert et Yvon.)
Feuilles de séné	10 gr.		

NEURONAL (Bromdiéthylacétamide) $(C^2HS)^2$—CBr—CO—AzH^2.

Propr. phys. et chim. — Poudre blanche, cristalline, de saveur amère (masquer le goût par l'essence de citron) ; faiblement soluble dans l'eau (1 p. 115).

Propr. et indic. thér. — Hypnotique préconisé contre l'insomnie nerveuse et celle des états maniaques.

Formes pharm., posol. — *Us. int.* — 0 gr. 50-2 gr. en **cachets**.

NICOTIANE. — *Nicotiana tabacum*, tabac (Solanées).

Part. empl. — Feuilles.
Princ. act. — Nicotine.
Propr. et indic. thér. — Narcotique, irritant ; employé en lavement contre les ascarides, en lotions contre la gale.
Formes pharm., posol. — *Us. ext.* — **Infusion** : 1 p. 100 (en lavement, lotions).

NICOTINE (SALICYLATE DE). — Eudermol.

Propr. phys. et chim. — Substance cristallisée, incolore, soluble dans l'eau.
Propr. et indic. thér. — Antipsorique.
Formes pharm., posol. — *Us. ext.* — **Pommade** : 0 gr. 10 p. 100.

NITRIQUE (ACIDE). — V. *Azotique (acide)*.

NITRITE D'AMYLE. — V. *Amyle*.

NITRITE DE SODIUM Azo^{2}Na.

Propr. phys. et chim. — Prismes rhomboïdaux droits, déliquescents, alcalins au tournesol, solubles dans leur poids d'eau froide, dans l'alcool bouillant, peu dans l'alcool froid.
Propr. et indic. thér. — Antiasthmatique, employé dans l'artériosclérose.

Formes pharm. posol. — *Us. int.* — 0 gr. 10 à 0 gr. 30 en *potion.*
Us. ext. — 0 gr. 05 en *injections hypodermiques* (solution au 20ᵉ).

<table>
<tr><td colspan="2">

POTIONS

A. — Nitrite de sodium ... 2 gr.
Bicarbonate de soude ⎱
Nitrate de potasse ⎰ ãã 10 —
Eau distillée ... 300 —
3 cuillerées à dessert par jour. (Artériosclérose.)

</td><td>

B. — Nitrite de sodium ... 1 gr.
Eau distillée ... 100 —
Sirop d'écorces d'orange ... 25 gr.

1 à 2 cuillerées à soupe par jour.
(Huchard.)

</td></tr>
</table>

NOIX DE GALLE. — Excroissance produite sur le *Quercus lusitania* (Amentacées) par la piqûre d'un insecte hyménoptère : *Cynips gallæ tinctoriæ.*

Princ. act. — Tannin, acide gallique.

Incomp. — Avec les alcalis, les carbonates, les sels métalliques (surtout de fer et d'antimoine), l'albumine, la gélatine, les émulsions, les alcaloïdes.

Propr. et indic. thér. — Astringent; antidote chimique de l'émétique, des poisons végétaux à alcaloïdes.

Formes pharm., posol. — *Us. int.* — **Extrait :** 0 gr. 20 à 1 gr.
Poudre : 0 gr. 50 à 2 gr.
Teinture : 2 à 6 gr.
Us. ext. — **Décocté :** 20 p. 1000.
Poudre : 1 p. 10, en pommade.

NOIX VOMIQUE. — Semence du *strychnos nux vomica* (Loganiacées).

Princ. act. — Brucine 1 p. 100; strychnine (0 gr. 50 p. 100 environ).

Propr. et indic. thér. — Employée à l'intérieur contre l'asthénie nerveuse, les paralysies fonctionnelles, les polynévrites, l'incontinence nocturne des urines, la spermatorrhée, l'affaiblissement neuro-musculaire lié à l'alcoolisme chronique, comme excito-moteur de l'estomac et stimulant de l'appétit.

À l'extérieur (sous forme de teinture) entre dans la composition de différents liniments excitants.

Formes pharm., posol. — *Us. int.* — **Poudre :** 0 gr. 05 à 0 gr. 20 en cachets, pilules. — *Enfants :* 0 gr. 01 par année.

Extrait alcoolique : 0 gr. 02 à 0 gr. 05 en pilules (contient de 0,52 à 1,30 d'alcaloïdes par gramme). Les doses supérieures peuvent être dangereuses. — *Enfants :* 0 gr. 002 par année.

Teinture : 0 gr. 50 à 1 gr. 50 (1 gr. renferme 0 gr. 002 d'alcaloïdes. LVII gouttes pèsent 1 gr.). — *Enfants :* 1 goutte par année (dose minima).

Us. ext. — **Teinture :** en frictions, dans un liniment.

CACHETS

A. — Poudre de noix vomique   0 gr. 05
Poudre de gentiane   0 25 gr.
   Pour 1 cachet. 1 à chaque repas.

B. — Poudre de noix vomique   0 gr. 03
Poudre de coca
    —   de kola   }   ãã 0 gr. 30
Glycéro-phosphate de
   chaux
   Pour 1 cachet. 1 à chaque repas.

LINIMENT

Baume de Fioravanti   100 gr.
Teinture de noix vomique   100 —
Ammoniaque   10 —
   En frictions (paralysie infantile, hémiplégie).

MIXTURES

A. — Teinture de noix vomique   5 gr.
   —   de rhubarbe   } ãã 10 —
   —   de colombo
Essence d'anis   V gouttes.
   V gouttes à chaque repas. (*Enfants.*)

B. — Teinture de noix vomique
Teinture de rhus aromatica   } ãã 3 gr.
   —   de quinquina
   X à XX gouttes, à prendre le soir.
(Incontinence nocturne des urines.)

C. — Teinture de badiane
   —   de gentiane   } ãã 5 gr.
   —,   de noix vomique
   XX gouttes à chaque repas.(Anorexie).

PILULES

A. — Extrait de noix vomique   0 gr. 01
Extrait de gentiane   0 gr. 10
Poudre de gentiane   Q. S.
   Pour 1 pilule. 1 avant chaque repas.

B. — Tartrate férrico-potassique   0 gr. 05
Extrait de gentiane   0 gr. 05
   —   de noix vomique   0 gr. 005
   Pour 1 pilule. 4 à 6 par jour.

C. — Sulfate de quinine   0 gr. 05
Extrait de quinquina   0 gr. 10
Poudre de noix vomique   0 gr. 02
   Pour 1 pilule. 1 à chaque repas.
(Phosphaturie.)

D. — Extrait de noix vomique   0 gr. 01
Ergotine   0 gr. 10
Sulfate de spartéine   0 gr. 03
   Pour 1 pilule. 4 par jour. (Cardiopathies.)

PAQUETS

Noix vomique pulvérisée   0 gr. 05
Rhubarbe pulvérisée   0 gr. 20
Carbonate de chaux préparée   0 gr. 15
Oléo-saccharure de menthe   0 gr. 20
   Pour 1 paquet. 1 avant chaque repas.
                         (Hérard.)

VIN

Extrait fluide de kola   10 gr.
Teinture de noix vomique   2 gr.
Vin de gentiane   200 —
Sirop d'écorces d'oranges
   amères   100 —
   1 cuillerée à soupe avant chaque repas.

BRUCINE. — Principe actif de la noix vomique. $C^{23}H^{26}Az^2O^4 + 4H^2O$.

Propr. phys. et chim. — Prismes rhomboïdaux, efflorescents. Soluble dans 850 p. d'eau froide, très soluble dans l'alcool (8 p. à 90° insoluble dans l'éther.

Propr. et indic. thér. — Les mêmes que celles de la noix vomique (peu usitée). A été préconisée dans les cas de névrite optique, de rétinite pigmentaire, dans les paralysies de l'appareil accommodateur.

Formes pharm., posol. — *Us. int.* — 0 gr. 001 à 0 gr. 01 en *granules.*

   Us. ext. — 0 gr. 001-0 gr. 002 en *injections hypodermiques* (solution au 100°).

STRYCHNINE. — Principe actif de la noix vomique qui en contient 0,20 à 0,50 p. 100. $C^{21}H^{22}Az^2O^2$.

Propr. phys. et chim. — Corps cristallisé, de saveur très amère. Presque insoluble dans l'eau (1 p. 7000); soluble dans 106 p. d'alcool à 95°, très soluble dans le chloroforme, insoluble dans l'éther.

Propr. et indic. thér. — Employée, comme la noix vomique, dans les paralysies sine materia, dans la plupart des cas d'asthénie nerveuse (neurasthénie, convalescence des maladies infectieuses, et surtout alcoolisme chronique), dans les amblyopies toxiques et par courts-circuits électriques ; comme tonique cardiaque dans les myocardites aiguës, dans l'œdème pulmonaire (Huchard) ; comme excito-moteur de l'estomac, mais son action est douteuse dans ce dernier cas.

On lui préfère le sulfate de strychnine qui est soluble.

Formes pharm., posol. — *Us. int.* — 0 gr. 001 à 0 gr. 01 en **granules** de 1 milligr.

STRYCHNINE (ARSÉNIATE DE) $C^{21}H^{22}Az^2O^2AsO^4H^2$.

Propr. phys. et chim. — Aiguilles incolores. Soluble dans 29 p. d'eau.

Propr. et indic. thér. — Comme la strychnine.

Formes pharm., posol. — *Us. int.* — 0 gr. 001 à 0 gr. 005 en **granules, solution.**

STRYCHNINE (AZOTATE DE) $C^{21}H^{22}Az^2O^2$, AzO^3H.

Propr. phys. et chim. — Aiguilles incolores. Soluble dans 60 p. d'eau froide; à peine soluble dans l'alcool ; contient 84, 13 p. 100 de strychnine.

Formes pharm., posol. — Comme la strychnine.

STRYCHNINE (SULFATE NEUTRE DE) $(C^{21}H^{22}Az^2O^2)^2$ $SO^4H^2,5H^2O$.

Propr. phys. et chim. — En aiguilles. Soluble dans moins de 10 p. d'eau et dans 75 p. d'alcool à 90° ; contient 78,04 de strychnine.

Formes pharm., posol. — *Us. int.* — 0 gr. 001 à 0 gr. 01 en **granules, potion, sirop** (20 gr. renferment 0 gr. 005), **solution.** — *Enfants*: 0 gr. 001 à partir de 3 ans ; 0 gr. 001 à 0 gr. 002 de 5 à 10 ans.

Us. ext. — 1 à 6 milligrammes en **Injections hypodermiques** (solution au 1000°)

PILULES	
A. — Sulfate de strychnine 1/2 milligr. Arséniate de soude 1 milligr. Codéine 0 gr. 01 Bromhydrate de quinine 0 gr. 05 Pour 1 pilule. 4 à 6 par jour. (Diabète.)	**B.** — Sulfate de strychnine 1 milligr. Ergotine 0 gr. 05 Sulfate de quinine 0 gr. 10 Pour 1 pilule. 6 à 8 par jour. (Bronchite grippale avec bronchoplégie.)

POTIONS

A. — Sulfate de strychnine   0 gr. 01
Benzoate de soude   5 gr.
Eau-de-vie vieille   20 —
Julep   100 —
(Grippe.)

B. — Sulfate de strychnine, cinq milligr.
Sulfate de spartéine   0 gr. 15
Liqueur d'Hoffman   4 —
Alcoolature d'oranges douces   6 —
Sirop de punch   40 —
Eau distillée Q. S. pour   150 cc.
Myocardites.)

SIROPS

A. — Sulfate de strychnine   0 gr. 01
Sirop de sucre   100 gr.
1 cuillerée à café renferme 0,0005.
(*Enfants.*)

B. — Sulfate de strychnine   0 gr. 05
Sulfate neutre d'atropine   0 gr. 005
Sirop d'écorces d'oranges
amères   400 gr.
2 cuillerées à soupe par jour. (Hydrorrhée nasale. Lermoyez.

SOLUTIONS

A. — Sulfate de strychnine   0 gr. 05
Eau distillée   150 gr.
1 cuillerée à café avant chaque repas dans de la bière ou une tasse de tisane amère (centaurée, gentiane).

B. — Arséniate de soude   0 gr. 05
Sulfate de strychnine   0 gr. 03
Eau distillée   300 gr.
1 cuillerée à dessert avant chaque repas. (Phosphaturie.)

C. — Sulfate de strychnine   0 gr. 03
Sirop de menthe   50 gr.
Eau distillée   250 —
1 cuillerée à café à chaque repas. (Troubles visuels à la suite de courts-circuits.)

D. — *Solution pour injections-hypodermiques :*
Sulfate de strychnine   0 gr. 02
Eau distillée   10 gr.
Injecter 1 à 3 seringues de Pravaz.

NOYER. — *Juglans regia* (Juglandées).

Part. empl. — Feuilles ; péricarpe (brou de noix) ; huile.

Princ. act. — Tannin.

Incomp. — Avec tous les alcaloïdes, les sels de fer, la gélatine (incomp. des substances tanniques en général).

Propr. et indic. thér. — A été vanté comme antiscrofuleux, comme stomachique (brou).

A l'extérieur la décoction de feuilles est employée en lotions contre les engelures ; en injections vaginales (vulvo-vaginite).

Formes pharm., posol. — *Us. int.* — *Infusion de feuilles :* 10 p. 1000.

Extrait : 2 à 6 gr.

Alcoolature de feuilles : 1 à 3 gr.

Us. ext. — *Décoction :* 50 p. 1000 (en lotions, injections).

SIROP

Extrait de feuilles de noyer   10 gr.
Sirop simple   190 —
2 à 3 cuillerées à café (*Enfants*).
2 à 3 cuillerées à soupe (adultes).

VIN

Vin de noyer phosphaté :
Extrait fluide de feuilles de
noyer   50 gr.
Phosphate de soude   15 —
Vin de grenache   Q. S. pour 1 litre.

O

ŒUF. — Le jaune contient de la lécithine dans la proportion de 6,80 p. 100 environ.

On l'utilise surtout en lavements dont l'absorption par le rectum est facilitée par l'addition de sel (V. *Lavements alimentaires*) et aussi par la voie buccale (anémie, épuisement nerveux, etc.).

ÉMULSION			
Jaune d'œuf	300 gr.	Sucre	180 gr.
Eau distilllée	60 —	Chlorure de sodium	12 —
Glycérine	300 —	Cette préparation contient environ	
Eau de laurier-cerise	10 —	0 gr. 50 de lécithine par cuillerée à soupe.	

OLIVIER. — *Olea europœa* (Oléacées).

Part. empl. — Huile (extraite du péricarpe), feuilles, écorce.

Princ. act. — Acide oléique.

Propr. et indic. thér. — Laxative; surtout utilisée en lavement contre la constipation spasmodique ; cholalogue (préconisée dans la lithiase biliaire). Sert à la préparation de liniments, d'emplâtres ; dissolvant de certaines substances insolubles dans l'eau (lécithine, créosote, certains sels) ou dont elle atténue les propriétés irritantes (injections hypodermiques). A été utilisée en injections hypodermiques dans les cas de débilité grave, avec insuffisance d'alimentation.

Formes pharm., posol. — *Us. int.* — **Huile :** 30 à 60 gr. et plus jusqu'à 400 gr. (Touàtre.)

Us. ext. — 30 à 60 gr. en un lavement d'un litre (émulsionnée avec un jaune d'œuf).

Huile pure : en *lavement* (200 à 400 cc.); en *applications* (eczémas pilaires), en *injections sous-cutanées* (30 à 50 gr.).

ÉMULSION		HUILE COMPOSÉE	
Huile d'olives	150 à 400 gr.	Huile d'olives stérilisée	100 gr.
Cognac	15 —	Baume du Pérou	1 gr.
Jaunes d'œufs	N° 2	Acide salicylique	0 gr. 25 à 1 gr.
Menthol	0 gr. 50	En applications sur les surfaces d'eczématisation, pilaires ou non. (Besnier.)	
A prendre en 2 fois, le matin, à 1/4 d'heure ou 1/2 heure d'intervalle. (Coliques hépatiques. Chauffard.)			

OLÉIQUE (ACIDE) $C^{18}H^{34}O^2$.

Propr. phys. et chim. — Liquide insoluble dans l'eau, soluble dans l'alcool et l'éther, forme avec les solutions alcalines des savons solubles.

Propr. et indic. thér. — Peut être substitué à l'huile d'olive dans le traitement de la lithiase biliaire (Artault, de Vevey).

Formes pharm., posol. — *Us. int.* — 0 gr. 50 à 1 gr. en *capsules* le matin à jeun.

OPIUM. — Suc épaissi extrait par incision des capsules du pavot (*papaver somniferum*).

L'opium officinal (de Smyrne) doit ne contenir que 8 à 10 p. 100 d'eau, fournir 50 p. 100 d'extrait et renfermer 10 à 12 p. 100 de morphine.

Princ. act. — La morphine, la codéine (3 ou 4 p. 1000), la narcéine (2 p. 1000), sont les seuls usités en thérapeutique.

Propr. phys. et chim. — Masse brune, de saveur amère, d'odeur forte, désagréable. Une partie d'eau épuise la moitié de son poids d'opium.

Incomp. — Avec l'acétate de plomb (en usage externe), les alcalis, les carbonates alcalins, les solutions iodo-iodurées, le tannin, l'iode, le chlore, le sublimé (toutes ces substances précipitent les alcaloïdes).

Toxic. — Bien supporté en général par l'adulte aux doses thérapeutiques, parfois à doses considérables (femmes enceintes, alcooliques, etc.).

L'employer avec grande prudence chez les enfants, et en fractionnant les doses. Une seule goutte de laudanum prise en une fois peut occasionner la mort du nourrisson. La même dose diluée dans 120 gr. de véhicule, administrés par cuillerée à café, ne déterminera aucun accident.

Propr. et indic. thér. — Est l'agent médicamenteux le plus employé et le plus efficace comme sédatif de la douleur, quelle qu'en soit la cause ; est également le meilleur calmant de la toux (à ce titre ne doit être employé qu'avec réserve chez les vieillards, chez les cachectiques, comme les tuberculeux avancés, car il favorise la rétention des sécrétions bronchiques) ; action antihémoptoïque indirecte (par suppression du réflexe tussigène).

Hypnotique de premier ordre, surtout dans les cas d'insomnie causée par la douleur, dans les insomnies d'origine toxi-infectieuse ou alcoolique ; modère et supprime les sécrétions intestinales, d'où son action antidiarrhéique ; en tant que médicament nervin, abaisse également le taux de la glycose chez les diabétiques.

A été recommandé, associé à l'éther, dans le traitement de la variole (Du Castel).

Un certain nombre de préparations opiacées, simples ou complexes, ont des indications spéciales :

L'opium brut est surtout utilisé contre la toux, dans les gastropathies douloureuses et la diarrhée ; l'extrait, dans les mêmes cas, et de plus dans les affections douloureuses, l'appendicite, l'hémoptysie, le diabète et comme hypnotique ; la teinture, les sirops diacode et thébaïque sont employés presque uniquement contre la toux ; l'élixir parégorique est surtout antidiarrhéique et les gouttes noires anglaises, antigastralgiques ; la poudre de Dover, de composition complexe, est particulièrement indiquée dans les états congestifs du poumon. Le laudanum est antidiarrhéique et sédatif puissant de la douleur (tant à l'intérieur qu'à l'extérieur), etc.

Formes pharm., posol. — *Us. int.* — **Opium brut** *:* pulvérisé 0 gr. 05 à 0 gr. 20 en cachets, pilules.

Extrait : 0 gr. 01 à 0 gr. 05 et exceptionnellement jusqu'à 0 gr. 20 (par doses fractionnées) en pilules, potions.

Sirop diacode : 20 à 100 gr. (20 gr. renferment 0 gr. 01 d'extrait). — *Enfants :* 1 à 2 gr. par année.

Sirop thébaïque : 10 à 40 gr. (20 gr. renferment 0 gr. 04 d'extrait).

Teinture thébaïque (à 1/13 d'extrait) V à XXX gouttes (LIII gouttes pèsent 1 gr. et correspondent à 0 gr. 0769 d'extrait).

Pour les autres préparations opiacées, voir aux Formules.

Chez l'*enfant*, employer exclusivement l'élixir parégorique et le sirop diacode qui se prêtent le mieux au fractionnement des doses.

Us. ext. — *Emplâtre* (9 gr. d'extrait sur 12).

Glycéré d'opium (contient 1/10 d'extrait).

Laudanum de Sydenham : en applications locales, en liniment, lavement.

Laudanum de Rousseau : en applications locales et liniment.

Pommade : 5 à 15 p. 100 d'extrait.

Suppositoires d'extrait : 0 gr. 01 à 0 gr. 03.

Tableau de l'équivalence des différentes préparations opiacées :

0 gr. 10 d'opium
ou 0 gr. 05 d'extrait
ou 0 gr. 01 de morphine
correspondent à :

Gouttes noires	0 gr. 20
Laudanum de Rousseau	0 gr. 40
Pilules de cynoglosse	0 gr. 50
Teinture d'opium	0 gr. 60
Laudanum de Sydenham	0 gr. 80
Poudre de Dover	1 gr.
Diascordium } ãã 8 gr.	
Thériaque	
Elixir parégorique	10 —
Sirop d'opium ou de Karabé	25 —
— diacode	100 —
— de lactucarium opiacé	200 —

Pâte pectorale du Codex }
-- de lichen } ãã 200 —
de réglisse brune }

CACHETS

A. — Poudre d'opium	0 gr. 02
Sous-nitrate de bismuth	0 gr. 75
Craie préparée	0 gr. 25

Pour 1 cachet. 3 à 6 par jour. (Diarrhée.)

B. — Poudre de Dover } ãã 0 gr. 10	
Poudre de scille	
Sulfate de quinine	

Pour 1 cachet. 3 à 5 par jour.

(Bronchite grippale avec expectoration difficile.)

ÉLECTUAIRES

A. — *Diascordium :*

Électuaire obtenu en associant l'extrait d'opium à des substances astringentes (roses rouges, tormentille, bistorte, bol d'Arménie, etc.) et aromatiques (gingembre, poivre, cannelle).

1 gr. renferme 0 gr. 005 à 0 gr. 006 d'extrait d'opium.

1 à 10 gr. en bols, potion.

B. — *Thériaque.*

Électuaire très complexe (56 substances) inusité aujourd'hui; 4 gr. renferment environ 0 gr. 05 d'opium brut.

ÉLIXIR

Élixir parégorique du Codex :

Extrait d'opium	3 gr.
Acide benzoïque	3 gr.
Camphre	2 —
Huile essentielle d'anis	3 —
Alcool à 60°	650 —

LII gouttes pèsent 1 gr.; 10 gr., donc DXX gouttes! représentent 0 gr. 05 d'extrait d'opium (X gouttes contiennent donc 0 gr. 002 seulement de cet extrait et correspondent à I goutte de laudanum).

2 à 20 gr. par jour. *Enfants:* V gouttes par année. (Diarrhée, entéralgie.)

LAVEMENT

Laudanum de Sydenham	X-XV gouttes.
Décoction de guimauve	125 gr.

LINIMENT

Laudanum de Sydenham	ãã 10 gr.
Chloroforme	
Huile de jusquiame	80 —

MIXTURES

A. — Teinture thébaïque
Teinture de racines d'aconit   } ãã 5 gr.
Teinture de belladone

X gouttes, 3 fois par jour dans une infusion chaude. (Bronchites aiguës.)

B. — Teinture éthérée de valériane   10 gr.
Laudanum de Sydenham   } ãã 6 gr.
Alcoolé de mélisse
Essence de menthe anglaise   X gouttes

XV à XXV gouttes, plusieurs par jour dans une cuillerée à soupe d'eau sucrée. Contre le choléra. Lereboullet.)

C. — Baume de Fioravanti	20 gr.
Alcool camphré	10 —
Laudanum de Rousseau	10 —
Essence de térébenthine	2 —
Chloroforme	5 —

En frictions. (Lumbago.)

PAQUETS

Poudre de Dover	0 gr. 10
Poudre de craie préparée }	ãã 0 gr. 20
— de colombo }	

Pour un paquet. 2 à 3 par jour. (Diarrhée chronique.)

PILULES

A. — *Pilules de cynoglosse :*

Extrait d'opium	10 gr.
Poudre de semences de jusquiame.	10 —
Poudre d'écorce de racine de cynoglosse	10 —
Poudre de myrrhe	15 —
— d'oliban	12 —
— de safran	4 —
— de castoréum	4 —
Mellite simple	35 —

On fait avec cette masse des pilules du poids de 0 gr. 20. Chacune contient 0 gr. 02 d'extrait d'opium et 0 gr. 02 de poudre de semences de jusquiame.

B. — Extrait thébaïque	0 gr. 01
Extrait de datura	0 gr. 005

Pour 1 pilule. 1 à 4. (Toux.)

C. — Extrait de valériane	0 gr. 20
Extrait d'opium	0 gr. 015
Arséniate de soude	un milligr.

Pour 1 pilule. 4 par jour. (Diabète).

D. — Bromhydrate de quinine	0 gr. 20
Extrait thébaïque	0 gr. 01

Pour 1 pilule. 1 à 3. (Névralgies.)

E. — Extrait thébaïque	0 gr. 01
Tannin	0 gr. 10
Extrait de ratanhia	0 gr. 10

Pour 1 pilule. 6 par jour. (Diarrhée chronique.)

F. — Extrait d'opium
Extrait de belladone   } ãã 0 gr. 01
Chlorhydrate de cocaïne

Pour 1 pilule. 2 à 5 par jour. (Gastralgie, vomissements des tuberculeux.)

POMMADE

Extrait d'opium ... 3 gr.
  — de jusquiame ... 2 —
Lanoline ... 30 —
  En onctions.

POTIONS

A. — Sirop thébaïque
Eau de menthe } ãã 30 gr.
Eau chloroformée ... Q. S. pour 150 cc.
  (Gastralgie.)

B. — Extrait thébaïque ... 0 gr. 20
Extrait de quinquina ... 4 gr.
Potion de Todd ... 120 —
  1 cuillerée à soupe toutes les 2 heures.
(Variole.)

C. — Diascordium
Sous-nitrate de bismuth } ãã 5 gr.
Julep gommeux ... Q. S. pour 150 cc.
  (Diarrhée.)

D. — Élixir parégorique ... 5 gr.
Sirop de ratanhia ... 30 —
Eau de tilleul ... Q. S. pour 150 cc.
  (Diarrhée.)

E. — Sirop d'opium
Sirop d'anis } ãã 10 gr.
  — d'éther
Eau de menthe
  — distillée } ãã 50 —
  (Tympanisme; coliques sèches.)

F. — Élixir parégorique ... X-XV gouttes
Alcool de mélisse
Sucre de lait } ãã 5 gr.
Acide lactique ... 1 à 2 gr.
Infusion de thé ... 100 gr.
  2 cuillerées à café de 1/2 heure en
1/2 heure. (Diarrhée. *Enfants.*)

G. — Sirop d'opium ... 30 gr.
Ergotine ... 3 —
Eau de fleurs d'oranger ... 10 —
Eau distillée ... Q. S. pour 150 cc.
  (Hémoptysies.)

H. — Sirop d'opium ... 10-30 gr.
Sirop de laurier-cerise ... 20 —
Eau distillée de tilleul Q. S. pour 150 cc.
  (Toux.)

I. — Sirop thébaïque ... 30 gr.
Sirop de belladone ... 20 —
Bromure de potassium ... 2 —
Eau de laurier-cerise ... 10 —
  1 cuillerée à soupe tous les 1/4 d'heure.
(Asthme.)

POUDRES

A — *Poudre de Dover :*
Azotate de potasse
Sulfate de potasse } ãã 40 gr.
Poudre d'ipéca
  — d'opium } ãã 10 gr.
  1 gr. renferme 0 gr. 10 de poudre
d'opium. 0 gr. 20 à 1 gr. *Enfants :* 0 gr. 05
par année.

  En cachets, pilules, poudres composées. (Diaphorétique dans la grippe, les
fièvres éruptives ; décongestif : congestion pulmonaire.)

B. — Sous-nitrate de bismuth ... 1 gr.
Poudre de cannelle ... 0 gr. 20
  — d'opium ... 0 gr. 02
  Pour 1 paquet. 1 à 5. (Diarrhée.)

C. — Poudre de Dover ... 4 gr.
Charbon de bois blanc ... 10 —
Magnésie calcinée ... 40 —
Sucre vanillé ... 1 —
  1/2 cuillerée à café à la fin de chaque
repas.

SIROPS

A. — Sirop de fleurs d'oranger ... 20 gr.
Sirop d'opium
  — de tolu } ãã 80 —
  — de capillaire
Alcoolature de racines d'aconit ... 2 gr.
  4 cuillerées à soupe par jour. (Toux,
bronchites.)

B. — Eau de laurier-cerise ... 20 gr.
Sirop de belladone ... 30 —
  — d'opium ... —
  — de Desessartz ... Q. S. pour 200 cc.
  3 à 5 cuillerées à soupe par jour.

C. — *Sirop de Karabé* (Codex).
  N'est autre que le sirop thébaïque,
additionné de 0 gr. 50 de teinture de
succin pour 100 gr. de sirop. Mêmes
doses que le sirop thébaïque.

SUPPOSITOIRES

Extrait thébaïque	0 gr. 02
— de belladone	0 gr. 01
Beurre de cacao	Q. S.

Pour 1 suppositoire.

(Hémorroïdes, fistule anale, cystites, etc.)

TEINTURES

Laudanum de Rousseau :

Opium officinal	200 gr.
Miel blanc	600 —
Eau distillée	3000 —
Levure de bière fraîche	40 —
Alcool à 60°	200 gr.

XXXV gouttes pèsent 1 gr. 1 gr. représente 0 gr. 25 d'opium brut ou 0 gr. 125 d'extrait; employé exclusivement pour l'usage externe (liniments, etc.)

VIN

Laudanum de Sydenham ou vin d'opium composé :

Opium officinal	200 gr.
Safran	100 —
Cannelle de Ceylan	15 —
Girofles	15 —
Vin de grenache	1600 —

XXXIII gouttes pèsent 1 gr. ; 1 gr. correspond à 0 gr. 125 d'opium brut ou 0 gr. 062 d'extrait.

Us. int. — V à XXX gouttes (exceptionnellement jusqu'à L et plus, pour prévenir l'avortement).

Us. ext. — Lavements (X-XV gouttes); applications locales, etc. (antidiarrhéique; sédatif de la douleur, de l'agitation des alcooliques, etc.).

Enfants. — I goutte par année, en fractionnant les doses.

VINAIGRE

Gouttes noires anglaises :

Opium officinal	100 gr.
Acide acétique à 1,060	60 —
Eau distillée	540 —
Safran	8 —
Muscades	25 —
Sucre	50 —

XXXVII gouttes pèsent 1 gr.; 1 gr. renferme 0 gr. 50 d'opium (0 gr. 25 d'extrait). I goutte correspond donc à 0 gr. 013 d'opium et 0 gr. 0062 d'extrait.

MORPHINE. — Principe actif de l'opium. $C^{17}H^{19}AzO^3 + H^2O$.

Propr. phys. et chim. — Cristallise en prismes orthorhombiques ; incolore, de saveur très amère; soluble dans 500 p. d'eau bouillante et seulement 1000 p. d'eau froide, 300 p. d'alcool froid, 200 p. de chloroforme.

On emploie exclusivement ses sels, plus solubles.

MORPHINE (ACÉTATE DE) $C^{17}H^{19}AzO^3 . C^2H^4O^2 + 3H^2O$.

Propr. phys. et chim. — Masses aiguillées; soluble dans 15 p. d'eau froide. Soluble aussi dans l'alcool. Instable ; contient 74,8 p. 100 de morphine.

MORPHINE (BROMHYDRATE DE) $C^{17}H^{19}AzO^3HBr + 2H^2O$.

Propr. phys. et chim. — Longues aiguilles incolores; soluble dans 25 p. d'eau froide; contient 78,89 p. 100 de morphine.

Formes pharm., posol. — *Us. int.* — 0 gr. 005 à 0 gr. 03 en *pilules, potion, sirop.*

MORPHINE (CHLORHYDRATE DE) $C^{17}H^{19}AzO^3HCl + 3H^2O$.

Propr. phys. et chim. — Aiguilles soyeuses, blanches; soluble dans 20 p. d'eau, 80 d'alcool, 20 de glycérine; contient 80 p. 100 de morphine; 0 gr. 05 d'extrait d'opium correspondent à 0 gr. 01 de morphine.

Incomp. — Celles des alcaloïdes en général; inc. avec les iodures alcalins. *V. Aconit.*

Toxic. — Être prudent dans l'emploi de la morphine chez les brightiques, les tuberculeux avancés.

Avec l'accoutumance certains sujets sont arrivés à prendre des doses énormes de morphine (1 gr. et plus).

Propr. et indic. thér. — Est à peu près le seul sel de morphine usité, en raison de sa stabilité et de sa solubilité dans l'eau.

Ses propriétés sont les mêmes que celles des préparations opiacées en général; la morphine est avant tout le sédatif de la douleur; injectée sous la peau elle procure un soulagement plus rapide et plus complet que ces préparations. Son emploi s'impose dans toutes les affections aiguës ou chroniques, s'accompagnant de vives douleurs : coliques hépatiques et néphrétiques, névralgies intenses, cancer, tabes, salpingites, etc.

La morphine est de plus un remède héroïque contre la dyspnée des asthmatiques, des tuberculeux, de certains cardiaques ; contre l'accès d'angine de poitrine.

Elle peut être utile contre certains accidents nerveux de nature hystérique (mais dans ces cas il faut être très réservé dans son emploi) ; enfin elle rend de grands services dans les intoxications par la caféine, la quinine, l'atropine.

Bien que provoquant des vomissements, elle a cependant une action antiémétisante, en calmant l'irritation des filets nerveux de l'estomac (cancer, ulcère, etc.).

Formes pharm., posol. — *Us. int.* — 0 gr. 01 à 0 gr. 05 (par doses fractionnées) en *cachets, gouttes, granules, potion, sirop* (20 gr. renferment 0 gr. 01 de morphine).

Us. ext. — *Injections hypodermiques,* 0 gr. 005 à 0 gr. 04 (par doses fractionnées).

Collodion à 1 p. 100.

Pommade à 2-4 p. 100.

Poudre (sur le derme dénudé par un vésicatoire).

Suppositoires.

GRANULES

Par granule   un milligr.
(Codex.)
1 à 4.

MIXTURE

Gouttes blanches de Gallard

Chlorhydrate de morphine   0 gr. 05
Eau de laurier-cerise   10 gr.

V à X gouttes sur du sucre ou dans de l'eau, 2 à 4 fois par jour. (Gastralgie.)

POTION

Chlorhydrate de morphine   0 gr. 05
Sirop de fleurs d'oranger   45 —
Eau distillée   Q. S. pour 150 cc.

0 gr. 005 de sel par cuillerée à soupe (remplace avantageusement le sirop de morphine du Codex qui contient 0 gr. 01 par 20 gr.)

POUDRE

Sous-nitrate de bismuth   1 gr.
Chlorhydrate de morphine   1 milligr.
    Pour 1 paquet. 1 avant chaque repas.
(Gastralgie.)

SIROP

Sirop de morphine   } ãã 30 gr.
   — de belladone   }
Sirop de Desessartz   50 gr.
   — de capillaire   Q. S. pour 150 cc.
4 cuillerées à soupe par jour. (Bronchite.)

SOLUTIONS POUR INJECTIONS HYPODERMIQUES

A. — Chlorhydrate de morphine   0 gr. 20
Eau stérilisée   20 gr.
   Injecter 1 cc. à la fois.

B. — Chlorhydrate de morphine 0 gr.
Eau distillée de laurier-cerise   6 gr.
Eau stérilisée   14 —

C. — Chlorhydrate de morphine   0 gr. 20
Sulfate neutre d'atropine   0 gr. 01
Eau stérilisée   20 gr.

SUPPOSITOIRES

Chlorhydrate de morphine   0 gr. 01
Beurre de cacao.   Q. S.
   Pour 1 suppositoire.

MORPHINE (SULFATE DE) $(C^{17}H^{19}AzO^3)\ 2SO^4H^2 + 5\ (H^2O)$.

Propr. phys. et chim. — Prismes incolores ; soluble dans 22 p. d'eau froide, peu soluble dans l'alcool. Contient 75 p. 100 de morphine.

BENZOYLMORPHINE (CHLORHYDRATE DE). — V. *Péronine.*

ÉTHYLMORPHINE (CHLORHYDRATE D'). — V. *Dionine.*

CODÉINE. — Méthylmorphine. Retirée de l'opium. $C^{18}H^{21}AzO^3 + H^2O$.

Propr. phys. et chim. — Octaèdres orthorhombiques ; soluble dans 60 p. d'eau froide, très soluble dans l'alcool, l'éther, 0 gr. 05 d'extrait d'opium renferment 0 gr. 0004 de codéine.

Propr. et indic. thér. — N'est pas sédatif de la douleur comme la morphine ; est surtout utilisée comme calmant de la toux, accessoirement comme antigastralgique.

Formes pharm., posol. — *Us. int.* — 0 gr. 01 à 0 gr. 05 en *pilules, solution. Sirop* (20 gr. renferment 0 gr. 04 de codéine).

Enfants : 2 gr. de sirop par année. Les enfants tolèrent bien la codéine ; on peut en donner un centigramme, au-dessus d'un an, par doses fractionnées.

CACHETS

Arséniate de soude   0 gr. 002 à 0 gr. 003
Carbonate de lithine   0 gr. 10 à 0 gr. 15
Codéine   0 gr. 02 à 0 gr. 03
   Pour 1 cachet. 2 par jour. (Diabète.)

PAQUETS

Bicarbonate de soude   }
Craie préparée   } ãã 0 gr. 25
Hydrate de magnésie   }
Codéine   0 gr. 01
   Pour 1 paquet. 3 à 4 par jour deux ou trois heures après les repas. (Douleurs tardives des hyperchlorhydriques.)

<table>
<tr><td>

PILULES

Codéine	0 gr. 01
Terpine	0 gr. 10
Savon	Q. S.

Pour 1 pilule. 2 à 5 par jour.

POTIONS

A. — Sirop de codéine }
Sirop de belladone } $\overset{\sim}{aa}$ 20 gr.

Eau de fleurs d'oranger	10 —
— distillée de laurier-cerise	15 gr.
— distillée Q. S. pour	150 cc.

B. — Sirop de codéine }
— de tolu } $\overset{\sim}{aa}$ 60 gr.

Eau de laurier-cerise   30 gr.

Alcoolature de racines }
d'aconit }
Teinture de bella- } $\overset{\sim}{aa}$ XXX gouttes
done }

4 cuillerées par jour.

C. — Eau de tilleul   30 gr.

Sirop de fleurs d'oranger }
— de codéine } $\overset{\sim}{aa}$ 15 —

Alcoolature de racines
d'aconit   VI gouttes

Par cuillerée à café. (Toux, *Enfants.*)

</td><td>

SIROP

Sirop de codéine	30 gr.
— de laurier-cerise }	$\overset{\sim}{aa}$ 20 —
— de belladone }	
— de fleurs d'oranger	50 —
Alcoolature de racines d'aconit	XII gouttes
Bromure de potassium	2 gr.

2 à 3 cuillerées à soupe par jour.
Toux quinteuse.)

SOLUTIONS

A. — Codéine   0 gr. 20

Eau distillée de laurier-cerise	25 gr.
Eau distillée	75 —

0 gr. 01 de codéine par cuillerée à café. (Mathieu.)
2 à 5 par jour. (Gastralgie.)

B. — Codéine   0 gr. 50

Eau de laurier-cerise	20 gr.
— distillée	30 —

XX gouttes contiennent 0 gr. 01 de codéine.

</td></tr>
</table>

CODÉINE (BIIODURE DE) $C^{18}H^{21}AzO^3 (HI)^2 + H^2O.$

Propr. phys. et chim. — Longues aiguilles d'un blanc paille ; soluble dans 60 parties d'eau froide et 3 parties d'eau bouillante, peu soluble dans l'alcool, insoluble dans l'éther. Contient 43,54 d'iode et 51,02 de codéïne.

Propr. et indic. thér. — Particulièrement indiqué dans l'emphysème.

Formes pharm., posol. — *Us. int.* — 0 gr. 05 à 0 gr. 15 en *pilules, sirop, solution.*

Us. ext. — 0 gr. 02 à 0 gr. 08 en *injections hypodermiques.*

CODÉINE (PHOSPHATE DE) $C^{18}H^{21}AzO^3. PhO^4H^3 + 2 (H^2O).$ Contient 70,51 p. 100 de codéine.

Propr. phys. et chim. — Paillettes très solubles dans l'eau (1 p. 4).

Propr. et indic. thér. — Pourrait être substitué à la codéine en raison de sa grande solubilité. Préconisé dans les états mélancoliques où il procurerait un sommeil calme. (Clausse, Th. Paris, 1902.)

Formes pharm., posol. — *Us. int.* — 0 gr. 10 à 0 gr. 20 en pilules (Clausse). **Solution** à 2 p. 100 dans l'eau de laurier cerise : XV à L gouttes.

Us. ext. — 0 gr. 05 à 0 gr. 10 en *injections hypodermiques.*

NARCÉINE. — Principe actif de l'opium. $C^{23}H^{27}AzO^8 + 3(H^2O)$.

Propr. phys. et chim. — Aiguilles soyeuses ; presque insoluble dans l'eau (1 p. 1285). Le benzoate de soude dissout plus de la moitié de son poids de narcéine ; 0 gr. 05 d'extrait d'opium renferment 0 gr. 0003 de narcéine.

Propr. et indic. thérap. — A été préconisée contre la coqueluche. (Peu usitée.)

Formes pharm., posol. — *Us. int.* — 0 gr. 01 à 0 gr. 03 en *pilules, sirop.*

SIROPS

A. — Narcéine gr. 10
Acide chlorhydrique 0 gr. 10
Alcool à 90° 2 gr. 80
Sirop simple 97 gr.
 1 cuillerée à soupe renferme 0 gr. 02 de narcéine. (Codex.)

B. — Narcéine 0 gr. 10
Benzoate de soude 1 gr.
Sirop de sucre 100 —
 1 cuillerée à soupe renferme 0 gr. 02 de narcéine.
 Enfants : 1 gr. par année.

ÉTHYLNARCÉINE (CHLORHYDRATE D') $C^{25}H^{31}AzO^8,HCl$.

Propr. phys. et chim. — Aiguilles soyeuses. Soluble dans 120 p. d'eau à 15° ; la solubilité est favorisée par l'addition d'acide citrique, de benzoates, etc.

Propr. et indic. thér. — Analgésique ; calmant de la toux.

Formes pharm., posol. — *Us. int.* — 0 gr, 01-0 gr. 05 en *granules, sirop.*

Us. ext. — 0 gr. 02 en **injections hypodermiques.**

OR (BROMURE D') $AuBr^3$. *Voy. Bromures.*

OR (CHLORURE D') $AuCl^3$.

Propr. phys. et chim. — Masses jaune brun ; très soluble dans l'eau, l'alcool, l'éther, renferme 65,18 p. 100 d'or.

Incomp. — Avec les alcalis, les acides, les sucres, les sucs végétaux, les sels de protoxyde de fer ; très aisément réduit par les matières organiques.

Propr. et indic. thér. — Antisyphilitique ; caustique ; antiseptique aussi puissant que l'iode (Miquel) ; a été employé en injections interstitielles contre les adénites tuberculeuses, comme sclérosant.

Formes pharm., posol. — *Us. int.* — 0 gr. 005 à 0 gr. 015 en *pilules ; solution aqueuse ou éthérée* (gouttes d'or).

Us. ext. — **Pommade ; injections interstitielles** 5 milligr.

SOLUTION

Chlorure d'or }
 — de sodium } $\tilde{a}\tilde{a}$ 0 gr. 20

Eau distillée et stérilisée 10 gr.
 Injecter 1/4 à 1/2 cc. tous les 8 jours, dans les adénites non suppurés.

OR (CHLORURE D'OR ET D'AMMONIUM) $AuCl^3AzH^4Cl$.

Propr. phys. et chim. — Prismes rhomboïdaux, d'un beau jaune ; très soluble dans l'eau, moins altérable que le précédent.

Propr. et indic. thér. — Préconisé, contre la dysménorrhée.

Formes pharm., posol. — *Us. int.* — 0 gr. 005 à 0 gr. 01 en **granules**.

OR (CHLORURE D'OR ET DE SODIUM). — Sel de Chrestien. $AuCl^3NaCl2H^2O$.

Propr. phys. et chim. — Voyez le précédent.

Propr. et indic. thér. — Antisyphilitique.

Formes pharm., posol. — *Us. int.* — 0 gr. 005 à 0 gr. 01 en **pilules**.

OR (CYANURE D') $AuCy^3$.

Propr. phys. et chim. — Masses amorphes, brunâtres, déliquescentes, très solubles dans l'eau, solubles dans l'alcool et l'éther.

Propr. et indic. thér. — A été employé contre l'atrophie papillaire des tabétiques.

Formes pharm., posol — *Us. ext.* — 0,005 à 0,01 en **injections hypodermiques**.

ORANGER AMER. — *Citrus vulgaris*. Bigaradier (Aurantiacées).

Part. empl. — Épicarpe ou zeste ; fleurs.

Propr. et indic. thér. — Tonique amer. — Aromatique.

Formes pharm., posol. — *Us. int.* — **Huile essentielle**, V à X gouttes.

Sirop : 20 à 30 gr. en potion.

Teinture : pour aromatiser.

ORANGER DOUX. — *Citrus Aurantium* (Aurantiacées).

Part. empl. — Feuilles, fleurs, fruits.

Propr. et indic. thér. — Antispasmodique (feuilles et fleurs) ; rafraîchissant (fruits).

Formes pharm., posol. — *Us. int.* — **Eau distillée :** de fleurs *ad libitum*.

Huile volatile : dite essence de Néroli, II à V gouttes.

Infusé de feuilles : 20 p. 1000.

Sirop de fleurs : Q. V.

Alcoolature : 5 à 20 gr.

Limonade cuite ou crue : 2 oranges par litre.

Suc : *ad libitum*.

OREXINE (CHLORHYDRATE D'). $C^{14}H^{12}Az^2$, HCl. — Chlorhydrate de dihydro-phényl-quinazoline (dérivé de la quinoléïne).

Propr. phys. et chim. — Poudre cristalline, incolore ou légèrement jaunâtre, plus soluble que l'orexine.

Voy. ci-après.

OREXINE (TANNATE D').

Propr. phys. et chim. — Poudre dorée, inodore et insipide ; insoluble dans l'eau ; soluble dans les acides dilués et particulièrement dans l'acide chlorhydrique.

Propr. et indic. thér. — Stomachique, vanté contre l'inappétence (Penzoldt) ; est irritant pour l'estomac et doit être employé avec réserve.

Formes pharm., posol. — *Us. int.* — 0 gr. 30 à 0 gr. 50 en *cachets paquets* délayés dans de l'eau sucrée ou du lait, *pastilles* ou *tablettes* chocolatées.

ORGE. — *Hordeum vulgare* (Graminées).

Part. empl. — Fruit sous forme d' :
1° Orge mondée.
2° Orge perlée (décortiquée).
3° Orge germée (malt).
Propr. et indic. thér. — Rafraîchissant ; la décoction est utile comme aliment dans les maladies fébriles.
Formes pharm., posol. — *Us. int.* — *Décoction d'orge mondée*, 20 p. 1000 (on peut ajouter 60 gr. de miel).
Décoction d'orge germée : 50 gr. p. 1000.
Poudre de malt sec : 2 à 4 gr. en *cachets* ou délayé dans de l'eau.

ORIGAN. — *Origanum vulgare* (Labiées).

Part. empl. — Sommités fleuries.
Propr. et indic. thér. — Excitant (?) ; antiseptique (essence).
Formes pharm., posol. — *Us. int.* — *Décocté :* 20 p. 1000.
Us. ext. — *Essence :* 1 à 4 gr. en pommade.

ORME. — *Ulmus campestris* (Ulmacées).

Part. empl. — Écorce des rameaux.
Principe actif. — Mucilage.
Propr. et indic. thér. — Autrefois employé comme topique dans les dermatoses.
Formes pharm., posol. — *Us. int.* — *Décocté :* 20 p. 1000.
Sirop : 0 gr. 40 d'extrait pour 20 gr.

ORPHOL. — V. *Naphtolate de bismuth.*

ORPIMENT. — V. *Arsenic.*

ORTHOFORME. — Éther méthylique de l'acide para-amido-métaoxy-benzoyque.

$$C^6H^3 \diagup{}^{OH} - COOCH^3 \diagdown{}_{AzH^2} \text{ soit } C^8H^9AzO^3.$$

Propr. phys. et chim. — Poudre blanche, cristalline, sans odeur ni saveur. Soluble dans 2 p. d'eau chaude, 5 p. d'alcool à 95°, très faiblement dans l'éther ; insoluble dans le chloroforme, l'huile.

Toxic. — Détermine souvent des accidents locaux : érythèmes, éruptions vésiculeuses, surtout quand il est employé en pommades ; parfois des accidents généraux : nausées, vomissements, fièvre.

Propr. et indic. thér. — A été employé à l'intérieur contre les douleurs du cancer et de l'ulcère de l'estomac ; surtout à l'extérieur comme analgésique local (sur les muqueuses dont l'épithélium est entamé), contre les ulcérations cancéreuses et tuberculeuses de la peau et des muqueuses, les brûlures, les gerçures du sein, les fissures à l'anus, les hémorroïdes. A été associé à l'acide arsénieux pour éviter la douleur, pendant la destruction de la pulpe dentaire.

Formes pharm., posol. — *Us. int.* — 0 gr. 50 à 1 gr. en *cachets.*
Us. ext. — *Poudre.*
Pommade : à 1 p. 10.
Solution aqueuse saturée : 50 à 100 gr.
Solution alcoolique ; émulsion huileuse.

LINIMENT

Orthoforme	1 gr.
Éther	Q. S.
Huile d'olive	20 gr.

(En application sur les crevasses du sein ; laver le mamelon à l'eau alcoolisée pour enlever l'orthoforme.)

MIXTURE

Orthoforme	āā 1 gr.	
Acide arsénieux		
Alcool éthylique	āā 75 —	
Eau		

(En application sur l'épithélioma cutané.)

POMMADE

Oxyde de zinc	20 gr.
Huile d'amandes douces	20 —

Cérat blanc 20 gr.
Baume du Pérou X gouttes
Orthoforme 10 gr.

A renfermer dans une vessie à couleur. (Hémorroïdes douloureuses, fissures anales.)

POUDRES

A. Acide arsénieux	1 gr.
Chlorhydrate de cocaïne	1 —
Orthoforme	8 —

Pour applications caustiques (Danlos.)

B. Chlorhydrate de morphine	0 gr. 10
Ou chlorhydrate de cocaïne	0 — 30
Orthoforme	3 —
Lactose	7 —

Pour aspirations intra-laryngiennes. (Laryngite tuberculeuse.)

ORTIE BLANCHE. — *Lamium album* (Labiées).

    Part. empl. — Fleurs.
    Propr. et indic. thér. — Diurétique.
    Formes pharm., posol. — *Us. int.* — **Infusion :** 10 p. 1000.

OSEILLE COMMUNE. — *Rumex acetosa* (Polygonées).

    Part. empl. — Racine, plante fraîche.
    Princ. act. — Acide oxalique.
    Propr. et indic. thér. — Rafraîchissante, diurétique (racine).
    Formes pharm., posol. — *Us. int.* — **Infusion :** 10 p. 1000.

APOZEME			
Bouillon aux herbes		Laitue	
		Poirée	$\tilde{a}\tilde{a}$ 20 gr.
		Cerfeuil	
Oseille	40 gr.	Eau	1250 —

OXALIQUE (ACIDE) $C^2H^2O^4 + 2H^2O$.

    Propr. phys. et chim. — Cristallise en prismes rhomboïdaux obliques ; soluble dans 15 p. d'eau à + 20° ; soluble dans l'alcool.
    Propr. et indic. thér. — Rafraîchissant.
    Formes pharm., posol. — *Us. int.* — 0 gr. 10 à 1 gr. en *limonade*.

OXALATE DE CERIUM. — V. *Cerium.*

OXALATE DE FER. — V. *Fer.*

OXALATE DE POTASSE (BI). — Sel d'oseille $C^2O^4KH + H^2O$.

    Propr. phys. et chim. — Soluble dans 40 p. d'eau.
    Incomp. — Avec les sels de chaux.
    Propr. et indic. thér. — Rafraîchissant.
    Formes pharm., posol. — *Us. int.* — 0 gr. 50 à 1 gr.

OXYCAMPHRE. — V. *Camphre.*

OXYCYANURE DE MERCURE. — V. *Mercure.*

OXYGÈNE. — O.

    Propr. phys. et chim. — Gaz incolore, sans odeur ni saveur ; soluble dans l'eau (à raison de 28 cc. par litre à la température de + 20°), 1 litre pèse 1 gr. 43.

Le gaz fourni par le commerce n'est pas absolument pur ; il contient de 94 à 97 p. 100 d'oxygène.

Propr. et indic. thér. — S'emploie en inhalations dans les cas de vomissements incoercibles (de la grossesse par ex.), de mal de mer (Dutremblay), d'inappétence, au cours de la chlorose et des anémies ; contre la dyspnée des cardiaques, des urémiques, des asthmatiques, des tuberculeux, des malades atteints de pneumonie ou broncho-pneumonie, dans les intoxications par l'oxyde de carbone et par les gaz en général (hydrogène sulfuré, acide carbonique). On a utilisé les injections interstitielles dans le furoncle et à sa périphérie (Thiriar) ; dans les fistules périanales simples ou tuberculeuses, etc. ; on l'a injecté dans la cavité intrautérine (métrite non gonococcique) et projeté sur les surfaces érysipélateuses.

Formes pharm., posol. — On utilise les *inhalations* d'oxygène pur ou chargé de principes médicamenteux volatils, par son passage à travers le liquide d'un flacon contenant ces substances, notamment la créosote, le gaïacol, l'eucalyptol, le menthol.

Injections interstitielles à l'aide d'un tube en caoutchouc terminé par une aiguille de Pravaz et relié d'autre part à une petite bonbonne d'oxygène comprimé.

EAU OXYGÉNATÉE. — Eau chargée d'oxygène sous une pression de 4 à 5 atmosphères et renfermée dans des siphons.

Indic. thér. — Dyspnée, intoxication cyanhydrique (action douteuse).

EAU OXYGÉNÉE. — Bioxyde d'Hydrogène H^2O^2.

Propr. phys. et chim. — Liquide sirupeux, incolore, de saveur métallique désagréable, de réaction acide ; renferme toujours des traces de l'acide : sulfurique, chlorhydrique ou borique, qui a servi à le préparer. $D = 1,45$.

N'existe commercialement que sous forme de solutions plus ou moins concentrées dont la teneur est appréciée par le volume d'oxygène dégagé dans leur décomposition. Le soluté officinal à 10 volumes (Codex) dégage par conséquent 10 fois son volume d'oxygène. L'eau oxygénée doit être neutralisée au moment de l'emploi, soit avec la baryte, soit plus communément avec la soude et conservée au frais, à l'abri de la lumière. Est décomposée dès 30°. L'eau oxygénée se décompose en eau et oxygène au contact de la fibrine du sang coagulé, elle coagule les albuminoïdes qui forment alors une mousse épaisse.

Incomp. — Avec les permanganates, les substances pulvérulentes, l'arsenic, les sulfures, la chaux, la magnésie, l'acide chromique, le charbon, etc. Désagrège rapidement le catgut.

Propr. et indic. thér. — Employée à l'intérieur comme antiseptique intestinal, comme antiémétisant (Gallois) dans le cas de vomissements de la grossesse et de vomissements nerveux.

Surtout usitée à l'extérieur comme hémostatique local (épistaxis, hémorragie dentaire, etc.) et à titre d'antiseptique, dans le traitement des plaies et notamment des plaies infectées, des ulcères atones (ulcères variqueux des ulcérations gangreneuses des ulcères de la cornée, de la dacryocystite (injections d'eau oxygénée à 2 p. 100), des abcès tuberculeux (Luton de Reims), des stomatites ulcéro-membraneuses, de la gangrène buccale du muguet ; de la carie dentaire (Touchard) ; des furoncles et anthr.x, d la gangrène chez les diabétiques. etc., comme épilatoire (Gallois), comme décolorant (taches de rousseur ; applications de tampons imbibés d'eau oxygénée, pendant 5 minutes) ; en lavages, dans les otites chroniques suppuration fétide, l'empyème ; en lotions, pour désinfecter la peau d enfants atteints d'ecthyma, d'impétigo ; en pulvérisations contre les lésions éruptives de la variole ; en injections intra-utérines, dans l septicémies puerpérales (Thiriar) ; en injections dans les abcès froid (Papon) ; en lavement, dans la dysenterie aiguë, le cancer du rectum ; e bains, dans le traitement des engelures, enfin, sous forme de vapeur dans le traitement de la coqueluche (Baroux), et en injections sous cutanées dans l'intoxication cyanhydrique (V. ce mot), la septicémie.

Formes pharm., posol. — *Us. int.* — *Eau oxygénée neutr* à 10 volumes, 2 à 3 c. à soupe diluée dans l'eau. On peut ajouter 2 4 gr. p. 1000 de phosphate neutre de soude et de citrate de soude.

Us. ext. — *Pure* (hémostatique local) ; diluée (à 1/2, à 1/4, etc.) pour les pansements, les lavages de la bouche, de l'urèthre, etc. On peut ajouter 4 à 5 gr. p. 1000 de borate de soude.

Lavements (solution étendue de 5 fois son volume d'eau, Roçaz).
Bains locaux (solution au 1/2 adultes, au 1/4 ; Courtin).

COLLUTOIRE

Eau oxygénée à 10 volumes	20 gr.
Glycérine boratée au 5°	25 —

(Muguet, Coudrain.)

COSMÉTIQUE

Glycérine	40 gr.
Eau de roses	40 —
Eau oxygénée	20 —

SOLUTIONS

A. Eau oxygénée à 12 volumes 25 cc.
Solution de phosphate de soude
   au 10° 75 cc.

Introduire ce sérum oxygéné, au moyen d'une seringue de 5 gr. dans la cavité des abcès froids, fermés ou fistuleux. (Luton, de Reims.)

B. — Eau oxygénée à 10 volumes, neutralisée par la soude 1 litre.
Acide borique 30 gr.

(Solution pour lavages de la bouche, pouvant être employée pure et ne donnant aucune sensation caustique ou désagréable. Ruault et Lépinois.)

C. — Eau oxygénée	60 gr.
Chlorure de sodium	5 gr.
Phosphate de soude	3 gr.
Bicarbonate de soude	0 gr. 50

Eau distillée et bouillie Q. S. pour un litre.

En lavements (Infection intestinale chez l'enfant).

D. — Eau oxygénée à 10 volumes	20 cc.
Alcool de menthe	Quelques gouttes
Solution de borate de soude	Q. S. pour alcaliniser
Eau distillée	Q. S. pour 100 cc.

(Dentifrice, Touchard.)

ZONE.

L'air ozonisé a été préconisé dans le traitement de la coqueluche, de la tuberculose pulmonaire.

P

ALOMMIER. — *Gaultheria procumbens* (Éricacées).

Part. empl. — La plante entière.

Princ. act. — Essence de Wintergreen (mélange de salicylate de méthyle et d'un hydrocarbure : le gaulthérylène).

Propr. et indic. thér. — L'essence de Wintergreen a été employée, à l'extérieur, en nature ou incorporée à une pommade contre les arthrites rhumatismales, les névralgies ; elle est remplacée aujourd'hui par le salicylate de méthyle synthétique qui n'en possède pas les propriétés irritantes.

Formes pharm., posol. — *Us. int.* — **Infusé :** 10 p. 1000.

Us. ext. — V. *Salicylate de méthyle.*

ANAMA. — V. *Quillaia.*

ANCRÉATINE. — Ferment soluble retiré des pancréas de porc ou de mouton.

Propr. phys. et chim. — Poudre blanc jaunâtre, très soluble dans l'eau ; doit dissoudre et peptoniser 50 fois son poids de fibrine et saccharifier 40 fois son poids d'amidon ou de fécule. Agit en milieu neutre et alcalin, tandis que la pepsine n'agit qu'en milieu acide.

Propr. et indic. thér. — Utile dans les dyspepsies du type hypopeptique (action nulle, d'après Ewald, la trypsine étant digérée par le suc gastrique ?) ; comme adjuvant de la digestion intestinale dans les affections du pancréas, etc.

Formes pharm., posol. — *Us. int.* — 0 gr. 50 à 1 gr. en **cachets, élixir, pilules, poudre, vin.**

ÉLIXIR		PAQUETS	
Pancréatine extractive titre 100	20 gr.	Bicarbonate de soude	0 gr. 50
Sirop de sucre	400 —	Pancréatine titre 50	0 gr. 30
Alcool à 60°	200 —	Maltine	0 gr. 20
Eau de menthe	100 —	Pour 1 paquet : 3 à 4 par jour.	
Eau distillée Q. S. pour	1 litre.		
15 cc. renferment 0 gr. 30 de pancréatine.			

APAINE. — V. *Carica papaya.*

Form. 5ᵉ éd.   20

PARACHLOROPHÉNOL ou MONOCHLOROPHÉNOL $C^6H^4(OH)Cl$.

Propr. phys. et chim. — Cristaux peu solubles dans l'eau, solubles dans l'alcool et l'éther.

Propr. et indic. thér. — Succédané de l'acide phénique. Inusité comme antiseptique chirurgical ; proposé comme désinfectant des crachats tuberculeux (Spengler).

SOLUTION		Essence de lavande	10 gr.
Parachlorophénol	20 gr.	En frictions quotidiennes (Teigne ton-	
Alcool	80 —	dante, Barbe).	

PARACOTO. — Écorce d'une rubiacée, voisine du coto vrai.

Princ. act. — Paracotoïne, hydrocotoïne, leucotine.
Propr. et indic. thér. — Antidiarrhéique.
Formes pharm., posol. — *Us. int.* — **Poudre :** 0 gr. 20 à 0 gr. 50 en cachets (de 0 gr. 10).

PARACOTOÏNE.

Propr. phys. et chim. — Petit cristaux lamelleux, de couleur jaune très pâle. Soluble dans l'éther, l'alcool bouillant, un peu dans l'eau chaude, insoluble dans l'eau froide.
Propr. et indic. thér. — Celles du Paracoto.
Formes pharm., posol. — *Us. int.* — 0 gr. 05 à 0 gr. 20 en *cachets.*

CACHETS		Poudre d'opium	0 gr. 02
Paracotoïne	0 gr. 05	Pour 1 cachet. 4 à 5 par jour.	
Sous-nitrate de bismuth	1 gr.		

PARAFFINE. — Résidu de la distillation des huiles lourdes de pétrole.

Propr. phys. et chim. — Masses amorphes, blanches, à points de fusion variables de 44° à 65° ; insoluble dans l'eau, soluble à chaud dans 30 p. 100 d'alcool, beaucoup plus dans l'éther et les huiles.
Prop. et indic. thér. — Utilisée comme prothétique (Eckstein), en oto-rhino-laryngologie (difformités nasales, congénitales ou acquises ; coryza atrophique ozénateux ; difformités de l'oreille), en oculistique (épicanthus, difformité des paupières), etc. (Usage dangereux : thromboses, embolies à craindre.)
Formes pharm. posol. — *Us. ext.* — **Injections intersti-** *tielles* de paraffine fusible à 58°.

PARAFORME. — Trioxyméthylène-triformol.

Propr. phys. et chim. — Poudre blanche, cristalline, insoluble dans l'eau.

Propr. et indic. thér. — Antiseptique interne (peu usité) ; employé en dermatologie contre certaines dermatoses parasitaires (érythrasma, pityriasis versicolor, etc.).

Formes pharm., posol. — *Us. int.* — 0 gr. 50 à 1 gr. en **cachets.**
Us. ext. — **Collodion.**

COLLODION		Collodion	16 gr.
Paraforme	2 gr.	(Contre l'érythrasma, etc. Unna.)	
Éther	2 --		

PARALDÉHYDE. — V. *Aldéhyde.*

PARIÉTAIRE. — *Parietaria officinalis* (Urticacées).

Part. empl. — Plante entière.
Princ. act. — Azotate de potasse.
Propr. et indic. thér. — Diurétique.
Formes pharm., posol. — *Us. int.* — **Infusion :** 20 p. 1000.

PATIENCE. — *Rumex patientia* (Polygonées).

Part. empl. — Racine.
Propr. et indic. thér. — Diurétique (action imputée au nitrate de potasse que renferme cette plante).
Formes pharm., posol. — *Us. int.* — **Décoction :** 20 p. 1000

PAULLINIA. — V. *Guarana.*

PAVOT. — *Papaver somniferum* (Papavéracées).

Deux variétés : Pavot blanc ; Pavot noir.

Part. empl. — Feuilles fraîches, capsules.
Princ. act. — Alcaloïdes de l'opium.
Propr. et indic. thér. — Sédatif et narcotique léger.
Formes pharm., posol. — *Us. int.* — **Infusion :** 10 p. 1000.
Extrait de capsules de pavot blanc : 0 gr. 20 à 0 gr. 40 surtout sous forme de sirop.
Sirop de pavot blanc : 20 à 40 gr. (20 gr. renferment 0 gr. 20 d'extrait).
Us. ext. — **Décocté :** 1 à 2 têtes par litre, en gargarisme, lavement (1 tête pèse en moyenne 5 à 6 gr.).

<table>
<tr><td>

FUMIGATIONS

Fleur de sureau	30 gr.
Tête de pavot sans les semences	n° 1
Eau bouillante	Q. S.

GARGARISMES

A. — Pavot sans les semences	n° 1

</td><td>

Racines de guimauve	30 gr.
Eau bouillante	1 litre.
B. — Tête de pavot concassée	
et privée de semences	n° 1
Graines de lin	5 gr.
Eau bouillante	200 —

</td></tr>
</table>

PÊCHER. — *Prunus persica* (Rosacées).

Part. empl. — Fleurs.
Propr. et indic. thér. — Laxatif léger.
Formes pharm., posol. — *Us. int.* — *Infusion :* 10 à 20 p. 1 000.
Sirop : 10 à 60 gr. — *Enfants :* 10 à 20 gr.

PELLETIÉRINE. — V. *Grenadier.*

PENGHAWAR DJAMBI. — Poils de diverses Fougères orientales arborescentes, entre autres des *Cibotium.*

Propr. et indic. thér. — Hémostatique usité contre l'épistaxis. (Appliquer simplement un petit tampon de fibres de Cibotium sur la plaie.)

PENSÉES SAUVAGES. — *Viola tricolor arvensis* (Violacées).

Part. empl. — Plante fleurie et fleurs.
Propr. et indic. thér. — Dépuratif ; purgatif à hautes doses.
Formes pharm., posol. — *Infusion :* 10 p. 1 000.
Sirop : 30 à 100 gr.

<table>
<tr><td>

TISANES

A. — Follicules de séné	
Pensées sauvages	āā 8 gr.
Eau	1000 gr.
1 verre le matin. (Hardy.)	

</td><td>

B. Bardane	
Gentiane	
Pensées sauvages	
Saponaire	āā 3 gr.
Séné épuisé par l'alcool	
Bicarbonate de soude	
Faire bouillir pendant 1/4 d'heure dans 1 litre d'eau. Un verre le matin. (Eczéma. Brocq.)	

</td></tr>
</table>

PENTAL. — V. *Amylène (hydrate d').*

PEPSINE. — Ferment soluble retiré de la muqueuse de l'estomac du porc.

Propr. phys. et chim. — Poudre d'un blanc jaunâtre, à peu près insipide ; très soluble dans l'eau, transformant, en milieu acide, les substances albuminoïdes en peptones.

Incomp. — Avec la créosote, le chloral, le sublimé, le tannin, l'acide gallique, les sels de fer solubles, l'atropine, le phénol, l'alcool fort, les essences et les antiseptiques.

Ne pas l'associer aux carbonates alcalins, à la magnésie qui lui enlèvent la propriété de peptoniser les albumines ; une solution à 25 p. 100 d'alcool entrave également le pouvoir peptonisant.

Propr. et indic. thér. — Employée empiriquement dans les dyspepsies, bien que la pepsine ne semble jamais faire défaut dans le suc gastrique.

Formes pharm., posol. — Plusieurs variétés :

Pepsine en paillettes au titre 50 (c'est-à-dire peptonisant 50 fois son poids de fibrine).

Pepsine extractive au titre 50.

Pepsine médicinale ou amylacée, au titre 20 (mélange de la précédente avec 1 fois 1/2 son poids d'amidon ou mieux de sucre de lait auquel on ajoute un peu d'acide tartrique ; se conserve mieux que la précédente).

Pepsine en poudre au titre 100.

Pepsine fluide au titre 100 (solution de la précédente dans la glycérine).

Les doses sont de 0 gr. 30 à 1 gr. pour les trois premières variétés ; de 0 gr. 10 à 0 gr. 50 pour la pepsine de titre 100 ; la pepsine fluide du titre 100 s'emploie à la dose de 1/2 à 1 centimètre cube.

S'emploient en *cachets, élixir, pilules, potion, sirop, vin.*

CACHETS

Pepsine	0 gr. 25
Acide tartrique pulvérisé	0 gr. 10
Pour 1 cachet.	

ÉLIXIR

Pepsine extractive titre 50	20 gr.
Ou pepsine fluide titre 100	10 —
Eau distillée	120 —
Alcool à 90°	80 —
Sirop de capillaire	300 —
Vin de muscat Q. S. pour	1 litre

MIXTURE

Pepsine fluide titre 100	10 gr.
Glycérine pure	80 —
Eau distillée de menthe Q. S. pour	150 gr.
1 cuillerée à soupe contient 1 gr. de pepsine.	

POTION

Pepsine fluide titre 100	1 gr.
Acide lactique	2 —
Sirop de limon	30 —
Eau distillée Q. S. pour	120 cc.
1 cuillerée à café après les tétées.	

POUDRE

Pepsine	
Pancréatine	ãã 3 gr.
Maltine	
Lactose	6 gr.
1 pincée avant les tétées dans de l'eau ou du lait. (Hutinel.)	

VIN

Vin blanc	1000 gr.
Pepsine fluide titre 100	10 gr.

PEPTONES. — Produit de la digestion artificielle de la viande par la pepsine en présence de l'acide chlorhydrique ou de l'acide tartrique.

En concentrant jusqu'à ce que la solution représente 3 fois son poids de viande, on obtient la peptone liquide ; en évaporant à siccité, à une température ne dépassant pas 60° et de préférence dans le vide, on a la peptone sèche, représentant 6 fois son poids de viande.

Propr. phys. et chim. — Peptone sèche : masses spongieuses, peu colorées, d'une odeur forte. Très soluble dans l'eau, moins dans l'alcool faible.

Peptone liquide : liquide sirupeux, rouge-brun, d'odeur spéciale, de saveur salée.

Propr. et indic. thér. — Sert à la suralimentation chez les tuberculeux anorexiques, et surtout à l'alimentation par la voie rectale chez les malades atteints d'ulcère de l'estomac ou bien encore de sténose pylorique. On n'utilise guère que la peptone sèche.

Formes pharm., posol. — *Us. int.* — *Peptone sèche :* 1 à 2 c. à soupe, délayées dans un grog. du bouillon, ou du lait ; en élixir, sirop, vin.

Us. ext. — *Peptone liquide :* 2 à 4 c. à soupe.

Peptone sèche : 1 à 2 c. à soupe, en lavement.

ÉLIXIR			SIROP	
Peptone	5 gr.		Peptone	1 gr.
Alcool à 95°	10 —		Teinture d'écorces d'oranges	
Eau distillée	20 —		amères	5 —
Sucre	25 —		Eau	30 —
Vin de Frontignan	40 —		Sucre	60 —
LAVEMENT			VIN	
Peptone sèche	5-20 gr.		Peptone	5 gr.
Ou peptone liquide	20-40 —		Vin de Malaga	95 —
Jaune d'œuf	n° 1			
Eau tiède	150 gr.			

PEPTONATES. — V. *Fer, Mercure.*

PERBORATES. — V. *Borates.*

PERMANGANATES. — V. *Manganèse.*

PÉRONINE. — Chlorhydrate de l'éther benzylique de la morphine $C^{17}H^{18}AzO^2$ — OCH^2 — C^6H^5HCl.

Propr. phys. et chim. — Prismes blancs, légers ; soluble dans 10 p. d'eau bouillante, peu soluble dans l'eau froide et dans l'alcool faible, insoluble dans l'éther et le chloroforme. Peu stable.

Toxic. — Très toxique ; à employer avec prudence.

Propr. et indic. thér. — Hypnotique et sédatif de la toux, de la douleur comme la morphine, mais d'une action moindre.

A été utilisée contre la toux de la tuberculose pulmonaire, de la bronchite chronique et de la coqueluche ; comme anesthésique local, en oculistique.

Formes pharm., posol. — *Us. int.* — 0 gr. 02 à 0 gr. 20 (dose maxima) en *pilules, potion* légèrement alcoolisée. — *Enfants :* 0 gr. 002 à 0 gr. 02.

Us. ext. — **Collyre** (solution à 5 p. 100).

Injections hypodermiques : 0 gr. 02 à 0 gr. 05 par injection (solution à 5 p. 100).

PEROXYDES. — V. *Magnésium, Zinc.*

PERSIL. — *Petroselinum sativum* (Ombellifères).

Part. empl. — Racines, fleurs, feuilles fraîches, fruits.

Princ. act. — Apiol (V. ce mot).

Propr. et indic. thér. — Racine : excitante, apéritive (fait partie des 5 racines. V. *Ache*).

Feuilles : résolutives et stimulantes.

Fruit : carminatif.

Formes pharm., posol. — *Us. int.* — **Infusion de racines :** 15 à 20 p. 1 000.

Poudre de feuilles : 2 gr.

Suc exprimé : 100 gr.

PERSULFATE D'AMMONIAQUE $S^2O^8(AzH^4)^2$.

Propr. phys. et chim. — Soluble dans moins de 2 fois son poids d'eau.

Propr. et indic. thér. — V. *Persulfate de soude.*

PERSULFATE DE POTASSE $S^2O^8K^2$.

Propr. phys. et chim. — Soluble dans 55 fois son poids d'eau.

Propr. et indic. thér. — V. *Persulfate de soude.*

PERSULFATE DE SOUDE. — Sel de l'acide persulfurique, $S^2O^8Na^2$.

Propr. phys. et chim. — Cristaux incolores, solubles dans un peu plus de 1 p. d'eau, oxydant énergique.

Très altérable à l'humidité, à la lumière ; se décompose facilement en sulfate, acide sulfurique et oxygène (d'où son pouvoir antiseptique comparable à celui de l'eau oxygénée).

Incomp. — Avec l'iodure de potassium (dégagement d'iode), l'acide arsénieux (transformation en acide arsénique), les chlorures et bromures (dégagement de chlore et de brome), le permanganate (dégagement d'oxygène).

Toxic. — Peut provoquer la diarrhée, des altérations hématiques à des doses voisines des doses thérapeutiques.

Propr. et indic. thér. — Oxydant énergique, exerçant sur les actes de la nutrition une influence qui se manifeste par l'excitation de l'appétit et l'augmentation du poids.

A été surtout prescrit chez les tuberculeux, les neurasthéniques anorexiques, les convalescents de maladies aiguës à fonctions digestives lan-
guissantes, etc.

Formes pharm., posol. — *Us. int.* — 0 gr. 10 à 0 gr. 20 en *solution.*

SOLUTION		
Persulfate de soude	2 gr.	1 cuillerée à soupe 1/2 heure avant chaque repas.
Eau distillée	300 —	

PETIT CHÊNE. — V. *Germandrée.*

PETIT HOUX. — V. *Houx (Petit).*

PETITE CENTAURÉE. — V. *Centaurée.*

PÉTROLE. — Huile de Gabian.

Propr. phys. et chim. — On emploie en médecine le pétrole ordinaire, ou huile de pétrole et l'éther de pétrole, portion du pétrole brut qui
bout entre 30° et 70° et qui a subi une purification par l'acide sulfurique;
cet éther est un liquide incolore, volatil, insoluble dans l'eau, soluble dans
l'alcool, très inflammable.

Propr. et indic. thér. — On a utilisé le pétrole contre la lithiase
biliaire (Chauffard); en friction contre la gale; l'éther de pétrole est employé en frictions pour le nettoyage du cuir chevelu.

Formes pharm., posol. — *Us. int.* — V à XXX gouttes en
capsules ou perles.

Us. ext. — Éther de pétrole en nature, en **liniment.**

LINIMENT		SAVON	
Huile de pétrole	} āā 60 gr.	Savon de Marseille	100 gr.
Alcool à 90°		Pétrole	} āā 50 —
Baume du Pérou	8 —	Alcool	
Essence de romarin		Cire	40 —
— de lavande	} āā 3 —	(3 savonnages par jour. Contre la	
— de citron		gale.)	
(Liniment antipsorique. Hébra.)			

PÉTROLÉINE. — V. *Vaseline.*

PEUPLIER. — *Populus nigra* (Salicacées).

Part. empl. — Bourgeons. Charbon de bois de peuplier.

Princ. act. — Acide gallique et populine. La populine est le benzoate de salicine et se dédouble au contact des alcalis en glucose, acide benzoïque et saligénine.

Propr. et indic. thér. — Balsamique, vulnéraire, antihémorroïdaire ; absorbant (charbon).

Formes pharm., posol. — *Us. int.* — **Charbon** (V. ce mot).

Us. ext. — Les bourgeons entrent dans la composition de l'onguent populéum.

ONGUENT POPULÉUM

Bourgeons de peuplier récemment desséchés	800 gr.
Feuilles récentes de pavot	
— — de belladone	
Feuilles récentes de jusquiame	ãã 500 gr.
Feuilles récentes de morelle	
Axonge	4000 gr.

PHELLANDRIE. — *Œnanthe Phellandrium* (Ombellifères).

Part. empl. — Fruit.

Princ. act. — Phellandrine (?)

Propr. et indic. thér. — Diurétique, fébrifuge. (Inusité.)

PHÉNACÉTINE. — Para-acét. phénétidine. $C^2H^5O — C^6H^4 — AzH — COCH^3$.

Propr. phys. et chim. — Poudre blanche, inodore, insipide, presque insoluble dans l'eau (1 p. 500). Soluble dans 28 p. d'alcool à 95°.

Toxic. — A doses fortes peut provoquer de la cyanose, des vertiges.

Propr. et indic. thér. — Antithermique, mais surtout utilisée comme antinévralgique. Passe en nature dans les urines.

Formes pharm., posol. — *Us. int.* — 0 gr. 25 à 1 gr. 50 en **cachets, pilules.** — *Enfants :* 0 gr. 10 par année en **suspension** dans de l'eau, du sirop, du lait.

CACHETS		B. — Pyramidon	0 gr. 40
		Phénacétine	0 gr. 30
A. — Sulfate de quinine	0 gr. 30	Bromhydrate de quinine	0 gr. 10
Phénacétine	0 gr. 5	Caféine	0 gr. 05
Pour 1 cachet : 2 par jour (névralgies).		Pour 1 cachet, 2 par jour. (Céphalalgie.)	

PHÉNÉDINE. — V. *Phénacétine.*

PHÉNIQUE (ACIDE). — Phénol, C^6H^5OH.

Propr. phys. et chim. — Aiguilles prismatiques, rhomboïdales, incolores, d'une odeur caractéristique, de saveur âcre et brûlante. Soluble dans 20 p. d'eau froide, soluble en toute proportion dans l'alcool, la glycérine, l'éther, les huiles fixes et volatiles. Les solutions glycérinées sont moins caustiques que les solutions aqueuses ou alcooliques, mais aussi moins actives; la solution dans l'huile est la moins irritante. Coagule les matières albuminoïdes. Forme avec le camphre ou avec 1/10 d'eau une combinaison liquide.

Incomp. — Avec le perchlorure de fer (coloration bleue), les alcalis, le collodion (coagulation).

Toxic. — Dangereux chez les enfants.

Peut déterminer des accidents nerveux: vertiges, stupeur, délire, la faiblesse du pouls, l'hypothermie, le collapsus (les urines prennent une coloration d'un vert noirâtre).

Les solutions thérapeutiques à 1-5 p. 100 ont déterminé parfois des accidents de gangrène. Les pansements phéniqués sont suivis souvent d'érythème. Quant à l'usage en lavement, il est préférable de s'en abstenir.

Propr. et indic. thér. — Antiseptique puissant. Rarement employé à l'intérieur en raison de son action caustique sur les muqueuses. Usité, à l'extérieur, pour le pansement des plaies opératoires ou accidentelles, des brûlures, des furoncles, l'antisepsie buccale, vaginale, etc.; comme vésicant (Hayem) et contre le prurit, certaines dermatoses. On a préconisé les injections hypodermiques d'acide phénique contre le tétanos (Baccelli), dans le traitement de la plaque érysipélateuse ; les inhalations de solutions phéniquées dans la bronchite fétide, la gangrène pulmonaire.

Formes pharm., posol. — *Us. int.* — 0 gr. 10 à 0 gr. 50 en *pilules, potion, sirop* (Sirop du Codex au 1000ᵉ).

Us. ext. — *Solution aqueuse :* à 10-50 p. 1000 pour les usages chirurgicaux (pansements, pulvérisations, etc.).

Glycérine phéniquée : à 1-5 p. 100.

Huile phéniquée : à 1-5 p. 100.

Pommade : à 1-5 p. 100.

Vinaigre : à 1 p. 100.

Gaze, coton : à 1 p. 100.

Injections hypodermiques : 1 à 2 centig. d'une solution à 12 p. 100.

GLYCÉRÉ

Glycérine	10 gr.
Acide phénique	1 —

X gouttes, 3 fois par jour, en instillation dans les otites.

MIXTURES

A. — Menthol	0 gr. 20
Acide phénique	1 gr.
Alcool à 90°	15 —

En applications sur le chancre mou.

B. — Acide phénique	5 gr.
— tartrique	1 —
Alcool à 90°	10 —
Camphre	20 —
Huile d'amandes douces	15 —

(Pour badigeonnages de la gorge dans les angines pseudo-membraneuses.) (Gaucher.)

C. — Acide phénique	4 gr.
Borate de soude	} ãã 5 —
Bromure de sodium	

Alcool de menthe 30 —
Glycérine 120 —
1 cuillerée à café par verre d'eau tiède pour gargarisme. (Abcès amygdaliens. Moure.)

D. — Acide phénique 5 gr.
Camphre 20 —
Glycérine 25 —
(Chantemesse et Widal.)

E. — Gomme adragante 2 gr. 50
Glycérine 10 gr.
Solution phéniquée à 3 p. 100 90 gr.
(Pour enduire les sondes. Guyon.)

Glycérine 20 gr.
Acide phénique 0 gr. 75
Eau bouillie 5 gr.
Stovaïne 0 gr. 25
Solution normale d'adrénaline XXX gout.
Instiller 6 gouttes dans le conduit auditif.

PHÉNOL CAMPHRÉ

Acide phénique 2 gr.
Camphre 1 —
(Pour le traitement local. Abcès froids.)
Miscible en toutes proportions aux huiles, à l'axonge, à la vaseline ; soluble dans l'alcool et l'éther, insoluble dans l'eau.

PHÉNOL SULFORICINÉ

Solution de phénol dans le sulforicinate de soude à 20, 30, 40 p. 100.
(Pour le traitement local des angines pseudo-membraneuses, de la tuberculose laryngée.)
(Berlioz et Ruault.)

SOLUTIONS AQUEUSES

A. — Solution faible :
Acide phénique 25 gr.
Alcool ou glycérine 25 —
Eau 950 —

B. — Solution forte :
Acide phénique 50 gr.
Alcool ou glycérine 50 —
Eau 900 —

C. — Solution phéniquée à 1 p. 100 10 gr.
Chlorhydrate de cocaïne 2 —
Sulfate neutre d'atropine 0 gr. 05
Bain d'oreille de 10 minutes avec X gouttes de cette solution, tiédie. (Otite moyenne aiguë. Lermoyez.)

SOLUTIONS ALCOOLIQUES

A. — Acide phénique liquide.
Acide phénique 90 gr.
Alcool 10 —
1 p. se dissout dans 18 p. d'eau.

B. — Acide phénique 100 gr.
Alcool 300 —
Essence de thym 20 —
2 cuillerées à soupe par litre d'eau en lavages.

C. — Acide phénique pur 5 gr.
Alcool à 90° 25 —
Essence de menthe XV gouttes
X gouttes dans un verre d'eau pour gargarisme.

D. Phénol cristallisé 5 gr.
Eucalyptol 1 —
Menthol 0 gr. 25
Thymol 0 gr. 10
Alcool à 90° 100 gr.
Teinture de cochenille Q. S.
Quelques gouttes dans un verre d'eau. (Dentifrice.)

E. — Acide phénique 0 gr. 50
Teinture de benjoin
Alcool à 90° } ãã 50 gr.
1 cuillerée à café dans 1/2 litre d'eau bouillante en inhalations. (Laryngite chronique. Lubet-Barbon.)

VÉSICATOIRE

Alcool à 90° 1 gr.
Acide phénique cristallisé 9 —

VINAIGRE

Acide phénique 10 gr.
Acide acétique 200 —
Eau distillée Q. S. pour 1 litre.

PHÉNATE DE COCAINE. — V. *Cocaïne.*

PHÉNATE DE SOUDE. — Phénol sodé. Produit impur réservé à la désinfection.

Prop. phys. et chim. — Liquide brunâtre, soluble dans l'eau.

SULFOPHÉNATE DE SOUDE. — Sel de l'acide phénolorthosulfonique

$$C^6H^4 \diagup \begin{matrix} OH\,(1) \\ SO^3Na\,(2) \end{matrix}$$

qu'il ne faut pas confondre avec son isomère le phénolparasulfonate, complètement dépourvu de propriétés antiseptiques.

SULFOPHÉNATE DE ZINC. — V. *Zinc.*

PHÉNOCOLLE (CHLORHYDRATE DE). — Amido-acét.-paraphénétidine. Combinaison de phénétidine et de glycocolle.

Prop. phys. et chim. — Cristallise en aiguilles ou cubes, incolores. Soluble dans 16 p. d'eau.

Propr. et indic. thér. — Antithermique, analgésique ; a été préconisé comme succédané du sulfate de quinine, dans le paludisme, du salicylate de soude dans le rhumatisme articulaire aigu, et comme antinerveux.

Formes pharm., posol. — *Us. int.* — 1 à 5 gr. en **cachets.** — *Enfants :* 0 gr. 10 à 0 gr. 20 par année.

PHÉNOSALYL. — N'est pas un composé défini, mais un mélange (de Christmas) de diverses substances dans les proportions suivantes :

Acide phénique	9 gr.	Menthol	0 gr. 10
— salicylique	1 —	Essence d'eucalyptus	0 gr. 50
— lactique	2 —	ou eucalyptol	0 gr. 10

Prop. phys. et chim. — Liquide épais, soluble dans 33 p. d'eau, très soluble dans l'alcool, la glycérine.

Prop. et indic. thér. — Antiseptique, succédané de l'acide phénique. Surtout usité pour l'antisepsie buccale et vaginale.

Formes pharm., posol. — *Us. ext.* — **Solution** à 1-1,5 p. 100.

DENTIFRICE		GARGARISME	
Phénosalyl	5 gr.	Phénosalyl	2 gr.
Essence d'anis	1 —	Résorcine	10 —
Essence de citron	V gouttes.	Alcool de menthe	30 —
Alcoolature de cochlearia		Sirop diacode	80 —
Q. S. pour	250 cc.	Eau Q. S.	500 —
1 cuillerée à café par verre			

PHOSPHORE Ph.

Prop. phys. et chim.— Le phosphore blanc, quoique cristallisable, se présente ordinairement en masses amorphes, blanches, d'odeur alliacée, émettant des fumées blanches à l'air. Insoluble dans l'eau, peu soluble dans l'alcool, l'éther, soluble dans 80 p. d'huile, les corps gras, dans 20 p. de sulfure de carbone, dans le chloroforme.

Toxic. — Médicament dangereux, exposant à des dangers d'intoxication, même aux doses dites thérapeutiques (douleurs épigastriques, vomissements, diarrhée ; symptômes de collapsus ; albuminurie, hémorragies, etc.). A rejeter de la thérapeutique infantile.

Propr. et indic. thér. — A été proposé pour le traitement de diverses paralysies, du tabes (inutile), du rachitisme, et comme aphrodisiaque.

Il est préférable de lui substituer le phosphure de zinc, plus maniable.

Formes pharm., posol. — *Us. int.* — Un à 5 milligrammes en capsules, en **solution huileuse au 1000e** (Codex). La solution doit être employée fraîche, car elle s'altère rapidement.

Us. ext. — **Pommades.**

Huile phosphorée au 100e (Codex).

HUILE DE FOIE DE MORUE PHOSPHORÉE		20 gr. renferment 0 gr. 001 de phosphore.
		On peut ajouter :
Huile phosphorée à 1/100	5 gr.	Créosote 10 gr.
Huile de foie de morue	995 —	(Soit 0 gr. 20 pour 20 gr.)

PHOSPHURE DE ZINC Ph2Zn3.

Propr. phys. et chim. — Prismes rhomboïdaux droits, grisâtres, friables ; insoluble dans l'eau, complètement soluble dans l'acide chlorhydrique ; 0 gr. 008 n'agissent pas plus que 0 gr. 001 de phosphore actif, bien qu'ils en contiennent le double (Vigier). Agit par formation d'hydrogène phosphoré.

Propr. et indic. thér. — Les mêmes que celles du phosphore.

Formes pharm., posol. — *Us. int.* — 0 gr. 008 à 0 gr. 04 en **cachets, pilules.**

CACHETS		Phosphure de zinc 0 gr. 002
		Pour 1 cachet. 1 à chaque repas.
Glycéro-phosphate de chaux	0 gr. 25	(Impuissance.)

PHOSPHORIQUE (ACIDE) PhO4H3.

Prop. phys. et chim. — L'acide phosphorique officinal est un liquide sirupeux, incolore, inodore, d'une saveur très acide ;

D = 1,35 ; soluble en toute proportion dans l'eau; il contient 36,4 en poids d'acide anhydre ou 50 p. 100 d'acide orthophosphorique ; par conséquent 1 gr. = 0,364 d'acide anhydre ; I goutte = 0,043. XXIII gouttes d'acide phosphorique officinal pèsent 1 gr. donc LXV gouttes correspondent à un gr. d'acide anhydre.

Incomp. — Avec les sels de chaux, de bismuth, d'argent, de plomb, de fer (précipité insol.), les alcalis et les carbonates métalliques (formation de phosphates).

Toxic. — Très peu toxique. On a pu prendre pendant longtemps, sans inconvénients, des doses quotidiennes de 4 à 5 gr. d'acide anhydre, soit 12 à 15 gr. approximativement d'acide phosphorique officinal.

Propr. et indic. thérap. — Tonique nervin. Préconisé contre l'impuissance, le rachitisme, et récemment comme agent reconstituant dans les états morbides caractérisés chimiquement par l'hypophosphatie urinaire (Joulie) et cliniquement par l'asthénie. A été employé contre les hémorragies.

Formes pharm., posol. — *Us. int.*—X à C gouttes, en *limonade*, *solution*, ou *solution peptonisée* moins altérable, en *sirop*.

LIMONADES

A. — Acide phosphorique dilué
au 1/10 .... 20 gr.
Sirop de sucre .... 125 —
Eau distillée .... 875 —
(Codex).

Cette limonade est peu active puisqu'elle contient seulement 2 gr. par litre d'acide officinal.

B. —Acide phosphorique officinal 28 gr.
Alcoolature d'orange .... 20 —
Sirop de sucre .... 250 —
Eau distillée Q. S. pour .... 1 litre.
(Bardet.)

100 cc. contiennent 1 gr. d'acide anhydre, donc environ 3 gr. d'acide phosphorique officinal. 200 à 600 gr. par jour, soit 1 à 3 verres ordinaires.

SIROP

Acide phosphorique officinal .... 43 cc.
Teinture de zestes de citron .... 20 —

Sirop de sucre Q. S. pour .... 1 litre
1 à 3 cuillerées à soupe par jour.
(Joulie.)

SOLUTION

A.—Acide phosphorique officinal 17 gr.
Phosphate de soude .... 31 —
Eau distillée .... 250 gr.

3 à 12 cuillerées à café par jour, diluées, soit 0 gr. 34 d'acide par cuillerée à café. (Joulie.)

B. — *Solution peptonisée* :

Blancs d'œufs .... 60 gr.
Acide phosphorique officinal .... 60 —
Eau .... 400 —

Faire dissoudre complètement au bain-marie et ajouter :
Teinture d'oranges douces .... 150 gr.
Sirop de sucre .... 400 —
Eau distillée bouillie Q. S. pour .... 1 lit.

1 cuillerée à café dans un verre d'eau, 4 à 5 fois par jour (contient environ 0 gr. 30 d'acide phosphorique officinal).

PHOSPHATE D'AMMONIAQUE (Phosphate bibasique $PO^4H(AzH^4)^2$.

Propr. phys. et chim. — Prismes solubles dans 4 fois leur poids d'eau à 15°, insolubles dans l'alcool, efflorescents.

Propr. et indic. thér. — Préconisé contre la gravelle.

Formes pharm., posol. — *Us. int.* — 1 à 4 gr.

<table>
<tr><td>

TISANE

Phosphate d'ammoniaque	5 gr.
Acide tartrique	
Teinture de zestes d'oranges	{ āā 1 gr.

</td><td>

Sucre	50 gr.
Eau Q. S. pour	1 litre

1/2 verre, 3 fois par jour.

</td></tr>
</table>

PHOSPHATE DE BISMUTH. — V. *Bismuth.*

PHOSPHATES DE CHAUX.

A. Phosphate monocalcique. — Phosphate acide. Biphosphate $(PhO^4)^2CaH^4$.

Propr. phys. et chim. — Lames blanches nacrées, déliquescentes, de saveur fortement acide; altérable par la chaleur avec formation de phosphate bicalcique. Très assimilable, il se rencontre dans toutes les préparations solubles de phosphate de chaux (lactophosphate, chlorhydrophosphate, etc.).

Incomp. — A la fois celles de l'acide phosphorique et de la chaux.

Propr. et indic. thér. — Les trois phosphates sont des agents reconstituants, modificateurs de la nutrition, principalement employés dans les affections qui s'accompagnent d'altération des os : rachitisme, ostéomalacie, travail de la croissance, et d'autre part, dans les maladies qui se compliquent de déperdition de phosphore : tuberculose, neurasthénie, diabète, dyspepsie hyperchlorhydrique. Ils sont encore employés comme antidiarrhéiques.

Formes pharm., posol. — *Us. int.* — 0,25 à 2 gr. en *élixir, sirop, solution, vin.* — Enfants 0,10   0,50.

<table>
<tr><td>

SIROPS

A. — Phosphate monocalcique	5 gr.
Alcoolature de citron	3 —
Sirop simple Q. S. pour	300 —

20 gr. renferment 0 gr. 25 de phosphate monocalcique.

B. — Sirop iodo-tannique	300 gr.
Phosphate monocalcique	20 —
Solution de Pearson	10 —

1 cuillerée à soupe à chaque repas.

.SOLUTION

Phosphate monocalcique	5 gr.

</td><td>

Glycérine neutre	50 gr.
Eau distillée Q. S. pour	300 —

15 gr. renferment 0 gr. 25 de phosphate monocalcique.

VIN

Phosphate monocalcique	17 gr.
Eau distillée	20 —
Sirop simple	60 —
Vin de grenache Q. S. pour	1 litre

1 cuillerée à soupe renferme 0 gr. 25 de phosphate monocalcique.

</td></tr>
</table>

B. Phosphate bicalcique. — Phosphate neutre (improprement) $(PhO^4)^2Ca^2H^2$.

Propr. phys. et chim. — Sel cristallin, blanc, insoluble dans l'eau et l'alcool, soluble dans les citrates alcalins, soluble dans les acides qui le ramènent à l'état de phosphate monocalcique. Plus assimilable que le tricalcique, mais inférieur à ce point de vue au monocalcique, il sert surtout à la préparation de ce dernier.

C. Phosphate tricalcique. — Phosphate tribasique $(PhO^4)^2Ca^3$.

Prop. phys. et chim. — Le phosphate desséché est une poudre blanche, amorphe, légère, insoluble dans l'eau et dans l'alcool. Au moment de sa précipitation le phosphate est gélatineux et peut être incorporé en cet état à du sirop ; d'ailleurs il devient rapidement pulvérulent.

Propr. et indic. thér. — Utilisé comme antidiarrhéique, et à l'extérieur en poudre et pâtes dentifrices.

Formes pharm., posol. — *Us int.* — 1 à 10 gr.

Fait partie de la décoction blanche de Sydenham.

CACHETS		DÉCOCTION BLANCHE DE SYDENHAM	
A. — Tannin	0 gr. 20		
Phosphate de chaux	0 gr. 80	Phosphate tricalcique	10 gr.
Pour 1 cachet. 5 à 10 par jour. (Tuberculose.)		Mie de pain de froment	20 —
		Gomme pulvérisée	10 gr.
B. — Créosote	0 gr. 25	Sucre blanc	60 —
Phosphate de chaux	1 gr.	Eau de fleurs d'oranger	10 —
Pour 1 cachet. 2 par jour. (Tuberculose.)		Eau distillée Q. S. pour	1 litre.

PHOSPHATE DE CUIVRE. — V. *Cuivre.*

PHOSPHATE NEUTRE DE POTASSE Po⁴K³.

Propr. phys. et chim. — Poudre granuleuse, blanche, soluble dans 4 p. d'eau.

Propr. et indic. thér. — V. *Phosphate de soude.*

Formes pharm., posol. — V. *Phosphate de soude.*

PHOSPHATE DE SOUDE Po⁴Na²H,12H²O. — Phosphate disodique.

Propr. phys. et chim. — Cristaux transparents, efflorescents à l'air ; soluble dans 6 p. d'eau, alcalin au tournesol. A 120° les solutions de phosphate de soude attaquent le verre.

Propr. et indic. thér. — A petites doses, 1 à 2 gr., agit comme alcalin et peut être employé utilement dans la gastrite hypopeptique (Hayem) où il détermine l'augmentation de la chlorurie et de la chlorhydrie ; à fortes doses (20 à 30 gr.) agit comme purgatif.

Ce sel a d'autre part, à petites doses, des propriétés stimulantes pour le système nerveux, qui l'ont fait utiliser, sous forme de sérum artificiel, dans le traitement de la neurasthénie (Crocq).

Incomp. — Celles de l'acide phosphorique, sauf les carbonates alcalins.

Formes pharm., posol. — *Us. int.* — 1 à 4 gr. et plus en *solution, sirop, cachets*.

Us. ext. — Solution à 1 p. 100, 1 à 2 centimètres cubes en *injections hypodermiques*.

PAQUETS

Phosphate de soude	10 gr.
Bicarbonate de soude	5 —
Sulfate de soude	4 —

Pour 1 paquet. A faire dissoudre dans 1 bouteille d'eau d'Évian dont on prendra 1 verre à bordeaux le matin à jeun. (Dyspepsie hypopeptique avec constipation.)

POUDRE

Phosphate neutre de soude	60 gr.
Bicarbonate de soude	30 —
Craie préparée	15 —

1 cuillerée à café. 2 ou 3 fois par jour. (Flatulence.)

SIROP

Sirop iodo-tannique	300 gr.
Phosphate de soude	15 —

1 à 2 cuillerées à soupe par jour (Mal de Bright).

SOLUTION

Phosphate de soude	10 gr.
Arséniate de soude	0 gr. 10
Eau	100 gr.

1 cuillerée à café à l'un des repas.

VIN

Phosphate de soude	15 gr.
Extrait de quinquina	10 —
Teinture de kola	20 gr.
Glycérine	50 —
Vin de Málaga	900 gr.

1 verre à madère après chaque repas.

CHLORHYDRO-PHOSPHATE DE CHAUX. — Phosphate bicalcique solubilisé par HCl.

Propr. phys. et chim. — Aiguilles nacrées, déliquescentes, formant une pâte soluble dans l'eau.

Est de conservation difficile.

Incomp. — Avec les alcalins, les sulfates solubles ; présente à la fois les incompatibilités de l'acide phosphorique et de la chaux.

Formes pharm., posol. — *Us. int.* — 0 gr. 50 à 5 gr. en *sirop, solution* (le sirop et le soluté du Codex contiennent 0 gr. 25 de sel par 20 gr.).

LACTOPHOSPHATE DE CHAUX. — Phosphate bicalcique solubilisé par l'acide lactique.

Propr. phys. et chim. — Très semblable au précédent.

Formes pharm., posol. — *Us. int.* — 0 gr. 50 à 5 gr. en *sirop* ; en *solution* à 10 à 15 gr. par litre.

ÉMULSION

Gomme adragante	5 gr.
Solution de lacto-phosphate de chaux à 50 p. 1000	150 —
Sirop de lacto-phosphate de chaux à 50 p. 1000	350 gr.
Huile de foie de morue	500 —
Alcoolature de zestes de citron	20 —

4 cuillerées à café par jour. (Contre le rachitisme. Marfan.)

HYPOPHOSPHITE DE CHAUX $(PhH^2O^2)^2Ca$.

Propr. phys. et chim. — Prismes rectangulaires ; soluble dans 6 p. d'eau, insoluble dans l'alcool à froid.

Propr. et indic. thér. — Les mêmes que celles des phosphates. Particulièrement employé dans le traitement de la tuberculose pulmonaire, du rachitisme.

Formes pharm., posol. — *Us. int.* — 0 gr. 10 à 0 gr. 50 en *sirop, solution.* — *Enfants :* Sirop ou solution, 5 gr. par année.

SIROPS

A. — Hypophosphite de chaux   5 gr.
Sirop de sucre   445 —
   — de fleurs d'oranger   50 —
20 gr. renferment 0 gr. 20 de sel.
B. — Sirop de quinquina   150 gr.
Sirop de gentiane   115 —
Hypophosphite de chaux   3 —

Eau distillée   32 gr.
2 cuillerées à soupe par jour.

SOLUTION

Hypophosphite de chaux   2 gr.
Eau   200 —
1 cuillerée à soupe avant chaque repas.

HYPOPHOSPHITE DE SOUDE PhO^2,NaH^2.

Propr. phys. et chim. — Cristaux déliquescents. Soluble dans 2 p. d'eau, 15 p. d'alcool à 90°.

Mêmes propriétés thérapeutiques et posologie que le précédent. (Sirop du Codex : 0 gr. 20 par 20 gr.)

SOLUTION

Arséniate de soude   0 gr. 10
Hypophosphite de soude   6 gr.

Eau distillée   240 gr.
1 cuillerée à entremets au début et à chaque repas. (Barth.)

PHTALÉINE DU PHÉNOL $C^6H^4(CO^2)C(C^6H^4OH)^2$.

Propr. phys. et chim. — Poudre blanche, peu soluble dans l'eau, très soluble dans l'alcool.

Propr. et indic. thér. — Purgatif.

Formes pharm., posol. — *Us. int.* — 0 gr. 10 à 0 gr. 30 en *cachets, comprimés.* — *Enfants :* 0 gr. 05 par année.

PHYTINE. — Anhydrooxyméthylènediphosphate acide de chaux et de magnésie. Contient 22,8 p. 100 de phosphore assimilable (lécithine végétale).

Propr. et indic. thér. — Celles des lécithines.

Formes pharm., posol. — *Us. int.* — 0 gr. 50-1 gr. en *cachets, capsules, comprimés, granulés.* — *Enfants :* 0 gr. 20 par année.

PICRIQUE (ACIDE). — Phénol trinitré, acide carbazotique, $C^6H^3 — (AzO^2)^3$

Propr. phys. et chim. — Lamelles prismatiques, jaunes ; soluble dans 86 p. d'eau, plus soluble dans l'alcool et l'éther. On enlève les taches d'acide picrique au moyen d'une solution saturée de carbonate de lithine, de borate de soude ou de monosulfure de sodium ou bien encore de benzoate de soude à 1 p. 100 dans l'eau boriquée saturée.

Toxic. — Peut produire des érythèmes ; des urines noires, de la diarrhée, du coma.

Propr. et indic. thér. — Employé comme topique, analgésique et kératoplastique contre les brûlures (Thiéry), les engelures (Lemaire); contre certaines variétés d'eczéma, en injections dans la blennorragie (de Brun), en instillations contre la cystite (Desnos).

Formes pharm., posol. — *Us. ext.* — **Solution aqueuse** pour pansements à 12 p. 1 000 (solution saturée). Imbiber des compresses recouvertes de coton hydrophile, le pansement devant être sec et renouvelé rarement. Solution à 0,50 p. 1 000 en injections urétrales (Chéron) ; à 1 p. 200 à 1 p. 500 en badigeonnages contre certains eczémas aigus.

Solutions alcoolique et éthérée.

SOLUTIONS

A. — Acide picrique ... 1 gr.
Citrique ... 2 —
Eau distillée ... 100 —
En badigeonnages quotidiens sur les engelures non ulcérées. (Lemaire.)

B. — Acide picrique ... 5 à 10 gr.
Alcool à 80° ... 100 —
1 cuillerée à café dans un litre d'eau pour lavages urétraux (urétrite chronique amicrobienne).

PICRONITRIQUE (ACIDE).

Propr. phys. et chim. — Lamelles cristallines, jaunes ; soluble dans 100 p. d'eau et dans l'alcool.

Propr. et indic. thér. — Mêmes applications que l'acide picrique, contre les brûlures.

PICROTOXINE. — V. *Coque du Levant.*

PIERRE PONCE.

Propr. phys. et chim. — Masses amorphes, grises, friables, siliceuses.

Propr. et indic. thér. — Fait partie des poudres dentifrices.

POUDRE DENTIFRICE

Pierre ponce pulvérisée ... 5 gr.
Savon médicinal ... 2 —

Résorcine ... 1 gr.
Craie précipitée ... 20 —
Essence de menthe ... V gouttes.
(Marchandé.)

PILOCARPINE. — V. *Jaborandi.*

PIMENT. — V. *Capsicum.*

PIN MARITIME. — *Pinus Maritima* (Conifères).

    Part. empl. — Bois, sève.
    Fournit la térébenthine de Bordeaux, l'essence de térébenthine, la poix-résine, le goudron (V. ces mots).

PIN SAUVAGE. — *Pinus sylvestris* (Conifères).

    Part. empl. — Bourgeons (dénommés improprement bourgeons de sapin).
    Propr. et indic. thér. — Balsamique, béchique, diurétique.
    Formes pharm., posol. — *Us. int.* — *Eau distillée :* 150 à 1000 gr.
    Infusion : 30 p. 1 000.
    Sirop : 30 à 60 gr.

PIPÉRAZINE $C^4H^{10}Az^2$. — Diéthylène diimine. Hexahydroparadiazine.

    Propr. phys. et chim. — Cristaux déliquescents à réaction fortement alcaline, très solubles dans l'eau. Dissout l'acide urique et les concrétions uratiques. En se combinant à l'acide urique donne un urate très soluble (dans 47 fois son poids d'eau).
    Propr. et indic. thér. — Employée dans la gravelle et la goutte.
    Formes pharm., posol. — *Us. int.* — 0 gr. 50 à 2 gr. en *cachets, granulé, solution dans l'eau gazeuse.* — *Enfants :* 0 gr. 10 par année.
    Us. ext. — **Injections hypodermiques** (0 gr. 10), dans les tophus.

PIPÉRAZINE (CHLORHYDRATE DE). — Plus employé que la pipérazine à cause de la facilité de conservation de ses cristaux qui permettent un dosage plus précis. Mêmes applications et même posologie.

PISCIDIA ERYTHRINA. — (Légumineuses).

    Part. empl. — Écorce de la racine.
    Princ. act. — Piscidine (?).
    Propr. et indic. thér. — Analgésique, antinévralgique; utile surtout comme sédatif des douleurs utérines.
    Formes pharm., posol. — *Us. int.* — **Extrait fluide :** 3 à 6 gr.
    Poudre : 4 gr.
    Teinture alcoolique (au 5e) : 1 à 3 gr.

MIXTURES

A. — Teinture de viburnum prunifolium

Teinture de piscidia erythrina XX-XL gouttes (Huchard). } āā PE

B. — Acétate d'ammoniaque liquide. 30 gr.

Teinture de piscidia erythrina

Teinture de valériane } āā 8 gr.

1 à 3 cuillerées à café dans de l'eau sucrée.

PISSENLIT. — Florion d'or; *Taraxacum dens leonis* (Synanthérées).

Part. empl. — Racine, feuilles.

Propr. et indic. thér. — Apéritif, diurétique, cholagogue.

Formes pharm., posol. — *Us. int.* — **Extrait aqueux :** 1 à 5 gr.

PLANTAIN. — *Plantago media* (Plantaginées).

Part. empl. — Plante fleurie.

Propr. et indic. thér. — Astringent léger.

Formes pharm., posol. — *Us. ext.* — **Eau distillée,** en collyre.

PLOMB (ACÉTATE NEUTRE DE). — Sel de Saturne. $(C^2H^3O^2)^2Pb + 3H^2O$.

Propr. phys. et chim. — Prismes rhomboïdaux obliques, incolores, de saveur sucrée ; soluble dans 2 p. d'eau, 8 p. d'alcool.

Incomp. — Avec les acides sulfurique, chlorhydrique, phosphorique et leurs sels solubles (précipités de sels de plomb) ; les iodures alcalins, le tannin, l'eau commune, le lait, le borax, l'aloès, les préparations opiacées et toutes les substances renfermant des alcaloïdes.

Propr. et indic. thér. — N'est plus prescrit pour l'usage interne. Utilisé à l'extérieur comme astringent.

Formes pharm., posol. — *Us. ext.* — **Collyre, pommade, solutions** à 0,20 à 5 p. 100. (V. *Formules.*)

COLLYRE

Acétate de plomb cristallisé	0 gr. 50
Eau distillée	100 gr.

(Contre les conjonctivites. Sichel.)

MIXTURE

Sublimé corrosif		1 gr.
Sulfate de zinc	} āā 2 —	
Acétate de plomb		
Eau		250 —

À employer pure ou coupée d'eau en lotions. (Chloasma.)

POMMADES

A. — | | |
|---|---|
| Acétate de plomb | 4 gr. |
| Extrait d'opium | 0 gr. 20 |
| Baume du Pérou | 10 gr. |
| Vaseline | 60 — |

(Engelures.)

B. — | | |
|---|---|
| Acétate de plomb | 0 gr. 10 |
| Vaseline | 5 gr. |

(Blépharite eczémateuse.)

SOLUTION

Acétate de plomb	0 gr. 50
Eau de laurier-cerise	10 gr.
Eau distillée	150 —

Pour injections uréthrales.

PLOMB (SOUS-ACÉTATE DE) LIQUIDE. — Acétate basique de plomb.

Extrait de saturne. Le produit officinal est un mélange d'acétate neutre et d'acétate basique.

Propr. phys. et chim. — Liquide incolore, de saveur douceâtre, sucrée, très dense.

Dans l'eau de pluie ou de rivière qui renferme de l'acide carbonique, des sulfates et des chlorures, forme un abondant précipité constitué par du sulfate, du carbonate et du chlorure de plomb. Cette solution d'aspect laiteux est l'eau blanche.

Incomp. — Avec les matières gommeuses et albuminoïdes, les alcaloïdes, le tannin. (V. *Acétate neutre.*)

Propr. et indic. thér. — Employé à l'extérieur, sous forme d'eau blanche comme résolutif dans les contusions, les entorses ; contre les blépharites ; en lavement contre la dysenterie (Barthez), en injections urétrales contre la blennorragie.

Formes pharm., posol. — *Us. ext.* — *Solution*, en applications locales, lotions, injections, collyres, pommade.

Lavement : X à C gouttes.

CÉRAT

| Sous-acétate de plomb liquide | 1 gr. |
| Cérat de Galien | 9 — |

Collyre. (Codex.)

MIXTURE

| Extrait de saturne | |
| Eau-de-vie camphrée | } ãã 30 gr. |

(Contre les engelures. Mialhe.)

LOTION

Sous-acétate de plomb liquide	10 gr.
Teinture d'arnica	30 —
Alcool camphré	10 —
Eau	500 —

(Lotion résolutive.)

POMMADES

A. — Sous-acétate de plomb liquide | 4 gr.
| Vaseline | } ãã 15 — |
| Lanoline | |

B. — Sous-acétate de plomb | 1 gr.
| Bioxyde rouge de mercure | 0 gr. 20 |
| Vaseline | 10 gr. |

(Blépharite scrofuleuse.)

C. — Sous-acétate de plomb | } ãã 0 gr. 05
Oxyde de zinc	
Huile d'amandes douces	0 gr. 50
Vaseline	5 gr.

(Blépharite.)

SOLUTIONS

A. — *Eau blanche :*
| Sous-acétate de plomb liquide | 20 gr. |
| Eau commune | 980 gr. |

B. — *Lotion de Goulard ou eau végéto-minérale :*
Sous-acétate de plomb liquide	20 gr.
Alcoolat vulnéraire	80 —
Eau commune	900 —

C. — Sous-acétate de plomb liquide | 1-2 gr.
| Sous-nitrate de bismuth | 4 — |
| Eau distillée de roses | 150 — |

Pour injections urétrales.

PLOMB (AZOTATE DE) $(AzO^3)^2Pb$.

Propr. phys. et chim. — Octaèdres, réguliers, blancs ; soluble dans 2 p. d'eau, insoluble dans l'alcool

Propr. et indic. thér. — Employé localement pour le traitement de l'ongle incarné.

PLOMB (CARBONATE DE). — Céruse 2PbCO3,Pb(OH)2.

Propr. phys. et chim. — Poudre blanche, insoluble dans l'eau et l'alcool, légèrement soluble dans l'eau de Seltz et l'eau sucrée, décomposée par tous les acides.

Propr. et indic. thér. — Résolutif.

Formes pharm., posol. — *Us. ext.* — **Pommade :** à 10 p. 100.

PLOMB (IODURE DE). — V. *Iode.*

PLOMB (PROTOXYDE DE). — Litharge PbO.

Propr. phys. et chim. — Poudre lamelleuse, jaune rouge, insoluble dans l'eau, soluble dans les alcalis et les solutions de sucre, forme avec les corps gras des savons de plomb appelés emplâtres.

Propr. et indic. thér. — Sert à la préparation des emplâtres.

Formes pharm., posol. — *Us. ext.* — **Emp âtre** simple, onguent de Vigo, Canet ; emplâtre diachylon.

EMPLATRE SIMPLE		EMPLATRE BLANC	
Litharge pulvérisée	1000 gr.	Emplâtre simple	2000 gr.
Axonge	1000 —	Cire jaune	1000 —
Huile d'olives	1000 —	Huile blanche	2000 —
Eau	2000 —	(Hôpital Saint-Louis.)	
	(Codex.)		

PLOMB (DEUTOXYDE ou SESQUIOXYDE DE). — Minium ou oxyde salin Pb3O4.

Propr. phys. et chim. — Poudre rouge intense, insoluble dans l'eau et l'alcool, partiellement attaquée par les acides.

Propr. et indic. thér. — Siccatif.

Formes pharm., posol. — *Us. ext.* — Fait partie de l'emplâtre rouge de Saint-Louis (V. *Cinabre*), de l'emplâtre de Nuremberg, du papier chimique.

PODOPHYLLE. — *Podophyllum peltatum* (Berbéridées).

Part. empl. — Racine et surtout sa résine (Podophyllin). Poudre vert jaunâtre, amère, insoluble dans l'eau, soluble dans l'ammoniaque diluée et presque entièrement dans l'alcool à 90°.

Princ. act. — Podophyllotoxine et picropodophylline.

Propr. et indic. thér. — Laxatif et légèrement cholagogue.

Formes pharm., posol. — *Us. int.* — **Podophyllin :** 0 gr. 01 à 0 gr. 06 en *cachets, pilules, potion, sirop.*

CACHETS

Podophyllin	0 gr. 03
Poudre de cascara	0 gr. 10
Poudre de belladone	0 gr. 02
Pour 1 cachet à prendre au diner.	

PILULES

Podophyllin	0 gr. 03
Extrait de jusquiame ou de belladone	0 gr. 01
Savon médicinal	Q. S.
Pour 1 pilule.	

POTION

Julep gommeux	90 gr.
Teinture de rhubarbe	XV gouttes.
Podophyllin	0 gr. 05
Benzonaphtol	1 gr.
1 cuillerée à dessert avant le repas du soir (*Enfants*, Marfan.)	

POIVRE NOIR. — *Piper nigrum* (Pipéracées).

Part. empl. — Fruit.
Princ. act. — Pipérine.
Propr. et indic. thér. — Aphrodisiaque ; rubéfiant.
Formes pharm., posol. — *Us. int.* — 0 gr. 05 à 1 gr.
Us. ext. — **Pommade** à 20 p. 100.

POIX DE BOURGOGNE. — Térébenthine provenant de l'*Abies excelsa* (Conifères). Fait partie de l'emplâtre de poix de Bourgogne, parfois saupoudré d'émétique (emplâtre stibié).

EMPLATRE DE POIX DE BOURGOGNE

Cire jaune	100 gr.
Poix de Bourgogne	30 gr.

POIX NOIRE. — Provient de la combustion imparfaite des diverses térébenthines.

Entre dans la composition d'un certain nombre d'emplâtres, pour leur donner de l'adhérence.

POIX-RÉSINE. — Résidu sec de la distillation des térébenthines.

Entre dans la composition des emplâtres.

POLYGALA DE VIRGINIE. — *Polygala senega* (Polygalacées).

Part. empl. — Racines.
Princ. act. — Saponine, isolucine, acide polygalique.
Propr. et indic. thér. — Expectorant ; purgatif et vomitif à hautes doses.
Formes pharm., posol. — *Us. int.* — **Infusion :** 10 p. 1000.

Poudre : 0 gr. 50 à 2 gr. en cachets, pilules.
Extrait alcoolique : 0 gr. 05 à 1 gr. en pilules.
Sirop : 20 à 60 gr.
Teinture : 0 gr. 50 à 8 gr.

CACHETS

Poudre de polygala	aa 0 gr. 25
Bicarbonate de soude	
Terpine.	0 gr. 15

Pour 1 cachet. 4 par jour.

PILULES

A. — Extrait de polygala   0 gr. 05
Extrait de jusquiame   0 gr. 01
Poudre de scille   Q. S.
  Pour 1 pilule. 4 par jour.

B. — Baume de tolu
Benzoate de soude   aa 0 gr. 05
Extrait de polygala
  Pour 1 pilule. 4 à 10 par jour.

POTIONS

A. — Kermès   0 gr. 50
Looch blanc   120 gr.
Sirop de polygala   30 —

B. — Sirop d'ipéca   10 gr.
Benzoate de soude   1 —
Bicarbonate de soude   0 gr. 50
Sirop de polygala   20 gr.
Décoction de polygala   130 —
  1 cuillerée toutes les heures chez l'*enfant.* (Potion expectorante. Méry.)

POLYPODE. — Fougère.

Propr. et indic. thér. — Purgatif.
Formes pharm., posol. — *Us. int.* — **Décoction :** 20 à 30 gr.
p. 500 gr.

POMME DE TERRE. — *Solanum tuberosum* (Solanées).

Part. empl. — Tubercules ; fécule.
Propr. et indic. thér. — Émollient.
Formes pharm., posol. — *Us. ext.* — **Fécule,** en cataplasmes.

POTASSIUM (OXYDE DE). — Potasse caustique. Hydrate de potasse KHO.

Propr. phys. et chim. — Très soluble dans l'eau, l'alcool.
Propr. et indic. thér. — Caustique.
Formes pharm., posol. — *Us. ext.* — **Pastilles.**
Poudre de Vienne. V. *Calcium (Oxyde de).*
Caustique de Filhos (V. *Id.*).

POTASSE (ACÉTATE DE). — Terre foliée de tartre $C^2H^3O^2K$.

Propr. phys. et chim. — Masse cristalline, lamelleuse. Soluble dans l'eau, en toute proportion. Très soluble dans l'alcool.
Incomp. — Avec les acides, les sels acides, les sels d'argent, de mercure, les persels de fer.
Propr. et indic. thér. — Diurétique.
Formes pharm., posol. — *Us. int.* — 1 à 10 gr. en *solution.*

TISANE		Acétate de potasse	2-4 gr.
Décoction de chiendent	1000 gr.	Sirop des cinq racines	50 —

POTASSE (AZOTATE DE). — Salpêtre ; Sel de nitre AzO^3K.

Propr. phys. et chim. — Prismes friables, de saveur fraîche. Soluble dans 3 p. d'eau froide, peu soluble dans l'alcool faible.

Propr. et indic. thér. — Diurétique à faibles doses ; alcalin. Combattrait l'hypertension artérielle (Lauder-Brunton). Les inhalations de papier nitré enflammé sont employées dans l'asthme.

Formes pharm., posol. — *Us. int.* — 0 gr. 50 à 5 gr. en *cachets, paquets, potion, solution*.

Entre dans la composition de la poudre de Dover (V. *Opium*) et de la poudre des voyageurs (V. *Gomme*).

Us. ext. — **Fumigations. Papier nitré.**

CACHETS

Poudre de digitale	} āā 0 gr. 05
— de scille	
Azotate de potasse	0 gr. 50

Pour 1 cachet. 4 à 6 par jour. (Cardiopathies valvulaires.)

PAQUETS

Azotate de potasse	} āā 0 gr. 05
Sulfate de potasse	
Poudre d'ipéca	0 gr. 02
Bicarbonate de soude	0 gr. 30

Pour 1 paquet. 1 avant chaque repas. (Hypochlorhydrie. A. Robin.)

POTION

Azotate de potasse	} āā 1 gr.
Acétate de potasse	

Oxymel scillitique	} āā 10 gr.
Sirop des cinq racines	
Infusion de baies de genièvre	150 —

A prendre en 24 heures.

SOLUTION

Azotate de potasse	1 gr. 20
Bicarbonate de potasse	1 gr. 80
Eau	500 gr.

A prendre dans les 24 heures (Hypertension artérielle ; Lauder-Brunton).

TISANE

Queues de cerises	} āā 10 gr.
Chiendent	
Pariétaire	
Eau	1000 —
Azotate de potasse	4 —

POTASSE (BICHROMATE DE). — V. *Chromique (acide)*.

POTASSIUM (BROMURE DE). — V. *Bromure*.

POTASSE (CARBONATE DE) CO^3K^2.

Propr. phys. et chim. — Cristaux blancs, déliquescents, de saveur âcre et de réaction alcaline. Soluble dans son poids d'eau, insoluble dans l'alcool, l'éther.

Incomp. — Avec les acides, les sels acides, les sels des métaux non alcalins, le chlorhydrate d'ammoniaque, l'eau de chaux.

Propr. et indic. thér. — Alcalin (peu employé à l'intérieur, car il est irritant) ; antiprurigineux.

Formes pharm., posol. — *Us. int.* — 0 gr. 10 à 0 gr. 25 en **cachets** (entre dans la composition des gouttes amères de Baumé).

Us. ext. — **Solution**, à 1 p. 10 en lotions.

MIXTURES				
A. —Carbonate de potasse	} ãã 10 gr.		**B.** — Carbonate de potasse	2 gr. 50-20 gr.
Glycérine			Glycérine	40 —
Savon noir	20 —		Essence de foin coupé	III gouttes
Alcool à 90°	60 —		Essence de fleurs d'oranger	III gouttes
Eau stérilisée	Q. S. pour 300 gr.		En badigeonnages. (Éphélides. Kaposi.)	
En lotions. Psoriasis de la verge. (Gaston.)				

POTASSE (BICARBONATE DE) CO3KH.

Propr. phys. et chim. — Prismes incolores, inaltérables à l'air. Soluble dans 25 p. d'eau, insoluble dans l'alcool.

Propr. et indic. thér. — Alcalin (antigoutteux).

Formes pharm., posol. — *Us. int.* — 1 à 5 gr. en **cachets, potion, solution.** Entre dans la composition de la potion de Rivière. (V. *Carbonique [Acide]*).

TISANE				
Bicarbonate de potasse	} ãã 1 gr.		Sirop simple	100 gr.
Teinture de cannelle			Eau Q. S. pour 1000 —	
— de vanille			(Gravelle urique.)	

POTASSE (CHLORATE DE). — V. *Chlorate.*

POTASSIUM (CHLORURE DE). — Sel fébrifuge de Sylvius KCl.

Propr. phys. et chim. — Cristaux cubiques, inaltérables, de saveur amère et salée ; soluble dans 3 p. d'eau, fort peu soluble dans l'alcool.

Incomp. — Avec les acides minéraux, le calomel, les sels de plomb, d'argent et de mercure au minimum.

Propr. et indic. thér. — Purgatif; fébrifuge.

Formes pharm., posol. — *Us. int.* — 1 à 4 gr. en **potion, solution.**

POTASSE (CITRATE DE) C6H5K3O7.

Propr. phys. et chim. — Cristaux solubles dans l'eau, peu solubles dans l'alcool et l'éther.

Propr. et indic. thér. — Diurétique et antiacide; a été utilisé dans le traitement des cystites, des pyélites.

Formes pharm., posol. — *Us. int.* — 1 à 8 gr. en **potion, solution.**

POTASSIUM (IODURE DE). — V. *Iodure.*

POTASSE (PERMANGANATE DE). — V. *Manganèse.*

POTASSE (PERSULFATE DE). — V. *Persulfates.*

POTASSE (PHOSPHATE DE). — V. *Phosphates.*

POTASSE (SILICATE DE) SiO^3K^2.

Propr. phys. et chim. — Masse amorphe et vitreuse, solide, soluble dans l'eau chargée de potasse. Cette solution est précipitée par le phénol, la créosote, le chloral, la résorcine.

Propr. et indic. thér. — Sert à la confection d'appareils inamovibles (sous forme de solution concentrée).

POTASSE (SOZOIODOLATE). — V. *Sozoiodol.*

POTASSE (SULFATE DE). — Sel duobus SO^4K^2.

Propr. phys. et chim. — Sel blanc, soluble dans 10,5 p. d'eau, insoluble dans l'alcool, l'éther.

Propr. et indic. thér. — Purgatif léger.

Formes pharm., posol. — *Us. int.* — 4 à 8 gr.

Us. ext. — Entre dans la composition des sels anglais (sulfate de potasse imbibé d'acide acétique) et de la poudre de Dover. (V. *Opium.*)

POTASSE (SULFURE DE). — V. *Sulfure.*

POTASSE (TARTRATE DE). — V. *Tartrique (acide).*

POTIRON. — V. *Courge.*

PRÊLE. — *Equisetum hiemale et E. Limosum* (Fougères).

Part. empl. — Plante entière (sèche).

Prop. et indic. thér. — Hémostatique (Huchard) ; diurétique.

Forme pharm., posol. — *Us. int.* — **Décoction** : 8 à 15 p. 1000. Donner 1 à 2 cuillerées de cette décoction pour les enfants, 100 à 200 gr. pour les adultes.

PROTARGOL. — V. *Argent (albuminate d').*

PRUNIER COMMUN. — *Prunus domesticus* (Rosacées).

Part. empl. — Fruit desséché (pruneau).

Propr. et indic. thér. — Laxatif doux.

Formes pharm., posol. — *Us. int.* — **Fruit desséché :** 50 à 200 gr.

PSYLLIUM. — *Plantago Psyllium* (Plantaginées).

Part. empl. — Semences.

Propr. et indic. thér. — Laxatif.

Formes pharm., posol. — *Us. int.* — Semences délayées dans l'eau, 15 à 50 gr.

PYOCTANINS. — Nom générique s'appliquant à diverses matières d'un grand pouvoir colorant, parmi lesquelles le violet de méthyle ou pyoctanin bleu et l'auramine (pyoctanin jaune).

Propr. et indic. thér. — Le violet de méthyle a été employé en thérapeutique oculaire (conjonctivites purulentes, ulcères cornéens).

Formes pharm., posol. — *Us. ext.* — **Solution aqueuse :** 1 à 5 p. 1 000 (à conserver à l'abri de la lumière).

Pommade : 2 à 10 p. 100.

Crayons :

Injections interstitielles (solution à 5 p. 1 000) dans les tissus cancéreux (Mösetig).

SOLUTION		Eau distillée bouillie	10 gr.
Violet de méthyle 6 B.	0 gr. 10	(Pour attouchements de la cornée ulcérée.)	

PYRAMIDON. — Diméthyl-amido-antipyrine $C^{13}H^{17}Az^3O$.

Propr. phys. et chim. — Poudre cristalline, blanche, insipide, soluble dans 17 p. d'eau (Bertherand). Parfois coloration rouge de l'urine, à la suite de son emploi, due à l'élimination d'un produit de décomposition, l'acide rubazonique (Apert).

Propr. et indic. thér. — Antithermique ; analgésique, préconisé comme succédané de l'antipyrine (0 gr. 30 équivalent à 1 gr. d'antipyrine) ; mais, tandis que l'antipyrine diminue le rapport de l'urée à l'azote total, le pyramidon l'augmente ; il élève de plus le taux du sucre urinaire et ne peut être, par suite, employé chez les diabétiques. A été employé dans la grippe, le rhumatisme articulaire aigu, contre la fièvre des tuberculeux, les névralgies et notamment le tic douloureux de la face, contre la migraine, les douleurs fulgurantes des tabétiques, contre l'asthme.

Formes pharm., posol. — *Us. int.* — 0 gr. 30 à 1 gr. en **cachets**, **paquets**, *solution* (à 1 p. 60). — *Enfants :* 0 gr. 05 à 0 gr. 10 par année.

Us. ext. — **Injections hypodermiques :** 0 gr. 10 par injection.

POTIONS

A. — Pyramidon   2 gr. 40
Sirop de limon   30 gr.
Eau distillée   Q. S. pour 120 cc.
   1 cuillerée à soupe renferme 0 gr. 30
de pyramidon.

B. — Julep gommeux   45 gr.
Sirop de codéine   15 —
Bromure de sodium   1 —
Pyramidon   0 gr. 30
   Moitié en 24 heures. (Spasme de la
glotte chez l'*enfant* ; Marfan.)

PYRAMIDON (CAMPHORATE ACIDE) $C^{23}H^{33}Az^3O^5$.

Propr. phys. et chim. — Poudre blanche, amorphe, d'une saveur un peu amère. Peu soluble dans l'eau.

Propr. et indic. thér. — Employé contre les sueurs des tuberculeux.

Formes pharm., posol. — *Us. int.* — 0 gr. 75 à 1 gr. en *cachets*.

PYRAMIDON (CAMPHORATE NEUTRE DE).

Propr. phys. et chim. — Poudre blanche cristalline, d'une saveur un peu astringente.

Propr. et indic. thér. — Comme le précédent.

Formes pharm., posol. — *Us. int.* — 0 gr. 50 à 0 gr. 75 en *cachets*

PYRAMIDON (SALICYLATE DE) $OH.C^6H^4CO^2H.C^{13}H^{17}Az^3O$.

Propr. phys. et chim. — Poudre blanche, amère. Soluble dans 7 p. d'eau.

Propr. et indic. thér. — Comme les précédents.

Formes pharm., posol. — *Us. int.* — 0 gr. 50 à 0 gr. 75. en *cachets*.

PYRÈTHRE. — *Pyrethrum Carneum* et *Pyrethrum roseum* (Composées).

Part. empl. — Fleurs pulvérisées.
Propr. et indic. thér. — Employé contre la phthiriase.
Formes pharm., posol. — *Us. ext.* — **Poudre**, en applications locales.

PYRÈTHRE OFFICINAL. — *Anthemis* ou *anacyclus. Pyrethrum* (Synanthérées).

Part. empl. — Racine.
Propr. et indic. thér. — Sternutatoire ; sialagogue ; antiodontalgique, insecticide. **Poudre** à brûler sur des charbons.
Formes pharm., posol. — *Us. ext.* — **Teinture alcoolique**: 5 à 30 gr.

ÉLIXIR DENTIFRICE			Teinture de cannelle	20 gr.
Teinture de pyrèthre	} ãã	30. gr.	Acide salicylique	5 —
— de gaïac			Alcoolat dentifrice	200 —

YRIDINE C^5H^5Az.

Propr. phys. et chim. — Liquide incolore, de saveur amère, d'odeur nauséabonde, soluble dans l'eau. D. $= 1002$.

Propr. et indic. thérap. — Préconisé contre l'asthme, l'emphysème.

Formes pharm., posol. — *Us. int.* — *Capsules* à 0 gr. 05.
Us. ext. — 4 à 5 gr. en *inhalations* (sur une assiette).
Solution à 10 p. 100, dans un appareil d'inhalation.

PYROGALLIQUE (ACIDE). — Pyrogallol, trioxybenzol $C^6H^3(OH)^3$.

Propr. phys. et chim. — Aiguilles ou lamelles blanches; soluble dans 2,5 p. d'eau froide; très soluble dans l'alcool, l'éther, très avide d'oxygène. Colore la peau en noir.

Toxic. — Peut déterminer des vomissements, de la diarrhée, des urines noires, de l'hémoglobinurie, de l'hypothermie.

Propr. et indic. thér. — Employé contre le psoriasis, certains eczémas chroniques, l'herpès tonsurans, le lupus, les chancres phagédéniques, etc. ; en instillations, contre les cystites tuberculeuses (H. Minet).

Formes pharm., posol. — *Us. ext.* — *Collodion, emplâtre, pommade* à 5 à 20 p. 100. (Ne pas employer plus de 4 à 5 gr. d'acide pyrogallique, en 24 heures.)
Solution à 2 p. 100, en instillations (2 à 4 cc.).

COLLODION		
Acide pyrogallique	3 gr.	
— salicylique	1 —	
Collodion élastique	40 —	
(Lupus. Brocq.)		

POMMADES		
A. — Acide pyrogallique	} ãã	3 gr.
Ichtyol		
Vaseline	100 gr.	
Essence de Mirbane	Q. S.	
(Psoriasis. Balzer.)		
B. — Acide salicylique	1 gr.	
Acide pyrogallique	2 —	
Vaseline pure	20 gr.	
(Lupus. Brocq.)		

C. — Acide pyrogallique	} ãã	1 gr.
Acide salicylique		
Vaseline	} ãã	20 —
Savon mou de potasse		
(Psoriasis du cuir chevelu.)		
D. — Acide pyrogallique	1 gr.	
Huile de Cade	15 —	
Beurre de cacao	15 —	
Axonge benzoïnée	10 —	
Turbith minéral	2 —	
(Séborrhées avec pityriasis. Sabouraud.)		

SOLUTION		
Acide pyrogallique	5 à 10 gr.	
Alcool	} ãã	50 gr.
Eau		
(En badigeonnages contre l'eczéma chronique.)		

Q

QUASSIA AMARA. — (Rutacées).

> **Part. empl.** — Bois.
> **Princ. act.** — Quassine.
> **Propr. et indic. thér.** — Tonique amer ; stomachique ; en lavements contre les oxyures.
> **Formes pharm., posol.** — *Us. int.* — **Macération :** 5 p. 1000.
> **Poudre :** 1 à 5 gr. en cachets. — *Enfants :* 0 gr. 05 par année.
> **Extrait :** 0 gr. 20 à 0 gr. 50.
> **Teinture :** 2 à 10 gr. — *Enfants :* V gouttes par année.
> **Vin :** 30 à 100 gr.
> *Us. ext.* — **Lavement.**

CACHETS

Poudre de quassia	0 gr. 50
— de noix vomique	0 gr. 03
Bicarbonate de soude	0 gr. 30
Pour 1 cachet. 2 par jour.	

MACÉRATION

Quassia amara	2 gr.
Gentiane	5 —
Écorces d'oranges amères	5 —
Eau distillée froide	300 —
Un verre à bordeaux avant chaque repas.	

MIXTURE

Teinture de quassia	} āā 10 gr.
— d'écorce d'orange	
Gouttes amères de Baumé	4 —
X gouttes à chaque repas.	

VIN

Extrait de quassia	2 gr.
— de colombo	2 —
Vin de Malaga	500 —
2 cuillerées avant chaque repas.	

QUASSINE. — Principe actif du Quassia amara. Elle existe commercialement sous deux formes :

A. QUASSINE CRISTALLISÉE $C^{32}H^{42}O^{10}$.

Propr. phys. et chim. — Prismes blancs, opaques, à éclat micacé. Peu soluble dans l'eau (1 p. 400), soluble dans 30 p. d'alcool à 85°, 2 p. de chloroforme, presque insoluble dans l'éther.

Toxic. — A dose trop élevée, donne une sensation de brûlure à la gorge, avec nausées et vertiges.

Formes pharm., posol. — *Us. int.* — 0 gr. 005 à 0 gr. 02 en granules. — *Enfants :* 0 gr. 001 par année.

B. QUASSINE AMORPHE. — Mélange dix fois moins actif que le corps cristallisé.

Formes pharm., posol. — *Us. int.* — 0 gr. 02 à 0 gr. 20 en **cachets.**

Prop. et indic. thér. — Préconisée contre la coqueluche (Wall).

Formes pharm., posol. — *Us. ext.* — X à XX gouttes dans 100 gr. d'eau bouillante, en **inhalations.**

<table>
<tr><td>

CACHETS

Quassine amorphe   0 gr. 03 à 0 gr. 05
Bicarbonate de soude   0 gr. 50

</td><td>

Pour 1 cachet. 1 avant chaque repas.
(Campardon.)

</td></tr>
</table>

QUEBRACHO. — *Aspidosperma Quebracho* (Apocynées).

Part. empl. — Écorce.
Princ. act. — Aspidospermine, aspidospermatine, québrachine.
Propr. et indic. thérap. — Fébrifuge : antidyspnéique (asthme).
Formes pharm., posol. — *Us. int.* — **Poudre :** 0 gr. 30 à 0 gr. 50. — *Enfants :* 0 gr. 05 par année.
Extrait fluide : 0 gr. 30 à 0 gr. 50. — *Enfants :* 0 gr. 10 par année.
Extrait aqueux : 0 gr. 10 à 0 gr. 20.
Teinture (à 1/5) : 1 à 3 gr. et plus.

ASPIDOSPERMINE. — Principe actif du Quebracho $C^{22}H^{30}Az^2O^2$.

Propr. phys et chim. — Aiguilles déliées ; insoluble dans l'eau, soluble dans l'alcool, le chloroforme, la benzine.

Propr. et indic. thér. — Antithermique, mais surtout antidyspnéique (préconisée contre l'asthme).

On utilise uniquement le chlorhydrate et le sulfate, solubles dans l'eau.

Formes pharm., posol. — *Us. ext.* — **Injections hypodermiques :** 0 gr. 05 par injection.

QUILLAIA SAPONARIA ou BOIS DE PANAMA (Rosacées).

Part. empl. — Écorce.
Princ. act. — Saponine, quillaïne, acide quillaïque, sapotoxine.
Propr. et indic. thér. — Expectorant (bronchite), diurétique. Émulsionnant. Contre-indiqué dans les cas d'ulcération de la muqueuse gastrique ou intestinale.
Formes pharm., posol. — *Us. int.* — **Décoction :** 5 à 20 p. 1000.
Us. ext. — **Teinture** (à 1/5) sert à émulsionner les substances insolubles dans l'eau.
Décoction : 20 p. 1000, sert à nettoyer la tête (séborrhée).

QUINOLÉINE C^9H^7Az. — Phénopyridine.

Propr. phys. et chim. — Liquide incolore, altérable à l'air et à la lumière, d'odeur désagréable, de saveur âcre et amère, soluble dans 2000 p. d'eau, en toutes proportions dans l'alcool et l'éther.
Prop. et indic. thér. — Préconisée contre la coqueluche (Wall).
Formes pharm., posol. — *Us. ext.* — X à XX gouttes dans 100 gr. d'eau bouillante, en *inhalations.*

QUINQUINAS. — Écorce de différentes espèces de *Cinchonas* (Rubiacées).

Trois espèces officinales : **Quinquina gris** : contenant p. 1000, 15 gr. d'alcaloïdes, dont au moins 1,5 de quinine.

Quinquina rouge : contenant 15 p. 1000 de quinine sur 20 à 25 d'alcaloïdes totaux.

Ces deux espèces plutôt toniques que fébrifuges, parce qu'elles contiennent relativement plus de cinchonine et moins de quinine.

Quinquina jaune : contenant de 20 à 25 p. 1000 de quinine ; plutôt fébrifuge car il est le plus riche en quinine.

A défaut d'indications précises le pharmacien doit délivrer le quinquina gris.

Princ. act. — Nombreux alcaloïdes : quinine, quinidine, cinchonine, chinchonidine, quinamine, cinchonamine.

Contiennent de plus des acides : quinique, quinovique ; des matières colorantes : rouge cinchonique ; une huile volatile, une matière cireuse.

Incomp. — Celles du tannin ; celles des alcaloïdes. (V. *Aconitine*.) Ne pas prescrire l'extrait avec l'acétate d'ammoniaque, car ce sel alcalin précipite le tannin de l'extrait.

Propr. et indic. thér. — Tonique puissant, utilisé dans les maladies infectieuses et dans la convalescence de ces maladies ; dans les maladies chroniques cachectisantes : tuberculose, diabète, mal de Bright, paludisme chronique, etc.

Fébrifuge : ayant une action spécifique dans le paludisme (on emploie d'ailleurs exclusivement les sels de quinine comme fébrifuges).

La poudre de quinquina est utilisée à l'extérieur à raison de ses propriétés tanniques et absorbantes, pour le pansement des plaies gangreneuses, des escarres ; elle entre dans la composition des poudres dentifrices.

Formes pharm., posol. — *Us. int.* — **Poudre** (des 3 variétés) : 1 à 6 gr. en cachets. — *Enfants* : 0 gr. 50 à 1 gr. par année.

Macération ou **infusion** (Q. rouge de préférence) : 20 p. 1000. — *Enfants* : 3 p. 500.

Extrait aqueux (Q. gris) : complètement soluble dans l'eau, 1 à 6 gr. en potion, sirop. — *Enfants* : 0 gr. 20 à 0 gr. 50 par année.

Extrait hydro-alcoolique (des 3 variétés) : incomplètement soluble dans l'eau, 1 à 6 gr. en cachets, pilules, potion.

Extrait sec (Extrait de Lagaraye), très hygrométrique, 1 à 4 gr. (Inusité).

Quand on prescrit : extrait de quinquina, sans autre désignation, le pharmacien doit délivrer l'extrait mou de quinquina gris.

Extrait fluide : correspond à son poids d'écorce, 1 à 6 gr. en potion.

Quinium : extrait alcoolique de quinquina à la chaux ; renfermant à la fois les principes fébrifuges et les principes toniques du quinquina ; il devrait contenir 45 p. 100 d'alcaloïdes, mais est généralement mal préparé ; 0 gr. 50 à 1 gr. 50 en pilules, granulé, vin (peu usité).

Granulé : contient 1/6 d'extrait, 1 à 3 cuillerées à café.

Sirop aqueux : 30 à 60 gr. — *Enfants :* 20 à 30 gr. (sert surtout à édulcorer les potions toniques).

Sirop au vin (renferme 1 p. 100 d'extrait) même posol.

Teinture (au 1/5). LIII gouttes pèsent 1 gr.; 1 gr. renferme environ 0 gr. 004 d'alcaloïdes, 5 à 20 gr. — *Enfants :* X gouttes par année.

Vin : 50 gr. renferment 0,024 d'alcaloïdes, 50 à 100 gr. — *Enfants :* 5 gr. par année.

Vin de quinquina ferrugineux (2 gr. de sulfate de fer par litre),

NOTA. — De ces différentes formes pharmaceutiques l'extrait est de beaucoup la plus recommandable. La teinture est peu employée et figure surtout dans les mixtures apéritives; le sirop est surtout utilisé comme auxiliaire dans une potion. Quant au vin, si usité autrefois, il constitue une forme pharmaceutique mauvaise, souvent irritante pour l'estomac; son usage doit être, en tous cas, proscrit chez les enfants.

Us. ext. — *Poudre*, en nature, ou associée à d'autres poudres (iodoforme, dermatol, etc.) pour le pansement des plaies. V. *Benjoin*.

Teinture : en frictions.

MIXTURES

A. — Teinture de quinquina ⎫
    —   de gentiane ⎬ ãã 30 gr.
    —   de noix vomique   3 —
    1 cuillerée à café à chaque repas.

B. — Extrait mou de quinquina   10 gr.
Teinture de kola   ⎫
Cognac vieux   ⎬ ãã 20 —
Glycérine neutre   50 —
    3 à 4 cuillerées à café par jour, dans du vin ou du café noir.

PILULES

Extrait de quinquina   0 gr. 10
Tartrate de fer et de potasse   0 gr. 05
Poudre de quinquina   Q. S.
    Pour 1 pilule. 2 à 8 par jour.

POTIONS

A. — Extrait de quinquina   2 à 6 gr.
Teinture de cannelle   10 —
Sirop d'écorces d'oranges
    amères   30 —
Eau distillée   Q. S. pour   150 cc.

B. — Extrait de quinquina   2 à 6 gr.
Rhum ou cognac   40 —
Sirop d'écorces d'oranges
    amères   30 —
Eau distillée   Q. S. pour   150 —

C. — Extrait de quinquina   2 gr.
Sirop de café   50 —
Eau distillée   Q. S. pour   150 cc.
    1 cuillerée à café toutes les 2 heures.
(*Enfants.*)

POUDRES

A. — Poudre de quinquina ⎫
Craie préparée   ⎬ ãã 10 gr.
Rhubarbe   5 —
Sous-carbonate de fer   2 —
    1 pincée à chaque repas. (J. Simon.)

B. — Poudre de quinquina ⎫ ãã 20 gr.
    —   de charbon ⎭
Essence de menthe   Q. S.
    (Poudre dentifrice.)

C. — Poudre de quinquina gris   50 gr.
    —   de lycopode   50 —
    —   d'acide borique   10 —
    (Contre le décubitus.)

SIROPS

A. — Sirop de quinquina ferrugineux.
Citrate de fer ammoniacal   10 gr.
Eau distillée   20 —
Sirop de quinquina au vin   970 —
    1 cuillerée à soupe à chaque repas.
          (Codex.)

B. — Extrait de quinquina   6 gr.
Glycérine neutre   50 —
Arséniate de soude   0 gr. 10
Sirop d'écorces d'oranges
    amères   Q. S. pour   500 cc.
    2 verres à liqueur par jour.

VIN		
A. — Vin de quinquina ferrugineux		50 gr. contiennent 0 gr. 10 de sulfate ferreux (Codex).
Sulfate de fer	2 gr.	**B.** — Vin de quinquina — 500 gr
Acide citrique	2 —	Sirop d'écorces d'oranges
Eau distillée chaude	10 —	amères — 200 —
Vin de quinquina gris, au grenache	990 —	Vin de gentiane — Q. S. pour 1 litre.
		2 à 3 verres à madère par jour.

CINCHONIDINE. — L'un des alcaloïdes du Quinquina $C^{19}H^{22}Az^2O^2$.

Propr. phys. et chim. — Prismes rhomboïdaux, anhydres. Soluble dans 1600 p. d'eau froide, 10 d'alcool, 190 d'éther. On emploie uniquement le bromhydrate et le sulfate.

CINCHONIDINE (BROMHYDRATE BASIQUE, DE) $C^{19}H^{22}Az^2O.(HBr)+H^2O$.

Propr. phys. et chim. — Longues aiguilles incolores. Soluble dans 40 p. d'eau froide, 6 p. d'alcool.
Renferme 74,81 de cinchonidine.
Propr. et indic. thér. — V. *Sulfate.*
Formes pharm., posol. — *Us. int.* — 0 gr. 05 à 0 gr. 30 en *cachets.*

CINCHONIDINE (SULFATE BASIQUE DE) $(C^{19}H^{22}Az^2O)^2SO^4H^2+6(H^2O)$.

Propr. phys. et chim. — Aiguilles ou prismes incolores, de saveur amère; soluble dans 96 p. d'eau froide, très soluble dans l'alcool, insoluble dans l'éther.
Propr. et ind. thér. — Agit dans le paludisme à doses doubles du sulfate de quinine.

CINCHONIDINE (IODURE DOUBLE DE BISMUTH ET DE). — V. *Erythrol.*

CINCHONINE $C^{19}H^{22}Az^2O$. — Un des alcaloïdes du Quinquina, isomère du précédent.

Propr. phys. et chim. — Prismes quadratiques, incolores. A peine soluble dans l'eau (1 p. 3810), soluble dans 100 p. d'alcool froid, 600 p. d'éther, 350 de chloroforme. On emploie le sulfate.

CINCHONINE (SULFATE DE) $(C^{19}H^{22}Az^2O)^2SO^4H^2+2(H^2O)$.

Propr. phys. et chim. — Prismes rhomboïdaux; soluble dans 65,5 p. d'eau; 5,8 d'alcool, 60 de chloroforme insoluble dans l'éther; 100 p. contiennent 81.44 de cinchonine.

Propr. et indic. thér. — Action inconstante dans le paludisme où il ne saurait remplacer les sels de quinine.

Formes pharm., posol. — *Us. int.* — 0 gr. 10 à 0 gr. 50 en **cachets**.

QUININE. — Principe actif du Quinquina $C^{20}H^{24}Az^2O^2$.

Propr. phys. et chim. — Poudre blanche, amorphe, de saveur très amère. Presque insoluble dans l'eau (1 p. 2000) ; soluble dans un peu plus d'1 p. d'alcool absolu, 22 p. d'éther, 2 p. de chloroforme.

QUININE (SELS DE). — La quinine (base diacide) donne naissance à deux séries de sels : les sels neutres (autrefois appelés acides) ; les sels basiques (autrefois appelés sels neutres). Les premiers sont tous notablement plus solubles que les basiques correspondants et, à ce titre, plus spécialement employés pour la médication hypodermique.

Propr. phys. et chim.

Tableau de la richesse en quinine et de la solubilité dans l'eau, des principaux sels de quinine :

Sels de quinine.	Quantité de quinine contenue dans 1 gr.	Solubilité à + 15°, 1 gr. de sel est soluble dans :
Arséniate	0,693	
Bromhydrate basique	0,765	60 p. d'eau.
— neutre	0,600	7 —
Chlorhydrate basique	0,817	25 —
— neutre	0,816	9 —
Chlorhydro-sulfate	0,590	1 —
Formiate	0,875	19 —
Glycéro-phosphate basique	0,686	333 —
Lactate basique	0,782	12 —
— neutre	0,642	3 —
Salicylate basique	0,687	880 —
Sulfate neutre	0,591	11 —
— basique	0,743	680 —
Valérianate basique	0,760	110 —

Toxic. — A doses fortes, ivresse quinique : bourdonnements d'oreille et même surdité, vertiges, titubation, parfois exanthèmes. Les injections hypodermiques de solutions trop concentrées peuvent déterminer des abcès, quoique faites aseptiquement.

Propr. et indic. thér. — Action spécifique sur les diverses manifestations du paludisme. Action antithermique dans toutes les infections, mais surtout manifeste dans la grippe, l'érysipèle, la coqueluche ; presque nulle dans la fièvre typhoïde, les fièvres éruptives. Action analgésique utilisée journellement pour le traitement des névralgies, de la migraine. Action sur le système nerveux, surtout marquée dans le diabète, le vertige de Ménière. Action vaso-constrictive, utilisée pour combattre les troubles dus à l'hypertension artérielle, les hémorragies de cause interne favorise les contractions utérines pendant le travail. Action antiseptique utilisée dans la blennorragie. On a préconisé les injections hypodermiques de quinine contre le cancer ; tous les sels de quinine sont utilisés en dermatologie pour le traitement des alopécies. Ne pas les prescrire pendant les règles.

Formes pharm., posol. — On utilise surtout le sulfate, le chlorhydrate, le bromhydrate. — *Us. int.* — 0 gr. 10 à 3 gr. en ***cachets, pilules, solution dans l'eau acidulée*** (acide tartrique, eau de Rabel), ***dans l'alcool.*** — *Enfants :* 0 gr. 10 à 0 gr. 20 par année.

Us. ext. — ***Injections uréthrales. Injections hypodermiques :*** 0 gr. 25 à 1 gr. par jour. — *Enfants :* 0 gr. 10 par injection. ***Lavements. Pommades. Suppositoires.***

QUININE (ARSÉNIATE DE). — $AsO^4H^3(C^{20}H^{24}Az^2O^2)^2 + 8H^2O$.

Propr. phys. et chim. — Petits cristaux blancs, à peine solubles dans l'eau froide, contenant pour 100 p. 15,2 d'acide arsénique ; 69,38 de quinine et 15,42 d'eau.

Propr. et indic. thér. — Paludisme aigu et chronique ; antinévralgique.

Formes pharm., posol. — *Us. int.* — 0 gr. 01 à 0 gr. 10 (correspondant à 1 à 10 milligr. d'acide arsénieux) en ***cachets, pilules.***

QUININE (BROMHYDRATE BASIQUE DE) $C^{20}H^{24}Az^2O^2 . HBr + H^2O$.

Propr. phys. et chim. — Aiguilles incolores ou prismes. Soluble dans 45 p. d'eau, très soluble dans l'eau bouillante. Contient 76,6 p. 100 de quinine.

Propr. et indic. thér. — Surtout employé comme sédatif dans les névralgies.

PILULES			Pour 1 pilule. 3 à 6. (Tachycardies.)
A. — Bromhydrate de quinine	} āā 0 gr. 10		B. — Bromhydrate de quinine	0 gr. 15
Ergotine			Extrait d'aconit	0 gr. 01
Extrait de noix vomique		0 gr. 01	Pour 1 pilule. 1 à 4. (Névralgies.)

QUININE (BROMHYDRATE NEUTRE DE) ou (BIBROMHYDRATE)

$C^{20}H^{24}Az^2O^2 . 2(HBr) + 3(H^2O)$.

Propr. phys. et chim. — Prismes volumineux. Soluble dans 7 p. d'eau froide ; très soluble dans l'alcool. Contient 60 p. 100 de quinine.

Formes pharm., posol. — *Us. ext.* — Surtout usité en *injections hypodermiques, lavements.*

INJECTIONS HYPODERMIQUES	Eau distillée et stérilisée 9 gr.
Bromhydrate neutre de quinine 1 gr.	Injecter 1 cc.

QUININE (CACODYLATES). — V. *Cacodylates.*

QUININE (CHLORHYDRATE BASIQUE DE). — Monochlorhydrate

$C^{20}H^{24}Az^2O^2.HCl + 4(H^2O)$.

Propr. phys. et chim. — Aiguilles prismatiques. Soluble dans 30 p. d'eau froide, 10 p. de chloroforme.

Très stable. Contient 81,74 p. 100 de quinine.

L'addition de 2 p. d'antipyrine à 3 p. de sel donne par trituration un produit soluble dans son poids d'eau et de réaction neutre ou à peine alcaline. Toutefois, le chlorhydrate basique est presque exclusivement employé par la bouche.

INJECTIONS HYPODERMIQUES	Eau distillée et stérilisée
Antipyrine 2 gr.	Q. S. pour 10 cc.
Chlorhydrate basique de quinine 3 —	1 cc. contient 0 gr. 30 de sel.

QUININE (CHLORHYDRATE NEUTRE DE). — Bichlorhydrate $C^{20}H^{24}Az^2O^2. 2(HCl)$.

Propr. phys. et chim. — Fines aiguilles. Soluble à froid dans 0,65 p. d'eau. Contient 81.6 p. 100 de quinine.

Propr. et indic. thér. — Constitue le meilleur sel de quinine pour l'usage hypodermique.

Formes pharm., posol. — *Us. ext.* — *Injections hypodermiques.*

INJECTIONS HYPODERMIQUES	Chlorhydrate neutre de quinine 1 gr. Injecter 10 cc. (Malafosse.)
A. — Chorhydrate neutre de quinine 5 gr. Eau distillée et stérilisée Q. S. pour 10 cc. 1 cc. contient 0 gr. 50 de sel.	**POTION**
	Bichlorhydrate de quinine 0 gr. 30 Extrait de réglisse 5 gr. Sirop de fleurs d'oranger 20 — Eau distillée 40 —
B. — Sérum physiologique 20 cc.	(*Enfants.* Comby.)

QUININE (CHLORHYDRO-SULFATE DE) $C^{20}H^{24}Az^2O^2. 2HCl. SO^4H^2 + 3H^2O$.

Propr. phys. et chim. — Poudre blanche, cristalline, inodore, soluble dans son poids d'eau. Contient 74,2 p. 100 de quinine.

Formes pharm., posol. — *Us. int.* — Cachets, potion.
Us. ext. — *Injections hypodermiques.*

INJECTIONS HYPODERMIQUES	POTION
Chlorhydro-sulfate de quinine 5 gr.	Chlorhydro-sulfate de quinine 1 gr.
Eau distillée Q. S. pour 10 cc.	Glycyrrhizate d'ammoniaque 10 —
1 cc. contient 0 gr. 50 de sel.	Eau distillée Q. S. pour 60 cc.
	1 cuillerée à dessert contient 0 gr. 10
	de sel (*Enfants.*)

QUININE (FORMIATE BASIQUE DE) $C^{20}H^{24}Az^2O^2CO^2H^2$.

Propr. phys. et chim. — Longues aiguilles blanches, formant des houppes soyeuses, très stables. Soluble dans 19 p. d'eau. Contient 87,50 p. 100 de quinine. (Le plus riche en quinine des différents sels neutres ou basiques connus ; le plus soluble des sels basiques.)

Les injections sous-cutanées ou intra-musculaires sont indolores.

Propr. et indic. thér. — Action tonique jointe à l'action habituelle de la quinine.

Formes pharm., posol. — *Us. ext.* — 0 gr. 25-0 gr. 50 en **cachets.**

Us. ext. — *Injections hypodermiques* (solution à 5-10 p. 100) : 0 gr 10-0 gr. 20.

QUININE (GLYCÉRO-PHOSPHATE DE). — V. (*Glycéro-phosphate*).

QUININE (LACTATE BASIQUE DE) $C^{20}H^{24}Az^2O^2$. $C^3H^6O^3$.

Propr. phys. et chim. — Aiguilles prismatiques, anhydres. Soluble dans 10 p. d'eau, très soluble dans l'alcool, insoluble dans l'éther. Contient 73,26 p. 100 de quinine.

Formes pharm., posol. — *Us. ext.* — *Injections hypodermiques* (le sel neutre est préférable).

QUININE (LACTATE NEUTRE DE QUININE).

Propr. phys. et chim. — Cristaux plats. Soluble dans 2,2 p. d'eau. **Formes. pharm., posol.** — *Us. ext. Injections hypodermiques.*

QUININE (MÉTHYLARSINATE DE). — V. *Méthylarsinate*.

QUININE (SALICYLATE BASIQUE DE) $C^{20}H^{24}Az^2O^2.C^7H^6O^3 + 1/2(H^2O)$

Propr. phys. et chim. — Prismes incolores, de saveur très amère. Soluble dans environ 900 p. d'eau froide, 20 p. d'alcool et 120 d'éther, 15 de chloroforme. Contient 68,8 p. 100 de quinine.

QUININE (SALICYLATE NEUTRE DE) $C^{20}H^{24}Az^2O^2,2C^7H^6O^3$.

Contient 34 p. 100 de quinine.

QUININE (SULFATE BASIQUE DE) (C20H4Az2O2)2SO4H2 + 8 (H2O).

Propr. phys. et chim. — Aiguilles ou prismes clinorhombiques, incolores. Très peu soluble dans l'eau (1 p. 750) ; soluble dans 80 p. d'alcool à 80 et 60 p. d'alcool absolu. Insoluble dans l'éther et le chloroforme. 1 goutte d'eau de Rabel solubilise 0 gr. 05 de sel ; 0 gr. 20 d'acide sulfurique, 0 gr. 60 d'acide tartrique solubilisent 1 gr. de sel (en pratique, on emploie poids égaux de ces acides et de sel). Contient 74 p. 100 de quinine. C'est le sulfate officinal.

Formes pharm., posol. — *Us. int.* — *Cachets, pilules, potion acidulée* par l'acide tartrique ou sulfurique.

Us. ext. — *Poudre, lavements, pommade, suppositoires.*

QUININE (SULFATE NEUTRE DE) C20H24Az2O2.SO4H2 + 7 (H2O).

Propr. phys. et chim. — Prismes orthorhombiques. Soluble dans 11 p. d'eau froide et 32 p. d'alcool. Contient 59,12 p. 100 de quinine.

CACHETS

Sulfate de quinine	0 gr. 50
Antipyrine	0 gr. 25

Pour 1 cachet. (Grippe, névralgies.)

INJECTIONS URÉTRALES

A. — Sulfate de quinine 0 gr. 50 à 1 gr.
Eau distillée ... 100 —

B. — Sulfate de quinine ... 1 gr.
Sous-nitrate de bismuth ... 5 —
Gomme ... 10 —
Glycérine ... 30 —
Eau distillée bouillie ... 100 —

(Jullien.)

MIXTURE

Teinture de Quillaya	20	gr.
Sulfate de quinine	1	—
Alcool à 60°	120	—
Eau de Cologne	20	—
Teinture de cochenille	2	—

En lotions. (Alopécies de la convalescence des pyrexies.)

PILULES

A. — Sulfate de quinine ... 0 gr. 10
Arséniate de soude ... 1 milligr.
Extrait thébaïque ... 0 gr. 01

Pour 1 pilule. 4 à 6. (Diabète.)

B. — Sulfate de quinine ... 0 gr. 10
Extrait de racines d'aconit ... 5 milligr.
Extrait de valériane ... Q. S.

Pour 1 pilule. 4 à 6 par jour. (Névralgies.)

C. — Sulfate de quinine ... 0 gr. 10
Extrait de quinquina ... Q. S.

Pour 1 pilule. 2 à 10. (Vertige de Ménière.)

D. — Ergotine ┐
Sous-carbonate de fer ┘ ãã 0 gr. 10
Sulfate de quinine ... 0 gr. 02
Poudre de digitale ... 0 gr. 01

Pour 1 pilule. 4 par jour. (Ménorragies.)

POMMADE

Sulfate de quinine ... 1 gr.
Beurre de cacao ┐ ãã 15 —
Huile de ricin ┘
Essence de violette ... Q. S.

(Alopécies.)

POTIONS

A. — Sulfate de quinine ... 1 gr. 50
Eau de Rabel ... Q. S.
Eau distillée ... 120 gr.
Sirop d'oranges ... 30 —

B. — Sulfate de quinine ... 1 gr.
Teinture d'écorce d'oranges ... 5 —
Sirop de quinquina ... 95 —

2 à 3 cuillerées à soupe par jour. (*Enfants.*)

C. — Sulfate de quinine ┐ ãã 1 gr. 50
Acide tartrique ┘
Sirop simple ... 30 gr.
Eau distillée Q. S. pour ... 150

1 cuillerée à bouche renferme 0 gr. 15 de sel.

<table>
<tr><td colspan="2">

SIROP

Sulfate quinine	0 gr. 50
Acide tartrique	0 gr. 50
Eau distillée	10 gr.
Alcoolat d'orange douce	V goutte
Sirop simple Q. S. pour	50 cc.

</td><td>

1 cuillerée à café contient 0 gr. 05 de sel.

SUPPOSITOIRES

Sulfate de quinine	0 gr. 20 à 1 gr.
Beurre de cacao	Q. S.

</td></tr>
</table>

QUININE (SULFOVINATE BASIQUE DE).

Propr. phys. et chim. — Sel blanc, cristallin. Contient 72 p. 100 de quinine. Ses solutions sont altérables.

QUININE (TANNATE DE).

Propr. phys. et chim. — Produit mal défini ; décomposé par l'eau. Contient 20 p. 100 de quinine. (Prunier.)

Propr. et indic. thér. — Proposé contre les sueurs des phtisiques et dans la coqueluche. Peu usité.

PILULES

Ergotine	} āā 0 gr. 025
Tannate de quinine	{

Pour 1 pilule. 2 ou 3 dans la soirée

QUININE (VALÉRIANATE BASIQUE DE) $C^{20}H^{24}Az^2O^2. C^5H^{10}O^2 + H^2O$

Propr. phys. et chim. — Écailles blanches, à odeur légèrement valérianique, à saveur très amère. Soluble dans 110 p. d'eau froide (Codex), 6 p. d'alcool. Peu soluble dans l'éther. Contient 73 p. 100 de quinine.

Propr. et indic. thér. — Utilisé comme antinévralgique.

PILULES

A. — Valérianate de quinine 0 gr. 10
Extrait de colchique 0 gr. 02 à 0 gr. 04
— de digitale 0 gr. 02
Extrait de racines d'aconit 0 gr. 02
Pour 1 pilule. 1 tous les jours. (Préventif de la migraine.)

B. — Valérianate de quinine 0 gr. 10
Caféine 0 gr. 05
Poudre d'aconitine au 1/100e 0 gr. 005
Pour 1 pilule. 2 à 4 par jour. (Migraines, névralgies.)

R

RAIFORT. — *Cochlearia armorica* (Crucifères).

Part. empl. — Racine fraîche.

Propr. et indic. thér. — Antiscorbutique ; rubéfiant.

Formes pharm., posol. — *Us. int.* — *Sirop composé* ou *sirop antiscorbutique*, 20 à 50 gr. — *Enfants* : 15 à 30 gr.

Sirop de raifort iodé. — V. *Iode.*

Teinture composée : 15 à 30 gr. — *Enfants* : 1 gr. par année.

Vin antiscorbutique : 30 à 100 gr.

Us. ext. — *Vinaigre* dilué, en lotions.

SIROP DE RAIFORT COMPOSÉ OU SIROP ANTISCORBUTIQUE	
Feuilles récentes de cochléaria	1000 gr.
— — de cresson	1 000 —
Racines récentes de raifort	1 000 —
Feuilles sèches de ményanthe	100 —
Écorce d'orange amère	200 —
Cannelle de Ceylan	50 —
Vin blanc	4 000 —
Sucre blanc	5 000 —

TEINTURE DE RAIFORT COMPOSÉE OU TEINTURE ANTISCORBUTIQUE

Racines fraîches de raifort	200 gr.
Semences de moutarde noire	100 —
Chlorure d'ammonium	50 gr.
Alcool à 60°	400 —
Alcoolat de cochlearia composé	400 —

VIN ANTISCORBUTIQUE

Racine fraîche de raifort	30 gr.
Feuilles fraîches de cochléaria anisées	15 —
Feuilles fraîches de cresson	15 —
Trèfle d'eau	3 —
Semences de moutarde	15 —
Chlorure d'ammonium	7 —
Alcoolat de cochlearia composé	16 —
Vin blanc	1 000 —

RAISIN. — Fruit de la vigne. *Vitis vinifera* (Ampélidées).

Part. empl. — Fruit vert. Fruit sec.

Propr. et indic. thér. — Fruit frais : rafraîchissant, laxatif (cures de raisin).

Fruits secs : Béchiques, adoucissants (font partie des quatre fruits pectoraux : dattes, figues, jujubes, raisins).

RATANHIA. — *Krameria triandra* (Polygalées).

Part. empl. — Racine.

Princ. act. — Tannin.

Propr. et indic. thér. — Astringent. À l'intérieur comme anti-diarrhéique, antihémoptoïque ; à l'extérieur contre les hémorroïdes.

Incomp. — Celles du tannin.

Formes pharm., posol. — *Us. int.* — **Infusion :** 20 p. 1000.

Poudre : 1 à 10 gr. en cachets, pilules.

Extrait mou : 0 gr. 50 à 5 gr. en pilules, potion. — *Enfants :* 0 gr. 20 par année.

Extrait sec : 0 gr. 50 à 3 gr. en pilules, potion.

Sirop : (à 25 gr. d'extrait sec p. 1 000) 10 à 100 gr.

Teinture : 5 à 20 gr.

Us. ext. — **Lavements de décoction** (50 p. 1000) ou *d'extrait* (5 à 10 gr.).

Pommade : au 10e.

Suppositoires (avec 1 gr. d'extrait sec).

PILULES	
Extrait d'opium	0 gr. 01
— de ratanhia	0 gr. 10
Pour 1 pilule. 5 à 10 par jour.	

POMMADES	
A. — Extrait d'hamamélis	1 gr.
Extrait de ratanhia	4 gr.
— de jusquiame	0 gr. 50
Lanoline	10 gr.
Onguent populéum	20 —
(Hémorroïdes.)	

B. — Onguent populéum 30 gr.
Extrait de ratanhia 1 —
— de belladone 0 gr. 50
Chlorhydrate de cocaïne 0 gr. 20
(Hémorroïdes.)

C. — Extrait de ratanhia 4 gr.
Sirop d'opium 30 —
Hydrolat de menthe
— de mélisse } ãã 60 —
(Hémoptysies.)

POTIONS

Potion astringente

A. — Extrait de ratanhia 5 gr.
Eau 100 —
Sirop de coings 50 —
(Codex.)

B. — Extrait de ratanhia 4 gr.
Sous-nitrate de bismuth 6 —
Laudanum de Sydenham X gouttes
Julep gommeux 150 gr.
(Contre la diarrhée.)

SIROP

Acide chlorhydrique officinal 0 gr. 25
Sirop de ratanhia 30 —
Eau distillée Q. S. pour 120 cc.
1 c. à café toutes les deux heures.
(Diarrhée; *Enfants*.)

SUPPOSITOIRES

Extrait de ratanhia 1 gr.
— de belladone 0 gr. 02
Beurre de cacao Q. S.
Pour 1 suppositoire. (Hémorroïdes.)

RÉGLISSE. — *Glycyrrhiza glabra* (Légumineuses).

Part. empl. — Racine.

Princ. act. — Glycyrrhizine.

Propr. et indic. thér. — Adoucissant, béchique. Est surtout employé pour édulcorer les tisanes et pour la confection des pilules.

Formes pharm., posol. — *Us. int.* — **Infusion :** 15 à 50 p. 1000 gr.

Pâte (contient 0,02 d'extrait d'opium p. 100).

Poudre : 5 à 20 gr.

Suc épaissi : *ad libitum.*

POUDRE DE RÉGLISSE COMPOSÉE

Réglisse pulvérisée } ãã 12 gr.
Poudre de séné
Soufre lavé 6 —

Fenouil pulvérisé 6 gr.
Sucre 36 —
1 à 2 cuillerées à café par jour.
(Laxatif.)

GLYCYRRHIZINE AMMONIACALE ou GLYZINE. — Extrait ammoniacal

de la racine de réglisse qui en contient 6,27 p. 100.

Propr. phys. et chim. — Substance brune, soluble dans l'eau froide à laquelle elle communique une saveur sucrée.

Propr. et indic. thér. — Masque la saveur désagréable de quelques médicaments tels que l'ipéca, le sulfate de magnésie, l'iodure de potassium, le salicylate de soude, mais non la saveur amère des sels de quinine. Sert à confectionner des boissons hygiéniques.

BOISSON HYGIÉNIQUE

Acide citrique 0 gr. 50
Glycyrrhizine 0 gr. 50

Teinture de gentiane 1 gr.
Eau 1 litre.

REINE DES PRÉS. — V. *Ulmaire.*

RÉSORBINE. — Excipient pour pommades (mélange de cire, d'huile d'amandes, de lanoline, de gélatine et de savon).

RÉSORCINE. — Métadioxybenzène $C^6H^4(OH)^2$.

Propr. phys. et chim. — Prismes rhomboïdaux blancs, prenant une coloration rose chamois sous l'influence de la lumière; d'une odeur de phénol, de saveur douceâtre. Soluble dans son poids d'eau, très soluble dans l'huile d'olives, dans l'alcool et l'éther, à peu près insoluble dans le chloroforme, l'huile de vaseline et la glycérine.

Incomp. — Avec le camphre (mélange liquide), avec l'antipyrine, en solution (formation d'un précipité).

Propr. et indic. thér. — Rarement employée à l'intérieur comme antiseptique intestinal et antipyrétique (dangereux). A l'extérieur, employée comme antiseptique dans les stomatites, les affections du nez, de l'oreille, de l'urèthre, et comme topique dans certaines dermatoses (acné, eczéma séborrhéique, végétations), antiprurigineux.

Formes pharm., posol. — *Us. int.* — 1 à 3 gr. en *cachets, potion* aromatisée. — *Enfants* : 0 gr. 05 à 0 gr. 10 par année.

Us. ext. — **Collodion, pommades** (au 10°), **pâtes. Solutions alcoolique, aqueuse** (1 à 5 p. 100), *glycérinée, huileuse* (en lotions, collutoires, gargarismes, injections, instillations).

CACHETS

Salicylate de bismuth	
Benzonaphtol	ãã 0 gr. 30
Résorcine	

Pour 1 cachet. 2 à 3 par jour. (Diarrhées chroniques; Ewald).

COLLODION

Collodion riciné	80 gr.
Résorcine	20 —

En application sur les végétations (après lavages avec la liqueur d'Hoffmann.)

CRAYONS DE POMMADE

Résorcine	15 gr.
Beurre de cacao	60 —
Paraffine	10 —
Huile d'olives	15 —

A diviser en crayons.

GARGARISME

Résorcine	1 gr.
Glycérine	30 —
Eau de menthe	40 —
Eau	180 —

MIXTURES

A. —

Résorcine	2 gr.
Chloral	4 —
Alcool	200 —

En lotions. (Contre la séborrhée.)

B. —

Résorcine	
Soufre	ãã 10 gr.
Teinture de savon noir à 1/15	30 —

En badigeonnages le soir, pour décaper les séborrhées ou l'acné

(Darier.)

C. —

Sublimé	0 gr. 20
Acide acétique glacial	1 gr.
Résorcine	2 —
Hydrate de chloral	4 —
Teinture de cantharides	
Teinture de jaborandi	ãã 5 —
Alcool à 90°	200 —
Huile de ricin	30 —
Extrait de violettes	Q. S.

En frictions. (Pelade, Gaucher.)

PATES

A. — Résorcine pulvérisée
Oxyde de zinc
Amidon   } ãã 5 gr.

Vaseline   15 —
(Contre l'acné. Isaac.)

B. — Axonge benzoïnée   28 gr.
Oxyde de zinc   10 —
Terre fossile   2 —
Résorcine   40 —
(Unna.)

(Pâte exfoliante à appliquer pendant quelques minutes.)

POUDRE

A. — Carbonate de zinc
Sous-nitrate de bismuth   } ãã 9 gr.
Résorcine   2 —

Poudre de talc   80 —
Pour saupoudrer les surfaces d'implantation des végétations qui ont été enlevées. (Silbermintz.)

SOLUTION HUILEUSE

Résorcine   1 gr.
Huile d'olives   20 —
Essence de menthe   II gouttes
Injecter 1/2 seringue dans chaque narine (antisepsie nasale) ou en badigeonnages laryngés.

SOLUTION POUR INJECTIONS URÉTRALES

Résorcine   2 à 4 gr.
Eau distillée   100 —

RÉTINOL. — Hydrocarbure liquide résultant de la distillation sèche de la colophane.

Propr. phys. et chim. — Coloration brune ; consistance assez épaisse. Dissout l'huile de cade, l'alcool, l'éther, l'essence de térébenthine, l'acide phénique, le salol et le naphtol camphré, le baume du Pérou. Est, d'après F. Vigier, un excellent véhicule du phosphore à cause de son inoxydabilité.

Propr. et indic. thér. — Antiseptique (vaginite) ; antiblennorragique. Surtout utilisé comme véhicule de certains médicaments.

Formes pharm., posol. — *Us. int.* — 0 gr. 25 à 0 gr. 50 en *capsules :* capsules de rétinol phosphoré (à 1/10ᵉ de milligr. de phosphore).

Us. ext. — **Pur**, en applications locales (tampons).

RHUBARBE. — Provient de divers Rheum (Polygonacées).

Part. empl. — Tige, souche.

Princ. act. — Acides gallique, tannique, chrysophanique, oxalique ; émodine.

Incomp. — Avec l'eau de chaux (précipité d'oxalate de chaux), l'émétique, les infusés astringents.

Propr. et indic. thér. — Laxatif ou purgatif suivant les doses ; stomachique très amer.

Formes pharm., posol. — *Us. int.* — **Tisane :** 5 p. 1000.
Macération : 10 p. 1000.
Poudre : 0 gr. 10 à 0 gr. 50 (tonique) ; 0 gr. 50 à 5 gr. (purgative) en paquets, en cachets, comprimés, pilules, tablettes. — *Enfants :* 0 gr. 05 par année.

Extrait : 0 gr. 10 à 0 gr. 50. — *Enfants :* 0 gr. 02 à 0 gr. 05 par année.

Sirop simple : 10 à 50 gr. — *Enfants :* 5 à 25 gr.

Sirop composé (sirop de chicorée composé) : 10 à 50 gr. — *Enfants :* 5 à 25 gr.

Élixir de longue vie : 5 à 15 gr.

Teinture : 5 à 10 gr. — *Enfants :* 1 gr. par année.

Vin : 10 à 50 gr.

CACHETS

A. — Poudre de rhubarbe   0 gr. 50
—   de quassia   0 gr. 20
—   de noix vomi-
que   0 gr. 05

Pour 1 cachet. 2 par jour. (Anorexie.)

B. — Poudre de rhubarbe   0 gr. 30
Poudre de cascara   0 gr. 15

Pour 1 cachet. 2 par jour.

MACÉRATION

Rhubarbe concassée   5 gr.
Badiane   3 —
Eau   250 —

2 à 4 cuillerées à soupe par jour.

MIXTURE

Teinture de rhubarbe
—   de gentiane   } āā 5 gr.
—   de badiane

XXX gouttes à chaque repas.

PILULES

Poudre de cascara
Résine de scammonée   } āā 0 gr. 04
Extrait de rhubarbe

Pour 1 pilule. 2 à 4 le matin.

POUDRES

A. — Poudre de rhubarbe
—   de crème de tartre   } āā 15 gr.
—   d'écorce d'orange amère

1 cuillerée à café. (Laxatif.)

B. — Poudre de rhubarbe   20 gr.
Sulfate de soude   10 —
Bicarbonate de soude   5 —
Sucre vanillé   3 —

1 cuillerée à café.

SIROP DE RHUBARBE COMPOSÉ

(Sirop de chicorée composé.)

Rhubarbe de Chine   200 gr.
Racines sèches de chicorée   200 —
Feuilles sèches de chicorée   300 —
—   de fumeterre   100 —
—   de scolopendre   100 —
Baies d'alkékenges   50 —
Cannelle de Ceylan   20 —
Santal citrin   20 —
Sucre blanc   3 000 —
Eau distillée   Q. S.

VIN

Vin de gentiane
—   de rhubarbe   } āā 150 gr.
—   de quinquina
Sirop d'écorces d'oranges
amères   50 gr.

RHUS AROMATICA. — (Rutacées).

Part. empl. — Écorce de racine.

Propr. et indic. thér. — Employée contre l'incontinence nocturne des urines.

Formes pharm., posol. — ***Extrait fluide :*** 1 à 4 gr. — *Enfants :* V à X gouttes par année.

Teinture : 1 à 4 gr.

MIXTURE	SIROP
Teinture de rhus aromatica 20 gr — de noix vomique — d'ergot de seigle $\tilde{a}\tilde{a}$ 10 — X gouttes avant chaque repas. (Monin.)	Extrait fluide de rhus aromatica 2 gr. 50 Valérianate d'ammoniaque 0 gr. 75 Sirop de menthe 150 gr. 2 cuillerées à dessert par jour (*Enfants.*)

RICIN. — *Ricinus communis* (Euphorbiacées).

Part. empl. — Semences (très actives); huile, extraite des semences.

Propr. phys. et chim. — L'huile est blanche, visqueuse, sans odeur et de saveur désagréable, soluble dans l'alcool à 90°.

Propr. et indic. thér. — Laxative à petites doses (2 à 10 gr.), purgative à doses plus élevées.

Purgatif de choix quand il s'agit de remédier à une accumulation stercorale, quelle qu'en soit la cause. Constitue également l'un des meilleurs laxatifs à employer contre la constipation habituelle.

A l'extérieur, en lavement, comme purgatif; entre dans la composition de différentes pommades usitées contre la séborrhée du cuir chevelu; sert à donner de la souplesse au collodion et à ramollir certaines pommades trop consistantes.

Formes pharm., posol. — *Us. int.* — 2 à 10 gr. (laxative); 10 à 50 gr. (purgative), en nature, dans du lait, du bouillon dégraissé, de la bière, du vin de Malaga, du cassis, du sirop de menthe, entre deux tranches d'oranges, en capsules, en émulsion. — *Enfants :* 2 gr. par année.

Us. ext. — 20 à 50 gr. en *lavement. Suppositoires.*

Pommades.

COSMÉTIQUE	LAVEMENT
Beurre de cacao 5 gr. Huile de ricin 30 — — de bergamote 1 — Eau de Cologne 20 —	Huile de ricin 20 à 50 gr Jaune d'œuf n° 1. Décoction de graines de lin 200 —

ÉMULSIONS	MIXTURES
A. — Huile de ricin Eau de menthe poivrée $\tilde{a}\tilde{a}$ 1 partie Eau 2 gr. Jaune d'œuf n° 1 (*Enfants.* Marfan.)	A. — Huile de ricin 20 gr. Teinture de quinine — de romarin — de jaborandi $\tilde{a}\tilde{a}$ 10 — Rhum Pour onctions sur le cuir chevelu (Alopécies. Brocq.)
B. — Huile de ricin 30 gr. Gomme arabique 8 — Eau de menthe 35 — Eau 60 — Sirop simple — A prendre le matin à jeun. (Codex.)	B. — Soufre précipité 6 gr. Beurre de cacao 10 — Huile de ricin 50 — Baume du Pérou ou teinture de benjoin 1 gr. (Séborrhées. Vidal.)

Huile de ricin		Eau de fleurs d'oranger	5 —
Huile d'amandes douces	ãã P. E.	Eau distillée	15 —
Sirop de belladone		(A prendre en une fois. *Enfants.*)	

2 à 3 cuillerées à café le matin.
(Constipation spasmodique.)

SUPPOSITOIRES

POTION		Huile de ricin	2 gr.
Huile de ricin	5 à 10 gr.	Beurre de cacao	Q. S.
Sirop d'orgeat	10 —	Pour 1 suppositoire.	

SULFORICINIQUE (ACIDE) ; SULFORICINATE DE SOUDE.

Propr. phys. et chim. — Liquide jaune foncé, de consistance sirupeuse.

S'émulsionne avec l'eau. A la propriété de dissoudre un grand nombre de corps, notamment le naphtol (10 p. 100), la créosote (10 p. 100), le salol (15 p. 100), l'acide phénique (20 à 40 p. 100). Neutralisé en partie par la lessive de soude, il constitue le sulforicinate de soude qui est seul utilisé.

Propr. et indic. thér. — Ces solutés constituent des topiques usités dans le traitement des angines pseudo-membraneuses, de la laryngite tuberculeuse, de l'ozène, de la conjonctivite pseudo-membraneuse.

RIZ. — *Oriza sativa* (Graminées).

Part. empl. — Semences décortiquées.

Propr. et indic. thér. — Émollient, antidiarrhéique ; aliment (en tisane) dans les maladies infectieuses. Contient 12 à 14 p. 100 de gluten.

Formes pharm., posol. — *Us. int.* — **Décoction** : 30 à 40 p. 1000.

Us. ext. — **Farine** : en cataplasmes ou en nature.

ROMARIN. — *Rosmarinus officinalis* (Labiées).

Part. empl. — Jeune rameau fleuri.

Propr. et indic. thér. — Stomachique, stimulant.

Formes pharm., posol. — *Us. int.* — **Essence** : IV gouttes.
Infusion : 10 à 20 p. 100.

Us. ext. — **Alcoolat** : en frictions.

MIXTURE		ou acide salicylique	1 gr.
Alcoolat de romarin	100 gr.	Pour frictions sur le cuir chevelu.	
Teinture de cantharides	10 —	(Alopécie.)	

RONCE SAUVAGE. — *Rubus fruticosus* (Rosacées).

Part. empl. — Feuilles.

Propr. et indic. thér. — Astringent.

Formes pharm., posol. — *Us. ext.* — *Infusion de feuilles :* 20 p. 1000 en gargarismes.

GARGARISMES		Décoction de feuilles de ronces	200 gr.
Alun	4 gr.	Sirop de mûres	50 —

ROSES. — *Rosa* (Rosacées).

Plusieurs variétés :

A. *Rosa centifolia*.

Propr. et indic. thér. — Astringent, aromatique.

Formes pharm., posol. — *Us. ext.* — *Eau distillée :* en collyre.

B. Rose de Provins, *Rosa Gallica*

Propr. et indic. thér. — Astringent énergique.

Formes pharm., posol. — *Us. ext.* — *Infusion :* 20 p. 1000.

Mellite (miel rosal) : 10 à 60 gr. (incompatible avec le bicarbonate de soude).

Vinaigre rosat (à 1/10ᵉ) 5 à 30 gr.

C. Rose sauvage, églantine, *Rosa Canina*.

Part. empl. — Fruit (Cynorrhodon).

Propr. et indic. thér. — Astringent, acidule (base de la conserve usitée pour la confection des pilules).

RUE. — *Ruta graveolens* (Rutacées).

Part. empl. — Plante fleurie.

Princ. act. — Huile essentielle.

Propr. et indic. thér. — Emménagogue (abortif).

Formes pharm., posol. — *Us. int.* — *Infusion :* 2 à 5 p. 1000.

Essence : I à X gouttes.

Poudre : 1 gr. à 1 gr. 50.

CACHETS		POTION	
Poudre de rue		Armoise	5 gr.
— de sabine ãã 0 gr. 05		Safran	2 —
Pour 1 cachet. 2 par jour.		Eau	125 —
		Huile essentielle de rue	
		— de sabine ãã V gouttes	
		Élixir de Garus	30 gr.

RUMEX CRISPUS (Polygonées).

Part. empl. — Racine.

Princ. act. — Contient du fer en quantité notable (jusqu'à 0,44 pour 100 de substance sèche).

Propr. et indic. thér. — En raison de sa teneur en fer a été utilisé (Gilbert et Lereboullet) pour le traitement de la chlorose, de l'anémie tuberculeuse.

Formes pharm., posol. — *Us. int.* — *Poudre de racines* en cachets, capsules (de 0 gr. 50 à 0 gr. 75) : 1 gr. 50 à 3 gr. par jour.

S

SABINE. — *Juniperus Sabina* (Conifères).

Part. empl. — Sommités des rameaux, feuilles.
Propr. et indic. thér. — Emménagogue ; caustique léger (contre les végétations).
Formes pharm., posol. — *Us. int.* — Infusion : 5 p. 1000.
Huile essentielle : I à X gouttes.
Poudre : 0 gr. 50 à 1 gr.
Us. ext. — **Poudre :** en applications locales.

<table>
<tr><td colspan="2">

POUDRES

A. — Poudre de sabine
Poudre d'alun calciné } $\widetilde{aa}$ 5 gr.
Calomel   2 gr.

(Pour appliquer sur les végétations.)
</td><td>

B. — Poudre de sabine
Acide salicylique } $\widetilde{aa}$ P. E.
(*Id.*).
</td></tr>
</table>

SACCHARINE. — Sulfimide benzoïque.

$$C^6H^4 \overset{\diagup CO \diagdown}{\underset{\diagdown SO^2 \diagup}{}} AzH \text{ ou anhydride sulfamido-benzoïque.}$$

Propr. phys. et chim. — Poudre blanche, cristalline, incolore et inodore, de saveur extrêmement sucrée. Soluble dans 335 p. d'eau froide, 28 p. d'eau bouillante, 30 p. d'alcool ; soluble également dans la glycérine, peu dans l'éther. Les alcalis, les carbonates alcalins la dissolvent : un mélange de saccharine avec moitié de son poids de bicarbonate de soude est très soluble dans l'eau. Pouvoir sucrant environ 250 à 300 fois supérieur à celui du sucre ; on admet que 0 gr. 05 de saccharine équivalent à un morceau de sucre.

Propr. et indic. thér. — Remplace le sucre chez les diabétiques. Antiseptique buccal.

Formes pharm., posol. — *Us. int.* — 0 gr. 10 à 0 gr. 25 en comprimés de 0 gr. 05 (avec bicarbonate de soude).

Us. ext. — **Solutions alcooliques** pour lavages de la bouche. 3 à 5 p. 1000.

<table>
<tr><td colspan="2">

MIXTURES

A. — Saccharine
Bicarbonate de soude } $\widetilde{aa}$ 1 gr.
Acide salicylique   4 —
Alcool purifié   200 —

  Quelques gouttes dans un verre d'eau pour gargarisme.

B. — Essence de cannelle
  de Ceylan } $\widetilde{aa}$ 0 gr. 25
Essence de girofle
</td><td>

Acide thymique
Saccharine } $\widetilde{aa}$ 1 gr. 50
Alcool à 90°   100 gr.
Teinture de ratanhia   2 gr. 50
       (*Id.* ; Redier.)

SOLUTION ALCOOLIQUE

Saccharine   1 gr.
Alcool à 60°   50 —
  1 cuillerée à café dans 1/2 verre d'eau pour lavages de la bouche. (Muguet.)
</td></tr>
</table>

SAFRAN. — *Crocus sativus* (Iridées.)

    Part. empl. — Stigmates.

    Princ. act. — Polychroïte, crocine et crocose.

    Propr. phys. — Pouvoir colorant jaune intense.

    Propr. et indic. thér. — Emménagogue.

    Formes pharm., posol. — *Us. int.* — **Tisane :** 0 gr. 50 à 2 gr. p. 1000.

    Poudre : 0 gr. 20 à 2 gr. — *Enfants :* 0 gr. 05.

    Sirop : 20 à 60 gr.

    Teinture (à 1/10e) : 4 à 20 gr. en potion. — *Enfants :* 1 à 2 gr. par année.

Entre dans la composition du laudanum de Sydenham, des gouttes noires anglaises, des pilules de cynoglosse.

COLLUTOIRE

Teinture de vanille	} āā 5 gr.	
— de coca		
— de myrrhe	10 —	
— de safran	} āā 20 —	
Miel de mercuriale		
Miel rosat	60 —	

En frictions sur les gencives.

PILULES

Tartrate de fer et de potasse   0 gr. 05

Safran en poudre	} āā 0 gr. 20	
Cannelle		
Sirop d'armoise	Q. S.	

Pour 1 pilule. 2 à 4 par jour.

SIROP DE DENTITION

Safran	3 gr.
Tamarin	30 —
Miel	200 —
Eau	100 —

En frictions sur les gencives.

          (Delabarre.)

SAGAPENUM. — Gomme résine du *Ferula persica* (Ombellifères).

    Propr. phys. et chim. — Larmes brun jaunâtre, se ramollissant entre les doigts, d'odeur alliacée.

    Propr. et indic. thér. — Excitant. Entre dans la composition de plusieurs emplâtres. Contient de l'ombelliférone.

    Formes pharm., posol. — *Us. int.* — 0 gr. 10 à 1 gr.

SALACÉTOL. — Combinaison de l'acide salicylique et de l'acétone.

$$C^6H^4 \diagup OH \diagdown CO^2 - CH^2 - CO - CH^3.$$

Contient 75 p. 100 d'acide salicylique.

    Propr. phys. et chim. — Aiguilles cristallisées. Insoluble dans l'eau froide, soluble dans l'eau bouillante, dans l'alcool. Se dédouble dans l'intestin en acide salicylique et acétone.

    Propr. et indic. thér. — Antiseptique intestinal.

    Formes pharm., posol. — *Us. int.* — 2 à 3 gr. en **cachets.**

Enfants : 0 gr. 10 à 0 gr. 20 par année.

Us. ext. — **Pommade** à 20 p. 100.

SALICAIRE. — *Lythrum salicaria* (Lythrariées).

    Part. empl. — Tige, fleurs.

Propr. et indic. thér. — Astringent, antidiarrhéique.
Formes pharm., posol. — *Us. int.* — *Infusion :* 20 p. 1000.
Poudre : 1 à 10 gr. — *Enfants :* 1 gr.

ALICINE. — V. *Saule.*

SALICYLARSINATE DE MERCURE. — V. *Mercure.*

SALICYLIQUE (ACIDE). — Acide phénol orthocarbonique ou orthoxyben-
zoïque. $OH.C^6H^4.CO^2H$.

Propr. phys. et chim. — Longues aiguilles clinorhombiques, inodores, de saveur sucrée, puis âcre.

Soluble dans 1000 p. d'eau froide, 15 à 20 d'eau bouillante, 2 1/2 p.
d'alcool, 2 p. d'éther ; dans 6 de chloroforme ou de glycérine. (Ajouter
partie égale de borate de soude dans les solutions aqueuses pour augmenter
la solubilité).

Incomp. — Avec l'exalgine, le menthol, l'uréthane (en cachets).

Toxic. — Cause fréquemment des bourdonnements d'oreilles, de la
dureté de l'ouïe, des vertiges, parfois des troubles visuels, du délire.

Propr. et indic. thér. — Caustique léger. Antiseptique, analgésique
et antithermique. A été employé primitivement dans le traitement du
rhumatisme ; a été remplacé depuis par le salicylate de soude, facilement
soluble et moins irritant.

A l'extérieur, ses propriétés analgésiques sont également utilisées contre
les rhumatismes, et ses propriétés antiseptiques sont utilisées dans le traitement des angines, du sycosis, etc. ; comme agent kératolytique, il est
employé dans le traitement des séborrhées et surtout des productions
cornées et épithéliales : cors, verrues. Utilisé contre l'hyperidrose.

Formes pharm., posol. — *Us. int.* — 1 à 4 gr. en *cachets* —
Enfants : 0 gr. 20 par année.

Us. ext. — **Collodion, coton, gaze** (au 1000°), **glycéré, pommade, pâtes. Poudres composées. Solution** au 1000° (lavage de
l'estomac).

COLLODIONS

A. — Acide salicylique	1 gr.
— lactique	0 gr. 50
Extrait de chanvre indien	0 gr. 25
Alcool à 90°	1 gr.
Éther	2 gr. 50
Collodion élastique	5 gr.

En applications quotidiennes pendant
quelques jours sur les cors, les verrues.

B. — Chloral		
Acide acétique	} ãã	1 gr.
Acide salicylique		
Éther	} ãã	4 —
Collodion		15 —

(Verrues, Mantelin.)

COLLUTOIRE

Acide salicylique	0 gr. 50 à 1 gr.
Alcool	Q. S.
Glycérine	40 gr.
Infusion d'eucalyptus	60 —

En badigeonnages sur les fausses
membranes de la gorge. (J. Simon.)

GLYCÉRÉ

Acide salicylique	} ãã 1 gr.
— tartrique	
Glycérolé d'amidon	30 —

En applications contre l'eczéma chronique.

PÂTE

Acide salicylique	1 gr.
Oxyde de zinc	} ãã 12 —
Amidon	
Vaseline	25 —

(Contre l'eczéma. Lassar.)

POMMADES

A. — Acide salicylique
Lanoline } ãã 10 gr.
Essence de térébenthine
Axonge   80 —
   En frictions sur les articulations atteintes. (Bourget.)

B. — Acide salicylique   1 gr
Soufre   2-4 —
Lanoline } ãã 30 —
Vaseline

C. — Acide salicylique   1 gr.
Précipité blanc   5 —
Vaseline   40 —
   (Contre les verrues.)

D. — Résorcine   0 gr. 10
Acide salicylique   0 gr. 25
Oxyde de zinc   3 gr.
Lanoline   6 —
Vaseline   12 —
   (Eczéma récidivant de la lèvre supérieure. Brocq.)

E. — Acide salicylique
Camphre } ãã 0 gr. 20
Oxyde de zinc   2 gr.
Lanoline } ãã 8 gr.
Vaseline
   (Sycosis.)

POUDRE

Acide salicylique	3 gr.
Sous-nitrate de bismuth	17 —
Talc	80 —

(Hypéridrose des mains et des pieds.)

SOLUTION ALCOOLIQUES

A. — Acide salicylique   10 gr.
Alcool à 90°   150 —
Essence de thym ou de menthe   2 —
   1 cuillerée à soupe dans un litre d'eau bouillie tiède pour lavages de la gorge. (Angines.)

B. — Menthol   1 gr.
Acide salicylique   4 —
Alcool   200 —
   (En lotions; sueurs des phtisiques.)

SOLUTION HUILEUSE

Acide salicylique	1 gr.
Huile d'olives	100 —

   Pour imbiber des tampons d'ouate que l'on introduira dans les narines (Eczéma des narines).

SALICYLATE D'AMYLE. — V. *Amyle.*

SALICYLATE DE BISMUTH. — V. *Bismuth.*

SALICYLATE D'ÉSÉRINE. — V. *Fève de Calabar.*

SALICYLATE DE LITHINE. — V. *Lithine.*

SALICYLATE DE MAGNÉSIE. — V. *Magnésie.*

SALICYLATE DE MERCURE. — V. *Mercure.*

SALICYLATE DE MÉTHYLE. — Éther méthylsalicylique.

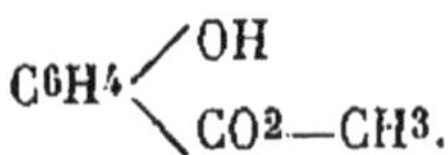

$$C^6H^4 \begin{cases} OH \\ CO^2{-}CH^3. \end{cases}$$

Forme les 9/10ᵉ de l'essence de Gaultheria procumbens ou essence de Wintergreen, où il est mélangé à un carbure, le gaulthérylène.

Propr. phys. et chim. — Le salicylate de méthyle synthétique est un liquide d'odeur aromatique très pénétrante, rappelant celle de la jacinthe, renfermant 90, 75 p. 100 d'acide salicylique. Peu soluble dans l'eau, plus soluble dans l'alcool, l'éther ; soluble dans les matières grasses et la vaseline. Émet des vapeurs à basse température. D = 1,18. XLIII gouttes pèsent 1 gr.

Produit l'analgésie locale et agit comme antiseptique.

Propr. et indic. thér. — Employé en applications cutanées contre le rhumatisme articulaire aigu, subaigu ou chronique, les névralgies de toute nature, les douleurs musculaires (lumbago, torticolis), l'orchite blennorragique, contre le furoncle (Gallois), le prurit (Leredde) ; la douleur de la colique hépatique, la pelade ; en injections urétrales, contre la blennorragie.

Incomp. — Alcalins.

Formes pharm., posol. — *Us. ext.* — En nature, XL à LXXX gouttes et davantage, versées sur la peau (qui doit être recouverte immédiatement d'un imperméable). Dose maxima : 10 à 12 gr.

Liniments ; injections urétrales (solution dans l'huile de vaseline, 1 à 2 p. 100), *pommades* (on masque l'odeur du salicylate de méthyle en lui associant 1 à 2 p. 100 d'essence de lavande).

Solutions alcooliques ou éthérées (à 2 gr. 50 p. 100), en applications locales (dermatologie),

INJECTION URÉTRALE

Salicylate de méthyle	1-2 gr.
Sous-nitrate de bismuth	20 —
Vaseline liquide	100 —
	(Duquaire.)

LINIMENTS

A. — Salicylate de méthyle	8 gr.
Huile d'olives	16 —
B. — Salicylate de méthyle	20 —
Chloroforme	10 —
Laudanum	10 —
Huile de jusquiame	80 —
C. — Menthol	1 gr.
Gaïacol	5 —
Salicylate de méthyle	10 —
Huile camphrée	100 —
D. — Alcoolat de lavande ⎫	
Alcoolat de Fioravanti ⎬	ãã 100 —
Salicylate de méthyle ⎫	
Chloroforme ⎬	ãã 15 —
Teinture de benjoin ⎭	

MIXTURE

Vaseline liquide	20 gr.
Salicylate de méthyle	12 —

POMMADES

A. — Vaseline	30 gr.
Salicylate de méthyle	5 —
Acide salicylique	2 gr.
Gaïacol	4 —
(En applications sur les articulations douloureuses.)	
B. — Salicylate de méthyle	2 gr.
Oxyde de zinc ⎫	
Vaseline ⎬	ãã 30 —
(Contre le prurit. Leredde.)	
C. — Salicylate de méthyle	4 gr.
Menthol ⎫	
Camphre ⎬	ãã 1 —
Vaseline ⎫	
Lanoline ⎬	ãã 20 —
	(Lyon.)
D. — Salicylate de méthyle	25 gr.

Gaïacol
Essence de térébenthine } ãã 5 gr. | Lanoline 　15 gr.
　　　　　　　　　　　　　　　　| Vaseline 　25 —

ACÉTYL SALICYLATE DE MÉTHYLE C6H4$\langle$ OCOCH3 / COO.CH3

Propr. phys. et chim. — Cristallisé, inodore, insoluble dans l'eau, soluble dans l'alcool, la glycérine, le chloroforme et les huiles fixes. Au contact des alcalis, se décompose en salicylate et acétate alcalins.

Prop. et indic. thér. — Celles des salicylates.

Formes pharm., posol. — *Us. ext.* — 5 à 8 gr. (Huchard et Ambard).

SALICYLATE DE QUININE. — *V. Quinine.*

SALICYLATE DE SOUDE C7H5O3Na.

Propr. phys. et chim. — Aiguilles incolores, inodores, et sans saveur. Neutre au tournesol. Soluble dans son poids d'eau, dans l'alcool faible, 2 p. pour 27 p. d'éther, aide à dissoudre la caféine (1 gr. 37 pour 1 gr. de caféine) et la théobromine (Pouchet).

Incomp. — Avec le borax ou l'antipyrine, les phénols (liquéfaction), les acides, le perchlorure de fer.

Toxic. — Souvent petits accidents d'intolérance : troubles gastriques sous forme de nausées, de gastralgie ; troubles nerveux tels que bourdonnements d'oreilles, surdité passagère, vertiges, congestion du visage. Plus rarement et uniquement chez les sujets dont les reins, le cœur, sont altérés : accidents graves et délire violent, oppression, petitesse du pouls, syncope.

Contre-indiqué chez les grands névropathes, les alcooliques, les cardiaques avancés, les dyspeptiques, les brightiques anciens. A employer avec prudence pendant la grossesse (en raison de l'insuffisance rénale si fréquente), pendant l'allaitement et les règles ; chez les artérioscléreux, les vieillards.

Propr. et indic. thér. — Employé d'abord uniquement comme antithermique et analgésique, dans le rhumatisme articulaire aigu, dont il est le remède spécifique (prescrire au début des doses élevées 6 à 8 gr., puis les diminuer rapidement).

Son action analgésique est encore utilisée dans la goutte subaiguë et chronique (contribue de plus à l'élimination de l'acide urique) ; dans l'orchite blennoragique.

Ses propriétés analgésiques et antiseptiques sont également mises à contribution pour le traitement des angiocholites calculeuses, catarrhales ; comme cholagogue, est utilisé dans la lithiase biliaire. A été employé récemment avec succès contre le goître exophtalmique.

A l'extérieur, employé en collutoire et gargarisme contre les angines, les gingivo-stomatites aphteuses, en pommade contre les pustules varioliques.

Formes pharm., posol. — *Us. int.* — 1 à 8 gr. en *cachets, potion, sirop, solution* (à doses fractionnées). — *Enfants :* 0 gr. 50 par année.

A administrer au cours des repas.

Us. ext. — Gargarisme, lavement, lotions, pommade.

CACHETS

Salicylate de soude	} ãã 0 gr. 25
Sulfate de quinine	

Pour 1 cachet. 2 à 4. (Migraine.)

COLLUTOIRE

Salicylate de soude	20 gr.
Eau	100 —

(Stomatite aphteuse. E. Hirtz.)

POTION

Salicylate de soude	12 gr.
Rhum	40 —
Sirop d'écorces d'oranges amères	50 —
Eau distillée Q. S. pour	180 cc.

1 cuillerée à soupe contient 1 gr. de sel.

SIROP

Salicylate de soude	15 gr.
Sirop de groseilles	300 —

SALIPYRINE. — V. *Antipyrine.*

SALOL. — Salicylate de phénol. $C_6H^4\begin{cases} OH \\ CO_2—C_6H_5 \end{cases}$. 100 p. de salol correspondent à 43 p. de phénol et 63 p. d'acide salicylique.

Propr. phys et chim. — Poudre blanche cristalline, onctueuse, d'odeur faible aromatique. Insoluble dans l'eau froide et la glycérine, soluble dans 10 p. d'alcool froid, très soluble dans l'éther, le chloroforme, la vaseline, les huiles fixes, le baume de copahu, l'essence de santal.

Trituré avec le camphre, il donne un produit liquide : le salol camphré.

Le salol ne se dédouble que dans l'intestin en ses principes constituants.

Toxic. — Pouvoir toxique faible, mais accidents fréquents du côté de la peau et des muqueuses, à la suite de l'emploi local du salol : érythème, gingivite, etc.

Propr. et indic. thér. — Antithermique, analgésique, antiseptique. Est employé à l'intérieur dans le traitement du rhumatisme subaigu, des angines, de la blennorragie aiguë, des pyélites ; comme antiseptique intestinal, dans les entérites ; comme antinévralgique, dans diverses affections douloureuses.

A l'extérieur, comme topique dans le pansement des plaies, du cancer utérin, des chancres, des brûlures, des engelures et comme antiseptique buccal.

Formes pharm., posol. — *Us. int.* — 1 à 6 gr. en *cachets* *solution* dans l'essence de santal (capsules de santal salolé), en *suspension* dans une potion gommeuse ou dans un looch huileux. — *Enfants :* 0 gr. 10 par année.

Us. ext. — *Poudre*, en applications locales, *collodion, crayons, gaze* (à 10 p. 1000), *éther salolé* (à 1/10ᵉ), *pommade, salol camphré.*

CACHETS

A. — Salol	} ãã 0 gr. 30
Benzonaphtol	
Magnésie calcinée	0 gr. 20

Pour 1 cachet. 3 à 6 par jour.

B. — Salol	} ãã 0 gr. 25
Bicarbonate de soude	

Pour 1 cachet. 2 à 6.

COLLODION

Salol	3 gr.
Alcool	Q. S.
Collodion	30 gr.

(Gerçures du sein.)

CRAYONS

Salol	0 gr. 10
Beurre de cacao	1 gr.

(Vaginite des petites filles.)

ÉLIXIR DENTIFRICE

Salol	1 gr.
Alcool à 90°	100 —
Essence de roses	I goutte
— de menthe	II —
Teinture de cochenille	5 gr.

LINIMENT

Huile d'olives	60 gr.
Eau de chaux	30 —
Salol	10 —

(Contre les brûlures.)

MIXTURES

A. — Alcool	100 gr.
Sublimé	ãã 1 —
Salol	
Essence de bergamote	Q. S.

En applications locales. (Syphilides pigmentaires.)

B. — Alcool à 90°	80 gr.
Glycérine	35 —
Eau de roses	30 —
Salol	2 —
Teinture de musc	II gouttes

(Crevasses des mains; Morel Lavallée.)

POMMADE

Menthol	0 gr. 75
Salol	1 gr. 50
Huile d'olives	1 gr. 50
Lanoline	45 gr.

Contre les gerçures des mains.

(Steffen.)

POUDRE

Salol	1 gr.
Acide salicylique	0 gr. 20
Tannin	0 gr. 10
Acide borique	4 gr.

A priser contre le coryza.

SALOL CAMPHRÉ

Salol	3 gr.
Camphre	2 —

SALOL CAMPHR IODOFORMÉ

Iodoforme	1 gr.
Salol camphré	10 —

SALOPHÈNE. — Acétylparamido-salol $C^{15}H^{13}AzO^4$ ou :

$$C^6H^4 \begin{cases} OH \\ CO^2-C^6H^4-AzH-CO-CH^3 \end{cases}$$ Contient 51 p. 100 d'acide salicylique.

Propr. phys. et chim. — Paillettes incolores, inodores et sans saveur. Peu soluble dans l'eau froide, mieux dans l'eau bouillante, très soluble dans l'alcool et l'éther, soluble à froid dans les alcalis (ne se décompose que dans l'intestin; l'acide salicylique apparaît dans l'urine de la 3° à la 20° heure après l'ingestion),

Propr. et indic. thér. — Employé dans le rhumatisme articulaire aigu comme succédané du salicylate de soude et dans la grippe; comme antinévralgique, calmant des tranchées utérines post-partum; à l'extérieur contre le prurigo, l'urticaire.

Formes pharm., posol. — *Us. int.* — 4 à 6 gr. en **cachets**, potion.

Enfants : 0 gr. 20 par année.

CACHETS		Phénacétine	0 gr. 15
Salophène	0 gr. 50	Pour 1 cachet. 4 à 6. (Névralgies.)	

SALOQUININE. — Éther quinique de l'acide salicylique (ne pas confondre avec le salicylate de quinine) $C^6H^4OH.CO.OC^{20}H^{23}N^2O$. Contient 70 p. 100 de quinine.

Propr. phys. et chim. — Cristaux insolubles dans l'eau, facilement solubles dans l'alcool et l'éther. Insipide.

Propr. et indic. thér. — Les mêmes que celles de la quinine; principalement indiquée comme analgésique.

Formes pharm., posol. — *Us. int.* — 2 gr. et plus par jour, en cachets.

SALSEPAREILLE. — Racines provenant de diverses espèces de *Smilax* (Smilacées).

Princ. act. — Smilacine ou salsaparilline.

Propr. et indic. thér. — Propriétés dépuratives très vantées anciennement (fait partie des espèces sudorifiques).

Formes pharm., posol. — *Us. int.* — **Tisane** à 30 p. 1 000 par infusion et non par décoction qui dissout l'amidon de la plante et donne une tisane visqueuse.

Extrait : 1 à 5 gr. en pilules.

Extrait fluide : 1 à 10 gr.

Poudre : 1 à 10 gr.

Sirop simple : 50 à 120 gr.

Sirop composé (sirop de Cuisinier) : 50 à 120 gr.

SIROPS		B. — *Sirop de Cuisinier.*	
A. — *Sirop ioduré.*		Salsepareille	1000 gr.
Iodure de potassium	20 gr.	Fleurs sèches de bourrache	60 —
Sirop de salsepareille composé	200 —	— de roses pâles	60 —
— d'écorces d'oranges	200 —	Feuilles de séné	60 —
2 à 4 cuillerées à soupe par jour.		Fruits d'anis vert	60 —
(Syphilis.)		Sucre blanc	1000 —
		Miel blanc	1000 gr.
		Eau distillée	Q.-S.

SANG-DRAGON. — Résine du fruit du *Calamus Draco* (Palmiers)

Princ. act. — Draconine ; acide benzoïque.

Propr. et indic. thér. — Astringent, hémostatique.

Formes pharm., posol. — *Us. int.* — **Poudre :** 1 a 10 gr.

Us. ext. — Fait partie de l'eau hémostatique de Tisserand.

EAU HÉMOSTATIQUE DE TISSERAND		PILULES	
Sang-dragon	100 gr.	Ergotine	} ãã 0 gr. 10
Térébenthine des Vosges	100 —	Poudre de sang-dragon	
Eau	1000 —	Pour 1 pilule. 4 à 6. (Ménorragies. A. Robin.)	

SANTAL. — *Santalum album* (Santalacées).

Part. empl. — Bois.

Princ. act. — Essence.

Propr. phys. et chim. — L'essence est jaune clair, d'odeur pénétrante, de saveur âcre et aromatique. Très soluble dans l'alcool. Dissout le salol et d'autres corps analogues.

Propr. et indic. thér. — Antiblennorragique.

Formes pharm., posol. — *Us. int.* — **Essence :** 1 à 8 gr. en capsules. — *Enfants :* 0 gr. 50 par année.

(Le bois fait partie du sirop de rhubarbe composé.)

SANTONINE. — V. *Semen-contra.*

SAPIN VRAI. — *Abies pectinata* (Conifères).

Fournit la térébenthine des Vosges.

SAPIN ÉLEVÉ. — *Abies excelsa* (Conifères).

Fournit la poix de Bourgogne.

SAPOLAN. — Mélange de naphte (60 p. 100), de lanoline (36) et de savon (4) pouvant absorber une assez forte proportion d'eau.

Propr. et indic. thér. — Antiprurigineux.

Formes pharm., posol. — *Us. ext.* — En *nature* ou *pommade* 10 à 30 p. 100.

SAPONAIRE. — *Saponaria officinalis.*

Part. empl. — Racine ; tige ; feuilles.

Princ. act. — Saponine.

Propr. et indic. thér. — Dépuratif, sudorifique.

Formes pharm., posol. — *Us. int.* — Décoction de racines, 20 à 30 p. 1000.

Infusion de feuilles : 10 à 30 p. 1000.

Sirop : 20 à 60 gr.

SIROP

		Sirop de saponaire 300 gr.
Benzoate de soude	5 gr.	2 cuillerées à soupe par jour. (Eczéma
Bicarbonate de soude	15 —	des arthritiques.)

SASSAFRAS. — *Sassafras officinarum* (Laurinées).

Part. empl. — Racine ; écorce.
Princ. act. — Essence ; safrol ; safrène.
Propr. et indic. thér. — Sudorifique (fait partie des 4 bois sudorifiques).
Formes pharm., posol. — *Us. int.* — **Infusion :** 10 à 30 p. 1000.
Essence : II à X gouttes.
Poudre : 2 à 4 gr.
Sirop : 20 à 100 gr.

SAUGE. — *Salvia officinalis* (Labiées).

Part. empl. — Sommités fleuries.
Propr. et indic. thér. — Stimulant, tonique. Employé contre les sueurs des phtisiques.
Formes pharm., posol. — *Us. int.* — **Infusion :** 10 p. 1000.
Teinture alcoolique : XXX gouttes, 3 à 4 fois par jour.
Us. ext. — **Infusion concentrée :** 50 p. 1000, en gargarisme.

SAULE BLANC. — *Salix alba* (Salicacées).

Part empl. — Écorce.
Princ. act. — Salicine.
Propr. et indic. thér. — Astringent ; fébrifuge.
Formes pharm., posol. — *Us. int.* — **Infusion :** 10 à 30 p. 1000.

SALICINE $C^{13}H^{18}O^7$. — Glucoside saligénique.

Propr. phys. et chim. — Aiguilles brillantes ; soluble dans 20 p. d'eau, dans l'alcool et l'éther, de saveur très amère.
Propr. et indic. thér. — Fébrifuge.
Formes pharm., posol. — *Us. int.* — 1 à 4 gr. en cachets.

SAVON AMYGDALIN. — Mélange de stéarates, palmitates et oléates sodiques obtenu par l'action de la soude caustique sur l'huile d'amandes douces (ne contient ni glycérine, ni alcali en excès).

Propr. phys. et chim. — Soluble dans l'eau, l'alcool, l'éther. Émulsionne la créosote et les autres substances non solubles.
Prop. et indic. thér. — Utilisé comme laxatif ; combat les empoisonnements par les acides. Usité en dermatologie.
Formes pharm., posol. — *Us. int.* — 0 gr. 05 à 0 gr. 20 en pilules. *Excipient pilulaire.*

Us. ext. — *Alcoolé* (au 5°); *emplâtre, lavement, savons dentifrices, suppositoires.* Entre dans la composition du baume Opodeldoch. (V. *Ammoniaque.*)

EMPLATRE

Emplâtre simple	2000 gr.
Cire blanche	100 —
Savon médicinal	125 —

(Codex.)

LINIMENT

Liniment savonneux camphré.

Teinture de savon	50 gr.
Huile d'amandes douces	5 —
Alcool camphré	45 —

(Codex.)

MIXTURE

Savon blanc amygdalin non desséché	30 gr.
Eau stérilisée	35 —
Glycérine	35 —
Naphtol	1 —

Pour enduire les sondes.

PILULES SAVONNEUSES

Savon médicinal	0 gr. 20

Pour 1 pilule.

SAVONS DENTIFRICES

A. —

Thymol	1 gr.
Extrait de ratanhia	4 —
Glycérine	24 —
Magnésie calcinée	2 —
Borax	16 —
Essence de menthe	4 —
Savon médicinal	80 —

B. —

Savon médicinal en poudre	20 gr.
Glycérine neutre	Q. S.
Acide salicylique	0 gr. 50
Essence de badiane	1 gr.
Carmin	Q. S.

(Cassine.)

SUPPOSITOIRES

Savon amygdalin en pain, taillé de forme convenable.	1-3 gr.

SAVON DE POTASSE. — Mélange de sels gras de potasse.

Prop. phys. et chim. — Pâte foncée, soluble dans l'eau, l'alcool, l'éther.

Propr. et indic. thérap. — Employé pur contre l'acné, les verrues, etc., en applications d'une durée variable. Entre dans la composition de diverses pommades « desquamantes ».

ALCOOLÉ

Alcool à 90°	80 gr.
Alcoolat de lavande	10 —
Savon noir	40 —
Acide salicylique	1 —

(En frictions contre les comédons. Brocq.)

POMMADES

A. —

Savon noir	
Soufre	} āā P. E.
Axonge	

B. — Savon mou de potasse	60 gr.
Soufre précipité	5 —
Résorcine	2 —
Acide salicylique	3 —

(Acné.)

C. — Savon mou de potasse	60 gr.
Acide salicylique	2 —
Résorcine	1 —

(Pityriasis versicolor. Brocq.)

D. — Savon noir	} āā 1000 gr.
Mercure	

S'emploie en frictions pour remplacer l'onguent mercuriel à base d'axonge.

(Yvon.)

E. — Naphtol	} āā 5 gr.
Camphre	
Résorcine	3 —
Soufre	5-10 —
Savon noir	Q. S. pour 100 —

(Verrue plane séborrhéique.)

SCAMMONÉE. — Suc concret retiré de la racine du *Convolvulus Scammonia* (Convolvulacées).

2 variétés : scammonée d'Alep, scammonée de Smyrne.

Princ. act. — Résine (91 p. 100).

Propr. et indic. thér. — Purgatif drastique, hydragogue.

Entre dans la composition de l'eau-de-vie allemande. (V. *Jalap.*)

Formes pharm., posol. — *Us. int.* — *Poudre :* 0 gr. 50 à 1 gr. — *Enfants :* 0 gr. 05 par année. En cachets, biscuits, chocolat.

Résine blanche : 0 gr. 40 à 0 gr. 80.

Teinture (au 10e) : 2 à 8 gr.

CACHETS

A. — Poudre de scammonée   0 gr. 60
Poudre de jalap   0 gr. 40
  Pour 1 cachet.

B. — Résine de scammonée } ãã 0 gr. 40
Calomel }
  Pour 1 cachet.

ÉMULSION

Scammonée pulvérisée   1 gr.
Lait   120 —

Sucre blanc   15 gr.
Eau de laurier-cerise   5 —
  (Codex.)

PILULES

Scammonée
Aloès socotrin
Résine de jalap
Savon médicinal } ãã 0 gr. 05
  Pour 1 pilule. 2 le matin.

POTION

Teinture de scammonée   3 gr.
Sirop de punch   30 —
Eau   100 —

SCILLE. — *Scilla maritima* (Liliacées).

Part. empl. — Bulbe.

Princ. act. — Scillitoxine, scilline, scillaïne, scillipicrine.

Propr. phys. et chim. — La poudre de scille est rougeâtre, inodore, très amère, très hygrométrique (d'où l'indication de l'associer à un 10e de son poids de sucre de lait, pour en assurer la conservation quand on la prescrit en paquets ou en cachets).

Toxic. — A fortes doses détermine des accidents gastro-intestinaux et circulatoires.

Propr. et indic. thérap. — Possède une action diurétique et expectorante, utilisée dans les cardiopathies avec œdèmes, les bronchites et la coqueluche. Est contre-indiquée dans les néphrites, en raison de son action irritante sur le rein.

Formes pharm., posol. — *Us. int.* — *Poudre :* 0 gr. 10 à 0 gr. 80 (par doses fractionnées) en cachets, pilules. — *Enfants :* 0 gr. 02 par année.

Extrait : 0 gr. 02 à 0 gr. 30 en pilules (1 gr. correspond à 1 gr. 66 de poudre de scille). — *Enfants :* 0 gr. 005 à 0 gr. 01 par année.

Teinture : 1 à 5 gr. (1 gr. correspond à 0 gr. 20 de scille), LIII gouttes pèsent 1 gr. — *Enfants* : II à V gouttes par année.

Oxymel : 5 à 30 gr. en potion (25 gr. correspondent à 0 gr. 50 de scille). — *Enfants* : 1 gr. par année.

Vin : 5 à 20 gr. (20 gr. correspondent à 1 gr. 20 de scille ; est 17 fois plus riche en principes actifs fournis par la scille que le vin de la Charité). — *Enfants* : 2 gr. par année.

Vin composé ou vin diurétique amer de la Charité (V. *Formules*) 20 à 100 gr. — *Enfants* : 2 à 4 gr. par année.

Vin de Trousseau (V. *Digitale*) : 10 à 60 gr.

Vinaigre (contient 1/10 de scille) : XXVI gouttes pèsent 1 gr. ; 2 à 5 gr. en potion.

Us. ext. — ***Teinture***, en liniment.

CACHETS

A. — Poudre de Dover }
Poudre de scille } āā 0 gr. 10
Poudre de noix vomique   0 gr. 02
 Pour 1 cachet. 4 par jour. (Congestion pulmonaire chez les cardiaques.)

B. — Poudre de scille }
Poudre de Dover } āā 0 gr. 10
Sulfate de quinine }
 Pour 1 cachet. 3 à 5. (Bronchite grippale.)

C. — Poudre de scille   0 gr. 10
Lactose   0 gr. 10
Poudre de muguet   0 gr. 50
 Pour 1 cachet. 1 à 3 par jour.

D. — Poudre de scille } āā 0 gr. 05
Poudre de digitale }
Théobromine   0 gr. 50
 Pour 1 cachet. 2 à 4 par jour.

LINIMENT

Alcoolat de Fioravanti } āā 100 gr.
 — de genièvre }
Teinture de scille   50 gr.

PAQUETS

Poudre de scille   0 gr. 02
Soufre lavé   0 gr. 04
Sucre   0 gr. 50
 Pour 1 paquet. 3 à 5. (Bronchite ; *Enfants.*)

PILULES

A. — Poudre de scille }
Poudre de digitale } āā 0 gr. 05
Extrait de chiendent }
 Pour 1 pilule. 2 à 4.

B. — Extrait de scille   0 gr. 10
Scille pulvérisée   0 gr. 05
 Pour 1 pilule. 2 à 4 par jour.
                    (G. Sée.)

C. — Nitrate de pilocar-
 pine   cinq milligr.
Extrait de scille }
Résine de jalap } āā 0 gr. 05
Résine de scammonée }
 Pour 1 pilule. 4 à 6 par jour pendant 5 ou 6 jours. (Urémie-Huchard.)

POTIONS

A. — Oxymel scillitique   10 gr.
Teinture de belladone }
Alcoolature de ra- } āā XX gouttes.
 cines d'aconit }
Sirop de Desessartz   10 gr.
Eau distillée   Q. S. pour 60 cc.
 (Bronchite. *Enfants.*)

B. — Teinture de scille } āā X gouttes.
Teinture de digitale }
Sirop des cinq racines   15 gr.
Eau distillée   Q. S. pour 60 —
 (*Enfants.*)

C. — Antipyrine   3 gr.
Sirop de belladone   20 —
Oxymel scillitique   40 —
Sirop de gomme Q. S. pour   90 cc.
 5 à 6 cuillerées à café par jour. (Coqueluche. *Enfants.*)

VIN DE SCILLE COMPOSÉ

ou *vin diurétique amer de la Charité.*

Racines d'asclépiade			Baies de genièvre		
— d'angélique	}	ãã 15 gr.	Macis	}	ãã 15 gr.
Squames de scille			Écorce fraîche de citron		30 —
Quinquina gris	}	ãã 60 —	Alcool à 60°		200 —
Écorce de Winter			Vin blanc		4 litres
Feuilles d'absinthe	}	ãã 30 —			(Codex.)
— de mélisse					

SCOPOLAMINE. — V. *Hyoscine* (article : *Jusquiame*).

SEIGLE ERGOTÉ. — V. *Ergot de seigle.*

SEMEN-CONTRA. — *Artemisia contra* (Synanthérées).

Part. empl. — Capitules.

Princ. act. — Santonine; huile essentielle. La poudre de semen-contra renferme 2 p. 100 environ de santonine et 8 p. 100 d'huile essen-tielle. La poudre est plus active que la santonine, car l'huile essentielle est plus anthelminthique que cette dernière, tout en étant moins toxique.

Propr. et indic. thér. — Vermifuge (lombrics, oxyures vermicu-laires). Son emploi est préférable à celui de la santonine.

Formes pharm., posol. — *Us. int.* — **Poudre :** 4 à 8 gr. dans du miel, de la confiture, en biscuits, bols, cachets, électuaire. — *Enfants :* 0 gr. 50 par année, ou en grains enrobés de sucre.

Infusion : 10 p. 1000.

Us. ext. — **Infusion,** en lavement.

LAVEMENT			POTION	
Semen-contra	2-10 gr.		Semen-contra	4-8 gr.
Eau bouillante	100 —		Eau bouillante	125 —
			Sirop d'écorces d'oranges	30 —
			A prendre en 3 ou 4 fois.	

SANTONINE. — Anhydride santoninique. $C^{15}H^{18}O^3$.

Propr. phys. et chim. — Lamelles nacrées, de saveur amère. Soluble dans 300 p. d'eau, 40 d'alcool, 70 d'éther, 5 de chloroforme, soluble dans 400 p. d'huile d'olives. Donne à l'urine une coloration safranée qui devient rouge par addition de carbonate de soude.

Toxic. — Des doses moyennes produisent la xanthopsie; des doses élevées déterminent des vomissements, des convulsions, des vertiges, la dilatation des pupilles. Éviter de l'administrer en même temps que des acides et de l'alcool, qui favorisent son absorption rapide. La solution dans l'huile rend l'absorption plus difficile, sans diminuer l'action anthelmin-thique. (Kuchenmeister.)

Propr. et indic. thér. — Anthelminthique (surtout ascarides). A été préconisée contre les douleurs fulgurantes du tabes, comme antispasmodique.

Formes pharm., posol. — *Us. int.* — 0 gr. 05 à 0 gr. 20 en **biscuits** (0 gr. 05 par biscuit), **cachets, dragées, pilules, tablettes** (0 gr. 01). — *Enfants :* 0 gr. 01 par année (après 2 ans).

PAQUET		SOLUTION	
Santonine	0 gr. 10	Santonine	0 gr. 01 à 0 gr. 10
Calomel	0 gr. 15	Huile d'olives	60 gr.
Sucre de lait pulvérisé	1 gr.		(Kuchenmeister.)
Pour 1 paquet.			

SÉNÉ. — Provient de divers *Cassias* (Légumineuses).

Part. empl. — Folioles dites feuilles; fruits appelés follicules. Les folioles sont plus actives que les follicules.

Princ. act. — Acide cathartique; acide chrysophanique; cathartine.

Propr. phys. et chim. — L'alcool dissout les matières colorantes dans lesquelles résident les propriétés nauséeuses. On doit toujours prescrire le séné lavé à l'alcool, pour lui enlever son principe amer nauséeux et diminuer l'intensité des coliques.

Propr. et indic. thér. — Laxatif.

Formes pharm., posol. — *Us. int.* — **Infusion :** 10 à 30 p. 1 000. *Enfants :* 1 à 2 gr. par année.

Poudre : 4 à 10 gr. en cachets, pilules.
Extrait alcoolique : 1 à 4 gr.
Sirop : 15 à 30 gr.
Teinture : 15 à 30 gr.
Us. ext. — **Infusion en lavement :** 10 à 15 p. 500. — *Enfants* 1 gr. par année.

APOZÈME

(Médecine noire.)

V. *Manne.*

ESPÈCES PURGATIVES

(Thé de Saint-Germain.)

Feuilles de séné	2 gr.
Fleurs de sureau	1 —
Fruits d'anis	1 —
— de fenouil	0 gr. 50
Bitartrate de potasse	0 gr. 50
Pour 1 tasse d'eau bouillante. (Codex.)	

INFUSIONS

A. — Séné	15 gr.
Faire infuser dans décoction	
de pruneaux	500 —
Passez et ajoutez miel blanc	50 —
A prendre par verres.	
B. — Séné	} aa 10 gr.
Thé	
Sulfate de soude	15 —
Eau	300 —
Faire infuser 20 minutes; passez et ajoutez	
Sirop de punch	60 gr.

C. — Eau bouillante — 200 gr.
Manne en larmes — 30 gr.
Follicules de séné — 4 —
Poudre de café torréfié — 10 —

Passez et faites prendre dans la journée. (*Enfants.* Sevestre.)

LAVEMENTS

A. — *Lavement purgatif.*
Feuilles de séné — 15 —
Sulfate de soude — 15 —
Eau bouillante — 500 —
(Codex.)

B. — Sulfate de soude — 10 gr.
Feuilles de séné — 5 —
Eau — 250 —
(*Enfants.*)

PILULES

A. — Extrait hydro-alcoolique d'hydrastis canadensis — 0 gr. 05

Follicules de séné pulvérisé — 0 gr. 20
Pour 1 pilule. 2 à chaque repas.
(G. Sée.)

B. — Séné pulvérisé — 0 gr. 15
Extrait de rhubarbe — 0 gr. 10
Pour 1 pilule. 1 à chaque repas.

POUDRE

Follicules de séné lavés à l'alcool — āā 6 gr.
Soufre sublimé
Poudre de fenouil — āā 3 —
— d'anis étoilé
— de crème de tartre — 2 —
— de réglisse — 8 —
— de sucre — 25 —

1 à 2 cuillérées à café par jour.

SÉNEÇON. — *Senecio vulgaris* (Composées).

Princ. act. — Sénecine; sénecionine; acide sénécique.
Propr. et indic. thér. — Emménagogue; calme les douleurs dans la dysménorrhée de cause générale. (Dalché.)
Formes pharm., posol. — *Us. int.* — ***Extrait fluide :*** XL à LXXX gouttes. — ***Extrait aqueux.***

SERPENTAIRE DE VIRGINIE. —*Aristolochia serpentaria* (Aristolochiées).

Part. empl. — Souche.
Princ. act. — Aristolochine.
Propr. et indic. thér. — Excitant, tonique; sudorifique.
Formes pharm., posol. — *Us. int.* — ***Infusion :*** 20 p. 1000.
Poudre : 2 à 8 gr.

SERPOLET. — *Thymus serpillium* (Labiées).

Propr. et indic. thér. — Excitant, aromatique.
Formes pharm., posol. — *Us. int.* — ***Infusion :*** 10 p. 1 000.

SIDONAL. — Quinate de pipérazine.

Propr. phys. et chim. — Sel blanc, de saveur agréable, soluble dans l'eau.

Propr. et indic. thér. — Dissolvant de l'acide urique, antigoutteux. (Blumenthal.)

Formes pharm., posol. — *Us. int.* — 5 à 8 gr., en **cachets, pilules, solution.**

PILULES		Pour 1 pilule. 6 par jour. (Gravelle urique.)
Sidonal	0 gr. 05	
Extrait d'arenaria	0 gr. 15	

SILICATE DE MAGNÉSIE. — V. *Talc.*

SILICATE DE POTASSE. — V. *Potasse.*

SILICATE DE SOUDE SiO^3Na^2.

Propr. phys. et chim. — Ne s'emploie que dissous sous la forme d'un liquide sirupeux, incolore.

Propr. et indic. thér. — Ne peut servir à préparer les appareils inamovibles à cause de la lenteur de sa dessiccation. S'emploie en injections vésicales (A. Robin), comme antiseptique analogue au borax; en lotions contre le prurit.

Formes pharm., posol. — *Us. ext.* — **Solution :** 6 à 10 p. 1 000 pour injections vésicales ou lotions.

SIMAROUBA AMARA (Rutacées).

Part. empl. — Écorce de racine.
Propr. et indic. thér. — Astringent; apéritif.
Formes pharm., posol. — *Us. int.* — **Infusion :** 10 p. 1 000.
Poudre : 1 à 4 gr. en cachets.
Teinture : 1 à 6 gr.
Vin : 50 à 100 gr.

MIXTURE		Teinture de noix vomique ... 3 gr.
Teinture de colombo		— de Baumé ... 1 —
— de badiane	ãã 15 gr.	1 cuillerée à café à chaque repas.
— de simarouba		(Gingeot.)
— d'écorce d'oranges amères		

SOLANINE. — Triglucoside extrait de la douce-amère, de la morelle, des germes de pomme de terre. $C^{28}H^{47}AzO^{10}$ (Cazeneuve et Breteau).

Propr. phys. et chim. — Aiguilles soyeuses, incolores; insoluble dans l'eau, peu soluble dans l'alcool et l'éther; de saveur amère.

Propr. et indic. thér. — Nervin, employé comme antigastralgique, contre les névralgies symptomatiques de névrite, les douleurs fulgurantes des tabétiques, le tic douloureux facial, la paralysie faciale, la sclérose en plaques, la trépidation épileptoïde (médicament infidèle).

Formes pharm., posol. — *Us. int.* — 0 gr. 05 à 0 gr. 20 en **ca-chets, pilules**.

CACHETS

A. — Solanine	gr. 03
Carbonate de chaux	0 gr. 30
Ou sous-nitrate de bismuth	0 gr. 60
Pour 1 cachet. 1 à chaque repas.	

B. — Solanine	0 gr. 01
Poudre de belladone	0 gr. 02
Bicarbonate de soude	0 gr. 40
Pour 1 cachet. 4 par jour.	

SOLDANELLE. — *Convolvulus Soldanella* (Convolvulacées).

Part. empl. — Racine.

Princ. act. — Résine (5 p. 100).

Propr. et indic. thér. — Purgatif drastique (action analogue à celle du jalap) et anthelminthique.

Formes pharm., posol. — *Us. int.* — **Poudre de racine :** 2 à 4 gr. en cachets.

Résine : 0 gr. 75 à 1 gr.

Teinture : à 1/5. 15 à 20 gr.

ÉMULSION

Résine de soldanelle	0 gr. 80
Sucre	6 gr.
Gomme arabique pulvérisée	6 —
Eau de fleurs d'oranger	2 —
Sirop de coings	20 —
Eau distillée Q. S. pour	100 —

TEINTURE DE SOLDANELLE COM-POSÉE (eau-de-vie française)

Suc de liseron épaissi	40 gr.
Racines de soldanelle	60 —
— de bryone	20 —
Alcool à 80°	1000 —
10 à 20 gr.	

SOMNAL. — Éthylchloraluréthane. $C^5H^8AzO^2$.

Propr. phys. et chim. — Cristaux très déliquescents, incolores, d'une saveur un peu amère, solubles dans l'eau et l'alcool, paraît plutôt un mélange de chloral hydraté et d'uréthane.

Propr. et indic. thér. — Hypnotique comme ses composants.

Formes pharm., posol. — *Us. int.* — 1 à 2 gr. en **potion** aromatisée.

SOMNOFORME. — Mélange anesthésique ayant la composition suivante :

Chlorure d'éthyle	60 p. 100
— de méthyle	35 —
Bromure d'éthyle	5 —

SON. — Enveloppe du grain de blé.

Propr. et indic. thér. — La décoction est employée en bains et en lotions, dans la plupart des dermatoses prurigineuses.

SOUDE CAUSTIQUE. — Oxyde de sodium hydraté. NaOH.

Sert à préparer le savon médicinal, le thymate et le phénate de soude, etc., etc.

SODIUM (BIOXYDE DE) Na^2O^2.

Propr. phys. et chim. — Corps amorphe, blanc, très altérable par l'eau ; très avide de CO^2.

Propr. et indic. thér. — Préconisé pour le traitement de l'acné (Unna).

Formes pharm., posol. — *Us. ext.* — **Savon.**

SAVON		Savon médicinal	70 gr.
Paraffine liquide	30 gr.	Bioxyde de sodium	2-20 —

SOUDE (ACÉTATE DE). — Terre foliée minérale. $C^2H^3O^2Na + 3(H^2O)$.

Propr. phys. et chim. — Cristaux rhomboïdaux, obliques, efflorescents, de saveur amère et piquante. Fond à 58° avec grande absorption de chaleur qu'il peut restituer ensuite graduellement aux corps environnants (chaufferette chimique). Soluble dans 3 p. d'eau froide, dans son poids d'eau bouillante, dans 5 p. d'alcool à 80°.

Propr. et indic. thér. — Diurétique ; laxatif (peu usité).

Formes pharm., posol. — *Us. int.* — 4 à 8 gr. en *potion*.

SOUDE (ARSÉNIATE DE). — V. *Arsenic*.

SOUDE (AZOTATE DE) AzO^3Na.

Propr. phys. et chim. — Soluble dans 1,2 p. d'eau froide ; peu soluble dans l'alcool.

Propr. et indic. thér. — Diurétique ; moins employé que le salpêtre, à cause de ses propriétés hygrométriques.

Formes pharm., posol. — *Us. int.* — 2 à 10 gr. en *tisane*.

SOUDE (BENZOATE DE). — V. *Benzoïque (acide)*.

SODIUM (BROMURE DE). — V. *Bromures*.

OUDE (CACODYLATE DE). — V. *Cacodylique (acide).*

SOUDE (BICARBONATE DE). — Sel de Vichy. CO^3NaH.

Propr. phys. et chim. — Prismes rectangulaires droits, incolores et anhydres, de saveur alcaline, attaqués par l'air humide, décomposés par une température supérieure à 60°; soluble dans 12 p. d'eau, 13 de glycérine, insoluble dans l'alcool. 1 gr. dégage 253 centimètres cubes de CO^2.

Incomp. — Avec la chaleur, les acides, les sels acides qui le décomposent, les sels de mercure, de fer, de chaux, de baryte, de strontium, l'eau de chaux, qui donnent des précipités insolubles; le chlorhydrate d'ammoniaque, les infusions de végétaux (qui sont généralement acides), les alcaloïdes, avec le borate de soude en présence de la glycérine (dégagement de CO^2).

Propr. et indic. thér. — Type des médicaments alcalins. Action générale sur les échanges nutritifs, précieux dans tous les états morbides liés au ralentissement de la nutrition, à l'imprégnation acide de l'organisme, c'est-à-dire dans les diverses manifestations de l'arthritisme : uricémie, goutte, gravelles, lithiases rénale et hépatique, migraine, diabète gras, etc.

Effets locaux sur l'estomac; différents suivant les doses, le moment de l'administration et aussi la durée du traitement alcalin. A petites doses (0 gr. 50 à 1 gr.) et pris avant les repas le bicarbonate de soude excite la sécrétion, est utile par suite dans les gastropathies du type hypopeptique; à doses fortes (à partir de 2 gr. par ex.) et pris après le repas neutralise l'acide chlorhydrique libre et calme les douleurs tardives de l'hyperchlorhydrie. Administré pendant longtemps et à ces doses, il peut contribuer à entretenir l'excitation sécrétoire.

Action sur la sécrétion biliaire : bile rendue plus alcaline, plus fluide, ce qui favorise l'élimination du sable biliaire.

Action sur la muqueuse des voies respiratoires : le bicarbonate de soude fluidifie les mucosités, facilite leur expulsion et peut être utile au déclin des bronchites, notamment chez les uricémiques. C'est un antidote des acides, très comparable à la magnésie.

A l'extérieur le bicarbonate de soude exerce d'une façon générale sur les muqueuses enflammées une action sédative et réveille leur vitalité. Il est usité en solution pour les lavages du nez, dans les coryzas chroniques, l'ozène, etc.; dans les affections de la bouche (gingivo-stomatites des diabétiques, leucoplasie buccale); pour le lavage de l'estomac; dans les affections intestinales (entéro-colite muco-membraneuse). Il saponifie les matières grasses de la peau et combat utilement la séborrhée.

Le bicarbonate de soude est encore utilisé en poudre ou en solution dans le traitement des plaies dont la vitalité a besoin d'être excitée (ulcères variqueux, brûlures, etc. (agit dans ce cas comme alcalin et donne aux éléments cellulaires une suractivité fonctionnelle qui renforce leur action défensive contre les germes infectieux).

Formes pharm., posol..— *Us. int.* — 0 gr. 50 à 10 gr. et plus, en cachets, comprimés, paquets, sirop, solution, *tablettes* dites de Vichy (0 gr. 025 par tablette). — *Enfants* : 0 gr. 10 à 0 gr. 30 par année.

Us. ext. — **Poudre**, en applications locales. — **Solution** : 2 à 50 p. 1000 pour pansements ; lavages de la bouche, du nez, de l'estomac ; en lavements.

Pommades. Bains (500 gr.).

CACHETS

A — Bicarbonate de soude } āā 0 gr. 50
Benzoate de soude
   Pour 1 cachet.

B. — Bicarbonate de soude   0 gr. 80
Craie préparée   0 gr. 40
   Pour 1 cachet.

C. — Bicarbonate de soude   1 gr.
Sous-nitrate de bismuth   0 gr. 50
Poudre de belladone   0 gr. 02
   Pour 1 cachet.

D. — Bicarbonate de soude   0 gr. 80
Magnésie calcinée   0 gr. 20
   Pour 1 cachet.

LIMONADE

Bicarbonate de soude   20 gr.
Teinture de cannelle } āā 1 —
   — de vanille
Sirop de sucre   100 —
Eau   900 —

POTION

Bicarbonate de soude   10 gr.
Eau distillée   200 —
Sirop de fleurs d'oranger   50 —

POUDRES

A. — Bicarbonate de soude   5 gr.
Salicylate de soude   1 —
Sucre   50 —
Essence de citron   IV gouttes.
   A faire dissoudre dans un litre d'eau, que l'on prendra par verres. (Blennorragie.)

B. — Bicarbonate de soude } āā 50 gr.
Borate de soude
   1 cuillerée à soupe dans un litre d'eau chaude. (En lotions contre l'acné.)

C. — Bicarbonate de soude   20 gr.
Magnésie calcinée   5 —
   1 cuillerée à café après les repas. (Hyperchlorhydrie.)

SIROPS

A. — Arséniate de soude   0 gr. 05
Bicarbonate de soude   10 gr.
Sirop de saponaire   200 —
   2 cuillerées à soupe par jour.

B. — Bicarbonate de soude   12 gr.
Sirop de pensées sauvages
   — de saponaire } āā 75 gr.
   — de séné
   — de gentiane
   3 à 4 cuillerées à soupe par jour. (Eczéma. Brocq.)

SOUDE (CARBONATE DE). — Sous-carbonate de soude. $CO^3Na^2 + 10H^2O$

Propr. phys. et chim. — Prismes obliques, incolores, efflorescents. Soluble dans 2 p. d'eau, 1 p. de glycérine, dans l'alcool, l'éther, renferme 63 p. 100 d'eau de cristallisation dont l'efflorescence lui fait perdre la moitié.

Propr. et indic. thér. — Alcalin employé (rarement) contre la gravelle ; à l'extérieur, en bains, lotions, contre la séborrhée, l'eczéma du conduit auditif.

Formes pharm., posol. — *Us. int.* — 1 à 4 gr. en *cachets.*
Us. ext. — *Bain* (250 gr. pour un bain). — V. *Bains.*
Pommade (au 100°).
Solution : 5 à 10 p. 1 000.

<table>
<tr><td>GLYCÉRÉ</td><td></td><td>Glycérine neutre　　　　10 gr.</td></tr>
<tr><td>Carbonate de soude</td><td>0 gr. 20</td><td>X gouttes en instillations dans le conduit auditif. (Eczéma ; cérumen.)</td></tr>
</table>

SOUDE (CHLORATE DE). — V. *Chlorates.*

SODIUM (CHLORURE DE). — Sel marin NaCl.

Propr. phys et chim. — Cristaux cubiques. Soluble dans 3 p. d'eau, 5 de glycérine ; très peu soluble dans l'alcool.

Incomp. — Avec les acides minéraux (dégagement d'HCl), le calomel (formation de sublimé), les sels solubles de plomb, d'argent, les protosels de mercure (formation de chlorures insolubles), la dionine.

Propr. et indic. thér. — A petites doses (0 gr. 20 à 1 gr.) excite la sécrétion gastrique (est utile dans les gastrites hypopeptiques. A doses plus élevées exerce une action irritante et peut être utilisé comme vomitif et purgatif.

Comme excitant général de la nutrition le chlorure de sodium est utile dans le traitement de la scrofulo-tuberculose.

En éviter l'usage chez les brightiques (V. *Régimes*).

En solution isotonique à celle du plasma sanguin (7,5 p. 1 000) le chlorure de sodium est précieux dans tous les cas où une stimulation énergique et immédiate est nécessaire, et où il est urgent de relever la tension artérielle, de restituer au sang une partie du liquide qu'il a perdu ; d'autre part, les solutions salines permettent de réaliser le lavage du sang dans les infections, les auto-intoxications et les empoisonnements. Le « sérum » physiologique est employé journellement dans les hémorragies graves, quel qu'en soit le point de départ, les interventions chirurgicales graves (avant et après l'intervention), le shock traumatique, toutes les maladies infectieuses avec toxi-infection profonde (adynamie, anurie, etc.), et le choléra en particulier ; le diabète, l'éclampsie puerpérale.

Les solutions de chlorure de sodium sont utilisées pour les lavages du nez, en lavements (contre les oxyures et pour faire absorber « le sérum » qui ne pourrait être introduit sous la peau).

Le chlorure de sodium est encore utilisé en bains dans les états anémiques et la scrofulo-tuberculose.

Formes pharm., posol. — *Us. int.* — 0 gr. 25 à 1 gr. (excitant gastrique, tonique). — 5 à 20 gr. (vomitif, purgatif), en **poudre composée,** en **solution.** — *Enfants :* 1 gr. par année.

*Us. ext.— **Bains, injections hypodermiques, intraveineuses** (V. Formules). **Lavements.***

LAVEMENT

Chlorure de sodium	30 gr.
Eau	500 —

PAQUETS

Bicarbonate de soude	}
Chlorure de sodium	} āā 2 gr.
Sulfate de soude	1 —

Pour 1 paquet.

1 paquet dans un verre d'eau chaude avant les repas. (Dyspepsie avec flatulence.)

SOLUTIONS (Voy. Sérothérapie).

A. — Chlorure de sodium   7 gr. 50
Eau distillée et stérilisée   1000 gr.

Pour injections hypodermiques ou intraveineuses.

Injecter 20 à 60 cc. chez le nouveau-né, en 2 ou 3 fois.
50 cc. à 1000 cc. chez l'adulte.

B. — Chlorure de sodium	5 gr.
Sulfate de soude	10 —
Eau distillée et stérilisée	1000 —

Même mode d'emploi. (Hayem.)

C. — Chlorure de sodium	10 gr.
Bromure de sodium	5 —
Iodure de sodium	1 —
Eau	100 —

1 cuillerée à café le matin dans une tasse de lait. (Scrofulo-tuberculose. Potain.)

D. — Chlorure de sodium	10-20 gr.
Eau	1 litre.

(Pour irrigations nasales.

SOUDE (CITRATE DE). $(C^6H^5O^7)Na^3 + 11H^2O$.

Propr. phys. et chim. — Cristaux orthorhombiques, efflorescents. Très solubles dans l'eau.

Propr. et indic. thér. — Purgatif ; employé encore dans le traitement de certaines dyspepsies, à titre d'alcalin (G. Sée) et comme antidiabétique. Favorise la digestion du lait, en diminuant sa coagubilité (Variot).

Formes phar., posol. — *Us. ext.* — 2 à 10 gr. (antidyspeptique, antidiabétique), 30 à 50 gr. (purgatif) en **cachets, limonade. Solution.** — *Enfants :* 2 gr. par année.

SOLUTION

Citrate de soude	5 gr.
Eau distillée	300 —

1 cuillerée à soupe dans un biberon de 120 gr. de lait.

LIMONADE

Citrate de soude	20-50 gr.
Sirop de limons	40 gr.
Eau	Q. S.

SOUDE (HYPOCHLORITE DE). — Chlorure de soude liquide, liqueur de Labarraque.

Propr. phys. et chim. — Liquide incolore, à légère odeur de chlore ; renferme 2 fois son volume de chlore gazeux. Pour éviter des confusions possibles, il est peut-être plus prudent de désigner ce produit sous le nom de liqueur de Labarraque qui ne prête pas à ambiguïté.

Propr. et indic. thér. — Désinfectant ; usité (rarement) en gargarisme, lavements ; en lotions, etc.

Formes pharm., posol. — *Us. ext.* — **Collutoire :** 1 à 10 p. 100.
Gargarismes : 10 à 20 p. 100.
Lavements : 1 à 3 p. 100.
Injections : 5 p. 100.
Lotions (solution : 2 à 10 p. 100).

COLLUTOIRE

Chlorure de soude liquide	5-10 gr.
Glycérine	100 —

GARGARISME

A. — Chlorure de soude liquide 30 gr.
Décoction de quinquina 90 —
Sirop d'écorce d'oranges amères 30 —

B. — Eau
Glycérine } ãã 30 gr.
Teinture de myrrhe
　— de lavande } ãã 12 —
Liqueur de Labarraque 30 —
(Fétidité de l'haleine.)

LAVEMENT

Liqueur de Labarraque	10 gr.
Eau	500 —

SOLUTIONS
(Pour pansements.)

A. — Liqueur de Labarraque 50-100 gr.
Eau 1000 —

B. — Liqueur de Labarraque 60 gr.
Eau 250 —
　Pour lotions contre les syphilides vulvaires.

C. — Chlorure de soude
　liquide 20-50 gr.
Eau 1000 —
　Pour injections vaginales.

SOUDE (HYPOPHOSPHITE DE). — V. *Phosphore.*

SOUDE (HYPOSULFITE DE) $S^2O^3Na^2 + 5H^2O$.

Propr. phys. et chim. — Gros prismes obliques. Très soluble dans l'eau qui en dissout lentement la moitié de son poids à froid, dans la glycérine ; insoluble dans l'alcool. Saveur amère, désagréable.

Incomp. — Avec l'iode (qui l'oxyde), les sels acides, les acides (qui le décomposent), les sels de Pb, de mercure, d'argent (qui le précipitent).

Propr. et indic. thér. — A l'intérieur employé comme purgatif (rarement) et surtout comme antiseptique dans les bronchites fétides, les gangrènes pulmonaires. A l'extérieur comme antiprurigineux, désinfectant. Employé en thérapeutique oculaire (Trousseau) contre les kératites, les blépharites et surtout les conjonctivites catarrhales chroniques.

Formes pharm., posol. — *Us. int.* — 1 à 15 gr. en *potion* aromatisée. — *Enfants :* 0,50 à 2 gr.

Us. ext. — **Solution** à 5 p. 100 en compresses, lotions, lavements.

GARGARISME

Hyposulfite de soude	20 gr.
Eau	250 —

LAVEMENT

Hyposulfite de soude	10 gr.
Laudanum de Sydenham	VI gouttes
Eau distillée	200 gr.

LOTION		POTION	
Hyposulfite de soude	30 gr.	Hyposulfite de soude	3 gr.
Phénol	5 —	Sirop d'eucalyptus	50 —
Glycérine	20 —	Eau distillée	100 —
Eau distillée	450 —		
(Contre le prurit anal. Penzoldt.			

SODIUM (IODATE DE). — V. *Iodate.*

SODIUM (IODURE DE). — V. *Iodures.*

SOUDE (LACTATE DE). — V. *Lactique (acide).*

SOUDE (MÉTHYLARSINATE DE). — V. *Méthylarsinate.*

SOUDE (BISULFITE DE) $NaHSO^3$. — Sulfite acide de sodium.

Propr. phys. et chim. — Prismes grenus, très solubles dans l'eau, insolubles dans l'alcool, de saveur acide très désagréable.

Propr. et indic. thér. — On emploie la solution concentrée pour enlever les taches de permanganate de potassse ou comme source d'acide sulfureux pour la désinfection. Un litre de solution saturée de bisulfite peut dégager environ 200 litres de gaz sulfureux par l'addition d'HCl (1 litre 1/2 environ).

SOUDE (MONOSULFURE DE). — V. *Soufre.*

SOUDE (PERBORATE DE). — V. *Borates.*

SOUDE (PERSULFATE DE). — V. *Persulfates.*

SOUDE (PHOSPHATE DE). — V. *Phosphates.*

SOUDE (SALICYLATE DE). — V. *Salicylates.*

SOUDE (SILICATE DE). — V. *Silicates.*

SOUDE (SOZOIODOLATE DE). — V. *Sozoiodolates.*

SOUDE (SULFATE DE). — Sel de Glauber. $SO^4Na^2 + 10H^2O$.

Propr. phys. et chim. — Cristaux prismatiques, de saveur un peu amère. Soluble dans 3 p. d'eau, 1 p. de glycérine, insoluble dans l'alcool.

Incomp. — Avec sels de plomb, de chaux, de strontiane (formation de sulfates insolubles).

Propr. et indic. thér. — A petites doses (0,50-4 gr.), pendant

15 à 20 jours, est employé dans les dyspepsies du type hyperpeptique, comme antidiarrhéique [entérites chroniques (Hayem), dysentérie]. A hautes doses (15 à 40 gr.) comme purgatif.

Formes pharm., posol. — *Us. int.* — 1 à 40 gr. en **potion, poudre, solution.**

Us. ext. — **Lavement :** 15 à 30 gr. (V. *Séné.*) Sérums (V. *Séro-thérapie.*)

EAU DE PULLNA ARTIFICIELLE

Sulfate de soude	15 gr.
— de magnésie	21 —
Chlorure de magnésium	33 —
— de calcium	1 —
Eau à 5 volumes de CO_2	625 —

LAVEMENT

Sulfate de soude	30 gr.
Eau	500 —

POTION

Sulfate de soude	10-40 gr.
Sirop de limons	40 —
Eau	Q. S. pour 250 cc.

POUDRES

A. — Bicarbonate de soude }
Sulfate de soude   } ãã 40 gr.

Chlorure de sodium   20 —

1 cuillerée à café dans un verre d'eau chaude à prendre le matin à jeun. (Hyperpepsie. Liebermeister.)

B. — Sulfate de soude   3 gr.
Salicylate de lithine   0 gr. 60
Bicarbonate de soude   6 gr.
    Pour 1 paquet.

A prendre dans une bouteille d'eau de Saint-Galmier. (Arthritisme.)

C. — Sulfate de soude	30 gr.
Sulfate de potasse	5 —
Chlorate de soude	30 —
Carbonate de soude	25 —
Biborate de soude	10 —

1/2 cuillerée à café dans 1/2 verre d'eau tiède, 3 fois par jour, le matin à jeun et 2 heures avant chaque repas.

SOLUTIONS

A. — Bicarbonate de soude }
Sulfate de soude } ãã 2 gr. 50

Chlorure de sodium   1 gr. 50
Eau distillée et stérilisée   1000 gr.

250 à 500 gr. à prendre le matin à jeun, tiédis au bain-marie à 40°, en 3 doses, à 20 minutes d'intervalle l'une de l'autre. (Hyperpepsie. Hayem.)

B. — Tartre stibié 0 gr. 05 à 0 gr.
Sulfate de soude   20 gr.
Eau   1000 gr.
   A prendre par verres (Éméto-cathartique.)

SOUDE (SULFOPHÉNATE DE). — V. *Acide phénique.*

SOUDE (SULFOVINATE DE) ou ÉTHYLSULFATE DE SOUDE C^2H^5

$-SO^4-Na,H^2O$.

Propr. phys. et chim. — Cristaux tabulaires, hexagonaux, de saveur fraîche et d'un arrière-goût sucré.

Soluble dans son poids d'eau froide, dans l'alcool et la glycérine. Insoluble dans l'éther.

Prop. et indic. thér. — Purgatif.

Formes pharm., posol. — *Us. int.* — 15 à 25 gr.

SOUDE (TARTRATE DE). — V. *Tartrates.*

SODIUM (SULFURE DE). — V. *Soufre.*

SOUDE (VANADATE [MÉTA]). — V. *Vanadates.*

SOUFRE. S.

Part. empl. — Trois variétés de soufre pharmaceutique :
1º Le soufre sublimé ; 2º le soufre lavé ; 3º le soufre précipité.

Le premier n'est usité qu'à l'extérieur (il renferme de l'acide sulfureux) ; les deux autres sont seuls employés à l'intérieur. Pour l'usage externe, outre le soufre sublimé, on utilise le soufre précipité ; il est même préférable de prescrire ce dernier, dont l'activité est plus grande, grâce à son état de division extrême, et qui, de plus, donne lieu peu à peu à un dégagement d'hydrogène sulfuré, dont l'action s'ajoute à celle du soufre.

Propr. phys. et chim. — Corps jaune très pâle, sans odeur ni saveur. Insoluble dans l'eau et dans l'alcool, très soluble dans le sulfure de carbone, un peu dans l'éther, la benzine et l'huile de houille.

Propr. et indic. thér. — Utilisé à l'intérieur comme laxatif et purgatif, notamment, dans l'intoxication saturnine, où il facilite l'élimination du plomb sous forme de sulfure ; comme expectorant et modificateur de la muqueuse dans les bronchites chroniques.

Principalement employé en applications externes comme antiparasitaire (gale, phthiriase), comme topique dans nombre de dermatoses (acné, séborrhée, pityriasis versicolor, etc.).

Formes pharm., posol. — *Us. int.* — 2 à 15 gr. (purgatif) ; 2 à 4 gr. (diaphorétique), en **cachets, électuaire, mellite, poudres composées, tablettes** (de 0 gr. 10). — *Enfants :* 0 gr. 05 à 0 gr. 10 par année, en électuaire, tablettes. (Éviter l'association soufre magnésie en cachets, qui se divisent mal dans l'estomac.)

Us. ext. — **Glycérolé, pommades** (au 10ᵉ), **pâtes. Solutions alcooliques** (en lotions).

BAUME DE SOUFRE ANISÉ

Soufre	1 gr.
Essence d'anis	4 —
V à X gouttes.	

CACHETS

A. — Soufre lavé   0 gr. 20
Poudre de cascara   0 gr. 25
Bicarbonate de soude   0 gr. 30
    Pour 1 cachet. 1 à chaque repas (Anthrax. Brocq).

B. — Soufre lavé   0 gr. 50
Poudre de rhubarbe   0 gr. 20
Poudre de séné   0 gr. 15
    Pour 1 cachet. 2 à 3 par jour (Flatulence. Lemoine).

C. — Soufre lavé   0 gr. 25
Crème de tartre   0 gr. 10
    Pour 1 cachet. 2 par jour. (Eczéma séborrhéique. Balzer.)

CRÈME

Lanoline	10 gr.
Eau	15 —
Oxyde de zinc	5 —
Soufre précipité	1-3 —

ÉLECTUAIRE

A. — Soufre lavé ⎱
Crème de tartre pulvérisé ⎰ ãã 50 gr.
Miel blanc — Q. S.
10 à 15 gr. (Laxatif.)

B. — Soufre sublimé et lavé — 50 gr.
Poudre de séné — 20 —
Essence de citron — 0 gr. 30
Sirop de sucre — Q. S.
1 cuillerée à café le soir. (A. Robin.)

GLYCÉRÉ

Fleurs de soufre	100 gr.
Carbonate de soude	50 —
Gomme adragante pulvérisée	1 —
Glycérine	200 —

En lotions, contre la gale. (Fournier.)

MELLITE

Soufre ⎱
Miel ⎰ ãã P. E.
25 à 50 gr. par jour. (Intoxication saturnine.)

MIXTURES

A. — Gomme adragante — 0 gr. 50
Soufre précipité — 15 gr.
Glycérine — 15 —
Alcool camphré — 50 —
Eau — 200 —
(En application contre l'acné.)

B. — Teinture de savon de potasse à 1/5e — 40 gr.
Résorcine ⎱
Soufre ⎰ ãã 10 —
Lotion exfoliante. (Darier.)

C. — Soufre précipité tamisé — 6 —
Talc pulvérisé tamisé — 2 —
Eau de roses — 120 —
Glycérine officinal pure — 60 —
Teinture de quillaya — 10 —
Teinture de benjoin — 10 —
Lotion contre l'acné. (Gaucher.)

PAQUETS

A. — Soufre lavé — 0 gr. 10
Kermès — 0 gr. 015
Sucre — 0 gr. 50
Pour 1 paquet. 1 toutes les 2 heures. (Bronchite infantile.)

B. — Soufre ⎱
Magnésie calcinée ⎰ ãã 0 gr. 50
Pour 1 paquet à prendre le matin délayé dans de l'eau. (Constipation habituelle.)

PATES

A. — Soufre précipité — 6 gr.
Oxyde de zinc — 10 —
Amidon — 4 —
Lanoline ⎱
Vaseline ⎰ ãã 10 —

B. — Huile d'amandes douces — 15 gr.
Soufre précipité — 13 —
Acide salicylique — 3 —
(Acné du tronc. Leredde.)

C. — Soufre précipité — 4 gr.
Oxyde de zinc — 6 —
Ceyssatite — 2 —
Axonge benzoïnée — 28 —

D. — Naphtol B pulvérisé — 10 —
Vaseline jaune ⎱
Savon vert ⎰ ãã 20 —
Soufre précipité — 50 —
Pâte exfoliante. En applications pendant quelques minutes. (Contre l'acné. Lassar.)

E. — Soufre précipité — 40 gr.
Carbonate de chaux ⎱
Oxyde de zinc ⎰ ãã 20 —
Riz pulvérisé — 15 —
Glycérine — 20 —
Eau — 75 —
(Contre l'acné. Unna.)

F. Vaseline — 25 gr.
Amidon — 10 —
Oxyde de zinc — 10 —
Soufre précipité — 5 —
Acide salicylique — 2 —
Résorcine — 1 —
(A appliquer pendant la nuit. Acné.)

G. — Soufre précipité — 20 gr.
Savon noir — 10 —
Acide pyrogallique — 5 —
Oxyde de zinc — 30 —
Vaseline Q. S. pour — 100 —
Durée d'application variable suivant la sensibilité de la peau : 2 heures à une nuit. (Acnés profonds. Leredde.)

POMMADES

A. — Soufre
Huile de cade } ãã 15 gr.

Savon vert
Axonge } ãã 30 —

Craie préparée   3 —

(Wilkinson.)

B. — *Pommade d'Helmerich*
Soufre sublimé   10 gr.
Carbonate de potasse   5 gr.
Eau   5 —
Huiles d'amandes douces   5 —
Axonge   35 gr.
(Contre la gale. Codex.)

C. — Lanoline
Vaseline } ãã 5 gr.

Soufre précipité   1 —

Acide salicylique
Résorcine } ãã 0 gr. 10

(Contre la blépharite pityriasique.
(Brun-Morax.)

D. — Soufre   5 gr.
Naphtol   2 —
Vaseline   25 —
(Contre l'acné, la séborrhée.)

SOUFRE (IODURE DE). — V. *Iodure.*

SOZOIODOL HO—C6H2I2—SO3H. — Acide diiodoparaphénolsulfonique.

Renferme 54 p. 100 d'iode, 20 de phénol, 7 de soufre.

Propr. phys. et chim. — Aiguilles prismatiques, blanches. Soluble dans l'eau.

Forme des sels cristallisables avec les bases alcalines et métalliques.

Propr. et indic. thér. — Antiseptique, succédané de l'iodoforme. Employé surtout dans le traitement des dermatoses, des affections du nez, du larynx, de l'oreille.

Formes pharm., posol. — *Us. ext.* — **Poudre :** 5 à 20 gr. p. 100 (mélangée à de la craie).

Solution : 2 à 3 p. 100.

MIXTURE
Huile de ricin   20 gr.
Alcool absolu   2 —

Sozoiodol   0 gr. 50
Instiller V gouttes dans l'oreille.
(Otite catarrhale moyenne. P. Tissier.)

SOZOIODOLATE DE MERCURE. — V. *Mercure.*

SOZOIODOLATE DE POTASSE OH—C6H2I2—SO3K

Propr. phys. et chim. — Très peu soluble dans l'eau.

Formes pharm., posol. — *Us. ext.* — **Poudre** (avec du talc, 5 à 10 p. 100).

Pommade : 5 à 10 p. 100.

SOZOIODOLATE DE SOUDE HO—C6H2I2—SO3Na.

Propr. phys. et chim. — Cristaux solubles dans 13 p. d'eau. Le plus employé des sozoiodolates.

Formes pharm., posol. — *Us. ext. —* **Pommade :** 5 à 10 p. 100.

Poudre : mélangé avec du talc (5 à 10 p. 100).

Solution : 2 à 5 p. 100.

SOZOIODOLATE DE ZINC $(HO—C^6H^2I^2SO^3)^2Zn$.

Propr. phys. et chim. — Cristaux incolores, solubles dans 20 p. d'eau.

Propr. et indic. thér. — A été employé en injection dans la blennorragie (Schwimmer) ; en insufflations intra-nasales (rhinites).

Formes pharm., posol. — *Us. ext. —* **Poudre** en nature. *Solution :* 1 à 2,50 p. 100 en injections urétrales.

POUDRE		En insufflations intra-nasales. (Rhinites purulentes.)
Sozoiodolate de zinc	2 gr.	
Sucre de lait	20 —	

SPARTÉINE. — V. *Genêt.*

SPIGÉLIE. — *Spigelia Anthelmia* (Logoniacées).

Part. empl. — Plante fleurie.

Propr. et indic. thér. — Anthelminthique.

Formes pharm., posol. — *Us. int. —* **Décoction :** 10 à 15 p. 1000.

SPIRONE. — V. *Acétone.*

SQUINE. — *Smilax China* (Asparaginées).

Part. empl. — Rhizomes.

Propr. et indic. thér. — Sudorifique ; dépuratif (action analogue à celle de la salsepareille). Fait partie des bois sudorifiques.

Formes pharm., posol. — *Us. int. —* **Tisane :** 20 p. 1000.

STAPHISAIGRE. — *Delphinium staphisagria* (Renonculacées).

Part. empl. — Semence.

Princ. act. — Delphinine.

Propr. et indic. thér. — Parasiticide.

Formes pharm., posol. — *Us. ext. —* **Poudre :** Q. S.

Pommade (1 p. 30).

STÉRÉSOL. — V. *Benjoin.*

STOVAÏNE. — Chlorhydrate de α-diméthylamino-β-benzoylpentanol.

Propr. phys. et chim. — Corps synthétique, cristallisant en petites, lamelles brillantes, fusible à 175°. Très soluble dans l'eau, l'alcool, l'éther acétique. Stérilisable par la chaleur (décomposable par l'eau au-dessus de 120°).

Incomp. — Avec les alcalins, le bichlorure et le biiodure de mercure, l'iode et les iodures, les borates et tous les réactifs des alcaloïdes.

Toxic. — Inférieure de moitié environ à celle de la cocaïne.

Propr. et indic. thér. — Anesthésique local puissant ; tonique cardiaque ; utilisé en injections sous-cutanées et intra-rachidiennes pour l'anesthésie opératoire ; en thérapeutique oculaire (instillations), etc., et d'une façon générale, dans tous les cas où la cocaïne est employée.

Formes pharm., posol. — *Us. int.* — 0 gr. 01 à 0 gr. 10 en *cachets, pastilles, poudres composées, potions, sirop, solution.*

Us. ext. — *Solutions :* 0 gr. 50 à 0 gr. 75 p. 100 en injections sous-cutanées (1 jusqu'à 40 cc., Reclus) ; à 10 p. 100 dans le sérum physiologique en injections intra-rachidiennes (1/2 cc., Chaput, Tuffier, etc.) ; à 4 p. 100 en collyre.

Pommades à 1-2 p. 100 ; *Suppositoires* (0 gr. 02).

STRAMOINE. — V. *Datura.*

STRONTIUM (BROMURE DE) $SrBr^2$. — V. *Bromures.*

STRONTIUM (IODURE DE). — V. *Iode.*

STRONTIUM (LACTATE DE) $(C^3H^5O^3)^2Sr + 3H^2O$.

Propr. phys. et chim. — Cristaux incolores, peu sapides. Solubles dans leur poids d'eau.

Propr. et indic. thér. — Préconisé contre l'albuminurie.

Formes pharm., posol. — *Us. int.* — 2 à 8 gr. en *sirop, solution* (inefficace).

Enfants : 0 gr. 10 à 0 gr. 20.

STROPHANTUS HISPIDUS. — (Apocynées.)

Part. empl. — Semences.

Princ. act. — Strophantine.

Propr. et indic. thér. — Tonique cardiaque, succédané de la digitale, mais moins efficace et d'une action diurétique faible ; agit peu sur la tension artérielle. Pas d'accumulation comme avec la digitale. Employé à la suite de cette dernière pour maintenir la tonicité du cœur.

Formes pharm., posol. — *Us. int.* — *Extrait :* un à quatre milligr. en granules, solution.

Teinture : à 1/5, II à X gouttes.
Teinture : à 1/20, V à XXX gouttes.
Enfants : I goutte.

SOLUTION		Extrait de strophantus	0 gr. 02
Iodure de potassium	5 gr.	Eau distillée	100 gr.
		2 à 3 cuillerées à café par jour.	

STROPHANTINE OFFICINALE. — Glucoside extrait du *Strophantus Kombé.* $C^{31}H^{48}O^{12}$ — (Codex) ou $C^{40}H^{66}O^{19}$ (Feist).

Propr. phys. et chim. — Paillettes cristallisées, blanches de saveur très amère. Soluble dans 43 p. d'eau, 15 d'alcool, insoluble dans la glycérine, l'éther et le chloroforme.

Formes pharm., posol. — *Us. int.* — 1/10 à 1/15 de milligramme en *granules.*

STRYCHNINE. — V. *Noix vomique.*

STYPTICINE. — $C^{12}H^{14}AzO^4Cl$. Sel chlorhydrique de la cotarnine, alcaloïde artificiel, chimiquement voisin de l'hydrastinine, obtenu par oxydation et dédoublement d'un alcaloïde naturel de l'opium, la narcotine.

Propr. phys. et chim. — Poudre amorphe jaunâtre, soluble dans l'eau (coloration jaune de la solution).

Propr. et indic. thér. — Hémostatique interne et externe ; décongestionnant. Proposée dans le traitement des endométrites hémorragiques, des métrorragies par fibro-myômes (Hirsch), des épistoxis, des furoncles, de la trichophytie, des lymphangites (?), des dermatoses inflammatoires en général (Kaufmann). Contre-indiquée dans les hémorragies qui se produisent pendant la grossesse, car elle excite les contractions utérines.

Formes pharm., posol. — *Us. int.* — 0 gr. 20 à 0 gr. 30 en *tablettes.*

Us. ext. — *Pommade* à 2-5 p. 100 ; *solution* à 30 p. 100. Ne pas l'employer chez l'enfant.

STYRAX LIQUIDE. — Liquidambar ; baume produit par le *liquidambar orientalis* (Styracinées).

Toxic. — A employer avec prudence chez les enfants.

Propr. et indic. thér. — Antigoutteux ; employé à l'extérieur contre la gale.

Formes pharm., posol. — *Us. int.*

Us. ext. — **Baume** pur ou coupé d'huile (4 p. 1); *onguent, pommade.*

<table>
<tr><td colspan="2" align="center">ONGUENTS
Onguent styrax</td><td>Baume du Pérou
(Gale. Léon Perrin.)</td><td align="right">5 gr.</td></tr>
<tr><td>A. — Huile d'olive</td><td>150 gr.</td><td colspan="2" align="center">POMMADE</td></tr>
<tr><td>Styrax liquide</td><td>100 —</td><td></td><td></td></tr>
<tr><td>Colophane</td><td>180 —</td><td>Baume du Pérou</td><td align="right">3 gr.</td></tr>
<tr><td>Résine élémi</td><td>100 —</td><td>Onguent styrax fraîchement</td><td></td></tr>
<tr><td>Cire jaune</td><td>100 gr.</td><td> préparé</td><td align="right">7 —</td></tr>
<tr><td></td><td></td><td>Lanoline</td><td rowspan="2">āā 40 —</td></tr>
<tr><td>B. — Huile de camomille cam-</td><td></td><td>Vaseline</td></tr>
<tr><td> phrée</td><td>100 gr.</td><td>(Gale. Brocq.)</td><td></td></tr>
<tr><td>Onguent styrax</td><td>20 —</td><td></td><td></td></tr>
</table>

SUBLIMÉ. — V. *Mercure* (*Bichlorure de*).

SUCCIN. — Ambre jaune. Résine fossile provenant du *Pinites succinifer* (Conifères).

    Propr. phys. et chim. — Morceaux très secs, à cassure vitreuse, facilement fusibles ; insoluble dans l'eau, presque insoluble dans l'alcool et l'éther.

    Propr. et indic. thér. — La teinture entre dans la composition du sirop de Karabé.

SULFORICINIQUE (ACIDE). — V. *Ricin* (*Huile de*).

SULFONAL. — Diéthylsulfone-diméthyl-méthane $(C^2H^5SO^2)^2C(CH^3)^2$.

    Propr. phys. et chim. — Petits prismes incolores, sans odeur ni saveur. Soluble dans 500 p. d'eau froide, 15 p. d'eau bouillante, 65 d'alcool, 5 de chloroforme.

    Toxic. — Aux doses thérapeutiques on observe parfois des éruptions, de l'hypothermie, du délire, des troubles cardiaques. L'usage prolongé détermine des bourdonnements d'oreilles, de la céphalalgie, des vertiges.

    Propr. et indic. thér. — Hypnotique; surtout usité dans l'insomnie nerveuse due à la surexcitation cérébrale; dans l'insomnie fébrile. Inefficace dans l'insomnie causée par la douleur, la toux, la dyspnée. Diminue les sueurs chez les phtisiques.

    Formes pharm., posol. — *Us. int.* — 1 à 3 gr. en *cachets* (à prendre avec un liquide chaud).

    Enfants : 0 gr. 10 à 0 gr. 50 en suspension dans de l'eau, du lait.

    Us. ext. — **Lavements; suppositoires,** 1 à 2 gr.

CACHETS		
Sulfonal	0 gr. 50	Pour 1 cachet à prendre le soir.
Poudre de Dover	0 gr. 20	(Sueurs nocturnes des phtisiques. E. Hirtz.)

SULFOPHÉNATES. — V. *Acide phénique et Bases correspondantes.*

SULFURE DE CARBONE. — V. *Charbon.*

SULFURE DE POTASSE (TRI-). — Foie de soufre. Mélange de polysulfure et d'hyposulfite de potasse. $K^2S^3 + nK^2S^5 + SO^3K^2$.

Propr. phys. et chim. — Masse solide, de couleur jaune-hépatique; exhale une forte odeur d'hydrogène sulfuré.

Propr. et indic. thér. — Employé à l'extérieur comme antipsorique et antiséborrhéique (lotions, pommades) et en bains (contre les séquelles du rhumatisme articulaire aigu; rhumatisme chronique, myalgies, névralgies, etc.).

Formes pharm., posol. — *Us. ext.* — **Lotions** (solution, 1 à 5 p. 100); *pommades* au 10e; *bains* (125 gr. par bain).

GLYCÉRÉ			B. — Trisulfure de potassium	1 gr.
Trisulfure de potassium	1 gr.		Teinture de benjoin	1 —
Glycéré d'amidon	30 —		Eau	100 —
			(Séborrhée.)	
LOTIONS			C. — Trisulfure de potassium	2 à 4 gr.
A. — Trisulfure de potasse	1 gr.		Carbonate de potasse	1 —
Eau	50 —		Lait d'amandes	240 —
(Codex.)			Eau distillée de laurier-cerise	10 —

SULFURES DE SODIUM.

a) *Monosulfure de sodium cristallisé.* $Na^2S + 9H^2O$.

Propr. phys. et chim. — Cristaux blanc verdâtres, très soluble dans l'eau et l'alcool; s'altère facilement.

Propr. et indic. thér. — Employé à l'intérieur dans les bronchites chroniques.

Sert à la préparation des eaux sulfureuses artificielles et des bains sulfureux; enlève les taches d'iode (en solution à 1 à 10 p. 100).

Formes pharm., posol. — *Us. int.* — 0 gr. 02 à 0 gr. 06 en solution; *sirop* (au 1000e) 20-60 gr.

Us. ext. — **Bains** (40 à 100 gr.).

EAU SULFUREUSE ARTIFICIELLE		SIROP	
Monosulfure de sodium	0 gr. 13	Monosulfure de sodium	0 gr. 20
Chlorure de sodium	0 gr. 10	Sirop de goudron	300 —
Eau bouillie	650 gr.	1 cuillerée à soupe matin et soir.	

b) Trisulfure de sodium solide. — Mélange tout à fait analogue au trisulfure de potassium : $Na^2S^3 + nNa^2S^5 + n'S^2O^3Na^2$.

Propr. et indic. thér. — Sert à la préparation des bains sulfureux.

c) Sulfhydrate de sulfure de sodium. — Produit non défini obtenu :

1° En sursaturant un lait de chaux par H^2S ;

2° En mélangeant le sulfure de sodium avec la chaux ou le monosulfure de calcium.

<table>
<tr><td colspan="2">PATE ÉPILATOIRE</td><td>Chaux vive en poudre</td><td>10 gr.</td></tr>
<tr><td>Monosulfure de sodium</td><td>4 gr.</td><td>Amidon</td><td>10 —</td></tr>
<tr><td></td><td></td><td colspan="2">A délayer avec un peu d'eau.</td></tr>
</table>

SULFUREUX (ACIDE) SO^2.

Propr. chim. et phys. — Gaz d'odeur vive et pénétrante, incolore, très soluble dans l'eau, obtenu par la simple combustion du soufre à l'air.

Propr. et indic. thér. — Désinfectant.

Formes thér., posol. — *Us. ext.* — *Fumigation soufrée.*

SULFURIQUE (ACIDE) SO^4H^2.

Propr. phys. et chim. — Liquide oléagineux, incolore. $D = 1,84$. XXVI gouttes pèsent 1 gr. On emploie l'acide sulfurique officinal, l'acide sulfurique dilué (au 10°) et l'acide au 1/4 (eau de Rabel).

Incomp. — Avec alcalis, carbonates, sulfures, lait, oxydes, azotates, sels de chaux, de baryte, de plomb, de strontium.

Propr. et indic. thér. — Astringent : employé à l'intérieur en solution très diluée comme hémostatique et pour neutraliser les alcalis caustiques, dans les empoisonnements.

A l'extérieur, comme caustique (mêlé à une poudre inerte).

Formes pharm., posol. — *Us. int.* — *Limonade* (par litre, 10 à 20 gr. d'acide dilué); *eau de Rabel* ou acide sulfurique alcoolisé et coloré en rouge (V. *Formules*).

Us. ext. — *Pâtes* caustiques.

<table>
<tr><td colspan="2">EAU DE RABEL</td><td colspan="2">ÉLIXIR ACIDE DE HALLER</td></tr>
<tr><td>Acide sulfurique officinal</td><td>100 gr.</td><td>Acide sulfurique à 66°</td><td rowspan="2">āā P. E.</td></tr>
<tr><td>Alcool à 90°</td><td>300 —</td><td>Alcool rectifié</td></tr>
<tr><td>Pétales de coquelicot</td><td>4 —</td><td colspan="2">2 à 5 gr. pour 1 verre d'eau sucrée.</td></tr>
<tr><td colspan="2">LIV gouttes pèsent 1 gr.</td><td colspan="2"></td></tr>
<tr><td colspan="2">4 gr. renferment 1 gr. d'acide sulfurique.</td><td colspan="2">PATE SULFO-CARBONÉE</td></tr>
<tr><td colspan="2">2 à 4 gr. dans 1 litre de véhicule.</td><td>Poudre de charbon</td><td>10 gr.</td></tr>
<tr><td colspan="2">(Hémoptysie.)</td><td>Acide sulfurique</td><td>4 —</td></tr>
</table>

POTIONS

A. — Eau de fleur d'oranger	10 gr.	Alcool à 80°	18 gr.
Eau de Rabel	2 —	Laisser en contact 48 heures ; ajoutez :	
Sirop d'opium	40 —	Sirop de limons	100 gr.
Eau distillée	Q. S. pour 120 cc.	Eau	150 —
B. — Acide sulfurique chimiquement pur	2 gr. 40	1 cuillerée à soupe après le repas dans 1/2 verre d'eau. (Hypopepsie, Coutaret.)	
Acide nitrique	0 gr. 80		

SULFATES. — V. *Bases.*

SUREAU. — *Sambucus nigra* (Caprifoliacées).

Part. empl. — Écorces, fleurs, fruits.

Propr. et indic. thér. — Fleurs : excitant, diaphorétique. Baies : sudorifiques. Écorce : purgatif (?).

Formes pharm., posol. — *Us. int.* — **Infusion de fleurs :** 5 p. 1000.

Us. ext. — **Infusion de fleurs :** à 20 p. 1000 en gargarismes, bains de bouche, fumigations.

T

TABAC. — V. *Nicotiane.*

TALC. — Silicate de magnésie hydraté.

Propr. phys. et chim. — Poudre blanche, insoluble.

Propr. et indic. thér. — A l'intérieur employé contre la diarrhée (Debove).

Sert à saupoudrer les surfaces suintantes (intertrigo, érythème chez les nouveau-nés).

Formes pharm., posol. — *Us. int.* — 50 à 200 gr. en suspension dans du lait. — *Enfants :* 5 à 10 gr. par année.

Us. ext. — **Poudre :** en applications locales ; seule ou associée à d'autres poudres : amidon, oxyde de zinc, sous-nitrate de bismuth, carbonate de chaux.

POUDRES

A. — Talc	40 gr.	B. — Acide salicylique	2 gr.
Sous-nitrate de bismuth	45 —	Iris pulvérisé	
Permanganate de potasse	3 —	Talc	āā 50 gr.
Salicylate de soude	2 —	C. — Oxyde de zinc	2 gr.
Pour saupoudrer les pieds. (Hyperhydrose, Brocq.)		Résorcine	1 —
		Salicylate de bismuth	2 —
		Talc de Venise	30 —
		Essence d'iris	2 —
		(Dermites du visage.)	

TAMARIN. — *Tamarindus indica* (Légumineuses).

Part. empl. — Pulpe.
Propr. et indic. thér. — Rafraîchissante, laxative.
Formes pharm., posol. — *Us. int.* — **Tisane** (infusion) : 20 à
50 p. 1000. — *Enfants* : 10 à 20 gr.
Conserve (représente le quart de son poids de tamarin. Codex).
25 à 100 gr.

TAN. — Poudre d'écorce de chêne. V. *Chêne.*

TANAISIE. — *Tanacetum vulgare* (Composées).

Part. empl. — Plante fleurie.
Propr. et indic. thér. — Anthelminthique (oxyures).
Formes pharm., posol. — *Us. int.* — **Huile volatile** : I à
II gouttes.
Infusion : 5 à 10 gr. p. 1000.
Extrait : 5 à 10 gr. p. 1000. — *Enfants* : 0 gr. 05 à 0 gr. 10 par
année.
Us. ext. — *Lavement* : 10 à 50 p. 100.

TANNALBINE. — Tannate d'albumine. Renferme la moitié de son poids de
tannin.

Propr. phys. et chim. — Poudre jaune pâle, sans saveur ni
odeur. Insoluble dans l'eau et les acides ; attaquée peu à peu par les
alcalis. Se dédouble seulement dans l'intestin en albumine et tannin.
Propr. et indic. thér. — Employée dans les diarrhées chroniques.
Formes pharm., posol. — *Us. int.* — 2 à 4 gr. en **cachets.** —
Enfants : 0 gr. 25 à 1 gr. 25.

TANNIGÈNE. — Tannin acétylé.

Propr. phys. et chim. — Poudre insipide et sans odeur. Insoluble
dans l'eau, soluble dans l'alcool. Se dédouble dans l'intestin en un acétate
et en tannin, en présence des alcalis.
Incomp. — Avec les alcalins qui favoriseraient sa dissociation dans
l'estomac.
Propr. et indic. thér. — Agit comme astringent à la façon du
tannin, sans avoir sur l'estomac et l'intestin les effets secondaires désagréables de ce dernier. Employé dans les diarrhées chroniques infantiles ; la diarrhée des pays chauds, celle des tuberculeux, la dysenterie
chronique.
Formes pharm., posol. — *Us. int.* — 2 à 4 gr. par jour en 4 à 6 fois
en *poudre, cachets.* — *Enfants* : 0 gr. 50 à 1 gr. à un an.

	POUDRE		
Tannigène	}	ãã P. E.	1 pincée de en 3 heures. (*Enfants*. Escherich.)
Sucre de lait			

TANNIN. — Acide digallique, acide tannique. $C^{14}H^{10}O^9$.

Propr. phys. et chim. — Poudre légère, amorphe, jaunâtre, de saveur très astringente. Soluble dans 5 p. d'eau, 2 de glycérine ; moins soluble dans l'alcool ; insoluble dans l'éther anhydre, très soluble dans l'éther aqueux (P. E.). Une tasse de café renferme en moyenne 0 gr. 20 de tannin.

Incomp. — L'acétate de potasse (en solution), l'émétique, les sels de fer, d'or, d'argent, de plomb, d'antimoine, mercure ; la gélatine, l'albumine, l'amidon, les alcaloïdes, l'eau de chaux (précipités insolubles). Les incompatibilités s'appliquent surtout aux solutions, mais sont relatives, les combinaisons tanniques insolubles n'étant pas dépourvues d'activité.

Propr. et indic. thér. — Antidiarrhéique et antihémoptoïque.

Employé dans la tuberculose et notamment dans les formes aiguës, dans le mal de Bright, comme contre-poison des alcaloïdes.

A l'extérieur contre la leucorrhée et pour assécher les surfaces suintantes (eczéma, intertrigo, hyperhidrose); contre les engelures, les hémorroïdes, dans certaines affections du nez et du pharynx.

Formes pharm., posol. — *Us. int.* — 1 à 4 gr., délayé dans un peu d'eau et mélangé à du lait sucré, ou dans du miel, de la confiture de coings, ou en **cachets, pilules, potion, solution.** Entre dans la composition du sirop iodo-tannique. V. *Iode.* — *Enfants :* 0 gr. 20 par année.

Us. ext. — **Crayons, glycéré** (à 1/5). **pommade** (à 1/10) : **solutions** en collyres, gargarismes, injections vaginales, urétrales, lavement. **Suppositoires.**

CACHETS	
Tannin	0 gr. 25
Phosphate de chaux	0 gr. 50
Pour 1 cachet. 4 à 8 par jour. (Tuberculose.)	

CRAYONS	
Tannin	10 gr.
Gomme	0 gr. 50
Eau et glycérine	Q. S.
(Codex.)	

GLYCÉRÉS	
A. — Tannin	10 gr.
Glycérolé d'amidon	50 —
(Codex.)	

B. — Tannin	2 gr.
Calomel	1 —
Glycérolé d'amidon	30 —
(Pityriasis du visage, Vidal.)	

LAVEMENT	
Tannin	1 gr.
Décoction de ratanhia	300 —
Teinture thébaïque	VI gouttes

MIXTURES		
A. — Tannin		0 gr. 10
Glycérine	{	ãã 50 gr.
Eau de roses		
Teinture d'arnica		5 gr.
(Contre les engelures.)		

B. — Tannin .... 8 gr.
Teinture d'iode .... 4 —
Iode de potassium .... 1 —
Teinture de myrrhe ...... 5 —
Eau de roses .... 200 —
    1 cuillerée à café dans 1/2 verre
d'eau, pour bains de bouche. (Ébranle-
ment des dents. Quincerot.)

C. — Sous-nitrate de bismuth   5 gr.
Tannin .... 2 —
Eau distillée de roses ...... 150 —
    Pour injections urétrales.

PAQUETS

Borate de soude   ⎰
Bicarbonate de soude   ⎱ ãã 10 gr.
Tannin .... 1 —
    Pour 1 paquet
    1 paquet dans 1 litre d'eau pour
injections vaginales.

PILULES

A. — Tannin   ⎰
Extrait de ratanhia   ⎱ ãã 0 gr. 10
   —   thébaïque ...... 0 gr. 005
    Pour 1 pilule. 6 à 8 par jour.
(Contre la diarrhée.)

B. — Poudre de quinquina   0 gr. 10
Tannin .... 0 gr. 05
    Pour 1 pilule. 4 par jour. (Mal de
Bright.)

POMMADE

Tannin   ⎰
Calomel   ⎱ ãã 0 gr. 50
Vaseline .... 20 —
    (Kératose pilaire.)

POTION

Tannin .... 2 gr.
Sirop d'opium .... 30 —
Eau distillée de tilleul .... 90 —
    (Hémoptysies.)

POUDRE

Tannin .... 2 gr.
Sucre de lait .... 10 —
    Pour insufflations laryngées. (Laryn-
gite aiguë.)

SOLUTIONS

A — Tannin. .... 100 gr.
Glycérine ...... Q. S. pour 300 cc.
    1 cuillerée à soupe contient environ
5 gr. de tannin. — Une par litre d'eau
pour injections vaginales.

B. — Tannin .... 5-10 gr.
Eau .... 1.000 —
    Pour injections vaginales.

C. — Tannin à l'alcool   ⎰
Alcool   ⎱ ãã P. E.
    En badigeonnages. (Hypertrophie
amygdalienne.)

SUPPOSITOIRES

Tannin .... 0 gr. 20-0 gr. 50
Opium brut .... 0 gr. 01
    Beurre de cacao Q. S. pour 1 suppo-
sitoire.

VIN

Tannin à l'alcool .... 30 gr.
Glycérine .... 50 —
Vin de Banyuls   Q. S. pour un litre.
    1 gr. de tannin par verre à bor-
deaux.

TANNOFORME $C^{29}H^{20}O^{18}$ ou $2(C^{14}H^{10}O^9)$ H.CHO + H^2O. — Produit de condensation du formaldéhyde et de l'acide tannique.

Prop. phys. et chim. — Poudre fine d'un blanc rosé, insoluble dans l'eau, soluble dans l'alcool, les alcalis étendus. Aurait une action à la fois astringente et antiseptique.

Prop. et indic. thér. — Employé à l'intérieur dans la diarrhée infantile (Ullmann) ; à l'extérieur, isolément ou associé à d'autres poudres (talc, par ex.), dans l'hyperhidrose, l'intertrigo ; en pommade, contre l'eczéma, les brûlures, les ulcères de jambe.

Formes pharm., posol. — *Us. int.* — 1 à 2 gr. en *cachets.* — *Enfants :* 0 gr. 20 à 0 gr. 60.

Us. ext. — **Poudre :** en applications locales.
Pommade : à 1 p. 10.

POUDRE

Tannoforme)
Poudre de riz } āā 30 gr.
— de talc)
Contre l'intertrigo.

(Ullmann.)

TARTRE STIBIÉ. — V. *Antimoine.*

TARTRIQUE (ACIDE). — Acide tartrique droit $C^4H^6O^6$.

Propr. phys. et chim. — Prismes rhomboïdaux obliques, hémièdres. Incolore ; de saveur acide et agréable. Soluble dans les 2/3 de son poids d'eau, 2 p. d'alcool, insoluble dans l'éther.

Incomp. — Avec les alcalis et carbonates (dégagement gazeux), avec les sels de plomb, de chaux, de baryte, de strontiane, de potasse, l'eau commune (qui contient des sels de chaux).

Propr. et indic. thér. — Rafraîchissant (sert à préparer la limonade et le sirop tartrique).

Employé en dermatologie contre certaines affections prurigineuses.

Formes pharm., posol. — *Us. int.* — **Limonade :** 1 à 10 gr. par litre.

Sirop (20 gr. renferment 0 gr. 20 d'acide tartrique).

Us. ext. — **Poudre composée.** (V. *Formules.*)

Glycérolé : 10 p. 100.

Pommade : 5 à 10 p. 100.

Solution : à 5 p. 1000 pour imbiber des compresses.

Bains : 150 à 200 gr. pour un grand bain.

GLYCÉROLÉS

A. — Acide tartrique .... 5 gr.
Glycérolé d'amidon .... 50 —
(Eczéma.)

A. — Acide phénique .... 1 gr.
Acide salicylique .... 2 —
— tartrique .... 3 —
Glycérolé d'amidon à la glycérine neutre .... 60-100 —
(Prurit. Brocq.)

LIMONADES

A. — Sirop d'acide tartrique 100 gr.
Eau .... 900 —
(Codex.)

B. — Limonade tartrique vineuse.
Vin rouge .... 250 gr.
Sirop tartrique .... 60 —
Eau .... 700 —
(Form. Hôp. Paris).

POUDRE

Acide tartrique .... 2 gr.
Amidon }
Talc } āā 50 —
(Pour saupoudrer les surfaces suintantes.)

TARTRATE D'ANTIMOINE ET DE POTASSE. — V. *Antimoine.*

TARTRATE BORICO-POTASSIQUE. — Crème de tartre soluble. $C^4H^4O^6$

(BoO)K ou COOH, CHOH. CHO (BoO) CO^2K.

Propr. phys. et chim. — Cristaux blancs, de saveur acide, désagréable. Soluble dans moins de son poids d'eau ; insoluble dans l'alcool et l'éther.

Incomp. — Avec les acides, les sels de chaux, de plomb.

Propr. et indic. thér. — Purgatif.

Formes pharm., posol. — *Us. int.* — **Limonade** : 20 p. 1000.

TARTRATE ACIDE DE POTASSE. — Bitartrate de potasse. Crème de tartre. $C^4H^4O^6$. KH ou CO^2H. CHOH. CHOH. CO^2K.

Propr. phys. et chim. — Cristaux blancs, de saveur aigrelette. Soluble dans 250 p. d'eau ; presque insoluble dans l'eau alcoolisée, l'alcool, insoluble dans l'éther.

Incomp. — Avec acides, sels de chaux, de baryte, de plomb, d'antimoine, strontiane, qu'il précipite.

Propr. et indic. thér. — Rafraîchissant ; purgatif ; dentifrice.

Formes pharm., posol. — *Us. int.* — 2 à 4 gr. (rafraîchissant) ; 8 à 30 gr. (purgatif) en **cachets, électuaire, poudres composées.**

Us. ext. — **Poudres composées.**

ÉLECTUAIRE

Soufre sublimé et lavé	30 gr.
Crème de tartre pulvérisée	60 —
Essence de citron	2 —
Miel	Q. S.

2 à 3 cuillerées à café (laxatif).

POUDRES

A. — Magnésie calcinée 30 gr.
Crème de tartre } āā 20 gr.
Lactose }
Essence de menthe II gouttes.

1 cuillerée à dessert au coucher.

B. — *Poudre dentifrice.*

Charbon pulvérisé	10 gr.
Magnésie calcinée	5 —
Quinquina gris pulvérisé	5 —
Crème de tartre	4 —
Essence de menthe	II gouttes

C. — *Poudre laxative gazeuse.*

Bitartrate de potasse pulvérisé } āā 10 gr.
Sucre blanc pulvérisé }
Bicarbonate de soude 2 —
Alcoolature de citron X gouttes

1 cuillerée à café dans 1/2 verre d'eau sucrée toutes les 1/2 heures.

TARTRATE DE POTASSE NEUTRE. — Sel végétal. $C^4H^4O^6K^2$.

Propr. phys. et chim. — Cristaux blancs, de saveur amère, désagréable, solubles dans 4 p. d'eau ; peu solubles dans l'alcool.

Incomp. — Acides et sels acides, et les incompatibilités de l'acide tartrique.

Propr. et indic. thér. — Diurétique à petites doses (2 à 4 gr.) ; laxatif à doses fortes (15 à 30 gr.).

Formes pharm., posol. — *Us. int.* — 2 à 4 gr. ; 15 à 30 gr., en *potion, solution.*

POTION		Sirop de cerises	30 gr.
Tartrate neutre de potasse	15-30 gr.	Eau	120 —

TARTRATE DE POTASSE ET DE FER. — V. *Fer.*

TARTRATE DE POTASSE ET DE SOUDE. — Sel de Seignette. $C4H^4O^6KNa + 4H^2O$.

Propr. phys. et chim. — Cristaux incolores, de saveur amère et salée. Soluble dans 2 p. d'eau ; insoluble dans l'alcool.

Incomp. — Sels de chaux, de plomb, acides, sels acides.

Propr. et indic. thér. — Purgatif.

Formes pharm., posol. — *Us. int..* — 15 à 60 gr. en *poudre, solution.*

POUDRE GAZOGÈNE LAXATIVE (Sedlitz Powders.)		2. — Acide tartrique	2 gr.
		Paquet blanc.	
1. — Bicarbonate de soude	2 gr.	Faire dissoudre le paquet bleu et immédiatement après le paquet blanc.	
Tartrate de potasse et de soude	6 —		
Paquet bleu.			

TARTRATE DE MAGNÉSIE $C4H^4O^6Mg$. — V. *Magnésie.*

TARTRATE NEUTRE DE SOUDE. $C^4H^4O^6Na^2$. Comme le tartrate de potasse.

TÉRÉBENTHINE. — Quatre espèces.

1° De Chio ou du térébinthe (*Pistacia terebinthus*). Térébinthacées ; très rare.

2° De Venise ou du Mélèze (*Larix europœa*). Conifères. C'est la variété officinale pour les pilules, le sirop.

3° Des Vosges ou d'Alsace ou citriodore (*Abies pectinata*). Conifères.

4° De Bordeaux ou des Landes (*Pinus maritima*). Conifères. La plus commune, granuleuse, à peine translucide, réservée à l'extraction de l'essence, à la fabrication de la colophane, ou aux onguents vétérinaires.

Propr. phys. et chim. — Pâte demi-fluide, de couleur jaunâtre, d'odeur forte, de saveur âcre. Insoluble dans l'eau, soluble dans l'alcool. Solidifiable par la magnésie (quantités variables de 1/16 à 1/32 suivant l'origine).

Distillée, elle donne l'essence de térébenthine ($C^{10}H^{16}$), liquide incolore, inflammable, insoluble dans l'eau, peu soluble dans l'alcool, soluble dans l'éther et les huiles fixes ou volatiles. Donne à l'urine une odeur de violettes.

La térébenthine cuite est la térébenthine privée d'essence par ébullition avec de l'eau.

Propr. et indic. thér. — L'essence de térébenthine est employée à l'intérieur comme modificateur de la muqueuse bronchique dans les bronchites chroniques, la bronchite fétide ; de la muqueuse des voies urinaires dans la cystite chronique, les pyélites ; comme dissolvant des calculs biliaires, associée à l'éther (Durande), comme vermifuge et antidote du phosphore (?).

A l'extérieur employée comme parasiticide (pédiculi) ; pure ou associée à divers liniments à base d'alcool, agit comme stimulant (en frictions) ; a été préconisée, en bains, contre le rhumatisme blennorragique. En inhalations est utile dans la gangrène pulmonaire.

Formes pharm., posol. — *Us. int.* — **Essence :** 1 à 4 gr. en capsules ou perles, potion. — *Enfants :* 0 gr. 20 par année.

Sirop : 50 à 100 gr.

Térébenthine cuite en pilules de 0 gr. 30. 5 à 10 par jour.

Us. ext. — **Inhalations :** 5 à 25 gr. pour 1 litre d'eau.

Liniments (fait partie de l'alcoolat de Fioravanti, de l'onguent de Vigo, de l'onguent digestif).

BAINS

Essence de térébenthine	100	gr.
— de romarin	10	—
Carbonate de soud	500	—
Eau	1 000	—

Pour 1 bain. (Rhumatisme blennorragique, Smith.)

ALCOOLAT D'ESSENCE DE TÉRÉBENTHINE

Essence de térébenthine	50	gr.
Alcool rectifié	250	—

1 gr. dans de l'eau sucrée.

LINIMENTS

Alcoolat de Fioravanti ou alcoolat de térébenthine composé :

A. — Térébenthine du mélèze	500	gr.
Résine élémi	100	—
— tacamaque	100	—
Succin	100	—
Styrax liquide	100	—
Galbanum	100	—
Myrrhe	100	—
Baies de laurier	100	—
Aloès	50	gr.
Racine de galanga	50	—
— de gingembre	50	—
— de zédoaire	50	—
Cannelle de Ceylan	50	—
Girofle	50	—
Muscade	50	—
Dictame de Crète	50	—
Alcool à 80°	3 000	—

B. — Alcool camphré	100	gr.
Essence de térébenthine	15	—
Ammoniaque liquide	5	—

(Lailler.)

C. — Baume de Fioravanti	250	gr.
Savon	30	—
Camphre	25	—
Ammoniaque	8	—
Essence de romarin	6	—
— de thym	2	—

(Douleurs rhumatismales.)

MIXTURES

A. — Éther sulfurique	15	gr.
Essence de térébenthine	10	—

XX gouttes dans du bouillon ou de l'eau sucrée. (Lithiase biliaire. Durande.)

B.—Teinture d'eucalyptus | ãã 30 gr.
— de benjoin |
Essence de térébenthine 10 —
1 cuillerée à soupe dans un litre d'eau bouillante pour inhalations.

PILULES

A.—Térébenthine cuite | ãã 0 gr. 10
Benzoate de soude |
Poudre de quinquina 0 gr. 05
Pour 1 pilule. 4 par jour. (Bronchite chronique.)

B. — Térébenthine de | ãã 0 gr. 10
Venise |
Camphre |
Extrait thébaïque |
— de racines d'a- | ãã 0 gr. 01
conit |
Pour 1 pilule. 3 par jour. (Pyélites.)

POMMADE

Térébenthine 10 gr.
Acide salicylique 10 —

Vaseline | ãã 50 gr.
Lanoline |
Pour frictions sur les articulation atteintes de rhumatisme blennorragique.

(Marfan.)

POTION

Essence de térébenthine 2 gr.
Gomme adragante 0 gr. 2
Sirop de fleurs d'oranger 40 gr.
Hydrolat de tilleul 80 —
1 cuillerée à soupe tous les 1/4 d'heure. (Empoisonnement par le phosphore.)

SIROP COMPOSÉ

Sirop de térébenthine |
— de goudron |
— de capillaire | ãã 50 gr.
Sirop de baume de tolu |
3 cuillerées à soupe par jour. (Bronchites chroniques.)

TERPINE. — Bihydrate de térébenthène. Glycol térébénique. $C^{10}H^{18}(OH)^2$.

Propr. phys. et chim. — Prismes blancs. Soluble dans 250 p. d'eau froide, 32 p. d'eau bouillante, 10 p. d'alcool à 90°, soluble dans l'éther, un peu dans l'essence de térébenthine.

Propr. et indic. thér. — Modificateur des sécrétions bronchiques, qu'elle augmente et fluidifie (les tarirait au contraire à fortes doses ?).

Formes pharm., posol. — *Us. int.* — 0 gr. 10 à 1 gr. en **cachets, élixir, pilules, potions émulsives** ou **alcoolisées.** — *Enfants :* 0 gr. 10 par année en suspension dans une potion gommeuse.

CACHETS

Terpine 0 gr. 25
Benzoate de soude 0 gr. 15
Poudre de racines d'aconit 0 gr. 02
Pour 1 cachet. 2 à 3 par jour.

ÉLIXIRS

A. — Terpine 1 gr. 50
Alcool à 90° 18 gr.
Élixir de Garus |
Sirop de framboises | ãã 40 —
1 cuillerée à soupe contient 0 gr. 20 de terpine. (Brissemoret et Joanin.)

B. — Terpine 5 gr.
Eau-de-vie 75 gr.
Sirop diacode |
— de tolu | ãã 100 —
2 à 3 cuillerées à soupe par jour.

C. — Vanilline 0 gr. 02
Terpine 20 gr.
Alcool à 90° 300 —
Glycérine 650 —
Eau Q. S. pour un litre ; 0 gr. 30 par cuillerée à soupe, 2 à 3 par jour.

D. — Terpine 2 gr. 50
Élixir de Garus 200 gr.
2 cuillerées à soupe par jour.

PILULES

A. — Terpine | ãã 0 gr. 10
Acide benzoïque |
Poudre thébaïque 0 gr. 01
Pour 1 pilule. 2 à 6 par jour.

B. — Terpine 0 gr. 20
Miel Q. S.
Pour 1 pilule. 2 à 5 par jour.

C. — Terpine   0 gr. 20
Codéine   0 gr. 01
Pour 1 pilule. 4 par jour.

POTIONS

A. — Extrait de quinquina   2 gr.
Terpine   1 —
Cognac   20 gr.
Sirop de fleurs d'oranger   30 —
Eau distillée de mélisse   60 —
1 cuillerée à dessert d'heure en heure. (Bronchite grippale ; *Enfants*.)

B. — Sirop de tolu   } ãã 60 gr.
Sirop de térébenthine   }
Eau distillée de laurier-cerise   30 —
Terpine   1 gr. 50

1 cuillerée à dessert matin et soir. (Bronchite ; *Enfants*.)

C. — Terpine   0 gr. 50
Cognac   20 gr.
Julep gommeux   Q. S. pour 100 cc.
(A prendre dans les 24 heures.)

D. — Terpine   0 gr. 50
Kermès   0 gr. 15
Poudre de gomme arabique   6 gr.
Sirop d'ipéca   5 gr.
Sirop de polygala   40 —
Eau distillée   Q. S. pour 150 cc.
1 cuillerée à soupe toutes les heures. (Bronchite avec expectoration difficile Desesquelles.)

TERPINOL. — Mélange de terpilénol, de terpilène et d'un peu d'eucalyptol, obtenu par ébullition de la terpine dans l'eau acidulée.

Propr. phys. et chim. — Liquide incolore, d'odeur rappelant celle des fleurs de jacinthe. D = 0,85. Insoluble dans l'eau, soluble dans l'alcool, l'éther.

Propr. et indic. thér. — Celles de la terpine.

Formes pharm., posol. — *Us. int.* — 0 gr. 50 à 1 gr. en *capsules* de 0 gr. 10.

TERRE FOSSILE. — V. *Ceyssatite*.

TÉTRANITROL ou tétranitrate d'érythrol ou érythrite tétranitrée. $C^4H^6(Azo^3)^4$.

N. B. — L'érythrol dont il est ici question ne rappelle en rien, sauf le nom, l'iodure de bismuth et de cinchonidine.

Propr. phys. et chim. — Insoluble dans l'eau ; peu soluble dans l'alcool.

Propr. et indic. thér. — Médicament hypotenseur, d'action analogue à celle de la trinitrine, mais plus durable ; a été prescrit dans l'angine de poitrine (efficacité douteuse).

Formes pharm., posol. — *Us. int.* — Deux milligrammes à 0 gr. 04 en *comprimés, solution alcoolique* concentrée ou *tablettes.*

TÉTRONAL. — Diéthylsulfone-diéthylméthane $(C^2H^5 — SO^2)^2 = C = (C^2H^5)^2$.

Propr. phys. et chim. — Cristaux de saveur amère ; soluble dans 450 p. d'eau froide, beaucoup plus à chaud. Très soluble dans l'alcool, l'éther, le chloroforme.

Propr. et indic. thér. — Hypnotique ; à administrer avec une boisson chaude.

Formes pharm., posol. — *Us. int.* — **Cachets** : 0 gr. 30 à 0 gr. 80.

THALLINE (SULFATE DE) $C^9H^6AzH^4CO$. CH^3. SO^4H^2.

Propr. phys. et chim. — Poudre cristalline. Soluble dans 5 p. d'eau, 100 d'alcool, peu soluble dans l'éther.

Propr. et indic. thér. — Antipyrétique. Antiblennorragique (?).

Formes pharm., posol. — *Us. int.* — 0 gr. 25 en **cachets, potion.** — *Enfants* : 0 gr. 01 à 0 gr. 02 par année.

THALLINE (TARTRATE DE) $C^9H^6AzH^4COCH^3$. $C^4H^6O^6$.

Propr. phys. et chim. — Cristaux blancs. Soluble dans 10 p. d'eau. Mêmes indications et doses que le sulfate.

THAPSIA. — *Th. garganica* (Ombellifères).

Part. empl. — Résine extraite de l'écorce de racine.

Propr. et indic. thér. — Rubéfiant et révulsif (détermine fréquemment des éruptions vésiculeuses).

Formes pharm., posol. — *Us. ext.* — **Emplâtre** de résine.

THÉ. — *Thea Chinensis* (Ternstrémiacées).

Part. empl. — Feuilles.

Princ. act. — Théine dans la proportion de 1 p. 100 (identique avec la caféine) ; tannin.

Incomp. — Avec sels de fer, eau de chaux.

Propr. et indic. thér. — Stimulant diffusible et diurétique, utile dans les états syncopaux, l'indigestion, les maladies infectieuses avec adynamie, etc.

Formes pharm., posol. — *Us. int.* — **Infusion** : 20 p. 1000.

THÉOBROMINE. — V. *Cacao.*

THIGÉNOL. — Oléosulfonate de sodium contenant en solution des sulfures organiques qui proviennent de la réduction de l'acide sulfurique par l'huile d'amandes douces.

Propr. phys. et chim. — Liquide épais, huileux, de consistance sirupeuse, de coloration brun noirâtre. Soluble dans l'eau.

Propr. et indic. thér. — Employé en gynécologie.

Formes pharm., posol. — *Us. ext.* — Mélangé avec la glycérine (parties égales) pour imbiber des tampons.

THIOCOL — Gaïacolsulfonate de potassium. Renferme 52 p. 100 de gaïacol (Schnirer) $CH^3-O-C^6H^3OH-SO^3K$.

Propr. phys. et chim. — Poudre blanche, amère, inodore; soluble dans 4 parties d'eau froide et 1 partie d'eau chaude.

Propr. et indic. thér. — Préconisé contre la tuberculose et comme antidiarrhéique (Schnirer).

Formes pharm., posol. — *Us. int.* — 2 à 8 gr. en **cachets**, **comprimés** (de 0 gr. 50), **potion, sirop, solution.** — *Enfants* : 0 gr. 50 à 1 gr. par année. (Dans une tisane chaude.)

Us. ext. — **Lavement.**

CACHETS

Thiocol	1 gr.
Cacodylate de soude	0 gr. 02
Poudre de noix vomique	0 gr. 01
Glycéro-phosphate de chaux	0 gr. 50

Pour 1 cachet. 2 par jour. (Tuberculose. Schoull.)

POTIONS

A. — Thiocol ... 0 gr. 50
Eau distillée ... 50 gr.
Sirop d'écorces d'oranges ... 10 —

1 cuillerée à café toutes les 2 heures. (*Enfants.*)

B. — Thiocol ... 10 gr.
Sirop d'écorces d'oranges amères ... 100 —
Eau bouillie ... 150 —

1 cuillerée à soupe toutes les 4 heures. (Adultes.)

C. — Thiocol ... 2 gr.
Benzoate de soude ... 2 —
Alcoolature de racines d'aconit ... XX gouttes.
Sirop diacode ... 50 gr.
Eau de laurier-cerise ... 10 —
Sirop de polygala Q. S. pour ... 150 cc.

0 gr. 20 de thiocol par cuillerée à soupe.

THIOFORME. — Disulfosalicylate de bismuth.

Propr. phys. et chim. — Poudre jaune, inodore. Insoluble dans l'eau et l'alcool.

Propr. et indic. thér. — Succédané de l'iodoforme.

Formes pharm., posol. — *Us. ext.* — **Poudre** : en applications locales.

Pommade : à 1 p. 10.

THIOLS. — Sortes d'ichthyols artificiels obtenus par l'action du soufre à haute température sur les huiles lourdes de houille ou des pétroles de l'ancien continent et neutralisation postérieure à l'ammoniaque.

Propr. phys. et chim. — Masse pâteuse jaune. Soluble dans l'eau, l'alcool ou un mélange d'eau et de glycérine. Insoluble dans l'éther.

Propr. et indic. thér. — Celles de l'ichthyol (moins irritant); utiles contre l'eczéma chronique, les lésions lichénifiées, les prurigos, l'érythrasma ; surtout utilisés contre les brûlures, en raison de leur pouvoir kératinisant. Sont des réducteurs faibles, décongestionnant, kératoplastiques.

Formes pharm., posol. — *Us. ext.* — **Crèmes, emplâtres, glycérolés, pâtes, vernis, pommade** (au 10e).

POMMADE		Menthol	0 gr. 05
Thiol	0 gr. 50	Vaseline	30 gr.
Acide borique	5 gr.	(Antisepsie des fosses nasales.)	

THIOSINAMINE. — Allylsulfurée. $AzH^2CSAzHCH^2CHCH^2$.

Propr. phys. et chim. —

Propr. et indic. thér. — Employée, en injections sous-cutanées, pour réduire les brides cicatricielles, la rétraction de l'aponévrose palmaire (Lengemann).

Formes pharm., posol. — *Us. ext.*

INJECTIONS SOUS-CUTANÉES		Glycérine neutre	4 —
Thiosinamine	2 gr.	Eau distillée	14 —
		Injecter 1 cc. par jour.	

THRIDACE. — V. *Laitue.*

THUYA OCCIDENTALIS. (Conifères.)

Part. empl. — Feuilles, bois.

Propr. et indic. thér. — Feuilles, bois : sudorifiques. Huile anthelminthique. La teinture est employée en applications locales contre les condylomes.

Formes pharm., posol. — *Us. int.* — **Teinture.** 1-2 gr. — *Enfants :* X gouttes.

Us. ext. — **Huile essentielle.**

Teinture.

THYM. — *Thymus vulgaris* (Labiées).

Part. empl. — Plante fleurie.

Princ. act. — Essence renfermant du thymol.

Propr. et indic. thér. — Excitant, antiseptique (essence).

Formes pharm., posol. — *Us. ext.* **Essence** en inhalations, lavements.

LAVEMENTS		1 à 2 cuillerées à café dans 1/2 verre
Huile d'olives	100 cc.	de lait, en lavement. (Tuberculose.
Essence de thym		H. Mendel.)
— d'eucalyptus		
— de cannelle	ãã 5 gr.	
Iodoforme		

THYMINIQUE (ACIDE) (*Solurol*, nom déposé) $C^{30}H^{46}Az^4O^{52}P^2O^5$.

Prop. phys. et chim. — Poudre amorphe, brun jaunâtre ; soluble dans l'eau. Dissout à 20° son propre poids d'acide urique et à 37° le triple de son poids.

Prop. et indic. thér. — Antigoutteux (Minkowski).

Formes pharm., posol. — *Us. int.* — 0 gr. 75 à 1 gr. 50 par jour en **comprimés** de 0 gr. 25, **solutions, potion.**

THYMOL. — Acide thymique ; propylcrésol. $C^{10}H^{13}OH$.

Propr. phys. et chim. — Cristaux incolores, d'odeur de thym. Soluble dans 1100 p. d'eau seulement, 100 p. de glycérine. Très soluble dans l'alcool, l'éther, les huiles végétales, l'acide acétique, les alcalis (avec formation de thymates analogues aux phénates). Liquéfié par le camphre.

Incomp. — Avec l'acétanilide, l'antipyrine, le camphre, le bromure de camphre, le chloral, l'exalgine, le menthol, le phénol, le salol, l'uréthane.

Propr. et indic. thér. — A l'intérieur, proposé comme anthelminthique (contre les trichocéphales, l'ankylostome duodénal, et même les oxyures) ; employé à l'extérieur comme antiseptique buccal (son emploi est limité, malgré sa valeur antiseptique, par sa faible solubilité) et en inhalations (solution alcoolique) dans les bronchites chroniques, la coqueluche, etc.

Formes pharm., posol. — *Us. int.* — 1 à 4 gr. en **cachets** (prendre à la suite de l'eau de fleurs d'oranger, des fragments de glace, pour prévenir les brûlures d'estomac ; n'autoriser en boisson que l'eau, l'alcool dissolvant facilement le thymol, d'où la possibilité d'accidents syncopaux).

Us. ext. — **Solution :** 1 à 5 p. 1000 (avec alcool) en gargarismes, inhalations.

Pommade : 1 à 2 p. 100.

Thymol camphré (2 gr. de thymol pour 1 gr. de camphre).

LAVEMENT		POTION	
Thymol	4 gr.	Thymol	1-3 gr.
Huile d'amandes douces	20 —	Huile d'amandes douces	10
Jaune d'œuf	n° 1	Gomme arabique	10 —
Eau	120 —	Sirop de menthe	30 —
(Vermifuge.)		Eau	Q. S. pour 90 cc.
		(Anthelminthique).	

MIXTURE		POUDRE	
Thymol	0 gr. 15		
Acide benzoïque	0 gr. 20		
Teinture d'eucalyptus	1 gr.	Talc	90 gr.
Alcool	100 —	Amidon	10 —
Essence de Gaultheria	XXV gouttes	Tannin	3 gr.
— de menthe	XX —	Acide salicylique	0 gr. 50
1 cuillerée à café dans 1 verre d'eau.		Thymol	0 gr. 10
(Dentifrice.)		(Contre les sueurs. Yvon.)	

SOLUTION		VERNIS	
Acide borique	25 gr.	Thymol	1 gr. 50
Phénol	1 —	Baume de tolu	5 gr.
Thymol	0 gr. 25	Gomme laque pulvérisée	60 —
Teinture d'eucalyptus	10 gr.	Alcool à 90°	50 —
Eau Q. S. pour	1 000 cc.	Éther	100 —
(Pour l'antisepsie buccale.)		Remplace le collodion	

TILLEUL. — *Tilia europæa* (Tiliacées).

Part. empl. — Fleurs.

Propr. et indic. thér. — Calmant (fait partie des espèces antispasmodiques).

Formes pharm., posol. — *Us. int. —* **Infusion :** 10 p. 1000.
Eau distillée : ad libitum (véhicule de potions).
Us. ext. — **Bains** (500 gr. de fleurs).

ESPÈCES ANTISPASMODIQUES

Fleurs de tilleul
— de camomille
Feuilles d'oranger
— de mélisse
$\qquad$ ãã P.E.

10 gr. par litre, en infusion.

TOLU (BAUME DE). — V. *Baume.*

TORMENTILLE. — *Tormentilla erecta* (Rosacées).

Part. empl. — Souche.
Princ. act. — Tannin.
Incomp. — Celles du tannin.
Propr. et indic. thér. — Astringent.
Formes pharm., posol. — *Us. int. —* **Poudre** en cachets, pilules 2-6 gr.
Décocté : 10 à 20 p. 1000.
Extrait : 2 à 4 gr.
Us. ext. — **Décocté :** 20 à 50 p. 1000.

PILULES		
Extrait de bistorte		
— de ratanhia		
Diascordium	ãã 0 gr. 05	Pour 1 pilule. 2 à chaque repas. (Diarrhées chroniques. A. Robin.)
Poudre de tormentille		
— de cachou		

TRAUMATICINE. — V. *Chloroforme.*

TRAUMATOL. — Diiodo-crésol. $CH_3—C_6H_2I_2—OH$. Renferme 54,4 p. 100 d'iode.

Propr. phys. et chim. — Poudre gris rougeâtre, insoluble dans l'eau, presque insoluble dans l'alcool.

Propr. et indic. thér. — Mêmes indications que l'iodoforme. A été employé à l'intérieur contre la diarrhée des tuberculeux.

COLLE		Glycérine	
Traumatol.	ãã 10 gr.	Eau distillée	ãã 40 gr.
Gélatine pure			

TRÈFLE D'EAU. — V. *Ményanthe.*

TRIBROMO-SALOL. — Cordol. $OH—C_6HBr_3—CO_2C_6H_5$ (?).

Propr. phys. et chim. — Poudre cristalline, insoluble dans l'eau, peu soluble dans l'éther ou l'alcool, plus dans le chloroforme.

Propr. et indic. thér. — Proposé comme succédané du salol.

Formes pharm. posol. — *Us. ext.* — *Poudre,* en applications locales.

TRIBROMURE D'ALLYLE $C_3H_5Br_3$.

Propr. phys. et chim. — Liquide incolore, soluble dans l'éther.

Propr. et indic. thér. — Préconisé contre l'hystérie, les convulsions infantiles, etc. (A. de Fleury.)

Formes pharm., posol. — *Us. int.* — *Capsules* contenant V gouttes, 2 à 4 par jour.

TRICHLORACÉTIQUE (ACIDE) CCl_3CO_2H.

Propr. phys. et chim. — Cristaux incolores, solubles dans 2 p. d'eau, très peu dans l'alcool, l'éther.

Propr. et indic. thér. — Topique (angines).

MIXTURE		Glycérine pure	5 gr. 50
Acide trichloracétique	0 gr. 10	Eau distillée	10 gr.
Iode métallique	0 gr. 25	Pour badigeonnages.	
Iodure de potassium	0 gr. 50	(Amygdalite lacunaire.)	

TRINITRINE. — Trinitroglycérine. $C_3H_5(AzO_3)_3$.

Propr. phys. et chim. — Liquide huileux, incolore, insoluble dans l'eau, soluble dans l'alcool absolu.

On emploie exclusivement la solution alcoolique au 100°, dont LXIII gouttes pèsent 1 gr., VI gouttes renfermant 0,001 de trinitrine.

Toxic. — Peut déterminer de la cyanose, de la dyspnée, une céphalalgie pulsatile.

Propr. et indic. thér. — Médicament vaso-dilatateur énergique, mais d'une action passagère. Employé contre l'hypertension artérielle, certains accidents de l'artériosclérose et notamment l'angine de poitrine coronarienne, dans l'intervalle des accès.

Formes pharm., posol. — *Us. int.* — 1 à IV gouttes en *comprimés, solution.*

Us ext. — II à IV gouttes en *injections hypodermiques.*

SOLUTIONS

A. — Solution alcoolique
de trinitrine au 100ᵉ — XXX gouttes.
Sulfate de spartéine — 1 gr.
Eau distillée — 300 gr.
3 cuillerées à soupe par jour. (Huchard.)

B. — Solution alcoolique
de trinitrine au 100ᵉ — XL gouttes.
Eau distillée — 10 gr.
Injecter 1/4 de seringue de Pravaz,
3 ou 4 fois par jour.

TRIONAL. — Diéthylsulfone éthylméthylméthane.

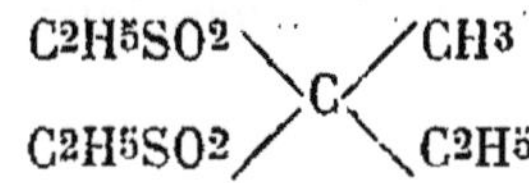

$$C_2H^5SO^2 \diagdown \diagup CH^3$$
$$C$$
$$C_2H^5SO^2 \diagup \diagdown C_2H^5$$

Propr. phys. et chim. — Tables prismatiques, brillantes. Inodore. Soluble seulement dans 320 gr. d'eau froide, plus soluble dans l'eau chaude; soluble dans 33 gr. d'alcool à 95°, 20 gr. d'huile d'amandes douces, 3 gr. de paraldéhyde (à + 30°). Le beurre de cacao en dissout 6 gr. p. 100 à + 15° (Ropiteau).

Toxic. — A doses voisines des doses thérapeutiques peut déterminer des accidents aigus : attaques épileptoïdes, collapsus, hypothermie. L'emploi prolongé peut déterminer : l'oligurie, l'hématoporphyrinurie et même de la néphrite; des vertiges, de la prostration.

Propr. et indic. thér. — Hypnotique, spécialement indiqué dans l'insomnie des neurasthéniques, celle des affections mentales.

Ne pas en prolonger l'emploi plus de 3 ou 4 jours consécutifs (effets accumulatifs très marqués); à donner avec un liquide chaud.

Formes pharm., posol. — *Us. int.* — 1 gr. à 1 gr. 50 en une seule dose, à prendre au coucher, en *cachets,* en *suspension* dans un liquide chaud. — *Enfants :* 0 gr. 10 à 0 gr. 20 par année (à partir de 2 ans) (en suppositoires).

Us. ext. — **Lavements.**
Suppositoires.

LAVEMENT

Trional — 1 gr.
Huile d'olives — 20 —
Jaune d'œuf — n° 1
Eau chaude — 250 gr.

POTION

Trional — 1 gr.
Huile d'amandes douces — 20 —
Sucre — 8 gr.
Gomme adragante
— arabique — ãã 0 gr. 30

Eau de fleurs d'oranger — 10 gr.
Eau de laurier-cerise — 2 —
A prendre dans 1/2 verre d'eau ou de lait. (Pouchet.)

SUPPOSITOIRES

A. — Trional — 0 gr. 40
Beurre de cacao — Q. S.
Pour 1 suppositoire. (Adultes.)
B. — Trional — 0 gr. 05
Beurre de cacao — Q. S.
Pour 1 suppositoire. (*Enfants.*)

TRIOXYMÉTHYLÈNE. — V. *Formol.*

TROPACOCAÏNE. — V. *Cocaïne.*

TRYPANROTH. — Corps colorant de la série benzo-purpurique.

Propr. phys. et chim. — Poudre brun rouge, sans odeur; insipide; soluble dans l'eau.

Propr. et indic. thér. — A été employé dans le traitement de la trypanosomiase (Laveran, Ehrlich et Sigah); du cancer (Horan, Jaboulay).

Formes pharm., posol. — *Us. int.* en **cachets.**

Us. ext. — *Solution* dans le sérum, en injections hypodermiques (0 gr. 50 dans 40 cc. de sérum); les injections sont douloureuses et suivies parfois d'une réaction inflammatoire intense.

TUMÉNOL. — Liquide jaune foncé; insoluble dans l'eau (huile de tuménol), de composition analogue à celle de l'ichthyol, obtenu par distillation des schistes bitumineux.

Propr. phys. et chim. — Traité par l'acide chlorhydrique, il laisse déposer une poudre amère, jaune foncé, qui est la poudre de tuménol.

Propr. et indic. thér. — Succédané de l'ichthyol. Employé en dermatologie contre l'eczéma suintant, les affections prurigineuses.

Formes pharm. posol. — *Us. ext.* — *Poudre.*

Pâte.

PATE		Oxyde de zinc	$\bar{a}\bar{a}$ 12 gr. 50
Acide salicylique	1 gr.	Amidon	
Tuménol	3-5 —	Vaseline	25 gr.
			(Neisser.)

TURBITH MINÉRAL. — V. *Mercure (sous-sulfate de bioxyde de).*

TURBITH VÉGÉTAL. — *Ipomœa turpethum* (Convolvulacées).

Part. empl. — Racines.

Princ. act. — Turpéthine.

Propr. et indic. thér. — Purgatif drastique (peu usité). Entre dans la composition de l'eau-de-vie allemande.

Formes pharm., posol. — *Us. int.* — *Infusion :* 4 à 8 gr. p. 1 000.

Poudre : 0 gr. 25 à 1 gr. en cachets, pilules.

TUSSILAGE. — Pas-d'âne; *Tussilago farfara* (Composées).

Part. empl. — Feuilles, fleurs.

Propr. et indic. thér. — Béchique. Fait partie des espèces pectorales.

Formes pharm., posol. — *Us. int.* — *Infusion :* 10 p. 1 000.

TUSSOL. — V. *Antipyrine (Amygdalate d').*

U

ULMAIRE. — Reine des prés. *Spiræa Ulmaria* (Rosacées).

    Part. empl. — Fleurs.
    Propr. et indic. thér. — Tonique; diaphorétique.
    Formes pharm., posol. — *Us. int.* — **Infusion :** 10 à 30 gr. p. 1.000.

URÉTHANE. — Carbamate d'éthyle. $CO\!<^{OC^2H^5}_{\ \ AzH^2}$

    Propr. phys. et chim. — Cristaux incolores. Très soluble dans l'eau, l'alcool, l'éther.
    Propr. et indic. thér. — Hypnotique, indiqué dans l'insomnie nerveuse, le délire alcoolique. (Médicament infidèle.)
    Formes pharm., posol. — *Us. int.* — 3 à 4 gr. en *potion, sirop, solution.* — *Enfants :* 0 gr. 10 par année.

POTIONS		
A. — Eau distillée de tilleul	40 gr.	
Sirop de fleurs d'oranger	15 —	
Uréthane	3-4 —	
A prendre en une fois le soir.		
B.— Eau distillée de tilleul		
Eau de fleurs d'oranger	ãã 20 gr.	
Sirop simple		

Uréthane	0 gr. 20
(Enfants.)	

SOLUTION

Eau distillée	100 gr.
Uréthane	20 —

3 à 4 cuillerée à café le soir dans une infusion de feuilles d'oranger. (Huchard.)

UROPHÉRINE. — V. *Cacao.*

UROTROPINE. — Hexaméthylénetétramine ou formine. $C^6H^{12}Az^4$.

    Propr. phys. et chim. — Rhomboèdres blancs ; très soluble dans l'eau, peu dans l'alcool, pas dans l'éther.
    Se décompose en formol et ammoniaque, d'où son action antiseptique.
    Propr. et indic. thér. — Diurétique, dissolvant de l'acide urique et antiseptique des voies urinaires ; utilisée dans les cystites et pyélites, la blennorragie, la diathèse urique. (Détermine parfois de l'hématurie.)
    Formes pharm., posol. — *Us. int.* — 1 à 2 gr. en *cachets, comprimés, solution.*

CACHETS		
Carbonate de lithine	0 gr. 10	
Urotropine	0 gr. 50	

Pour 1 cachet. 3 par jour. (Uricémie.)

UVA-URSI. — V. *Busserole.*

V

VALÉRIANE. — *Valeriana officinalis* (Valérianées).

Part. empl. — Rhizome.

Princ. act. — Huile essentielle (1 p. 100) constituée par des éthers : formique, acétique, propionique, butyrique et valérianique, du bornéol et de l'aldéhyde valérianique, acide valérianique. C'est aux éthers du bornéol et non à l'acide valérianique que la plante doit ses effets ; il convient donc d'employer les formes pharmaceutiques où l'huile essentielle conserve le mieux son activité ; l'extrait et la teinture alcoolique sont assez actifs, mais les préparations de choix sont celles de plante fraîche : eau distillée, sirop (préparé avec l'eau distillée) et suc.

Propr. et indic. thér. — Antispasmodique ; très employé contre les petits accidents de l'hystérie, des états névropathiques en général ; utile contre la polyurie nerveuse et même le diabète avec polyurie très marquée. Entre dans la composition des pilules de Méglin.

Formes pharm., posol. — *Us. int.* — *Poudre :* 1 à 20 gr. en cachets, pilules. — *Enfants :* 0 gr. 20 à 0 gr. 50 par année.

Infusion : 10 p. 1 000.

Eau distillée : 10 à 100 gr.

Extrait hydro-alcoolique : 0 gr. 50 à 2 gr. en pilules, sirop. — *Enfants :* 0 gr. 20 par année.

Extrait fluide : 5 à 10 gr.

Essence. — 1 à II gouttes.

Teinture alcoolique à 1/5, 2 à 20 gr., LIII gouttes pèsent 1 gr.

Teinture éthérée : 2 à 5 gr., LXXXII gouttes pèsent 1 gr.

Suc (Pouchet). — Liquide jaune brun, transparent, ne possédant, contrairement aux autres préparations de valériane, qu'une faible odeur aromatique agréable. 1 gr. de suc correspond à 1 gr. de plante fraîche et pèse XXXVI gouttes. Doit son activité à son mode de préparation qui permet d'obtenir une solution des principes actifs non oxydés. 2-6 gr. dans de l'eau.

Sirop : 20 à 60 gr. — *Enfants :* 2 gr. par année.

Us. ext. — *Décocté :* 10 à 30 p. 1 000, en lavement.

<table>
<tr><td colspan="2">CACHETS</td></tr>
<tr><td>Poudre de valériane</td><td>0 gr. 50</td></tr>
<tr><td>Bromure de camphre</td><td>0 gr. 10</td></tr>
<tr><td colspan="2">Pour 1 cachet. 3 par jour.</td></tr>
<tr><td colspan="2">LAVEMENT</td></tr>
<tr><td>Racines de valériane</td><td>20 gr.</td></tr>
<tr><td>Eau bouillante</td><td>250 —</td></tr>
</table>

ou { Musc ... 1 —
{ Asa fœtida ... 1 —
Jaune d'œuf ... n° 1

MIXTURES

A. — Teinture de valériane ... 8 gr.
Teinture de belladone ...
— de digitale ...

Eau de laurier-cerise — 2 gr.
  2 gouttes matin et soir à 2 ans.
  3, 4, 5 gouttes matin et soir à 3, 4,
5 ans. (Coqueluche.)

B. — Teinture de valériane — 100 gr.
Laudanum de Sydenham — 2 —
  4 fois par jour 1 cuillerée à café,
dans une infusion de feuilles d'oranger.
(Polyurie nerveuse.)

C. — Bromure de potassium — 8 gr.
Teinture de valériane — 8 —
Eau distillée — 250 —
  Jusqu'à 2 ans, 3 cuillerées à café ; de
2 à 5 ans, 3 cuillerées à dessert ; au-
dessus de cet âge, 3 cuillerées à soupe.
(Coqueluche. Variot.)

PILULES

A. — Extrait de valériane — 0 gr. 10
Camphre — 0 gr. 025

Poudre de valériane — Q. S.
  Pour 1 pilule. 1 à 5 par jour.

B. — Musc — 0 gr. 10
Extrait de valériane — 0 gr. 10
  — thébaïque — 0 gr. 005
  Pour 1 pilule. 1 à 5 par jour.

C. — Extrait de valériane — 0 gr. 20
Extrait d'opium — 0 gr. 01
Arséniate de soude — 0 gr. 001
  Pour 1 pilule. 4 à 6. (Diabète.)

POTION

Extrait fluide de valériane — 10 gr.
Glycérine neutre — 15 —
Sirop de menthe — 80 —
Sirop simple — Q. S. pour 150 cc.
  1 cuillerée à café matin et soir.
(Lichen aigu.)

ALÉRIANATE D'AMMONIAQUE $C^5H^9O^2AzH^4$.

Propr. phys. et chim. — Cristaux hexagonaux. Très soluble dans l'eau, l'alcool, l'éther.

Propr. et indic. thér. — Antispasmodique ; antinévralgique. Le valérianate d'ammoniaque liquide doit surtout son action à l'extrait de valériane qu'il contient ; or l'extrait, préparé par évaporation ne contient qu'une partie de l'essence de valériane qui est le principe réellement actif ; cette préparation est donc peu recommandable.

Formes pharm., posol. — *Us. int.* — 0 gr. 05 à 0 gr. 0,50 en *pilules, potion*. — *Enfants :* 0 gr. 05 par année.
  Us. ext. — 0 gr. 05 à 0 gr. 50 en *lavement*.

POTION

Valérianate d'ammoniaque — 1 gr.
Sirop de menthe ou d'éther — 30 —
Eau de tilleul — 120 —
  0 gr. 10 de sel par cuillerée à soupe

SOLUTIONS

Valérianate d'ammoniaque liquide
(formule Pierlot).

A. — Acide valérianique — 3 gr.
Carbonate d'ammoniaque — Q. S.
Extrait de valériane — 2 gr.

Eau distillée — 95 gr.
  2 à 3 cuillerées à café dans de l'eau
ou en lavement.
  Enfants : 0 gr. 50 à 1 gr. par année.

B. — Valérianate d'ammo- \
  niaque cristallisé |
Extrait de valériane |
Bromure de potassium } āā 3 gr.
  — de sodium |
  — d'ammonium /
Eau distillée de menthe — 100 gr.
  1 à 2 cuillerées à café

VALÉRIANATE D'AMYLE. — V. *Amyle.*

VALÉRIANATE D'ANTIPYRINE. — V. *Antipyrine.*

VALÉRIANATE DE CAFÉINE. — V. *Caféine.*

VALÉRIANATE DE CÉRIUM. — V. *Cérium.*

VALÉRIANATE DE FER. — V. *Fer.*

VALÉRIANATE DE CRÉOSOTE. — V. *Créosote.*

VALÉRIANATE DE GAIACOL. — V. *Gaïacol.*

VALÉRIANATE DE MENTHOL. — V. *Validol.*

VALÉRIANATE DE QUININE. — V. *Quinine.*

VALÉRIANATE DE ZINC $(C^5H^9O^2)^2Zn + 12H^2O$.

Propr. phys. et chim. — Paillettes nacrées; soluble dans 50 p. d'eau, 18 p. d'alcool; très peu soluble dans l'éther.

Incomp. — Avec acides, alcalis.

Propr. et indic. thér. — Antispasmodique; antinévralgique.

Formes pharm., posol. — 0 gr. 10 à 0 gr. 40 en *cachets, pilules.* — *Enfants :* 0 gr. 01 par année.

PILULES

Valérianate de zinc	0 gr. 10	Extrait de belladone	0 gr. 01
		Pour 1 pilule. 1 à 4 par jour.	

VALIDOL. — Combinaison d'acide valérianique et de menthol. Contient 30 p. 100 de menthol.

Propr. phys. et chim. — Liquide incolore, d'odeur agréable, de saveur âcre et brûlante. Insoluble dans l'eau.

Propr. et indic. thér. — Préconisé contre les céphalées nerveuses, contre le mal de mer (Sconamiglio) et comme stomachique? Utilisé locale-

ment contre les dermatites prurigineuses, en instillations nasales (pour
remplacer les pommades mentholées).

Formes pharm., posol. — *Us. int.* — X à XV gouttes, 3 fois par
jour, sur du sucre, dans un sirop ou en capsules de gélatine.

Us. ext. — Pur, I-II gouttes, en instillations nasales. — **Pommade à**
10-15 p. 100.

VANADATE (MÉTA) DE SOUDE.

Propr. phys. et chim. — Petits cristaux ; soluble dans l'eau.

Toxic. — L'usage prolongé ou à doses trop élevées produit de l'amaigrissement, de la diarrhée.

Propr. et indic. thér. — Agit comme oxydant énergique, stimule
les combustions organiques ; excite l'appétit et provoque l'augmentation
du poids et des forces ; a été préconisé dans la tuberculose pulmonaire, les
anémies, le diabète.

Formes pharm., posol. — *Us. int.* — Un à cinq milligr. en *gra-*
nules, solution.

ÉLIXIR		Élixir de Garus	300 gr.
Vanadate de soude	0 gr. 05	1 cuillerée à dessert (10 gr.) contient	
Arséniate de soude	0 gr. 05	0 gr. 0015 de vanadate et arséniate,	
Glycéro-phosphate de soude	10 gr.	0 gr. 30 de glycéro-phosphate.	

VANILLE. — *Vanilla aromatica* (Orchidées).

Part empl. — Fruit.
Princ. act. — Vanilline.
Propr. et indic. thér. — Excitant, aphrodisiaque.
Formes pharm., posol. — *Us. int.* — **Poudre** (sucre vanillé)
au 1/10e : 2 à 8 gr. — *Enfants :* 0 gr. 02 par année.
Sirop : 2 à 40 gr.
Teinture (à 1/10) : 2 à 10 gr. — *Enfants :* II gouttes.

POTION		Eau	150 gr.
Teinture de vanille	10 gr.	Élixir de Garus	30 —

VANILLINE C8H8O3. Aldéhyde-éther, méthylprotocatéchique.

Propr. phys. et chim. — Aiguilles blanches ; soluble dans 100 gr.
d'eau, très soluble dans l'alcool, l'éther, le chloroforme.

Propr. et indic. thér. — Stimulant, aromatique, n'est guère utilisée
que pour masquer le goût de certaines substances, ou sous la forme de
sucre vanilliné, au 1/500.

VASELINE. — Pétroléine. Résidu de la distillation du pétrole d'Amérique.

Propr. phys. et chim. — Corps neutre, insipide, inaltérable à l'air, insoluble dans l'eau, la glycérine, très peu soluble dans l'alcool, soluble en partie dans l'éther à froid, le sulfure de carbone. Dissout le brome, l'iode, les alcaloïdes, quelques sels et oxydes métalliques. Inoxydable et ne subissant à l'air aucune altération. N'est pas absorbée par la peau. (L'addition de lanoline à la vaseline pare à cet inconvénient.)

Propr. et indic. thér. — Sert d'excipient à la plupart des médicaments usités en dermatologie. A été utilisée récemment en injections interstitielles (Eckstein) dans un but prothétique.

VASELINE LIQUIDE. — Huile de vaseline; retirée par distillation des pétroles russes.

Propr. phys. et chim. — Liquide neutre, insoluble dans l'eau, l'alcool, la glycérine. Dissout en toutes proportions l'éther, le chloroforme, les essences, l'eucalyptol, le thymol, le menthol, l'iodoforme, etc.

Propr. et indic. thér. — Employée comme véhicule pour les injections hypodermiques; en pulvérisations intra-nasales (Ozène).

HUILE POUR PULVÉRISATIONS.

Huile de vaseline	30 gr.
Essence de géranium	X gouttes.

(Ozène; Ruault.)

VÉRATRINE. — V. *Ellébore.*

VERATRUM VIRIDE. — V. *Ellébore vert.*

VERONAL. — Diéthylmalonylurée.

Propr. phys. et chim. — Cristaux incolores, de saveur légèrement amère, soluble dans 12 parties d'eau bouillante et 145 parties d'eau à 15°.

Propr. et indic. thér. — Hypnotique, employé dans les diverses variétés d'insomnie nerveuse (Lilienfeld); dans l'insomnie du cours des maladies aiguës, etc. Préconisé contre les tremblements et notamment contre celui de la sclérose en plaques (Combemale). Peut produire des accidents toxiques comme la plupart des hypnotiques (asthénie, vertiges, etc.).

Formes pharm., posol. — *Us. int.* — 0 gr. 30 — 1 gr. en *cachets, comprimés, poudre* (à prendre le soir, avec une infusion chaude).

VERVEINE. — *Verbena odorata* (Verbénacées).

Part. empl. — Essence.

Propr. et indic. thér. — Sert à parfumer les pommades, à désodoriser l'iodoforme.

MIXTURE

Eau de Cologne	100 gr.
Essence de verveine	1 —
Menthol	0 gr. 25
Thymol	0 gr. 30

(Ajouter une certaine quantité de cette mixture à de l'eau chaude pour laver le visage, dans la séborrhée grasse. A. Robin.)

VIBURNUM PRUNIFOLIUM. — (Caprifoliacées.)

Part. empl. — Écorce du tronc.

Princ. act. — Viburnine.

Propr. et indic. thér. — Tonique nervin ; antidysménorrhéique.

Formes pharm., posol. — *Us. int.* — ***Extrait fluide*** : XX à L gouttes.

Teinture alcoolique (1/5) : XXX à L gouttes.

POTIONS

A. — Extrait fluide de viburnum prunifolium
Extrait fluide de piscidia erythrina } āā 2 gr.

Élixir de Garus	20 gr.
Sirop simple	30 —
Eau	140 —

Par cuillerée à soupe toutes les deux heures.

B. — Teinture de viburnum prunifolium 2 gr.

Teinture de chanvre indien	XX gouttes.
Alcool de mélisse	10 gr.
Élixir de Garus	60 —
Sirop simple	30 —

1 cuillerée à dessert toutes les 2 heures ; dans une petite tasse d'infusion chaude.

VINAIGRE. — V. *Acétique* (acide).

VIOLET DE MÉTHYLE. — V. *Pyoctanin.*

VIOLETTE. — V. *Viola odorata* (Violariées).

Part. empl. — Racine ; fleurs.

Propr. et indic. thér. — Racine : émétisante. Fleurs : béchiques.

Formes pharm., posol. — *Us. int.* — ***Infusion de fleurs*** : 10 à 15 p. 1000.

W

WINTER. — *Drimys Winteri* (Magnoliacées).

Part. empl. — Écorce.

Propr. et indic. thér. — Tonique, stimulant.

Entre dans la composition de vins diurétiques amers

WINTERGREEN (ESSENCE DE). — V. *Palommier.*

X

XÉROFORME. — Combinaison de bismuth et de tribromophénol.

Propr. phys. et chim. — Poudre jaune, neutre, insoluble, d'odeur phéniquée faible. Se décompose dans l'intestin en oxyde de bismuth et tribromophénol.

Propr. et indic. thér. — Employé dans le choléra par Hueppe. Préconisée à l'extérieur pour le pansement des plaies en oculistique (ulcères de la cornée).

Formes pharm., posol. — *Us. int.* — 4 à 6 gr. en **cachets.**

Us. ext. — **Poudre :** en applications locales. **Pommade.**

Xéroforme	0 gr. 30	Appliquer 3 fois par jour gros comme un pois. (Ulcère de la cornée. Terson.)
Huile de vaseline	4 gr.	
Lanoline	6 gr.	

XYLOL. — Diméthylbenzine $C^6H^4{<}^{CH3}_{CH3}$

Propr. phys. et chim. — Liquide très mobile, très peu soluble dans l'eau et la glycérine ; miscible en toutes proportions à l'alcool, l'éther, l'acétone.

Propr. et indic. thér. — Employé contre la phtiriase (Sabouraud) et à l'intérieur contre la variole (Vichnewski). — *Us. int.* — L-LXX goûttes.

Formes pharm., posol. — *Us. ext. en applications locales.*

MIXTURES

A. — Liqueur d'Hoffmann) ãã P. E.
Xylol)

Pour frictions avec un tampon d'ouate. (Sabouraud.)

B. — Formol à 40 p. 100 ... 15 gr.
Xylol ... 5 —
Acétone ... 4 —
Baume du Canada ... 1 —
Essence pour parfumer Q. S. (agiter).

1 goutte en application sur les piqûres de moustiques.

Y

YOHIMBEHE. — (Apocynacées ?)

Part. empl. — Écorce.
Princ. act. — Yohimbine.

YOHIMBINE. — Principe actif du Yohimbehe. $C^{22}H^{28}Az^2O^3$.

Propr. phys. et chim. — Aiguilles blanches ; facilement soluble dans l'alcool éthylique et méthylique, l'éther, l'acétone, le chloroforme ; insoluble dans l'eau. On utilise le chlorhydrate.

Propr. et indic. thér. — Proposée contre l'impuissance fonctionnelle. (Mendel.)

Formes pharm., posol. — *Us. int.* — **Solution** à 1 p. 100. V à X gouttes 3 fois par jour.

Tablettes à 0 gr. 005 : 3 à 4 par jour.

Us. ext. — Solution de chlorhydrate d'Yohimbine à 1 p. 100 en *injections hypodermiques* (1 cc.).

Z

ZINC (ACÉTATE DE) $(C^2H^3O^2)^2Zn + 3H^2O$.

Propr. phys. et chim. — Cristaux blancs, efflorescents ; très soluble dans l'eau.

Propr. et indic. thér. — Astringent (blennorragie) ; antispasmodique.

Incomp. — Avec benzoate de soude (mélange pâteux).

Formes pharm., posol. — *Us. ext.* — **Solution :** à 0 gr. 10 à 0 gr. 50 p. 100 en collyre.

Solution : à 0 gr. 50 à 2 p. 100 pour injections urétrales.

ZINC (BROMURE DE) $ZnBr^2$.

Propr. phys. et chim. — Plaques déliquescentes. Soluble dans l'eau, l'alcool.

Propr. et indic. thé.. — Antiépileptique.

Formes pharm., posol. — *Us. int.* — 0 gr. 50 à 2 gr. en *pilules.*

ZINC (CARBONATE DE) CO^3Zn.

Propr. phys. et chim. — Poudre amorphe blanche, insoluble dans l'eau, l'alcool, l'éther, les huiles, etc.

Propr. et indic. thér. — Siccatif et résolutif, succédané du carbonate de plomb (dermatologie).

Formes pharm., posol. — *Us. ext.* — **Poudres, pommades,** *glycérolé :* 10 p. 100.

POUDRE			POMMADE	
Carbonate de zinc	} ãã 5 gr.		Amidon	5 gr.
Sous-nitrate de bismuth	}		Carbonate de zinc	5
Résorcine	2 —		Vaseline	50
Poudre de talc	80 —			
Pour saupoudrer les végétations.				

ZINC (CHLORURE DE) $Zn\,Cl^2$.

Propr. phys. et chim. — Masse blanche, déliquescente, très soluble dans l'eau acidulée et dans l'alcool.

Propr. et indic. thér. — Caustique énergique, déterminant une escarre sèche, profonde ; désinfectant et surtout désodorisant. Employé en injections interstitielles, en solution concentrée (au 10ᵉ), pour scléroser les tissus tuberculeux (Lannelongue), et en solution étendue comme modificateur des muqueuses (laryngite, métrite, blennorragie chronique, etc.). Hémostatique (métrorragies).

Formes pharm., posol. — *Us. ext.* — *Solution :* à 1 p. 10 (sclérosante ; encore caustique).

Solution : à 1 p. 30-60 (pansements intra-laryngiens).

Solution : à 0 gr. 05 p. 100 (injections urétrales).

Solution : à 1-2 p. 1000 (lavages de la plèvre, après pleurotomie, lavages intra-utérins).

GLYCÉRÉ

Chlorhydrate de cocaïne	0 gr. 20
Chlorure de zinc	1 gr.
Glycérine	30 —

Pour attouchements du larynx, 2 fois par semaine. (Laryngite chronique.)

MIXTURE

Chlorure de zinc	100 gr.
Acide sulfurique	5 à 10 —
Bleu d'indigo	0 gr. 15
Nitrobenzol	2 cc.

5 gr. de ce mélange dans le vase de nuit, comme désinfectant.

PATE DE CANQUOIN

Chlorure de zinc	32 gr.

Oxyde de zinc	8 gr.
Farine de froment séchée à 100°	24 —
Eau distillée	4 —

SOLUTIONS

A. —
Chlorure de zinc	1 gr.
Eau distillée	9 —

Injecter en un point dans l'épaisseur des tissus, II ou III gouttes de la solution. Solution sclérosante. (Lannelongue.)

B. —
Chlorure de zinc	1000 gr.
Acide chlorhydrique	30 —
Eau	2000 —

Ajoutez 1 litre de cette solution à 9 litres d'eau pour lavage des vases, des planchers, etc.

ZINC (CITRATE DE) $(C^6H^7O^7)^2Zn$.

Propr. phys. et chim. — Soluble dans l'eau.

Propr. et indic. thér. — Antiépileptique.

Formes pharm., posol. — *Us. int.* — 0 gr. 20 à 1 gr. en *pilules*.

ZINC (CYANURE DE). — V. *Cyanures.*

ZINC (LACTATE DE) $(C^3H^5O^3)^2Zn + 3H^2O$.

Propr. phys. et chim. — Soluble dans 58 p. d'eau ; insoluble dans l'alcool.

Propr. et indic. thér. — Antiépileptique.

Formes pharm., posol. — *Us. int.* — 0 gr. 20 à 2 gr. en *pilules*.

ZINC (OLÉATE DE) $(C^{18}H^{33}O^2)^2Zn$ (?)

Propr. phys. et chim. — Masses amorphes, molles, insolubles dans l'eau, peu solubles dans l'alcool et l'éther, se conservant très mal.

Propr. et indic. thér. — Employé contre l'eczéma chronique.

Formes pharm., posol. — *Us. ext.* — **Pommade** : 10 à 20 p. 100.

ZINC (OXYDE DE) ZnO.

Propr. phys. et chim. — Poudre blanche, amorphe, insoluble dans l'eau, l'alcool, l'éther, les huiles.

Incomp. — Avec acides, sels acides.

Propr. et indic. thér. — Antispasmodique (fait partie des pilules de Méglin). Surtout usité à l'extérieur, incorporé à une pommade, une pâte, etc., contre l'eczéma, la séborrhée, etc. ou bien soit isolément, soit associé à d'autres poudres, pour assécher les surfaces suintantes.

Formes pharm., posol. — *Us. int.* — 0 gr. 10 à 2 gr. en pilules.

Us. ext. — *Poudre* : en applications locales. *Colles, emplâtre, glycérolés, pâtes, pommade* (au 10°).

COLLES

Colle molle.

Gélatine	15 gr.
Glycérine	25 —
Eau	45 —
Oxyde de zinc	15 —

Excipient pour le soufre, l'iodoforme, l'acide chrysophanique, etc.

Colle dure.

Gélatine	30 gr.
Glycérine	25 —
Eau	45 —
Oxyde de zinc	10 —

Excipient pour le sublimé, le camphre, etc.

GLYCÉRÉ

Oxyde de zinc	3 gr.
Glycérolé d'amidon	30 —

LINIMENT

Oxyde de zinc	2 gr.
Tannin	1 —
Glycérine	10 —
Baume du Pérou	8 —
Camphre	4 —

(Contre les engelures, les gerçures.)

PATES

A. — Oxyde de zinc
Amidon
Lanoline
Vaseline   ãã P. E.

(Lassar.)

B. — Axonge benzoïnée	28 gr.
Oxyde de zinc	10 —
Geyssatite	2 —

Pâte indifférente pour protéger la zone environnante des parties de la peau sur lesquelles on applique un pansement humide. (Unna.)

C. — Oxyde de zinc   60 gr.
Résorcine
Vaseline   ãã 20 —

Contre les indurations eczémateuses. (Unna.)

D. — Oxyde de zinc	20 gr.
Huile d'amandes douces	10 —

(Besnier.)

E. — Oxyde de zinc
Craie préparée
Huile camphrée
Eau de chaux   ãã 10 gr.

(Prurit.)

<table>
<tr><td>

PILULES

Extrait de stramoine	0 gr. 01
— d'opium	0 gr. 01
Oxyde de zinc	0 gr. 20
Pour 1 pilule. 1 à 8.	

POMMADES

Acide borique	3 gr
Oxyde de zinc	6 —

</td><td>

Vaseline	30 gr.
(Impétigo.)	

POUDRE

Oxyde de zinc	aa 30 gr
Talc pulvérisé	
Sous-nitrate de bismuth	10 —
(Intertrigo.)	

</td></tr>
</table>

ZINC (PERMANGANATE DE). — V. *Permanganates.*

ZINC (PEROXYDE DE). — Ectogan ZnO².

Prodr. phys. et chim. — Poudre blanche, presque insoluble dans l'eau. Ni caustique ni toxique ; stérilisable par la chaleur. Se décompose au contact des plaies en donnant de l'eau oxygénée.

Propr. et indic. thér. — Employé pour les pansements des plaies aseptiques et infectées, des plaies torpides, des brûlures anciennes, des eczémas ; en pansements vaginaux.

Formes pharm., posol. — *Us. ext.* — **Poudre** en nature.

Pommade à 10 p. 100 ; **gaze, emplâtre, crayons, bougies, ovules.**

ZINC (PHOSPHURE DE). — V. *Phosphore.*

ZINC (SOZOIODALATE DE). — V. *Sozoiodolate.*

ZINC (SULFATE DE) SO⁴Zn + 7H²O.

Propr. phys. et chim. — Soluble dans 0,74 p. d'eau ; insoluble dans l'alcool.

Incomp. — Avec les alcalis et leurs carbonates, les sulfures, les sels de plomb, de baryte, de chaux, le lait ; avec le chlorhydrate de cocaïne, en collyre (formation de chlorure de zinc) (Roche).

Propr. et indic. thér. — Rarement employé à l'intérieur comme antispasmodique et émétique.

Employé comme astringent (conjonctivites, urétrites, impétigo, etc.) et désinfectant (Eau d'Alibour. V. *Sulfate de cuivre*).

Formes pharm., posol. — *Us. int.* — 0 gr. 15 à 0 gr. 25 (antispasmodique).

0 gr. 50 à 1 gr. (émétique en potion).

Us. ext. — **Solution :** 0 gr. 10 à 1 gr. 50 p. 100 en collyre.

—   0 gr. 50 à 2 gr. p. 100 en injections urétrales.

COLLYRES

A. — Sulfate de zinc   0 gr. 15
Eau distillée de roses   100 gr.
(Codex.)

B. — Chlorhydrate d'ammo-
niaque   0 gr. 03
Sulfate de zinc   0 gr. 10
Camphre   } ãã 0 gr. 01
Safran
Eau distillée bouillie   10 gr.
    3 instillations par jour. (Conjonctivite catarrhale.)

MIXTURE

Eau distillée   100 gr.
Alcool camphré   20 —
Sulfate de zinc   } ãã 1 —
Sulfate de cuivre
    En lotions (Impétigo).

POTION

Sulfate de zinc   0 gr. 50
Eau de tilleul   100 gr.
Sirop de fleurs d'oranger   25 —

SOLUTIONS

Injections urétrales :

A. — Sulfate de zinc   0 gr. 25
Tanin   2 —
Eau   100 —

B. — Sulfate de zinc   2 gr.
Acétate de plomb cristallisé   2 —
Eau   400 —
(Ricord.)

C. — Sulfate de zinc
    — de fer   } ãã 1 gr.
    — de cuivre
Eau distillée   200 gr.
(Pour la désinfection.)

D. — Sulfate de zinc   100 gr.
Acide sulfurique   5 à 10 —
Essence de mirbane   2 cc.
Bleu d'indigo   0 gr. 15
    5 gr. dans le vase.

E. — Sublimé   1 gr.
Sulfate de zinc   2 —
Acétate de plomb   2 —
Eau de roses   200 —
    (En applications contre les éphélides.)

ZINC (SULFOPHÉNATE DE).

Propr. phys. et chim. — Soluble dans 2 fois son poids d'eau et d'alcool.

Propr. et indic. thér. — Antiseptique, désinfectant.

Formes pharm., posol. — *Us. ext.* — 0 gr. 15 à 0 gr. 30 p. 30, en injections urétrales.

GLYCÉRÉ

Sulfophénate de zinc   4 gr.
Glycérine   10 —
    (En lotions contre les éphélides.)

SAVON CHIRURGICAL

Huile d'amandes douces   72 gr.
Lessive de soude   36 —

Sulfophénate de zinc   2 gr.
Essence de roses   0 gr. 50

SOLUTION

Sulfophénate de zinc   1 gr.
Résorcine   4 —
Eau distillée   200 —
    Pour injections urétrales. (Unna.)

ZINC (VALÉRIANATE DE). — V. *Valériane.*

Opothérapie.

L'opothérapie a pour but de remplacer une sécrétion interne absente ou insuffisante par une substance organique exerçant une action de suppléance.

On a utilisé successivement les préparations testiculaires, thyroïdiennes, ovariennes, surrénales, hépatiques, pancréatiques, spléniques, gastriques, intestinales, rénales, pulmonaires, pituitaires, thymiques, celles de moelle osseuse, etc...

On peut employer suivant les cas :

a) Les organes frais.

b) Les organes desséchés et réduits en poudre.

c) Les extraits glycérinés.

d) Les principes actifs que l'on a récemment retirés de certains organes (corps thyroïde, capsules surrénales, etc.).

Les *organes frais* s'administrent en nature, broyés ou divisés ne petits fragments, enfermés dans des cachets, ou délayés avec du bouillon, des purées, des confitures, etc.

Les *organes desséchés* et pulvérisés laissent comme résidus des poudres qui représentent en général 1/4 à 1/6 de l'organe frais.

Pour préparer les *extraits glycérinés* on prend l'organe, aussitôt après la mort, on le coupe en morceaux, on le fait macérer pendant 24 heures dans 3 fois son poids de glycérine à 28° ; on étend de 2 à 3 fois son volume d'eau bouillie et on filtre : d'abord à travers une étoffe serrée, puis sur une bougie poreuse placée sur un récipient dans lequel on fait le vide.

Les extraits glycérinés s'administrent en injections hypodermiques à doses variant en général de 1 à 5 cc. Ces injections sont souvent douloureuses et peuvent déterminer des accidents locaux ; aussi a-t-on recours de préférence à l'administration par la voie buccale.

Outre la méthode par ingestion et celle des injections hypodermiques, on utilise parfois *l'administration par la voie rectale* de poudre délayée ou de pulpe glycérinée.

I

Opothérapie testiculaire.

Indic. thér. — Neurasthénie, débilité sénile, impuissance fonctionnelle ; état eunuchoïde, dû à l'absence de sécrétion interne du testicule dans tous ces cas, action dynamogénique assez marquée ; (Loth et Pregl); tabes (action douteuse).

Toxic., intolér. — Souvent surexcitation nerveuse chez les tabétiques, les neurasthéniques.

Formes pharm., posol. — *Us. int.* — **Glande fraîche,** 0 gr. 50 à 1 gr. **Tablettes de poudre** testiculaire de taureau ou de bélier à 0 gr. 30, 5 à 10 par jour.

Capsules : à 0 gr. 20, 2 à 3 par jour.

Us. ext. — **Extrait glycériné :** en injections hypodermiques.

Extrait glycériné
Eau distillée   } P. E.

Injecter 1 à 6 cc. du mélange.

II

Opothérapie thyroïdienne.

Indic. thér. — Myxœdème spontané de l'adulte et myxœdème opératoire. Myxœdème infantile, infantilisme (par insuffisance thyroïdienne congénitale) ; produit l'accroissement de la taille, l'éclosion des dents, active le développement intellectuel. Cryptorchidie, avec ou sans infantilisme. Goitre vulgaire (charnu, récent chez les jeunes sujets). Goitre exophtalmique (uniquement les goitres basedowifiés secondairement). Obésité (uniquement la forme d'obésité avec teint pâle, face bouffie, en relation avec l'insuffisance des fonctions thyroïdiennes et représentant une variété de myxœdème fruste). Fibromes utérins ; fractures à consolidation retardée. Myopathie progressive (?) ; narcolepsie (?). Tétanie ; éclampsie (?) ; sclérodermie ; rhumatisme chronique ; troubles vaso-moteurs et trophiques liés à l'artériosclérose. Psoriasis. Croissance (Springer).

Toxic., intolér. — Les préparations thyroïdiennes doivent être administrées avec prudence et leur emploi exige une surveillance attentive, en raison de leur toxicité.

Phénomènes d'intolérance :

a) Troubles cardiaques et vasculaires : tachycardie, arythmie, palpitations, syncopes.

b) Troubles nerveux : céphalalgie, agitation, insomnie, tremblement, parésie, crises convulsives, élévations thermiques.

c) Troubles urinaires : polyurie, albuminurie, glycosurie.

d) Troubles digestifs : diarrhée.

La médication est contre-indiquée chez les cardiaques, les tuberculeux, les brightiques, les artérioscléreux gravement atteints. Elle doit être employée avec prudence chez les vieillards.

Formes pharm., posol. — *Us. int.* — **Corps thyroïde** frais de mouton (poids moyen d'un lobe : 1 gr. à 1 gr. 50), un lobe par jour, pendant 3 ou 4 jours (dans le myxœdème ; Marie) ; puis un lobe tous les 2 jours. Une fois la régression des principaux symptômes obtenue, un lobe ou un demi-lobe tous les 3, 4 ou 5 jours, comme ration d'entretien.

Il vaut mieux prescrire les doses en poids : grammes et centigrammes, qu'en lobe ou fragment de lobe, le poids du lobe étant sujet à de grandes variations (de 1 à 5 et 6 gr.) ; on prescrira donc de 1 à 3 ou 4 gr. de glande fraîche. La dose moyenne suffisante est de 0 gr. 50 à 1 gr. et il est prudent de commencer toujours par des doses faibles.

Enfants : 1/4 de lobe en moyenne (0 gr. 20 à 0 gr. 30 ; 7-8 ans ; 0 gr. 30 à 0 gr. 40 ; 15 ans).

Poudre desséchée ou thyroïdine (le rendement de 100 gr. de corps thyroïde frais en poudre desséchée serait de 27 à 28 p. 100). S'administre en capsules ou tablettes de 0 gr. 10, cette quantité correspondant à 0 gr. 27 à 0 gr. 28 de glande fraîche ; 3 ou 4 capsules ou tablettes représentent donc un lobe environ. Doses : 1 ou 2 capsules ou tablettes par jour ; les préparations que l'on trouve dans le commerce ne correspondent pas toutes au même poids de glande fraîche, d'où la nécessité de s'assurer, pour chacune d'entre elles, de leurs équivalences. — *Enfants :* 1/2 tablette à 1 tablette.

Pilules : Les glandes, mondées des débris musculaires et cartilagineux qui les accompagnent, sont hachées finement, étendues sur des lames de verre et soumises au vide sulfurique. Au bout de 8 à 10 heures, elles ont perdu 75 p. 100 de leur poids et peuvent alors être mises par addition de sucre, sous forme de pilules correspondant à leur poids d'organes frais. Ces pilules, desséchées également dans le vide, seront toluisées ou glutinisées.

Extraits glycérinés (pancréatique, pepsique, papaïnique, etc.), d'activité et de posologie fort variables suivant leur origine et leur mode de préparation. Ils sont utilisés en injections hypodermiques ou en lavements. Injecter en général 2 à 3 cc.

Thyroiodine ou iodothyrine (Baumann) ; l'un des principes actifs de la glande thyroïde. Composé iodé de couleur brune, presque insoluble dans l'eau à froid, facilement soluble dans l'alcool. Renfermerait jusqu'à 9,3 p. 100 d'iode et 0 gr. 50 p. 100 de phosphore, à l'état de combinaison organique.

L'iodothyrine s'administre mélangée au sucre de lait, en proportion telle qu'un gramme du mélange ait la même teneur en principe iodé qu'un gramme de glande fraîche moyenne, soit 5 déci-milligrammes.

0 gr. 25 à 2 gr. (progressivement) en poudre, cachets ou comprimés de 0 gr. 25. — *Enfants :* 0 gr. 10 à 1 gr. (Rachitisme, nanisme.)

La médication doit être interrompue 2 jours au moins par semaine, lorsqu'elle doit être prolongée ; cesser de suite dès que se produisent des phénomènes de thyroïdisme.

III

Opothérapie ovarienne.

Indic. thér. — Troubles de la ménopause naturelle (disparition passagère des bouffées de chaleur).

Troubles de la ménopause consécutifs à l'ovariotomie, troubles menstruels de la chlorose ; aménorrhée de la puberté (?) ; insuffisance ovarienne.

Goitre exophtalmique (?).

Toxic., intolér. — Peu toxique. La médication peut être continuée pendant plusieurs mois.

Formes pharm., posol. — *Us. int.* — *Ovaires frais* de génisse ou de vache, 5 à 10 gr. (?) en bols donnés dans du pain azyme.

Poudre desséchée ou ovarine : 0 gr. 10 à 0 gr. 40 en capsules ou tablettes de 0 gr. 10.

Le rendement des ovaires frais étant d'environ 25 p. 100, on ne s'explique pas la discordance entre les doses de poudre et celles d'organes frais.

Us. ext. — *Extrait glycériné :* en injections hypodermiques, 3 cc. en moyenne.

IV

Opothérapie surrénale.

Indic. thér. — Maladie d'Addison (résultats inconstants, passagers et consistant surtout dans la diminution de l'asthénie).

Effets vaso-constricteurs, très énergiques, utilisés en ophtalmologie dans les conjonctivites, les kératites, l'épisclérite, le glaucome et pour l'hémostase interne (Fenwick), chez les hémophiles (Mackensie).

Effets toni-cardiaques.

Toxic., intolér. — Souvent vomissements, tremblement, vertiges ; quelques accidents mortels (mort subite).

Formes pharm., posol. — *Us. int.* — *Capsules surrénales fraîches* de mouton, 1/2 à 1 capsule (poids moyen : 2 gr. 50 à 3 gr.).

Capsules surrénales de veau, 1 à 2 gr. (Marie) ; 3 gr. (Langlois) ; jusqu'à 15 gr. (Béclère). Cette dernière dose est trop forte, car la quantité de substance active étant de 1 p. 1000 du poids de la glande, il pourrait être dangereux de dépasser la dose de 2 à 3 milligrammes de principe actif.

Mélangées à de la viande crue hachée ou à du bouillon, une purée.

Poudre sèche : 0 gr. 40 à 0 gr. 60 en tablettes ou capsules (la poudre représente en poids 1/4 ou 1/6 de l'organe frais).

Us. ext. — *Extrait glycériné :* 2 cc. en injections hypodermiques (chaque cent. cube contenant l'extrait de 0 gr. 25 de capsules surrénales de veau).

ADRÉNALINE (de *adrenal glands;* en anglais, capsules surrénales).

Principe actif des capsules surrénales, isolé presque simultanément par Takamine et Aldrich. $C^{10}H^{15}AzO^3$ (Takamine) ; $C^9H^{13}AzO^3$ (Aldrich).

Propr. phys. et chim. — Substance gris blanchâtre, légère, à petits cristaux se rencontrant sous cinq formes différentes, de goût légèrement amer, de réaction légèrement alcaline. Difficilement soluble dans l'eau froide, plus facilement dans l'eau chaude (les solutions aqueuses saturées à chaud se cristallisent après refroidissement). La solution, faiblement colorée, s'oxyde facilement à l'air et à la lumière. Parfaitement soluble dans les alcalis (excepté dans l'ammoniaque ou les solutions de carbonates alcalins) ; soluble dans les acides avec lesquels elle forme trois sortes de sels : chlorhydrates, sulfates et benzoates. Insoluble dans l'éther, l'alcool, le chloroforme.

L'adrenaline s'emploie exclusivement sous forme de solution de chlorhydrate au millième dite « solution-mère ».

Chlorhydrate d'adrenaline	1 gr.
Solution normale de sérum physiologique	1000 —
Chlorétone	5 —

(L'addition de chlorétone a pour but de maintenir limpide la solution.)

Toxic. — Vertiges, nausées, vomissements, angor pectoris. L'adrénaline détermine expérimentalement les lésions de l'athérome (O. Josué).

Propr. et indic. thér. — Action très énergique, mille fois plus puissante que celle des capsules surrénales. Agent vaso-constricteur, hémostatique de premier ordre. (Alcaloïde de la bande d'Esmarch, Lermoyez.)

Localement, l'adrénaline appliquée sur les muqueuses détermine rapidement (au bout de 30 à 60 secondes) une ischémie complète, persistant pendant une heure environ et permettant de pratiquer des opérations sans la moindre effusion de sang ; il suffit d'une goutte de solution à 1 p. 10000 pour faire pâlir la conjonctive. On a signalé comme accidents consécutifs des vaso-dilatations secondaires, des hémorragies, des rages de dents (après applications intra-nasales).

En injection intra-veineuse, l'adrénaline ralentit le pouls par excitation du pneumogastrique, exerce une action sur le cœur et les vaisseaux qui a pour effet une élévation rapide et considérable de la pression du sang (d'où l'indication de n'employer l'adrénaline qu'avec très grande prudence en injections).

Au contact des tissus et, en particulier, des tissus glandulaires, l'adrénaline perd toutes ses propriétés physiologiques, de sorte que l'utilité de son emploi à l'intérieur est discutable.

Emploi en oto-rhino-laryngologie. — Coryza aigu, rhinite spasmodique (asthme des foins), asthme d'origine nasale ; epistaxis. Ablation de végétations adénoïdes et autres opérations sur le nez.

Amygdalites aiguës ; abcès de l'amygdale.

Laryngites aiguës ou chroniques.

Otites moyennes ; certains bourdonnements d'oreille (introduction d'une goutte dans la trompe d'Eustache)

Dans ces diverses affections, l'associtiaon avec la cocaïne permet d'obtenir à la fois l'analgésie et la vaso-constriction.

Emploi en ophtalmologie. — L'adrénaline n'altère pas l'épithélium cornéen ; ne produit ni myosis, ni mydriase ; n'agit pas sur l'accommodation. Usitée dans les cas de conjonctivite hypérémique (enlève la sensation d'ardeur de corps étranger), d'iritis, de glaucome (favorise l'emploi de l'atropine, de l'ésérine, de la pilocarpine) ; dans les affections des voies lacrymales (obstruction inflammatoire) ; dans les opérations sur la conjonctive, l'iridectomie, etc.

Emploi en odontotechnie. — Associée à la cocaïne, permet l'avulsion des dents, sans douleur ni hémorragie.

Emploi dans les affections des voies génito-urinaires. — Facilite le cathétérisme dans les cas d'hypertrophie prostatique, de rétrécissement de l'urètre (instillation de 1 à 2 cc. de la solution-mère, dans la portion prostatique de l'urètre), et l'examen cytoscopique (XX à XXX gouttes). Permet de pratiquer presque à blanc la méatotomie, l'urétrotomie interne et externe. Ne pas l'employer dans l'hématurie vésicale.

Utile dans les métrorragies liées à des troubles de circulation (Erlanger).

Emploi dans les affections des voies digestives. — Dans les épithéliomes ulcérés de la langue, les badigeonnages à l'adrénaline, calment les douleurs, suppriment les hémorragies, et contribuent par suite à améliorer l'état général (G. Mahu) ; on répète les badigeonnages tous les deux jours.

Mêmes résultats dans le cancer du rectum.

Décongestionne les hémorroïdes enflammées (Bouchard, Mossé).

Emplois divers. — A l'intérieur et en injections hypodermiques, l'adrénaline a été employée comme hémostatique dans diverses hémorragies : hématémèse, hémoptysie ; dans certaines affections cardiaques (Floersheim) la syncope, le purpura, le scorbut, les troubles vaso-moteurs liés à la ménopause, le goître exophtalmique, la maladie d'Addison, l'empoisonnement par la morphine (Reichert). Il convient d'être très réservé dans l'usage interne.

A encore été employée en photothérapie comme décongestionnant, dans l'application de la méthode de Finsen (de Beurmann).

Formes pharm. posol. — *Us. int.* — V à XXX gouttes de la solution-mère, diluées dans un peu d'eau, de sirop ou de vin (ne pas dépasser un milligramme).

Us. ext. — **Solution mère** en instillations (I goutte) ; en badigeonnages sur les muqueuses; injections intra-utérines (2 cc.), injections vésicales, rectales, etc.

En injections hypodermiques (1/2 centimètre cube) ; une dose supérieure peut amener des accidents (Souques et Morel).

Solutions diluées à 1 p. 2000 à 1 p. 10000 (par addition de solution normale de chlorure de sodium, en proportions variables avec le titre à obtenir) ; en badigeonnages sur les muqueuses, pulvérisations, injections intra-trachéales (1 cc. de solution à p. 10000, Bouchard). **Poudre** (à 1 p. 2500 ou 1 p. 5000) en insufflations intra-nasales. **Pommades** (à 1 p. 1000) ; *suppositoires* (dosés à 1/4 de milligramme).

Nota. — L'adrénaline ne doit être utilisée qu'en flacons de petite contenance : 5 cc. par exemple, sinon dans les flacons ouverts depuis quelque temps, les solutions se troublent et deviennent physiologiquement inactives.

COLLYRES

A. — Sulfate neutre d'atropine   0 gr. 05
Chlorhydrate de cocaïne   0 gr. 20
Solution normale d'adrénaline   2 gr
Eau distillée.   8 —

Instiller 1 goutte toutes les 3 heures. (Iritis.)

B. — Chlorhydrate de pilocarpine   0 gr. 10
Salicylate d'ésérine   0 gr. 02
Solution normale d'adrénaline   } āā 5 gr.
Eau distillée   }

Instiller 1 goutte toutes les 2 heures. (Glaucome aigu et subaigu.)

C. — Chlorhydrate de cocaïne   0 gr. 20
Solution normale d'adrénaline   2 gr.
Eau distillée   8 gr.

Instiller 1 goutte toutes les 2 minutes, pendant 10 minutes. (Pour obtenir une insensibilité complète sur un œil hypérémié.)

POMMADES

A. — Solution normale d'adrénaline   1-5 gr.
Lanoline   } āā 5 gr.
Vaseline   }

Introduire matin et soir gros comme un pois dans chaque narine. (Coryza chronique.)

B. — Solution normale d'adrénaline   3 gr.
Huile de vaseline   3 gr.
Vaseline blanche   12 —
Lanoline   15 —

Essence de géranium   III gouttes.

(En badigeonnages sur la pituitaire. rhinites aiguës ; rhinite congestive à répétition, avec ou sans hydrorrhée. Mignon.)

SOLUTIONS

A. — Solution normale d'adrénaline   0 gr. 50 à 1 gr. 50
Eau distillée   60 gr.

A prendre par cuillerée à café de 10 en 10 minutes. (Hématémèses).

B. — Solution normale d'adrénaline   2 gr.
Chlorhydrate de cocaïne   0 gr. 30
Eau de laurier-cerise   5 gr.
Eau stérilisée   25 —

En pulvérisations intra-nasales (Sinusités aiguës.)

C. — Chlorhydrate de cocaïne   0 gr. 50
Solution normale d'adrénaline.   5 gr.
Antipyrine   4 —
Glycérine   } āā 50 gr.
Eau de menthe   }
Eau   400 gr.

Pour pulvérisations. (Laryngite grippale ; Moure)

D. — Solution de cocaïne à 1 p. 200   10 cc.
Solution normale d'adrénaline   X gouttes.

Injecter 1 à 2 cc. (Pour obtenir l'anesthésie des tissus enflammés. Foisy.)

V

Opothérapie hépatique.

Indic. thér. — Diabète par anhépatie (Gilbert). Diabète à détermination hépatique avec gros foie. — Cirrhoses (au début); maladie de Banti (Schiassi). — Petites insuffisances hépatiques, avec troubles fonctionnels plutôt qu'avec lésions anatomiques, hémorragies liées aux lésions hépatiques. — Hémoptysies tuberculeuses (?).

Formes pharm., posol. — *Us. int.* — **Foie frais** de veau ou mieux de porc, 100 à 150 gr. par jour, râpé dans du bouillon.

Poudre de foie desséché (représente 5 fois son poids d'organe frais) : 10 à 12 gr. en cachets, pilules, tablettes.

Extrait de fiel de bœuf. (V. *Formulaire magistral.*)

Us. ext. — **Lavement :** de 100 à 150 gr. de foie ayant macéré pendant une heure dans 250 gr. d'eau à 35° (passer sur une étamine).

Injections hypodermiques d'extrait glycériné.

VI

Opothérapie pancréatique.

Indic. thér. — Diabète (résultats à peu près nuls).

Formes pharm., posol. — *Us. int.* — **Pancréas frais** de mouton haché, 30 gr. — **Tablettes** de Pancréas desséché.

Les résultats obtenus dans quelques cas (A. Laffitte) sont dus exclusivement à l'ingestion de pancréas frais, absorbé immédiatement après la mort de l'animal et cru. L'amélioration est passagère et ne dépasse guère un septénaire ; la reprise régulière de l'opothérapie pancréatique maintient l'équilibre.

VII

Opothérapie splénique.

Indic. thér. — Paludisme.

Formes pharm., posol. — *Us. int.* — **Poudre sèche** (représente 5 fois son poids d'organe frais) : 0 gr. 25 à 0 gr. 75 en capsules ou tablettes dosées à 0 gr. 25.

Us. ext. — **Injections hypodermiques** d'extrait glycériné.

VIII

Opothérapie gastrique.

Indic. thér. — Hypopepsie.

Formes pharm., posol. — *Us. int.* — Extrait gastrique retiré de la muqueuse de l'estomac du porc. Poudre gris jaunâtre, sans saveur ni odeur, d'une activité protéolytique 10 fois plus grande que celle de la pepsine. 1 gr. d'extrait gastrique peptonise 200 gr. d'albuminoïdes et correspond à 50 cc. de suc gastrique normal de l'homme.

SUC GASTRIQUE (de chien et de porc). — V. *Gastrique (suc)*.

IX

Opothérapie intestinale.

Indic. thér. — Employée empiriquement dans les affections et troubles de la digestion intestinale les plus divers : constipation chronique (par insuffisance de l'entérokinase normale ?) entéro-colite muco-membraneuse ; lienterie, diarrhée chronique ; dyspepsies infantiles, etc.

Formes pharm., posol. — *Us. int.* — **Eukinase.** (Poudre jaunâtre tirée de la muqueuse duodénale du porc), contenant entre autres principes le principe actif isolé par Pawlow : l'entérokinase ; c'est un extrait total. En *capsules* (4 par jour), *granulé* (*Enfants*).

Pancréatokinase. — Préparation spéciale résultant de l'association de trois parties de pancréatine avec une partie d'eukinase (Carrion et Hallion).

Us. ext. — **Extrait glycériné** (Sardou) en injections sous-cutanées (3 à 5 cc.) tous les 2 ou 3 jours.

X

Opothérapie rénale.

Indic. thér. — Néphrites, urémie (action inconstante).

Formes pharm., posol. — *Us. int.* — **Poudre sèche** de rein de mouton ou de porc 0 gr. 20 à 1 gr. 20 en tablettes de 0 gr. 20.

Macération de rein de porc (Renault) : 2 à 3 reins de porc sont hachés, lavés rapidement à l'eau distillée, puis broyés, pulpés au pilon dans un mortier avec 450 cc. d'eau salée à 7 p. 1000. On laisse reposer la bouillie pendant 8 heures (en été, dans la glace entourant le mortier). puis on décante. On fait prendre la totalité de la macération en 3 ou 4 doses dans les 24 heures, chaque dose étant mélangée à une cuillerée de bouillon concentré de julienne tiède (38°). Ne pas prolonger le traitement au delà de 10 jours consécutifs.

Us. ext. — **Injections hypodermiques** d'extrait glycériné 1 à 5 cc.

XI

Opothérapie pulmonaire.

Indic. thér. — Ostéopathie hypertrophiante pneumique.

Formes pharm., posol. — *Us. ext.* — **Injections hypodermiques** d'extrait glycériné (1 à 3 cc.).

XII

Opothérapie pituitaire.

Indic. thér. — Acromégalie (De Cyon).
Formes pharm., posol. — *Us. int.* — Extrait total, 0 gr. 05 (?).

XIII

Opothérapie thymique.

Indic. thér. — Chlorose ? Goitre exophtalmique ?
Formes pharm., posol. — *Us. int.* — ***Thymus frais*** de mouton, 10 à 15 gr.
Poudre sèche (représente 1/6 de glande fraîche) en tablettes de 0 gr. 05. 12 à 15 par jour.

XIV

Opothérapie par la moelle osseuse.

Indic. thér. — Leucémie splénique (Bigges). Pseudo-leucémie infantile ; anémies pernicieuses (Ménétrier, Aubertin et Bloch), quand il y a réaction myéloïde, si faible soit-elle ; s'abstenir, au contraire, quand il y a absence totale de réaction myéloïde (absence totale de globules nucléés, de myélocytes, de poïkilocytose, de anisocytose, de polychromatophilie).
Formes pharm., posol. — *Us. int.* — ***Moelle osseuse crue*** de bœuf ou de veau, 100 gr. par jour, sur du pain ; chez l'*enfant*, 1 ou 2 cuillerées à café, diluées et triturées dans trois cuillerées à dessert d'eau bouillie froide ; faire macérer pendant 1 heure ou 2 ; passer dans un linge fin (Combe) ; tablettes d'***extrait sec***, 5 à 6 par jour.

Sérothérapie.

A. Sérums artificiels (injections salines).

Sous le nom de sérums artificiels on utilise par les voies hypodermiques, véineuses et rectales des solutions salines à des degrés divers de concentration.

Composition, posologie des différents sérums.

1° Sérums concentrés, injectés à petites doses.

SÉRUMS DE CHÉRON

A. — Acide phénique neigeux   1 gr.
Chlorure de sodium   2 —
Phosphate de soude   4 —
Sulfate de soude   8 —
Eau distillée et stérilisée   100 —
   1 à 10 cc.

B. — Chlorure de sodium
Phosphate de soude   } āā 1 gr.
Sulfate de soude
Eau distillée et stérilisée   100 —
   2 à 3 cc. (Athrepsie infantile.)

SÉRUM DE GILBERT BALLET

C. — Phosphate de soude   2 gr.
Sulfate de soude   3 —
Chlorure de sodium   1 —
Acide phénique   0 gr. 50
Eau distillée et stérilisée   100 cc.
   1 à 4 cc. (Névrosthénique.)

SÉRUM DE CROCQ

D. — Phosphate de soude   2 gr.
Eau distillée et stérilisée   100 —
   1 à 2 cc.

SÉRUM DE HUCHARD

E. — Caféine
Benzoate de soude   } āā 5 gr.
Phosphate de soude   10 —
Eau distillée et stérilisée   Q.S. p. 100 cc.
   5 à 10 cc. (Manie sénile.)

SÉRUM DE LUTON

F. — Sulfate de soude   10 gr.
Phosphate de soude   5 —
Eau distillée et stérilisée   Q. S. p. 100 cc.
   5 cc. (névrosthénique).

SÉRUM DE TRUNECEK

G. — Sulfate de soude   0 gr. 44
Chlorure de sodium   4 gr. 92
Phosphate de soude   0 gr. 15
Carbonate de soude   0 gr. 21
Sulfate de potasse   0 gr. 40
Eau distillée et stérilisée   Q.S.p. 100 cc.

   Injecter tous les 2 ou 3 jours de 1 à 4 cc. (augmenter de 1 cc. tous les deux jours, en commençant par 1 cc.). Ce sérum représente, en solution dix fois plus concentrée, un mélange de tous les sels alcalins qui se trouvent dans le sang, et dans leurs proportions respectives.

Ce sérum donne un dépôt par la stérilisation, dépôt dû à l'action du phosphate de soude et du carbonate de soude sur le silicate de chaux du verre ; aussi M. Fraisse propose-t-il de substituer le glycéro-phosphate de soude au phosphate de soude et de supprimer le carbonate de soude.

2° Sérums dilués, injectés à doses massives.

SÉRUM PHYSIOLOGIQUE

A. — Chlorure de sodium   7 gr. 50
Eau distillée et stérilisée   1000 gr.
100 à 2000 cc. (en une ou plusieurs injections).

D'après Malassez, les globules rouges résistent mieux encore dans une solution de 8 à 10 p. 1 000.

La proportion du chlorure de sodium fournit un liquide isotonique avec le sérum sanguin et, par conséquent, sans action sur les globules.

EAU DE MER

Injecter 100 à 200 cc. d'eau de mer (stérilisée à froid et ramenée au titre isotonique par addition d'eau de source).

Utilisée dans le traitement de la tuberculose (Quinton) et aussi dans la plupart des cas où l'on emploie le sérum physiologique.

SÉRUM DE HAYEM

B. — Chlorure de sodium pur   5 gr.

Sulfate de soude cristallisé pur   10 gr.
Eau distillée et stérilisée   1000 —
100 à 1500 cc.

SÉRUM DE SAMUEL

C. — Chlorure de sodium   6 gr.
Carbonate de sodium   1 —
Eau distillée et stérilisée   1000 —
20 à 500 cc.

SÉRUM DE STADELMANN

D. — Chlorure de sodium   6 gr.
Bicarbonate de soude   30 —
Eau distillée et stérilisée   1000 —

SÉRUM DE RENZI

E. — Iode pur   1 gr.
Iodure de sodium   3 —
Chlorure de sodium   6 —
Eau distillée et stérilisée   1000 —
200 à 300 cc.

SÉRUMS GÉLATINÉS

F. — 1. Solution normale de chlorure de sodium à 7 p. 1000   1000 gr.
Gélatine   50 gr.
Injecter 50 à 150 cc. (Carnot.)
2. Solution normale de chlorure de sodium à 7 p. 1000   1000 gr.
Gélatine   10 à 20 —
Injecter 50 à 100 cc. tous les 7 ou 8 jours. (Lancereaux, Huchard).

Ce sérum exige une stérilisation parfaite à 115°, pour éviter le tétanos que peuvent donner les gélatines impures.

Indic. thér. — Les indications sont différentes suivant la composition des sérums et la quantité de sérum injectée.

Les *sérums concentrés* sont utilisés à doses variant de 1 à 10 centimètres cubes, en moyenne ; on peut aussi employer aux mêmes doses le sérum physiologique, dont les effets sont alors sensiblement les mêmes que ceux des sérums concentrés.

Le sérum de Chéron, le sérum de Crocq, le sérum physiologique sont indiqués comme toniques nervins, chez les neurasthéniques, les sujets déprimés passagèrement par une maladie infectieuse ou cachectisante ; comme antinévralgiques dans certains cas.

Le sérum de Trunecek aurait une action spéciale chez les artérioscléreux, notamment chez les artérioscléreux présentant des phénomènes

cérébraux localisés ou diffus : paresthésie, fourmillements, engourdissements, troubles de la marche, vertiges, troubles visuels, bourdonnements
d'oreille, céphalalgie, troubles de la mémoire; asthénie; d'autre part,
chez les malades atteints d'eclasie aortique, d'anévrysme.

Son action serait due à des effets hypotensifs (?).

Les injections de *sérums dilués*, à doses massives (100 à 1 500 centimètres cubes chez l'adulte; 10 à 60 gr. chez le nourrisson), spécialement
de sérum physiologique et de sérum d'Hayem, sont indiquées :

1º Dans tous les cas où il y a urgence à combattre l'hypotension et à
réparer la perte d'eau subie par l'organisme, à la suite de grandes
hémorragies opératoires, traumatiques ou médicales.

2º Dans tous les cas où il est nécessaire de laver le sang, de le désin-
toxiquer, au moyen d'une diurèse abondante qui entraîne au dehors les
principes nuisibles contenus dans le sang circulant (le sérum désintoxine
et désintoxique).

3º Dans tous les cas où il est nécessaire de stimuler le système nerveux
et de prévenir ou combattre le collapsus.

Indications détaillées: Blessures graves : fractures comminutives.
broiement des membres ; déchirures des vaisseaux et des viscères;
hémorragies abondantes. Traumatismes consécutifs aux accidents de che-
mins de fer, aux éboulements, etc., entraînant le shock. Brûlures étendues.

Interventions chirurgicales graves, notamment les laparotomies ; opérations d'appendicite, de péritonite, gastro-entérostomie, résections du
pylore, — d'une façon générale les opérations de longue durée et pouvant
entraîner le shock. Les injections sont faites préventivement et consécuti-
vement à l'opération.

Hémorragies médicales graves par leur abondance ou leur répétition :
hémorragies de la délivrance, hématémèses, épistaxis, hémorragies intestinales, etc.

Maladies infectieuses : choléra, infection puerpérale, septicémie périto-
néale, tétanos, fièvre typhoïde, entérites, infections gastro-intestinales
infantiles, pneumonie, dysenterie, broncho-pneumonie, fièvres éruptives
avec hypotension artérielle considérable, myocardite, anurie, troubles nerveux adynamiques. Dans les septicémies péritonéales au début l'arrêt de
l'infection peut être parfois provoqué par le sérum (1 500 centimètres cubes
à 2 000 par jour). Le sérum sulfaté d'Hayem est particulièrement indiqué
dans les entérites en raison de l'action constipante du sulfate de soude.

Auto-intoxications : urémie, éclampsie puerpérale, coma diabétique.

Intoxications : médicamenteuses (acide phénique, chloroforme, oxyde
de carbone, plomb) ; alimentaires (champignons) ; intoxications proprement dites ; asphyxie par les gaz délétères (oxyde de carbone).

Psychoses : Délires toxi-infectieux (sérum chloruré et parfois caféiné à
1 p. 1000, quand la psychose aiguë se complique d'asthénie cardiaque).
États mélancoliques avec agitation anxieuse, épilepsie (sérum bromuré);
paralysie générale chez les syphilitiques (sérum ioduré).

Cachexies: cancéreuse, athrepsie.

Le *sérum de Stadelmann* a été spécialement employé dans le coma diabétique ; le *sérum de Renzi* dans la tuberculose (?).

Le *sérum gélatiné* à 50 p. 1 000 est employé comme hémostatique (Carnot) ; le sérum gélatiné à 10 ou 20 p. 1 000 est employé dans le traitement des anévrysmes de l'aorte ; on l'a expérimenté également dans la variole hémorragique (doit être employé tiède).

Les effets hémostatiques du sérum gélatiné ont été contestés (Labbé et Froin) ; la gélatine, substance colloïde, ne peut être absorbée quand on l'injecte dans le tissu cellulaire (Laborde.)

Les injections de *sérums concentrés* peuvent déterminer des accidents locaux de nécrose des tissus ; elles sont habituellement douloureuses. Prolongées pendant longtemps elles peuvent aller au delà du but que l'on se propose et déterminer de l'insomnie, de l'excitation nerveuse.

Les injections de *sérums dilués* à doses massives sont contre-indiquées chez les tuberculeux (elles peuvent produire des congestions aiguës) ; chez les cardiaques, atteints de myocardite chronique, de symphyse cardiaque, chez les artérioscléreux ; enfin chez les brightiques (chez ces derniers elles surmènent le rein et peuvent provoquer de la congestion rénale, de l'œdème pulmonaire ; d'ailleurs elles sont incompatibles avec le régime déchloruré) ; chez les malades atteints d'œdème pulmonaire.

Répétées trop fréquemment, elles peuvent, en dehors des cas où elles sont contre-indiquées, déterminer de l'œdème pulmonaire, de l'hémoglobinurie et même de l'hypoglobulie (bouffissure des tissus, œdèmes périphériques), de la céphalée, des vertiges, de l'excitation cérébrale, de la fièvre (Debove et Bruhl, Hutinel, Bosc et Vedel, etc.).

Techn. — On emploie les sérums en injections sous-cutanées, en injections intraveineuses, en lavements, parfois en injections épidurales (Cathelin).

a) Les *injections sous-cutanées* se font en suivant la technique indiquée (V. p. 39 et suivantes).

Dans les cas où l'on est pris au dépourvu, tout médecin peut improviser un appareil à hypodermoklyse. Il suffit d'avoir un réservoir : douche d'Esmarch ou bouteille. La douche est reliée par son tuyau de caoutchouc à l'aiguille. Si l'on se sert d'une bouteille on l'obture au moyen d'un bouchon traversé de 2 tubes de verre ; l'un est destiné à l'entrée de l'air, qui fait la pression, l'autre reçoit le tube de caoutchouc muni de son aiguille.

L'injection se fait, soit dans le tissu cellulaire de la région fessière ou de la partie supéro-externe de la cuisse, soit sous la peau du flanc, des parties latérales et inférieures du thorax, soit encore entre les deux épaules ou dans le tissu cellulaire dorso-lombaire.

Si l'on injecte à la fois des doses supérieures à 2 ou 300 centimètres cubes, il est nécessaire de faire l'injection en plusieurs points, pour éviter une distension excessive du tissu cellulaire.

Pour les *injections intraveineuses* on se sert généralement d'un bock en verre, d'une canule de verre à extrémité mousse, reliée au bock

par un tube de caoutchouc, le tout stérilisé. Mêmes précautions antiseptiques que précédemment, relatives à l'opérateur et à la région choisie
pour l'injection.

On choisit habituellement une des veines du bras, la médiane céphalique par exemple ; on peut aussi faire l'injection dans la saphène interne,
au niveau de la malléole, dans la saphène externe, au mollet. Pendant
qu'un aide exerce une constriction à la partie moyenne du bras pour faire
saillir le vaisseau, on dénude celui-ci sur une étendue de 1 à 2 centimètres
on le soulève au moyen d'une sonde cannelée et on passe au-dessous deux
fils. Ceci fait, on saisit la veine avec une pince et l'on y pratique une petite
incision transversale ; on introduit rapidement la canule dans l'ouverture en
dirigeant, bien entendu, la pointe vers le centre. L'injection doit être faite
avec lenteur, le récipient étant élevé à 0m,75 à 1 mètre. Celle-ci terminée,
on lie la veine au-dessus de la plaie et l'on réunit la peau par deux points
de suture. Une compresse de gaze stérilisée constitue tout le pansement.

Dans certains cas (intoxications, éclampsie puerpérale) on fait pré-
céder la transfusion intraveineuse d'une saignée (saignée-transfusion).

Les *lavements* de sérum s'administrent au moyen d'une seringue ou
du bock auquel on adapte une canule molle à entéroclyse.

M. Cathelin a préconisé les *injections épidurales* de sérum physiologique, à la dose moyenne de 15 cc dans les cas de névropathie urinaire
(impuissance, pollutions nocturnes, pollakiurie diurne, etc.).

Indic. respect. des divers proc. — Les injections sous-cutanées
sont de beaucoup les plus employées, en raison de la facilité de leur
usage. S'il est nécessaire d'en répéter l'emploi et si l'on se propose surtout de relever les forces, de combattre un état infectieux (fièvre typhoïde
par exemple), on injecte des doses modérées, 100 à 250 gr. par jour.

Les doses plus élevées (500 à 1 000 ou même 1 500 centimètres cubes)
sont réservées pour les cas où il est nécessaire de parer à une déperdition
considérable de liquide (choléra, hémorragie grave) ou de tirer un malade ou un blessé du collapsus, de soutenir les forces d'un opéré. Chez le
nourrisson on injecte de 10 à 60 gr. de sérum physiologique ; 15 à 20 centimètres cubes pour un nourrisson de 6 à 7 kilos équivalent à 200 centimètres cubes chez l'adulte. Les injections intraveineuses, d'une
technique plus délicate, sont essentiellement indiquées dans les cas où il
est urgent d'obtenir un effet immédiat et énergique : hémorragie mena-
çant l'existence, choléra à la période de collapsus, etc. D'ailleurs l'injection veineuse est seule pratique dans les cas où il est nécessaire d'introduire en une seule fois une grande quantité de liquide. La première
injection, dans les cas extrêmement graves, doit aller jusqu'à 2 litres.

Les lavements ont une efficacité moindre que les injections hypodermiques et veineuses ; ils se recommandent surtout par la commodité de
leur emploi. On prescrit les lavements d'eau salée chaude aux doses de
200 à 500 gr., suivant la tolérance ; chez les enfants atteints de débilité
congénitale avec hypothermie, on injecte 5 à 100 centimètres cubes de
sérum d'Hayem dans le rectum.

On peut aussi administrer des sérums concentrés par la voie rectale (sérum de Trunecek, à la dose de 5 à 30 centimètres cubes).

Au sérum physiologique on ajoute quelquefois certains médicaments, notamment de la caféine (à la dose de 10 centigr. par 100 centimètres cubes de sérum).

B. Sérums organiques

I

Sérothérapie antidiphtérique.

La sérothérapie antidiphtérique est de tous les procédés sérothérapiques le seul dont la valeur préventive ou curative est définitivement établie.

Composition du sérum ; puissance immunisante. — Le sérum antitoxique est retiré du sang de la veine jugulaire de chevaux immunisés contre le bacille de Lœffler, et obtenu par l'injection de quantités peu à peu croissantes de toxine diphtérique additionnée, dans une proportion variable, de liqueur de Gram.

Le sérum obtenu est livré par l'Institut Pasteur en flacons de 10 et 20 centimètres cubes. Il doit être conservé à l'abri de la chaleur et de la lumière qui lui font perdre de son efficacité, au bout d'un temps variable et d'ailleurs assez long. On admet qu'un sérum, conservé depuis six mois à un an au moins, conserve une activité égale à celle du sérum frais.

Outre le sérum liquide, l'Institut Pasteur délivre également un *sérum sec*, obtenu par dessiccation dans le vide à basse température. Il se présente sous forme de petites masses brunâtres, qui offrent, sous un volume très réduit, toutes les propriétés thérapeutiques du sérum liquide. Ce sérum a pour avantage de s'altérer moins facilement et de pouvoir être transporté aisément. Il est contenu dans des ampoules que l'on brise au moment de l'usage. Il suffit, pour l'utiliser, de dissoudre le contenu d'une ampoule dans 10 volumes d'eau stérilisée.

Le sérum est à la fois préventif et antitoxique : préventif, parce que, injecté à l'animal ou à l'homme, il rend l'organisme réfractaire contre l'injection ultérieure d'une certaine dose de toxine ; antitoxique, parce qu'il neutralise les toxines diphtériques, soit *in vitro*, soit dans l'organisme.

Les sérums fabriqués en France ou à l'étranger n'ont pas une valeur antitoxique égale, de telle sorte qu'employés à doses égales, ils produisent des effets sensiblement différents. Le sérum de Roux a une valeur antitoxique de 180 à 200 unités par centimètre cube, de plus une puissance immunisante qui est environ de 1/100 000 du poids de l'animal.

Indic. — Le sérum est employé à titre curatif et à titre préventif.

À titre curatif il doit être employé contre toutes les manifestations de la diphtérie : angine, laryngite, diphtérie nasale, bronchique, conjonctivale, cutanée.

Angine. — Toute angine qui présente cliniquement les apparences de l'angine diphtérique doit être traitée par le sérum, avant tout examen bactériologique.

Si l'angine est seulement suspecte et ne s'accompagne pas de symptômes généraux d'intoxication (engorgement ganglionnaire teint pâle, albuminurie, petitesse du pouls, etc.), on peut attendre les résultats de l'examen, soit 24 heures, tout en surveillant le malade pendant ce laps de temps. Cependant il est indiqué de pratiquer do suite l'injection de sérum, si l'angine, simplement suspecte, se produit au milieu d'un foyer de diphtérie reconnu.

D'ailleurs, il vaut mieux injecter à tort une angine ou une laryngite non diphtérique que d'injecter tardivement une diphtérie vraie, les accidents causés par le sérum ne présentant aucune gravité, en dépit de leurs allures parfois inquiétantes.

Laryngite. — Quand la laryngite est consécutive à une angine, l'injection d'emblée s'impose. Il en est de même dans les cas de croup d'emblée, soit primitif, soit survenu au cours d'une maladie infectieuse, l'injection précoce permettant de prévenir les accidents de sténose laryngée qui nécessitent l'intubation ou la trachéotomie.

Dans les cas de diphtérie nasale, buccale, conjonctivale, cutanée, qui sont le plus souvent secondaires, il faut toujours injecter, sans attendre le résultat de l'examen bactériologique.

On est également d'accord sur les doses à employer pour la première injection ; la dose minima est de 20 centimètres cubes à partir de 18 mois, de 10 centimètres cubes avant cet âge. On ne doit pas hésiter à porter la dose jusqu'à 30 centimètres cubes si la diphtérie se présente sous des dehors malins, si l'infection remonte à 3 ou 4 jours.

Une seule injection peut suffire.

Si au bout de 24 heures, dans les cas d'angine, l'extension des fausses membranes est enrayée, si elles commencent à se boursoufler, à se décoller, si le lavage en détache une partie, si la température devient voisine de la normale, on peut attendre. Si, au contraire, les fausses membranes ont tendance à s'étendre et à se répandre, si la température reste élevée, si les phénomènes généraux de toxi-infection restent menaçants (albuminurie, engorgement ganglionnaire, pouls fréquent et dépressible, etc.), il faut renouveler l'injection aux mêmes doses.

L'indication de la répétition des injections est manifeste dans les angines diphtériques très graves d'emblée ou traitées tardivement ; dans ce cas il faut, 18 ou 24 heures au plus tard après une injection de 20 à 30 centimètres cubes, renouveler l'injection aux mêmes doses ; l'amélioration est-elle obtenue 24 heures après cette seconde injection, on pourra s'en tenir là ; sinon on pratiquera encore une nouvelle injection. Il est parfois nécessaire d'employer des doses de sérum répétées et massives, atteignant jusqu'à 100 à 150 centimètres cubes au total, pour venir à bout de diphtéries toxiques et envahissantes.

Dans le cas de croup, au début, avec voix éteinte et dyspnée légère, une seule injection peut suffire et rendre inutile l'intervention opératoire ;

la dyspnée augmente-t-elle au contraire, il faudra renouveler les injections comme dans le cas d'angine, en se basant à la fois sur les phénomènes locaux et généraux.

Dans le cas de diphtérie associée (bacilles de Lœffler et streptocoque), on est toujours conduit à répéter les injections.

On est d'accord aujourd'hui pour pratiquer les *injections préventives*, chaque fois qu'un cas de diphtérie se déclare dans une agglomération d'enfants : école ou hôpital, ou même dans les familles où l'isolement ne peut être rigoureusement appliqué, car les mesures de désinfection ne peuvent avoir et n'ont qu'une valeur relative.

L'immunité conférée par l'inoculation préventive est de courte durée, du 2e au 28e jour, soit trois semaines, en moyenne, mais suffisante, car c'est pendant cette période que les chances de contagion sont les plus grandes.

L'inoculation préventive n'a pas seulement une influence préservatrice, elle exerce une action atténuante non moins évidente sur les sujets atteints de diphtérie en dépit de l'inoculation.

La dose de sérum à employer à titre préventif est de 5 à 10 centimètres cubes suivant l'âge. L'immunité est bien établie au bout de 24 heures.

Techn. — La technique des injections est des plus simples. On se sert de la seringue de Roux, facilement stérilisable par l'ébullition, dont la capacité est de 20 centimètres cubes. Après stérilisation de l'instrument, des mains de l'opérateur et de la peau du patient, l'injection est pratiquée généralement au niveau de l'abdomen, au voisinage du flanc, dans le tissu cellulaire. Il faut avoir soin de vérifier l'état du sérum et d'écarter tout flacon dont le contenu ne serait pas de teinte jaune claire, transparent et limpide.

On a essayé récemment un traitement local par le sérum :

M. L. Martin a proposé l'emploi de sérum sec incorporé à de la gomme, en pastilles, destinées à fondre lentement dans la bouche et à diminuer la persistance du bacille diphtérique et peut-être à agir préventivement.

Accidents de la sérothérapie. — Les suites locales sont nulles : boule d'œdème fugace ; érythème limité et également passager. Quant à la douleur consécutive, elle est insignifiante.

Les accidents généraux sont ordinairement tardifs et ne présentent de gravité qu'en apparence ; on peut affirmer que le sérum de Roux ne détermine jamais d'accidents mortels (les quelques cas de mort signalés jusqu'ici sont tous discutables, quant à l'interprétation de la cause déterminante).

En ce qui concerne l'albuminurie, non seulement le sérum ne la provoque pas, quand elle faisait défaut, mais encore il l'atténue quand elle existait avant l'injection.

Les accidents les plus fréquents sont les érythèmes qui sont précoces ou tardifs, c'est-à-dire surviennent en moyenne du 3e au 6e jour ou du 10e au 14e jour.

Les érythèmes précoces sont le plus souvent polymorphes, mais en général c'est le type ortié qui domine, l'érythème scarlatiniforme étant rare. Ils ne s'accompagnent pas de fièvre ; un prurit plus ou moins intense coïncide avec leur apparition. En somme, ils constituent un épiphénomène sans importance aucune.

Les érythèmes tardifs s'accompagnent de phénomènes généraux ; ils sont précédés d'une élévation de température parfois considérable (40°), ou bien, au contraire, précèdent de quelques heures l'ascension thermique.

Le type d'érythème le plus fréquent est le scarlatiniforme ; on observe d'ailleurs des érythèmes morbilleux, d'autres polymorphes, exceptionnellement des érythèmes purpuriques, qui ne sont pas plus graves que les précédents.

Les circonstances au cours desquelles se produisent ces érythèmes permettent aisément de les différencier, d'éviter toute confusion avec la scarlatine, la rougeole (dans les hôpitaux d'enfants où la contagion de ces infections est toujours à redouter, il faudra cependant examiner attentivement les malades, rechercher si les prodromes particuliers à chacune de ces maladies n'ont pas existé avant l'apparition des éruptions).

Ils s'accompagnent d'ailleurs assez fréquemment de déterminations articulaires, d'arthralgies qui servent encore à les différencier. Ces douleurs peuvent être intenses, mais leur durée est courte, comme celle des érythèmes : 2 ou 3 jours au plus.

On peut encore observer dans quelques cas, en même temps que les accidents cutanés et articulaires, une angine de retour qui n'est pas d'ailleurs franchement pseudo-membraneuse et n'est pas due au bacille de Lœffler (elle est d'origine streptococcique).

La fièvre peut s'accompagner également d'un léger état saburral, de vomissements, de constipation ou de diarrhée ; tous ces troubles morbides disparaissent aisément dans le délai indiqué de 2 ou 3 jours.

Les accidents de la sérothérapie ne sont pas en rapport de fréquence ou d'intensité avec les doses de sérum employées ; mais ils sont bien dus au sérum, et nullement aux infections secondaires streptococciques.

Aucun moyen ne peut les prévenir ; quant à leur traitement, il est des plus simples : il suffit de maintenir les malades au régime lacté, de leur administrer un purgatif léger, par exemple du calomel, à la dose de 5 à 20 centigr., suivant l'âge.

II

Sérothérapie antityphique.

Le sérum de M. Chantemesse s'emploie à la dose de 12 à 14 cc. pour une première injection. Si au bout d'une dizaine de jours, l'apyrexie n'est pas complète, injecter à nouveau 4 ou 5 cc. quand la fièvre est minime, 10 cc. lorsqu'elle est intense. L'injection se fait sous la peau de l'avant-bras, au niveau de la saignée du coude. Maintenir le malade à la diète hydrique le jour de l'injection.

Chez les *enfants* injecter 1 cc. pour 50 kilos de poids du corps.

III

Sérothérapie antistreptococcique.

L'usage du sérum de Marmorek qui a été employé dans la fièvre puerpérale, l'érysipèle, les angines à streptocoques est aujourd'hui complètement abandonné.

IV

Sérothérapie antitétanique.

La même observation s'applique au sérum antitétanique employé à titre
curatif, aussi bien en injections sous-cutanées qu'en injections intracéré-
brales. Par contre, on reconnaît une valeur préventive à ce sérum, que
l'on devra employer chez tous les sujets atteints de traumatismes qui par
leur siège (extrémités), par leur nature (plaies par écrasement), par les
circonstances dans lesquelles ils se sont produits (souillure par la terre,
les débris de fumier, pénétration de corps étrangers) exposent au tétanos.

On injecte à titre préventif le sérum à la dose de 10 à 20 centimètres
cubes. L'injection doit être renouvelée au bout de 10 jours. Le sérum
provient de chevaux immunisés soit par l'inoculation de très petites doses
de toxine pure, soit de toxine chauffée entre 65 et 70°, soit de toxine
mélangée avec une solution iodée.

De même que pour la diphtérie, on a proposé un traitement local préventif du tétanos par le sérum antitétanique desséché (Calmette), notamment dans le pansement de la plaie ombilicale.

V

Sérothérapie antipesteuse.

Le sérum est préventif et curatif (antitoxique). Il provient de chevaux
inoculés d'abord avec des cultures filtrées, puis avec des cultures vivantes.

La dose de sérum à employer à titre curatif varie suivant la phase de la
maladie à laquelle est parvenu le malade. Le premier jour il suffit, en
général, d'inoculer 20 à 30 centimètres cubes dans les cas bénins, 40 centimètres cubes dans les cas graves ; le 2e jour, 30 à 50 centimètres cubes
sont nécessaires ; le 3e jour il faut en injecter 40 à 60 centimètres cubes ;
enfin dans des cas où le début de la maladie remontait à 4 ou 5 jours,
il a fallu employer jusqu'à 90 centimètres cubes. Dans certains cas particulièrement graves (pneumonie pesteuse), il est préférable d'avoir recours
à la voie veineuse (20 centimètres cubes).

L'injection doit être renouvelée, chaque jour, jusqu'à disparition des
phénomènes fébriles, mais à doses moindres que la première (10 à
15 centimètres cubes).

La mortalité des malades inoculés est de 49 p. 100, celle des malades non inoculés, de 80 p. 100.

A titre préventif le sérum doit être injecté à la dose de 10 à 15 centimètres cubes ; la durée de l'immunité ne dépasse pas 25 jours et peut être plus courte (en moyenne 12 jours).

Le sérum ne détermine pas d'accidents sérieux ; il peut provoquer quelques éruptions.

VI

Sérothérapie antivenimeuse.

Le sérum provient d'animaux inoculés avec du venin atténué par l'hypochlorite de chaux.

Il est curatif, si l'intervention n'est pas trop tardive, et se montre efficace contre tous les venins, quelle que soit l'espèce à laquelle appatient le serpent.

En général 10 centimètres cubes suffisent pour les enfants au-dessous de dix ans et 20 centimètres cubes pour les adultes, sauf quand le serpent mordeur appartient aux espèces très dangereuses (cobra, naja haje, crotale, bothrops de la Martinique, etc.) ; dans ce cas il faut injecter une dose double.

VII

Sérum antidysentérique.

Ce sérum bacténicide et antitoxique est curatif et préventif. Il a été obtenu par MM. Vaillard et Dopter au moyen de l'inoculation hebdomadaire aux chevaux de doses alternées et progressivement croissantes de bacilles vivants et de toxines fournis par un même bacille dysentérique (bacille de Shiga Kruse). Il est efficace contre la dysenterie bacillaire de nos climats, mais non contre la dysenterie amibienne des pays chauds.

Inoffensif, il enraye à la fois l'infection et l'intoxication ; en effet, son action est presque immédiate sur les symptômes locaux et généraux de la dysenterie ; ses effets se jugent par la cessation des douleurs, la modification des selles (disparition du sang, des glaires ; retour à l'état fécaloïde) et surtout par la diminution frappante et rapide du nombre des déjections ; enfin par la modification de l'état général (suppression des vomissements, du hoquet, de l'algidité). La guérison survient en un laps de temps qui n'excède pas 2 à 3 jours pour les cas moyens, 3 à 4 jours pour les cas graves et 4 à 6 jours dans les cas très graves. Elle survient, même quand le sérum est employé tardivement.

Le sérum s'administre en injections sous-cutanées à la dose de 20 cc. dans les formes moyennes (15 à 30 selles par jour), de 30 cc. à 60 cc. dans les formes graves (30 à 80 selles). Ces doses sont habituellement suffisantes.

pour assurer une détente immédiate. Si après 24 heures, les selles, bien que très diminuées, restent encore fréquentes, il faut renouveler l'injection et, s'il y a lieu, continuer les jours suivants l'emploi du sérum à doses décroissantes.

Dans les formes les plus graves (plus de 150 selles par jour) on doit injecter des doses massives : 80, 90 et 100 cc., répartis en deux injections au cours de la journée et continuer les jours suivants l'injection de doses élevées, puis progressivement décroissantes.

Les accidents sériques sont rares et sans importance (urticaire, érythème, arthralgie).

Préventivement on peut employer le sérum à la dose de 10 cc., qui est suffisante pour une préservation d'au moins 8 à 10 jours.

VIII

Sérum leucocygène.

Sérum de cheval chauffé doué d'un pouvoir chimiotactique considérable vis-à-vis des leucocytes. Proposé par Raymond Petit pour provoquer la polynucléose et détruire par ce moyen les microbes pathogènes. Doit être mis en contact avec le foyer infecté.

C. VACCINATION ANTIRABIQUE.

Bien que le vaccin antirabique ne soit pas un sérum, nous signalons ses applications avec les procédés de sérothérapie.

On obtient le vaccin antirabique par le passage successif du virus rabique sur une série de lapins où il acquiert une virulence de plus en plus grande ; la dessiccation fait perdre à ces moelles leur virulence d'autant mieux que la durée de la dessiccation est plus longue. Les moelles du 13e au 14e jour ont perdu leur virulence ; les moelles qui ont subi la dessiccation pendant un temps moins long possèdent une virulence d'autant plus considérable que la durée de la dessiccation a été plus courte.

On pratique l'injection avec une émulsion de 3 millimètres cubes de moelle desséchée, dans 1 centimètre cube d'eau. Le 1er jour on pratique deux inoculations de moelles desséchées depuis 14 et 13 jours ; le 2e jour on inocule des moelles de 12 et 11 jours ; à partir du 6e jour, on inocule seulement une moelle par jour, et l'on s'arrête à la moelle du 3e jour.

Lorsque cette première série de traitements est terminée on inocule de nouveau, pendant 2 jours de suite, chacune des moelles depuis celle du sixième jusqu'à celle du troisième. Le traitement complet dure ainsi quinze jours. L'inoculation est un peu douloureuse, mais ne détermine aucun accident local.

Le traitement intensif, que l'on applique dans les cas de morsure de la face ou de blessures très profondes (morsures du loup), diffère du précédent en ce qu'on fait au début quatre injections quotidiennes, au lieu de deux, jusqu'aux moelles du 5e jour. Ensuite celles de 5 à 3 jours, sont inoculées chacune successivement 4 fois ; le traitement intensif dure 20 jours.

La mortalité chez les malades non inoculés est de 20 p. 100 pour les morsures des membres et de 80 p. 100 pour les morsures de la face. Pour les malades inoculés elle a varié, suivant les années, de 0,94 p. 100 à 0,24 p. 100.

On a signalé des cas d'accidents paralytiques survenus pendant le cours ou à la suite d'un traitement antirabique ; on s'est demandé si ces accidents étaient imputables à la vaccination antirabique ? D'autre part, on a parfois accusé le traitement d'avoir provoqué la rage chez des sujets mordus par des animaux qui n'étaient pas enragés. L'expérimentation a prouvé l'inexactitude de ces assertions.

D. Vaccination antivariolique.

I

Manuel opératoire.

La vaccination jennérienne ou vaccination humaine, qui se pratiquait de bras à bras, est aujourd'hui complètement abandonnée, principalement en raison des dangers de transmission de syphilis. On a recours au vaccin de génisse, recueilli du 5e au 6e jour de l'évolution de la vaccine chez l'animal. On utilise, à cet effet, la pulpe vaccinale obtenue par raclage de la pustule.

Le vaccin ainsi recueilli peut être inoculé sur-le-champ ou bien conservé dans des tubes capillaires scellés à la lampe, après avoir été dilué dans de la glycérine pure. Le vaccin peut se conserver actif pendant plusieurs mois et même davantage.

On reconnaît qu'un vaccin peut être encore utilisé, à ce qu'il est resté limpide, sans odeur, ne contenant qu'un peu de fibrine coagulée en suspension. On ne doit pas se servir des tubes contenant une lymphe vaccinale filante, visqueuse, trouble.

On se sert pour l'inoculation, soit de plumes métalliques (vaccino-styles), soit de lancettes.

La meilleure lancette est une lame unie sur ses deux faces, montée sur un manche fixe, métallique, permettant le flambage.

Après avoir savonné, puis nettoyé à l'alcool ou à l'éther la région choisie pour la vaccination, après s'être aseptisé les mains, après avoir flambé sa lancette, l'opérateur tend légèrement la peau de la main gauche, et, de l'autre main, tenant la lancette comme un porte-plume, il dépose sous la peau la gouttelette de vaccin, en faisant pénétrer la pointe de la lancette sous l'épiderme. Certains médecins préfèrent l'inoculation par scarifications superficielles, longues de 2 à 3 millimètres. Les inoculations doivent être distantes de 2 à 3 centimètres l'une de l'autre, pour éviter la confluence des pustules.

On a l'habitude de pratiquer deux ou trois inoculations à chaque bras, bien qu'une seule inoculation puisse assurer l'immunité.

A moins d'indications particulières, on vaccine habituellement à la partie supérieure et externe du bras, sur la deltoïde ; les filles peuvent être vaccinées au mollet ou à la cuisse. Si l'enfant est porteur d'un nævus, la vaccination portera sur la tumeur érectile.

La vaccine ne nécessite aucun traitement spécial ; on se bornera, en cas de prurit intense, à appliquer de la vaseline boriquée et de la poudre de talc.

La première vaccination doit être faite dans les 2 ou 3 premiers mois qui suivent la naissance.

II

Indications, contre-indications de la vaccination.

Il n'existe pas de contre-indication absolue à la vaccination et à la revaccination. On peut, lors d'une épidémie de variole, vacciner à tout âge, en toute saison, les individus sains ou atteints d'une maladie quelconque. Si le sujet vacciné est atteint d'impétigo, d'une dermatose, notamment d'eczéma, il est utile de protéger par une baudruche aseptique les points inoculés.

III

Immunité vaccinale.

Certains sujets, très rares d'ailleurs, sont réfractaires à la première vaccination ; soit que la mère ait eu la variole pendant sa grossesse, soit pour toute autre raison.

La durée de l'immunité conférée par la vaccination est très variable. On admet généralement que l'immunité commence à décliner après 7 ou 8 ans chez l'adulte ; que sa durée est plus courte chez les jeunes sujets. Il y aurait lieu de revacciner l'enfant au bout de 5 ans.

La vaccine inoculée pendant l'incubation de la variole n'empêche pas cette maladie d'évoluer, mais la rend plus bénigne. Inoculée à la période d'invasion, elle reste sans influence sur elle ; d'ailleurs elle avorte souvent dans ce dernier cas.

Régimes alimentaires.

I

Régime normal des nourrissons.

L'*allaitement maternel*, ou, à son défaut, l'allaitement par une nourrice saine, est le seul mode d'alimentation rationnel du nourrisson.

L'allaitement doit toujours être essayé par la mère, à moins de contre-indications formelles : tuberculose, affections cardiaques ou rénales avancées, cancer, débilitation profonde, ou bien de malformations irrémédiables des seins, d'abcès, de crevasses très douloureuses.

La mère syphilitique doit nourrir son enfant.

La nourrice doit être exempte de toute maladie générale, indemne d'alcoolisme. Il ne faut pas, d'autre part, que son lait soit trop ancien ; au nouveau-né, on ne doit pas donner de nourrice dont l'accouchement remonte à plus de deux ou trois mois ; les multipares, plus expérimentées, conviennent mieux que les primipares.

Le retour des règles chez la mère ou la nourrice ne constitue pas une contre-indication à l'allaitement, bien que l'on observe parfois quelques troubles digestifs chez l'enfant, pendant la période menstruelle.

Toute maladie infectieuse de la mère ou de la nourrice, survenant au cours de l'allaitement, nécessite la suspension de celui-ci, tant pour prévenir la contamination de l'enfant que pour éviter de lui donner un lait adultéré ou insuffisant comme quantité.

Le régime alimentaire de la mère ou de la nourrice doit être substantiel, mais sans excès. En seront éliminés les mets épicés, le gibier, la charcuterie, les crustacés, les conserves, les fromages fermentés ; les choux, les légumes acides, les fruits crus et les crudités en général.

On doit prévenir chez la nourrice tout abus des boissons alcoolisées : vin pur, bière, etc.

L'examen des selles et la pesée régulière de l'enfant (hebdomadaire par ex.) sont les seuls moyens de contrôle de l'abondance et de la qualité de la sécrétion lactée. L'enfant doit augmenter, en moyenne, de 25 à 30 gr. par jour (chez les enfants les mieux portants, l'augmentation journalière est d'ailleurs très irrégulière) ; d'autre part, ses selles doivent être au nombre de 3 ou 4 par jour, d'une coloration jaune doré, de consistance pâteuse, bien homogènes, sans grumeaux de caséine. Tout ralentissement marqué dans l'accroissement du poids, toute modification dans le nombre, l'abondance, l'aspect des selles indique une viciation de l'allaitement.

Si le lait de la mère ou de la nourrice devient notoirement insuffisant, ce qui s'observe fréquemment au bout de quelques mois, il est préférable, au lieu d'avoir recours à l'allaitement exclusif par le biberon, d'adopter un compromis et de pratiquer l'*allaitement mixte*, c'est-à-dire de remplacer une ou plusieurs tétées maternelles par des prises de lait (de quantité équivalente), données avec le biberon ; on peut encore compléter, à chaque tétée, la quantité insuffisante de lait maternel, par une quantité supplémentaire de lait donné au biberon ; mais ce procédé, qui exige des pesées multiples, est moins simple que le premier.

L'*allaitement exclusif par le biberon* qui n'est qu'un pis-aller, au moins pendant les six premiers mois, exige une surveillance de tous les instants. L'enfant ne doit prendre qu'un lait rigoureusement pur de tous germes, convenablement coupé pendant les premiers mois, et en quantité proportionnée à son âge.

La simple ébullition ne présente pas de garanties suffisantes contre l'adultération du lait, surtout dans les villes où le lait ne parvient qu'un temps plus ou moins long après la traite. On a donc exclusivement recours au lait stérilisé : soit à domicile (par la méthode de Soxhlet), soit industriellement. (Voir *Stérilisation*.)

L'avantage du lait stérilisé industriellement sur le lait stérilisé à domicile est que ce lait est, en général, soumis à la stérilisation peu de temps après la traite et que tous les microbes et leurs spores y sont détruits, à une température de 110°, tandis que dans le lait stérilisé par la méthode de Soxhlet, la température de stérilisation étant inférieure à 100°, persistent les spores des ferments de la caséine, les ferments lactiques étant seuls détruits. Il en résulte que le lait ainsi stérilisé doit être consommé dans les vingt-quatre heures.

D'autre part, ce lait, qui n'arrive le plus souvent que de longues heures après la traite et non sans avoir subi des transvasements multiples, peut avoir subi déjà des fermentations qui le chargent de toxines et rendent illusoire la stérilisation.

Donc le lait stérilisé industriellement est le seul qui donne une sécurité à peu près absolue et qui puisse être conservé pendant plusieurs jours, à la condition que l'embouteillage ait été bien fait. L'ébullition n'est suffisante que dans les campagnes où l'on est à portée de la source de lait.

Les nourrissons ne supportent cependant pas toujours le lait stérilisé ; il est parfois nécessaire de lui substituer le lait simplement bouilli pour voir disparaître des troubles digestifs plus ou moins graves et des troubles généraux de la nutrition se traduisant par l'anémie, le rachitisme, etc.... C'est, qu'en effet, le lait stérilisé subit diverses modifications d'ordre chimique. Tout d'abord la graisse, au bout de quelques jours, n'y persiste plus à l'état d'émulsion ; elle surnage à la surface du lait et sa digestion devient plus difficile ; on suppose, d'autre part, que certains ferments solubles ou zymases, stimulateurs des actes nutritifs, sont détruits par la stérilisation, ainsi que certains principes antiscorbutiques (cas de scorbut infantile ou maladie de Barlow, survenus à la suite de l'usage exclusif du lait stérilisé).

La lécithine diminue dans la proportion de 12 p. 100 dans le lait chauffé au bain-marie à 95°, de 30 p. 100 lorsqu'il est stérilisé dans l'autoclave à la température de 105 à 110°.

La décomposition de la lécithine dans le lait stérilisé à l'autoclave peut expliquer, dans une certaine mesure, les troubles digestifs consécutifs à l'usage exclusif du lait stérilisé.

Le lait de vache présentant de notables différences de composition d'avec le lait de femme, il est nécessaire de le couper pendant les quatre ou cinq premiers mois de la vie. On emploie généralement le lait coupé d'un tiers d'eau bouillie, additionnée de 10 p. 100 de sucre. On a proposé l'emploi du *lait maternisé*, lait de vache dont on cherche à rapprocher la composition de celle du lait de femme, en lui faisant perdre une partie de sa caséine.

Tableau comparatif de la composition du lait de femme, du lait de vache pur et du lait de vache coupé dans la proportion d'un tiers :

POUR 1000 :	CASÉINE.	SUCRE.	BEURRE.	SELS.
Lait de femme	15	63	38	2,5
Lait de vache	33	55	57	6
Mélanges de deux parties de lait de vache et une partie d'eau sucrée à 10 p. 100	22	68	38	4

Ajoutons que dans le lait de femme le phosphore est exclusivement organique (caséine, lécithine; nucléone), tandis que dans le lait de vache 40,8 p. 100 seulement du phosphore du lait est sous forme organique; or 47 p. 100 du phosphore du lait de vache sont rejetés par les matières fécales chez le nourrisson, tandis que 90 p. 100 du phosphore contenu dans le lait de femme sont absorbés.

La question de la *réglementation des tétées* est de la plus haute importance. L'enfant doit prendre le lait soit au sein, soit au biberon, à doses régulièrement espacées, en quantité proportionnée à son âge.

Jusqu'à 6 mois environ, le nombre des tétées doit être de 7 en 24 heures, dont 6 de jour, espacées de *3 en 3 heures*, et une de nuit. A partir de 6 mois, on supprime celle de nuit.

D'après M. Budin, l'enfant doit recevoir en 24 heures une quantité totale de lait en rapport avec son poids et égale au dixième de ce poids. Les enfants débiles, nés prématurément, doivent recevoir, après le dixième jour, une quantité de lait égale ou un peu supérieure au cinquième de leur poids. De plus, chez eux, le nombre des repas sera multiplié (toutes les heures ou toutes les deux heures). Quand l'enfant débilité aura atteint le poids de 3 500 à 4 000 gr., il sera soumis au régime habituel des nourrissons normaux, soit une tétée toutes les deux heures et demie.

Le tableau suivant, donne les meilleures indications relativement à la progression que l'on doit suivre dans l'administration de la quantité de lait suivant l'âge.

AGE	NOMBRE de tétées par 24 heures.		FRÉQUENCE des tétées.	VOLUME de chaque tétée.	VOLUME de lait par 24 heures.	Poids moyen.
				c. c.	c. c.	kilog.
1 à 3 jours	3 ou 4		»	10 à 15	40 à 50	3,000
4 jours	8	Lait coupé d'un tiers d'eau sucrée bouillie	Toutes les 2 h.	35	280	2,800
8 —	8		—	50	400	3,000
15 —	8		—	65	520	3,300
21 —	8		—	70	560	3,600
4 semaines	7	Lait coupé d'un quart	Toutes les 2 h. 1/2	90	630	3,800
6 —	7		—	100	700	4,150
2 mois	7		—	110	770	4,500
3 —	7		—	120	840	5,000
4 —	6	Lait pur	Toutes les 3 h.	150	900	5,600
5 —	6		—	155	930	6,100
6 —	6		—	160	960	6,700
8 —	6		—	165	990	7,450
10 —	6		—	170	1 020	8,200
12 —	6		—	180	1 080	0,000

Sevrage. — A partir du 9ᵉ mois, remplacer l'une des tétées par une bouillie (phosphatine, farine de froment, de riz, d'avoine, d'arrow-root, crème d'orge, racahout, farine lactée); potage à la semoule, au tapioca, au sagou. 2 cuillerées à café de fécule pour 150 gr. de lait. Les trois premières farines à prescrire sont : le riz, la fécule de pommes de terre, l'arrow-root; les farines d'avoine, de maïs, riches en graisse (5,9 et 3,8 p. 100), sont de digestion difficile.

Avec deux bouillies quotidiennes, donner seulement 3 à 4 biberons dans les 24 heures.

A 12 mois, donner deux bouillies ou une bouillie et un œuf, panades faites avec du pain grillé ou des biscottes, quatre timbales de lait.

De 12 à 18 mois, un litre de lait par jour; en plus, un œuf à la coque, cervelle, volaille hachée, purées de pommes de terre, bouillies et potages.

A partir de 18 mois, ajouter aux aliments précédents des poissons légers, du macaroni, des crèmes, des fruits cuits et passés (pruneaux), des biscuits, trois timbales de lait (de 200 à 250 gr.).

A 2 ans, 4 repas : au réveil, bouillie ou potage ; à heures, un second potage, cervelle, viande grillée et hachée ou œuf ; purée ou légumes verts passés au tamis, pain ; à 3 heures, lait et biscuit ; à 7 heures, un potage au lait ou au bouillon. Lait ou eau, comme boisson.

Voici quelques formules de farines composées :

A. — Cacao torréfié			
Fécule de pommes de terre	} āā 60 gr.	**B.** — Cacao pulvérisé	100 gr.
Farine de riz		Fécule de pommes de terre	300 —
Salep	15 gr.	Phosphate bicalcique	30 —
Sucre	25 —	Sucre pulvérisé	570 —
Vanilline	1 —	Vanilline	0 — 05

II

Alimentation des nourrissons malades.

Les enfants débiles, nés prématurément, ne peuvent le plus souvent prendre le sein. La nourrice fera couler le lait dans la bouche, en pressant sur le sein, ou bien encore tirera du lait avec la téterelle et alimentera l'enfant à la cuiller.

Si l'allaitement à la cuiller est impossible, il faut avoir recours à l'allaitement par le nez ou au gavage avec la sonde.

Allaitement par le nez. — L'enfant étant couché sur le dos, on injecte le lait avec une petite seringue à bout arrondi, goutte à goutte. Le lait coule dans la gorge et est dégluti ; on peut aussi verser dans l'une ou l'autre narine le contenu d'une petite cuiller.

Gavage à la sonde. — On se sert d'une sonde en caoutchouc (sonde de Nélaton) d'une longueur de 40 cent. environ, à laquelle on adapte une cupule en verre de la capacité de 100 gr. environ. La sonde doit être introduite de 15 cent. environ, à partir des lèvres, pour atteindre l'estomac. On verse lentement le lait dans la cupule.

L'introduction de la sonde par le nez n'est pas possible, chez les prématurés, en raison de l'étroitesse des fosses nasales.

Diète hydrique. — Chez tout enfant atteint de troubles digestifs (vomissements, diarrhée) qui persistent malgré une réglementation rigoureuse des tétées, la diète hydrique doit être instituée. Elle est de rigueur dans les formes graves d'emblée (choléra infantile).

Elle consiste à remplacer la quantité de lait qu'on ne donne pas par une quantité au moins équivalente d'eau bouillie (Marfan). — L'eau doit être conservée dans le vase où elle a bouilli ; on la donne froide, à raison de 50 gr. toutes les demi-heures ou de 100 gr. toutes les heures; il est inutile de la sucrer, tout au moins au début. Dans les formes graves la diète hydrique doit être maintenue pendant 24 heures. Si, au bout de ce temps, les vomissements ont disparu, si la diarrhée est à peu près dissipée, on reprend prudemment l'alimentation : une tétée toutes les heures, de 30 ou 40 gr. de lait. Si les accidents n'ont pas cédé, la diète hydrique peut être prolongée pendant 24 heures encore.

Dans les gastro-entérites légères, la diète hydrique peut être de moindre durée, soit de 6 à 18 heures.

Diète féculente. — On tend de plus en plus à retarder la reprise de l'alimentation lactée, le plus souvent mal supportée et exposant à des rechutes. La diète hydrique ne pouvant être prolongée au delà de quelques heures, on lui substitue l'alimentation féculente exclusive qui empêche les putréfactions azotées : bouillies légères à l'eau, décoctions d'orge, de riz (voir plus loin).

M. Méry prescrit des bouillies préparées au *bouillon de légumes*. On met pour un litre d'eau :

Carottes	65 gr.
Pommes de terre	65 —
Navets	25 —
Pois ou haricots secs	25 —

On fait bouillir pendant quatre heures dans une marmite couverte, et on ajoute après cuisson 5 gr. de sel pour un litre de bouillon (celui-ci doit être préparé tous les jours et employé frais). Avec ce bouillon employé au lieu de lait, on prépare des bouillies claires à la crème de riz (une cuillerée à café de crème de riz pour 100 cc. de bouillon). La bouillie est prise au biberon et aux mêmes doses que le lait, soit un biberon toutes les 3 heures; la quantité à donner par biberon varie suivant l'âge de l'enfant (entre 100 et 200 cc.). Les bouillies ainsi préparées peuvent être présentées à des enfants âgés de moins de six mois.

La *décoction d'orge* se prépare en faisant bouillir deux cuillerées à café d'orge perlé dans un demi-litre d'eau, puis on passe au tamis. L'*eau de riz* se prépare en jetant 60 gr. de farine de riz dans un demi-litre d'eau froide; on ajoute un demi-litre d'eau bouillante, puis on fait bouillir le mélange; on passe ensuite sur une étamine. A ces décoctions on ajoute du sel et du sucre.

Les *bouillies maltées* seraient particulièrement bien digérées. On les prépare ainsi (Sevestre) : un tiers de litre de lait, deux tiers de litre d'eau. Ajouter 120 gr. de farine et 25 gr. de sucre. On fait bouillir 10 minutes et on obtient ainsi une masse analogue à de la colle de pâte. On laisse refroidir, et lorsque le mélange est tiède, on ajoute une cuillerée à café de malt qui liquéfie la pâte, et permet de l'administrer au biberon en quantité correspondant à l'âge de l'enfant.

Diète képhirique. — Le képhir donné aux mêmes intervalles que le lait et dans la même proportion, peut lui être substitué dans les diarrhées chroniques liées le plus souvent à l'entérite ulcéro-folliculaire, chez les enfants de plus d'un an ; on en combine l'usage avec celui des féculents.

Babeurre. — Est le résidu du barattage de la crème ou du lait, après que le beurre a été recueilli. Le lait, n'ayant subi aucun chauffage préalable, est laissé pendant 24 heures à aigrir à la température de la chambre (18°-20°) dans un vase couvert. On peut favoriser l'acidification du lait en l'ensemençant avec du lait aigri (préparé la veille). Au bout de ce temps, le lait est battu dans une baratte de ménage en verre ; en une demi-heure, le beurre est séparé du lait ; il reste le babeurre. On peut encore obtenir le babeurre en ensemençant du lait écrémé par centrifugation, avec une culture pure de *bacterium acidi lactici* ; dans ce cas, le barattage est inutile, puisque le beurre a été enlevé.

Le babeurre est un liquide jaunâtre, tenant en suspension des grumeaux de caséine ; par le refroidissement et le repos, il se sépare en deux couches : l'une inférieure, de caséine coagulée, l'autre de petit-lait. Il faut donc toujours l'agiter avant de le faire prendre, et le réchauffer au bain-marie ; d'ailleurs, on utilise exclusivement aujourd'hui le babeurre cuit (voir plus loin).

Le babeurre contient en moyenne 4 à 7 gr. de graisse par litre ; presque tous les matériaux albuminoïdes du lait frais (35-38 gr.) ; de la lactose (10-20 gr.) ; des sels (phosphates, chlorures) ; de l'acide lactique en quantité variable (environ 0 gr. 75 quand il est frais).

Le babeurre est utilisé frais ou bien conservé industriellement, sous forme de babeurre condensé.

Le babeurre frais ou condensé n'est pas employé tel quel. On l'administre sous forme de bouillie. Si l'on fait usage de babeurre condensé, on mélange le contenu du flacon ou de la boîte, soit 1 tiers de litre, à 2 tiers de litre d'une décoction farineuse. Si l'on fait usage de babeurre frais et non condensé, on fait cuire dans un litre de ce liquide une cuillerée à soupe (environ 15 gr.) d'une farine quelconque (froment, riz, maïs, etc.). On porte à ébullition sur feu doux en agitant sans cesse. Le chauffage doit être lentement progressif, de façon à ce que l'ébullition ne se produise qu'au bout de 25 minutes. On laisse monter le lait trois fois, puis on ajoute 70 à 90 gr. de sucre (se servir d'une casserole émaillée et d'une cuillère en bois).

Le babeurre ainsi préparé est administré dans le biberon, en quantité égale à celle du lait pur donné pour une tétée. On s'en sert rarement pour l'alimentation exclusive. Habituellement, on alterne avec les tétées les soupes de babeurre.

Il est employé dans les entérites aiguës, mais surtout dans les entérites chroniques, dans les états dyspeptiques qui aboutissent à l'atrophie, à l'athrepsie.

Le babeurre semble être facilement assimilé, en raison de son acidité, de sa faible teneur en graisse, et de la fine division de sa caséine.

Les *lavements nutritifs* peuvent être utilisés dans quelques cas : 5 gr.

de peptone sèche ou 1 à 2 cuillerées à café de peptone liquide, pour 50 à
60 gr. d'eau tiède. On administre 3 ou 4 de ces lavements, dans les
24 heures.

III

Régime alimentaire normal de l'adulte.

Outre l'eau et les sels, l'alimentation normale comprend des substances
de trois ordres :

1º Les substances azotées ou albuminoïdes ;

2º Les hydrates de carbone (fécule, amidon, sucres) ;

3º Les matières grasses (beurre, graisses, huiles) diversement associées
entre elles dans les aliments usuels.

On a souvent cherché à calculer la *ration d'entretien*, c'est-à-dire la
quantité et la proportion des substances des trois ordres, nécessaires à
entretenir les forces, à maintenir l'équilibre du poids.

Dans ce but, on a évalué la quantité de chaleur dépensée par l'organisme et mesurée en calories, dans un temps déterminé ; on a évalué,
d'autre part, la somme de calories fournie par un poids donné de chacun
des trois ordres d'aliments indiqués plus haut ; mais il est impossible
de donner des chiffres invariables, l'alimentation devant être adéquate
aux dépenses de l'organisme.

L'observation journalière démontre la nécessité d'une alimentation
mixte. Si les substances azotées sont nécessaires à l'existence, les hydrates
de carbone et les graisses ne le sont pas moins ; ils permettent de restreindre la quantité des matériaux azotés qui entrent dans l'alimentation
et jouent ainsi le rôle de matériaux d'épargne.

D'autre part, si les *amylacés et les graisses* sont indispensables, ils
peuvent cependant être substitués complètement l'un à l'autre ; 100 gr. de
graisse peuvent remplacer dans l'alimentation 240 gr. d'hydrates de carbone et réciproquement.

La ration alimentaire moyenne doit comprendre environ 100 gr. de
matières albuminoïdes, 60 gr. de graisse et 500 gr. d'hydrates de carbone.

*Enumération des aliments usuels, envisagés principalement au
point de vue de leur digestibilité :*

Viandes. — La viande maigre, sans os, correspond, en chiffre rond,
au sixième de son poids en albuminoïdes.

Les viandes les plus digestibles sont celles de bœuf, de poulet, de mouton, d'agneau. La viande de porc, celle de l'oie, les viandes grasses, en
général, ne conviennent pas aux dyspeptiques. La chair des animaux
jeunes (veau, agneau), désignée communément sous le nom de viande
blanche, est moins excitante que la viande rouge et généralement bien
tolérée.

Parmi les viscères, la cervelle, les ris de veau sont seuls bien digérés ;

28.

le foie, trop riche en graisse, est très indigeste. La cervelle est un aliment particulièrement tonique, en raison de sa richesse en lécithine (10-11 p. 100 environ).

Le gibier frais, surtout le gibier de plume, est, en général, bien digéré.

Toute charcuterie, sauf le maigre de jambon, est proscrite chez les dyspeptiques.

Poissons. — Contiennent, suivant la variété, de 10 à 15 p. 100 de substances albuminoïdes ; à poids égal, ils sont donc moins nourrissants que la viande de boucherie. On doit les distinguer en poissons maigres (sole, merlan, brochet, morue, perche, turbot, barbue, etc.) et en poissons gras (saumon, hareng, sardine, anguille, maquereau, carpe) contenant de 5 à 20 p. 100 de graisse ; la carpe est le plus gras des poissons comestibles (20 p. 100 de graisse). La laitance est particulièrement riche en lécithine, notamment les œufs d'esturgeon (caviar) ; la laitance de saumon en contient 7,50 p. 100.

Les poissons sont au moins aussi bien digérés que la viande.

Crustacés. — Ont une grande valeur nutritive, mais sont indigestes.

Mollusques. — L'huître est, au contraire, de digestion facile et passe pour eupeptique (contient jusqu'à 6,5 p. 100 de matières extractives); une douzaine d'huîtres renferme environ 15 gr. de matières azotées et 1 gr. 50 de graisse.

Les moules sont indigestes et exposent souvent à des empoisonnements.

Œufs. — Constituent, comme le lait, un aliment complet, puisqu'ils renferment des matières azotées, des graisses et des sels. Un œuf de poule, qui pèse en moyenne 53 gr., renferme 12 p. 100 d'albumine et autant de graisse. La graisse est exclusivement renfermée dans le jaune qui contient également plus d'albumine que le blanc. Un œuf contient environ 6 gr. d'albumine et 7 gr. de graisse et correspond à 25 gr. de viande; il renferme 0 gr. 0438 p. 100 de fer, d'après Hartung ; 6,80 p. 100 de lécithine contenue dans le jaune.

Les œufs frais ne renferment pas de toxines, aussi constituent-ils un des meilleurs aliments azotés pour les artério-scléreux et même les brightiques.

Graisses. — Les graisses, le beurre, les huiles, sont indispensables à la nutrition, mais d'une digestion laborieuse. Le beurre frais, cru, est la forme sous laquelle la graisse est le mieux supportée.

Racines. — Les racines telles que les raves, les navets, les céleris, les carottes, n'ont qu'une faible valeur nutritive. Elles sont très pauvres en principes azotés (10 à 30 p. 1000) et contiennent surtout des sucres, des sels à base de potasse. Plus du 5e des substances solides de la carotte s'élimine avec les fèces.

Féculents. — Ont, au contraire, une valeur nutritive considérable, d'ailleurs très inégale. La richesse des matériaux des trois ordres des principales farines qui servent à la préparation des bouillies est la suivante :

	ALBUMINE.	GRAISSE.	HYDRATES DE CARBONE.
Blé	12,4	1,8	67,9
Riz	7,0	0,6	77,0
Orge	11,1	2,1	64,9
Maïs	9,9	4,6	68,4
Avoine	10,4	5,2	57,8
Seigle	8,9	1,2	71,2
Sarrazin	10,2	2,4	60,3
Haricots secs	24,2	2,4	60,9
Pois secs	23,1	1,4	61,1
Lentilles sèches	25,1	1,45	62,4
Pommes de terre	2,1	0,10	25
— sèches	9	0,4	85

Si donc le riz est le moins riche en matières albuminoïdes, il est, par contre, le plus riche en hydrates de carbone. L'avoine, le maïs sont relativement riches en graisse ; l'avoine contient 0 gr. 0013 p. 100 de fer. En ce qui concerne la richesse en lécithine, Schultz et Steiger donnent les chiffres suivants : froment, 0,52 p. 100 ; seigle, 0,57 ; avoine, 0,74; etc..

Les légumes secs : pommes de terre, haricots, pois, lentilles, ont une valeur nutritive très inégale, au point de vue de l'alimentation azotée : les pois, haricots, lentilles équivalent, poids pour poids, à la viande ; les lentilles contiennent 0 gr. 013 p. 100 de fer et 1 p. 100 de lécithine. Les pommes de terre ne contenant qu'une très faible proportion d'albumine (2,8 de substances azotées d'après M. Balland), il en faudrait absorber 5 kilogr. par jour, pour parfaire la ration d'entretien ; c'est un bon aliment, quand on l'associe à des aliments azotés et gras : viande, lait, œufs, fromages. En purée au lait, la pomme de terre est un aliment léger, à recommander aux dyspeptiques.

Les farineux, surtout les pommes de terre, nécessitent de la part de l'estomac un travail considérable, parce qu'ils sont ingérés en grande quantité. Ils donnent lieu dans l'estomac à des fermentations gazeuses abondantes qui en font limiter l'usage chez la plupart des dyspeptiques. Les haricots, les pois chiches surtout provoquent des fermentations, tandis que les lentilles, les pois sont, en général, des aliments de facile digestion.

Pâtes alimentaires. — Préparées avec de la farine, des œufs, les pâtes alimentaires sont des aliments de digestion relativement facile et d'une valeur nutritive suffisante. Le macaroni contient environ 9 p. 100 d'albumine et 79 p. 100 d'hydrates de carbone.

Pain. — Le pain est la base de l'alimentation.

D'après König, le pain blanc renferme 6 gr. 2 à 7 gr. 1 d'albumine p. 100; 51 à 55 gr. 5 d'hydrates de carbone. Le pain de seigle, d'un usage d'ailleurs plus restreint, contient 6 gr. 1 d'albumine et 49,2 d'hydrates de carbone.

Contrairement à ce que l'on a prétendu récemment, le pain complet, préparé avec la mouture du grain de blé entier, n'a pas de valeur nutritive supérieure à celle du pain ordinaire. Il laisse 20 p. 100 environ de résidu, tandis que le pain préparé avec la farine très blutée, n'en laisse que 5 p. 100.

Son seul avantage est d'être laxatif, en raison de l'abondance de ses résidus ; mais cette particularité le rend aussi indigeste.

Le pain, en dépit de sa grande valeur nutritive, n'est pas un aliment exempt d'inconvénients.

Il séjourne longtemps dans l'estomac et détermine une excitation stomacale assez grande, d'où la mise en liberté d'HCl libre ; il constitue surtout un bon milieu pour les fermentations anormales, notamment pour la fermentation acétique.

Le pain chaud est particulièrement indigeste ; le pain rassis est beaucoup mieux digéré que le pain frais.

Plus le pain est cuit, mieux il se digère ; la croûte est, en général, plus digestible que la mie.

Légumes verts. — Ont une valeur nutritive des plus restreintes ; ils contiennent, en effet, une grande quantité d'eau (900 à 940 p. 1 000), de la cellulose qui traverse les voies digestives sans y subir de modification.

Ceux qui représentent des organes jeunes (petits pois, haricots verts) sont bien tolérés. L'oseille, à cause de son acidité, les choux et les crucifères, à cause de leur principe sulfuré, sont à proscrire chez les dyspeptiques. Les épinards, la laitue, particulièrement riches en matières minérales (1,65-1,80 p. 100) peuvent être utiles dans les maladies qui s'accompagnent de déminéralisation de l'organisme. Les plus riches relativement en albumine végétale sont les petits pois, les haricots verts, les asperges, les épinards (ces derniers très riches en fer : 0 gr. 033 à 0 gr. 039 p. 100 gr.).

Les légumes verts ne doivent donc entrer qu'accessoirement dans l'alimentation et sont surtout utiles comme laxatifs.

Les cornichons, radis, concombres, olives et autres crudités sont interdits aux dyspeptiques.

Truffes, champignons. — Constitués en grande partie par une trame coriace, sont à proscrire des régimes des dyspeptiques.

Fromages. — Au point de vue de la richesse en albuminoïdes les fromages équivalent à la viande ; certains d'entre eux (gruyère, parmesan) sont même beaucoup plus riches (30 à 40 p. 100 de matières azotées). Les substances grasses sont, dans le fromage, en quantité à peu près égale à celle des substances azotées.

Au point de vue de la digestibilité, il y a lieu de distinguer les fromages fermentés et les fromages mous, encore ceux-ci ne sont-ils pas toujours bien tolérés, en raison de leur richesse en graisse. Le fromage très frais, dit fromage à la crème, est le seul qui convienne aux dyspeptiques.

Les fromages faits, aliments essentiellement fermentescibles, introduisent dans l'organisme une grande quantité de toxines.

Fruits. — Un certain nombre de fruits crus sont bien tolérés par les dyspeptiques, à la condition d'être parvenus à un degré suffisant de maturité; tels sont les pêches, le raisin, les prunes, les mirabelles, les oranges, les petites fraises. Les pépins, les noyaux, es pellicules doivent être soigneusement rejetés. Les fruits acides comme les groseilles sont le plus souvent mal tolérés; le melon est particulièrement indigeste. Quant aux fruits secs : noix, amandes, noisettes, ils sont de digestion difficile, en raison des huiles grasses qu'ils contiennent. Les figues, les bananes ne sont pas comprises dans la proscription.

Utiles chez les constipés, à doses modérées, les fruits sont nuisibles dans les cas de dyspepsie avec flatulence et diarrhée.

Aliments sucrés. — En quantité modérée complètent la ration hydrocarbonée; le miel est utilisé pour ses propriétés laxatives. Le sucre est un aliment dynamogène et un agent d'engraissement.

Eau. — L'eau de source est la meilleure des boissons. Elle doit être filtrée sous pression. A défaut de filtre, il est nécessaire de la faire bouillir et de l'aérer ensuite, l'eau privée d'air étant difficilement acceptée par l'estomac.

L'usage de l'eau glacée doit être proscrit, car l'eau à basse température congestionne la muqueuse gastrique.

L'eau chaude ou plutôt tiède, à 38° (sous forme d'infusion) est recommandée d'une façon courante aux dyspeptiques; elle rend plus facile le rationnement des boissons; elle a, d'autre part, l'avantage de calmer certains malaises douloureux, la flatulence, de favoriser l'évacuation de l'estomac.

On admet, en général, que deux verres d'eau par repas constituent une dose suffisante; toutefois, la quantité totale d'eau ingérée dans les 24 heures, en y comprenant les autres boissons et les aliments (potages, etc.) est plus considérable, elle atteint et dépasse souvent deux litres.

Le régime sec, c'est-à-dire le rationnement excessif des boissons, est plus nuisible qu'utile, même chez les malades dont l'estomac est très dilaté.

L'organisme a besoin d'eau pour diluer et éliminer les déchets de la nutrition; les boissons abondantes sont indispensables chez les uricémiques, les goutteux, etc.

Chez les dyspeptiques il importe, tout en rationnant modérément les boissons, de conseiller de boire plutôt après les repas que pendant leur cours.

Vins, boissons alcooliques. — Le vin présente une composition complexe; il contient, avec l'alcool, de l'acide tartrique et des tartrates, du tannin, de l'acide succinique, de la glycérine, etc.

La proportion d'alcool est variable suivant la provenance des vins : 8 à 10 p. 100 (en volume) pour les vins du Midi et de Bourgogne, 11 p. 100 pour le bordeaux. Les vins sucrés (vins d'Espagne notamment) contiennent jusqu'à 20 et 24 p. 100 d'alcool.

La proportion de la crème de tartre est de 2 à 4 gr. par litre, celle de l'acide tartrique est très faible. Le tannin existe dans la proportion de 1 gr. 50 à 2 gr. pour les vins rouges, de 0 gr. 65 à 0 gr. 70 pour les vins blancs; celle de l'acide succinique est de 1 gr. 50; celle de la glycérine est de 6 à 7 gr. L'acidité du vin rouge est, en SO_4H_2, de 4 à 6 p. 1 000, celle du vin blanc de 2 à 3 seulement. Le vin blanc est donc moins riche en tannin et moins acide que le vin rouge, d'où sa tolérance plus marquée de la part des dyspeptiques. Les vins vieux, moins acides, troublent moins la digestion que les vins jeunes.

Les vins mousseux (champagne, asti, etc.) sont à proscrire chez les dyspeptiques.

D'une façon générale le vin est à proscrire rigoureusement dans tous les cas de gastrite intense, accompagnée de douleurs, et dans les cas d'ulcère et de cancer.

Son emploi est discutable dans les cas où les réactions douloureuses semblent résulter plutôt des troubles fonctionnels d'origine nerveuse que d'une lésion stomacale.

Paraissent bénéficier de l'emploi du vin ou mieux encore de l'alcool dilué sous forme de grog les malades qui éprouvent après les repas une sensation de gêne, de pesanteur sans douleurs ni sans retard sensible de l'évacuation gastrique.

Le cognac, le rhum ne doivent pas faire partie du régime alimentaire normal. Ils sont utiles comme toniques dans les maladies fébriles ou temporairement, au cours de certains états cachectiques, si toutefois l'estomac peut les tolérer. Dans le cours de certaines maladies, notamment de la pneumonie, de la diphtérie, on peut être conduit à faire prendre aux malades des doses journalières de 100, 200 gr. d'alcool. A doses modérées, l'alcool est indispensable chez les alcooliques atteints d'une maladie infectieuse, car le sevrage brusque de l'alcool peut déterminer chez eux l'éclosion soudaine du delirium tremens.

Les doses à employer chez l'enfant sont proportionnelles à l'âge; on peut prescrire, en moyenne, 5 gr. de rhum ou de cognac par année d'âge. Chez lui, l'alcool sera toujours dilué dans une potion gommeuse ou un sirop et prescrit à doses réfractées; il est préférable, d'ailleurs, de substituer à l'alcool en nature, un vin fortement alcoolisé, comme le malaga, le muscat, le banyuls, mieux toléré par les jeunes sujets.

Les enfants sont particulièrement susceptibles à l'action de l'alcool; au cours des maladies fébriles, l'agitation, l'insomnie, le délire, peuvent être dus, non à la maladie, mais à l'alcool prescrit imprudemment.

Chez l'adulte, pour prévenir l'irritation produite sur la muqueuse gastrique par l'alcool en nature, celui-ci doit être également dilué.

La bière contient en moyenne 4 à 6 p. 100 d'alcool; certaines bières n'en renferment que 2 à 3 p. 100 et sont assez bien tolérées par les dyspeptiques. Par contre, d'autres, comme le stout, dont la teneur en alcool s'élève jusqu'à 9 p. 100, sont à éliminer de tous les régimes des dyspeptiques.

Le cidre contient une proportion très variable d'alcool, 2 à 7 p. 100, du sucre, de l'acide malique, succinique, de la glycérine, etc. Son acidité en fait une boisson peu recommandable pour les dyspeptiques, parce qu'il provoque des troubles gastriques, de la diarrhée.

Quant aux liqueurs, elles ne sont recommandables à aucun titre.

Boissons caféiques. — Le café, le thé, le maté doivent leur action commune au principe identique qu'ils contiennent : la caféine ou théine (une tasse d'infusion de café préparée avec 15 gr. de café renfermerait 0 gr. 30 de caféine d'après Kœnig. Une tasse de thé avec 2 gr. environ 0 gr. 04 de caféine). A doses modérées, le café, le thé sont, au point de vue spécial de la digestion, des stimulants utiles ; le thé est moins excitant que le café.

Le thé, par son tannin, est légèrement constipant. Il est utile de le couper avec du lait.

Le chocolat, qui contient parties égales de sucre et de cacao, est souvent d'une digestion difficile, à cause de sa richesse en graisse. Une tasse préparée avec 20 gr. de cette substance, constitue un aliment de premier ordre avec 0 gr. 25 de théobromine ; 2 gr. 15 d'albumine, 5 gr. de graisse, 10 gr. de sucre.

En extrayant une partie du beurre de cacao par expression à chaud, on peut préparer des poudres de cacao et des chocolats, de digestion beaucoup plus facile et recommandables aux dyspeptiques, bien que d'une moindre valeur alimentaire.

Lait. — Le lait entre, en général, à doses modérées, dans l'alimentation. C'est un aliment complet puisque outre l'eau (800 p. 1 000) et les sels (2 à 5 gr.), il contient des matières albuminoïdes, des graisses, du sucre, de la lécithine (0 gr. 25 à 0 gr. 50 par litre).

Le lait de vache est le seul qui entre dans l'alimentation normale ; le lait d'ânesse, dont la composition se rapproche sensiblement du lait humain, est réservé, en raison de sa cherté, aux nourrissons dyspeptiques ; quant au lait de chèvre (2 fois plus riche en caséine que le lait de vache et 4 fois plus que le lait de femme), on ne l'utilise guère que dans les campagnes.

Indiqué chez la plupart des malades gastriques, le lait n'est à proscrire que dans les estomacs à évacuation très ralentie, qui sont le siège de fermentations intenses.

Dans les cirrhoses et les affections du foie en général, on prescrit fréquemment le lait écrémé, mieux digéré, mais aussi d'une moindre valeur alimentaire ; l'écrémage pratiqué pour faire le beurre par centrifugation enlève, lorsque cet écrémage est presque total (98 p. 100), environ 69 p. 100 de la quantité normale de lécithine du lait ; l'écrémage courant à 30-40 p. 100 enlève de 20 à 30 p. 100 de cette quantité (Bordas et Rackzowski).

(Pour le régime lacté exclusif, voir plus loin.)

Eaux minérales de table. — L'eau de source ou de rivière étant souvent suspecte, l'usage des eaux minérales de table s'est répandu notablement dans ces dernières années. Ne sont recommandables que les eaux indifférentes, peu minéralisés et exemptes de gaz acide carbonique; comme les eaux d'Évian, de Contrexéville, de Vittel, d'Alet, etc.

Quant aux eaux gazeuses, alcalines ou non, leur usage prolongé peut entraîner certains troubles qui ne permettent pas d'en conseiller l'usage prolongé. Elles sont nettement contre-indiquées chez les dyspeptiques, hyperchlorhydriques.

IV

Préparation culinaire des aliments. — Aliments spéciaux aux dyspeptiques. — Régimes exclusifs. — Alimentation rectale et gavage.

Les aliments qui ont été énumérés plus haut subissent certaines modifications, qui constituent l'art culinaire ; les unes facilitent leur digestion. les autres au contraire les rendent plus difficiles à digérer. Il importe donc d'indiquer sommairement les modifications que présentent les aliments, sous l'influence des modes de cuisson, de l'addition de condiments, de sauces, etc.

Viandes. — Les viandes peuvent être bouillies, rôties ou grillées, cuites à l'étuvée.

La viande bouillie perd par la cuisson une notable partie de son poids (40 p. 100 environ), mais elle augmente de densité. Aussi est-elle de digestion difficile et exige-t-elle un état de division parfait.

La viande bouillie donne le *bouillon* qui enlève à la viande son albumine soluble, sa graisse, ses sels de potasse et son chlorure de sodium. Sa valeur nutritive est faible. Un kilogr. de viande de bœuf peut donner environ 2 litres 1/2 de bouillon qui renferme par litre, d'après Armand Gautier :

Peptones	5 gr. 3
Albumoses	0 gr. 5
Gélatine	1 gr. 7
Bases créatiniques et xanthiques	1 gr. 2
Inosite et glycogène	1 gr. 4
Matières extractives	5 gr. 0
Sels minéraux	4 gr. 1

Par contre, il possède des propriétés peptogènes (Herzen) dues sans doute à l'action excitante des matières extractives, des bases créatiniques et xanthiques. Il constitue un véhicule agréable pour certaines substances : pâtes, riz, tapioca, œufs, viande crue.

Le bouillon de veau ou de poulet est moins toxique, plus riche en gélatine que le bouillon de bœuf.

La viande rôtie, à la condition d'être saisie devant un feu vif, est très sapide et d'une digestion facile.

La viande cuite à l'étuvée, dans une marmite close, avec très peu de liquide, devient très tendre et d'une facile digestibilité.

La *viande crue* se prépare soit avec la viande de bœuf, soit avec celle de mouton ou de cheval, ces dernières ayant l'avantage de ne pas exposer au tænia. La viande étant dépouillée des nerfs, vaisseaux, fibres et tendons, on la réduit en boulettes que l'on fait prendre sur la pointe d'un couteau ; ou bien, ce qui est préférable, on la râpe, puis on la passe au tamis et on la délaie dans une très petite quantité de bouillon tiède et dégraissé ou on l'incorpore à de la purée. On peut la faire prendre aux enfants dans de la confiture ou au milieu d'un pruneau cuit dont on a enlevé le noyau. La viande crue est d'une digestibilité bien supérieure à celle de la viande cuite, ce qui tient sans doute à son extrême division ; de plus, elle a des propriétés toniques incontestables. D'où son indication chez de nombreux dyspeptiques dont la motricité gastrique est compromise, chez les hyperchlorhydriques où elle sature l'excès d'acide chlorhydrique en excès, chez les tuberculeux, les convalescents d'une maladie infectieuse. On peut en faire prendre de 50 à 200-250 gr. par jour ; chez l'enfant, suivant l'âge, 10 à 50 gr.

Elle constitue chez ces derniers un tonique de premier ordre, au déclin des crises d'entérite.

On a préconisé, au lieu de la viande crue, l'emploi du *suc musculaire* (tuberculose).

Pour préparer le suc musculaire on prend de la viande de bœuf (tranche) très fraîche, hachée, dégraissée. On la fait macérer pendant 2 heures dans une quantité d'eau froide (préalablement stérilisée par l'ébullition), égale au 5e de son poids.

On soumet à la pression cette viande imbibée d'eau à l'aide d'une presse de ménage, par portions dont le volume sera en rapport avec les dimensions de la presse. La viande, dans la presse, devra être enveloppée d'un linge résistant.

La totalité du liquide obtenu par pression doit être de 400 gr. environ par kilogr. de viande. On peut absorber de 200 à 1000 cc. de suc musculaire.

Le suc, en raison de la facilité avec laquelle il s'altère, doit être pris aussitôt que préparé.

Il doit être pris en nature ou avec une petite quantité de sel. En cas de dégoût très accentué on pourrait le sucrer avec du sirop d'écorce d'oranges amères et même y ajouter de l'eau de Seltz.

Il convient de l'administrer une demi-heure avant le déjeuner. Son usage ne détermine pas de troubles intestinaux et l'appétit ne serait pas coupé.

La *poudre de viande* a une action tonique comparable à celle de la viande crue ; elle réduit au minimum, comme elle, le travail de l'estomac (elle représente environ le 5e de son poids de viande fraîche). Au début on en donne une petite dose (30 à 40 gr.) en une seule fois ; on peut porter progressivement la dose jusqu'à 100 gr. pris en 2 fois. La poudre de viande, pour être bien supportée, doit être fraîche et de bonne qualité. Il faut l'administrer avec ou sans l'aide du tube œsophagien, délayée dans du lait, de l'eau.

A défaut de poudre de viande du commerce, on peut préparer la viande, à domicile, soit au moyen de viande crue pulpée, que l'on fait sécher au bain-marie et que l'on broie ensuite au mortier ou que l'on passe au moulin à café ; soit au moyen de viande cuite, rôtie ou grillée, que l'on pulvérise ensuite.

Le *jus de viande cuite* n'a pas de propriétés nutritives supérieures à celles du bouillon.

Les *extraits de viande* ne sont que du bouillon concentré. Les matières azotées y sont en grande partie représentées par des substances extractives qui peuvent être toxiques ; en somme, les extraits ont, à un degré équivalent à leur concentration, les inconvénients du bouillon lui-même. Ils ne sont pas recommandables.

Les *bouillons concentrés* se préparent en plaçant dans une marmite à couvercle à pression des couches alternatives de viande et de légumes auxquels on fait subir, sans y ajouter de l'eau, une cuisson prolongée au bain-marie. Leur valeur nutritive ne dépasse guère celle d'un même poids de viande (Voit).

Pour faire le *beef-tea* on met des morceaux de viande, découpés à l'état de petits dés, dans l'eau bouillante et on laisse infuser.

Les *peptones* ne sont plus utilisées aujourd'hui que pour la voie rectale ; elles existent à l'état solide ou à l'état liquide (voir plus loin *Lavements alimentaires*).

La *somatose* serait un produit albuminoïde intermédiaire entre les albumines et les peptones proprement dites. C'est une poudre grisâtre, inodore, à peu près insipide, complètement soluble dans l'eau, qui s'emploie, chez l'adulte, à la dose de 9 à 12 gr. par jour ; chez l'enfant, de 3 à 6 gr. dans un liquide chaud : lait, cacao, café, chocolat, thé, bouillon, potages. On la réserve pour les cas où une anorexie rebelle met obstacle à l'alimentation par les moyens ordinaires, notamment chez les tuberculeux, les cancéreux, les convalescents de maladies graves.

Poissons. — Les poissons doivent être cuits au court-bouillon, grillés ou frits ; mangés au naturel ou avec une sauce légère (sauce mousseline).

Œufs. — Doivent être absorbés sous forme d'œufs à la coque ou d'œufs sur le plat peu cuits ; ou bien encore d'œufs pochés dans les potages ou brouillés à la crème, au bouillon.

Les œufs paraissent d'autant plus facilement digestibles qu'ils ont moins subi l'action de la chaleur.

L'eau albumineuse se prépare en battant les blancs d'œufs dans un litre d'eau bouillie et aromatisée. A la condition d'être employée fraîche, elle peut être utilisée avec avantage dans les entérites. On donne le nom de *lait de poule* à l'émulsion de deux jaunes d'œuf dans un verre d'eau chaude sucrée et aromatisée.

Potages. — Conviennent surtout aux dyspeptiques les potages au lait, les potages au bouillon dégraissé additionné de tapioca, semoule, vermicelle ; les bouillies très cuites ; les panades faites avec des biscottes et soigneusement passées (additionnées ou non de jaunes d'œufs, de jus de viande).

Assaisonnements : épices ; sauces ; hors-d'œuvre. — Dans l'assaisonnement il faut distinguer le sel et les épices. Le *sel* est indispensable à l'entretien de la vie (Bunge), au maintien de la teneur normale du sérum sanguin en chlorure de sodium. Il importe toutefois, surtout chez les dyspeptiques, de n'en faire usage qu'à doses modérées. Bunge évalue à 1 ou 2 gr. seulement la quantité de sel nécessaire, avec une alimentation mixte ; mais la quantité ingérée est en général 20 ou 30 fois plus considérable. L'usage du sel doit particulièrement être limité chez les hyperchlorhydriques et surtout les brightiques.

Sont encore permis, le thym, le laurier dans les assaisonnements.

Les *épices :* poivre, piment, clous de girofle, muscade, safran, cannelle, ail, échalote, etc., s'ils ne sont pas manifestement nuisibles, à titre exceptionnel, chez les sujets non dyspeptiques, deviennent une cause d'irritation puissante pour la muqueuse gastrique, quand ils font partie habituellement de la composition des mets ; chez les dyspeptiques, leur proscription doit être absolue.

Il en est de même des *sauces :* mayonnaise, vinaigrette, sauce au vin, sauces tomate, crevette, vinaigrette, verte, Bercy, au beurre d'anchois, etc. Toutes sont nuisibles, tant par la graisse émulsionnée que par les épices, les vins qui servent à les relever.

Substances grasses. — Les graisses sont assez mal digérées par les sujets bien portants, sauf en certaines circonstances (sous les climats froids par ex). Seul le beurre frais, de bonne qualité, peut être permis aux dyspeptiques, en quantité modérée, à la condition d'être ingéré cru. Aussi les légumes verts seront-ils simplement cuits à l'eau et additionnés de beurre, à table seulement, de telle sorte qu'ils n'en soient pas intimement imprégnés.

Féculents ; céréales. — La farine de blé est surtout utilisée sous forme de semoule (blé finement concassé) et de pâtes alimentaires (semoule agglomérée). Les féculents doivent être préparés sous forme de purées. Le tamisage élimine les coques et a l'avantage de présenter la fécule presque pure sous une forme très divisée.

Malgré ce mode de préparation, les féculents par l'hydratation excessive qu'ils subissent, en absorbant une grande quantité d'eau, prennent un volume considérable et ne doivent entrer dans l'alimentation qu'en quantité restreinte chez les dyspeptiques, en vertu de ce principe général applicable à leur alimentation, que les aliments doivent avoir chez eux le maximum de valeur nutritive sous le plus petit volume possible.

On trouve dans le commerce des farines de pois, lentilles, haricots, riz, orge, soigneusement décortiqués, qui peuvent être utilisées avec avantage.

On utilise encore des *farines diastasées* préparées avec des graines en voie de germination ; elles sont desséchées et broyées, après avoir germé dans un milieu chaud et humide. Cette préparation y développe une certaine quantité de dextrine, de sucre et de diastase, ce qui faciliterait le travail digestif. Toutefois ces poudres, renfermant beaucoup de dextrine et de sucre, peuvent augmenter les fermentations gastriques, surtout dans les estomacs myasthéniques où l'évacuation est ralentie.

Chez les hyperchlorhydriques en particulier, la transformation des hydrates de carbone est entravée par l'hyperacidité du milieu; il convient donc de les proscrire du régime de ces malades.

Les décoctés de céréales ont été proposés par Springer et Charrin; ils constituent des bouillons végétaux apportant à l'organisme des principes minéraux abondants, et sont utiles par conséquent dans les maladies accompagnées d'une déminéralisation abondante dans la croissance.

On met dans un litre d'eau une cuillerée à soupe de blé, avoine, seigle, orge, maïs et son, concassés avec soin et même très légèrement *passés au four*. On ramène par l'ébullition à un demi-litre et on passe sur un linge très fin. Le liquide mucilagineux est aromatisé et administré par tasses à café, quatre à huit fois par jour. On peut donner chez les enfants la décoction sous forme de soupe avec un jaune d'œuf et un peu de beurre; l'ajouter au lait dans la proportion d'un tiers.

Pâtes alimentaires. — Les nouilles, macaronis, doivent être cuits au lait, sans addition de graisse, de fromage. On les assaisonnera à table avec une petite quantité de beurre.

Légumes verts. — Les légumes verts doivent être cuits à la vapeur dans une passoire à pied, puis passés au tamis, et accommodés, suivant les cas, avec du jus, du bouillon, des jaunes d'œufs, de la crème de lait. Leur volume et leur faible valeur nutritive en restreignent l'usage chez les malades à estomac atone et le contre-indiquent d'une façon absolue dans le cas de stase.

Fruits. — Les fruits doivent être cuits de préférence, et passés au tamis, chez les dyspeptiques. La cuisson dans l'eau enlève une partie du sucre. D'autres peuvent être cuits au four (pommes). Les compotes, les confitures trop sucrées sont à interdire dans nombre de cas.

La *cure de raisin* consiste dans l'absorption quotidienne d'une grande quantité de raisin, d'une livre à plusieurs kilogr. La pulpe de ce fruit (seule partie utilisée) contient 72 à 80 p. 100 d'eau, 10 à 20 p. 100 de sucre de raisin; 0 gr. 5 à 0 gr. 9 p. 100 de tartrate acide de potasse; 0 gr. 3 à 0 gr. 5 p. 100 d'acides libres (tartrique et malique); 1 gr. 2 à 1 gr. 5 p. 100 de matières albuminoïdes et, de plus, des matières minérales, surtout de la potasse. Un kilo de raisin ne renferme que 6 gr. environ d'albumine, mais contient par contre 150 gr. de sucre. On peut trouver une certaine analogie de composition chimique entre le jus de raisin et le petit-lait.

La durée de la cure est d'un mois, en moyenne; la cure se fait le matin, à jeun, alors que les fruits sont encore couverts de rosée.

Les indications sont: l'obésité, la goutte avec pléthore abdominale, la dyspepsie atonique avec constipation, la congestion hépatique des dyspeptiques.

D'après Moreigne, les effets se traduisent par l'augmentation de la diurèse, la diminution de l'acidité urinaire et notamment de l'acide urique, la régularisation des selles (parfois diarrhée passagère) et la diminution des fermentations intestinales, l'augmentation de la sécrétion biliaire et de la fonction glycogénique du foie.

Les cures de raisin se font principalement à Durkheim, Gleisweilere Creuznach, Boppard, Bingen, Rudesheim, Saint-Goar, Grünberg en Allemagne ; Méran (Tyrol autrichien), Heiden, Vevey, Montreux, Veylaux, Aigle (Suisse), Celle-les-Bains (Ardèche, France), etc.

Entremets, pâtisseries et sucreries. — Les entremets de digestion facile sont les crèmes cuites, les omelettes soufflées, les œufs à la neige, les meringues, les gâteaux de riz, de tapioca, de semoule ; on les autorisera à l'exclusion des pâtisseries, des gâteaux feuilletés faits avec du beurre ou de la graisse.

Képhir. — Du lait dérivent diverses préparations utilisées en thérapeutique, dont la principale est le képhir, liquide obtenu par la fermentation du lait sous l'influence de deux ferments associés (symbiotes) : un bacille (bacillus caucasicus) et une levure (saccharomyces képhir), connus sous le nom de graine de képhir. Il existe trois variétés de képhir : n°s 1, 2, 3, distinguées suivant le degré de fermentation qu'elles ont subi. Le képhir n° 1 est légèrement laxatif, le n° 3 plutôt constipant. Le n° 2 est celui que l'on emploie le plus communément.

On peut préparer le képhir à domicile, au moyen de la poudre sèche, dite képhirogène. On se sert de bouteilles résistantes, de faible contenance, à fermeture mécanique (canettes à bière), ou encore de bouteilles à champagne que l'on doit rincer soigneusement à l'eau bouillie. On fait bouillir du lait, on le dépouille, après l'avoir laissé refroidir, de la pellicule superficielle développée sous l'influence de l'ébullition, puis on le verse dans les bouteilles, en ne remplissant celles-ci qu'incomplètement.

Chacune d'elles est alors additionnée de képhirogène (une dose pour 300 gr. de lait), puis bouchée solidement, agitée et couchée dans un endroit où la température se maintient aux environs de 20 degrés. On agitera fortement chaque bouteille 3 fois au moins par 24 heures.

Dans ces conditions, on obtient le képhir n° 1 au bout de 2 jours, le képhir n° 2 au bout de 3 jours.

Le képhir est un liquide épais, présentant la couleur du lait, pétillant comme le champagne. Il présente une saveur piquante, aigre-douce, due à l'acide tartrique. Il contient de la caséine qui s'y trouve précipitée en partie sous forme de flocons ténus ; ces flocons remis en suspension par l'agitation donnent au liquide la consistance de la crème. Le képhir contient d'autres matières albuminoïdes (syntonine, albumine), de l'acide lactique, de l'acide carbonique, de l'alcool.

Le lait subit, en se transformant en képhir, une double fermentation : lactique et alcoolique. Au début, la fermentation lactique est plus active ; plus tard, la fermentation alcoolique l'emporte. Le képhir le plus vieux est le plus riche en alcool. La quantité d'acide lactique varie de 3 à 6 gr.

par litre. C'est à cet acide que le képhir doit son action, ainsi sans doute qu'aux matières albuminoïdes, en voie de transformation « digestive » qu'il contient; l'acide lactique, tout comme l'acide chlorhydrique, introduit dans le duodénum provoque la sécrétion pancréatique (Pawlow). D'autre part les ferments solubles sécrétés par les germes producteurs de képhir jouent sans doute un rôle utile dans le processus digestif. Le képhir séjourne dans l'estomac moins longtemps que le lait (250 cc. de képhir n'y restent que 4 heures).

Le képhir est particulièrement utile dans les dyspepsies du type hypopeptique et surtout dans l'apepsie, dans le cancer de l'estomac ; dans les entérites chroniques (liées à l'hypopepsie), dans la tuberculose pulmonaire, accompagnée de vomissements et de diarrhée, dans les vomissements incoercibles de la grossesse, la leucémie, l'anémie pernicieuse progressive, le mal de Bright, etc.

L'alimentation exclusive par le képhir est difficilement supportée. On fait prendre habituellement le képhir à la dose de 600 à 1200 cc. en moyenne par jour, partie aux repas, partie dans leur intervalle. Il importe de débuter pas des doses faibles (300-500 cc.).

Pour mieux en assurer la tolérance, on peut le faire couper avec un peu l'eau de Seltz et le faire additionner de sucre en poudre.

Chez les enfants on peut l'administrer à la dose de 50 à 100 gr. par jour.

Le régime képhirique exclusif n'est que rarement employé (chez les brightiques hypopeptiques, les sujets atteints d'entérite chronique) ; habituellement on prescrit le képhir comme complément d'une alimentation mixte, ou bien on institue le régime lacto-képhirique, dans lequel on alterne les prises de lait avec les prises de képhir (par ses propriétés toniques le képhir neutralise l'action débilitante du lait).

On prépare un képhir maigre, c'est-à-dire dépourvu de graisse, mieux toléré que le képhir ordinaire, dans tous les cas où le fonctionnement du foie est défectueux (Gilbert). Le képhir maigre contient moins de lactose et plus d'acide lactique que le képhir gras.

Petit lait. — Est essentiellement constitué par le sérum du lait contenant la lactose et les sels et par quelques matières albuminoïdes qui n'ont pas été précipitées pendant la coagulation. La graisse du lait et la majeure partie des albuminoïdes y font donc défaut; il contient environ 3 p. 1000 d'acide lactique.

On fait prendre le matin à jeun 100 à 250 gr. de petit-lait. Les indications de la cure de petit lait, d'ailleurs souvent mal supportée, sont peu précises.

La cure se fait à Allevard et surtout dans l'Oberland Bernois et dans le Tyrol.

Lait caillé. — On utilise le lait caillé par abandon à l'air ou le lait caillé par addition d'un ferment lactique, tel que la Maya Bulgare, qui produit le Yohourt. Le lait caillé contient approximativement 6 p. 1000 d'acide lactique et se prend à la dose d'un bol ou d'une tasse à thé, pur ou sucré, soit à jeun, soit après chaque repas.

Yohourt. — Ne diffère du képhir que par sa consistance, car il est à demi-solide, à la façon d'un fromage blanc, et par sa saveur plus agréable, parce qu'il est moins acide. Son ferment est la « Maya » bulgare, assemblage de plusieurs espèces microbiennes où domine un bacille lactique isolé par Lassol (de Genève) et son élève Grigoroff, et que l'on trouve également dans le ferment égyptien, le leben. Ce bacille, très résistant, ne se détruit pas dans les intestins. On peut prendre le Yohourt le matin à jeun (il est, dans ce cas, souvent efficace contre la constipation habituelle) et au milieu de la journée, à la dose de 300 gr. chaque fois. De digestion facile, doué d'un certain pouvoir diurétique, le yohourt est indiqué dans diverses affections de l'estomac, dans les auto-intoxications d'origine intestinale, la constipation, l'artério-sclérose, les dermatoses, etc.

Régimes exclusifs. — Le *régime végétarien* a été souvent proposé, mais jamais rigoureusement appliqué, car les œufs, le lait, le beurre, le fromage blanc figurent toujours dans les régimes végétariens les plus sévères.

Ce régime a été proposé chez les goutteux, les obèses, les arthritiques en général, les malades atteints de dermatoses d'origine digestive (eczéma, acné, urticaire, etc.), voire même chez les hyperchlorhydriques chez qui il est tout à fait contre-indiqué. Si le régime végétarien a l'avantage d'être pauvre en toxines, s'il diminue l'acidité des sécrétions, il a l'inconvénient de produire la surcharge de l'estomac et de l'intestin, d'amener la dénutrition, etc.

Menu végétarien.

1ᵉʳ Déjeuner. — Lait, pain et beurre.

2ᵉ Déjeuner. — Pâtes alimentaires (nouilles, macaronis), ou purée de pois, lentilles, ou omelette soufflée. Pommes de terre ou légumes verts accommodés au maigre, sans jus de viande. Entremets ou fromage blanc. Fruits.

Dîner. — Potage aux légumes ou bouillie, panade. Œufs ; légumes verts. Entremets ou compote.

Les pâtes alimentaires, le beurre, le sucre dégagent une grande quantité de calories et doivent par conséquent entrer pour une large part dans le régime végétarien.

Le seul régime exclusif est le *régime lacté.*

Quatre litres de lait représentent la quantité de lait nécessaire pour maintenir l'équilibre nutritif. Pour habituer le malade, il est bon de ne faire prendre pendant les premiers jours qu'une quantité moindre (1 litre 1/2 à 2 litres) de lait écrémé (Karell). Le lait doit être pris à doses égales et régulièrement espacées, soit 1/2 litre toutes les 3 heures. Il sera pris froid ou tiède, mais plutôt froid, pour éviter le sucrage, stérilisé ou non, mais toujours préalablement bouilli. Il est souvent nécessaire de l'écrémer (le lait écrémé bouilli séjourne dans l'estomac moins longtemps que le lait pur bouilli). Quant au lait cru, il séjourne plus longtemps dans l'estomac que le lait bouilli (Gilbert et Chassevant).

Voici d'ailleurs, d'après MM. Gilbert et Chassevant, le tableau de la digestibilité composée des différents laits et képhirs :

250 GR. DE	SÉJOURNENT DANS L'ESTOMAC PENDANT
Lait pur cru	7 heures 1/2
Lait bouilli	7 heures
Lait écrémé bouilli	5 heures
Képhir n° 2 gras	4 heures 1/2
Képhir n° 2 écrémé	3 heures 1/2

Pour éviter la satiété on peut l'additionner fréquemment de thé, d'eau de Vichy, d'eau de fleurs d'oranger, parfois d'une petite quantité de kirsch, de cognac, d'anisette. On peut aussi ajouter une petite quantité de sucre de lait, 40 à 50 gr. par jour (Mathieu), pour diminuer un peu le déficit en hydrates de carbone de la ration alimentaire. Le chlorure de calcium à petites doses facilite sa digestibilité (par litre, une cuillerée à soupe d'une solution à 1 p. 100). Bien toléré, le régime lacté amène habituellement la constipation.

Le régime lacté est indiqué chez la plupart des dyspeptiques, sauf quand il y a stase ou chez les malades à estomac simplement atonique, avec flatulence et fermentations excessives. Il constitue, de plus, un régime de nécessité, pendant un temps plus ou moins long, dans les cardiopathies avec œdèmes, l'artériosclérose, les néphrites aiguës, le mal de Bright chronique, les cirrhoses, etc.

Alimentation rectale. — On emploie les lavements de peptones, mais surtout les lavements d'œufs avec du sel.

LAVEMENT AUX ŒUFS

Œufs	N° 2

battre les œufs dans une petite quantité d'eau froide, jusqu'à ce que le blanc ne file plus.

Eau tiède ou lait	250 gr.
Chlorure de sodium	2 —

Pour un lavement.

Peptone sèche	1 cuillerée à café.

(Ad libitum.)

LAVEMENT DE PEPTONE

Bouillon dégraissé	25 gr.
Vin	25 —
Peptone liquide	3 cuillerées à soupe.

Chaque lavement alimentaire doit être précédé d'un lavement évacuateur et administré à l'aide d'une poire en caoutchouc ou d'une seringue terminée par une canule molle.

Il est parfois nécessaire d'additionner le lavement de quelques gouttes de laudanum pour en assurer la tolérance.

On peut administrer jusqu'à six lavements par jour, quand toute alimentation buccale est supprimée ; sinon le nombre est limité à deux par jour. Chez les malades soumis au repos absolu, l'alimentation rectale exclusive peut être poursuivie, sans perte de poids très sensible, pendant trois semaines en moyenne.

Les indications sont : l'ulcère de l'estomac en activité, avec ou sans hématémèse ; les sténoses pyloriques, le rétrécissement œsophagien, la préparation à une intervention sur l'estomac.

Gavage. — Au moyen de la sonde on introduit soit des aliments simples comme le lait, des œufs, soit la poudre de viande alcalinisée. On délaie 30 à 40 gr. de poudre de viande pour commencer, puis jusqu'à 100 gr. en augmentant progressivement, dans une petite quantité de lait, que l'on additionne de bicarbonate de soude (1 gr.). Le gavage est indiqué chez les hystériques anorexiques, les tuberculeux atteints d'une anorexie invincible, les aliénés qui refusent toute alimentation. (Dans ce cas on est parfois obligé d'avoir recours à la sonde nasale.) Le gavage à la poudre de viande a été employé avec succès chez les malades atteints d'ulcère de l'estomac, les hyperchlorhydriques (Debove).

Le gavage par les fosses nasales est indiqué non seulement chez les aliénés qui refusent de s'alimenter, mais encore dans les cas de trismus (tétanos), dans certaines affections telles que le phlegmon sous-maxillaire qui rendent très pénibles l'ouverture de la bouche, après les opérations portant sur la mâchoire (résection du maxillaire), et l'application d'un appareil pour fracture du maxillaire.

On se sert d'une sonde d'un calibre de 6 millim. environ et longue de 90 c. En raison du faible calibre de cette sonde on ne peut introduire par son intermédiaire que les liquides dont l'écoulement est facile : lait pur, lait additionné de deux jaunes d'œuf seulement par litre, thé, bouillon.

Il peut être indiqué de laisser la sonde à demeure si son introduction est difficile.

<h1 style="text-align:center">V</h1>

Régimes spéciaux.

I. — RÉGIME HABITUEL DES DYSPEPTIQUES.

Contrairement aux opinions communément admises, le même régime est applicable à la majorité des dyspeptiques.

Il doit répondre à trois indications principales : réduire au minimum le travail de l'estomac et de l'intestin en présentant les aliments sous une forme très divisée et supprimant les parties fibreuses, celluleuses, les crudités ; réduire au minimum les causes d'irritation gastrique et intestinale en supprimant les épices, les assaisonnements irritants, les hors-d'œuvre, les viandes grasses, les fritures, les sauces, etc., l'alcool sous toutes les formes, etc., réduire au minimum les fermentations en supprimant tous les aliments fermentescibles (viandes salées ou fumées, conserves de viandes et de poissons, fromages fermentés, moules, écrevisses, langoustes, etc.).

29.

Le régime se composera de :

Lait (au premier déjeuner et en potages, parfois en boisson au cours des repas).

Viandes grillées, rôties ou cuites à l'étuvée, principalement filet rôti ou grillé, côtelettes d'agneau ou de mouton, gigot de mouton ou mieux d'agneau rôti ou cuit à la vapeur ; veau très cuit ; poulet rôti, faisan, perdreau non faisandés ; pigeon jeune, langue de veau, ris de veau, cervelles cuites dans une petite quantité d'eau ou de bouillon. Jambon cru de préférence, finement divisé.

Poissons (tous, sauf thon, maquereau, anguille, carpe, saumon), bouillis, mangés avec du sel, du jus de citron ou une sauce mousseline ; ou frits (sole, merlan), mais dépouillés de l'enveloppe frite, ou encore grillés.

Huîtres.

Œufs à la coque, peu cuits ; brouillés à la crème ou au bouillon, ou délayés dans les potages.

Féculents, racines : pommes de terre cuites à l'eau ou à la vapeur, en purée, au bouillon, au lait (le beurre étant ajouté à table seulement). Soufflés aux pommes de terre ; purées de farines moulues, de pois, haricots, lentilles, de carottes, navets, céleris ; nouilles, macaronis cuits au lait, sans fromage.

Légumes verts (épinards, chicorée, petits pois, fonds d'artichauts, laitue, pissenlits, juliennes) passés au tamis, cuits au lait ou au jus. Le beurre sera ajouté cru, à table.

Potages épais au bouillon dégraissé ou au lait, avec tapioca, semoule, pâtes d'Italie. Potages maigres, aux légumes écrasés ; bouillies.

Entremets au lait et aux œufs : crèmes cuites, œufs à la neige ; gâteaux de riz, de semoule, etc. — Fromages blancs.

Fruits cuits, sauf pêche, prunes, raisins, petites fraises qui peuvent être mangés crus. — Gelées de fruits, compotes peu sucrées de pêches, de pommes, de pruneaux, de mirabelles, etc. Pommes cuites au four.

Pain très cuit, légèrement rassis, en petite quantité (100 gr. au plus par repas) ou biscottes légères, breakfast, grisini, Alberts.

Boissons : eau de source de bonne qualité ; eaux minérales indifférentes (Évian, Alet, Contrexéville, etc.). Infusions chaudes (thé léger, camomille, feuilles d'oranger, fleurs de tilleul). Vin blanc coupé d'eau, bière de malt coupée. Deux verres en moyenne par repas ; boire de préférence à la fin des repas.

Café ; cacao au lait.

Répartition des repas :

1er déjeuner. — Café au lait avec pain grillé et beurre ou cacao au lait, ou potages, ou œufs à la coque, avec une tasse de thé et des gâteaux secs.

2e déjeuner. — Un plat d'œuf, de poisson ou de viande, un plat de légumes, un dessert.

Dîner. — Un potage, un plat de viande ou de poisson, ou des œufs, fruits cuits.

Pas de collation.

Aliments interdits : Potages épicés (bisques, etc.). — Hors-d'œuvre de tout genre; épices. — Viandes grasses, viandes faisandées; charcuterie (sauf jambon). — Oie. — Homards, crevettes, écrevisses, moules. — Poissons gras. — Sauces, fritures. — Crudités (salades, radis, concombres). — Fruits crus (sauf exceptions indiquées); fruits secs et huileux. — Fromages forts. — Pâtisseries, sucreries, petits fours. Glaces. — Vin pur, liqueurs.

II. — RÉGIMES DANS LES GASTROPATHIES GRAVES.

(Hyperchlorhydrie avec évacuation très ralentie de l'estomac.)

a) Régime lacté absolu pendant quelques jours ; puis :

b) Lait au premier déjeuner avec thé ou café léger, ou potages au lait avec tapioca, semoule, vermicelle fin.

Au 2ᵉ déjeuner : deux œufs à la coque à peine cuits ou brouillés à la crème ou au bouillon, additionnés de jus de viande. Purée de pommes de terre ou pommes de terre à l'anglaise (à essayer). Eau ou lait.

A quatre heures : lait.

A 7 heures : potage au lait, ou au bouillon, ou bouillie : deux œufs.

Biscottes en remplacement du pain ; gâteaux secs, biscuits à la cuiller pour les collations.

c) A ce menu ajouter plus tard, à midi, de la viande crue pulpée, à petites doses, 30 à 40 gr. pour commencer ; arriver à 100 gr. au bout de 20 à 25 jours.

Puis, tous les deux jours, remplacer la viande crue par du filet de bœuf ou une côtelette grillée, très finement hachée, ou du poulet jeune, du maigre de jambon cru, de la cervelle, ou du poisson léger.

Pommes de terre cuites au four ou pommes de terre accommodées au lait.

Fruits cuits, œufs à la neige, et ne revenir que lentement au régime habituel des dyspeptiques.

Ce régime, presque exclusivement azoté, est celui qui convient spécialement aux hyperchlorhydriques, bien que les aliments albuminoïdes excitent au maximum la sécrétion chlorhydrique ; mais d'autre part ces aliments possèdent au maximum la propriété de fixer l'acide chlorhydrique à l'état de combinaison chlorhydro-albuminoïde, beaucoup moins irritante pour l'estomac ; le lait est des divers aliments albuminoïdes le moins excitant, et c'est ce qui justifie son emploi au début du traitement. Les aliments hydrocarbonés sont mal digérés ; d'après des recherches récentes le beurre cru, la crème seraient cependant bien tolérés, les aliments gras ayant une action inhibitrice sur la sécrétion gastrique. Le rationnement du sel est utile chez les hyperchlorhydriques (Vincent, Linossier, Laufer).

Le régime qui vient d'être indiqué correspond à peu près aux tables de régime de Leube :

1ᵉʳ régime : Bouillon, viande dissoute de Leube-Rosenthal, lait, œufs crus, biscuits. Gâteaux anglais (Albert). Eau, eaux gazeuses naturelles.

2ᵉ régime : Cervelle de veau bouillie, ris de veau bouilli. Poulet bouilli (jeune et sans peau). Pigeon bouilli. Potage au tapioca. Œufs à la neige.

3ᵉ régime : Bœuf cru (finement haché). Jambon cru (finement haché). Bifteck cuit superficiellement dans du beurre très frais. Filet en pulpe. Purée de pommes de terre. Pain rassis blanc. Café et thé au lait.

4ᵉ régime : Poule rôtie. Pigeon rôti. Chevreuil, perdreaux rôtis. Rosbif froid. Rôti de veau. Saumon cuit à l'eau. Macaroni. Purée de riz. Épinards finement hachés. Asperges. Pommes cuites à la vapeur.

Vin blanc et vin rouge très étendu.

III. — RÉGIME DANS L'ULCÈRE DE L'ESTOMAC.

Au début, régime lacté absolu pendant un temps variable, dont la durée est subordonnée à la persistance des douleurs, des vomissements, puis régime analogue au précédent, c'est-à-dire lait et œufs, puis lait, œufs et potages ; viande crue pulpée, etc., ou lait et poudre de viande, aux doses croissantes de 30 à 150 gr. par jour, fortement alcalinisée et introduite par le tube œsophagien (Debove).

IV. — RÉGIME DANS LE CANCER DE L'ESTOMAC.

Lait ou képhir, bouillies, féculents, pâtes alimentaires, œufs, viandes gélatineuses, poissons.

V. — RÉGIME DANS LES GASTROPTOSES ET ENTÉROPTOSES.

Prescrire le régime nº 1, c'est-à-dire l'alimentation mixte, en insistant sur l'extrême division des aliments. Combattre la tendance qu'ont beaucoup de malades à restreindre à l'excès l'alimentation, ce qui rend plus rebelle encore la constipation et perpétue l'asthénie.

VI. — RÉGIME DANS LES ENTÉRITES ET LES AUTO-INTOXICATIONS INTESTINALES.

Entérites aiguës ; auto-intoxication avec fièvre. — Au début : diète hydrique, potages au bouillon de légumes ; puis alimentation lacto-féculeuse : lait en potages exclusivement (avec semoule, tapioca, etc., et farine de céréales); pâtes (nouilles, macaroni); pommes de terre à l'anglaise; puddings. Ultérieurement, purées de légumineuses.

Entérites chroniques ; auto-intoxications dans les diverses affections de l'intestin (constipation simple, entéro-névrose, ptose, appendicite chronique, cancer, etc.), dans les affections du foie, des reins, l'artério-sclérose, les dermatoses (urticaire chronique, eczéma, etc.).

Chez les neuro-arthritiques en général. — Régime lacto-féculent exclusif : bouillon de céréales (crème d'orge et de riz, farine de blé, d'avoine), potages à l'eau ou au lait, à la semoule, au vermicelle, au tapioca, à l'arrov-rot, etc. ; riz au lait ; cacao ; pâtes sans œufs (nouilles, macaroni, gnioquis, etc.) ; puddings (avec sucre et jaunes d'œufs) ; pommes de terre à l'anglaise ; purées de légumineuses (pois, lentilles, châtaignes) ; ultérieurement, légumes verts, compotes.

Suppression des boissons pendant les repas (à distance, eau pure ou infusions chaudes).

Aliments lactés donnant lieu à la production d'acide lactique dans l'intestin :

a. Lait caillé naturellement ou préparé avec un ferment lactique à l'état de pureté (lacto-bacilline), à la dose d'un bol ou d'une tasse à thé, pur ou sucré, soit à jeun soit après les repas.

b. Petit-lait, à la dose d'un à trois verres par jour, le matin à jeun, au milieu de la matinée et de l'après-midi.

c. Képhir.

d. Fromage blanc (fromage à la pie, fromage à la crème et double crème).

e. Lait caillé bulgare ou yoghourt, à la dose de 300 gr. le matin comme premier déjeuner, et à la même dose à 4 heures, en nature ou additionné de sucre.

Au lieu de ces divers aliments lactés, on peut, conjointement à l'alimentation lacto-féculente, prescrire les médications qui ont pour but de modifier la flore microbienne intestinale, c'est-à-dire administrer les ferments lactiques, sous les différentes formes que l'on trouve dans le commerce. Les ferments lactiques produisent dans l'intestin de l'acide lactique en présence des sucres.

On peut utiliser les comprimés, les poudres et surtout les bouillons de culture :

a. Comprimés de lacto-bacilline, dosés à 0 gr. 30 ; trois par jour, un après chaque repas. Ingérer en même temps de l'eau sucrée ou un aliment sucré comme le miel, la confiture.

b. Poudre de lacto-bacilline, obtenue avec la culture pure de bacille de Massol (ferment lactique très résistant, isolé de la maya bulgare), sur du lait filtré et desséché. Dose : 0 gr. 50, 2 fois par jour, en cachets. Eau sucrée à la suite.

c. Bouillon de culture du même bacille sur sérum de lait : un petit verre à bordeaux, soit 50 gr., 2 fois par jour, à 10 heures et à 4 heures, pris dans de l'eau sucrée. Ce bouillon se conserve pendant un mois à partir de la date de l'ensemencement.

d. Bouillon de culture du Dʳ H. Tissier, obtenu avec les cultures pures du *Bacillus acidi paralactici* de Kosaï, anaérobie facultatif, et les cultures d'une symbiose de ce bacille avec le *Bacillus acidi bifidus*, anaérobie strict. Dose : un à deux verres à bordeaux de culture pris à jeun, dans de l'eau lactosée à 50 p. 1000.

(Supprimer en même temps les antiseptiques, les laxatifs, les purgatifs, les lavements, les suppositoires.)

VII. — Régime dans la constipation.

Pas de régime univoque, car la constipation peut être due à des causes multiples. Lorsqu'elle est manifestement liée à l'abus de l'alimentation carnée, des mets épicés, relevés, prescrire un régime à prédominance végétarienne :

Le matin à jeun, un verre d'eau froide ou des fruits (pommes, oranges).

Une heure après, café au lait, avec beurre et pain de gruau, miel, pain d'épices.

A midi, viande rôtie ou œufs, légumes verts, fromage frais ou compote sucrée avec du sucre de lait. Essayer le pain complet.

A 7 heures : potage au bouillon ou potage maigre aux légumes passés ; viande ou poisson léger, légumes verts ; fruits cuits, fruits crus bien mûrs.

Interdire le riz, le chocolat, [le thé, les épices, les crustacés, les viandes fumées et salées, les fromages fermentés, les nèfles, les coings, le vin rouge, les liqueurs.

Quand la constipation est nettement de nature spasmodique, il est indiqué de restreindre l'usage des graisses, du pain, des crudités ; de faire prendre des boissons chaudes.

VIII. — Régime dans l'entéro-névrose muco-membraneuse.

Le régime conseillé contre la constipation simple, atonique, n'est pas applicable ; en effet, les légumes verts, les fruits sont habituellement mal supportés. Il en est de même du lait.

Prescrire : les potages épais (bouillies, etc.), les viandes grillées ou rôties, très divisées, les poissons légers, les féculents en purée, les œufs peu cuits, les fromages frais, quelques bananes ou pommes cuites au four ; des crèmes, des omelettes soufflées, des œufs à la neige, des gâteaux de riz, de semoule. Eau pure ou coupée d'extrait de Malt et boissons chaudes, etc. En somme, alimentation peu azotée, surtout féculente, très divisée et sans assaisonnements.

IX. — Régime dans les cirrhoses.

Régime lacté exclusif d'abord, puis alimentation mixte par le lait, les potages maigres ou au lait, les œufs, les féculents, les légumes verts cuits à l'eau, les fromages blancs, les fruits. Suppression absolue de la viande pendant plusieurs mois, des graisses (fritures, beurre noir, sauces au beurre ou à la graisse, etc...).

Le régime mixte déchloruré présente certains avantages chez les malades atteints de cirrhose avec ascite et œdème (Voir *Régime des cardiaques et des brightiques*).

X. — Régime dans la lithiase biliaire.

Viandes, poisson en quantité modérée ; les viandes seront grillées ou rôties, sans graisse ni sauce ; les poissons, bouillis ; œufs en quantité modérée ; féculents et surtout légumes verts, cuits à l'eau avec peu ou pas de beurre ; fruits cuits de préférence ; raisin. Crèmes soufflées, œufs à la neige. Eau d'Alet ou d'Evian, de Couzan, d'Andabre. S'abstenir des aliments gras, épicés et salés, des crudités, condiments, sucreries et pâtisseries en excès, des viandes de conserve, de charcuterie, poissons gras, crustacés, coquillages ; de tomates, oseille, fromages faits, noix ; boissons alcoolisées en général.

XI. — Régime des tuberculeux.

Viandes de toutes sortes, gelées, cervelles, poissons, caviar, œufs, purées de légumes secs, pâtes alimentaires, aliments gras (beurre, sardines, foie gras, etc.), légumes verts, fromages. Bière, vin ; alcool à petites doses (30 à 40 gr.), mélangé au lait, à des œufs crus.

La ration de suralimentation sera constituée par 2 ou 3 œufs à la coque, 100 à 200 gr. de viande crue, un potage féculent, du sucre, en plus des aliments habituels (Grancher). (On peut aussi employer la poudre de viande, 50 à 100 gr. et plus.)

Ce régime n'est applicable qu'aux tuberculeux indemnes de troubles digestifs graves, de diarrhée. Il doit être réduit quand il existe des signes de saturation de l'organisme ; dans ce cas, instituer temporairement, un régime composé de lait ou képhir, œufs, beurre, bouillies, pâtes alimentaires.

Chez les phtisiques en proie à une fièvre continue, donner lait ou Képhir, potages, œufs crus, gelée de viande, pulpe de viande crue, champagne.

XII. — Régime des cardiaques.

Supprimer les pâtes, les féculents, tous les aliments susceptibles de distendre à l'excès l'estomac, de déterminer la flatulence.

Prescrire de préférence le lait et les potages, les viandes très divisées, les œufs les légumes verts, les fruits cuits. Rationner le pain et aussi les boissons (en cas d'œdème).

Un régime riche en chlorures est dangereux chez tout cardiaque (Widal, Vaquez).

Le *régime déchloruré* n'amène pas chez les cardiaques la même fonte des œdèmes que chez les brightiques ; il agit plutôt comme moyen préventif que curatif.

Pendant la période d'asystolie aiguë il peut être substitué avec avantage au régime lacté ; continué après la crise, il en prévient le retour (Vaquez).

Dans les asystolies chroniques, à œdèmes permanents, il trouve encore des indications ; il repose le malade du régime lacté et s'oppose à une dénutrition trop rapide.

La *réduction des liquides* à un litre et demi environ, s'impose chez les cardiaques, avec œdèmes, à la période de défaillance du cœur. Il en est de même de la *réduction des aliments*. Il faut encore *multiplier les repas*, tout en rationnant le malade. Ainsi, après deux jours de diète lactée absolue (un litre et demi par jour), on fera prendre toutes les trois heures une bouillie au lait (250 gr.) et un œuf, jusqu'à disparition des œdèmes, de la congestion hépatique, de l'oligurie, etc.

Pour remplacer les œufs et varier l'alimentation, on pourra prescrire des pommes de terre, du riz, du beurre frais, de la viande en petite quantité, etc.

Cette ration restreinte est suffisante pour maintenir l'équilibre du poids chez un adulte au repos.

XIII. — RÉGIME DES ARTÉRIOSCLÉREUX.

Lait et laitages ; potages maigres, viandes très fraîches et très cuites (une fois par jour seulement), grillées ou rôties ; de préférence viandes blanches, volailles, œufs en quantité modérée ; féculents à l'état de bouillies ou de purées, panades, pâtes alimentaires, légumes verts, fromages mous et fruits. Eau, infusions chaudes.

Sont interdits le bouillon, les épices, les sauces relevées, le gibier, la charcuterie, la viande de porc, les poissons et surtout les poissons de mer, les coquillages, les crustacés, les conserves alimentaires, le foie gras, les épices, les hors-d'œuvre, les truffes, les champignons, les asperges, l'oseille, les tomates, les fromages faits, les fruits secs et huileux, le vin, le café, l'alcool.

Le régime lacté exclusif ou mitigé est de rigueur lors des grands accidents de l'artériosclérose (angine de poitrine, pseudo-asthme nocturne, etc.).

XIV. — RÉGIME DES BRIGHTIQUES.

Dans les phases aiguës, primitives ou secondaires, régime lacté absolu, puis régime lacté mitigé par l'adjonction de potages, de pâtes, de purées de féculents, de crèmes, de fromages frais.

Dans les phases chroniques, alimentation mixte, analogue à celle indiquée pour les artérioscléreux : viandes blanches (volaille, porc frais, jambon), rognons de mouton (2,66 p. 100 seulement d'azote) ; quelques poissons de rivière, très frais ; grenouilles ; féculents et légumes verts (parmi les légumes verts interdire les choux, la choucroute, les asperges, le cresson, les épinards, la tomate, l'oseille) ; fruits ; les œufs peuvent être substitués complètement à la viande. Eau, lait, thé léger.

La prolongation du régime lacté absolu est nuisible pour les malades qu'elle affaiblit considérablement, sans que d'ailleurs l'albuminurie, une fois ramenée à un taux minimum, varie sous l'influence de ce régime. Le képhir peut être substitué temporairement au lait, avec avantage.

On peut obtenir des effets analogues ou même parfois supérieurs à ceux du lait en instituant un régime de déchloruration, régime mixte, assez riche même en albuminoïdes, mais contenant encore moins de chlorure que le lait.

Le sel contenu dans les aliments qui constituent la ration moyenne, ne dépasse pas 1 gr. 50 à 2 gr. ; le sel en excès (10 à 12 gr.) que l'on ajoute comme condiment est une ration de luxe à supprimer chez les brightiques. Il est facile d'instituer un *régime mixte peu chloruré*, en tenant compte de la teneur en sel des principaux aliments et boissons :

Viande. — 1 gr. par kilogr. ;

Œufs. — 0 gr. 25 pour un œuf ;

Farineux. — Très pauvres en chlorures ;

Légumes herbacés. — 0 gr. 60 en moyenne par kilogr. ;

Fruits. — Id. :

Pain. — Très riche en sel (5 à 6 gr. par kilogr.). On peut préparer du pain sans sel, avec de la farine de gruau, en ajoutant du lait à la pâte.

Lait. — 1 gr. 30 à 1 gr. 80 de sel par litre ;

Bouillon. — Très riche en sel ;

Vin. — 0 gr. 06-0 gr. 10 et plus par litre ;

Bière. — 0 gr. 15.

Formuler des menus composés d'œufs ; de viandes grillées ou rôties (100 à 200 gr. par jour), additionnées de beurre ou d'un filet de vinaigre, ou encore de jus de citron ; de pain non salé (100 à 250 gr.) : de pommes de terre, cuites au four ou sautées au beurre, bouillies au lait ; de différents légumes (petits pois au beurre et au sucre, carottes, haricots verts, etc.) ; de pâtisseries, de fruits cuits en compotes, de confitures, de fromages à la crème, de café, de lait.

Régime mixte déchloruré.

ALIMENTS.	QUANTITÉS.	TENEUR EN CHLORURE DE SODIUM.
Pain (déchloruré)	500 gr.	0 gr. 10
Lait	1 litre	1 gr. 60
Viande	300 gr.	0 gr. 35
Œuf	1	0 gr. 10
Légumes frais, fruits	500 gr.	0 gr. 30
Pommes de terre	500 —	0 gr. 20
		2 gr. 65

(Avec 3 litres de lait, on absorbe 5 gr. 30 de chlorure.)

La viande peut être supprimée de temps en temps pour être remplacée par un *régime végétarien déchloruré* (pain, pommes de terre, riz, sucre, beurre, légumes herbacés, fruits), moins toxique et plus diurétique que le régime mixte déchloruré.

L'emploi systématique de la balance permet de régler le régime. Si le poids reste stationnaire, on peut ajouter une certaine ration de sel comme condiment ; si le poids augmente, il faut revenir au régime déchloruré, car cette augmentation est l'indice de l'hydratation des tissus par rétention des chlorures et de l'imminence des œdèmes.

Il peut y avoir *rétention azotée*, avec ou sans chlorurémie. Quand la rétention azotée prédomine (torpeur, inappétence, mouvements convulsifs, peu ou pas d'œdèmes), il faut supprimer momentanément et complètement les aliments albuminoïdes : on mettra le malade à la *diète hydrique*, simple ou avec addition de *lactose* (100-150 gr. par jour), puis au régime lacto-végétarien ; on pourra même permettre ultérieurement un peu de viande (180 gr. de viande ne contiennent pas plus d'albuminoïdes qu'un litre de lait).

XV. — RÉGIME DANS LA LITHIASE RÉNALE.

Peu de viandes et notamment de viandes noires ; abstention du gibier, du poisson, des crustacés, des fromages fermentés, des légumes et des fruits contenant de l'acide oxalique (asperges, épinards, oseille, tomates, cresson, groseilles). Abstention d'alcool, bière, vins mousseux, thé, café.

XVI. — RÉGIME DANS LA NEURASTHÉNIE.

La plupart des neurasthéniques ayant réduit leur alimentation, en raison des troubles digestifs qu'ils présentent (par suite de gastro-entéroptose, par exemple), on est conduit à pratiquer chez eux une suralimentation progressive, suivant la méthode de Weir-Mitchell.

Chez d'autres, les troubles neurasthéniques peuvent être dus à une alimentation trop abondante et surtout trop riche en matériaux azotés ; chez ces malades — véritables intoxiqués — on devra faire une large part au lait et laitage, aux féculents, aux végétaux frais, aux fruits.

D'une façon générale, le régime applicable à la majorité des neurasthéniques est le régime habituel des dyspeptiques, c'est-à-dire le régime mixte, comprenant les aliments très divisés, accommodés au naturel, sans sauces, ni épices. Les boissons alcooliques, le thé, le café seront interdits.

XVII. — RÉGIME DANS LES MALADIES INFECTIEUSES.

Dans la fièvre typhoïde, alimentation exclusivement liquide : lait écrémé, décoctions de féculents, bouillon léger et dégraissé, thé, café, limonade cuite, eau vineuse, grogs. Les boissons doivent être abondantes, atteindre un volume total de plusieurs litres en 24 heures.

Cette alimentation exclusivement liquide est applicable à toutes les maladies infectieuses.

Dans la fièvre typhoïde, lors de la convalescence annoncée par la chute définitive de la fièvre, ne reprendre l'alimentation qu'avec la plus grande prudence et en suivant une progression rationnelle : au bout de deux jours d'apyrexie deux potages par jour ; deux jours plus tard, œufs à la coque (sans pain), viande crue pulpée à très petites doses (40 à 50 gr.), ou quelques huîtres. Vers le 7e ou 8e jour, cervelle, blanc de poulet haché, poissons légers, pruneaux passés, pomme cuite (sans pépin). Vers le 10e jour, viande grillée ou rôtie, pain tendre, etc.

XVIII. — Régime dans le diabète.

Dans les cas graves la suppression absolue du pain, de la farine et des féculents (sauf les pommes de terre), du sucre en nature et des aliments sucrés (fruits, entremets, bonbons) est de rigueur. Le lait à petites doses peut être permis (malgré sa teneur élevée en sucre, 5 p. 100). Son usage exclusif est même indiqué temporairement, dans les diabètes anciens compliqués de mal de Bright et accompagnés de signes d'insuffisance rénale, ou quand l'abus de l'alimentation carnée provoque des symptômes d'intoxication.

Des travaux récents (Mossé) ont montré que les pommes de terre, qu renferment près de trois fois moins d'amidon que le pain, peuvent être employées à doses trois fois supérieures à celles du pain. En général on autorise 100 à 150 gr. de pommes de terre par repas. D'après Esbach, 100 gr. de croûte de pain ordinaire donnent 76 gr. de sucre ; 100 gr. de mie, 52 ; et 100 gr. de pommes de terre : 17 gr. seulement.

La tolérance pour les féculents n'est pas limitée aux seules pommes de terre ; chez certains diabétiques, la glycosurie augmente, fait paradoxal, par le fait de la suppression des hydrates de carbone. Von Noorden a obtenu des améliorations remarquables chez quelques diabétiques à l'aide d'un régime constitué uniquement par des bouillies d'avoine, additionnées de beurre. Cette cure paraît utile surtout dans les cas où l'on peut craindre l'imminence du coma, à la suite de l'abus de l'alimentation carnée. D'une façon générale il faut limiter la quantité des aliments permis, surtout des albuminoïdes et des graisses qui, eux aussi, donnent lieu dans l'organisme à une notable proportion de sucre ; en limitant la quantité des aliments, on peut être moins strict sur leur qualité ; il est illogique de prescrire à un arthritique une alimentation azotée surabondante, parce qu'il élimine quelques grammes de sucre.

Régime de Bouchardat :

Potages. — Permis : tous les potages gras, le bouillon aux œufs pochés, les juliennes (sans navets ni carottes), les potages aux poireaux et pommes de terre.

Défendus : les bouillies, les panades, les potages aux pâtes, aux pois cassés, au lait.

Graisses : les graisses doivent être largement utilisées (beurre, caviar, thon à l'huile, sardines, gras de jambon, rillettes, pâtés de foie gras, graisse d'oie, lard, moelle de bœuf, etc.).

Viandes : toutes sont permises ; elles devront être rôties, bouillies ou grillées (exclusion des sauces à la farine); parmi les viscères le foie doit être proscrit, en raison de sa teneur en sucre.

Œufs : sous toutes les formes.

Crustacés et mollusques : tous, sauf les huîtres riches en glycogène.

Poissons : tous, sous la réserve qu'ils ne seront pas frits dans la pâte.

Légumes : tous, sauf les betteraves, l'oseille, les asperges, les tomates, les carottes, les navets. Pour les accommoder on se servira de crème, de jus de viande, de jaunes d'œufs, à l'exclusion de farine.

Desserts autorisés : les fromages fermentés, les noix, les amandes, les groseilles, les poires et les pommes, les oranges, les pêches avec discrétion.

Défendus : tous les fruits sucrés et les pâtisseries. Cependant dans les cas bénins on peut autoriser certains fruits peu sucrés : fraises, pêches, abricots, oranges qui ne renferment que 5 à 6 p. 100 de sucre, dont une partie est du lévulose mieux toléré que le dextrose (de Renzi, Reale, von Leyden).

Pain : interdiction absolue ou bien 30 à 40 gr. de pain et de préférence de croûte grillée, si l'état de la dentition le permet (le pain renferme 50 à 60 p. 100 d'amidon). — Les pommes de terre (voir plus haut) peuvent remplacer le pain. — Les pains de gluten, d'aleurone, d'amandes, de soya ne sont guère recommandables; le pain de gluten peut contenir jusqu'à 40 p. 100 d'amidon.

XIX. — RÉGIME DANS LA GOUTTE.

Alimentation mixte, avec prédominance des aliments végétaux. — Viandes, blanches de préférence, notamment la volaille; très fraîches et très cuites. — Interdiction du gibier, de la charcuterie, du foie gras. — Poissons de rivière, de préférence. — Œufs. — Lait et laitage. — Graisses en quantité modérée; exclusion des hors-d'œuvre, des condiments, des épices. — Tous les légumes verts, sauf les asperges, les aubergines, les épinards, les tomates, le cresson (acide oxalique), les céleris. — Salades (accommodées au jus de citron). — Féculents, farines diverses. — Fruits, sauf les châtaignes, les nèfles, les fruits huileux, les dattes, les groseilles. — Fromages frais; aucun fromage fermenté. — Pas de sucreries. — Eau, vin blanc très coupé d'eau. Exclusion des vins mousseux, des vins sucrés ou acides, du cidre, de la bière, de l'alcool, du thé. — Café en infusion légère.

XX. — RÉGIME DANS L'OBÉSITÉ.

Il existe plusieurs régimes classiques, ceux de Dancel, de Banting, d'Ebstein, d'Œrtel, etc. Le problème à résoudre consiste à soumettre l'obèse à une ration insuffisante, sans qu'il souffre de la faim et sans qu'il éprouve le moindre trouble général. On y parvient en prescrivant une alimentation composée de lait, de préférence écrémé, coupé d'eau ou de thé, de légumes verts, de fruits frais, d'une très petite quantité de viande grillée ou rôtie, et d'œufs.

Il faut exclure de l'alimentation le chocolat, le cacao, les viandes grasses, le cervelas, le foie, les saucisses ; l'oie, le canard, les poissons gras (saumon, carpe, tanche, anguille, etc.), le caviar, le beurre et les aliments gras en général, les féculents, le pain, les sucres, les pâtisseries, les châtaignes, les compotes de fruits sucrées, les fromages gras, les glaces, les crèmes, les fruits très sucrés (abricots, pêches, reines-claudes, dattes, bananes, figues, etc.), les boissons alcooliques.

Le régime suivant donne des indications utiles :

1er déjeuner : thé léger, sans sucre, ou une tasse de lait ; biscottes.

2e déjeuner : viande chaude ou froide, ou œufs, légumes verts cuits à l'eau, assaisonnés avec de la crème ou du bouillon dégraissé ; salade ; fruits, 30 à 40 gr. de pain.

Dîner : pas de potage. Viande ou poisson, légumes verts, fruits, 30 à 40 gr. de pain.

Un régime systématique comporte l'usage exclusif du lait (1 250 gr.) et des œufs (5 par jour) ; mais il n'est guère compatible avec une vie active.

La réduction des boissons, si souvent portée à l'extrême, n'est pas nécessaire, si les malades ne boivent que de l'eau.

XXI. — Régime d'engraissement.

Viandes grasses ; poissons gras ; escargots, huîtres, moules. Beurre. Œufs. Féculents ; farines de maïs (en bouillie). Pâtes alimentaires. Fruits sucrés, huileux ou amylacés (bananes). Pain en abondance. Bière, vins vieux.

Sucre : 100 gr. au moins par jour sous forme d'eau sucrée, à la fin des repas.

XXII. — Régime dans le scorbut.

Lait ; viandes fraîches, végétaux frais (cresson, raifort), fruits acides ; citrons, oranges.

XXIII. — Régime dans la chlorose.

Lait, viandes grillées ou rôties, viande pulpée, poissons à chair maigre, œufs mollets, légumes verts en purée, fruits cuits. Rationner le pain et les féculents. Éviter l'abus des viandes fortes, des vins généreux.

XXIV. — Régime dans les dermatoses.

Suppression des graisses, du bouillon gras, des aliments fermentescibles (gibier, charcuterie, conserves, etc.), des poissons de mer (sauf la sole, la barbue, le merlan très frais) des crustacés et coquillages, des truffes, du caviar, des champignons, des choux, des concombres, des fromages fermentés, des pâtisseries, des fraises, des framboises, des fruits secs et huileux ; rationner le pain et les féculents. Suppression du café, du thé, des liqueurs, du vin pur.

Le régime doit comprendre l'usage du lait, des potages maigres, des viandes grillées ou rôties, sans sauces, des poissons de rivière bouillis, des œufs, des légumes verts, des fruits, des fromages blancs. Eau d'Alet, d'Évian, Contrexéville, etc.

Régime lacté absolu dans les dermatoses toxiques aiguës (urticaire aiguë, érythèmes polymorphes intenses, purpuras toxiques, érythème scarlatiniforme récidivant ; éruptions médicamenteuses), dans les grands eczémas, le psoriasis érythrodermique, les poussées aiguës de dermatite exfoliatrice ; de dermatose de Duhring, etc...

Le régime lacto-végétarien est fort utile dans les eczémas chroniques rebelles des arthritiques, chez les malades dont les urines sont hyper-acides.

Chez le nourrisson, régler minutieusement les intervalles des tétées et la quantité de lait absorbé à chaque tétée.

Chez l'enfant sevré, supprimer la viande, le poisson souvent donnés prématurément ; réduire la quantité de lait que l'on donne souvent aussi en excès, ou même le supprimer complètement, l'alimentation devant consister exclusivement en panades, bouillies à l'eau, purées de féculents ; quelques légumes verts, fruits cuits ; enfin œufs très frais, au naturel ou sous forme de crèmes, etc...

Antisepsie et Asepsie ; Stérilisation ; Désinfection.

I

Antisepsie et asepsie.

La méthode antiseptique, dont Lister a été le promoteur, a pour but de détruire les germes qui se trouvent à la surface des plaies, au moyen de substances chimiques, à l'état pulvérulent ou en solutions, douées de propriétés microbicides ; elle cherche, d'autre part, à empêcher l'accès des germes venus de l'extérieur par une occlusion du pansement, aussi parfaite que possible, à l'aide d'un tissu imperméable.

La méthode antiseptique est aujourd'hui en défaveur ; on a constaté en effet :

Que les antiseptiques, les plus énergiques *in vitro*, sont souvent impuissants à prévenir la suppuration ou à rendre aseptique une plaie contaminée ; qu'ils ne peuvent non plus réaliser une désinfection parfaite des instruments ou des objets de pansement, que l'irritation de la plaie produite par les agents chimiques est souvent une cause favorisant et entretenant la suppuration ; que d'ailleurs l'action destructive n'est pas limitée aux microbes, mais va jusqu'à la nécrose des cellules. Qu'indépendamment de l'irritation locale nuisible à la cicatrisation, ils exposent souvent à des accidents généraux d'intoxication, qui interdisent ou limitent leur emploi dans nombre de cas (chirurgie infantile, état puerpéral, etc.) ; qu'enfin l'occlusion de la plaie entretient une chaleur humide, une macération des tissus, fournissant aux microbes les conditions de culture d'une étuve...

Pour ces différentes raisons, la méthode antiseptique est remplacée généralement aujourd'hui par la méthode aseptique qui, laissant intacts les moyens de défense de l'organisme, emprunte ses procédés aux moyens physiques seuls et se borne à empêcher tout contact impur de la plaie. Dans la méthode aseptique on réalise le nettoyage de la plaie ou du champ opératoire, celui des mains de l'opérateur, uniquement au moyen de l'eau pure ou de la solution saline physiologique, stérilisées. Les pièces de pansement ne sont pas imprégnées de substances antiseptiques, mais simplement stérilisées par la chaleur. Enfin on ne pratique plus l'occlusion complète de la plaie dans les cas de pansement humide ; on pratique un enveloppement tel que, grâce à une évaporation continue, les sécrétions puissent être constamment drainées et entraîner au dehors une partie des germes. Pour le pansement à sec on utilise soit des poudres inertes, soit la gaze stérilisée non humide.

L'emploi des substances antiseptiques n'est cependant pas complètement abandonné. On utilise encore celles-ci pour le nettoyage des mains, du champ opératoire ; pour la stérilisation de certains objets de pansement, de certains instruments, de telle sorte que l'on combine le plus souvent l'emploi des deux méthodes : antiseptique et aseptique.

a) AGENTS ANTISEPTIQUES. — Bien que le nombre des substances antiseptiques soit considérable et s'accroisse de jour en jour, quelques-unes d'entre elles seulement sont demeurées d'un usage courant : la solution de sublimé au 1000ᵉ est de toutes la plus employée ; on la prépare sans alcool, avec addition de chlorure de sodium (1 gr.) ou d'acide tartrique (5 gr.). On lui substitue parfois la solution d'oxycyanure à 5 p. 1000 qui a l'avantage de ne pas altérer les mains et les instruments.

L'acide phénique est délaissé, en raison de ses propriétés irritantes et même caustiques. Si l'on en fait usage, il faut toujours employer des solutions glycérinées, moins irritantes que les solutions alcooliques.

Les solutions de chloral à 1/100, de formol à 1 p. 1000, de phénosalyl au même titre, ou de résorcine ne sont utilisées que pour l'antisepsie buccale.

Le naphtol est peu employé, car il est fort peu soluble (0 gr. 20 p. 1000).

L'eau oxygénée (à 12 volumes), neutralisée avec soin au moment de l'emploi et diluée par addition de 2 ou 3 fois son volume d'eau, est un bon antiseptique pour les plaies infectées, à tendance gangreneuse.

Le permanganate de potasse est un excellent antiseptique, surtout utilisé pour l'antisepsie des voies génito-urinaires, pour la désinfection des plaies avec gangrène, etc., en solution à 0,50 — 1 p. 1000). Rappelons que l'alcool est un puissant antiseptique que l'on a l'avantage d'avoir toujours à sa disposition immédiate. On peut éviter la dépense considérable qu'il entraîne en lui substituant l'alcool dénaturé dont les propriétés antiseptiques ne sont nullement altérées.

Le naphtol camphré, le salol camphré, l'éther iodoformé, le chlorure de zinc (en solution à 1/10-1/20) sont d'un usage restreint, limité au traitement des trajets fistuleux, des adénites tuberculeuses, des abcès froids.

Comme topiques pulvérulents on utilise l'iodoforme, le diiodoforme, l'iodol, l'aristol, le dermatol, le salol, l'europhène, etc.

b) ASEPSIE DU CHIRURGIEN ; DÉSINFECTION DES MAINS. — Revêtir une blouse fraîchement lessivée ; relever jusqu'au coude les manches de la chemise et de la blouse, où elles seront fixées par une épingle anglaise. Couper les ongles courts et les nettoyer avec un cure-ongles que l'on passera soigneusement dans les interstices. Nettoyer mains et avant-bras à l'eau chaude et au savon, les ongles avec la brosse. Passer ensuite les mains dans l'alcool à 80°, puis dans une solution de sublimé au 1000° ou de permanganate de potasse au 1000° (dans ce dernier cas, pour décolorer les mains, les tremper, au sortir de la solution de permanganate, dans une solution acidulée de bisulfite de soude à 10 p. 100 ou dans une solution saturée d'acide oxalique).

Ne pas essuyer les mains après ces diverses opérations.

Dans la désinfection des mains, ce qui importe, c'est moins l'emploi des solutions antiseptiques, que le soin apporté au lavage et au savonnage.

Certains chirurgiens, convaincus de l'imperfection des procédés d'asepsie des mains, emploient des gants de fil ou de caoutchouc stérilisés (Mikulicz).

c) ASEPSIE DU CHAMP OPÉRATOIRE. — 1° *Peau.* — Raser, s'il y a lieu, la région à opérer ; la laver et la brosser à l'eau chaude et au savon ou à l'alcoolé de savon additionné de 5 p. 100 de formol, puis la dégraisser avec l'alcool ou l'éther et la laver avec la solution de sublimé au 1000°. Circonscrire le champ opératoire par des compresses stérilisées.

2° *Muqueuse buccale.* — Brossage des dents au savon ; lavages et gargarismes avec une solution de formol (au 1000°), de chloral (au 100°), d'acide thymique (au 4000°), de phénosalyl (au 1000°), avec l'eau oxygénée étendue de 3 ou 4 fois son volume d'eau bouillie, etc.

3° *Muqueuse intestinale.* — Régime lacté ; purgatif salin ou calomel ; puis grands lavages intestinaux à l'eau bouillie, pure ou salée.

4° *Muqueuses uréthrale et vésicale.* — Nettoyer le prépuce, le gland, le méat avec une solution de sublimé, puis faire un lavage de l'urètre antérieur avec une solution de permanganate de potasse à 1 p. 2000.

Asepsie vésicale au moyen d'une injection tiède de 100 à 150 gr. de solution boriquée à 30 p. 1000, dont on laissera 20 ou 25 gr. dans la vessie.

Si l'on doit laisser une sonde à demeure, recouvrir le méat de vaseline boriquée et envelopper le gland et la sonde avec de la gaze stérilisée.

Enduire les sondes avec de l'huile stérilisée.

5° *Muqueuses vulvaire, vaginale, utérine.* — Les poils étant rasés, on lave à l'eau bouillie et au savon, la vulve et le vagin, avec une brosse ou l'index entouré d'une compresse stérilisée.

Puis on fait une injection d'eau bouillie et on fait couler un peu d'éther dans le vagin. On injecte ensuite une solution de permanganate de potasse à 1 p. 2000, suivie d'une injection de solution de bisulfite de soude (pour faire disparaître les traces du permanganate) ; finalement on verse un peu d'alcool.

Autres injections antiseptiques : solution de sublimé à 1 p. 2000-4000 ; de microcidine à 4 p. 1000 ; de sulfate de cuivre à 10 p. 1000, etc.

Tamponnement avec de la gaze stérilisée.

Asepsie utérine (après dilatation par une tige de laminaire conservée dans l'éther iodoformé à 10 p. 100), par une injection intra-utérine à l'eau bouillie, au moyen d'une sonde à double courant, stérilisée. Attouchements de la muqueuse avec une solution de chlorure de zinc, à 1 p. 10 à 20 ; avec la glycérine créosotée, à 5-10 p. 30. Tamponnement utérin avec une mèche de gaze stérilisée.

6° *Muqueuse conjonctivale.* — Lavages avec une solution de biiodure de mercure au 20 000° ou d'oxycyanure au 10 000°.

7° *Muqueuse auriculaire.* — Instillations de quelques gouttes de glycérine phéniquée à 1 p. 10.

8° *Muqueuse nasale.* — Lavages au siphon avec l'eau salée ou bicarbonatée.

Introduction de vaseline ou d'huile résorcinée et mentholée.

d) Pansements aseptiques. — 1° *Plaies non infectées.* — Après désinfection des mains, déterger le foyer traumatique et la peau ambiante par l'eau ou la solution saline physiologique stérilisée ; essuyer avec des compresses et des tampons stérilisés en frottant.

Pansement avec de la gaze sèche, une couche d'ouate et une bande.

Dans les plaies contuses, irrigation avec de l'eau très chaude (60°).

2° *Plaies infectées.* — Lavage avec l'eau stérilisée, salée, ou avec l'eau oxygénée (plus ou moins étendue). Appliquer de la gaze stérilisée, modérément humectée et recouverte d'une couche peu épaisse d'ouate hydrophile, et maintenir le pansement avec une bande de gaze. L'imperméable doit être proscrit. Le pansement ainsi fait, favorise les actes de défense naturelle de l'organisme, il doit être renouvelé tous les jours. Pansement sec aussitôt que la plaie pourra le supporter.

3° *Brûlures.* — Le pansement picriqué est employé le plus souvent. On désinfecte la surface brûlée et la région environnante au moyen d'un lavage à l'alcoolé de savon et avec une solution de sublimé, ou par un bain local préliminaire dans la solution saturée d'acide picrique (12 p. 1000) ; puis on applique des compresses de gaze stérilisée, imbibées de la même solution et par-dessus la gaze de l'ouate hydrophile, sans imperméable, car il s'agit d'un pansement sec, ne devant être renouvelé que tous les trois ou quatre jours au minimum.

Au bout de quelque temps, lorsque la surface brûlée demeure atone, on peut activer la kératogenèse par des applications de compresses imbibées de la solution saline stérilisée.

II

Stérilisation.

La stérilisation s'opère uniquement au moyen des agents physiques : chaleur sèche, vapeur d'eau sous pression, eau bouillante.

a) Stérilisation des instruments métalliques et des objets de pansements (compresses, tampons, gazes, fils de soie). — A l'état adulte les microbes ne résistent guère à une température supérieure à plus de 100° ; les microbes pyogènes (staphylocoques, streptocoques) sont tués entre 60° et 70° ; les bacilles entre 70° et 100°. Les spores sont plus résistantes ; elles sont tuées à des températures variant de 110° à 125°.

On réalise la stérilisation aseptique :

1° Par la vapeur d'eau sous pression (autoclave de Chamberland; 120°-140°).

2° Par la chaleur sèche (étuve de Poupinel, 150°-180°).

3° Par l'eau bouillante. L'addition de 1 p. 100 de sous-carbonate de soude (Bergmann et Schimmelbusch) élève le point d'ébullition de l'eau à 104°; de plus, le sous-carbonate de soude dégraisse les instruments. Le chlorure de sodium, dans la proportion d'une cuillerée à soupe pour un litre, élève également le point d'ébullition de l'eau; l'eau additionnée de cristaux de soude sera utilisée pour les instruments métalliques; l'eau additionnée de sel pour les linges, les tampons, mais non pour les instruments, qu'elle rouille. Une poissonnière ou la boîte métallique servant à renfermer les instruments seront utilisées pour la stérilisation de ceux-ci, après flambage à l'alcool.

Les vases destinés à contenir les objets de pansement seront lavés à l'eau bouillante, puis flambés à l'alcool.

b) Stérilisation des instruments en caoutchouc et en gomme. — Les instruments en caoutchouc rouge supportent bien l'ébullition dans la solution sodique; on les conserve dans des tubes de verre stérilisés, fermés par des bouchons de caoutchouc.

Les instruments en gomme ne supportent pas l'ébullition ni l'immersion dans les solutions de sublimé ou d'acide phénique. On utilise habituellement les vapeurs de formol pour leur stérilisation, vapeurs obtenues par la décomposition lente et progressive du trioxyméthylène vers 60°.

c) Stérilisation du catgut. — Elle peut se faire : 1° à sec par l'élévation fort lente de la température de l'étuve sèche jusqu'à 140° (en 12 heures au moins). On obtient un produit très résorbable qu'il suffit de mettre quelques instants avant l'emploi dans une compresse stérilisée humide pour lui donner toute la souplesse désirable.

2° Par les vapeurs d'alcool, dans un autoclave chauffé extérieurement par la vapeur d'eau. Ainsi stérilisé, le catgut reste toujours plus raide et se résorbe parfois plus difficilement.

d) Stérilisation de l'eau. — On stérilise l'eau au moyen de la chaleur, de filtres, d'agents chimiques qui y détruisent les germes et autres matières organiques.

La stérilisation par l'ébullition sous pression est le seul procédé à employer pour l'eau qui doit servir aux besoins chirurgicaux.

Les autres procédés ne peuvent convenir que pour l'eau destinée à la boisson et aux usages domestiques.

De tous les filtres le plus répandu est le filtre Chamberland. Il est essentiel de connaître les divers moyens de stériliser la bougie filtrante; on stérilise celle-ci :

1° A une température de 280° à 300° dans un four Pasteur ou dans un four de boulanger;

2° Par l'immersion, après brossage, pendant une heure, dans une solution de permanganate de potasse au 1000°. Cette opération sera pratiquée tous les huit jours; de plus, 3 ou 4 fois par an, on fera un nettoyage plus énergique encore, en faisant usage successivement d'une solution de permanganate à 5 p. 1000 et d'une solution de bisulfite à 1 p. 20.

3° Par l'immersion dans un lait de chlorure de chaux au 5°, suivie de l'immersion dans l'acide chlorhydrique dilué au 5° (pendant un quart d'heure chaque fois).

4° Par l'ébullition dans l'eau pendant 20 minutes et le brossage.

On peut utiliser pour la stérilisation de l'eau, les agents chimiques suivants :

1° *L'alun* (0 gr. 20 pour un litre d'eau). L'alun agissant sur le carbonate de chaux de l'eau, se convertit en sulfate de chaux et met en liberté d'une part de l'acide carbonique, de l'autre de l'alumine gélatineuse qui se précipite et entraîne les matières répandues.

2° *L'iode.* — IV gouttes de teinture d'iode stérilisent un litre d'eau en quelques minutes.

3° *Le permanganate de chaux.* — 0 gr. 01 de ce sel par litre stérilise l'eau (Bordas).

4° *L'acide citrique.* — 1 gr. par litre suffirait à tuer tous les germes. A défaut d'acide citrique on peut se borner à exprimer le jus d'un citron dans un litre d'eau et laisser reposer cette eau, une demi-heure environ, avant de la boire. Ajouter au bout de ce temps une pincée de bicarbonate de soude pour neutraliser l'acide et rendre à l'eau son goût primitif.

e) STÉRILISATION DU LAIT. — Les ferments lactiques ordinaires et les microbes pathogènes, y compris le bacille de la tuberculose, sont détruits dans le lait par une température de 80° pendant 10 minutes ou de 68° pendant 30 minutes. Les ferments de la caséine sont beaucoup plus résistants à la chaleur; la destruction des spores exige une température de 110° maintenue pendant un quart d'heure environ.

Il existe quatre procédés de stérilisation du lait par la chaleur, deux industriels : la stérilisation et la pasteurisation; deux domestiques : l'ébullition et le chauffage au bain-marie à 100°. Avec le premier seul, on obtient une stérilisation absolue.

1° *Stérilisation absolue.* — Obtenue dans des étuves à vapeur sous une pression de plusieurs atmosphères qui portent le lait à des températures de 110° environ.

(Vérifier, avant de consommer le lait ainsi stérilisé, s'il n'est pas caillé; sentir s'il n'a pas une odeur désagréable, et le goûter afin de reconnaître s'il a une saveur aigre ou amère.)

Avant de déboucher une bouteille de lait, l'agiter de manière à mélanger autant que possible l'enduit des parois à la masse totale du lait (Marfan).

2° *Pasteurisation.* — Le chauffage à 75° ou 80° suivi de refroidissement brusque, constitue la pasteurisation, procédé par lequel les ferments lactiques et les microbes pathogènes sont détruits, les germes des ferments de la caséine restant inattaqués.

Ce procédé n'assure la conservation du lait que pendant un temps très court.

3° *Ébullition*. — Le lait bout à 100°. Bien avant d'entrer en ébullition, « il commence à monter » (à 75°-85°) et il se forme alors une croûte de caséine qu'il faut briser pour permettre à l'ébullition de se produire. L'ébullition pendant 3 ou 4 minutes détruit les ferments lactiques et les germes pathogènes, mais non les ferments de la caséine. L'ébullition est un excellent procédé de purification du lait, à la condition qu'elle ait lieu immédiatement après la traite.

Chauffage au bain-marie à 100°. — On se sert de l'appareil de Soxhlet ou d'appareils similaires (Gentile, Budin, Vinet, Rodet, etc.). Le lait est placé dans de petites bouteilles contenant chacune la quantité de lait nécessaire pour une tétée (soit au plus 150 gr.) ; chacune de ces bouteilles est munie d'un obturateur automatique qui la ferme hermétiquement lorsqu'on la laisse refroidir. Les bouteilles sont placées dans un porte-bouteilles qui repose dans une marmite en métal étamé. On remplit la marmite d'eau froide de telle façon que le niveau de l'eau affleure celui du lait dans les flacons. La marmite, munie de son couvercle, est mise au feu et on maintient l'ébullition pendant 40 minutes. Au bout de ce temps, on enlève le couvercle, on sort le porte-bouteilles et on laisse refroidir. Des obturateurs s'appliquent sur les bouteilles que l'on place alors au frais.

Au moment de faire boire le lait, on place la bouteille dans l'eau chaude, puis on enlève l'obturateur qu'on remplace par une tétine.

(Avant d'être remplis, les flacons doivent avoir été lavés à l'eau bouillie chaude et les obturateurs bouillis.)

Le lait ainsi stérilisé, doit être consommé dans les 24 heures. D'autre part, il doit être stérilisé le plus tôt possible après la traite, depuis moins de 6 ou 8 heures pendant l'hiver, depuis moins de 2 ou 3 heures pendant l'été. Sinon, dans l'intervalle qui sépare la traite de la stérilisation, les microbes du lait pullulent et élaborent des toxines que la chaleur ne détruit pas, d'où la possibilité d'accidents graves avec du lait rigoureusement stérilisé.

A quel procédé de stérilisation doit-on avoir recours? Si l'on est près d'une source de lait, offrant des garanties sérieuses, on peut employer indifféremment l'ébullition ou la méthode de Soxhlet. Si, par suite de l'éloignement, on ne peut stériliser le lait que plusieurs heures après la traite, il faut avoir recours au lait stérilisé industriellement.

III

Désinfection.

a) DES LOCAUX. — Se fait avec des désinfectants gazeux ou liquides. Les premiers sont les vapeurs de soufre ou d'aldéhyde formique ou de chlore ; les seconds les solutions de sublimé.

1° *Désinfection par l'acide sulfureux*. — On cube exactement la pièce à désinfecter, on en bouche aussi exactement que possible les ouvertures et on y laisse tous les meubles, les tentures, etc. La quantité de

30.

soufre à brûler est de 50 gr. par mètre cube. Le soufre est disposé sur un foyer constitué par des briques, isolées soigneusement du plancher par des lames de tôle. On enflamme le soufre, après l'avoir arrosé d'alcool; puis la pièce est fermée hermétiquement et on ne l'ouvre que 24 heures après.

2° *Désinfection par le chlore.* — La désinfection par le chlore se fait identiquement dans les mêmes conditions que la désinfection par l'acide sulfureux, à cette différence près qu'au soufre on substitue le mélange suivant, générateur de chlore (fumigation guytonienne) qu'il est inutile de chauffer :

Chlorure de sodium	250 gr.
Bioxyde de manganèse	250 —
Acide sulfurique du commerce	100 —
Eau	500 —

Cette méthode a une action plus complète et plus brutale que la désinfection par l'acide sulfureux et le formol. Elle détruit en effet, non seulement les germes microbiens, mais encore les substances mal odorantes, qui sont ordinairement constituées par des produits sulfurés. Le chlore se substitue au soufre dans la composition de ces matières et par conséquent les change en produits inodores (chlorure et soufre). Malheureusement la violence d'action du chlore, son influence sur les métaux qu'il attaque tous, sa causticité, restreignent l'emploi de la fumigation guytonienne.

3° *Désinfection par l'aldéhyde formique ou formol.* — Le formol est doué d'un pouvoir bactéricide très énergique, tout en présentant une innocuité absolue pour les objets à désinfecter.

On ne peut désinfecter par l'évaporation directe d'une solution d'aldéhyde, parce que l'évaporation a pour effet de concentrer la solution, et que, dès que la concentration dépasse 40 p. 100, il se produit une polymérisation qui augmente avec cette concentration ; or les produits de polymérisation : paraformaldéhyde, trioxyméthylène donnent des vapeurs moins promptement microbicides que celles de l'aldéhyde formique. Les procédés de désinfection, actuellement en usage, permettent d'éviter la polymérisation.

Les appareils formogènes fonctionnant par l'oxydation des vapeurs d'alcool méthylique et la production directe d'aldéhyde formique, ne peuvent être utilisés que pour la désinfection d'espaces très restreints : aussi ne peut-on considérer comme procédés pratiques de désinfection que les trois suivants :

Procédé de Trillat ;

Procédé d'Hélios ;

Procédé de Geneste-Herscher.

Dans le procédé de Trillat, la solution d'aldéhyde formique est chauffée dans un autoclave sous une pression de 3 ou 4 atmosphères et laisse dégager des vapeurs sans formation de produit polymérisé. L'addition de chlorure de calcium empêche la formation de produits polymérisés.

L'appareil de Trillat est un autoclave dans lequel on verse la solution de formochlorol (solution de formol et de chlorure de calcium) à raison de un litre par 100 mètres cubes d'appartement à désinfecter. Le couvercle étant fixé et serré, l'appareil est placé à quelques centimètres de la porte de l'appartement à désinfecter et disposé de telle sorte que le tube de dégagement passe par le trou de la serrure. On chauffe, et dès que le manomètre indique une pression de 5 atmosphères, on ouvre peu à peu le robinet de dégagement. Le temps de vaporisation écoulé (ce temps est indiqué par des tables), on éteint la lampe et, quand la pression est retombée à 1 atmosphère 1/2, le robinet est fermé.

La vaporisation terminée, l'appartement est ouvert au bout de deux heures et aéré avec soin; on peut neutraliser au besoin l'excès de formol par l'ammoniaque. Il suffit de verser de l'ammoniaque dans une casserole à raison de 1 litre par 100 mètres cubes à désinfecter et de le placer sur une large lampe à alcool, ou plus simplement encore de verser de l'ammoniaque dans des plats, des cuvettes disposés dans les chambres.

Le procédé Hélios utilise la formation du formol par chauffage direct de pastilles de formaline; ces pastilles régénèrent leur poids d'aldéhyde formique gazeux dont la polymérisation est évitée par la production simultanée d'une quantité déterminée de vapeur d'eau. Au formolateur est joint une chaudière à évaporation d'eau qui sert à élever le degré hygrométrique de l'air du local, de façon à augmenter la force de pénétration de l'aldéhyde formique. On introduit dans le formolateur un nombre de pastilles déterminé par le volume du local à désinfecter, dans l'évaporateur un volume d'eau également calculé et on allume les lampes destinées à chauffer l'eau et les pastilles.

Il faut, en moyenne, sept heures, pour assurer la désinfection par ce procédé.

Le procédé Geneste-Herscher utilise une chaudière, avec tube de dégagement supérieur, dans laquelle le chauffage est obtenu avec une lampe à gaz, une lampe à pétrole ou à essence. L'appareil est rempli de formaldéhyde à 7,5 p. 100, en quantité déterminée par des tables. On le dispose comme l'appareil de Trillat, dont il ne diffère qu'en ce que la source de dégagement de formaldéhyde est une chaudière et non un autoclave: et par suite n'expose pas aux explosions qui peuvent survenir du fait de l'emploi de hautes pressions.

L'aldéhyde formique a l'inconvénient d'exercer une action irritante sur les muqueuses pituitaires et conjonctivales; il faudra donc prendre certaines précautions, quand il s'agira d'assurer l'aération de l'appartement.

4° *Désinfection par le sublimé.* — La désinfection par le sublimé, en solution au 1000°, peut se faire soit au moyen d'éponges, soit d'un pulvérisateur à main; elle n'est pratique que pour le nettoyage des murs et des planchers.

5° *Désinfection par le lysol, le crésyl, etc.* — On utilise la solution de lysol à 3 p. 100, celle de crésyl à 4 p. 100 (Vaillard) pour le nettoyage à la brosse des murs et des planchers.

b) Des vêtements et objets de literie. — Le seul procédé à employer est la chaleur sous forme d'étuve à vapeur sous pression.

c) Des déjections. — On verse dans les vases, soit une solution de chlorure de chaux à 50 p. 1000, soit une solution de sulfate de cuivre à 50 p. 1000, de lysol à 30 p. 1000, de crèsyl à 30 ou 40 p. 1000 ou de sublimé au 1000e. Ou encore la suivante :

Sulfate de zinc	100 gr.
Acide sulfurique	5-10 —
Essence de mirbane	2 cc.
Bleu d'indigo	0 gr. 15

Une cuillerée à café dans le vase.

d) Des crachats. — On verse dans les crachoirs l'une des solutions suivantes :

1. Acide phénique	50 gr.
Eau	900 —
Glycérine	100 —
2. Acide thymique	2 gr.
Alcool	50 —
Eau	900 —
3. Chlorure de zinc liquide à 45°	100 gr.
Eau	1000 —

Dans les hôpitaux on utilise la vapeur sous pression pour la destruction des produits de l'expectoration (autoclave).

e) Des personnes. — Les vêtements seront désinfectés par le passage à l'étuve ; le visage et les mains par un lavage minutieux à l'eau chaude et au savon, et le lavage des mains dans une solution de sublimé au 1000e ou la solution suivante :

Chlorure de sodium	1 gr.
Sulfate de cuivre	2 —
Sublimé	1 —
Acide tartrique	5 —
Eau distillée	1 litre.

La bouche sera rincée avec une solution antiseptique.

Thymol	2 gr.
Lessive de soude	Q. S. pour dissoudre.
Alcool de menthe	20 gr.
Eau	200 —

Résorcine	5 gr.
Eau distillée	100 —
Eau de menthe	50 —

Phénol	10 gr
Essence d'eucalyptus	4 —
— d'anis	2 —
Alcool à 90°	Q. S. pour 100 cc.

Une cuillerée à café dans 1/2 verre d'eau bouillie.

Électrothérapie, Radiothérapie, Photothérapie, Radiumthérapie.

Par le Dr Louis DELHERM

Ancien interne des Hôpitaux de Paris,
Lauréat de l'Académie et de la Faculté de Médecine, chargé de la
consultation d'électrothérapie à l'hôpital Bretonneau.

PREMIÈRE PARTIE

ÉLECTROTHÉRAPIE ET RADIOTHÉRAPIE

Nous nous proposons dans les pages qui suivent :

A. De fournir aux médecins qui désirent faire quelques applications électriques des notions leur permettant d'employer eux-mêmes les procédés simples.

B. De leur donner sur des questions plus complexes des idées générales sur l'électrothérapie et la radiothérapie; de les renseigner sur les indications et les contre-indications pour qu'ils puissent conseiller leurs malades en connaissance de cause (1).

I

Les Unités électriques.

Pour faciliter la compréhension, nous comparerons les unités électriques à l'hydraulique.

A. Si l'on considère un réservoir d'eau : on a à envisager la quantité d'eau exprimée en *litres* et la poussée que cette eau exerce sur le réservoir exprimée par le terme *pression*, qui se mesure en *kilogrammes* par centimètre carré.

Si l'on envisage un corps électrisé, ce corps est chargé d'une certaine quantité d'électricité exprimée en *coulombs*, qui a une tendance à se séparer de ce corps par une force qui s'appelle *force électromotrice* qui se mesure en *volts*.

(1) Pour plus de détails, on pourra consulter : *Électrothérapie clinique*, de Laquerrière et Delherm, chez Maloine, 1906. — *Notions d'électrothérapie et de radiothérapie*, Delherm, *in Manuel du Praticien*, Paulin, éditeur, 1906.

B. Si l'on réunit le réservoir d'eau par un conduit à un réservoir plus bas situé, l'eau s'écoule, et par seconde il passe une certaine quantité de liquide : c'est le *le débit de X litres par seconde.*

Si l'on réunit deux corps dont l'un est plus chargé d'électricité que l'autre, l'électricité va de l'un à l'autre; on dit qu'il passe par seconde *X coulombs, ou X ampères (en électrothérapie, on ne se sert que de milliampères).*

C. Le conduit dans lequel s'écoule l'eau oppose à cette eau une certaine résistance qui diminue le débit.

Le conducteur (fil, corps humain) oppose aussi au courant une certaine résistance (on l'exprime en *Ohms*).

Au point de vue pratique, il faut savoir que un courant est d'autant plus fort (qu'il y a plus de milliampères), que le voltage est élevé, et la résistance (ohms) plus faible.

II

Modalités utilisées en médecine. — Statique. — Haute fréquence. — Rayons X. — Courants ondulatoire et sinusoïdal. — Ozone. — Courant continu. — Courant faradique.

Nous passerons en revue toutes les modalités, nécessitant une installation simple ou complexe. Nous insisterons plus particulièrement sur le courant voltaïque et faradique.

1° **Électricité statique.** — La statique est caractérisée par un voltage très élevé, mais par une quantité infime. Elle est produite par des machines à plateaux actionnées à la main ou par un moteur. Ce courant agit surtout sur l'état général : élévation de la température périphérique, augmentation de fréquence du pouls et aussi parfois de la pression, augmentation de l'oxyhémoglobine, sédation du système nerveux.

α. Le bain statique est donné de la manière suivante : le malade, assis sur un tabouret à pieds de verre, est relié à la machine et est ainsi chargé d'électricité. β. Quand on approche du patient un peigne spécial il se dégage une effluve : c'est l'effluvation statique, ou la douche statique quand l'excitateur est placé à une certaine distance de la tête. γ. Quand on approche une boule métallique du patient, il part des étincelles; on peut ainsi pratiquer une révulsion générale énergique.

2° **La haute fréquence ou d'Arsonvalisation.** — Ce courant a un voltage considérable, mais une quantité beaucoup plus forte que la statique. Il est produit à l'aide des appareils spéciaux (grandes bobines, transformateur de Gaiffe, etc.).

En application générale, on les débite sous forme de *cage* ou de *lit*. Le patient est placé dans une cage formée de fils par où passe le courant; il tient une poignée métallique où vient aboutir un des fils provenant de la source productrice. Quand on fait les applications sous forme de *lit*, le sujet est étendu sur un lit spécial, et son corps relié à un des fils forme condensateur à travers une lame d'ébonite, avec une plaque métallique reliée à un autre fil.

Ces applications générales ne provoquent pas de contraction musculaire ; à cause de leur très haute tension, les nerfs moteurs ou sensitifs ne sont pas influencés quoique l'organisme soit complètement traversé.

Ces courants ont une action excitante sur l'activité de la nutrition, la régularisation des échanges organiques, l'augmentation de la teneur d'oxyhémoglobine (Tripet, Laquerrière), et de l'activité de réduction, l'augmentation de la circulation capillaire (Delherm, Laquerrière), l'élimination de l'urée, de l'acide urique, des chlorures (Apostoli, Berlioz, Denoyès).

Pour être réellement efficace, ce courant nécessite une installation soignée.

Ce courant peut aussi être appliqué localement, sous forme d'*effluves* qui sont bien plus fortes et mieux nourries que celles de la statique, et partant leur sont aussi bien supérieures.

On l'utilise encore sous forme de *petites étincelles* en pluie produites par un appareil dit électrode à manchon de verre de Oudin. Les effluves et les étincelles ont un pouvoir analgésiant considérable ; on peut, avec les étincelles, obtenir une scarification superficielle ou profonde, etc., ou seulement une vaso-dilatation très étendue.

3° **Rayons Rœntgen.** — L'appareil producteur se compose d'une source d'électricité (machine statique, bobine, transformateur), et d'une ampoule dans laquelle on a fait le vide. Ce vide peut être augmenté ou diminué, et les rayons deviennent ainsi plus ou moins pénétrants dans les tissus. La qualité des rayons émise peut être mesurée par le radiochromomètre de Benoist, leur quantité par le chromoradiomètre de Bordier ou de Sabouraud et Noiré. Le degré de vide de l'ampoule s'apprécie à l'aide du spintermètre de Béclere.

Les méthodes d'application des rayons X peuvent se ramener à deux principales. Méthode de séances répétées et courtes (Oudin) trois, six, minutes, deux ou trois fois par semaine). Méthodes de séances espacées (une tous les dix à quinze jours, séance longue jusqu'à ce qu'on ait fait absorber à la peau tout ce qu'on peut sans avoir à craindre de radiodermite). Nous ne discuterons pas leurs indications, nous dirons seulement qu'il faut toujours être très prudent dans ces applications, parce que les moyens de mesure sont loin d'être précis et qu'ils ne mettent pas toujours à l'abri des radiodermites.

4° **Les courants ondulatoire et sinusoïdal produits par des appareils du professeur d'Arsonval.** — Le sinusoïdal se rapproche du faradique, mais, à intensité égale, est beaucoup moins sensible, ce qui permet de lui demander des actions plus intenses. L'ondulatoire se rapproche du courant galvano-faradique ; il est surtout employé en gynécologie.

5° **Ozone.** — Ce n'est pas un courant, mais il est produit à l'aide d'appareils électriques.

6° **Courant voltaïque, ou galvanique, ou continu.** — Dans ses applications médicales, il est le plus souvent fourni soit par des piles, soit par des accumulateurs.

Ses effets sur l'être vivant sont multiples et variables suivant diverses conditions d'application ; nous allons étudier seulement les plus importants.

Dans l'espace compris entre les pôles. — a. *Action trophique.* — Un muscle électrisé par le courant continu augmente de volume, un muscle traversé par un courant trop intense s'atrophie et dégénère (Weiss).

b. *Action calmante sur le système nerveux* : Analgésie obtenue dans les douleurs du plexus sympathique abdominal, lequel, par sa situation anatomique, peut être considéré comme aussi éloigné d'un des pôles que de l'autre.

c. *Action régulatrice sur la circulation.* — La température augmente légèrement, les œdèmes disparaissent, etc., dans un segment de membre électrisé. Le pouls devient plus ample et plus régulier si l'on galvanise un territoire étendu de l'organisme.

Autour des points d'application des pôles. — Schématiquement, au pôle positif, vaso-constriction et analgésie, tandis que le pôle négatif serait au contraire, au moins sur certains organes, vaso-dilatateur et peu ou pas analgésique. Nous nommons ces actions, actions de voisinage, parce que, immédiatement au contact des électrodes, il se produit une série de phénomènes particuliers variant selon la nature physique et chimique des électrodes.

Aux points d'application des pôles. — Avec des électrodes spongieuses imbibées d'eau ordinaire (peau de chamois, coton hydrophile, etc.), il apparaît, aux points de contact, une rougeur plus ou moins intense, suivant la densité du courant.

Avec des électrodes solides (charbon ou métal), la vésication apparaît très rapidement et les phénomènes douloureux sont très intenses.

Si on utilise des électrodes en métal attaquable (cuivre, argent, etc.), il y a une série de réactions qui aboutissent à la formation de corps nouveaux, en particulier, au pôle positif, d'oxychlorure du métal, qui peuvent être utilisés pour certains effets thérapeutiques particuliers.

Enfin, si on emploie comme électrode un bain formé par une solution saline, ou si on imprègne les électrodes de cette même solution saline, le sel qui la forme est également décomposé et les produits résultant de cette décomposition se dirigent chacun vers un pôle ; les uns sont des *ions* électro-positifs, les autres des *ions* électro-négatifs. Ceux qui se trouvent placés de telle sorte que le pôle vers lequel ils se dirigent est de l'autre côté de l'organisme pénètrent dans la peau d'abord, et dans le corps ensuite ; ils peuvent donc, s'ils ont une action médicamenteuse, être employés soit pour modifier la peau, soit pour agir localement sur une lésion déterminée, à la façon d'une injection hypodermique.

Actions sur le nerf. — Le courant voltaïque en application *continue* sur un nerf moteur provoque des modifications dans l'excitabilité de ce qu'on appelle l'*électrotonus* : au pôle positif l'excitabilité est diminuée (anélectrotonus), elle est augmentée au négatif (cathélectrotonus).

Sur la sensibilité, le courant continu constant agit presque exclusivement au niveau des téguments, ou l'irritation de la peau sous les électrodes provoque des fourmillements, de la chaleur ou même de la brûlure.

Sur le nerf moteur (lois de Pflüger), quand on fait varier brusquement l'intensité : les courants faibles provoquent une secousse à la fermeture seulement, les courants moyens en donnent à la fermeture et à l'ouverture.

ACTION SUR LES MUSCLES STRIÉS. — En application constante le courant continu ne provoque pas de réaction sur le muscle strié.

Au contraire les changements brusques d'état (ouvertures, fermetures du courant, augmentation ou diminution brusque de l'intensité) provoquent des contractions musculaires ; ces contractions ont pour caractères d'être très rapides, d'arriver brusquement à leur maximum et de disparaître immédiatement ; elles sont maxima en un point spécial à chaque muscle qu'on appelle le point moteur. Elles varient selon l'intensité, le pôle considéré, etc.

Ces contractions, étudiées par Chauveau, puis par Erb, obéissent pour le muscle normal à des lois bien déterminées dans le détail desquelles nous n'entrerons pas.

ACTION SUR LA FIBRE LISSE. — Sans vouloir entrer dans le détail, nous dirons simplement que la fibre lisse, sur laquelle nous avons fait personnellement de longues expériences d'électrophysiologie, se comporte d'une façon très différente de celle de la fibre striée : elle réagit à la période d'état du courant, ne paraît pas influencée par les secousses isolées et présente une réaction plus marquée au positif qu'au négatif. Enfin elle se contracte lentement, progressivement, sans secousses.

Sources de courant voltaïque. — Il y a plusieurs sources de courant continu (secteurs, accumulateurs ou encore les piles qui sont de bons appareils si on ne doit faire que des applications rares et se servir de l'appareil peu de temps chaque jour).

Une boîte de piles au bisulfate de mercure montées en tension avec des éléments de taille suffisante du modèle capable de fournir 250 milliampères (trente-deux) ne présente pas un poids considérable, peut être portée chez les malades et est capable de fournir un voltage et une intensité suffisantes pour la plupart des usages médicaux.

Chaque constructeur a son modèle spécial de pile, et dans tout appareil existe une notice indiquant la manière d'utiliser et de recharger la pile.

Les installations fixes sont bien supérieures aux piles et nombre d'interventions ne peuvent être bien faites qu'avec elles.

Accessoires. — Les accessoires sont des fils, des électrodes, un galvanomètre.

Les fils doivent être souples, longs et en bon état. Ils se brisent facilement sous leur gaine de soie et au point d'implantation sur le piton. Quand le courant ne passe pas dans une application électrique, vérifier toujours d'abord les fils avant d'accuser la pile.

Électrodes. — Les électrodes sont de divers modèles suivant les usages auxquels on les destine, nous allons décrire les deux modèles les plus employés.

1º Les *tampons* sont constitués par des boutons en charbon de cornue, de taille variable, mais petite, et ont besoin d'être tenus à la main.

2º Les *plaques* sont formées par des feuilles métalliques, malléables, de façon à épouser la forme des téguments ; elles peuvent être de taille aussi grande que l'on veut (18-24 centimètres par exemple).

Les uns et les autres, au moins quand on ne cherche pas d'effet caustique, doivent être recouverts d'une substance s'imbibant d'eau (ouate, étoffe mouillée, etc.) ; le plus commode est de les entourer d'une ou deux épaisseurs de peau de chamois épaisse (qu'il est facile de remplacer soi-même), qui se maintient suffisamment humide durant toute la séance et qui est d'ailleurs le plus généralement adoptée.

Lorsqu'on veut faire passer le courant par l'extrémité d'un membre, pied ou main, il est commode de se servir d'un bain comme électrode ; on prend une cuvette en substance *isolante* (porcelaine, métal émaillé) contenant de l'eau dans laquelle on plonge une électrode reliée à l'appareil.

Galvanomètre. — Il est de toute nécessité de posséder un galvanomètre ; les modèles *apériodiques* sont de beaucoup plus commodes que les autres parce qu'ils permettent de se rendre compte plus exactement et plus rapidement des intensités atteintes.

L'usage du galvanomètre doit être regardé comme indispensable ; il joue en électrothérapie le rôle de la balance en pharmacie.

Quant à l'ancien système de mesure par le nombre de couples employés, il est imprécis, d'une part parce qu'avec le même nombre d'éléments, l'intensité varie selon une série de facteurs (résistance du malade, surface ou humidité des électrodes, etc.), d'autre part parce que la force électromotrice d'un élément n'est pas absolument constante et va en s'abaissant lorsque l'usure commence à se produire.

Le galvanomètre mesure seulement l'intensité du courant galvanique, *il ne peut servir d'appareil de mesure pour le faradique.*

Technique générale pour les applications galvaniques. — Pour appliquer le courant, on assied le malade, ou bien on le fait coucher selon l'indication qui se pose. Dès que les parties sur lesquelles l'application du courant doit porter ont été découvertes, il faut minutieusement inspecter la peau pour reconnaître l'existence de piqûres, de boutons ou de toute autre solution de continuité de l'épiderme. Toutes ces éraillures seront recouvertes immédiatement de collodion. Si l'on omettait cette précaution, le courant passerait de préférence par ces points qui opposent à son passage une moindre résistance que la peau saine, et il en résulterait d'abord de la douleur, ensuite une brûlure et une escare.

La pile est placée sur une table, à portée du médecin qui met les fils dans les bornes et fait le montage.

Suivant le modèle de pile, il y a des modifications particulières au montage, aussi nous engageons le lecteur à se reporter pour le détail à la notice qui accompagne l'appareil qu'il possède.

Avant d'appliquer les électrodes sur la région à électriser, il faut vérifier l'intégrité des peaux de chamois, on peut avec avantage recouvrir par propreté les électrodes avec une couche d'ouate. On trempe ensuite les électrodes dans de l'eau chaude de préférence ; il est inutile de les tremper dans de l'eau salée. L'eau salée augmente la douleur de l'application, et produit en outre des décompositions chimiques qui peuvent faire obstacle au passage du courant. Les plaques sont maintenues fixes à la main ou avec des lacs.

Après avoir appliqué les électrodes, on *débite* le courant. Pour cela, on pousse *doucement* le petit anneau métallique placé sur la réglette de la pile ou la manette et en même temps l'œil fixé sur le galvanomètre lit le nombre de milliampères qui passent dans le circuit. Quand on arrive au chiffre voulu on cesse de pousser l'appareil de réglage.

Pendant toute la durée de la séance il ne faut pas cesser de regarder le galvanomètre ; il arrive, en effet souvent, que par suite de la diminution de la résistance dans le circuit, l'intensité du courant augmente, et dépasse celle qu'on s'était fixée ; il suffit alors de ramener le curseur en arrière.

Il faut veiller à ce que les électrodes touchent les tissus de toute leur surface et non en certains points seulement ; car dans ce cas il y aurait ou diminution de l'intensité, ou production d'escares.

Du reste les applications galvaniques ne doivent pas être douloureuses. Tant que le malade perçoit une sensation de picotement il n'y a aucun danger, mais s'il éprouve une sensation aiguë de brûlure, gare l'escare, il faut diminuer le courant ou l'arrêter, isoler la région douloureuse avec du papier et recommencer la séance.

Quand la séance touche à sa fin (5, 10 minutes), on ramène lentement l'appareil graduateur au zéro, alors seulement on retire les plaques.

Quand on veut faire contracter un muscle, on place un des deux électrodes sur ce muscle, on interrompt et on rétablit alternativement le courant à l'aide d'un interrupteur, par exemple, ou en plaçant et en retirant tour à tour un des fils des bornes de la pile.

7° **Courant faradique.** — La faradisation, encore appelée courant induit (parfois courant interrompu, ce qui est une mauvaise dénomination), se présente sous forme de décharges brèves.

Elles peuvent être isolées ou bien se succéder soit lentement, soit de plus en plus rapidement, selon le réglage de l'appareil.

Si l'on provoque des décharges espacées, on constate à chacune d'elles une secousse qui est brusque et rapide. Si les interruptions sont suffisamment rapprochées, il se produit une contraction analogue au tétanos physiologique par fusion des secousses successives.

La faradisation a une action trophique manifeste ; un muscle électrisé d'une façon répétée et des interruptions lentes, s'hypertrophie.

Sur la circulation ce courant a des effets marqués, en séances courtes (3 minutes environ avec décharges espacées), c'est un vaso-constricteur.

Avec des courants intenses, en particulier avec le fil fin et le trembleur rapide une vaso-dilatation paralytique succède à la vaso-constriction.

Ce courant peut, en application spéciale, donner une hyperhémie intense de la peau et une excitation sensitive extrêmement marquée.

Le courant *galvano-faradique* s'obtient par l'adjonction, dans le circuit d'un courant galvanique, d'une bobine faradique.

APPAREIL FARADIQUE. — Il est nécessaire de posséder un appareil muni d'un trembleur dont on peut faire varier la vitesse pour avoir à volonté des interruptions lentes ou répétées.

Nous ne saurions trop insister sur les inconvénients innombrables que présentent les petites boites qu'on voit encore dans beaucoup de services des hôpitaux de Paris, qui fournissent uniquement du courant tétanisant. Si ces appareils ont peut-être fait parfois du bien, ils ont certainement fait souvent du mal et n'ont pas peu contribué à jeter le discrédit sur l'électrothérapie.

L'intensité du courant ne se gradue pas avec le galvanomètre, mais seulement par le degré d'enfoncement de la bobine le long d'une échelle graduée en centimètres.

Les autres accessoires sont les mêmes que ceux qu'on utilise quand on emploie le courant galvanique ; deux sont spéciaux au faradique : le balai de Duchenne ou le râteau de Tripier.

TECHNIQUE DES APPLICATIONS FARADIQUES. — 1° *Révulsion faradique.* — Pour appliquer la faradisation sous forme de révulsion, on prend la bobine à fil fin et le trembleur rapide, et on utilise comme électrode soit le pinceau de Duchenne, soit le râteau de Tripier.

α. Si l'on utilise le pinceau de Duchenne, il faut relier une des bornes de la bobine à cet appareil, et l'autre borne à une plaque ou à un tampon qu'on place en un point quelconque du corps, le sternum par exemple. Si l'on utilise le râteau de Tripier, les deux bornes de la bobine doivent être reliées aux deux bornes de l'appareil ;

β. On enduit ensuite la partie sur laquelle on va intervenir d'une légère couche de vaseline afin de permettre le glissement rapide de l'instrument sur les téguments et de rendre la peau plus résistante ;

γ. Tout étant ainsi disposé, on actionne le trembleur, on enfonce d'une certaine profondeur la bobine secondaire dans le primaire, et on promène rapidement sur la région l'instrument révulseur. Il est facile, en éloignant ou en rapprochant la bobine secondaire du primaire, de graduer l'intensité du courant qui doit, lorsque la sensibilité est normale, provoquer une sensation violente. La séance est arrêtée quand l'opérateur a obtenu la rubéfaction de l'épiderme au degré qu'il recherche (30 secondes, une, 2 minutes).

Quand on emploie ce procédé pour traiter une anesthésie, la séance peut être prolongée beaucoup plus longtemps (5, 8, 10 minutes).

2° *Faradisation à interruption lente* (pour l'électrisation musculaire). — On utilise une bobine à fil fin ou gros selon le cas.

On règle le trembleur de manière à ce qu'il oscille lentement (40, 50, 60 ou 100 oscillations par minute).

Les tampons ou les plaques sont placés tantôt chacun à chaque extrénité du muscle, tantôt sur le thorax (électrode indifférente), l'autre sur le point moteur du muscle (électrode différente).

3° *Faradisation tétanisante.* — On règle le trembleur au maximum de vitesse. L'application en elle-même ne diffère pas de la manière dont nous l'avons décrite au paragraphe précédent.

Lorsqu'on ne fait pas d'une façon fréquente des applications électriques, il arrive souvent que les appareils ne fonctionnent pas, alors que cela n'arrive presque jamais à l'électrothérapie de profession.

Une première cause d'erreur est qu'on ne mouille pas assez les électrodes. Les couches de peau de chamois, racornies par le temps, ne s'imbibent pas quand on ne fait que les tremper quelques instants dans l'eau, et seule la surface est humide, tandis que les parties profondes demeurées sèches présentent au passage du courant un obstacle considérable.

La seconde cause, qui est de beaucoup la plus fréquente, réside dans la rupture d'un fil conducteur.

Si on n'arrive pas à trouver la cause de l'arrêt, il faut retourner l'appareil au constructeur ; mais il faut le lui retourner tout entier et avec tous ses accessoires, car quand on n'est pas habitué aux manipulations électriques, il arrive facilement de ne pas savoir découvrir le défaut, et on retourne au constructeur des parties d'appareils qui fonctionnent parfaitement.

III

Électrodiagnostic.

L'électrodiagnostic précise la valeur des muscles et des nerfs, *il aide à établir le diagnostic, le pronostic et le traitement des maladies.*

Cet examen est délicat, minutieux, et ne peut être pratiqué que par une personne compétente, aussi nous nous bornerons à donner quelques considérations d'un ordre très général.

On effectue l'électrodiagnostic avec le courant faradique et galvanique.

Le muscle malade peut nécessiter, pour réagir comparativement au même muscle du côté sain :

α. Un courant plus faible : on dit qu'il a hyperexcitabilité faradique.

β. Un courant égal : il y a excitabilité normale.

γ. Un courant plus fort : il y a hypoexcitabilité faradique.

δ. Enfin, quel que soit l'enfoncement de la bobine, on n'obtient aucune contraction : il y a inexcitabilité faradique.

La recherche de l'excitabilité avec le courant voltaïque nous montre que le muscle sain réagit en galvanique avec 2 à 8 milliampères environ, sa contraction est vive et brusque, *en éclair*, elle est plus forte, à intensité égale, au pôle négatif qu'au positif.

α. Le muscle malade peut donner une contraction égale au muscle sain avec une intensité de courant plus faible, on dit qu'il y a hyperexcitabilité galvanique.

β. La contraction est obtenue avec une intensité égale, on dit qu'il y a excitabilité normale.

γ. La contraction n'est obtenue qu'avec une intensité supérieure (4, 6, 10 milliampères), on dit qu'il y a hypoexcitabilité galvanique.

δ. La contraction est lente, paresseuse, vermiculaire (à opposer à la contraction brusque du muscle sain), le muscle est plus excitable avec le positif qu'avec le négatif.

La *réaction de dégénérescence partielle* est caractérisée par un affaiblissement de la contractibilité faradique, tandis qu'au galvanique on peut constater les réactions précitées.

La *réaction de dégénérescence complète* est caractérisée par :

1° L'abolition de la contractilité au faradique.

2° Soit l'exagération, soit la diminution de la contractilité galvanique avec secousses *lente vermiculaire, et contraction plus marquée au positif qu'au négatif* (inversion de la formule).

Les nerfs doivent être excités en des points spéciaux où ils sont rapprochés des téguments.

Toutes les fois qu'on est en présence d'un état spécial du muscle ou du nerf il est capital de pratiquer l'électrodiagnostic parce que :

1° *Il aide au diagnostic* : une paralysie d'origine célébrale, par exemple, ne s'accompagne jamais de réaction de dégénérescence ; une paralysie, due à une lésion du neurone périphérique, s'accompagne souvent de cette réaction.

2° *Il aide le pronostic* : En présence d'une paralysie, la clinique seule est impuissante à fixer la gravité de la paralysie et par conséquent à en préciser *le pronostic* : que la maladie soit légère, grave ou définitive, rien ne peut le préciser.

Seul l'examen électrique peut nous permettre d'être explicite.

Exemple : une paralysie faciale périphérique : au point de vue symptomatique toutes les paralysies se ressemblent, qu'il s'agisse d'une paralysie bénigne ou d'une indélébile.

Faisons un examen électrique.

Les muscles réagissent bien aux courants faradique et galvanique, ou ils sont inexcitables au faradique et présentent la réaction lente et l'inversion de la formule : dans le premier cas le pronostic est des plus bénins, dans le second cas il est des plus graves.

Plus les réactions s'éloignent de la normale, plus la durée de la réparation sera longue.

Les cas où la réaction de dégénérescence n'existe pas ont un pronostic assez bénin (pourvu que la maladie soit réparable). L'existence de la R. D. indique toujours un pronostic fâcheux et entraîne un traitement prolongé. Des examens successifs permettent de suivre le progrès de cette réparation.

Grâce à cet examen on évite cette erreur si répandue de faradiser à tort et à travers, et notamment des muscles en complet état de réaction de dégénérescence, et sur lesquels la faradisation n'a aucune prise quand elle ne fait pas du mal. On ne saurait trop insister sur ce point que quarante années d'efforts n'ont pu encore faire entrer dans la pratique médicale.

3° *L'électrodiagnostic fixe le traitement à suivre.*

Souvent, en faradisant à tort et à travers — c'est une méthode courante dans les hôpitaux — on arrive à se faire une opinion défavorable sur l'électricité. Si les muscles réagissent au faradique, il faut faradiser.

Si les muscles ne réagissent pas au faradique, il y a lieu de craindre des lésions sérieuses et un examen précis fait par un spécialiste en précisera l'étendue et la gravité.

IV

Système nerveux.

Dans les affections de l'axe cérébro-spinal, on est trop souvent en présence de lésions indélébiles que l'électrité, pas plus qu'aucun autre procédé, n'a la prétention de guérir complètement.

Mais les courants peuvent être utilisés avec utilité :

α. Pour combattre certaines atrophies musculaires ;

β. Pour agir contre les troubles circulatoires et sensitifs ;

γ. Pour guérir les accidents inorganiques qui s'associent si souvent aux états organiques : l'électricité étant un agent rééducateur par excellence.

Bien maniée, l'électricité peut soulager les patients d'un certain nombre d'accidents, qui, sans action marquée sur la marche générale de la maladie, gênent néanmoins beaucoup le malade.

Hémiplégie organique. — Lorsqu'un hémiplégique a tout épuisé on lui confie assez volontiers un petit appareil faradique avec lequel il s'électrise à sa volonté, n'ayant pour limite que la vigueur des réactions qu'il éprouve.

Le résultat le plus clair de cette manière de faire est de provoquer ou d'exagérer la contracture.

Il faut, avant tout, assurer la mobilité des articulations avec une gymnastique appropriée.

L'atrophie musculaire est due en très grande partie à l'absence de fonctionnement du muscle qui est mal irrigué. Contre elle, on peut utiliser avec fruit les applications du courant galvanique, un pôle sur la nuque ou les lombes, un autre pôle à l'extrémité du membre, 5 à 10 minutes de durée, 15 à 30 milliampères *sans secousses*, séances quotidiennes puis trihebdomadaires.

Les œdèmes, rougeur des téguments, refroidissement du membre, sont très améliorés par ces mêmes applications. Les courants galvaniques, appliqués en séances longues à une intensité de 20 milliampères, élèvent la température locale de plusieurs dixièmes de degré ; la statique, avec effluvation ou révulsion légère, donne les mêmes résultats. Le traitement peut être commencé une vingtaine de jours après le début des accidents.

Quand l'hémiplégique est en état de contracture, on peut encore, avec les différents courants, agir sur les troubles moteurs, vaso-moteurs et trophiques, et nous pouvons affirmer que cette manière de faire, qui *exclut toute secousse musculaire*, ne risque, en aucun cas, d'exagérer la contracture.

Bien des hémiplégies évoluent naturellement vers une amélioration qui parfois peut être très accusée : en agissant comme nous venons de l'indiquer on a l'avantage de conserver aux malades la plus grande part possible des fonctions physiologiques des muscles et des articulations.

Hémiplégie hystéro-organique. — Dans l'hémiplégie hystéro-organique, qui est une association très fréquente, il faut tout d'abord soustraire à l'hémiplégie tout ce qui est inorganique, et pour cela, avec la faradisation utilisée convenablement, rééduquer la sensibilité et le mouvement. On obtient vite ce résultat dans les cas récents, on constate ensuite que la guérison progresse lentement, c'est qu'il ne reste plus que les troubles organiques, contre lesquels il faut agir comme nous l'avons indiqué au paragraphe précédent (Delherm et Laquerrière).

La **méningite spinale chronique**, l'**apoplexie méningée**, les **myélites traumatiques**, **chroniques**, la **sclérose latérale amyotrophique (Erb)**, la **syringomyélie**, la **sclérose en plaques**, la **maladie de Friedreich** peuvent être justiciables du courant continu ; un pôle à la nuque, un pôle aux lombes, avec une intensité de 10 à 30 milliampères pendant 10 minutes chaque jour. *Avec ce mode de traitement (pas plus qu'avec d'autres du reste) il ne faut pas chercher à obtenir un résultat curatif, mais on peut soulager très souvent le malade.*

Atrophies musculaires : galvanisation du membre, 10 à 30 milliampères 5 à 10 minutes suivies de secousses musculaires pendant quelques minutes s'il y a atrophie sans menace de contracture ou sans phénomène douloureux. Nous avons vu souvent des améliorations inattendues, avec un traitement suivi dans l'ancien type *Aran Dachenne*, au cours d'une syringomyélie.

Troubles vaso-moteurs (faradisation au pinceau).

Douleurs concomitantes (courant galvanique).

Les accidents hystéro-neurasthéniques surajoutés (faradisation, statique, haute fréquence selon le cas).

Maladie de Little. — On doit proscrire absolument le courant faradique. On peut utiliser le courant continu, une plaque au rachis, une aux extrémités avec 10 milliampères environ sans secousse ni interruption brusque du courant en séances de 10 minutes trois fois par semaine. Il y a souvent peu à espérer mais il est parfois possible de diminuer la raideur du membre.

Tabes dorsal. — L'électricité peut être un adjuvant appréciable dans quelques-uns des troubles tabétiques.

On utilise avec fruit la statique ou la haute fréquence contre les manifestations neurasthéniques.

Quand le malade éprouve des douleurs vives et localisées dans un membre, on pratique la galvanisation du point douloureux. Une électrode sur la nuque ou les lombes, reliée au pôle négatif ; une autre électrode plus petite, positive, sur le point douloureux en utilisant 10 à 20 milliampères pendant 10 minutes (Massy).

Il vaut mieux utiliser de hautes intensités galvaniques, et, en cas d'échec, avoir recours à la radiothérapie qui est surtout utile dans les douleurs fixes, comme par exemple dans les crises gastriques tabétiques.

Paralysies oculaires. — On emploie la faradisation faible (pole nuque et paupière).

Atrophie du nerf optique. — On utilise le courant galvanique : un pôle sur l'œil fermé, un autre pôle à l'apophyse mastoïde (2 à 3 milliampères pendant 5 minutes).

Anesthésies (Voir révulsion faradique).

Troubles vésicaux. — On a un courant continu (pôle aux lombes, pôle sus pubien, intensité 10 à 15).

On peut également utiliser le courant galvanique et faradique contre d'autres manifestations du tabes (*parésie, atrophies musculaires*).

Polyomyélite infantile. — Il est classique soit de ne rien faire, soit de faradiser aveuglément les muscles malades.

Cette manière de faire est défectueuse.

En effet, si les muscles présentent la réaction de dégénérescence complète, ils sont inexcitables au faradique et par conséquent l'électrisation est complètement inutile avec ce courant.

Si les muscles présentent une tendance à dégénérer, ils sont surmenés par cette électrisation intempestive, et ils s'atrophient.

Dans le premier cas on dit que l'électricité n'a rien fait, dans le second qu'elle a fait du mal.

Un enfant atteint de paralysie infantile doit toujours être dans les 20 jours soumis à un électrodiagnostic minutieux qui fixera sur le degré de dégénérescence des muscles, partant sur le pronostic et enfin sur le traitement qu'il faut effectuer.

Si *les muscles réagissent au faradique*, on est en présence d'une paralysie infantile assez légère. — Le traitement doit être effectué avec la faradisation à intermittences lentes. Un pôle aux lombes ou à la nuque, l'autre pôle tenu à la main de l'opérateur sur le point d'élection de chacun des muscles paralysés, pendant quelques minutes chaque jour au début du traitement, trois fois par semaine ensuite. Ces formes guérissent presque toujours.

Si *les muscles ne réagissent pas au faradique*, employer le galvanique.

Au début du traitement. — Appliquer une large électrode lombaire, une autre à la nuque, faire passer 10 à 20 milliampères pendant 10 minutes sans provoquer de secousses.

Pendant 10 autres minutes, on galvanise le ou les membres atteints : la main ou le pied est plongé jusqu'au-dessus du poignet ou de la cheville dans une cuvette aux trois quarts remplie d'eau chaude : une plaque positive à la racine du membre, une autre dans la cuvette ; 10 à 15 milliampères. Une séance tous les jours ou tous les deux jours.

Plus tard faire suivre la séance d'environ cinquantes secousses sur le membre seulement. On a pour cela soin de retirer le membre de la cuvette, et de placer l'électrode active sur le muscle ou le groupe musculaire qu'on veut faire contracter. Trois séances par semaine. Dès que cette réaction apparaît au faradique, on traite les muscles comme ceux atteints de paralysie légère par la faradisation.

Dans les cas récents le traitement doit être commencé un mois après le début environ.

C'est au même traitement qu'il faut avoir recours dans les cas anciens, et toujours nous avons vu des groupes s'améliorer ou guérir.

Il faut s'armer de beaucoup de patience. Presque toujours dans les paralysies récentes (après la période de régression spontanée bien entendu) on obtient des résultats appréciables. Souvent, dans les paralysies datant de plusieurs années, on obtient de notables améliorations.

La guérison absolue est beaucoup plus rare.

Le traitement doit être continué pendant plusieurs mois, cessé de temps à autre, pour être repris ensuite ; des électrodiagnostics pratiqués tous les trois mois permettent de suivre l'évolution.

Du reste, l'électrisation doit être combinée à d'autres traitements.

Paralysie du nerf facial. — L'examen clinique est impuissant à fixer le pronostic de la paralysie faciale, et des cas en apparence identiques peuvent présenter une évolution complètement différente.

Le degré de gravité de la paralysie, par conséquent la durée approximative de l'affection, n'est connue que grâce à l'électrodiagnostic, qui dans la première semaine peut nous fournir des données précises et certaines

D'après Erb :

1° Si vers la fin de la première semaine, il n'existe pas de modification appréciable de l'excitabilité galvanique et faradique, la guérison a lieu en 3 semaines.

2° S'il existe de l'hypoexcitabilité faradique avec l'hyperexcitabilité galvanique, la guérison s'effectue en 6 à 12 semaines.

3° S'il y a abolition de l'excitabilité faradique avec l'hyperexcitabilité du muscle avec ou sans contraction lente, la guérison exige plusieurs mois ou ne se produit pas.

1re forme. — Faradiser ; interruptions lentes, pôle au tronc du facial, l'autre pôle quelques minutes sur chacun des muscles paralysés.

2e et 3e forme. — Utiliser le courant continu.

Une large plage recouvrant la partie du visage y est maintenue solidement appliquée, elle est reliée au pôle positif ; une deuxième reliée au pôle négatif est placée à la nuque. On débite lentement le courant de 8, 15, 20 milliampères, pendant 10 à 15 minutes environ.

Ensuite on provoque des contractions visibles des muscles. Pour cela, il suffit à la fin de chaque séance, de promener un petit tampon sur chacun des points moteurs des muscles, en fermant et en ouvrant le courant.

Plus tard on voit réapparaître l'excitabilité faradique et on utilise ce courant seul ou concurremment avec le courant galvanique ; mais on produit *des secousses espacées*.

L'électrisation diminue considérablement la durée des paralysies faciales ; et en laisant fonctionner le muscle paralysé elle combat l'atrophie qui atteint tout muscle privé de fonctionnement.

Même lorsqu'il y a réaction de dégénérescence on peut espérer très souvent, en y mettant le temps (plusieurs mois), guérir des cas d'apparence inguérissables.

En tout cas il ne faut jamais s'abstenir de pratiquer l'électrisation.

Névrites. Polynévrites. — Le traitement électrique peut être entrepris à la période aiguë douloureuse (courant continu sans secousses), il ne doit pas être différé dès que ces manifestations se sont atténuées ou ont disparu.

Les constatations cliniques sont le plus souvent insuffisantes pour établir le pronostic, aussi il est indispensable de pratiquer l'électrodiagnostic.

α. *L'exploitation électrique montre que les muscles ne présentent pas la réaction de dégénérescence partielle ou complète.* (Type : paralysie diphtérique.)

La faradisation est le traitement de choix (Duchenne, Erb, etc.).

Il ne faut pas faire de tétanisation, les secousses musculaires provoquées par le courant doivent être espacées. Les contractions musculaires doivent être de force moyenne ; les séances, de 10 minutes environ, seront quotidiennes d'abord et ensuite trihebdomadaires.

Le voile du palais est presque toujours paralysé : avec une électrode olivaire, on porte le courant faradique sur les muscles de cette région, l'autre électrode étant toujours à la nuque.

La paralysie diphtérique guérit en général spontanément, mais dans les formes généralisées elle peut durer 3 ou 4 mois ; avec l'électricité, on en réduit considérablement la durée.

Les paralysies diphtériques non traitées et évoluant lentement s'améliorent et guérissent rapidement dès qu'elles sont convenablement soignées.

Toutes les autres névrites ou polynévrites qui présentent les mêmes réactions doivent être traitées d'une manière identique.

β. *L'exploration électrique montre qu'il y a réaction de dégénérescence incomplète ou complète.* (Types ; névrite alcoolique, saturnine, grippale, etc.).

Le courant galvanique doit être utilisé de préférence. S'il s'agit d'une paralysie du membre supérieur, on place une plaque de 150 centimètres carrés environ à la nuque, on fait plonger les mains dans une cuvette contenant de l'eau.

Le dispositif est le même pour le membre inférieur : plaque aux lombes, pied dans un pédiluve.

Le pôle positif est au rachis et le négatif aux extrémités. L'intensité du courant, au début de 10 à 25 milliampères, peut être portée à 35 et même 40 milliampères progressivement ; la durée est de 10, 20, 30 minutes, chaque jour d'abord, 3 fois par semaine ensuite.

Dès que les douleurs ont cessé on provoque des contractions de muscles ; pour cela, au lieu de laisser la main ou le pied dans l'eau, on se munit d'un tampon de 5 centimètres carrés environ que l'on place au point moteur de chacun des muscles qu'on veut faire contracter.

La durée du traitement varie pour chaque cas particulier, elle est, en général, longue, mais elle donne très certainement des résultats quand le traitement est fait avec constance. On comprend qu'il faut du temps pour ramener à l'état normal un muscle qui a présenté la réaction de dégénérescence.

Avec l'électricité, des névrites torpides et stationnaires depuis des mois marchent résolument vers la guérison dès qu'elles sont traitées d'une *manière rationnelle* et non au hasard.

De temps à autre, on procède à un nouvel électrodiagnostic, et, dès qu'on voit que l'excitabilité faradique est revenue, on fait suivre la séance de galvanique d'une séance de faradique, comme nous l'avons indiqué au paragraphe précédent.

Névralgies. — Lorsqu'on a épuisé les médications habituelles, avant de laisser les malades s'adonner à des poisons, nous pensons qu'il faut les soumettre à un traitement électrique qui donne, dans des cas souvent désespérés, des résultats vraiment remarquables.

Névralgies (névroses) des neurasthéniques et des hystériques. — Les topoalgies ; les algies consécutives à une fausse position, les phénomènes douloureux apparus sans cause occasionnelle connue ou sous l'influence d'un choc nerveux d'origine émotive, les douleurs venues à la suite d'impression de froid, les algies des hystériques, etc., devront être faradisées. On supprime souvent instantanément la douleur en vertu de cette loi qu'une douleur vive, quoique transitoire, atténue ou fait disparaître une douleur moins vive.

Si la douleur reparaît, on recommence l'intervention aussi souvent qu'il est nécessaire. On peut remplacer avantageusement cette méthode par le courant de Morton, les étincelles de statique, les applications de courant de haute fréquence (Oudin), le courant continu à haute intensité.

Névralgies névrites. — La névralgie névrite légère ressortit d'un des moyens indiqués plus haut ; en cas d'échec, il est nécessaire de procéder à des applications de courant continu. On peut également utiliser, comme le fait Leduc, l'introduction *loco dolenti* par l'électrolyse de la quinine ou du salicylate de soude.

Dans la névralgie sciatique aiguë, dans la sciatique névralgique, les étincelles de statique, la révulsion faradique, la haute fréquence surtout, enfin un courant continu avec la technique indiquée pour la névrite donnent de bons résultats.

La sciatique névrite tenace, avec atrophie musculaire, abolition du réflexe achilléen, doit d'emblée être traitée par le courant continu à haute intensité.

La cause des insuccès du traitement électrique réside dans ce fait qu'on utilise toujours des intensités trop faibles, des doses homéopathiques pendant un temps très court. Pour obtenir des résultats, il est nécessaire d'employer des intensités élevées à 50, 80, 100 milliampères, des applications très longues (1/2 heure à 1 heure). Ce procédé est délicat à manier et ne peut guère être utilisé que par un spécialiste.

A son défaut, on peut placer un pôle négatif à l'émergence du nerf, le positif sur les points douloureux, avec un courant de 15 à 20 milliampères pendant 20 minutes environ, chaque jour.

Les autres névralgies (*occipitale, cervico-brachiale, du membre supérieur, intercostale, du testicule, etc.*), doivent être soignées par la faradisation révulsive d'abord, effluves de haute fréquence, etc., et en cas d'insuccès, courant continu, soit seul, soit avec une solution de salicylate de soude au négatif ou de quinine au positif (Leduc). On peut aussi tenter la radiothérapie.

Névralgie du trijumeau. — Quand tous les traitements médicaux ont échoué, avant d'avoir recours aux interventions chirurgicales, section du nerf, élongation, ablation du ganglion de Meckel ou de Gasser, il faut toujours faire des applications du courant continu.

Le traitement chirurgical *est loin d'être sans danger*, et il n'empêche pas toujours les récidives, aussi pensons-nous que, entre les interventions médicale et chirurgicale, il y a place pour l'intervention électrique qui a donné dans un grand nombre de cas des résultats *absolument inespérés*, même dans un cas qui avaient résisté à six interventions chirurgicales (Babinski et Delherm).

Le procédé du professeur Bergonié, qui utilise des intensités élevées (50, 60, 80 milliampères) pendant vingt à trente minutes chaque jour, est le plus utilisé. Cette méthode ne peut être employée que par des mains exercées.

Zimmern, pour parer à cet inconvénient, utilise une intensité faible pendant un temps plus long.

Trois mois de séances représentent la moyenne du traitement, les résultats en sont souvent très durables.

La MÉRALGIE PARESTHÉSIQUE peut être efficacement traitée par la haute fréquence en effluvation ou manchon de verre.

La MALADIE DE RAYNAUD sera soignée de la même manière ou avec la galvanisation.

Hystérie. — L'électricité est sans action immédiate sur les *stigmates psychiques et sur les crises paroxystiques de l'hystérie*, elle agit sur la nutrition générale des malades, surtout sous forme de bains statiques avec ou sans effluves ou étincelles.

Les séances de statique doivent avoir lieu tous les jours au début, elles seront plus espacées ensuite.

L'électricité constitue, en outre, certainement le procédé *de persuasion et de rééducation* le plus rapide, le plus efficace, pour faire disparaître la plupart des manifestations hystériques ; aussi nous pensons que dans bien des cas, on pourra se dispenser, grâce à elle, de soumettre les malades à l'hypnotisme, à l'isolement ou à d'autres méthodes qui sont loin d'être toujours réalisables facilement dans la pratique (Babinski, Ballet, Delherm, Laquerrière, etc.).

L'électrisation peut être utilisée avec fruit contre tous les accidents hystériques, nous nous bornerons seulement à citer quelques exemples.

Un phénomène banal entre tous est l'hémiplégie hystérique. Abandonnée à elle-même, elle constitue une infirmité aussi grave qu'une manifestation organique. Traitée par l'électricité faradique, elle peut guérir rapidement en une séance de quelques minutes ou en quelques séances.

L'hémiplégique hystérique a perdu le souvenir de l'exécution des mouvements, et c'est la rééducation de ces mouvements qu'il faut d'abord rééduquer par les mouvements simples. Dans ce but on place, par exemple, les deux réophores d'un appareil faradique sur les muscles fléchisseurs de l'avant-bras ; sous l'action du courant ces muscles se contractent, les doigts se fléchissent sur la main ; en même temps, on a soin d'attirer l'attention du malade sur le mouvement qui se produit, en l'invitant à constater par lui-même, que ses muscles se contractent parfaitement, et à faire mentalement l'effort nécessaire pur reproduire la contraction.

Au bout de quelques minutes on presse le malade d'exécuter tout seul le mouvement, et il est bien rare qu'à son grand étonnement le sujet ne s'aperçoive pas que ce mouvement, qui tout à l'heure était impossible, l'est devenu maintenant en totalité ou en partie.

Quand on a agi sur un groupe de muscles, on passe à un autre et ainsi de suite et il n'est pas rare, à la fin d'une séance d'une vingtaine de minutes, de voir le malade porter la main à sa bouche ou la mettre sur sa tête, ce qui lui était impossible auparavant.

Les mêmes principes doivent guider pour guérir l'astasie, l'hémiplégie hystérique, etc., les résultats sont d'autant plus rapides qu'on intervient à une période plus rapprochée du début des accidents.

Il faut procéder d'après le même esprit pour guérir les phénomènes de contracture (torticolis, coxalgie, etc.).

Les stigmates sensitivo-sensoriels ne résistent pas non plus à une électrisation bien conduite (révulsion faradique, étincelles de statistique, ou de haute fréquence). Les résultats sont souvent surprenants pour l'anesthésie.

Il en est de même pour les stigmates oculaires de l'hystérie (rétrécissement du champ visuel, amblyopie, amaurose, etc.).

Les atrophies musculaires ne présentent jamais de réaction de dégénérescence, elles doivent être traitées par la faradisation à intermittence lente.

L'aphonie guérit très vite surtout si elle est récente (faradisation cutanée ou intra-laryngée).

Les autres accidents (vomissements, troubles gastriques, etc.), seront traités comme nous l'indiquerons aux chapitres de l'estomac et de l'intestin.

Neurasthénie. — Le traitement électrique de la neurasthénie n'est pas univoque.

α. Dans la forme *cérébro-spinale avec hyperexcitabilité*, on calme l'irritabilité générale, à l'aide du bain statique donné avec des appareils capables de fournir de grandes quantités d'énergie électrique (machines à grande puissance).

Le bain statique, surtout associé à la douche statique, a une action calmante des plus manifestes sur le système nerveux ; les malades qui y sont soumis retrouvent en général le sommeil, ce qui leur permet de réparer leur énergie nerveuse. On doit dire pourtant que quelques malades de cette catégorie le supportent mal, on le remplace alors par la haute fréquence en application de lit ou de cage.

Comment agit la statique uniquement par suggestion ? Cette objection ne nous embarrasse nullement, l'électricité agit beaucoup par suggestion et nous ajouterons : qui oserait rejeter l'emploi d'un agent suggestif puissant de la thérapeuthique des neurasthéniques ? Ce titre seul suffirait pour permettre à l'électricité de prendre rang en bonne place des médications de la neurasthénie. mais elle agit encore autrement.

D'Arsonval a constaté que la capacité respiratoire, calculée par l'oxygène absorbé et l'acide carbonique exhalé, augmente de 1/8 à 1/10.

Stepanoff, Eulenbourg ont vu que la tension artérielle était augmentée, et l'on sait combien cette tension est parfois faible chez les neurasthéniques.

Dignat, à son tour. a signalé en outre une augmentation de l'amplitude des pulsations, une régularité plus grande du pouls, une atténuation du dicrotisme.

Le chimisme du globule sanguin est favorablement modifié. Chez les neurasthéniques, la quantité d'oxyhémoglobine et l'activité de réduction sont très faibles, or Tripet, à la Clinique Apostoli Laquerrière, a noté une augmentation de la quantité d'oxyhémoglobine et l'activité de réduction.

L'ozone débité par la statique agit aussi sur la nutrition générale qui se trouve heureusement modifiée, et cette modification se traduit par de notables augmentations de poids.

β Dans la *neurasthénie asthénique*, l'indication principale est de stimuler le malade. Ici encore on utilise la statique pour faire bénéficier le sujet de l'action de cette médication exercée sur la nutrition générale, mais on fait suivre le bain statique d'une révulsion générale sur tout le corps faite avec l'étincelle. Cette manière de faire délasse en général énormément les malades.

γ. Le plus souvent, un certain nombre de phénomènes appartiennent aussi bien à la *neurasthénie asthénique* qu'à la *neurasthénie avec hyperexcitabilité ;*

La *céphalalgie* est combattue avec le souffle statique. et dans les cas plus rebelles par la galvanisation en appliquant une plaque sur le front, et une autre indifférente, le courant étant très faible.

Contre l'*insomnie*, la douche statique se montre le plus souvent suffisante ; un courant continu de 2 à 5 milliampères, un pôle à chaque tempe, pendant 5 à 6 minutes, devra être utilisé dans les cas où elle échoue.

Les malades en hypotension artérielle éprouvent une sensation de mieux-être et de force après les étincelles de statique ou de haute fréquence sur le rachis, et leur pression remonte rapidement.

Aux *algies*, aux *fourmillements*, aux *engourdissements*, aux *troubles vaso-moteurs*, on opposera la révulsion au pinceau faradique ;

Aux *palpitations*, à la *pseudo-angine de poitrine*, à la *dyspnée*, d'abord le souffle statique, les étincelles, et enfin, dans les cas rebelles, le pinceau de Duchenne, ou la galvanisation des pneumogastriques au cou sans secousse ni renversement.

Les phénomènes *psychiques* (aboulie, phobie) échappent à l'action de l'électricité.

δ. *La neurasthénie féminine*, traitée par la méthode de Weir-Mitchell, comporte un traitement électrique joint à l'isolement, au repos, à la suralimentation et au massage.

Pendant une demi-heure chaque jour on provoque des contractions de tous les muscles afin d'obvier aux inconvénients du repos absolu. Or, en provoquant ainsi des contractions musculaires, les conditions mêmes du repos absolu ne sont pas observées, même on surmène le malade par un travail musculaire hors de propos.

Le but qu'on doit se proposer est de faciliter la circulation périphérique, et on peut y parvenir très facilement, en utilisant la faradisation au pinceau généralisé à toute la surface de l'épiderme, en insistant surtout sur les extrémités.

ε. *L'hystéro-neurasthénie traumatique* sera étudiée dans un chapitre spécial.

ζ. Une variété particulière de neurasthénie est la fausse *neurasthénie des artério-scléreux*. Vigouroux, Apostoli ont remarqué que cette variété de neurasthénie n'était en rien modifiée par la franklinisation. Il semble que les phénomènes neurasthéniques soient secondaires aux modifications générales subies par l'organisme de l'artério-scléreux, que ce sont surtout ces modifications générales qu'il faut combattre en essayant de diminuer la pression artérielle, en suractivant la dépuration urinaire, en modifiant les échanges cellulaires. Ces résultats peuvent être obtenus par l'emploi des courants de haute fréquence. Lit ou cage, qui ont une si puissante action sur l'organisme, comme l'a montré le professeur d'Arsonval, donnent des améliorations symptomatiques des plus nettes chez des malades du même ordre.

η. Les troubles *gastro-intestinaux* sont souvent améliorés par la statique ; nous nous étendrons sur cette question au chapitre estomac et intestin.

θ. Le traitement des *troubles urinaires et génitaux* sera également fait dans une autre partie de ce volume.

Goitres exophtalmiques. — Syndrome de Basedow. — L'électricité constitue un bon traitement du syndrome de Basedow ; on lui doit, dit le professeur Joffroy, des guérisons et des améliorations considérables.

1° Le procédé de Vigouroux consiste à faradiser avec la bobine à fil moyen et interruptions rapides. On place une électrode indifférente à la nuque, pendant que l'autre pôle, pôle actif, est promené d'abord sur les orbiculaires pendant 2 ou 3 minutes de chaque côté, avec une intensité capable de faire entrer en contraction appréciable les muscles sous-jacents.

On promène ensuite la même électrode au-devant du sterno-mastoïdien, de haut en bas de ce muscle, en appuyant fortement ; l'on règle l'intensité de telle sorte que le peaucier se contracte.

La durée de l'application est de 4 à 5 minutes.

Enfin on faradise la région précordiale avec une électrode plus large (comme la main), avec une intensité capable de faire contracter le pectoral légèrement. La durée sera de 2 à 3 minutes.

2° Depuis quelques années, on a une tendance à substituer au courant faradique des applications galvaniques (Bordier-Larat.)

3° La galvanisation et la faradisation donnent de bons résultats, aussi avons-nous utilisé avec Laquerrière leur combinaison : courant galvano-faradique, dans un certain nombre de cas avec succès.

Assez rapidement, en général, nous avons observé la diminution de l'irritabilité générale, l'atténuation de crises de palpitation, de l'oppression et de la diarrhée, la diminution du goitre.

Le tremblement, la tachycardie, l'exophtalmie cèdent lentement.

Les résultats obtenus par l'électricité sont parfois tellement considérables qu'on peut presque les appeler guérisons. Dans d'autres cas, au contraire, ils sont précaires sans qu'on puisse en donner aucune explication. Il est vraisemblable que, sous le couvert de la maladie de Basedow, on confond des affections qui peuvent être très différentes les unes des autres, ce qui expliquerait peut-être cette inégalité des cas devant les bons effets du traitement électrique.

Dans ces derniers temps, Thiellé a employé la voltaïsation sinusoïdale dans un bain d'eau et la totalité du corps étant ainsi électrisée. Il a eu d'excellents résultats très rapides qui dans cinq cas ont persisté depuis la cessation du traitement. L'examen urologique a montré une augmentation de la diurèse, une diminution de l'acide urique, une augmentation de l'urée, la disparition du sucre et de l'albumine quand ces éléments anormaux existaient.

La radiothérapie, tentée depuis peu, a donné des résultats inégaux.

Chorée de Sydenham. — La statique, sous forme de bains avec ou sans effluve, fournit parfois de bons résultats. La faradisation généralisée est utilisée pour quelques-uns avec succès.

Psychoses. — Remak, Benedikt, Arndt, Schule ont préconisé l'électricité dans certaines psychoses ; ces travaux n'ont pas reçu confirmation.

Tics, crampes des écrivains. — Ces malades, présentant presque tous des troubles hystéro-neurasthéniques, bénéficieront d'un traitement général par la statique.

Quant au traitement local, il sera de préférence fait avec le courant continu, sans interruption ni secousse, à l'intensité de 5 à 10 milliampères; un pôle au dos de l'avant-bras, un pôle à l'avant-bras ; les résultats sont très lents à se produire dans les cas anciens, ils sont plus rapides et parfois complets dans les cas récents. Si on publie un certain nombre de guérisons, on constate aussi souvent des insuccès. L'électricité semble agir comme agent de persuasion ; il est bon de la combiner à la rééducation au massage.

Dans les MYOCLONIES, le traitement externe le plus usité est l'électrisation par le courant continu (Destarac, Blocq).

M. le professeur Raymond pense qu'en première ligne on doit tenter la galvanisation des centres nerveux, et il a vu le bain statique et la faradisation exercer une influence salutaire sur les manifestations du *para-myoclonus*.

Dans la MALADIE DE THOMSEN, Erb prescrit la galvanisation des centres.

V

Maladies des os, des articulations et des muscles. Accidents du travail. — Tumeurs.

Fractures et immobilisations. — A la suite des immobilisations, on constate le plus souvent des altérations musculaires considérables. Le massage et la mobilisation précoce nécessitent l'enlèvement de l'appareil et peuvent favoriser la mobilité des fragments.

L'électricité peut, d'après Libotte, donner les mêmes résultats que le massage, tout en permettant de maintenir pendant le temps nécessaire le membre dans un appareil de contention : elle enraye en outre l'atrophie musculaire qui se produit pendant la durée de la consolidation des fragments.

On place une électrode au-dessus de l'appareil à fracture, une deuxième à l'autre extrémité du membre, en un point quelconque, on utilise le courant galvanique, l'intensité est de 15 à 30 milliampères pendant 10 à 20 minutes.

Quand il existe encore de la douleur due à la contusion des parties molles, il est préférable de s'abstenir de secousses musculaires; plus tard, il faut en produire afin de faire travailler ces muscles qui autrement s'atrophieraient par le seul fait de leur immobilisation.

L'électricité agit, en outre, sur la circulation : elle facilite la résorption; elle stimule la sensibilité, la motricité du membre, d'une façon pour ainsi dire toute physiologique ; elle est une auxiliaire précieuse si l'appareil doit demeurer longtemps en place.

Quand, —ce qui arrive trop souvent, — on est appelé à intervenir beaucoup plus tard : un ou deux mois après la fracture, il faut lutter contre l'atrophie par la faradisation à interruption lente pendant 15 minutes environ ; un pôle à la racine du membre, l'autre à l'extrémité, en séances quotidiennes.

Entorse. — L'électricité donne des résultats très rapides dans l'entorse récente : il faut enserrer l'articulation entre 2 plaques bien assujetties et faire passer pendant 25 à 30 minutes, deux ou trois fois par jour, un fort courant faradique à intermittences rapides, donné par une bobine à fil fin, trembleur rapide.

Mieux encore, on peut utiliser le courant ondulatoire ou sinusoïdal (Laquerrière).

Dans l'entorse, après la première séance, la douleur cesse souvent complètement ou s'atténue beaucoup pendant plusieurs heures, elle reprend ensuite rarement son intensité première, et disparaît définitivement au bout de quelques séances. *On ne saurait trop insister sur ce remarquable résultat obtenu avec la faradisation pratiquée suivant cette méthode :* qui calme si vite le phénomène douleur, et fait résorber l'œdème.

Dans les entorses anciennes les résultats sont beaucoup plus longs à obtenir.

Affections aiguës articulaires. — Dans les arthrites blennorrhagiques, surtout dans la forme de Duplay-Brun, nous utilisons le courant continu, à intensité élevée (Delherm). Les résultats sont très rapides (8 à 12 jours), l'articulation guérit sans ankylose, il n'y a pas d'atrophie musculaire, à condition de faire le traitement en pleine période aiguë inflammatoire et fébrile avant le huitième ou le dixième jour, avant que les exsudats n'aient eu le temps de s'organiser et d'immobiliser l'article.

La tendance à l'ankylose est si rapide qu'elle s'établit en quelques jours, aussi quand on intervient trop tard les résultats sont aléatoires.

Dans les *ankyloses* fibreuses, on peut tenter l'électrolyse du chlorure de sodium qui, d'après Leduc, donnerait des résultats favorables.

Tuberculose chirurgicale. — Billinkin, Imbert (de Montpellier) et Denoyes ont eu quelques bons résultats dans les tuberculoses chirurgicales (arthrites, adénites) par l'effluvation de haute fréquence. La question est encore à l'étude.

A la suite de Bergonié, on a appliqué avec succès la radiothérapie aux adénites suppurées et non suppurées de nature tuberculeuse.

Atrophies réflexes par immobilisation. — Comme le signalent Forgues et Reclus, l'électricité est souveraine en pareille matière, à condition que le traitement soit précoce.

La faradisation tétanisante (trembleur rapide) doit être proscrite. On doit procéder autrement.

Il faut placer une électrode fixe à la racine du membre, une autre sera successivement portée sur les muscles atrophiés. Il faut employer le faradique à interruptions lentes. On fait contracter chaque muscle une centaine de fois en évitant de violentes secousses musculaires qui sont inutiles et même nuisibles.

Si l'état des réflexes montre un état spasmodique, il ne faut pas faradiser, parce qu'on pourrait augmenter l'irritabilité médullaire : c'est au
courant continu sans secousse ni interruption qu'on doit avoir recours
(pôle rachis, pôle sur le membre malade)

L'électrodiagnostic fixe la durée du traitement. En général, lorsqu'il y a
une légère diminution de l'excitabilité faradique, une conservation de
l'excitabilité galvanique ou une diminution légère, on peut espérer une
guérison en 15 jours à 3 semaines, sinon il faut 2 mois de traitement
environ.

Névrites traumatiques. — Lorsqu'un traumatisme, un coup de couteau
par exemple, est suivi d'une paralysie d'un ou plusieurs muscles, il est
important de savoir s'il y a ou non section nerveuse.

L'électrodiagnostic peut nous le dire à un moment très rapproché de
l'accident : il ne faut donc pas négliger de le pratiquer.

Longtemps après l'accident, lorsque la plaie s'est cicatrisée, ou encore
quand il existe des troubles de la motricité dont la nature organique ou
hystéro-traumatique est douteuse (accidents de travail), et des troubles
trophiques, on pourra encore, grâce à l'électrodiagnostic, préciser le pronostic, et souvent localiser le point exact de la lésion grâce à cette particularité que le tronc nerveux est excitable au-dessous de la lésion, et
inexcitable au-dessus de l'arrêt de la conductibilité (Erb).

Si l'excitation électrique porte sur le nerf et si les muscles qu'il
innerve en dessous du point où on le suppose lésé réagissent convenablement, on peut dire que le nerf n'est pas sectionné, et que le pronostic
est très favorable. Si, au contraire, l'exploration montre l'existence de
réactions anormales, réaction de dégénérescence ou inexcitabilité, il y a
section, et le pronostic est des plus sombres.

Les réactions intermédiaires sont plus délicates à interpréter.

Paralysies radiculaires du plexus brachial. — (Voir PARALYSIE
OBSTÉTRICALE).

Paralysie du nerf circonflexe. — L'atrophie du deltoïde avec impotence fonctionnelle est fréquente dans le traumatisme de l'épaule. Le
muscle est-il sérieusement lésé et quel est le pronostic au point de vue
de son fonctionnement extérieur ? L'atrophie sera-t-elle définitive ? La
réponse nous sera donnée par l'électrodiagnostic. Si le muscle réagit au
courant faradique, il est à peu près certain que le nerf circonflexe est
intact. Si le muscle présente la réaction de dégénérescence, c'est que le
nerf est sectionné ou dégénéré.

Dans le premier cas le pronostic est bénin, dans le deuxième, il est très
grave ; premier cas, faradiser à interruptions lentes, bobine à fil gros, un
pôle à la nuque, l'autre pôle successivement sur les trois chefs du deltoïde, pendant 5 à 10 minutes, chaque jour d'abord en espaçant ultérieurement. Provoquer des contractions visibles du muscle.

Si le deltoïde présente la R. D. galvaniser (voir à *Paralysie obstétricale*).

Paralysie radiale. — La compression, la dilacération, l'engainement
dans un cal, la section peuvent déterminer la paralysie radiale. Quel en

est le degré? Pronostic grave s'il y a R. D., pronostic bénin si elle n'existe pas. Quand il y a R. D., il faut utiliser le courant galvanique. Une électrode négative large est placée au niveau de la face postérieure et interne du bras, enserrant en demi-cercle le triceps et par conséquent le nerf radial. L'électrode reliée au positif est placée au tiers inférieur de l'avant-bras face postérieure. L'intensité est de 15, 20, 30 milliampères, la durée de la séance de 10 minutes à 1/4 d'heure. On interrompt le courant pour produire des secousses musculaires espacées (de 50 à 100), séan e quotidienne.

Paralysie à la suite de l'anesthésie chloroformique. — En général, ces paralysies sont bénignes, il faut pourtant pratiquer par prudence l'électrodiagnostic qui montre si elles sont justiciables du galvanique ou du faradique.

Les autres névrites traumatiques doivent être traitées de la même manière. (Cubital médian, etc.)

Pied bot paralytique. — L'intervention ne doit être tentée d'après Leroy des Barres que lorsque un traitement médical institué pendant 2 ans n'a donné aucun résultat. Quand l'intervention est décidée, elle doit toujours être précédée d'un électrodiagnostic qui montre la valeur des muscles qui pourront être utilisés par le chirurgien et établira ainsi les limites de l'intervention et évitera de compter sur des muscles tout à fait incapables de rendre le moindre service. Après l'intervention, traitement de la paralysie infantile.

Pied plat douloureux. — On peut faradiser le long péronier latéral.

Algies musculaires. — Le badigeonnage au pinceau de Duchenne constitue un très bon traitement ; en cas d'insuccès, il faut avoir recours aux étincelles de statique ou à la haute fréquence en effluves ou étincelles.

Accidents du travail. — Le radiodiagnostic peut rendre de très grands services, l'électrodiagnostic peut, dans les atrophies musculaires, préciser s'il reste quelques chances de guérison ou si, au contraire, l'infirmité doit être considérée comme indélébile.

Enfin dans le cas de paralysie il permet de déceler soit la simulation, soit l'hystérie traumatique : manifestation qui passe très souvent inaperçue. Le traitement des accidents du travail est exposé dans les paragraphes.

Tumeurs. — La radiothérapie a très souvent une action curative des plus marquée sur les cancers superficiels ; en ce qui concerne le cancer profond, les résultats nettement curatifs sont exceptionnels, mais on peut, grâce à elle, diminuer convenablement les douleurs dans bien des cas et ce résultat suffit pour en justifier l'emploi.

Cancer de la langue. — Engelman, Asch Silva, Bisserié ont rapporté des cas de guérison, mais cette évolution est exceptionnelle.

Dans les cas inopérables, les rayons X ont parfois atténué les douleurs.

Cancer du sein. — Le nombre de cancers du sein traités par la radiothérapie est élevé :

Plus la tumeur est à évolution rapide, plus elle est modifiée ; dans des squirrhes anciens, les résultats sont pour ainsi dire nuls.

En présence d'un cancer du sein opérable, il faut toujours opérer, et faire suivre l'intervention d'applications de rayons X, pour prévenir la récidive et agir sur les cellules cancéreuses éparses dans le lymphatique.

La radiothérapie semble, jusqu'ici, donner de bons résultats, surtout dans les récidives cutanées.

Quand la tumeur est inopérable, on doit utiliser la radiothérapie qui ne guérit pas, mais est une excellente méthode palliative : elle calme les douleurs, cette action indiscutable est souvent le premier effet du traite ment. Nous avons vu ainsi de larges ulcérations très améliorées, un relè ment parfois considérable de l'état général, etc.

Cancers des organes génito-urinaires. — Les rayons ont été appliqués, tantôt sur la paroi abdominale, tantôt sur le périnée, tantôt enfin sur le col à l'aide d'un spéculum, méthodes souvent douloureuses.

Nous avons soigné un certain nombre de cancers de l'utérus, aucun n'a guéri ; mais souvent nous avons obtenu un arrêt ou une diminution des hémorragies. des phénomènes congestifs, des œdèmes et surtout des douleurs ; un relèvement momentané dans l'état général.

Bien d'autres cancers profonds ont été traités par la radiothérapie ; on a pu agir surtout sur le phénomène douleur.

VI

Maladie de l'œsophage, de l'estomac, et de l'intestin.

Spasme de l'œsophage. — L'électricité peut agir avec efficacité, en applications externes : un pôle étant placé entre chacun des deux chefs d'insertion inférieure du sterno-mastoïdien, on fait passer pendant une dizaine de minutes 3 à 5 milliampères environ (la peau est fine en ce point, surveiller les pôles).

Quand on échoue, on peut introduire une sonde jusqu'au niveau du spasme (Procédé de Dubois de Saujon) : on peut ainsi guérir des spasmes qui ont résisté même à la dilatation chirurgicale. Le pôle intraœsophagien est négatif.

Les *rétrécissements œsophagiens* cicatriciels peuvent être soignés d'après le même principe (section du rétrécissement par le pôle négatif).

Hystérie gastrique. — La région prégastrique peut être le siège de troubles de la sensibilité cutanée provoqués par la névrose. Les *algies*, l'anesthésie, l'hyperesthésie, les points hystérogènes, la gastralgie hystérique ne résistent que très rarement à une ou plusieurs séances de révulsion au pinceau de Duchenne, d'étincelles de statique ou de haute fréquence (manchon de verre).

Vomissements nerveux. — Les vomissements nerveux sont parfois très rebelles, aussi il est d'usage, quand on a tout essayé, d'isoler les malades.

Mais si théoriquement l'isolement est un excellent procédé, dans la pratique sa réalisation n'est pas sans présenter quelques difficultés, et, d'une façon absolue, on ne devrait le prescrire que lorsqu'un essai convenable de l'électrisation aura été fait *sans succès.*

Dans les cas où les vomissements ne sont pas assez graves pour nécessiter l'isolement, l'électrisation est entièrement le procédé de choix, elle réussit souvent d'une manière remarquable.

Le traitement consiste à galvaniser au niveau du cou (procédé d'Apostoli) un pôle de chaque côté de la trachée avec une intensité faible d'abord : 2 à 5 milliampères, accompagné de temps à autre d'augmentations brusques et éphémères d'intensité qui, produites au moment des tentatives de vomissement, les arrêtent net. *L'augmentation* brusque du courant produit une contraction énergique des muscles de la région sous-hyoïdienne ; la trachée *est appliquée* sur l'œsophage, il se produit, par occlusion de la lumière œsophagienne, une constriction impossible à vaincre par le vomissement. En agissant ainsi, on réapprend au malade à exécuter volontairement le mouvement de constriction du pharynx, qui est l'acte de défense contre le vomissement, dont il a oublié l'exécution, et pour lequel la rééducation par le courant électrique nous semble à la fois le remède le plus simple, le plus logique et le plus efficace. Le courant agit en outre par inhibition sur le pneumogastrique.

Ce procédé, qui donne maintes fois des résultats décisifs, mériterait d'être plus souvent appliqué.

Dyspepsie nerveuse. — La *forme bénigne commune* est d'observation fréquente. Elle est exagérée par l'irritabilité générale du système nerveux et toute cause qui le déprime multiplie son intensité. Aussi, l'indication principale qui se pose est d'agir sur l'état général sous forme de bains statiques, avec douche statique, qui possède une action sédative puissante sur le système nerveux, amène le calme et le sommeil, diminue ainsi les causes d'irritabilité nerveuse.

En outre, la nutrition se fait mieux ; les malades dorment davantage, ont plus d'appétit, s'alimentent ; leur poids augmente et les phénomènes gastriques disparaissent souvent sans qu'il soit nécessaire d'intervenir directement.

Quand les signes de la dyspepsie ne s'atténuent pas, il est bon de tirer des étincelles de la région gastrique pendant quelques minutes. Chaque étincelle produit une contraction des muscles de l'abdomen qui provoque des changements de capacité dans l'estomac sous-jacent, active ainsi la motricité de l'organe, produit une anesthésie des sensations pénibles de la dyspepsie.

Les courants statiques induits, les étincelles de haute fréquence, la révulsion faradique au pinceau donnent aussi les mêmes résultats ; cette dernière est plus énergique.

Forme douloureuse. — Quand ces phénomènes sont de nature psychique : faradiser énergiquement au pinceau de Duchenne la région épigastrique, faire des étincelles de statique ou de haute fréquence.

Peu à peu, en répétant les séances, on arrive à atténuer la douleur, et lorsque le malade voit qu'on peut le calmer, il s'alimente avec courage, son état général se relève et les phénomènes disparaissent.

Lorsque la douleur est profonde, elle est due à l'irritation du plexus solaire, et elle est localisée en un point qui est dit point douloureux épigastrique profond (Roux).

On doit traiter cette névralgie du plexus solaire comme une névralgie quelconque, par des applications de courant continu à haute intensité (100 milliampères Delherm).

Ces malades souffrent moins après les séances, l'analgésie persiste huit, dix, quinze heures et plus dès le début du traitement, et les douleurs disparaissent souvent complètement.

Forme grave. — Quand les phénomènes douloureux atteignent un degré plus aigu, et surtout quand les viciations de la motricité sont très marquées, on est en présence de la forme grave de la dyspepsie sensitivo-motrice (dilatation de Bouchard).

Par l'électrisation, on peut :

a. *Agir sur le système nerveux.* — Emploi du bain statique.

b. *Exciter la motricité et la sécrétion.* — Les applications *externes* sur la région épigastrique provoquent des variations de tension intragastrique des plus nettes (Bordier, Laquerrière et Delherm).

Les applications intra-gastro-pariétales excitent certainement la contractilité stomacale (Kussmaul, Rosenheim, Ewald).

La sécrétion est aussi activée par l'électricité (Onimus et Legros, Ravé, Jones, Einhorn).

En pratique il faut d'abord utiliser les procédés simples d'abord.

Des procédés différents ont été utilisés : étincelles statiques, courants frankliniques induits (Weill, Bordier, Castex) ,voltaïsation sinusoïdale, etc., galvanisation simple (Onimus, Von Ziemssen, Leube), faradisation, etc. Il est préférable de faire la galvano-faradisation : 1° la faradisation agit en produisant des modifications de tension intragastrique, elle active la sécrétion et produit un massage de l'estomac; 2° le courant galvanique pénètre profondément et agit, lui aussi, sur la sécrétion, sur la motricité stomacale, et également surtout sur la sensibilité.

En général, la séance est suivie d'une sédation souvent marquée, qui persiste quelques heures entre les séances.

L'application des *méthodes intra-gastriques* est plus complexe (Kussmaul, Kraus, Rosenheim, Bardet, Ewald, et surtout dans ces dernières années par Max Einhorn). On introduit dans l'estomac une sonde spéciale déglutissable, après avoir fait boire au malade un verre d'eau. L'autre électrode est placée sur la région épigastrique. Le courant employé est soit la galvanisation (surtout contre la douleur), soit la faradisation (dans l'atonie gastrique). Einhorn a rapporté de nombreux succès avec cette manière de procéder.

Autres affections de l'estomac. — Dans d'autres affections de l'estomac : *hyperchlorhydrie, sténose incomplète du pylore avec hypersécrétion*, nous avons utilisé le courant continu à hautes intensités (Delherm).

Nous pensons que le courant agit en analgésiant le plexus solaire, et aussi en faisant disparaître le spasme du pylore, qui, pour certains auteurs, jouerait un grand rôle en pathologie gastrique.

Ce procédé n'a pas la prétention de se substituer absolument aux alcalins, mais chez les hyperchlorhydriques constipés que les poudres alcalines constipent encore davantage, et dans bien d'autres cas, il peut devenir un auxiliaire précieux.

Par contre, quand la sténose pylorique est très marquée, l'emploi de l'électricité ne saurait être de mise.

Dans les crises gastriques tabétiques, on peut parfois, avec le courant galvanique, obtenir la sédation de douleurs ou leur atténuation (pôle lombe, pôle épigastre, intensité 50 milliampères, durée 20 à 30 minutes).

Nous avons eu le même résultat dans deux autres cas avec la radiothérapie. Nous donnons ces faits à titre de pure indication.

Constipation habituelle. — Autrefois, on pensait que la constipation était due à l'atonie.

Actuellement, tous les spécialistes du tube digestif admettent que la constipation atonique est rare, et qu'il faut faire une très large place à la constipation consécutive au spasme de l'intestin, à la *constipation spasmodique*. D'autre part, de plus en plus la constipation et la colite semblent être non un symptôme, mais comme un syndrome traduisant la réaction de l'intestin, sous l'action de causes très diverses : nerveuses, gastriques, appendiculaires, utérines, toxiques et infectieuses, reflexes à court et à long terme, absence de sensibilité rectale, etc., agissant sur l'intestin par l'intermédiaire du plexus solaire et du sympathique abdominal.

La thérapeutique idéale serait une thérapeutique étiologique, mais on ne saurait encore y penser dans l'état actuel de la science, des cas de constipation doivent encore être classés dans la constipation idiopathique ou primitive.

Constipation habituelle légère. — Malades qui vont de temps à autre à la selle et s'exonèrent facilement avec un laxatif léger ou un petit lavement, pris fréquemment mais non tous les jours.

Dans ces poussées légères, le traitement électrique doit surtout consister en bains statiques avec ou sans douche statique, en séances de 10, 20 minutes. La statique agit surtout comme agent sédatif du système nerveux et calme au même titre que les procédés de balnéation prolongée comme on les pratique dans certaines stations d'eaux minérales où l'on soigne spécialement les constipés.

Chez les atoniques on tire de l'abdomen une série d'étincelles ou des courants statiques induits (Bordier, Weill).

Chez les spasmodiques avec douleurs intestinales les applications de souffle à la fosse iliaque, procédé indiqué par Doumer et Musin, dans certaines constipations, est préférable.

En cas d'insuccès, on devra avoir recours aux procédés suivants.

Constipation habituelle primitive forme grave. — Cette variété comprend les malades qui n'ont plus de selles spontanées, et sont obligés chaque jour de se soumettre à une médication évacuante, purges, laxatifs, lavements, lavages.

Ces malades peuvent être des *atoniques*, des *spasmodiques*, ou, tout en se comportant cliniquement comme des *spasmodiques*, présenter des alternances de *spasme* et d'*atonie*.

Constipation atonique. — Elle est fréquente surtout chez les vieillards ou les sédentaires ; la paroi abdominale est flasque, l'intestin se présente sous forme d'une grosse masse boudinée, les matières rendues forment des blocs volumineux souvent difficiles à évacuer par l'anus.

Les méthodes capables de produire des contractions énergiques des muscles de la paroi et d'exciter les mouvements péristaltiques de l'intestin doivent être employées. On utilise le courant faradique aussi fort que le malade peut le supporter (Benedikt) : on peut utiliser aussi le courant galvanique (Erb) en ayant soin de produire des interruptions répétées du courant pendant 10 à 20 minutes, ou en ramenant de temps à autre à zéro en renversant le courant et en remontant dans l'autre sens (Zimmern). Ce dernier utilise des intensités galvaniques élevées : 50 milliampères. Dans ces méthodes les pôles sont constitués par 2 gros tampons placés un dans chaque fosse iliaque.

En cas d'insuccès, on place une électrode abdominale et on introduit dans le rectum une électrode de 6 à 8 centimètres de profondeur, on utilise le courant faradique à interruptions lentes pendant 8 à 10 minutes.

Enfin on peut utiliser le lavement électrique.

b. *Constipation spasmodique.* — Elle est l'apanage des nerveux ; le ventre est dur, globuleux ; l'intestin donne la sensation d'une corde tendue, il est douloureux ; les matières sont filiformes, en crottes de bique, avec parfois des glaires.

L'expérience clinique commande de bannir tout ce qui pourrait irriter l'intestin et serait de nature à exciter la contracture spasmodique.

Aussi emploie-t-on les sédatifs et les calmants : huile, lavage à faible pression, belladone, valériane, compresses chaudes ; mais souvent ces médications ne forment plus qu'un palliatif qu'il faut continuer indéfiniment.

Avec le Dr Laquerrière nous préconisons l'emploi du courant galvano-faradique ou du galvanique seul selon les cas, à intensités galvaniques élevées (80, 100 milliampères) sans secousses, un pôle large abdominal, un pôle lombaire d'égales dimensions, séances de 10 à 20 minutes. Nous rejetons l'emploi de procédés de force et notamment du lavement électrique.

Dans un certain nombre de cas, 30 p. 100, les selles deviennent spontanées dès les premières séances et l'on peut supprimer d'emblée toute médication ; dans les autres cas, c'est seulement entre la première et la quinzième séance.

On agit sur la constipation horaire et aussi sur la constipation qualitative, quantitative ; on obtient une atténuation des phénomènes gastriques, une amélioration de l'état général et une augmentation de la courbe du poids de 2 à 5 kilos en moyenne.

On a environ 75 p. 100 de guérisons et les résultats se sont maintenus dans les 5/6 des cas, c'est-à-dire la faculté pour des malades qui avaient suivi antérieurement un traitement régulier d'avoir des selles spontanées 25 fois par mois environ.

Ce traitement ne comporte comme contre-indication que les cas où l'état psychique du malade ne permet pas de le soumettre à une discipline sévère, et ceux où il existe une constipation symptomatique d'une lésion indélébile du tube digestif (néoplasme intestinal).

Colite muco-membraneuse. — La colite comporte un certain nombre d'indications thérapeutiques : l'institution d'un régime, la prescription de médications gastriques ou intestinales pour obtenir des garde-robes, le relèvement de l'état général.

Toutes les fois que les méthodes ordinaires de traitement faites convenablement pendant un certain temps n'ont pas donné de satisfaction, il y a lieu, d'une façon formelle et absolue, de recourir à l'électricité, utilisée selon les méthodes de douceur.

Les contre-indications sont : une crise d'entérite aiguë (pendant la crise) ; l'impossibilité d'arriver à plier le malade aux indications précises (semi-médecins, raisonneurs, phobiques, etc.). Il est bon également de différer l'application du traitement chez les malades qui ont l'intestin tellement irrité qu'aucune médication ne produit plus, le jour où elle est administrée, aucun effet.

Le traitement que nous préconisons est la galvano-faradisation ou de la galvanisation à intensité élevée (50-80 milliampères), un pôle aux lombes, un pôle au ventre, 10 minutes, trois fois par semaine.

En général, au bout d'une douzaine de séances, dans les formes avec constipation, souvent beaucoup plus tôt, les selles spontanées apparaissent et, avec trente séances, on obtient des résultats durables.

Les pourcentages de guérisons sont les mêmes que ceux que nous avons indiqués au paragraphe constipation.

Les uns ont eu des selles qui sont redevenues complètement normales ; les autres, à la fin du traitement, avaient des séries de selles normales entrecoupées de périodes où les garde-robes étaient moins bonnes.

Une preuve du bon état intestinal nous est donnée par les modifications constatées pour les glaires ; elles ont disparu dès que les selles régulières ont été obtenues, sauf dans quelques cas, où elles ont considérablement diminué.

Les mêmes améliorations que celles que nous avons signalées pour la constipation habituelle ont été observées sur l'état général, la courbe de poids, etc.

Les succès sont surtout marqués dans les cas où la constipation est prédominante et où les crises diarrhéiques sont espacées ; les chances de guérison sont plus restreintes dans les variétés où la diarrhée et la constipation alternent à très brève échéance.

Les résultats se sont maintenus intégralement pour certains malades depuis trois ans dans plus de 60 p. 100 des cas (*Thèse Lamorlette*, 1905). Ils seront définitifs chez ceux qui pourront éviter le surmenage moral ou physique, les maladies infectieuses. Quand il y a menace de rechute, quelques séances faites immédiatement arrêtent la constipation.

Les constipations et les colites symptomatiques. — Il semble que des causes très diverses (gastrique, rénale, appendiculaire, hépatique, etc., etc.), produisent une irritation du sympathique abdominal (plexus solaire et ganglions mésentériques), qui tient sous sa dépendance l'intestin, dont la réaction morbide se fait sous forme de constipation ou de colite.

Au Congrès d'électrobiologie de Berne, 1902, nous avons rapporté avec Laquerrière vingt-huit observations de constipation et de colite grave accompagnant une affection gynécologique (fibrome, rétroversion, annexite, etc.). Nous avons fait uniquement un traitement utérin, et dans quatorze cas nous avons obtenu une guérison ou tout au moins une amélioration considérable du trouble intestinal.

La constipation due aux hémorroïdes, aux fissures, etc., cède à un traitement dirigé contre ces causes (voir plus loin).

Occlusion intestinale. — Dans l'occlusion intestinale, avant d'intervenir chirurgicalement, on doit tenter de lever l'obstacle à l'aide du lavement électrique qui doit, presque à coup sûr suffire, dans l'obstruction stercorale, le pseudo-iléus, mais dont les résultats sont plus hypothétiques quand il existe un détroit néoplasique très serré par exemple.

Comme en pratique on ne connaît que rarement la cause de l'occlusion, il faut avoir recours au lavement électrique avant de tenter une de ces interventions souvent si pénibles pour le patient.

Le reproche qu'on a l'habitude de faire au lavement, c'est qu'il fait perdre un temps précieux. Nous répondons que la faute n'est pas au lavement électrique, mais à cette pratique condamnable qui consiste à perdre cinq ou six jours à médiquer le malade, qu'on remet au bout de ce laps de temps très affaibli entre les mains de l'électricien ou du chirurgien.

Voici la marche à suivre. Si au bout de deux ou trois jours, les moyens ordinaires n'ont pas donné de résultats, il faut faire intervenir l'électricien et se tenir prêt à mander le chirurgien. En vingt-quatre heures environ, le lavement électrique aura produit tout son effet, et s'il n'a rien produit, le malade sera encore capable de bien supporter l'intervention.

L'instrumentation comprend en outre une pile, un galvanomètre, une plaque de 18 centimètres sur 24, trois fils, un bock à injections, un instrument spécial, la sonde rectale de Boudet, de Paris.

Il faut faire préparer d'avance cinq ou six litres d'eau bouillie salée à suturation.

On place une table à gauche de l'opérateur pour recevoir la pile et les appareils annexes.

Si le malade est trop faible, on donne le lavement en plaçant le sujet sur un plat bassin. Il est préférable de le placer en travers du lit, le siège sur le bord, les jambes maintenues par un ou deux aides. Il est bon de garnir le siège avec une toile imperméable qu'on fait plonger dans un récipient placé en dessous.

Le médecin, bien protégé contre les éclaboussures possibles du liquide, s'assied en face de son malade, ayant à sa gauche la table qui porte les appareils. Il place sur l'abdomen du patient la plaque très imbibée d'eau (non salée) recouverte d'une serviette, que le malade ou un aide maintient bien appliquée sur l'abdomen, le fil va être fixé à la borne N de la batterie.

Un deuxième fil est fixé à la borne P et aboutit à une des bornes du galvanomètre (n'importe laquelle avec le galvanomètre où le zéro est au milieu de la division ; la plus rapprochée de l'aiguille, quand le zéro est à une extrémité).

Le troisième fil part de cette dernière borne et aboutit à la sonde de Boudet (1).

On remplit le bock avec l'eau salée, tiède, on introduit la sonde vaselinée dans le rectum le plus profondément possible, mais sans forcer, avec précaution et sans se presser.

α. On soulève le bock à un mètre environ de manière à ce que l'eau pénètre dans l'intestin. A ce moment on l'abaisse vivement à 30, 40, 50 centimètres ou plus, et on laisse pénétrer 3/4 de litre environ *bien lentement*. Le but qu'on se propose est de porter aussi haut que possible l'eau ; car ce n'est pas la sonde, c'est elle qui va servir d'électrode intestinale, aussi faut-il en faire passer le plus possible de la manière la plus tolérable par l'intestin.

β. Quand on juge qu'il est passé une quantité suffisante de liquide, on place le bock, de façon à permettre, pendant toute la durée de la séance, l'écoulement de nouvelles quantités d'eau dans l'intestin, mais toujours très lentement. On fait passer le courant, l'œil surveille alternativement le galvanomètre et les réactions du malade. Si le patient se plaint dès qu'il passe quelques milliampères, il faut le rassurer, augmenter progressivement l'intensité, peu à peu la sensation désagréable passe, avec de la douceur, si on peut arriver assez rapidement à 30, 40, 50 milliampères.

Il ne faut pas avoir peur d'utiliser de hautes intensités, *il n'y a aucun danger* et il ne peut en résulter que des avantages. Si le sujet éprouve au niveau de la plaque abdominale une sensation de brûlure en un point (chose très possible surtout quand on a utilisé antérieurement les compresses chaudes), arrêtez, vérifiez ce point, vous trouverez une éraillure de la peau ; isolez avec une goutte de collodion ou du carton, et recommencez la séance.

Intérieurement la sensation éprouvée est celle de coliques et d'envies d'aller à la selle. Engagez le malade à se retenir quelque peu ; puis si les envies sont trop fréquentes laissez-le déféquer ; dans le cas contraire, au bout de cinq à six minutes, ramenez progressivement votre collecteur à zéro.

(1) Ce dispositif schématique peut varier avec les différents appareils.

ɣ. Au bout de quatre à cinq minutes on renverse les pôles : après avoir ramené au zéro le collecteur, sans rien changer par ailleurs, placez dans la borne N le fil qui était dans la borne P, et dans la borne P le fil qui était dans la borne N, et donnez l'intensité voulue, qu'on laisse passer pendant cinq ou six minutes environ.

δ. Au bout de ce temps, on renverse de nouveau le courant, et, toutes les cinq minutes environ, on en fait autant. Au bout de quinze à vingt minutes la séance prend fin, et à ce moment on fait une cinquantaine d'interruptions de courant. Prendre le fil de borne P, le retirer du plot, toutes les cinq secondes l'y enfoncer de nouveau. On provoque ainsi avec une intensité suffisante, de bonnes contractions des muscles de la paroi.

La séance finie, on ramène le collecteur au zéro, on retire la sonde.

Quand se produira la débâcle ? Parfois immédiatement après la séance, souvent deux ou trois heures après, dans un nombre de cas assez grand, *elle se produit que dix, douze heures après.*

Parfois, un premier lavement n'aboutit qu'à l'émission de quelques gaz, signe qui permet d'affirmer que l'intestin est redevenu perméable et de présumer qu'un nouveau lavement provoquera une expulsion fécale abondante.

En général, dans les cas aigus, on peut faire deux lavements, et trois dans les cas chroniques, en laissant six à huit heures d'intervalle.

Dans la *constipation* et la *colite* on faisait autrefois très fréquemment le lavement électrique, c'est un procédé qu'il faut écarter, car s'il provoque des selles même immédiates, il ne tarde pas à provoquer, par l'irritation instestinale qu'il produit, une constipation plus grande encore.

Il doit être proscrit de la thérapeutique de la constipation spasmodique ; on doit toujours lui préférer des applications externes de courant galvano-faradique, il doit être réservé aux cas de constipation atonique.

Chez les constipés et les colitiques atteints, chose fréquente, d'obstruction, il faut utiliser sans hésitation, le plus tôt possible, le lavement qui lève à coup sûr l'obstruction. Même quand il y a spasme, il ne faut pas hésiter, on est en présence d'un cas urgent, qui demande une exonération, à tout prix.

Labadie-Lagrave, Régnier, Gaillard, Belin et Delherm ont vu le lavement électrique guérir rapidement des coliques de plomb.

Le lavement électrique, d'après l'avis de Le Fort, Schwartz, Routier. Jalaguier, Lejars, Monod, etc., quoique n'étant pas infaillible, est assez souvent curatif dans l'occlusion, pour qu'on ne prive pas, de parti pris, un malade d'une ressource qui bien des fois a fait ses preuves, en rendant inutile des interventions regardées auparavant comme indispensables.

Fissure sphinctéralgique. — Dans la fissure intolérante, quand les raitements médicaux ont échoué, il est classique de recourir à la dilatation forcée de l'anus. Cette manière de faire, quoique comportant des échecs surtout au point de vue des résultats éloignés, soulage souvent rapidement le sujet. Mais cette intervention nécessite l'anesthésie générale ; or la syncope mortelle est loin d'être rare dans la dilatation, et l'on est, malgré tout, toujours à la merci d'un instant d'inattention d'un chloro-formisateur même très expérimenté.

Les courants de haute fréquence appliqués selon le procédé de Doumer dans l'anus guérissent la fissure, en 10 à 15 séances, et sont un véritable triomphe pour l'électrothérapie ; aussi pensons-nous qu'ils constituent la méthode de choix parce que leur application est simple ne et comporte aucun danger. On ne doit avoir recours à l'intervention chirurgicale qu'après échec de hautes fréquences.

Les résultats éloignés sont comparables à ceux qu'on obtient après l'intervention chirurgicale.

Hémorroïdes. — La haute fréquence locale a aussi une action réelle sur les hémorroïdes. Notre expérience personnelle nous permet de donner les conclusions suivantes :

1º Les phénomènes d'irritation locale (cuisson, démangeaison) sont très heureusement modifiés par le courant dont l'action analgésiante est des plus puissantes ;

2º L'inflammation aiguë (la turgescence, les fluxionnaires douloureuses), bénéficie aussi largement de l'action vaso-constrictive de ces courants ;

3º Les hémorragies sont influencées d'une manière plus circonstante ;

4º Les fissurettes hémorroïdaires sont rapidement cicatrisées, mais souvent chaque nouvelle selle produit une autre fissure ; aussi le traitement est-il loin, pour les fissurettes, de donner les mêmes résultats que dans le grand syndrome sphinctéralgique.

5º Dans les cas chroniques, les résultats sont d'autant moins rapides que les altérations anatomiques sont plus anciennes et qu'elles s'accompagnent moins de phénomènes inflammatoires.

Paralysie du sphincter. Prolapsus anal. — Le prolapsus anal est justiciable d'un traitement électrique. On place une électrode sur le ventre, on introduit une électrode olivaire dans le rectum, on faradise à interruptions lentes pendant dix minutes, tous les jours.

VII

Affections de la peau.

La physiothérapie est utilisée en dermatologie plus qu'à aucune autre branche de la médecine, mais en général les applications nécessitent ou bien des études spéciales, ou encore la possession d'appareils spéciaux, machine statique, haute fréquence, rayons X, que le praticien ne possède pas. Aussi nous bornerons-nous à poser seulement des indications d'ordre général.

Hypertrichose. — L'électrolyse demeure le traitement de choix dans l'hypertrichose.

Le but qu'on se propose est de détruire le follicule pileux grâce à l'action destructive du pôle négatif.

L'opération consiste à placer une plaque reliée au positif d'une batterie dans une région quelconque du corps, à introduire dans le follicule une aiguille reliée au négatif à 6 ou 8 millimètres de profondeur, à faire passer un courant de 1 à 3 milliampères pendant trente secondes environ jusqu'à ce que un peu de mousse blanche vienne apparaître à l'orifice du follicule, après quoi on retire l'aiguille et on passe à un autre poil.

L'introduction de l'aiguille est un temps difficile ; si on ne suit pas exactement le trajet du follicule, on ne le détruit pas et le poil repousse.

Cette opération est très délicate, elle demande du temps, car on ne peut guère enlever plus de trente à quarante poils par séance ; il est nécessaire de faire des traitements complémentaires pour détruire les poils qui auraient échappé à une première électrolyse.

Quand les surfaces à épiler sont très considérables, il est préférable d'avoir recours à la radiothérapie maniée avec prudence.

Nævi. — Les *nævi pileux hypertrophiques* pigmentaires lisses sont justiciables de l'électrolyse, qui donne les meilleurs résultats.

Les *nævi vasculaires superficiels à télangiectasies visibles* doivent être détruits par le tatouage sur toute leur étendue avec une aiguille négative.

Les *nævi vasculaires en nappe uniforme* sontdifficilement détruits par l'électrolyse, il vaut mieux cribler la surface d'étincelles de hautes fréquences. La peau revient de couleur normale.

Les *nævi stellaires* sont justiciables de l'électrolyse négative : on détruit d'abord le centre du nævus, ensuite les petits vaisseaux divergents qui l'entourent.

Les *comédons*, la *couperose*, l'*angiokératome* doivent être traités de la même façon.

L'*actné hypertrophique*, la *kératose pilaire*, la *sclérodermie*, les *verrues simples*, doivent également être soumises à l'électrolyse, ou encore aux rayons X.

On obtient avec le traitement de bons résultats esthétiques, mais il faut agir avec beaucoup de légèreté de main.

Prurits, névrodermites, urticaire. — La haute fréquence sous forme d'effluves a une action des plus heureuses sur les prurits et les névrodermites. Cette méthode a une très réelle efficacité dans les prurits circonscrits, surtout de la vulve et de l'anus si fréquents chez les arthritiques nerveux. En une vingtaine de séances on peut espérer la disparition complète du prurit.

Les prurits généralisés demandent plus de temps pour être modifiés.

Dans des cas où ces procédés avaient échoué, on a de bons résultats avec la radiothérapie (Laquerrière, Delherm, Oudin, Belot, etc.).

Le Prurigo de Hebra, le lichen plan, le lichen corné, peuvent être soumis aux rayons X.

Eczémas. — Les *formes* aiguës, érythémateuses et vésiculeuses, avec suintement, les eczématisations (application de teintures aux cheveux) sont très heureusement modifiées par l'effluvation de statique ou surtout de haute fréquence; ces derniers courants pourraient modifier aussi les *eczémas séborrhéiques.*

Les *formes chroniques torpides* doivent être traitées par les étincelles de haute fréquence, avec adjonction comme traitement général de cage ou de lit de haute fréquence, et, en cas d'échec, par la radiothérapie.

Les plaques de PSORIASIS traitées par l'étincelle de haute fréquence guérissent aussi très bien, on signale de bons résultats avec la radiothérapie.

Les ulcères variqueux traités par l'application de haute fréquence sont souvent bien modifiés, probablement grâce au dégagement d'ozone à l'état naissant.

Les engelures sont guéries, qu'il y ait phlyctène ou non par les effluvations de statique ou de haute fréquence. Les résultats sont tout à fait remarquables.

Les TRYCHOPHYTIES sont très rapidement guéries par la radiothérapie utilisée suivant une formule donnée par Sabouraud et Noiré. Il y a 5 à 10 p. 100 d'échecs seulement.

Lupus tuberculeux. — La radiothérapie paraît surtout indiquée dans les cas graves, profonds, étendus. Le traitement est long, surtout sur les lupus qui ont été antérieurement soumis aux scarifications.

Lupus érythémateux. — Le traitement de choix est (Bisseré, Jacquot) la haute fréquence sous forme d'étincelles données avec le manchon de verre. La durée du traitement est assez longue, mais les résultats sont plus rapides qu'avec d'autres procédés et la cicatrice est esthétique.

Epithélioma cutané. — Les rayons X ont à leur actif de très nombreuses guérisons radicales d'épithéliomas.

Il n'est pas douteux, d'après les examens histologiques, que les rayons X ont une action *élective* sur les cellules cancéreuses qui dégénèrent et s'éliminent.

Les épithéliomas ulcérés, taillés à pic, sont rapidement améliorés.

Les épithéliomas végétants doivent être grattés et aplanis avant d'être soumis aux rayons X ; on obtient également de très bons résultats dans un temps très court.

Les tumeurs croûteuses doivent, avant la radiothérapie, être débarrassés des croûtes.

Dans l'épithélioma perlé, il faut curetter les perles et faire ensuite de la radiothérapie.

L'épithélioma de la lèvre inférieure est assez réfractaire aux rayons X.

Les récidives cèdent rapidement à de nouvelles expositions aux rayons X.

Technique : les uns préconisent des séances courtes et répétées, les autres de longues séances espacées.

Oudin, Lacaille, Delherm, Laquerrière ont eu des résultats beaucoup plus rapides avec la haute fréquence en étincelles appliquées sur la région malade. Les malades que nous avons guéris le sont restés depuis un an (3 cas).

Dans le ZONA les effluves de haute fréquence sèchent vite les vésicules et calment la douleur. Dans les névralgies qui restent à la suite du zona, on se trouve bien du courant continu à intensité élevée (Larat, Petit).

VIII

Appareil urinaire et génital mâle.

Rétrécissement de l'urètre. — Les affirmations et les réclames se sont multipliées, détournant beaucoup de praticiens des traitements électriques dans les rétrécissements. Cependant l'électrothérapie *bien maniée* peut rendre des services, si on ne lui demande que ce qu'elle doit donner.

Plusieurs méthodes sont en présence.

1° *Méthode circulaire* (Tripier et Mallez). — Elle consiste à porter une petite électrode métallique construite spécialement pour cet usage au niveau du rétrécissement et à faire agir le courant sur toute la périphérie du conduit. Cette méthode agit sur le rétrécissement (action caustique) et sur le spasme qui lui fait cortège (action résolutive).

2° *Méthode linéaire* (Jardin 1867, Fort). — Cette méthode consiste à porter seulement l'action de l'électricité sur le rétrécissement; à faire en quelque sorte une urétrotomie électrique. Les actions résolutives n'entrent plus en ligne de compte, et c'est uniquement l'action caustique destructive qu'il faut invoquer.

On sectionnerait ainsi les rétrécissements en une seule séance, sans anesthésie, sans douleur, sans risque d'hémorragie ou d'infection, et le *résultat serait durable*. On aurait tous les avantages de l'urétrotomie chirurgicale sans les inconvénients, et la guérison serait définitive.

3° Desnos, Minet et Aversenq se sont livrés à une série d'expériences sur des animaux qui ont fixé d'une façon difinitive l'action du courant continu appliqué à l'intérieur de l'urètre. Ils en ont déduit un procédé « rapide de dilatation électrolytique » à l'aide de Béniqués auxquels on fixe simplement le fil qui amène le courant.

En général, les malades trouvent la *dilatation électrique bien moins pénible que la dilatation ordinaire*; on peut, sauf chez des névropathes, se passer absolument de cocaïne, aller très rapidement « et dans les cas simples réduire sa durée complète de deux à quatre séances ».

Dans les rétrécissements très serrés, où il est nécessaire d'assurer rapidement un certain degré de dilatation, qui permette l'évacuation facile de la vessie, on obtient le plus souvent en une séance un calibre permettant des mictions faciles et de faire au besoin des traitements intra-vésicaux (cystite, etc.). On supprime dans nombre de cas la bougie à demeure.

Ce procédé joint, à l'action résolutive de l'électrolyse à faible dose, tous sel avantages d'une dilatation bien faible et poussée au maximum.

Dans les rétrécissements très épais, il peut être employé comme complément à l'urétrotomie, afin de rendre un certain degré de souplesse au canal traité chirurgicalement.

En somme, sans avoir la prétention de remplacer toute intervention chirurgicale, il paraît capable d'agir mieux et plus vite dans tous les cas considérés par les classiques comme justiciable de la dilatation et « il est probable par cela même qu'il permettra d'étendre les indications de cette dernière ».

Hypertrophie de la prostate. — La haute fréquence intra-rectale fournit, dans la phase congestive du début et même beaucoup plus tard, des améliorations considérables. Elle paraît capable de lutter contre la progression de la maladie, mais il ne semble pas qu'on puisse leur demander des réductions de volume bien appréciable dans une prostatite ancienne fibreuse.

Impuissance. — Quand l'impuissance est purement psychique, il y a lieu de procéder à la rééducation du patient, et, pour cela, le courant faradique en applications périnéo-lombaires est un très bon adjuvant, mais les applications qui nous ont donné le plus de satisfaction sont celles de galvanisation des lombes à la nuque de 50 à 100 milliampères en séances de 15, 20, 30 minutes, répétées tous les deux jours (avec les électrodes en terre glaise, dont nous conseillons ici vivement l'emploi, on arrive facilement à des intensités de 100 milliampères).

Les résultats sont aléatoires dans 50 p. 100 des cas. Mais dans la pratique il ne faut jamais hésiter à faire électriser les malades parce que bien souvent on arrive à les guérir radicalement là où tout avait échoué.

Incontinence d'urine. — *L'incontinence nocturne*, surtout fréquente dans l'enfance, est une forme d'irritabilité vésicale qui s'explique par le défaut de coordination entre les centres médullaires et les centres conscients. Les courants électriques augmentent la tonicité du sphincter, qui résiste mieux. En fait, ils fournissent des résultats à peu près constants. Chez les petits garçons, surtout quand ils sont indociles, les difficultés du cathétérisme; chez les fillettes déjà grandes, des raisons de convenances doivent en certains cas faire essayer d'abord les applications externes. En cas d'insuccès, chez tous les sujets, et d'emblée chez les petites filles, il faut recourir aux applications intra-urétrales.

2° L'incontinence *diurne et nocturne* est due à la paralysie ou à la paresse du sphincter, elle se rencontre plutôt chez l'adulte et plus fréquemment chez la femme. D'une façon générale, le pourcentage de guérison est bien plus faible que dans l'incontinence purement nocturne ; mais on doit *toujours essayer le traitement* électrique.

α. La paralysie est d'origine purement locale (par exemple l'incontinence des femmes qui ont subi des cathétérismes répétés, des lavages de vessie) et l'électrisation en a facilement et rapidement raison, si, bien entendu, il n'y a pas eu destruction des fibres du sphincter.

β. Elle a une origine locale ou une origine centrale (diabétiques, séniles, médullaires au début, pouvant présenter des troubles névritiques passagers), et dans ces cas l'efficacité du traitement est plus variable.

γ. Enfin, il est des sujets chez lesquels l'incontinence paraît manifestement liée à la destruction des centres médullaires, et le pronostic doit être réservé ; mais là encore le traitement doit être essayé.

Dans tous ces cas d'incontinence diurne et nocturne, il est préférable de recourir au traitement intra-urétral : introduction d'une soude dite olive de Guyon, l'autre pôle étant placé sur l'abdomen, actionnée par un courant faradique à intermittences lentes pendant 5 minutes environ.

IX

Appareil respiratoire et circulatoire.

Coqueluche. — L'ozone a une section non pas spécifique, mais très énergique, à la période des quintes, sur les quintes et les reprises. On peut objecter que toute coqueluche a une tendance normale à la diminution des quintes à partir d'un certain temps, et que le traitement n'y est peut-être pour rien : cette objection tombe en présence de nombreux cas de Hellet, Labbé, Oudin, Doumer, Vernay, Thtellé, Bordier, et des 27 cas que nous avons étudiés aux Enfants-Malades dans le service des Coquelucheux du Dr Comby, et qui ont été pris à toutes les phases de la période des quintes.

L'ozone, sans action à la période catarrhale du début et de la fin, doit être employé seulement à la période des quintes.

Il abaisse rapidement le nombre des quintes, plus rapidement encore le nombre de reprises.

La durée de la période de quintes est raccourcie ;

La durée du traitement doit être d'une quinzaine de jours, on fait de deux à trois inhalations de 10 minutes par jour (il existe des appareils transportables). Il ne faut pas cesser trop tôt le traitement, car on s'expose à une recrudescence dans le nombre des quintes et dans leur intensité.

Névralgies cardiaques, palpitations. — Les courants galvaniques (pôle positif à la partie inférieure du cou, pôle négatif au sternum, avec 5 à 15 milliampères pendant 15 minutes, ont une action sédative sur le cœur dans les affections aortiques et dans certaines angines de poitrine.

Le bain hydro-électrique dans les affections cardiaques mal compensées aurait une action des plus nettes sur la disparition de l'anasarque, l'augmentation de la diurèse (Gautier, Larat). Les artério-scléreux avancés ne doivent pas être soumis à ce traitement.

Artério-sclérose. — **Hypertension artérielle.** — La haute fréquence, en application générale, de lit et surtout de cage, 5 à 10 minutes chaque jour, d'après Moutier, Challamel, etc., diminue manifestement l'hypertension artérielle de plusieurs centimètres de mercure.

Nous avons, avec le Dr Laquerrière, étudié la question sur 30 cas. Nous avons souvent observé des modifications très satisfaisantes des vertiges, bourdonnements, cryesthésies, en un mot des signes fonctionnels, mais nous n'avons pas, sur des malades à hypertension constante, enregistré des abaissements de pression sensibles.

Nous avons même étendu nos recherches à l'étude de la circulation capillaire. La pression capillaire n'a pas paru diminuée sensiblement au tonomètre de Gaertner, et pourtant, fait intéressant, le pléthysmographe de Haillon et Comte nous a montré une augmentation nette de l'amplitude du pouls capillaire, due probablement à une activité plus grande de a circulation périphérique.

Anémies. — Lender a montré que les inhalations d'ozone améliorent les maladies dues à un défaut d'oxygénation du sang. La méthode de Hénocque montre que l'oxyhémoglobine et l'activité de réduction augmentent (Tripet, Laquerrière).

La radiothérapie sur les os peut donner aussi de bons résultats.

Angiomes. Anévrismes cirsoïdes. — Le traitement des angiomes par l'électrolyse constitue une méthode aujourd'hui acceptée de tous. Aussi bien les angiomes sous-cutanés circonscrits, simples ou caverneux, que les angiomes nettement pédiculisés, les angiomes cutanés simples et étendus doivent être traités par l'électrolyse.

Elle constitue même le traitement de choix des angiomes; elle offre sur le traitement chirurgical la supériorité de pouvoir, sans danger, être limitée à une partie de la tumeur, si celle-ci se prolonge en des points peu accessibles, comme les angiomes des cavités orbitaires, enfin bien maniée, elle se *donne des résultats esthétiques incomparables.*

1º Quand la tumeur est assez volumineuse, on place à la périphérie une couronne d'aiguilles positives, et au centre une aiguille négative (Apostoli-Laquerrière).

2º Quand la tumeur est petite, le pôle positif est constitué par une plaque en un point quelconque; une petite aiguille négative est implantée dans la tumeur.

L'intensité du courant pour un gros angiome peut être portée à 30 ou 40 milliampères si c'est nécessaire, on peut se contenter d'une intensité plus minime dans des angiomes plus petits.

La durée des séances est de 3, 5, 10 minutes d'autant plus faible que l'intensité est plus grande. Il se produit une escare; du tissu sain la remplace. Ce n'est que lorsque toutes les parties escarifiées ont été éliminées qu'on peut faire une nouvelle séance.

L'électricité agit comme agent destructeur de la masse angiomateuse, et en produisant la sclérose des vaisseaux qui apportent le sang à l'angiome, elle y interrompt la circulation.

Cette méthode est sans danger mais demande un certain doigté.

Varices. — On peut améliorer sensiblement les œdèmes, les sensations de lourdeur et de pesanteur, etc., qui se voient au cours des varices.

On met à la racine du membre une électrode, tandis que l'autre vient plonger dans un récipient où sont immergés le pied et la jambe. Le courant employé est le courant faradique, à trembleur rapide, en utilisant un courant capable de donner une légère tétanisation des muscles.

Il est préférable d'utiliser le courant ondulatoire ou sinusoïdal quand on le prend parce qu'il est plus doux.

Gautier et Larat se sont bien trouvés du bain hydro-électrique à courant sinusoïdal.

Le même traitement peut être institué dans les PHLÉBITES ANCIENNES.

Quand les phénomènes douloureux prédominent, il faut galvaniser.

Gangrène sénile. — Dans deux cas à marche lente, Laquerrière a pu arrêter d'une façon nette l'évolution de la maladie, grâce à des applications faradiques et d'effluves de haute fréquence.

Leucémies. Adénies. Splénomégalies. — ANÉMIES. — La radiothérapie a une action des plus nettes dans la leucémie, etc. (Aubertin, Beaujard, Vaquez, Barjon, Belot, etc.).

La radiothérapie donne des résultats inespérés, elle est le traitement de choix des leucémies, elle donne des rémissions très longues et très importantes. Elle modifie considérablement le pronostic des leucémies en prolongeant très longuement la vie des malades. Bien maniée c'est-à-dire quand la médication produit une formule hématologique normale, sans leucopénie (Vaquez), le résultat est vraiment merveilleux. Il faut néanmoins savoir que si on peut prolonger longuement les leucémiques, on n'a pourtant pas enregistré de guérison absolue définitive.

X

Troubles de la nutrition.

L'électricité peut agir sur les échanges nutritifs eux-mêmes, elle peut être un traitement symptomatique des diverses manifestations pathologiques présentées par le sujet.

Parmi les procédés qui sont les plus utilisés il faut compter le bain hydro-électrique avec courant sinusoïdal et les courants de haute fréquence en applications générales.

A la suite d'expériences comparatives faites autrefois avec Apostoli, nous croyons avec Laquerrière à la supériorité des courants de haute fréquence qui forment à nos yeux la base de la thérapeutique des affections de cet ordre, comme d'Arsonval l'avait prévu dès le début.

Rhumatisme chronique. — Dans les poussées subaiguës et aiguës inflammatoires survenant chez les *rhumatisants chroniques*, nous conseillons : 1° soit le courant continu à haute intensité (voir *Rhumatisme blennorragique*) ; 2° soit le courant continu en plaçant une solution de salicylate de soude au pôle *négatif* au pourtour de l'articulation malade. On a ainsi la possibilité de faire pénétrer par électrolyse le médicament exactement là où il doit être utilisé (méthode de ions de Leduc).

Dans certains cas, on se trouvera bien d'employer simplement l'effluvation ou l'étincelle à haute fréquence sur les articulations malades. Les applications locales donnent quelquefois des résultats inespérés dans les formes inflammatoires, ils sont beaucoup plus aléatoires quand le rhumatisme envahit pour ainsi dire à froid les articulations.

Le traitement général doit toujours accompagner le traitement local. On utilise surtout le lit ou la cage en séance de 10, 15, 20, 30 minutes, suivant l'intensité de l'appareil et la tolérance du malade (on peut aller jusqu'à une sensation de lassitude agréable, comme celle qui succède à un exercice physique bien dosé, mais sans jamais arriver à une véritable fatigue).

Dans les cas moyens ne durant que depuis un certain nombre de mois, on a une amélioration souvent marquée — car il est bien difficile de parler de guérison absolue de la diathèse rhumatismale — en une trentaine de séances.

Mais dans les cas graves, dans les cas très anciens, qui ont été rebelles à toutes les thérapeutiques, le traitement doit être longtemps prolongé, et la chronicité des lésions explique alors qu'une thérapeutique de longue durée soit nécessaire et qu'elle n'aboutisse parfois, quand il s'est constitué des déformations articulaires indélébiles, qu'à des demi-résultats.

Pour conclure on peut dire qu'il est des formes qui sont guéries vite, d'autres qui ne cèdent que peu ou pas. La raison de la différence sera probablement donnée quand on différenciera d'une façon plus précise les différentes variétés des rhumatismes chroniques.

Dans le rhumatisme musculaire (torticolis, lumbago, etc.), la faradisation, la galvano-faradisation, calment souvent les douleurs, mais nous préférons l'effluvation de haute fréquence.

Goutte. — En modifiant les échanges, les courants de haute fréquence éloignent parfois les accès de goutte, mais nous croyons utile de compléter leur action par un traitement local quand les crises ont laissé à leur suite des lésions, et nous nous rattachons pleinement à la pratique de Guilloz (de Nancy).

1º Une séance quotidienne de haute fréquence, sous forme de cage (ou de lit) ;

2º Une séance quotidienne de courant continu : le pôle positif est placé sous forme de bain électrolytique (solution à 2 p. 100 de carbonate de lithine, alcalinisée avec lithine caustique, environ 1/2000) au point malade (pied, main, etc.), une grande plaque négative est appliquée sur les reins, l'intensité est portée au maximum de tolérance, 100 à 200 milliampères en certains cas, et la séance dure de 20 à 30 minutes. Au début, il est parfois bon de faire deux séances par jour.

On obtient, en se conformant à cette technique, non seulement l'atténuation, puis l'éloignement et la disparition des accès, mais aussi la résorption des empâtements articulaires.

Dans les *accès de goutte aiguë*, l'usage de l'électrolyse lithinée, avec la technique que nous venons de décrire, provoque souvent un soulagement immédiat souvent marqué.

Diabète. — Vigouroux a préconisé autrefois la statique, et il a pu enregistrer non seulement le relèvement de l'état général mais, encore, parfois, des diminutions considérables de la glycosurie.

Certaines observations paraissent montrer que la statique ou la haute fréquence ont une certaine action dans le diabète, une observation de Gandit (de Nice) rapportée à la Société de biologie, et portant sur un confrère dans des conditions telles qu'elle a presque la valeur d'une expérience de laboratoire, montre tout le parti qu'on peut en tirer en certains cas.

Malheureusement, si on obtient d'une manière fréquente un relèvement très marqué des forces, une atténuation des divers symptômes fonctionnels, il faut insister sur ce point que l'action sur la glycosurie est très inconstante : parfois elle est appréciable, parfois elle est nulle, ainsi que nous avons pu nous en rendre compte avec Laquerrière sur une statistique, 225 cas environ.

Obésité. — Il est des obèses qui sont, pour ainsi dire, obèses de nature, dont les échanges physiologiques sont normaux et chez qui les traitements ne peuvent avoir que peu d'influence. Il est, au contraire, des obèses, et ils forment la majorité, qui le sont devenus accidentellement à la suite d'une hygiène défectueuse, ils sont neuro-arthritiques, l'analyse des urines montre des troubles de la nutrition.

Le bain de lumière électrique, avec une technique qui varie suivant l'appareil employé, donne des résultats qui sont parfois extrèmement brillants. Dans un cas, nous avons obtenu un amaigrissement de 133 kilos à 112 en 20 bains : le résultat persiste depuis un an.

Les manifestations arthritiques douloureuses sont souvent aussi fort bien influencées par la lumière.

XI

Gynécologie.

D'abord purement du domaine médical la gynécologie devint brusquement, au moment des conquêtes de l'antisepsie, du domaine exclusivement chirurgical.

Après une période d'enthousiasme du reste bien légitime, on a été amené à penser que tout, en gynécologie, ne se réduisait pas à l'intervention opératoire et qu'il fallait faire une large part aux traitements conservateurs.

Les phénomènes nerveux congestifs, les localisations arthritiques, tiennent une large place dans les manifestations pathologiques du petit bassin.

Beaucoup de ces malades, après castration, subissent souvent, sous l'influence de l'insuffisance ovarienne, des modifications mentales souvent irrémédiables ; traitées médicalement elles peuvent guérir parfaitement.

La gynécologie médicale a donc tendance à reprendre la place qui lui est due.

Comme modificateur de l'état général, comme sédatif de la douleur, comme agent vaso-moteur, l'électricité avec la diversité de ses modalités, est, si on sait la manier, un mode thérapeutique des plus efficaces et jamais dangereux, pour quiconque a une connaissance suffisante de la pratique gynécologique.

Pour ces applications, il est utile d'avoir, en outre des appareils décrits déjà, des sondes spéciales, dites charbons ou électrodes d'Apostoli.

Technique d'une application vaginale galvanique ou faradique. — L'électrode en charbon, recouverte d'une *couche d'ouate imbibée d'eau,* essorée, et enduite de vaseline, est portée dans le vagin, dans le cul-de-sac que l'on veut atteindre, elle est reliée au pôle dont on veut utiliser l'action particulière, on place sur l'abdomen une grande plaque, on débite l'intensité progressivement, et à la fin de la séance, on redescend lentement à zéro.

La technique de l'application faradique est homologue.

Troubles congestifs du petit bassin. — Sans entrer dans aucun détail sur la pathogénie et la classification de ces troubles fonctionnels, nous les englobrons tous dans un même chapitre.

En présence de congestions pelviennes, d'œdème, d'exsudats, de lésions inflammatoires subaiguës non suppurées, on utilisera avec avantage la faradisation vagino-abdominale, à trembleur rapide, à intensité modérée, en séance ne dépassant pas cinq minutes.

Il faut agir avec prudence et ne pas donner de courants trop intenses, ou procéder à des manœuvres trop brutales.

Le courant ondulatoire pourra être utilisé en cas d'échec.

Si les phénomènes congestifs sont dus à des irrégularités menstruelles il faut avoir recours aux applications galvaniques négatives intracervicales qui établissent une perméabilité normale du canal utérin.

Si les troubles congestifs sont symptomatiques d'une lésion bien caractérisée, c'est à cette lésion que le traitement doit s'adresser d'abord.

Lésions non suppurées des annexes. — Avant l'intervention chirurgicale, épuiser les ressources du traitement conservateur toutes les fois qu'on le peut.

On utilise les courants à états variables (faradisation, courant ondulatoire), en applications soit vaginales, soit intra-utérines.

On obtient le plus souvent une atténuation marquée des douleurs, et il est fréquent de voir des malades tellement soulagées de leurs divers symptômes qu'elles se considèrent comme guéries alors même que l'état anatomique ne semble pas s'être parfois modifié très sensiblement.

Névralgies du petit bassin. — Les deux pôles sont placés dans le vagin grâce au dispositif particulier d'une électrode spéciale d'Apostoli.

L'*ovaralgie paroxystique,* caractérisée par des crises douloureuses intenses et brusques, doit être traitée par le courant faradique en applications bipolaires, vaginale ou intra-utérine. Il est parfois nécessaire de faire des séances un peu longues, et d'atteindre une intensité élevée.

En général on obtient des résultats très marqués, et les malades sont très améliorées pour une durée plus ou moins longue.

Les *névralgies pelviennes chroniques* ne sont le plus souvent que de véritables topoalgies neurasthéniques.

Dans ces formes en général très rebelles on a quelques succès, soit par la faradisation, soit par la statique ou la haute fréquence, mais il faut savoir que souvent ces affections sont plus tenaces et qu'il faut des semaines et des mois pour obtenir une amélioration.

Métrites. — Dans la *métrite chronique*, c'est à la galvanocaustique qu'il faut avoir recours : une électrode en charbon ou en platine selon les dimensions de la cavité étant introduite dans l'utérus, l'autre pôle étant abdominal, avec des intensités élevées, 40, 50 milliampères et plus.

C'est surtout dans cette affection qu'on utilise avec fruit les électrodes de métal électrolysable (zinc, argent ou cuivre). Le métal est décomposé électrolytiquement et laisse dans l'épaisseur de la muqueuse une couche d'oxychlorure du métal qui constitue un pansement antiseptique profond et tarit la sécrétion.

Dans l'*utérus arthritique* atteint de métrite, l'emploi du pôle positif ou de la faradisation à gros fil à intermittence lente, donne souvent des résultats là où toute thérapeutique classique a échoué.

Dans certaines métrites parenchymateuses, et dans certaines dispositions anatomiques spéciales (*atrésie, flexion*) où le produit des sécrétions a tendance à stagner dans l'utérus, le pôle négatif, pôle destructeur, doit être placé dans l'utérus.

Dans la *métrite hemorragique*, c'est au pôle positif intra-utérin avec 80, 100 milliampères, l'autre pôle à la paroi antérieure, qu'il faut donner la préférence. Ce pôle peut être considéré comme le plus puissant des hémostatiques.

Dans la *subinvolution utérine* la meilleure des thérapeutiques consiste dans l'emploi du courant faradique intra-utérin de préférence avec la bobine à gros fil, en séance courte de trois minutes, en réglant le trembleur de manière à avoir 150 à 200 interruptions par minute.

L'application intra-utérine positive (Zimmern) donne aussi de très bons résultats.

Dans ce cas l'électricité a une action des plus nettes.

Tumeurs fibreuses. — En dehors de la chirurgie il n'y a guère, comme traitement conservateur, que l'électricité employée sous forme de faradisation ou de méthode d'Apostoli.

La faradisation à gros fil, un pôle vaginal, un pôle abdominal, en séance de trois minutes, avec 150 interruptions à la minute, chaque jour, a des résultats satisfaisants contre l'hémorragie, mais ces résultats sont parfois peu durables.

La méthode d'Apostoli demande plus de soin, ne peut être maniée qu'après quelque apprentissage, mais est supérieure à la précédente.

Elle consiste en applications intra-utérines positives (sonde ou charbon), l'autre pôle négatif constitué par une électrode de préférence en terre glaise sur la paroi abdominale. L'intensité est de 60, 80, 100 milliampères pendant cinq minutes environ trois fois par semaine.

Pratiquée suivant les règles exposées par Apostoli en 1881, elle donne les résultats suivants :

Arrêt de l'accroissement du fibrome, 60 p. 100.

Diminution du volume de la tumeur, 10 à 15 p. 100 surtout pour les fibromes interstitiels. Cette diminution n'aboutit presque jamais à la disparition.

Mobilisation fréquente du fibrome soit par diminution soit par disparition des phénomènes congestifs, réduction ou résorption des adhérences ou exsudats.

Tendance à l'expulsion de la masse fibreuse hors de l'utérus.

Au point de vue des symptômes, on observe en général, dès le début, l'atténuation ou la disparition des phénomènes de compression (troubles urinaires, constipation, des douleurs soit menstruelles, soit intermenstruelles, 70 p. 100).

Les hémorragies sont arrêtées dans 80 à 90 p. 100 des cas : c'est là le point capital, le résultat le plus important donné par la méthode d'Apostoli.

L'état général se relève aussi en général rapidement.

Les résultats éloignés ont été étudiés soigneusement. Laquerrière a recheché à seize ans de distance les malades de la thèse Carlet, il a vu que les résultats éloignés de la méthode d'Apostoli sont particulièrement brillants.

Betton Massey, qui a étudié les résultats éloignés de cent dix cas traités par la méthode d'Apostoli, conclut que les trois quarts des cas restent pratiquement guéris à plusieurs années de distance.

Quelques malades, dans la proportion de 10 à 20 p. 100 (Apostoli), réclament un traitement complémentaire de courte durée, il s'agit alors de femmes jeunes qui ont parfois besoin, durant les longues années qui les séparent de la ménopause, de quelques séries de séances pour prévenir ou combattre les récidives qui peuvent survenir.

Indications. — *a*, les fibromes de petit volume surtout interstitiels ou accolés à l'utérus sont tout à fait justiciables de l'électricité qui en général empêche l'accroissement de volume et débarrasse le malade des symptômes pour un certain nombre d'années au moins ; *b*, les fibromes énormes, ou s'accompagnant d'un état général par trop précaire (tuberculose, diabète, etc.), ont une amélioration plus ou moins grande mais qui presque toujours est suffisante pour rendre la vie tolérable aux malades et qui parfois est considérable ; *c*, les fibromes, même ceux sérieux par leur symptômes ou leur volume, mais qu'on rencontre chez les femmes qui sont près de la ménopause, doivent toujours être d'abord soumis à l'électricité et opérés seulement en cas d'échec.

Il faut d'ailleurs savoir qu'une certaine persévérance est nécessaire :

Contre-indications absolues. — Il ne faut pas employer l'électricité :

1° Dans les fibromes avec lesquels coïncide une des affections que nous avons énumérées comme contre-indiquant l'usage de l'électrothérapie (suppuration pelvienne, cancer, kyste de l'ovaire) ;

2° Lorsqu'il y a torsion du pédicule d'un fibrome sous-péritonéal, ou sphacèle d'un polype ;

3° Contre les fibromes à marche très rapide (forme galopante de Pozzi), car tout retard apporté à l'ablation chirurgicale est une faute.

Contre-indications relatives. — 1° La coexistence d'un polype nettement pédiculé peut permettre l'usage de la méthode d'Apostoli; par contre la constatation d'un polype très peu pédiculé et à plus forte raison d'une masse sous-muqueuse à peine énucléée doit faire pencher la balance vers l'intervention chirurgicale, car dans ces cas il y aurait bien des chances pour que les hémorragies deviennent redoutables avant que l'électricité ait déterminé la pédiculisation et la chute de la masse ;

2° La présence de masses sous-péritonéale ne doit faire rejeter l'usage de l'électricicité que si les troubles paraissent dus surtout à ces masses (fibrome sous-péritonéal enclavé, par exemple) ; car ces masses, à cause de la diffusion du courant, ne seront jamais traversées que par une intensité faible ne permettant pas d'espérer une action sérieuse sur leur volume.

3° Une maladie générale ne contre-indique que rarement l'emploi de l'électricité, nous avons soigné des anémiques, des cardiaques, des tuberculeux, des albuminuriques, dont la santé générale contre-indiquait une opération et qui ont souvent retiré du traitement des bénéfices marqués.

En résumé, c'est surtout dans le fibrome interstitiel ou moyennement saillant, avec hémorragies, que les résultats sont les plus brillants. Dans les autres cas, les indications, posées par Apostoli en 1881, sont devenues plus restreintes, par suite du progrès que la chirurgie a fait depuis, mais l'électricité peut encore rendre de très grands services.

APPLICATIONS OBSTÉTRICALES.

Sécrétion lactée. — Le bain statique simple paraît exciter toutes les sécrétions, mais l'excitation directe des seins au moyen de l'effluve statique (Mauduyt) active presque constamment la sécrétion lactée. Le même résultat est obtenu par la faradisation mammaire pratiquée successivement sur chaque sein une dizaine de minutes chaque jour.

Vomissement de la grossesse. — La technique est la même que pour le vomissement incoercible hystérique : Apostoli avait rarement rencontré d'insuccès, et personnellement nous avons presque toujours eu des résultats favorables, bien que nous ayons traité souvent des cas graves et parfois des cas où l'avortement avait été proposé.

En tous cas, nous estimons que la galvanisation du pneumo-gastrique a donné jusqu'ici, quand elle a été *bien appliquée*, des résultats assez brillants *pour qu'elle doive systématiquement être essayée* avant d'avoir recours à l'avortement provoqué.

Paralysie obstétricale. — La paralysie est-elle grave ou bénigne ? L'électro-diagnostic, fait quelques jours après la naissance, peut fixer d'une manière certaine sur le degré de gravité de l'affection.

Si les muscles réagissent au courant faradique, le traumatisme n'est pas grave, et en six semaines à deux mois, on peut, avec un traitement électrique approprié, obtenir la guérison.

Si les muscles présentent la réaction de dégénérescence, il faut compter parfois sur cinq ou six mois de traitement et davantage surtout pour le deltoïde.

Le traitement doit être commencé de suite.

α. *Si l'excitabilité faradique est conservée.* — C'est le courant faradique qu'on doit utiliser ; on fixe une électrode au dos, l'autre électrode, tenue par l'opérateur est portée successivement sur chacun des muscles paralysés au niveau du point moteur. Le trembleur étant réglé de manière à avoir des interruptions lentes, environ quarante à la minute, on fait contracter chaque muscle une vingtaine de fois environ, chaque jour au début, trois fois par semaine ensuite.

β. *Si l'excitabilité faradique est abolie.* — C'est au courant continu qu'il faut avo'r recours. On place une électrode reliée au positif sur l'épaule, qu'elle recouvre en entier. On plonge le bras dans une petite cuvette remplie d'eau tiède où le pôle négatif est immergé. On amène lentement le courant à 3 ou 4 milliampères pendant cinq à dix minutes, temps au bout duquel on le redescend à zéro sans provoquer de contractions musculaires.

Au bout de quelques jours, on continue à faire l'application du courant continu comme nous venons de la décrire.

A la fin de la séance on prend à la main le tampon relié au pôle négatif, on le porte sur chacun des muscles paralysés surtout le deltoïde et on le fait contracter un certain nombre de fois en faisant des interruptions de courant.

En raison de la minceur de la peau des enfants il faut agir avec précaution.

Ne pas donner une intensité trop grande au courant, et avoir bien soin, après chaque séance, de poudrer la partie sur laquelle a porté le tampon.

DEUXIÈME PARTIE

PHOTOTHÉRAPIE.

Les radiations lumineuses ont une action sur les formes élémentaires de la vie : elles peuvent attirer les petites masses de protoplasma (phototaxie positive) ou les repousser (phototaxie négative) ; elles amènent des mouvements, provoquent la croissance, peuvent produire des modifications dans les conditions d'existence des infiniment petits au point de rendre par exemple un aérobie anaréobie.

On connait l'action bactéricide de la lumière solaire qui provoque une oxydation du protoplasma microbien.

La vie végétale ne peut exister et se développer que grâce à la lumière. L'organisme humain se comporte aussi, toute proportion gardée, de la même manière.

Aussi la lumière peut être utilisée comme agent de traitement local.

Parmi les radiations du spectre, les rayons chimiques violets et ultra-violets sont essentiellement actifs.

Différents appareils ont été construits pour rendre pratique leur emploi ; l'appareil type est celui de Finsen perfectionné ultérieurement par Lortet et Genoud, Schall, Broca et Chatin Marie, Foveau de Courmelles, etc., etc.

Grâce à ces différents appareils on peut produire une inflammation locale récente ou tardive dont l'emploi est utilisé en thérapeutique.

1o Dans le lupus tuberculeux Finsen a obtenu des résultats tout à fait brillants, puisque sur 500 cas traités de 1895 à 1900, 2 ou 3 p. 100 seulement ont été réfractaires.

Leredde et Pautrier sur 43 malades ont eu 30 guérisons.

2o Dans le lupus érythémateux ; le noévus vasculaire plan ; l'acné rosé, l'épitélioma, la pelade, le sycosis.

La soustraction des téguments à la lumière peut être très utile dans la variole. On place le malade dans une chambre où la lumière ne pénètre qu'à travers des rideaux rouges, épais comme l'avait préconisé Finsen : la variole évolue plus vite et les accidents liés à la suppuration sont considérablement diminués (photothérapie négative).

Bain de lumière.

On utilise pour le bain de lumière des appareils constitués par une caisse dont la paroi intérieure est garnie de lampes électriques. Le sujet est introduit dans la caisse et tout son corps, sauf la tête qui émerge en dehors, est soumis aux radiations lumineuses. Selon la manière dont on règle la durée du bain, on obtient des résultats différents.

A. Si l'exposition est assez courte, si on l'arrête un peu avant la sudation, le bain est un bon stimulant de la circulation périphérique, un tonique du système nerveux, c'est pourquoi il rend de grands services chez les neurasthéniques, les asthéniques, les déprimés, etc. Il remplace l'exposition solaire que l'on pratique dans certains sanatoria (héliothérapie) notamment en Allemagne. La sensation de bien-être durable que l'on éprouve après le bain est souvent remarquable.

B. Au lieu d'arrêter le bain de lumière au moment ou la sudation va se produire, on peut au contraire provoquer une sudation abondante. Cette façon de procéder détermine chez les obèses des diminutions de poids souvent considérable que l'on peut pousser dans les cas favorables à un kilogramme environ par bain.

Le bain de lumière est généralement très facilement toléré, beaucoup mieux que le bain de vapeur. La surveillance du malade est des plus faciles, il suffit de compter le pouls à la temporale et la respiration pour juger si l'on peut continuer la séance ou s'il faut s'arrêter. Les appareils récents (Heller) produisent leurs effets thérapeutiques avec une température relativement basse, entre 30 et 40o, ce qui prouve que la lumière parait agir non seulement comme agent calorique, mais encore comme agent lumineux.

La lumière a une action, souvent très efficace, sur les névralgies, les douleurs rhumatismales, les troubles douloureux des arthritiques ; elle constitue souvent dans ces cas un agent thérapeutique de tout premier ordre.

Bain Dowsing.

Le bain Dowsing est à la fois un bain de lumière et un bain surchauffé.

Il peut donner une température de 100 à 150°.

Il provoque une sudation très intense. Il a pour indication surtout les douleurs névralgiques, les arthrites, le rhumatisme chronique, où il donne souvent de bons résultats.

Lumière bleue.

La lumière bleue a été utilisée dans le traitement de certaines psychoses où la surexcitation prédomine. On l'a également préconisée contre les névralgies.

Lumière rouge.

Dans les psychoses dépressives la lumière rouge est aussi une médication utilisée par quelques auteurs.

TROISIÈME PARTIE

RADIUMTHÉRAPIE

La découverte de M. et Mme Curie a ouvert aux médecins un nouveau champ de recherches.

Les émanations du radium sont constituées par des rayons α chargés d'électricité positive ; des rayons β chargés d'électricité négative, cheminant à travers l'espace avec une prodigieuse rapidité. Il existe d'autre part des rayons γ qui représentent la propagation de l'ébranlement spécial de l'éther sous l'action de la désintégration du radium. Ces vibrations sont voisines de celles des rayons X ; elles en possèdent un certain nombre de propriétés.

Le radium peut conférer en outre à certains corps une radio-activité induite.

On peut utiliser le radium :

1° En nature ; 2° à l'état de sels ; 3° à l'état d'émanations ; 4° on peut se servir des corps radio-activés.

Le radium pour l'utilisation thérapeutique est en général placé dans un petit tube scellé ; il peut être encore utilisé d'autre manière. On peut grâce à la radio-activité acquise par les produits les plus différentes, rendre agissantes des substances diverses. Toutes les portions du corps sont ainsi directement accessibles puisque ces substances peuvent être inhalées, instillées, ingérées ou qu'on peut encore les injecter dans les cavités naturelles, les tissus, etc.

Le radium a sur les tissus vivants une action qui varie de la congestion simple à la destruction par ulcération dont l'incubation est de 15 jours à 3 semaines. Le radium peut avoir une action stimulante capable de contribuer à la guérison de certains états morbides quand on l'utilise à la dose voulue.

On l'a employé dans les épithéliomas superficiels. D'après Beclère et Belot, son action doit être réservée aux lésions siégeant en des points difficilement accessibles aux rayons X, épithélioma des fausses nasales, de l'angle de l'œil, etc. Selon l'expression consacrée, il constitue l'édition de poche de l'ampoule de Rœntgen. On peut encore utiliser le radium dans certaines tuberculoses de la peau : les chéloïdes, les verrues, certaines névro-dermites, le prurit, les hypersthésies de la peau. En un mot, les effets de cette médication s'exercent sur des tissus différents et sur des processus morbides distincts (Desfosses-Dominici).

Rééducation psychique et Psychothérapie

Par le Dr PAUL-ÉMILE LÉVY
Ancien Interne des Hôpitaux de Paris.

I

Définition.

La Psychothérapie est *l'ensemble* des moyens thérapeutiques qui
s'adressent au psychisme d'un sujet souffrant, soit pour amender des
troubles psychiques, soit pour agir, par l'intermédiaire de l'élément psychique, sur des troubles somatiques.

Cette définition tout à fait extensive montre que la Psychothérapie ne
saurait donc nullement s'incarner tout entière en une seule formule,
soit, comme on l'a fait autrefois, dans le sommeil provoqué ou *hypnose*,
soit comme quelques-uns voudraient le faire aujourd'hui dans la *persuasion*, ainsi opposée, bien à tort, à la *suggestion* (1). Si l'on tient
compte de toute la diversité des tempéraments ou *réceptivité psychique*
(suivant les divers individus, suivant les âges, les conditions sociales, le
degré de culture intellectuelle, etc.), auxquels s'adresse la Psychothérapie,
il demeure bien évident que celle-ci doit garder à sa disposition le libre
usage, dans leur totalité, des *voies d'accès* psychiques qui lui sont
offertes (raisonnement, émotion, imagination, etc.).

Ce qui reste vrai, c'est que, parmi ces voies d'accès, il en est que la
Psychothérapie, désormais, — ainsi que je pense l'avoir le premier nettement formulé, — doit s'attacher surtout à utiliser. Ce sont les voies de
raisonnement (ou *persuasion*) et de *raison*. Réagissant violemment
contre les tendances anciennes par lesquelles on tendait essentiellement
à agir par la crédulité et l'obéissance passive, quasi-automatique, si
possible, du sujet traité, elle vise, bien au contraire, à se faire de celui-ci
un collaborateur intelligent et actif, dont elle respecte le libre arbitre, et
dont elle s'efforce seulement, voulant non commander, mais convaincre,
de diriger la volonté mieux éclairée. C'est à la Psychothérapie ainsi
renouvelée que j'ai attaché les noms d'*éducation de la volonté*, ou *de*

(1) Voici, en effet, la définition très large de la suggestion donnée par
Bernheim : toute idée pénétrant dans le cerveau est écoutée par lui. Et ailleurs :
tout ce qui entre dans l'entendement, tout ce qui, avec ou sans contrôle préalable,
est écouté par lui, *tout ce qui persuade*, tout ce qui est cru, constitue une suggestion (*Hypnotisme, Suggestion, Psychothérapie*, 2e éd., ch. II).

la raison ou plus simplement *d'éducation* ou *rééducation psychique* (1).

II

Principe.

Le principe fondamental de la thérapie psychique, tel qu'il a été établi par Bernheim, est le suivant : *Toute idée acceptée par le cerveau tend à se faire acte*; l'idée d'une sensation, d'un sentiment, d'un mouvement, devient cette sensation, ce sentiment, ce mouvement.

Les faits cliniques et thérapeutiques connus donnent la démonstration de cette loi, il conviendra seulement d'en tenir bien présente à l'esprit, à chaque moment, toute la généralité d'application.

Voici un malade atteint de paralysie névropathique du bras. Comment cette paralysie est-elle survenue? Le malade a vu un sujet atteint de paralysie, et dans ce cas l'idée morbide a été transmise directement, ou bien il a reçu un choc, une contusion, et ici l'idée germe secondairement. Dans les deux cas, l'imagination ayant *travaillé* plus ou moins consciemment sur l'idée ainsi développée, au bout de quelques jours, la paralysie est établie. *L'idée d'impotence fonctionnelle est devenue impotence fonctionnelle réalisée.*

Ce qui a fait peut défaire. Sachons faire pénétrer dans l'esprit du malade la confiance qu'il va retrouver la liberté de ses mouvements. Écartons par le raisonnement ses craintes, en lui prouvant qu'il n'a pas trace de paralysie organique et irrémédiable. Agissons, s'il est utile, sur son impressionnabilité en lui prescrivant tel médicament qui symbolisera, si je puis dire, la confiance que nous voulons lui inculquer. — Montrons-lui enfin que, malgré ses appréhensions, malgré l'apparence de paralysie complète, il peut encore faire, si nous l'incitons vigoureusement, quelques petits mouvements que nous pourrons arriver, avec de la persévérance, à développer progressivement. Par toutes ces voies, nous parviendrons à implanter, de plus en plus ferme, dans l'esprit de notre sujet, l'idée de restauration fonctionnelle possible. *Et cette idée progressivement affermie se traduira bien réellement en un rétablissement graduel des fonctions.*

Tout à l'heure, l'idée avait été productrice de maladie; ici elle a déterminé la guérison. Il en va de même pour tout autre phénomène, douleur, anesthésie, insomnie, etc. Si nous savons, par un procédé quelconque, donner la confiance que la douleur, l'insomnie, etc., vont cesser, que le calme, le sommeil, etc., vont renaître, les phénomènes morbides s'atténueront ou se dissiperont, et feront place aux phénomènes opposés, dans la mesure même où nous aurons su imposer la confiance. La confiance totale équivaudra à la totale disparition du symptôme

---

(1) P.-E. Lévy, Rééducation psychique et psychothérapie (t. V du *Traité des maladies de l'enfance*, de Grancher et Comby).

On peut aller plus loin, et, de par ce même principe directeur, montrer comment la *vaccination* ultérieure contre le phénomène maintenant disparu, ou d'autres analogues, peut être obtenu. Il s'agit, en somme, de faire que les idées qui en sont l'origine, ne trouvent plus désormais dans le cerveau du sujet un terrain favorable à leur développement. Ce terrain est constitué par diverses modalités de caractère (tempéramen craintif, émotif, etc.), natives ou dues à une éducation mal dirigée. Une *rééducation* suffisante *du caractère* sera donc le complément nécessaire du traitement purement symptomatique, et pourra déterminer la cure définitive.

III

Mise en pratique de la Psychothérapie.

Tout médecin exerce sur ses malades, à chaque moment de ses entretiens avec eux, une influence psychique dont il est bon qu'il prenne pleinement conscience et qu'il lui faut songer à utiliser, et apprendre à manier. C'est dire que le phénomène psychique ne peut plus se condenser *en un moment* de l'action du médecin. Elle peut et doit entrer en scène dès l'interrogatoire et l'examen du malade, par la façon même dont ceux-ci seront conduits. Elle pourra résider dans tout ce que le médecin dit, et aussi dans ce qu'il sait ne pas dire, dans toute sa manière d'être, de parler et d'agir.

Nous étudierons successivement : 1° la Psychothérapie *directe*; 2° la Psychothérapie *indirecte* ou *médiate*.

A. — PSYCHOTHÉRAPIE DIRECTE.

1° *Examen et interrogatoire.* — Il serait banal de dire que l'examen doit être conduit avec douceur et bonté, avec le souci constant de ne pas alarmer le malade; c'est la partie intégrante de la *tenue morale* du médecin. Certains points plus précis sont plus intéressants à mettre en lumière : ainsi les résultats fâcheux que peuvent produire sur les tempéraments nerveux (et nous ne connaissons jamais d'avance le tempérament des malades qui s'adressent à nous), une simple parole, une impression jetée inconsidérément dans l'esprit. Aussi, au risque de moins de documents, de fournir des observations d'apparence moins rigoureusement scientifique, doit-on éviter de serrer de trop près le malade dans ses questions, d'attirer son attention sur tel ou tel point par un examen trop prolongé. L'examen, dirais-je volontiers, doit être conduit suivant la *méthode socratique* : laisser autant que possible le malade parler de lui-même, diriger seulement l'interrogatoire. Pour n'en citer qu'un exemple, mais bien typique, les fameux *stigmates permanents* des hystériques ne paraissent-ils pas, au moins, dans la plupart des cas, n'être que des symptômes ainsi suggérés (Bernheim, Babinski)? De même, on se méfiera des appellations techniques ou trop imagées (céphalée en casque, clou hystérique, plaques neurasthéniques, etc.), qui *étiquettent* trop journellement des symptômes re-tés jusque-là vagues, indécis, et, les fixant ainsi dans l'esprit, les rendent plus malaisés à dissiper.

2° *Entretiens psychothérapiques.* — La formule la plus usuelle de la Psychothérapie consiste dans les conversations, ou entretiens, du médecin avec le malade traité. Dans ces entretiens, le médecin s'appliquera, tout d'abord à tirer au clair les causes morales de l'affection constatée, et à les atténuer progressivement dans l'esprit du sujet. Il cherchera à faire renaître en lui une confiance, un espoir, de plus en plus assurés dans la guérison, en combattant ses craintes, ses idées plus ou moins erronées ou singulières, en lui montrant combien les troubles qu'il éprouve sont liés à des influences morales, en en décomposant sous ses yeux le mécanisme tout psychique, etc. Il lui faudra, de même, d'accord avec le malade, rechercher les tendances diverses de caractère qui ont pu entrer en jeu dans la production de l'affection dont il souffre, et en constituent, en quelque sorte, la *racine* même (impressionnabilité habituelle, défiance de soi, etc.), et l'inciter progressivement à les rectifier sous la direction du médecin. Il y a là, on le conçoit, tout un programme thérapeutique que nous ne pouvons qu'indiquer sommairement ici, mais dont la mise en œuvre, par exemple, dans les cas de neurasthénie ou de névrose un peu intense, demande beaucoup de délicatesse et de doigté, et aussi d'expériences et d'observations personnelles.

3° *Séances de rééducation.* — Les *séances de rééducation* pratiques suivant le *modus faciendi* que j'en ai donné, constituent, dans bien des cas, un procédé simple et clair pour assurer au maniement psychique, et en s'adressant toujours essentiellement au raisonnement et à la raison, son maximum de précision et d'efficacité.

Leur emploi s'indiquera tout particulièrement dans ces affections, dont le caractère, à coup sûr nettement psychique comme l'indiquent les succès mêmes de la Psychothérapie, échappent cependant à l'attention consciente du malade (incontinence d'urine, par exemple).

Voici la description que j'en ai donnée : « Après avoir fait commodément asseoir le malade, la tête bien soutenue, les membres bien détendus, lui recommandant de ne pas s'émotionner, je le laisse d'abord se recueillir quelques instants. Pour répondre à ses préoccupations habituelles, j'ai soin de spécifier qu'il ne s'agit nullement de l'endormir, l'hypnose n'étant pas nécessaire à l'efficacité du traitement. Il va seulement se laisser aller tranquillement, sans résistance, en concentrant bien son attention sur ce que je vais lui dire, et aussi, pour que cette concentration se fasse plus aisément, fermer les yeux. Il s'agit seulement de faire la rééducation de sa volonté, de l'aider à écarter de son esprit les idées mauvaises, de lui enseigner à se défendre contre les impressions pernicieuses, etc. Après cet exorde persuasif plus ou moins prolongé, j'en arrive aux affirmations plus catégoriques, c'est-à-dire aux suggestions proprement dites concernant les divers symptômes présentés par le sujet. Il n'aura plus de douleurs, de crises, etc. ; il va retrouver son appétit, ses forces, etc. Je développe ce programme avec le plus de précision possible, d'après les renseignements mêmes que m'aura fournis le sujet. Enfin, je conclus par quelques suggestions très générales : le sujet, une fois les symptômes disparus, sera définitivement guéri. Il sera désormais mieux armé contre les causes provocatrices. Il n'aura plus de rechutes, etc. Ce discours terminé, je dis simplement au sujet de rouvrir les yeux, ou avant de le faire, je le laisse préalablement se recueillir quelques instants encore.

Tel est le canevas général, modifiable suivant les cas divers. Une séance de rééducation, ainsi comprise, peut paraître, pour l'observateur superficiel ou novice, ne guère différer d'une simple conversation avec le sujet. Il est incontestable cependant, et de par les résultats pratiquement observés, et de par le raisonnement théorique, que dans la grande majorité des cas, l'efficacité de ces procédés n'est en aucune façon comparable (1). »

4° *Hypnose.* — L'hypnose qui, pendant une si longue période, tint une si large place dans la thérapie psychique, qui fut même toute la Psychothérapie, tend aujourd'hui de plus en plus à être délaissée. Il est intéressant, cependant, de rappeler ici les deux conceptions dont l'opposition soulève tant de controverses et de discussions passionnées. Et il est d'ailleurs, ajoutons nous, d'une bonne méthode de laisser encore, avant de porter un jugement définitif, l'expérience prononcer, s'il ne convient pas de réserver à certains cas, en thérapie psychique, l'ancienne dénomination ou les anciens procédés d'hypnose.

A. La *conception de la Salpêtrière*, formulée par Charcot, n'a plus guère aujourd'hui qu'un intérêt historique.

D'après cette conception, l'hypnotisme est une névrose, une manière d'être de l'hystérie, et ne peut être réalisé que chez l'hystérique. Ses avantages sont loin de compenser toujours ses dangers ; car il peut aggraver l'hystérie, lorsqu'elle existe, ou donner l'éveil à une hystérie jusque-là latente. Aussi le traitement hypnotique ne doit-il être tenté que dans les cas rebelles, et quand les autres thérapeutiques ont échoué.

L'hypnotisme est provoqué par les moyens *psychiques :* suggestion, injonction de dormir : ou *physiques ;* fixation prolongée du regard, production d'un bruit soudain, lumière vive, etc.

Le grand hypnotisme comprend trois états :

a). L'état léthargique, où le malade est inerte, les yeux clos, anesthésique total : il est caractérisé par l'*hyperexcitabilité neuro-musculaire.*

b). L'état cataleptique, que l'on produit en ouvrant brusquement les

---

(1) P.-E. Lévy, La cure définitive de l'hystérie. Rééducation. *Presse médicale,* 1903, n° 89.

yeux du sujet. Dans cet état, le signe somatique le plus important est la *flexibilité musculaire* qui permet au sujet de garder sans effort les positions variées que l'on donne aux membres.

c). L'*état somnambulique* dont le signe somatique distinct est l'*hyper-excitabilité cutanéo-musculaire* (contracture par simple frô.ement de la peau). Dans cet état, l'opérateur peut provoquer à peu près toutes les suggestions : paralysies, contractures, hallucinations, changements de personnalité, etc., et aussi suggestions thérapeutiques. Le caractère commun à tous ces phénomènes est l'oubli complet au réveil, et la passivité complète du sujet.

A côté de cette forme typique de l'hypnotisme, existent un grand nombre de cas frustes, où la séparation en trois périodes n'existe pas, où les phénomènes somatiques et psychiques se trouvent mélangés en totalité ou en partie (*petit hypnotisme*).

B. — L'*École de Nancy* (Liébault (1), 1866 ; Bernheim), a eu, dès le début, en vue surtout le rôle thérapeutique de la suggestion hypnotique. Elle s'élève contre cette conception que l'hypnose n'est réalisable que chez l'hystérique. L'hypnose, à des degrés variables, est possible chez presque tous les sujets, et sa profondeur n'est pas toujours en rapport avec l'existence et le degré du nervosisme. Quant aux accidents observés, ils sont la conséquence de l'émotivité intempestivement provoquée chez le sujet, et non de l'hypnose elle-même.

Pour éviter définitivement ces accidents dus à l'émotivité (et aussi à la fatigue sensorielle), Bernheim n'a même plus recours à la fixation des yeux, il n'utilise que la pure suggestion verbale. Voici comment il décrit son procédé :

« Disant au sujet que je vais l'endormir d'un sommeil calme comme le sommeil naturel, j'approche une main doucement de ses yeux, et je dis : « Dormez. » Quelques-uns ferment les yeux instantanément et sont pris. D'autres, sans fermer les yeux, sont pris, le regard fixe, et avec tous les phénomènes de l'hypnose. D'autres présentent quelques clignements des paupières ; les yeux s'ouvrent et se ferment alternativement. En général, je ne les laisse pas longtemps ouverts. S'ils ne se ferment pas spontanément, je les maintiens clos pendant quelques instants, et si je surprends quelque résistance, j'ajoute : « Laissez-vous aller ; vos paupières sont lourdes ; vos membres s'engourdissent ; le sommeil vient. Dormez. » Il est rare qu'une ou deux minutes se passent sans que l'hypnose soit arrivée. Dans la pratique hospitalière, quatre cinquièmes au moins des sujets tombent dans un sommeil profond avec amnésie au réveil.

D'autres, surtout dans la clientèle de ville, se laissent aller plus difficilement. L'hypnose étant moins profonde, ils n'ont pas conscience qu'ils sont influencés. J'insiste ; je dis : « Je sais que vous m'entendez ; vous devez m'entendre. Vous pouvez être hypnotisé tout en m'entendant. Le sommeil

---

(1) LIÉBAULT, *Du sommeil et des états analogues, considérés surtout au point de vue de l'action du moral sur le physique.*

complet n'est pas nécessaire. Ne parlez pas. Tenez les yeux clos ; écoutez bien, etc. ». Je tâche ainsi de capter l'esprit du sujet, soit par autorité, soit par insinuation douce, suivant son individualité psychique. Et j'arrive souvent ainsi à un degré plus ou moins avancé de l'hypnose, sans sommeil proprement dit, au moins sans que le sujet ait conscience du sommeil.

L'opérateur doit avoir une assurance calme et froide. Plus on s'acharne après le sujet, moins il se sent influencé. Calme, assurance, simplicité dans le procédé, voilà ce qui réussit le mieux (1). »

Bernheim distingue les degrés suivants :

1re classe : *Souvenir conservé au réveil.* — 1er degré : somnolence ; 2° impossibilité d'ouvrir les yeux spontanément ; 3° catalepsie avec possibilité de la rompre ; 4° catalepsie irrésistible ; 5° contracture suggestive ; 6° obéissance automatique.

2e classe : *Amnésie au réveil.* — 7° Absence d'hallucinabilité ; 8° hallucinabilité pendant le sommeil ; 9° hallucinabilité hypnotique et post-hypnotique.

Cette conception des divers degrés de l'hypnose, allant depuis le changement de conscience complet jusqu'à un engourdissement à peine perceptible, devait nécessairement aboutir à celle-ci, que l'hypnose n'est en réalité nullement nécessaire, que la suggestion peut avoir une pleine efficacité à l'état de veille. C'est cette *suggestion à l'état de veille*, que Bernheim a eu, dès 1883, le très grand mérite de mettre en lumière et d'où découle, — fondée avant tout, sur le raisonnement, et dégagée de toute psychologie expérimentale, notre moderne *Rééducation*.

5° *Rééducation psycho-musculaire, psycho-sensorielle, psycho-organique.* — J'adopte ces dénominations, plutôt que celles de rééducation musculaire, sensorielle, etc., pour bien indiquer combien il est nécessaire d'agir simultanément : a) sur la périphérie, par rééducation des organes atteints ; b) sur la cellule psychique, par rééducation morale, en rectifiant les craintes, idées erronées, en incitant le sujet à maîtriser les sensations perçues, etc.

La *rééducation psycho-musculaire* s'incarnera, tantôt dans des séances d'immobilisation, dans les cas de chorée, etc., parfois également dans ces deux modes de traitement (tics, tremblement, etc.).

La *rééducation psycho-organique* trouvera de nombreuses applications contre les dyspnées, anorexies nerveuses, etc.

La *rééducation psycho-sensorielle* s'indiquera dans les cas d'hyperesthésie, anesthésie, etc., et aussi dans les troubles des organes des sens, nerveux, ou même non nerveux (1).

6° *Autothérapie psychique.* — *Hygiène psychique.* — Il convient enfin d'ajouter que nombre de sujets, surtout après un certain temps de traitement psychique, pourront exercer sur eux-mêmes une action réelle,

______

(1) Le Mari Hadour et Boulay, L'élément psychique dans les surdités. *Congrès internat. d'otologie*, 1904. — V. également les travaux de Nattier.

quoique moins puissante, par des procédés analogues (autosuggestion simple, ou avec hypnose partielle, recueillement, gymnastique psychique) (1). — Le traitement psychique proprement dit aura d'ailleurs pour complément obligé une certaine *hygiène psychique* prescrite par le médecin et dont il devra surveiller l'application (réglementation des occupations, des distractions, des lectures, etc.), et qui, elle-même, se doublera naturellement de l'hygiène physique nécessaire.

B. — Psychothérapie indirecte.

Cette thérapeutique psychique indirecte ou médiate se synthétise tout entière dans cette phrase : « Tout n'est pas dans la suggestion, mais la suggestion est dans tout. » (Bernheim.) Donc toute action médicamenteuse, quelle qu'elle soit, — l'action propre des médicaments n'étant d'ailleurs nullement contestée, — est où peut être, si l'on y prend garde, renforcée d'une action suggestive (influence des médicaments nouveaux, importance des détails de prescription, etc.). Et il en est de même de tout autre procédé thérapeutique. Le massage, qui a évidemment par lui-même sa valeur incontestable, a, de l'aveu même de nombre de masseurs, cette valeur très augmentée, si l'opérateur sait, en quelque sorte le manier psychiquement. De même la métallothérapie, l'électricité (envisagée ici seulement dans le traitement des troubles névropathiques). « Dans la neurasthénie, dit par exemple, G. Ballet, il est permis de penser que la plupart des succès que l'on compte à l'actif des méthodes électrothérapiques, sont bien plus imputables à la disposition d'esprit des malades qu'aux modifications organiques qui ont pu être apportées dans leurs centres nerveux (2). » Telle est également l'opinion de Brissaud, de Möbius, etc. Grâce à la confiance que le malade peut en retirer, il n'y a pas, pourrait-on dire, en dehors même de leur valeur intrinsèque, de médicaments ou de médication inertes.

IV

Indications thérapeutiques.

Deux grandes catégories de faits cliniques doivent être distingués : 1° Psychothérapie dans les troubles dynamiques et fonctionnels ; 2° Psychothérapie dans les affections organiques.

1° Psychothérapie dans les troubles dynamiques et fonctionnels.

C'est là le domaine propre de la thérapie psychique. A noter que ces mots de troubles fonctionnels ne constituent sans doute qu'une appel-

---

(1) P.-E. Lévy, *L'Éducation rationnelle de la volonté ; son emploi thérapeutique* (F. Alcan), 5e édit.

(2) Ballet, *Hygiène du neurasthénique.*

lation provisoire, indiquant que la modification organique correspondante, certainement existante, ne nous est pas connue.

A. — D'abord les *névroses*, hystérie, neurasthénie, toutes les formes si variées du nervosisme. « Nous ne disons pas que tous les cas de neurasthénie ou d'hystérie soient curables par le traitement psychique ; mais nous pensons que le traitement psychique reste le traitement de choix, que toutes les autres médications doivent, en quelque sorte, graviter autour de lui (1). »

a) Hystérie. — Le traitement psychique, est le traitement curatif de l'hystérie, dans ses manifestations localisées, et dans son fond même.

Ainsi pour la *crise hystérique*, dont tout médecin devrait savoir pratiquer le traitement psychique. Les divers procédés habituellement indiqués ne sont guère justiciables que d'une interprétation psychique : compression ovarienne, compression des zones spasmofrénatrices, etc., soit que le malade ait confiance dans le procédé employé, soit que le médecin sache inspirer cette confiance, soit enfin que la manœuvre ainsi pratiquée agisse en produisant une dérivation de l'attention, qui distrait celle-ci de la crise, et la fait cesser par là même. Si l'on comprend bien la pathogénie de la crise hystérique, on saura, tout en s'inspirant de principes stables, identiques à eux-mêmes, varier infiniment les procédés, suivant les sujets et les circonstances, et les faire réellement efficaces.

Quelques paroles de calme et d'apaisement répétées une ou plusieurs fois, posément, sans brusquerie, sans injonction forte, suffiront bien souvent ; mais, dans bien des cas, le procédé le plus sûr et le plus rationnel sera, ici encore le *procédé de rééducation*, que j'ai longuement décrit ailleurs (2), par lequel, sans hypnose, tout naturellement, le médecin suggérant sans se lasser, le calme, l'apaisement de l'esprit, apprendra au sujet à se rendre progressivement maître de son impressionnabilité, et à faire cesser ainsi graduellement les divers troubles de la motilité (agitation, contractures), de la sensibilité (douleurs), de la pensée (excitation, délire, etc.).

Les autres manifestations hystériques seront également justiciables de la thérapie psychique, directe ou indirecte. On a vu, plus haut, par exemple, le traitement résumé de la paralysie hystérique.

Le traitement psychique, poursuivi avec une persévérance suffisante, peut, contrairement à une opinion trop courante, assurer la *guérison définitive de l'hystérie*, — comme des autres névroses. La ligne de conduite sera la même que dans l'accident temporaire. Rectifier, par une rééducation bien dirigée, l'impressionnabilité interne (à l'égard des causes somatiques, troubles digestifs, sexuels, etc.), et externes (causes morales), telle sera la tâche que devra poursuivre le médecin et qu'il pourra, en somme, fréquemment mener à bien.

---

(1) P.-E. Lévy. Ouv. cit.

(2) P.-E. Lévy. *Le traitement psychique de l'hystérie* (Rééducation) *.Presse médicale*, 1903, n° 31.

b) Neurasthénie. — La neurasthénie a été avec raison définie une maladie de la volonté. Toute l'énergie du malade se trouve accaparée par ses pensées obsédantes, ses craintes, les sensations douloureuses qu'il perçoit des différents points de son organisme, en sorte qu'il ne lui en reste, pour ainsi dire, plus de disponible pour s'extérioriser et agir. Nulle part, mieux que dans cette affection, dont la thérapeutique est restée si longtemps incertaine, ne se trouvent justifiées la définition d'ensemble que nous avons avons donnée de la Psychothérapie, et aussi la forme essentiellement rééducatrice que nous avons imprimée à celle-ci. Si on a tant erré dans le traitement psychique de la neurasthénie, c'est pour avoir voulu agir par le classique procédé de la suggestion hypnotique. Or le neurasthénique, en proie à ses obsessions, peu capable de concentrer son attention, n'est pas hynoptisable, au moins aux degrés profonds. Et d'autre part, se refusant obstinément, non sans raison, à laisser taxer ses malaises d'imaginaires, il demeure rebelle aux affirmations catégoriques, non suffisamment étayées de preuves, qui prétendent supprimer ces malaises d'un mot.

En revanche, la rééducation comprise, et pratiquée comme il a été dit, habituellement sous forme de simples conversations entre médecin et malade, complétée par une suffisante *réfection du caractère*, constitue le traitement de choix de la neurasthénie. Raisonneur et souvent défiant, sceptique, le neurasthénique ne cède que devant des raisonnements logiques, des démonstrations qu'il sait vraies et sincères. La confiance qu'on saura ainsi progressivement lui inspirer dans la guérison ira de pair avec la guérison elle-même. Un tel traitement nécessite, à coup sûr, le plus habituellement, beaucoup de patience, et une grande habitude du traitement psychique. Mais à ces conditions, d'après mon expérience personnelle, que confirme celle de Van Elden (1), de Dubois (de Berne) (2), et d'autres encore, si on excepte les cas à hérédité trop chargée, où à causes trop graves et persistantes, les résultats seront souvent excellents, — *et durables*, j'insiste sur ce point, — dans cette affection si fréquemment considérée comme rebelle.

Au traitement psychique seront naturellement associées, dans la neurasthénie comme dans tout autre cas, et suivant les indications, les autres prescriptions connues ; repos (dont on a d'ailleurs beaucoup abusé) (3) ou exercice, régime alimentaire, hydrothérapie, etc.

c) La *chorée* a été souvent améliorée ; dans l'*épilepsie*, les observations paraissent peu favorables.

B. En dehors des névroses proprement dites, on doit grouper tous les *troubles psychiques divers* : troubles de l'intelligence, de la mémoire, etc., obsessions, phobies, aboulies ; *ou nerveux :* vertiges, cépha-

---

(1) Van Elden, Communication au Congrès de Psychologie expérimentale, 1892.

(2) Dubois (de Berne), Les psychonévroses et leur traitement moral.

(3) P.-E. Lévy, Dangers de la cure de repos prolongé dans le traitement de la neurasthénie et des névroses. Importance de la rééducation et de l'entraînement. Communic. au Congrès français de médecine, 1904.

lées, migraines, palpitations, douleurs nerveuses (gastralgie, ovaralgie, etc.).
A notre sens, dans tous ces cas, ce serait d'ailleurs une mauvaise condition de succès de s'adresser au symptôme isolé ; l'existence de ce symptôme indique un terrain débile et qu'il faut modifier. Le thérapeutique devra donc englober le traitement du symptôme dans le traitement de l'état général de nervosisme ou d'impressionnabilité.

C. Des troubles nerveux divers peuvent être rapprochés *divers troubles fonctionnels* justiciables, eux aussi, de la psychothérapie : insomnie et troubles divers du sommeil, troubles de la menstruation, etc.

Dans nombre de troubles digestifs, gastriques, entéritiques, l'importance de l'élément psychique, et la place qu'il faut lui donner dans le traitement sont aujourd'hui communément reconnues. — Les pertes séminales, dont j'ai longuement étudié la thérapeutique (1), l'incontinence d'urine, de par leur pathogénie même, retirent souvent le plus grand bénéfice du traitement psychique.

D. Dans l'*alcoolisme*, la *morphinomanie*, le *tabagisme*, la psychothérapie a pu, soit combattre les troubles résultant de ces intoxications, soit annihiler l'habitude morbide. — Fréquents succès dans l'*onanisme*, voire dans l'*inversion sexuelle*.

E. La psychothérapie, hypnotique ou rééducatrice, a donné des guérisons dans les *psychoses*. Le traitement sera, en général, pénible et de longue haleine.

F. Enfin, une place spéciale doit être réservée à la *suggestion chez les enfants* (traitement des enfants vicieux, paresseux, menteurs), les enfants étant d'ailleurs, habituellement, bien plus aisément suggestibles que les adultes.

2° Psychothérapie dans les maladies organiques.

Quelle peut être l'action de la Psychothérapie dans les maladies avec lésion ?

a) Toute maladie organique s'accompagne de *troubles fonctionnels de répercussion*, véritables symptômes de neurasthénie ou de nervosisme secondaires (dus aux préoccupations morales, aux troubles de la nutrition, à de vraies toxémies, etc.), sur lesquels la Psychothérapie, thérapeutique fonctionnelle pourra avoir prise. Dans le diabète, la tuberculose (2), etc., une action psychique bien conduite, directe ou indirecte, pourra contribuer à relever les forces, l'appétit, combattre l'insomnie, etc.

b) La thérapie psychique pourra agir sur les *troubles fonctionnels en rapport avec la lésion même*. Ce chapitre de psychothérapie est dominé par cette loi formulée par Bernheim, que le *champ des troubles*

---

(1) P.-E. Lévy, La spermatorrhée. Rééducation psychique et traitement somatique. *Presse médicale*, 1905, n° 33.

(2) Barth, La psychothérapie dans la tuberculose. *Revue gén. de clin. et thérap.*, 1903.

fonctionnels dépasse souvent de beaucoup le champ de la lésion organique. Il convient d'en méditer la portée très générale. N'est-ce pas, par exemple, un fait de constatation courante qu'une lésion identique donne chez l'un une douleur vive, chez l'autre, modérée, nulle même, chez un troisième ? Et ne commençons-nous pas à bien connaître, dans le tabès, dans les intoxications et ailleurs, les associations hystéro, ou, d'une façon plus extensive, nervoso-organiques ? Il y a donc là de grosses différences d'impressionnabilité nerveuse qu'une action morale, psychique, bien conduite, est susceptible de modifier. Le médecin se rappellera que, dans les affections les plus graves, du cœur, du poumon, etc., sans qu'on trouve nécessairement de stigmates de nervosisme, les sensations d'oppression, de palpitations, etc., pourront, en quelque sorte, déborder la lésion, que chez les fébricitants le délire est souvent bien plutôt fonction de la sensibilité nerveuse que de l'infection elle-même. Il comprendra que dans une affection quelconque, bronchite, tuberculose, pneumonie, pleurésie, les phénomènes douloureux, point de côté, etc., ordinairement attribués à la congestion de la paroi thoracique, à une névrite, à des lésions pleurales, peuvent relever, pour la plus grande part, d'une impressionnabilité trop vive, donc être justiciables d'une thérapeutique dirigée contre cette impressionnabilité ; que de même un rhumatisme, une phlébite, une sciatique (1), une arthrite peuvent laisser à leur suite des algies tenaces dues à la persistance, non de la lésion, mais de l'impression nerveuse.

De ces indications nouvelles on déduira une médication appropriée et souvent efficace. Dans nombre de cas, il suffira de raisonner le malade pour éliminer les craintes, appréhensions, etc., qui sont la véritable cause de la persistance des phénomènes morbides, douloureux ou autres, mais souvent aussi dans cette thérapeutique journalière, ce sera plutôt la Psychothérapie *indirecte, médiate,* qui devra entrer en jeu. Tantôt la prescription d'une friction, d'une potion, même inerte, *matérialisera,* en quelque sorte, l'action suggestive. Là, l'espacement bien réglé des doses, leur répartition à intervalles plus ou moins proches dans la journée, leur augmentation ou diminution habilement graduée, etc., auront leur rôle dans le succès thérapeutique. D'autres fois, le médecin saura, en imposant la reprise de la vie courante, des occupations journalières, achever de faire disparaître, par dérivation psychique, l'impressionnabilité nerveuse. Les procédés pourront et devront être infiniment variés suivant les circonstances et les tempéraments psychiques avec lesquels ils devront cadrer.

c) Enfin, agissant sur les troubles fonctionnels, localisés ou généraux, la psychothérapie peut même parfois exercer indirectement une action, dans les cas où celle-ci est possible, sur *la lésion organique elle-même.* Chez un tuberculeux, par exemple, elle ne prétend certes pas agir direc-

---

(1) P.-E. Lévy, Traitement et guérison de deux cas de sciatique par rééducation. *Revue gén. de clin. et thérap.,* 1902, nᵒˢ 31 et 32.

tement sur le tubercule. Mais il n'en est pas moins vrai qu'en modifiant favorablement les symptômes, tels que l'insomnie, la toux, l'inappétence, les vomissements, etc., en relevant les forces morales et physiques, elle augmentera la puissance de défense de l'organisme et lui permettra de lutter plus vigoureusement contre le processus morbide.

V

Conclusion.

Elle doit légitimement se formuler ainsi : la Psychothérapie a sa place importante nettement marquée à côté des autres méthodes thérapeutiques. Il est assurément des cas (névroses), où aucune médication ne saurait la remplacer ; il n'en est, pour ainsi dire, pas où elle ne trouve occasion de s'employer utilement. — L'étude de la thérapeutique psychique est du reste inséparable de celle de la pathogénie psychique. Elle ne prend sa pleine valeur que si l'on comprend bien la part, dans la genèse et l'évolution des maladies, de l'élément psychique.

Climatothérapie.

CURE PAR L'AIR LIBRE ; SANATORIA ; CLIMATS D'ALTI-TUDE ; CLIMATS MARITIMES ; CLIMATS TERRIENS.

I

Cure par l'air libre.

La cure permanente à l'air libre peut se faire de jour et de nuit sous tous les climats, en toutes saisons, à la condition qu'on l'accommode aux nécessités climatériques ou saisonnières.

Pendant l'*hiver*, dans les campagnes et dans les villes, le malade sera étendu sur une chaise longue, dans sa chambre, dont la fenêtre sera largement ouverte ; ou couché, s'il est atteint de fièvre.

La fenêtre doit rester ouverte, quel que soit le degré de froid, la chambre étant d'ailleurs chauffée par un feu de bois ou un calorifère à eau chaude ; elle ne doit être fermée qu'en cas de pluie, de brouillard ou de vent violent.

Dans le midi méditerranéen, la cure d'air, pendant l'hiver, peut se faire au dehors, mais les malades doivent rentrer au moment du coucher du soleil, moins à cause de la baisse thermométrique qui est faible, que pour éviter l'humidité résultant de la condensation brusque de la vapeur d'eau. S'ils sont alités, la fenêtre sera fermée à ce moment.

Dans les stations d'altitude la cure d'air, en hiver, se fait dans des galeries vitrées, exposées au midi et à l'abri des intempéries.

Lorsque le malade n'est pas alité, il fait sa cure couché et non assis, la position horizontale étant la seule qui empêche le refroidissement des extrémités.

En *été*, la cure se fait aisément en tous lieux : dans un jardin, à l'abri d'un kiosque, d'une simple tente, d'une guérite de bains de mers en osier, capitonnée et où l'on introduit une chaise longue, d'un paravent-abri (sorte de châssis mobile, en bois) ; l'orientation de ces différents abris doit varier suivant la hauteur du soleil ; il importe, en effet, que le malade ait la tête et le tronc protégés contre le vent et contre le soleil ; l'action directe des rayons solaires est nuisible, même en hiver (fièvre, hémoptysies) ; le malade doit voir la lumière du soleil, mais ne doit pas être vu par lui. (Sabourin).

La cure libre, en été, peut encore se faire non seulement dans un jardin, mais en forêt, au moyen d'un hamac suspendu à deux arbres ; en bateau, toujours sous la réserve que le malade sera préservé des rayons solaires (Arcachon).

Pendant le jour, le malade sera plus ou moins couvert suivant la saison ; en hiver, il sera hermétiquement enveloppé dans des couvertures de laine, des châles, voire même des fourrures, et aura des boules d'eau chaude aux pieds.

Pendant la nuit il sera chaudement vêtu dans son lit, car on prend froid par le corps et non par l'air inspiré. Il portera une chemise de flanelle et, par-dessus, un maillot, un tricot de laine avec col et manches fermées. Un édredon suffira à protéger les extrémités.

La fenêtre restera largement ouverte, ce qui est préférable à l'aération humide par les vasistas, les verres perforés. Les persiennes seront fermées, et, si les dimensions de la pièce sont exiguës, si l'air arrive trop directement sur le lit, un paravent protégera le malade. En aucun cas on ne laissera les rideaux fermés.

Bains d'air, de lumière et de soleil. — a) Le sujet séjourne nu, pendant quelques minutes, dans une chambre dont la fenêtre reste ouverte ; au cours de ce séjour, il se livre à différents exercices de gymnastique.

b) Le bain d'air et de lumière, bain atmosphérique de Rikli, consiste dans l'exposition de la surface cutanée à l'air libre ; dans ce cas, la lumière joue le rôle prédominant. On doit éviter la chaleur et rechercher une température moyenne de 18 à 20°. Même nécessité de l'exercice ; le sujet est revêtu d'un costume de bain e doit marcher nu-pieds.

c) Le bain de soleil est l'exposition de la surface cutanée aux rayons directs d'un soleil assez ardent pour produire la sudation. Le sujet, nu, est allongé sur une couverture de laine étendue sur un matelas ; sa tête doit être protégée contre les rayons solaires. Il doit changer plusieurs fois de position, puis s'enrouler dans la couverture, ce qui produit la sudation.

Durée du bain. — Un quart d'heure en moyenne.

Indications. — Obésité, arthritisme, neurasthénie, ulcérations atoniques, traumatiques ou non, etc. (*Levato sole, levatur morbus,* Boyer.)

II

Sanatoria.

Si la cure peut se faire partout, elle est facilitée par le séjour dans les sanatoria, surtout lorsqu'elle se fait en hiver et sous un climat d'altitude.

C'est dans les établissements de ce genre seulement que le malade peut avoir à sa disposition les galeries vitrées nécessitées par la cure. Aussi la plupart des sanatoria sont-ils situés sur des montagnes et surtout fréquentés en hiver.

Toutefois, depuis quelques années surtout, sous l'influence des idées courantes concernant les avantages du sanatorium, avantages indépendants de toute influence climatérique, on a construit des sanatoria en plaine, ou tout au moins sur des plateaux peu élevés, en ayant soin seulement de les établir dans des sites à l'abri du vent et des brouillards, bien exposés au soleil, adossés de préférence au flanc d'une colline et offrant une pente suffisante, une vue étendue, à proximité de bois et de sources d'eau pure. Dans ces sanatoria la cure peut être poursuivie en toutes saisons.

En dehors de toute considération climatérique, les avantages reconnus des sanatoria sont que le traitement hygiénique : cure d'air et de repos, suralimentation, y est placé sous la surveillance constante du médecin, qu'aucun détail de ce traitement n'y est laissé au hasard.

Les malades indisciplinés ou découragés apprennent une discipline salutaire à cette « école mutuelle du tuberculeux » ; ils apprennent à supprimer la toux inutile, à se suralimenter, à doser l'exercice, à se plier aux pratiques hydrothérapiques, etc.

Grâce à des mesures prophylactiques rigoureuses (désinfection des chambres, des crachoirs, du linge, etc.), la contagion entre malades est prévenue dans la plus grande mesure possible.

L'emploi du temps est minutieusement réglé dans les sanatoria et toute initiative malencontreuse est enlevée aux malades : lever à heure fixe, marche après le premier déjeuner, pour les malades apyrétiques, à qui la promenade est permise ; puis, cure dans la galerie, jusqu'au premier déjeuner. Ensuite reprise de la cure de repos; goûter et promenade.

Après la promenade, de nouveau chaise longue jusqu'au souper qui est suivi d'une dernière séance de repos.

Pendant la cure pas d'autre distraction que la lecture ou des jeux peu absorbants.

Principaux sanatoria :

FRANCE

S. du Canigou (750 m.), à Vernet-les-Bains (Pyrénées-Orientales). Cure d'air en forêt pendant l'été, sous des vérandas abritées pendant l'hiver. Température moyenne de l'hiver, 6° ; du printemps, 14° ; de l'été, 19° ; de l'automne, 8°. Moyenne de l'état hygrométrique : 59 p. 100.

S. de Durtol (520 m.), à 3 kil. de Clermont-Ferrand (Puy-de-Dôme), desservi par la gare de Durtol (à 300 m. du S.). En raison de la faible altitude, ce sanatorium, en hiver, est exposé aux brouillards, à la pluie; on n'y bénéficie pas des avantages des hautes altitudes.

S. de Gorbio (250 m.), près Menton (Alpes-Maritimes). Présente les avantages du climat méditerranéen. A conseiller aux malades à tuberculose éréthique, aux nerveux, aux arthritiques qui s'accommodent mal des altitudes.

S. de Trespoey, près Pau (Basses-Pyrénées), climat plutôt froid, pluies assez fréquentes ; jamais de vent.

S. de Meung-sur-Loire (Loiret), Ces deux derniers sont des sanatoria de plaine, sans avantages climatériques bien spéciaux.

S. d'Aubrac (1 356 m.) dans l'Aveyron, d'accès difficile.

S. de Dienne (1300 m.), à une heure de voiture, près de Murat, dans le Cantal.

S. de Lamotte-Beuvron (Loir-et-Cher). Au milieu des sapins. Plaine.

S. Bellecombe (900 m.), à Hauteville (Ain), à 1 h. 30 de Lyon (station de Tenay, ligne de Lyon à Genève).

SUISSE

Leysin (1 450 m.), dans le canton de Vaud ; relié à Aigle par un chemin de fer électrique.

Très bien protégé contre les vents du nord et du nord-est par la chaîne des Tours d'Aï, à proximité de forêts de sapins, et bénéficiant d'un panorama très étendu. Trois établissements : S. Grand-Hôtel, S. du Mont-Blanc, S. du Chamossaire.

Davos (1 500 m.), dans l'Engadine.

Arosa (1 856 m.), dans l'Engadine. Climat d'une pureté incomparable, mais un peu excitant en raison de l'altitude.

Wiesen (1 454 m.), dans l'Engadine.

Beauregard (1 520 m.), à 3 heures de voiture de Sierre (Valais), sur le plateau de Montana ; climat des plus secs ; la plus ensoleillée des stations d'altitude (4 h. 52 de soleil en hiver).

ALLEMAGNE

Falkenstein (400 m.), sur le Taunus.

Hohenhonnef (236 m.), sur la rive droite du Rhin.

Görbersdorf (560 m.), en Silésie.

Reiboldsgrün (Saxe).

Saint-Blasien (772 m.), au pied du Feldberg (forêt Noire), etc.

Wehrawald (861 m.), près de Todmoos, dans la forêt Noire, etc.

III

Climats d'altitude.

A partir de 900 à 1 000 mètres l'air présente les *qualités* particulières qui différencient le climat d'altitude.

Sa composition est identique à celle de l'air des plaines, mais sa pression est d'autant plus faible que l'altitude est plus grande ; la pression, qui est de 0^m,76 au niveau de la mer baisse d'environ 1 centimètre cube par 115 mètres d'élévation. De la raréfaction de l'air résulte pour le poumon la nécessité d'une respiration plus calme.

L'état hygrométrique est d'une sécheresse remarquable pendant l'hiver ; les brouillards sont communs en automne et au printemps.

Par suite de la faible teneur de l'air en vapeur d'eau, l'atmosphère est d'une grande limpidité. La lumière et l'insolation prennent une intensité extrême, l'air sec laissant passer presque tous les rayons calorifiques et les rayons étant réfléchis sur la surface blanche du sol (on peut marcher ou stationner sur la neige, sans avoir la sensation de refroidissement) ; d'ailleurs, par suite de l'inclinaison, les rayons solaires frappent perpendiculairement le terrain et l'échauffent plus aisément.

La température baisse, en raison de l'altitude (de 1° par 166 mètres d'élévation).

Le vent, rare en hiver, est plus fréquent en été ; les brouillards ne sont fréquents qu'en automne et au printemps.

En résumé, en hiver le froid est bien supporté, d'ailleurs au soleil la température s'élève ; la luminosité est remarquable ; la pluie fait défaut, le vent est rare.

Avantage spécial aux climats d'altitude : la pauvreté de l'air en germes, ce qui rend plus rares les infections secondaires chez les tuberculeux.

En été, le climat d'altitude permet aux malades d'éviter la chaleur lourde et énervante des plaines.

Effets physiologiques du climat d'altitude : augmentation considérable du nombre des hématies ; augmentation de la richesse en hémoglobine. Stimulation des fonctions respiratoires, de l'appétit, retour du sommeil, résistance à la fatigue, etc.

Indications : Anémies ; certaines variétés de neurasthénie ; tuberculose chez les sujets jeunes, exempts de fièvre, ou tout au moins de fièvre élevée et persistante, à lésions limitées et peu avancées.

Contre-indications générales : Sénilité, artériosclérose, affections valvulaires, emphysème, arthritisme, excitabilité nerveuse excessive.

Conditions de la cure d'altitude : celle-ci peut se faire en toutes saisons, mais est surtout utile en hiver, saison pendant laquelle les malades peuvent bénéficier des avantages spéciaux du climat.

PRINCIPALES STATIONS D'ALTITUDE

FRANCE

Mont-Pilat (1 200 m.), Loire.

Le Mont-Dore (1 050 m.), Puy-de-Dôme.

Le Revard (1 450 m.). Savoie.

Les Contamines (1 197 m.). Haute-Savoie.

Chamounix (1 050 m.), Haute-Savoie.

Hôtel du Planet (1 430 m.), à vingt minutes d'Argentières (station d'été et d'hiver).

Les Voirons (1 486 m.), Haute-Savoie.

La Clusaz (1 040 m.), Haute-Savoie.

Pralognan (1 424 m.), Haute-Savoie.

Saint-Bon.

Praz de Lys (1 530 m.), à trois heures de Taninges, Haute-Savoie.

La Schlucht (Vosges).

La Grave (1 526 m.).

Le Monetier (1 493 m.), Isère.

Thorenc (1 200 m.), Alpes-Maritimes, à quatre heures et demie de voiture de Grasse (35 kil.).

La Preste (1 200 m.), Pyrénées-Orientales.

Font-Romieu (1 778 m.), Pyrénées-Orientales, etc...

Barèges (1 240 m.). Hautes-Pyrénées.

Aucune de ces stations n'est aménagée pour la cure d'hiver; plusieurs n'ont que des installations rudimentaires qui en rendent le séjour peu agréable, même en été.

SUISSE

Stations du Jura.

Le Chaumont (1 128 m.). Peu abrité, à deux heures de voiture de Neufchâtel.

Weissenstein (1 284 m.), à deux heures et demie de voiture de Soleure.

Ober-Balmberg (1 060 m.), à deux heures de voiture de Soleure.

Le Pont (1 030 m.). Station d'été et d'hiver, sur les bords du lac de Joux.

Le Sentier (1 000 m.). Id.

Saint-Cergues (1 046 m.), à trois heures de voiture de Nyon.

Sainte-Croix (1 108 m.), à trois heures et demie de voiture d'Yverdon.

Les Rasses (1 180 m.).

Mauborget (1 200 m.).

Stations de l'Oberland; Stations Bernoises et Lucernoises.

Le Gurnigel (1 159 m.), à quatre heures de voiture de Berne.

Schimberg (1 485 m.), à trois heures de voiture d'Entlebucht (C. de Lucerne).

Lauenen (1 258 m.), à une heure de voiture de Gstaad (station du chemin de fer Montreux-Oberland-Bernois).

Grimmialp (1 260 m.), dans le Diemtighthal (Oberland Bernois).

Ottenleuebad (1 431 m.).

Brünig (1 010 m.).

Grindelwald (1 057 m.). Station d'été et d'hiver.

Alpiglen (1 619 m.).

Rosenlaui (1 330 m.), à deux heures de Meiringen.

Isenfluh (1 098 m.).

Breitlauenen (1 545 m.).

Saxeten (1 098 m.).

Wengen (1 275 m.), à vingt minutes de Lauterbrunnen (chemin de fer de la Jungfrau).

Adelboden (1 356 m.). Station d'été et d'hiver, à 31 kil. de Spiez et 2 heures et demie de Frutigen.

Kandersteg (1 169 m.), station d'été et d'hiver à trois heures de Frutigen.

Zweisimmen (1 000 m.).

Saint-Beatenberg (1 150 m.), relié à Beatenbucht par un funiculaire.

Murren (1 636 m.), relié à Lauterbrunnen par un funiculaire.

La Lenk (1105 m.), dans l'Obersimmenthal.

Engelberg (1 019 m.), à une heure trois quarts de chemin de fer depuis Stanz (Unterwalden).

Nieder-Rickenbach (1 162 m.), près de Stanz.

Rigi-Kaltbad (1 441 m.), relié à Weggis par un chemin de fer à crémaillère.

Rigi-Scheideck (1 648 m.).

Stations Vaudoises.

Les Avants (1 000 m.). Séjour d'été et d'hiver, sur le chemin de fer de Montreux à Zweissimmen.

Caux (1 100 m.). Id. Funiculaire de Territet aux rochers de Naye. Séjour d'été et d'hiver.

Gryon (1 130 m.), sur le chemin de fer de Bex à Villars-sur-Ollon.

Corbeyrier (1 050 m.). Séjour d'été et d'hiver.

Villars-sur-Ollon (1 270 m.), relié à Bex par un chemin de fer électrique.

Chesières (1 225 m.), à dix minutes de Villars.

Les Diablerets (1 189 m.), à quatre heures et demie de voiture d'Aigle par le Sepey.

Château d'Œx (994 m.). Séjour d'été et d'hiver.

Rougemont (1 000 m.).

Leysin (1 264 m.). Séjour d'été et d'hiver.

Les Plans de Freniéres (1 101 m.), à trois heures de voiture de Bex.

Morcles (1 168 m.), à deux heures et demie de voiture des bains de Lavey.

Le Plan des Iles (1 163 m.), à trois heures de voiture de Gsteig (Châtelet).

La Comballaz (1 364 m.), à quatre heures et demie de voiture d'Aigle.

Vers l'Eglise (1 132 m.), à quatre heures et demie d'Aigle.

Le Sepey (1 129 m.), station d'été et d'hiver, à trois heures d'Aigle.

Stations Valaisanes.

Champéry (1 052 m.), station d'été et d'hiver dans le val d'Illiez, à trois heures et demie de voiture de Monthey.

Morgins (1 343 m.).

Salvan (1 000 m.).

Les Marécottes (1 091 m.), sur la route de Salvan à Fins-Haut.

Fins-Haut (1 237 m.), à trois heures de voiture de Vernayaz.

Crans (1 530 m.), à deux heures et demie de voiture de Sion.

Pierre-à-Voir (1 550 m.), à trois heures de Martigny, (par le col du Lein).

Les Mayens-de-Sion (1 301 m.), à trois heures de Sion.

Montana (1 500 m.), sur le plateau de Crans, à trois heures de voiture de Sierre.

Loèche (1 415 m.).

Ayent (1 100 m.).

Évolène (1 378 m.), à six heures de voiture de Sion.

Les Haudères (1 380 m.), à sept heures de Sion, dans le Val d'Hérns.

Arolla (1 962 m.), à trois heures d'Évolène (chemin muletier).

Ferpècle (1 801 m.), à deux heures et demie d'Évolène (chemin muletier).

Pralong (1 600 m.), dans le val d'Hérémence.

Vissoye (1 213 m.), à trois heures et demie de voiture de Sierre, dans le val d'Anniviers.

Grimentz (1 570 m.), à cinq heures de Sierre (Val d'Anniviers).

Saint-Luc (1 643 m.), à trois heures et demie de voiture et de mulet de Sierre (val d'Anniviers).

Zinal (1 678 m.), à trois heures de Vissoye (chemin muletier).

Chandolin (1 936 m.), dans le val d'Anniviers.

Randa (1 409 m.), chemin de fer de Viège à Zermatt.

Gruben (1 880 m.), dans la vallée de Tourtemagne.

Meiden (1 887 m.). Id.

Ried (1 509 m.), dans le Lötschenthal, à quatre heures de Gampel.

Saint-Nicolas (1 164 m.), chemin de fer de Viège à Zermatt.

Zermatt (1 620 m.), à deux heures et demie de Viège (chemin de fer).

Riffelalp (2 227 m.) { sur le chemin de fer de Zermatt au Gor
Riffelberg (2 569 m.) {   nergrat.

Saas-im-Grund (1 562 m.), à trois heures et demie de Stalden (chemin muletier) dans la vallée de Saas.

Saas-Fee (1 800 m.), à trois quarts d'heure de Saas-im-Grund, station climatérique de premier ordre.

Visperterminnen (1 340 m.), à deux heures de Stalden.

Stations du Haut-Valais et du Gothard.

Bérisal (1 526 m.), sur la route du Simplon.

Binn (1 389 m.), dans le Binnenthal, à trois heures de mulet de Fiesch.

Andermatt (1 444 m.), séjour d'été et d'hiver, sur la route de Gœsche-nen à Airolo.

Hospenthal (1 484 m.). Canton d'Uri).

Stations du Saint-Bernard.

Mauvoisin (1 824 m.), dans le val de Bagnes, à huit heures de Martigny.

Champex (1 465 m.), à cinq heures et demie de Martigny.

Col des planches (1 400 m.), à trois heures de Martigny.

Lourtier (1 125 m.), dans le val de Bagnes.

Fionnay (1 487 m.), dans le val de Bagnes, à trois heure de Chable.

Praz-de-Fort (1 146 m.), dans le val Ferret.

Liddes (1 339 m.), dans le val d'Entremont.

Bourg-Saint-Pierre (1 633 m.), dans le val d'Entremont.

Stations des Grisons et de l'Engadine.

Waldhaus-Flims (1 130 m.), sur la route de Gœschenen à Reichenau.

Fetan (1 648 m.), Grisons.

Tarasp-Schuls (1 244 m.).

Churwalden (1 270 m.), à deux heures de voiture de Coire.

Bergün (1 389 m.).

Parpan (1 511 m.), sur la route de Coire à Tiefenkastell.

Lenzerheide (1 456 m).

Klosters (1 125 m.), sur le chemin de fer de Coire à Davos.

Wiesen (1 454 m.), sur la route de Davos à Thusis. Séjour d'été et d'hiver.

Spinabad (1 476 m.), sur la route du Landwasser.

Davos-Platz (1 559 m.), à trois heures de Landquart (chemin de fer).

Arosa (1 800 m.), à 31 kil. de Coire.

Pontresina (1 803 m.).

Samaden (1 728 m.).

Ponte (1 680 m.).

Guarda (1 653 m.), sur la route de Samaden à Nauders.

Saint-Moritz (1 856 m.). Cure d'été et d'hiver, ainsi qu'à Davos et Arosa.

Sils Maria (1 797 m.).

Silva plana (1 816 m.).

Zuoz (1 712 m.), sur la route de Samaden à Nauders.

Saint-Bernardino (1 621 m.), sur la route du Splugen à Bellinzona.

Italie.

Courmayeur (1 210 m.).

Valdieri (1 144 m.).

Macugnaga (1 257 m.), au pied du Mont-Rose.

Alagna (1 191 m.).

Gressoney-la-Trinité (1 637 m.).

Gressoney Saint-Jean (1 385 m.).

Pré Saint-Didier (990 m.), etc.

IV

Climats maritimes.

On fait aisément la cure d'air sous les climats maritimes méditerranéens, pendant la plus grande partie de l'hiver. Si la température n'est pas toujours élevée, du moins l'insolation est très marquée pendant plusieurs heures de la journée. Le principal inconvénient est le vent (mistral).

L'air de la mer n'a pas de propriétés spécifiques (les traces de brome, d'iode, de chlorure de sodium qu'il contient paraissent négligeables). Il doit son efficacité à sa pureté, ainsi qu'à son action tonique.

Le séjour au bord de la mer est surtout indiqué chez les enfants scrofuleux, atteints de scrofulo-tuberculose ostéo-articulaire, chez les tuberculeux non éréthiques, exempts d'arthritisme, à lésions peu avancées et à évolution lente (climat méditerranéen), les brightiques ; convient chez tous les surmenés, les anémiés, les convalescents. Les contre-indications générales sont les cardiopathies l'artériosclérose, l'emphysème, les tuberculoses fébriles, le tempérament nerveux et arthritique, les dermatoses prurigineuses.

Climats insulaires. — Madère, les Canaries, Corfou, Malte, la Corse, les Baléares, l'île de Wight sont particulièrement fréquentées par les tuberculeux.

Littoral méditerranéen. — Les stations du littoral méditerranéen sont soumises à un régime atmosphérique à peu près uniforme ; les particularités inhérentes aux principales stations seront d'ailleurs indiquées.

La température moyenne de l'hiver, évidemment sujette à variation suivant les années, serait de 9°,8. Le minimum journalier est observé au lever du soleil. La journée médicale, c'est-à-dire la période du jour pendant laquelle les malades peuvent sortir, commence une heure environ après le lever du soleil et finit 20 minutes avant le coucher. Il est important que les tuberculeux regagnent leur domicile à ce moment, non à cause de l'abaissement de température, assez faible, mais à cause du refroidissement par rayonnement et de la précipitation de la vapeur d'eau.

Les abaissements de température à 0° ou au-dessous sont rares.

La moyenne barométrique est assez élevée, 761 millim. en moyenne ; mais elle donne moins d'indications utiles, en ce qui concerne la prévision du temps, que la direction des vents.

Si le climat méditerranéen est un climat sec, à ne considérer que les journées de pluie et de brouillard, il n'en est pas moins d'une humidité relative, en raison de la saturation de l'air par la vapeur d'eau que produisent la température élevée et le voisinage de la mer.

Les vents sont le principal inconvénient du climat. Ils sont particulièrement fréquents en février et en mars. La protection que donnent les montagnes met à l'abri des vents du nord ; quant aux vents du sud, ils sont rares, du moins en hiver. Les vents les plus fréquents sont les vents d'est et d'ouest. Les vents d'est sont humides et pénétrants, ils amènent les jours gris et pluvieux. Les vents d'ouest, secs, excitants, sont dus au mistral qui naît dans la vallée du Rhône.

Le mistral dessèche le sol, soulève des flots de poussière et se fait sentir surtout en mars. Pendant qu'il souffle le temps reste sec et lumineux.

Le nombre des jours de pluie est en moyenne de 65 pendant l'année à Nice (Teysseire); les pluies sont surtout abondantes à la fin de l'automne. La neige est très rare.

La caractéristique du climat méditerranéen est la luminosité, l'intensité de la radiation solaire dont les effets sur la nutrition générale, sur le système nerveux sont incontestables, de même que les propriétés germicides (Koch).

Si le mois de novembre bénéficie généralement d'une température douce, en revanche les pluies y sont assez fréquentes. Décembre est plus favorisé; la pluie et le vent y sont rares. Le mois de janvier est généralement aussi un beau mois. Si la température s'élève en février, ce mois est aussi celui des brusques variations de température et des bourrasques; en mars les pluies sont rares, mais le mistral domine. Avril et mai ont tous les avantages d'un printemps où s'épanouit une végétation luxuriante.

En somme, le climat méditerranéen exerce une action sédative; il ne devient excitant que lors des vents violents et notamment des vents secs d'ouest. Le séjour au bord immédiat de la mer doit seulement être interdit aux nerveux, qui se trouveront mieux d'habiter à quelques centaines de mètres du littoral.

Le climat méditerranéen répond à toutes les indications générales du climat maritime, mais il convient particulièrement aux tuberculeux, pendant la saison hivernale, parce qu'ils y trouvent, avec un air pur, la lumière, la luminosité solaire, la faculté de continuer la cure d'air commencée ailleurs pendant la saison chaude. On y peut réaliser très aisément le *home-sanatorium*, dans les villas exposées au midi, entourées de jardins, abritées de la poussière et des vents.

Principales stations du LITTORAL MÉDITERRANÉEN :

Cannes. — Bien protégée des vents du nord, de l'ouest et de l'est; n'est ouverte qu'aux vents tièdes du sud. Le mistral arrive atténué par l'Estérel; la tramontane ou vent du nord-est est arrêtée par le cirque de montagnes.

La ville nouvelle s'élève par échelons sur une étendue de plus de 3 kilomètres jusqu'au village du Cannet, dont le voisinage convient particulièrement aux malades éréthiques, aux congestifs nerveux qu'il est utile d'éloigner de la mer.

Grasse. — Située à 15 kilomètres de la côte, à une altitude de 333 m., Grasse est adossée en amphithéâtre à un cirque de hauteurs qui forment en arrière et au-dessus d'elle une ceinture non interrompue, la mettant à l'abri des grands vents.

L'état hygrométrique de l'air se rapproche de celui de Pau; le brouillard est rare. La température moyenne, 7°,5, est moins élevée que celle des villes du littoral; quant à la protection contre les vents d'est et d'ouest, elle est à peu près celle de Cannes.

Le climat est tonique, mais non excitant. Il convient donc particulièrement aux malades nerveux et excitables qui ne supportent point le séjour sur le littoral; les neurasthéniques s'en trouvent particulièrement bien, les cardiaques, les emphysémateux doivent craindre les changements de température, les montées et les descentes nécessitées par l'inclinaison du terrain; quant aux tuberculeux, sauf au printemps, ils s'y trouvent moins bien que dans les stations du littoral à climat plus doux; de Grasse ces malades peuvent monter à Thorenc en été.

Vence. — Bien abrité; à dix kilomètres de la côte.

Beaulieu. — Situé à mi-chemin, entre Nice et Monaco, Beaulieu est protégé contre les vents du nord par une chaîne élevée, à pic; du côté ouest et sud-ouest, par une ligne de collines. La protection est moins assurée contre les vents de l'est et du nord-est. Les quartiers de la Barbiéra et de la Petite-Afrique, exposés au midi, sur le versant des rochers Saint-Michel, sont préférables pour les hiverneurs.

La température moyenne est de 11°; l'état hygrométrique est stable. Pas de brouillard, pas de condensation de vapeur d'eau sur le sol au coucher du soleil.

Climat plutôt excitant.

Menton; le Cap Martin. — Menton est protégé contre les vents d'ouest, moins bien contre ceux d'est. Sa température moyenne est plus élevée que celle des autres stations méditerranéennes; c'est la station la plus chaude et la plus sèche. Elle convient aux tuberculeux, peu avancés, exempts habituellement de fièvre et peu nerveux.

Près de Menton s'ouvre le val de Gorbio où s'élève un sanatorium.

Nice. — Le climat de Nice ne diffère pas sensiblement de celui de Cannes; à température moyenne serait, à Nice, inférieure d'un demi-degré à celle de Cannes; les quartiers de Carabacel, les collines de Cimiez sont principalement recommandables pour les malades. Température moyenne de décembre, janvier et février : 9°,5.

Monaco. — La Condamine, particulièrement abritée, est le point de la principauté qui convient le mieux aux valétudinaires.

Saint-Raphaël-Valescure. — Ici la température moyenne est inférieure à celle des stations des Alpes-Maritimes; les vents s'y font souvent sentir (mistral); aussi cette station ne peut-elle convenir aux tuberculeux excitables, bien que la forêt de Valescure réserve de nombreux abris aux malades. Y seront envoyés de préférence les lymphatiques, les anémiques, les convalescents.

Hyères. — Étagée à quelques kilomètres de la mer, la ville d'Hyères est assez bien protégée contre les vents et jouit d'un climat tempéré (moyenne de la journée médicale, de 10 heures du matin à 3 h. 30 du soir, du 15 octobre au 15 avril: 14°). Son climat sédatif convient aux tuberculeux atteints de bronchite, aux emphysémateux, aux rhumatisants, aux brightiques.

Ajaccio.

Alger. — Les malades doivent résider non dans la zone inférieure d'Alger même, mais à la partie moyenne de la ville, à Mustapha. La moyenne générale de la température pour les 6 mois d'hiver est de 14°,3 ; la neige et la glace sont à peu près inconnues.

LITTORAL ATLANTIQUE. — Il y a peu de différences entre le climat breton et le climat girondin, en raison de l'influence qui leur est commune, du courant du Gulf-Stream. Grâce à ce courant d'eau à température élevée et constante, une végétation exotique peut fleurir sur les côtes. La moyenne thermométrique est assez élevée ; elle est de 12° à 14° en automne ; 6° en hiver ; 10° à 12° au printemps ; 17° à 20° en été ; en somme, les hivers ne sont pas froids, les étés pas trop chauds.

Les vents sont tièdes et humides ; beaucoup de stations en sont d'ailleurs protégées.

Biarritz. — A un climat essentiellement marin où s'exerce sans restriction l'influence tonique du bord de la mer ; la température moyenne y serait de 13°,7 ; celle de l'hiver de 8°,3. L'état hygrométrique est de 75° et classe la station parmi celles à humidité moyenne. On peut reprocher à Biarritz la fréquence et la violence des vents ; l'automne y est la saison la plus favorable. Les tuberculeux pulmonaires s'accommodent mal de la fréquence des vents ; au contraire, toutes les déterminations articulaires de la tuberculose bénéficient d'un séjour à Biarritz.

Arcachon. — Est une station d'un type particulier, propice pour la cure d'air en toutes saisons ; remarquable par l'absence des vents qu'arrête sa forêt de sapins, par l'égalité de sa température, l'humidité de l'atmosphère qui donne à son climat des qualités sédatives. La température moyenne est de 13°,3 ; la température hivernale de 7°,6 ; celle de la journée médicale de 10°,4. Le mois de janvier, le plus froid, donne une moyenne de 7°. Le degré hygrométrique s'élève en moyenne de 70 à 75°.

La ville d'hiver s'élève sur le versant opposé à la mer, abritée par une colline. Elle renferme un grand nombre de villas, constituant autant de *home-sanatoriums.* La cure sur mer, dans le bassin, est d'ailleurs pratiquée par de nombreux malades (Lalesque).

Climat essentiellement sédatif, le climat d'Arcachon convient particulièrement aux tuberculoses éréthiques, aux bronchites chroniques, à l'emphysème, aux suites de coqueluche, aux anémies, à la convalescence des maladies infectieuses.

Sur les côtes de Bretagne un certain nombre de stations, très abritées, peuvent être recommandées pour une cure d'air en hiver ; telles sont :

Dinard, Saint-Briac, Saint-Jacut, Erquy, Val-André, Roscoff.

V

Climats terriens.

Il n'existe pas un climat terrien, mais des climats terriens dont les qualités respectives varient essentiellement suivant la latitude.

STATIONS DU SUD-OUEST DE LA FRANCE. *Amélie-les-Bains.* — Située dans un vallon protégé des vents froids ; température moyenne annuelle, 15°,5.

Cambo. — A 15 kilomètres environ de l'Océan, remarquable par la douceur de son climat, l'uniformité de sa température (en hiver 7°,9). Le sol y est très perméable, l'insolation très marquée en hiver. Convient particulièrement aux tuberculeux nerveux.

Pau. — La température moyenne de l'hiver est assez élevée (7 à 8°) ; mais les oscillations de la température sont assez sensibles.

Climat sédatif « bromuré », grâce à son humidité. Bien que les pluies soient fréquentes, le sol est vite sec et les sorties sont possibles. L'insolation est rare.

Convient surtout aux tuberculoses éréthiques, aux neurasthénies, aux névroses en général.

Dax. — A 30 kilomètres de l'Océan. Température élevée, très égale. Moyenne annuelle, 16° ; hiver, 8°,2 ; printemps, 15°,3 ; été, 23° ; automne, 17°,3. Pluie et vents rares. Humidité assez élevée (due au dégagement des vapeurs thermales). Action sédative par excellence.

STATIONS DE SUISSE. — Certaines stations peu élevées, comme celle de *Sierre* (Valais), sont propices pour la cure d'air en hiver, en raison de la sécheresse de l'air, de la fréquence des jours clairs, de l'insolation vive, malgré la faible altitude.

Au printemps et en automne sont particulièrement recommandables les stations riveraines du lac de Genève : *Clarens, Montreux, Territet,* etc. celles du Valais : *Aigle, Bex,* etc. ; du lac de Lucerne : *Gersau, Vitznau, Beckenried,* etc.

STATIONS ITALIENNES. — Dans les mêmes saisons celles des lacs italiens. *Pallanza, Baveno, Strezza* (lac Majeur) ; *Bellaggio* (lac de Côme), etc.

Pise et *Florence* sont des stations d'hiver renommées.

STATIONS AUTRICHIENNES. — *Méran* (Tyrol) jouit d'une vieille réputation.

Massothérapie ; Kinésithérapie
Mécanothérapie.

Par le Dr Marchais,
Ancien interne des hôpitaux de Paris.

La kinésithérapie (gymnastique médicale suédoise, méthode de Ling)
a pour principe l'utilisation de trois ordres de mouvements :

1° *Les mouvements actifs*, ceux que le sujet exécute volontairement
et à l'aide de ses seules forces.

2° *Les mouvements avec résistance*, la résistance étant opposée soit
par le médecin, pendant que le sujet exécute le mouvement, soit par le
sujet, pendant que le médecin lui fait exécuter le mouvement.

3° *Les mouvements passifs*, exécutés, avec les membres ou sur une
partie quelconque du corps, par l'intermédiaire du médecin, sans que le
sujet aide ou résiste à l'exécution de ces mouvements.

Dans ce dernier ordre de mouvements doivent être classées les manœuvres du massage qui, bien antérieur à la kinésithérapie, doit être
considéré aujourd'hui comme étant une partie de cette méthode générale ! Cependant, si on fait peu de massage sans y ajouter quelques
mouvements et si on fait rarement une séance de gymnastique sans
masser plus ou moins dans le cours de la séance, la prédominance
accordée suivant les cas à tel ou tel genre de manœuvres nous permet,
pour la clarté de l'exposition, de les étudier séparément.

I

Massothérapie.

Le massage produit des effets directs purement mécaniques et des
effets indirects par action réflexe. Il agit sur la plupart des fonctions et des
organes.

Localement, il agit sur les *œdèmes et les exsudats* dont il favorise la
résorption ; d'où diminution de volume des membres œdématiés, disparition des raideurs périarticulaires, des pseudo-ankyloses et des douleurs
dues à la compression de filets nerveux ; sur *les muscles*, en excitant
leur contractilité et s'opposant à l'atrophie.

Indirectement, il active et régularise la *circulation* : d'où son action sur la *nutrition*. Les échanges sont accélérés, comme le prouve l'augmentation des urines, de l'urée.

Le massage abdominal utilise ces deux modes d'action : la fibre musculaire intestinale, si souvent atone, est excitée, et la circulation abdominale régularisée.

A. — Manœuvres du massage.

Elles sont multiples et peuvent être employées soit isolément, soit combinées les unes avec les autres.

D'autre part, aux manœuvres du massage proprement dit, on associe fréquemment différents mouvements passifs (d'élévation, d'abaissement, de circumduction) qui concourent au même but, c'est-à-dire qui activent les circulations locales, combattent les raideurs articulaires, etc.

On distingue :

a) L'*effleurage*.

b) *Les pressions* qu'on applique surtout sur les nerfs.

c) *Les frictions* par lesquelles on cherche à agir sur les ligaments et les muscles, pour les assouplir, et sur les synoviales, pour déplacer et désagréger les exsudats anciens.

d) *Le pétrissage* qui s'adresse aux muscles parésiés ou atrophiés, atteints de myosite.

e) *La percussion* qui comprend les hachures, le tapotement.

f) *Les trépidations et vibrations*.

L'effleurage se pratique en promenant légèrement la main entière ou l'extrémité des doigts à la surface du membre en remontant vers sa racine, toujours dans le sens du courant veineux. L'effleurage doit être fait largement, c'est-à-dire bien au delà des limites du mal. Les doigts, d'autre part, doivent suivre la direction des fibres.

Les frictions consistent à exercer, avec la pulpe d'un pouce ou des deux pouces, des pressions en des points précis. Ces pressions doivent se faire dans le même sens que l'effleurage (en suivant le cours de la circulation veineuse). Faites longitudinalement, elles constituent un effleurage plus énergique ; en imprimant à la pulpe du pouce un mouvement circulaire, on obtient la véritable friction.

Le pétrissage consiste à saisir une partie musculaire entre le pouce et les doigts, à la faire saillir, à la soumettre à une forte pression. On commence le pétrissage à l'extrémité distale du muscle ; on le continue à l'insertion proximale.

Le pincement est une variété de pétrissage qui s'adresse aux tendons. Il consiste à saisir un point du tendon entre l'extrémité des deux pouces, à le pincer, le soulever, chercher à le décoller.

Les hachures se font avec le bout des doigts (traitement des nerfs situés superficiellement) ; avec le rebord cubital du petit doigt (tête, cou, dos et principalement cœur) ; avec la surface dorsale des trois derniers doigts, avec le bord cubital de la main. On les emploie surtout pour le traitement de certaines affections de la tête, du dos, du cœur, des muscles. On obtient des effets stimulants avec l'extrémité des doigts, calmants avec la face palmaire des doigts.

Pour le hachement de la tête le petit doigt frappe d'abord sur la ligne médiane, puis chacun des autres doigts, à son tour, exécute le hachement. Chaque main donne environ 20 à 25 coups d'avant en arrière ; on recommence le mouvement 5 ou 6 fois de suite.

Le hachement du dos se fait de haut en bas, en descendant le long de la colonne vertébrale ; il est utilisé dans le traitement de certaines rachialgies, de la courbature, de la faiblesse musculaire.

Le tapotement s'exécute avec la main plate. On pratique le tapotement du thorax (bronchites, emphysème, etc.).

Les trépidations et vibrations consistent en mouvements très rapides exécutés le plus souvent avec la main, parfois avec un vibrateur électrique.

L'étude des effets des vibrations a été faite par Vigouroux, Schiff, Boudet (de Paris), Mortimer-Granville. Il résulte des divers travaux publiés sur ce sujet que le massage vibratoire a une influence sédative sur le système nerveux, d'une façon générale ; qu'il calme l'élément douleur, fait disparaître chez les gastropathes la réaction douloureuse ; chez les neurasthéniques, la douleur localisée au sacrum (plaque sacrée), l'insomnie, la faiblesse des membres inférieurs, etc.

Toutes ces manœuvres s'exécutent avec l'aide d'huile, de vaseline ou de poudre de talc.

B. — INDICATIONS DU MASSAGE.

a) *Chirurgicales.*

α) Lésions anciennes :

Toutes les lésions des membres entraînent plus ou moins des lésions secondaires (atrophie, raideurs musculaires ; raideurs périarticulaires ; œdème) qui, après la guérison de la lésion primitive, peuvent gêner ou interdire l'usage du membre atteint. C'est pourquoi il faut faire du massage après consolidation des fractures, réduction des luxations, guérison des arthrites, des phlébites, de toutes les plaies ou suppurations importantes, des brûlures.

β) Lésions récentes :

Il faut masser de suite les contusions, ruptures musculaires, les myosites ; l'hydarthrose, l'hémarthrose, les arthrites et les synovites non suppurées et non tuberculeuses ; l'entorse et les luxations.

Les fractures sont justiciables du massage immédiat, sous certaines conditions : il faut qu'il y ait peu ou point de déplacement et surtout qu'il n'y ait pas tendance à un déplacement secondaire important. On doit masser les fractures du radius, du péroné, des malléoles, du tibia seul, des métatarsiens et des métacarpiens. Dans les fractures juxta-articulaires, seul le massage évite dans une certaine mesure l'ankylose : ex : fractures du col de l'humérus, de l'olécrâne, du coude, de la rotule.

Voici quelques indications sommaires relatives à la pratique du massage dans des cas simples et d'observation courante.

Entorse tibio-tarsienne. — On prend le pied sur son genou (au lit le massage des muscles postérieurs de la jambe serait difficile), ou bien on l'appuie sur une table basse, garnie d'un coussin. On commence par un effleurage léger, puis soutenu, des jumeaux, d'abord de la partie charnue, puis, en commençant de plus en plus bas, du tendon d'Achille et de la masse musculaire.

Cela fait, on passe à la face dorsale du pied et à la face antérieure de la jambe ; on pratique un effleurage très léger d'abord, progressivement appuyé ensuite. Ces manœuvres ne doivent réveiller aucune douleur ; elles exigent 10 à 15 minutes.

Le pied étant tout à fait inerte, à l'angle droit sur la jambe, on fait exécuter aux orteils des mouvements de flexion et d'extension, puis on essaie d'un massage plus énergique. On fait des frictions longitudinales avec les deux pouces le long des tendons, de la face dorsale de la racine des orteils au quart inférieur de la jambe, en commençant par l'extenseur du gros orteil ; on arrive aux ligaments péronéo-astragaliens auxquels on fait subir la même manipulation. On reprend ensuite l'effleurage soutenu des tendons d'Achille et des muscles de la région postérieure, et on termine par la mobilisation de l'articulation tibio-tarsienne à laquelle on fait subir des mouvements qui, pour terminer, doivent avoir l'amplitude normale. La durée totale de cette première séance de massage doit être de 35 minutes environ. Les autres séances seront analogues, avec cette différence que la diminution, puis la disparition de la douleur permettront plus vite les temps de manœuvre énergique (Marchais). Le massage sera répété deux fois par jour, pendant deux ou trois jours, et dans l'intervalle des massages, pendant les premiers jours, on fera de la compression. La marche est permise, dès que la douleur le permet, et le temps nécessaire à la guérison varie de 5 à 15 jours, suivant la gravité des lésions.

Hydarthrose. — Ce qui importe plus que l'épanchement articulaire, c'est l'état du triceps. Dans l'hydarthrose récente, on fait de l'effleurage, — partant de la moitié de la jambe et remontant à la racine de la cuisse, — puis des frictions, du pétrissage et du tapotement du triceps. On doit de plus mobiliser l'articulation du genou.

Dans une hydarthrose ancienne, après effleurage, on fait des frictions aux points où la synoviale est perceptible, de chaque côté du ligament rotulien et au-dessus de la rotule, principalement. Puis on massera vigoureusement et par tous les procédés le triceps.

Fractures du péroné. — Le massage doit être pratiqué comme pour l'entorse tibio-tarsienne, en respectant le trait de fracture.

Fractures du radius. — Laisser l'appareil plâtré, s'il a été nécessaire, le moins longtemps possible.

Combattre l'œdème du dos de la main, l'empâtement des gaines synoviales et les raideurs tendineuses, l'atrophie des fléchisseurs :

La main du malade étant placée en pronation complète, à plat sur une table, on pratique d'abord un effleurage de la main et de l'avant-bras, on fait des frictions et des pincements des tendons extenseurs. Puis on place la main en demi-pronation, appuyant sur la table par le bord cubital ; on effleure la paume de la main et la face antérieure de l'avant-bras. Enfin, on met la main en supination complète ; on fait des frictions et du pétrissage des muscles de l'éminence des doigts, un effleurage soutenu du creux de la main, des frictions et du incement des tendons de la région antérieure du poignet, du pétrissage des muscles épicondyliens et épitrochléens. On mobilise enfin les articulations des doigts, des métocarpo-phalangiens, le poignet. On doit faire des mouvements des fléchisseurs.

Maladies de l'appareil génito-urinaire. — Massage digital de la prostate, dans la prostatite chronique.

Massage gynécologique de Thure-Brandt, indiqué dans les cas de déviations, d'exsudats pelviens anciens.

Contre-indications : états aigus (salpingite, hématocèle).

b) *Médicales.* — *Maladies de l'appareil circulatoire.* — Le massage abdominal est utile dans le cours des cardiopathies chroniques, pour parer aux inconvénients de la stase dans les veines mésaraïques et tout le système veineux abdominal. Sous l'influence du massage la congestion du foie et du rein diminuent, la diurèse est activée.

Le massage abdominal, joint au massage général, diminue les résistances périphériques, facilite le travail du cœur et trouve son indication dans l'artériosclérose avec hypertension artérielle.

Le massage des membres atteints de *phlébite*, que l'on interdisait formellement, il y a peu de temps encore, dans la crainte de provoquer des embolies mortelles, est au contraire conseillé aujourd'hui par la plupart des médecins, pour hâter la guérison de la *phlegmatia alba dolens.* Le massage doit se faire non sur le trajet de la veine, mais sur les tissus ambiants œdématiés, sur les ligaments articulaires, etc.

Le traitement local du cœur se fait au moyen de l'effleurage, des vibrations et est applicable aux névralgies cardiaques des dyspeptiques, des neurasthéniques, des intoxiqués (tabagiques, alcooliques).

Maladies de l'appareil respiratoire. — Les vibrations, les tapotements favorisent l'expectoration dans les bronchites chroniques.

Maladies de l'appareil digestif. — Le massage dans les affections de l'estomac, agit sur l'atonie motrice, sur la sécrétion ; il combat les troubles statiques (dislocation verticale), fait disparaître les gaz et les douleurs. Il est contre-indiqué chez les hyperchlorhydriques, dans l'ulcère et le cancer.

Dans la constipation chronique le massage, avec le régime, les lavements simples ou huileux, constitue le traitement par excellence.

Maladies du système nerveux. — Atrophie musculaire des hémiplégiques ; atrophie musculaire progressive ; myopathies ; paralysie infantile.

Maladie de Little, névralgies diverses : pétrissage dans les sciatiques et autres névralgies des membres ; frictions sur les nerfs du dos (rachialgie) ; massage de la tête dans certaines céphalalgies.

Crampes des écrivains et autres crampes professionnelles.

Neurasthénie : Massage général ; massage local contre la céphalée, les troubles cardiaques, digestifs, l'impuissance, etc.

Maladies de la nutrition. — Le massage général est utile dans le diabète, la goutte, l'obésité ; ainsi que les massages locaux contre certaines manifestations de ces maladies.

Maladies de la peau. — Le massage active la circulation sanguine et lymphatique cutanées ; par suite facilite les échanges, provoque une active phagocytose, accélère la résorption des liquides épanchés. Il excite une sérétion et l'excrétion glandulaires, le développement et la multiplication des éléments cellulaires (action kératoplastique), enfin possède une action sur les terminaisons nerveuses de la peau.

II

Kinésithérapie ; Mécanothérapie.

La plupart des mouvements de la gymnastique suédoise peuvent être exécutés sans appareils spéciaux ; toutefois certains mouvements, par exemple ceux destinés aux déviations de la taille, nécessitent l'emploi d'appareils appropriés. Le Dr Zander (de Stockholm) a inventé de nombreux et ingénieux appareils permettant d'exécuter automatiquement la plupart des mouvements. Ce mode d'application de la thérapeutique par le mouvement constitue la mécanothérapie.

Ce qui caractérise essentiellement la gymnastique suédoise, avec ou sans appareils, c'est la décomposition des mouvements permettant de limiter la contraction à tel ou tel groupe de muscles qui ont besoin d'être traités, les autres muscles restant à l'état passif ; c'est, d'autre part, la résistance opposée au mouvement à exécuter, soit par le médecin quand il s'agit de mouvements actifs, soit par le malade quand il s'agit de mouvements passifs. La durée, l'intensité de la résistance peuvent être aisément graduées, ce qui permet de limiter l'effort au degré voulu, de l'augmenter progressivement, etc.

Un autre attribut fondamental de la gymnastique suédoise, par opposition à la gymnastique française, c'est la part importante donnée aux exercices passifs qui suppriment tout effort de la part du malade. Ces exercices passifs ont la plus grande utilité pour le traitement des troubles circulatoires de nature diverse ; ils permettent de rétablir l'équilibre circulatoire, sans imposer de fatigue au malade ; ils peuvent être appliqués sans danger chez des malades affaiblis. Faisant disparaître la stase veineuse à la périphérie, ils diminuent la résistance opposée au fonctionnement du cœur par cette stase et sont par suite d'une grande utilité chez beaucoup de cardiaques.

35.

Dans la méthode de Ling, étaient comprises primitivement les diverses manœuvres dont l'ensemble constitue le massage. Peu à peu le massage a été dissocié d'avec la gymnastique suédoise pour constituer une branche à part de l'art de guérir, sous l'influence de Metzger (d'Amsterdam). Mais cette dissociation est artificielle; en pratique il est indiqué le plus souvent d'associer le massage aux mouvements actifs et passifs de la gymnastique suédoise, par exemple chez les cardiaques, les hémiplégiques, etc. Massage et kinésithérapie ont les mêmes effets physiologiques, concourent au même but.

Indications.

Maladies du cœur et des vaisseaux. — Les mouvements de circumduction activent la circulation ainsi que les mouvements d'élévation des bras. On fait exécuter une rotation lente du bras autour de l'épaule, le mouvement étant dirigé par un aide entre les mains duquel le malade abandonne son bras. Mêmes mouvements ensuite sur les membres inférieurs. On pratique encore la circumduction du tronc, dite circulation elliptique, le malade étant assis sur un tabouret. Tous ces mouvements ont pour effet de faire rentrer dans la circulation centrale une plus ou moins grande quantité de sang et de diminuer par suite la stase périphérique, les résistances opposées au travail du cœur.

A ces mouvements on joint des mouvements passifs de respiration, pour augmenter le nombre et l'amplitude des mouvements respiratoires; l'aide place ses mains sous les aisselles du sujet et, tandis que celui-ci fait une inspiration lente et profonde, il l'accompagne dans son rythme respiratoire, en soulevant et en abaissant les masses musculaires de l'épaule. Œrtel conseille dans les mouvements de respiration de placer la main de chaque côté du thorax pour le comprimer au moment de l'expiration et chasser par là l'air résidual (respiration saccadée d'Œrtel).

On fait ensuite de la gymnastique de résistance prudemment graduée : élévation ou rotation de l'avant-bras ou de la jambe, redressement du tronc, etc. Ces mouvements sont associés au massage abdominal.

Indiquée dans les cardiopathies valvulaires avec rupture de la compensation (légers œdèmes, congestion passive des bases du poumon), dans la dilatation cardiaque des bossus, dans l'obésité avec surcharge graisseuse du cœur, dans la myocardite chronique avec dyspnée d'effort, dilatation cardiaque, sans angor, la kinésithérapie est contre-indiquée dans l'artériosclérose avec hypertension artérielle, dans l'angine de poitrine, l'insuffisance aortique, l'albuminurie ; dans les phlébites, après la période d'immobilisation, on emploie concurremment le massage et les mouvements passifs pour triompher des raideurs articulaires et des troubles trophiques.

Maladies des organes respiratoires. — On enseigne d'abord au malade à respirer par le nez et on le fait respirer dans diverses attitudes; puis on utilise les mouvements qui favorisent l'inspiration (soulèvement du thorax, extension du thorax et élévation des bras ; ceux qui augmentent la mobilité thoracique (balancement latéral, rotation rapide et rotation alternative du tronc), ceux qui décongestionnent les poumons (mouvements des jambes). Les mouvements respiratoires sont utilisés dans l'emphysème, les pleurésies sèches, chez les chlorotiques, les adenoïdiens opérés, et comme préventifs de la tuberculose, etc.

Maladies des organes digestifs. — On utilise les mouvements qui font contracter les muscles de la paroi abdominale et les muscles du périnée (utiles contre la constipation) : mouvements passifs de flexion latérale du tronc et de rotation par mobilisation du bassin, le tronc restant immobile, circumduction, etc. ; mouvements actifs d'élévation des bras ; d'extension forcée de la cuisse en arrière, flexion du tronc latérale ou d'avant en arrière, rotation et circumduction, flexion du corps étendu horizontalement, renversement du tronc en arrière.

Maladies du système nerveux. — Chez les hémiplégiques on fait exécuter des mouvements passifs aux membres paralysés. Dans le tabes on pratique la rééducation des mouvements. Les paralysies hystériques sont justiciables de la mécanothérapie qui peut agir par suggestion comme tout autre moyen. La chorée est une des maladies qui bénéficient le plus de la mécanothérapie. Celle-ci est encore applicable à la neurasthénie, aux crampes professionnelles, aux névralgies (mouvements passifs produisant l'élongation du nerf).

Maladies des os et des articulations. — En même temps que le massage on emploie les mouvements passifs et actifs dans les déviations vertébrales, les suites de fractures, entorses, luxations, arthrites, dans les ankyloses. Les arthrites tuberculeuses sont une contre-indication formelle à la mécanothérapie. On ne pourra utiliser ce moyen thérapeutique qu'après résection ou ankylose produite par l'immobilisation prolongée.

Voici dans ses grandes lignes le *traitement de la scoliose ;* outre les exercices dirigés directement contre l'incurvation du rachis, on fera une large part aux exercices généraux destinés à assouplir les articulations, à augmenter le force musculaire en général ; on enseignera les moyens de pratiquer une respiration ample (les scoliotiques respirent fort mal en général).

Les exercices destinés à combattre la scoliose se font sans appareils ou avec appareils.

1º Sans appareils.

Décubitus dorsal. — Enfant couché, talons joints, épaules au même niveau, tête droite, bras étendus le long du corps en supination complète afin de ramener les omoplates en arrière, en développant la poitrine ; il doit effacer le plus possible l'ensellure lombaire.

Bras. — Le long du corps en supination, en croix, élevés sur les côtés de la tête aussi tendus que possible (touchant les oreilles), mouvements circulaires, etc. (respirer dans chaque attitude).

Jambes. — Levées l'une après l'autre jusqu'à la verticale, écartées transversalement.

Tête. — Rotation jusqu'à ce que la joue atteigne le sol. Flexion jusqu'au menton (revenir lentement à la position de repos).

Tronc. — S'asseoir sans s'aider des bras, le dos droit, la tête étendue ; se recoucher; très lentement sans arrondir le dos.

Décubitus ventral. — Les bras étant fortement tendus, se soulever. Exercice de natation.

Station debout. — Le dos étant appuyé au mur, exécuter différents mouvements de bras et de jambes ; tous les mouvements doivent tendre, s'il s'agit, par exemple, d'une scoliose à convexité dorsale droite et à convexité lombaire gauche, à produire une concavité dorsale droite et une concavité lombaire gauche :

Ainsi : jambes tendues, main droite appuyée sur le thorax, loin en arrière et aussi haut que possible, bras gauche sur la tête légèrement fléchie à gauche; toutes les courbures tendent à se renverser.

Ou jambes droites, région lombaire droite, bras en croix ; flexion de la partie supérieure du tronc en abaissant l'épaule droite (même résultat).

Répéter les mêmes mouvements sans appui au mur ; de plus, les suivants :

Mains croisées derrière la ceinture, inspiration ; bras fortement tendus, expiration.

Flexion du tronc, bras tendus appliqués sur les côtés de la tête tenue bien droite.

S'accroupir les bras tendus horizontalement et en avant ; se relever en laissant tomber les bras.

Flexion du tronc en avant, en arrière et latéralement, les mains posées sur les hanches.

2o Avec appareils.

Suspension verticale à l'aide de l'appareil de Sayre, du trapèze, des anneaux.

Suspension latérale avec l'appareil de Lorenz.

Extension active à l'aide de la ceinture norvégienne de Tydmann, etc.

Maladies des muscles. — Myosites, amyotrophies, après traitement par le massage et l'électricité.

Maladies de l'appareil utéro-ovarien. — Gymnastique abdominale, comme dans la constipation, pour décongestionner l'utérus, fortifier la paroi abdominale dans les cas de déplacements, de périmétrite exsudative, etc.

RÉÉDUCATION DES MOUVEMENTS.

1o Dans le *tabes.*

La méthode de Frenkel (de Heiden) a pour but de faire une nouvelle éducation de la coordination des mouvements, coordination que la maladie la détruite.

Pour corriger l'ataxie des membres inférieurs, on fait exécuter une série de mouvements dans la position couchée d'abord, puis au malade assis, debout et immobile, enfin des exercices de marche. Couché, le malade devra s'exercer à faire les mouvements suivants :

a) Plier le genou, le talon traînant sur le lit, puis, après quelques secondes, allonger la jambe; lever la jambe, puis l'abaisser.

b) Fléchir, puis étendre le pied; le porter alternativement en dehors et en dedans.

Exécuter ensuite ces mêmes exercices avec les deux membres à la fois.

c) Mouvements plus complexes: toucher le genou, l'articulation du cou-de-pied, l'extrémité des orteils avec le talon de l'autre jambe, plier le genou, reposer le talon sur le lit et allonger le membre.

d) Toucher les points différents du lit, soit dans un ordre régulier, soit dans un ordre variable, au commandement.

Ces exercices seront exécutés successivement, les yeux ouverts d'abord, puis fermés.

Assis, le malade placera ses jambes dans différentes positions, il les croisera, puis les décroisera.

On l'exercera à se lever, un pied étant placé en avant, l'autre en arrière, de façon que sa pointe soit au niveau du talon de l'autre. Il penchera la tête et le corps en avant, vers les genoux.

Debout, il se tiendra les jambes écartées de 25 à 30 centimètres, puis rapprochées peu à peu. Il regardera d'abord ses pieds, puis devant lui, enfin il répètera les mêmes exercices en fermant les yeux. Comme exercices préliminaires de la marche, il s'appuiera sur le dossier d'un siège et s'efforcera d'élever le pied lentement jusqu'aux différents barreaux.

D'autre part, il fera des flexions des jambes, des flexions du corps en avant, en arrière; il se lèvera sur la pointe du pied, se mettra à cloche-pied (après plusieurs séances). Il portera son pied en avant, en arrière, etc.

En ce qui concerne les exercices de marche, il fera des marches latérales, des marches à reculons, s'exercera à s'arrêter brusquement, à faire volte-face, enfin à monter et à descendre les escaliers. Les premiers exercices de marche consisteront à exécuter lentement et à décomposer les mouvements. Le malade sera d'abord soutenu, puis simplement maintenu par un coude ou une main placée sous l'aisselle.

La durée moyenne des séances, y compris les temps de repos, peut être estimée à une demi-heure.

Pour corriger l'ataxie aux membres supérieurs, on commence par procéder de la même façon, c'est-à-dire qu'on fait exécuter au malade des mouvements simples d'abord, combinés ensuite, avec les mains, les avant-bras, mouvements de flexion, d'extension, etc. Une fois que le malade est parvenu à maîtriser ses muscles pour l'exécution de ces mouvements élémentaires, on le soumet à des exercices qui équivalent à de véritables jeux de patience. Ainsi on lui fait compter et ranger dans un ordre déterminé des jetons ou des pièces de monnaie, manœuvrer les pièces d'un échiquier, tracer des lignes avec une règle, etc.

La méthode de Frenkel exige plusieurs mois d'application.

Contre-indications: cachexie, atrophie musculaire, contractures, rétractions, lésions du squelette et des articulations, troubles profonds et étendus de la sensibilité, amaurose, affaiblissement intellectuel, tabes à marche rapide.

2º Dans les *tics*.

La méthode consiste dans la répétition méthodique et au commandement de mouvements qui doivent être exécutés lentement et régulièrement (mouvements d'immobilisation) et dans l'immobilisation des mouvements.

Immobilisation des mouvements. — On exerce le tiqueur à conserver l'immobilité absolue, photographique, de ses membres et de son visage pendant un temps progressivement croissant; au début pendant une seconde, deux secondes, trois secondes, aussi longtemps qu'il peut rester ainsi sans fatigue. Puis, peu à peu, on prolonge de seconde en seconde la durée de cette immobilité; finalement le tiqueur arrivera à rester des heures entières sans tiquer. Le malade sera placé dans la position la plus commode pour lui, il sera assis, la tête soutenue au besoin par un support.

Plus tard on variera les attitudes du tiqueur; on lui fera garder l'immobilité dans la station debout, puis dans les diverses positions de la tête, du corps, des bras, des jambes.

Mouvements d'immobilisation. — On fait exécuter au tiqueur des mouvements lents, réguliers, corrects et au commandement en s'adressant aux muscles situés dans la région où le tic est localisé.

Pour un tic des paupières, par exemple pour le clignement, on fait fermer, puis ouvrir les yeux au commandement; maintenir les paupières closes pendant un temps, ouvertes ensuite, fermer un œil, puis l'autre.

Si les globes oculaires participent au tic, on insistera sur la dissociation des mouvements de la tête et des yeux; on fera suivre de l'œil un objet se déplaçant lentement, la tête restant immobile; inversement, la tête se portant en haut, en bas, à droite, à gauche, les yeux resteront fixés sur le même point.

Dans le cas de tic des lèvres, on fera ouvrir et fermer la bouche, montrer les dents, on fera parler le malade, lentement et à voix scandée, ou le fera réciter.

Dans le cas de tic de la tête (hochement) ou du cou, la tête devra s'incliner à droite, à gauche, pencher en avant, en arrière, tourner à droite, à gauche, etc.

La durée des séances d'immobilisation des mouvements et de mouvements d'immobilisation doit être courte au début; on fera alterner les séances d'immobilité et les exercices, en intercalant un repos entre elles. De toutes façons la séance totale ne devra pas excéder une demi-heure.

Cure de repos; Isolement.

I

Cure de repos.

La cure de repos a pris, à juste titre, une très grande importance dans la thérapeutique contemporaine, qui utilise de plus en plus les moyens physiques.

Les effets physiologiques de la cure de repos se traduisent par la disparition des phénomènes d'auto-intoxication dus à la fatigue, au surmenage (douleurs musculaires, céphalée, insomnie, anorexie, etc.), par la disparition des phénomènes douloureux, surtout quand ceux-ci sont d'origine mécanique (douleurs liées aux ptoses viscérales), par la disparition de troubles nerveux multiples observés chez les neurasthéniques et dans certaines psychoses. Le repos, dans les névroses, a une influence complexe que nous pouvons seulement rappeler ici, sans la commenter.

Enfin, dans la tuberculose pulmonaire, le repos joue un rôle prépondérant; il est régulateur de la fonction thermique, fait disparaître la fièvre de surmenage, empêche l'usure des forces. Il doit être associé rigoureusement à la cure d'air, à la suralimentation ; ces trois moyens constituent le trépied thérapeutique du traitement antibacillaire; ce sont les seuls sur lesquels le médecin doive compter à l'heure actuelle, en dépit des innombrables ressources que la pharmacopée met à sa disposition.

Technique. — Le repos, suivant les cas, doit être absolu, le malade gardant le lit, jour et nuit, ou bien mitigé, le repos au lit alternant avec quelques heures de station debout, habituellement après une première période de repos absolu. Certains malades peuvent faire la cure de repos sur une chaise longue, en plein air (tuberculeux, gastropathes, etc.).

Pendant l'hiver, les tuberculeux sont prémunis contre le froid à l'aide de couvertures, de fourrures, de boules remplies d'eau chaude, placées au pied. Les sanatoria sont organisés de telle sorte que les malades peuvent faire en toute sécurité la cure de repos et d'air, pendant l'hiver, dans des galeries vitrées où ils sont à l'abri du vent.

Chez certains malades on met à profit la période de repos pour utiliser différents moyens thérapeutiques (gavage, massage, etc.). Le massage chez les neurasthéniques est souvent employé pour remédier aux inconvénients de l'immobilisation prolongée.

La durée de la cure de repos est essentiellement variable, suivant les cas. Elle varie de quelques jours à quelques semaines, à plusieurs mois (tuberculose, neurasthénie, ulcère de l'estomac, etc.).

Indications. — Sont multiples.

Maladies de l'appareil respiratoire. — La tuberculose pulmonaire est la principale affection des voies respiratoires qui soit justiciable de la cure de repos. Celle-ci doit être absolue pendant toute la durée de la période fébrile.

Après disparition complète de la fièvre, le malade peut être autorisé, au bout de quelques jours, à faire de courtes promenades. Outre la fièvre, la tachycardie est une indication importante de repos chez les tuberculeux. Lorsque la fréquence du pouls s'élève après une promenade, il faut de nouveau imposer le repos.

Celui-ci est encore de rigueur lors des hémoptysies, même peu abondantes, et, chez la femme, au moment de l'époque menstruelle, les femmes, à ce moment, étant particulièrement prédisposées aux poussées congestives et aux hémoptysies.

Maladies de l'appareil circulatoire. — Le repos est une nécessité absolue et s'impose de lui-même aux malades atteints de cardiopathie valvulaire, à la période d'hyposystolie ou d'asystolie avec œdèmes, congestions passives, dyspnée permanente.

Il contribue puissamment à améliorer les artérioscléreux atteints de dyspnée toxique.

Il joue un grand rôle dans le traitement des anévrysmes de l'aorte et le rôle essentiel dans celui des phlébites ; mais dans ce dernier cas il ne doit pas être trop prolongé, en raison des inconvénients sérieux que comporte l'immobilisation (raideurs articulaires, atrophie musculaire, etc.). Aussi est-on d'accord aujourd'hui pour réduire la durée de cette immobilisation (20 à 30 jours en moyenne) et pour pratiquer un massage prudent à partir de ce moment.

Maladies des reins. — Le repos est très utile dans le traitement du mal de Bright chronique, quand l'albuminurie augmente, que les urines diminuent de quantité, qu'il existe des signes manifestes d'insuffisance rénale.

Il est de rigueur pendant le cours et à la suite de néphrites aiguës d'origine infectieuse. Il permet, en effet, de prolonger le régime lacté intégral et réduit au minimum les déchets toxiques dont l'influence nuisible sur le rein n'est plus à démontrer.

Maladies de l'appareil digestif. — Le repos joue un rôle capital dans le traitement de l'ulcère gastrique. Il supprime ou tout au moins atténue les douleurs, les vomissements, modifie l'état nerveux concomitant ; il permet à l'ulcère de se cicatriser et facilite l'emploi des moyens thérapeutiques qui seraient incompatibles avec une vie active : alimentation rectale, régime lacté absolu. Sa durée sera de 15 jours à 3 semaines en moyenne, souvent plus longue.

L'importance du repos, admise universellement pour le traitement de l'ulcère, n'est pas moins grande, en ce qui concerne d'autres affections de l'estomac. Nous ne saurions trop insister cependant sur le rôle capital joué par le repos dans le traitement de l'hyperchlorhydrie, non seulement pendant les paroxysmes douloureux, mais encore dans leur intervalle comme moyen systématique de traitement, jusqu'à ce qu'on ait obtenu une notable amélioration. Cette cure de repos est justifiée par l'état neurasthénique habituel chez ces malades ; elle permet, comme dans le cas précédent, d'employer dans toute leur rigueur les autres moyens de traitement : procédés hydrothérapiques et surtout régime. Son influence est à la fois psychique et physique. Le repos dans les affections gastriques graves nous paraît avoir une importance presque égale à celle du régime.

On ne doit pas perdre de vue d'ailleurs que parmi les causes efficientes des gastropathies graves, le surmenage, l'épuisement nerveux jouent un grand rôle ; il est donc légitime, en dehors de toute considération tirée de l'état local, d'imposer le repos aux gastropathes nerveux.

Même obligation du repos chez les malades atteints de ptoses, d'entérocolite muco-membraneuse avec constipation spasmodique. Au début du traitement, instituer le repos au lit dont les résultats sont des plus remarquables. Plus tard, recommander le repos partiel, après le repas.

Maladies du système nerveux. — Le repos au lit fait partie de la cure de Weir-Mitchell avec la suralimentation, le massage, dans le traitement de la neurasthénie. Le repos, dans cette maladie, a la même importance que dans la tuberculose ; sous son influence s'amendent la plupart des troubles morbides. Dans les cas compliqués de phobie, il est nécessaire de lui associer l'isolement.

Le repos au lit est utile dans certains paroxysmes de l'hystérie (état de mal, délire, anorexie grave, vomissements incoercibles, etc.).

Dans les psychoses aiguës le repos au lit est, avec les bains, le traitement par excellence. L'excitation maniaque en est essentiellement justiciable.

Maladies de la nutrition. — La chlorose et les anémies graves en général exigent l'alitement, pendant une certaine période. Dans les formes moyennes de la chlorose le repos au lit doit être de 15 jours à 3 semaines ; dans les formes intenses il ne doit pas être moindre de 6 semaines à 2 mois.

II

Isolement.

L'isolement est un moyen thérapeutique dont l'efficacité, dans le traitement de certaines névroses ou psychoses ou de certains accidents paroxystiques des névroses, n'est plus à démontrer.

En général l'isolement ne produit tous ses effets que quand il est réalisé dans un établissement spécial où le malade ne reçoit aucune visite de ses parents, de ses amis, de ceux qui pouvaient inconsciemment entretenir ou exagérer son trouble mental.

Souvent le repos au lit ou sur la chaise longue est associé, au début, à l'isolement (neurasthénie).

Plus tard, lorsque le repos a produit son effet, on autorise la promenade, certains exercices physiques tels que l'usage de la bicyclette et les distractions compatibles avec le séjour dans un établissement fermé, telles que le dessin, la photographie, certains jeux, etc., qui tout en produisant une dérivation salutaire, en occupant sans cesse l'esprit du malade, sont cependant incapables de causer la fatigue cérébrale.

La durée de l'isolement est naturellement variable suivant la cause qui l'a nécessité ; en thèse générale, elle doit être notablement supérieure à la durée des troubles morbides ; il est nécessaire de prolonger cette durée, jusqu'à ce que le retour de ces accidents devienne improbable : c'est ainsi que l'on prolongera l'isolement chez les alcooliques, les morphinomanes sevrés de leur passion habituelle, plusieurs semaines encore après la disparition des accidents dus à ces intoxications.

Indications. — L'*hystérie* grave est la principale indication de l'isolement. L'assurance maintes et maintes fois donnée au malade qu'il devra sortir guéri, détermine chez lui une sorte d'auto-suggestion, imprimant dans son cerveau l'idée de guérison. Doivent être isolés les hystériques atteints de paralysies tenaces, d'anorexie et de vomissements rebelles, de refus d'alimentation, de mutisme, de troubles délirants, notamment du délire de persécution, de phobies et chez qui se surajoutent des intoxications comme la morphinomanie, l'éthéromanie, la cocaïnomanie, etc.

L'isolement est non moins utile chez les *neurasthéniques* gravement atteints ; il a, d'une part, l'avantage de soustraire les malades à leurs occupations et préoccupations habituelles, à l'influence souvent nocive de leurs proches ; d'autre part, il permet l'emploi méthodique des moyens physiques propres à hâter la guérison, d'assurer notamment la cure de repos dans toute sa rigueur. Il s'impose dans tous les cas compliqués de phobies, d'intoxications, etc.

Dans les *intoxications* : alcoolisme, morphinomanie, l'isolement constitue un traitement héroïque. Seul, il permet de soustraire efficacement les malades à l'influence de leur poison habituel, tout en permettant de les surveiller d'une façon incessante et de parer sur-le-champ aux accidents que peut entraîner la suppression brusque du poison.

L'isolement est de rigueur pour de nombreuses catégories d'*aliénés*, notamment pour ceux qui sont atteints de manie, de mélancolie aiguë, pour les persécutés, les héréditaires ou dégénérés obsédés par des idées de suicide, d'homicide, pour les épileptiques aliénés, ou atteints de la forme délirante.

Aérothérapie ; Pneumothérapie ; Thermothérapie ; Crymothérapie.

I

Aérothérapie.

L'aérothérapie comporte tous les moyens d'utilisation de l'air, dans un but thérapeutique.

La cure d'air naturel est étudiée dans le chapitre Climatothérapie ; il ne sera question ici que des traitements par l'air comprimé ou raréfié, par l'air chargé de vapeur simple ou médicamenteuse. L'utilisation de l'air chaud est signalée plus loin (V. *Thermothérapie*).

a) INHALATIONS D'AIR COMPRIMÉ. — On utilise quelquefois l'air comprimé dans des cloches, sous forme de bains d'air ; mais le plus souvent on a recours aux inhalations d'air comprimé, suivies ou non d'expiration dans l'air raréfié. Ces inhalations se font à l'aide d'appareils spéciaux tels que ceux de Waldenburg, de Schnitzler, de Maurice Dupont, etc...

Au début, les séances d'inhalation seront courtes (10 minutes au maximum).

L'indication essentielle de ce moyen de traitement est l'emphysème pulmonaire ; l'air comprimé facilite l'inspiration et ventile les alvéoles, chez les emphysémateux ; quant à l'expiration, elle est modifiée par le fait de l'expiration dans un milieu où l'air est raréfié.

L'inhalation d'air comprimé est contre-indiquée chez les cardiaques, les artérioscléreux, les tuberculeux.

On a utilisé parfois l'air comprimé pour faire pénétrer dans les poumons des substances médicamenteuses (créosote, eucalyptol).

b) INHALATIONS. — Se font au moyen d'appareils divers émettant à froid ou à chaud des vapeurs médicamenteuses qui sont amenées au niveau de l'orifice buccal par un tube muni d'un embout et sont inhalées, mélangées à l'air, sous sa pression normale.

c) VAPORISATIONS. — Les vaporisations consistent dans l'absorption d'air chargé de vapeur d'eau simple ou transportant des principes médicamenteux volatils.

Les vaporisations d'eau simple sont utilisées journellement et avec le plus grand profit pour les malades, dans la *laryngite striduleuse*, dans la *diphtérie laryngée*, les *laryngites des maladies infectieuses* (rougeole, fièvre typhoïde, etc.).

Dans la diphtérie l'atmosphère de vapeur permet souvent d'éviter l'intubation et d'attendre les effets du sérum. Il est indiqué d'ailleurs de continuer les vaporisations pendant le tubage et après le détubage.

Les vaporisations agissent principalement par la vapeur d'eau; néanmoins on additionne souvent l'eau bouillante, soit de substances antiseptiques : acide phénique, thymique, créosote, etc., soit de substances balsamiques : teintures de benjoin, d'eucalyptus, essence de térébenthine, etc.

d) Insufflations nasales d'air. — La douche nasale d'air au moyen de la poire de Politzer est d'un emploi courant dans le traitement de l'obstruction de la trompe d'Eustache, de l'otite moyenne chronique, du coryza chez le nouveau-né, etc. Le malade peut s'administrer la douche lui-même : après s'être mouché, il boit une gorgée d'eau et la garde dans sa bouche ; puis, fermant la narine du côté opposé, il presse la poire au moment précis où il avale la gorgée d'eau et la retire, en la maintenant comprimée.

e) Insufflations pleurales et péritonéales. — MM. Vaquez, N. Quiserne ont proposé d'injecter de l'air stérilisé dans la cavité pleurale, après thoracentèse, dans les cas d'épanchements pleuraux à répétition, de façon à provoquer un pneumothorax artificiel capable de s'opposer à la reproduction incessante du liquide. Injecter une quantité d'air équivalente à un peu moins de la moitié du volume de liquide évacué (Achard). Les insufflations d'air stérilisé ont également été pratiquées dans la péritonite tuberculeuse, après évacuation de l'ascite.

f) Injections sous-cutanées d'air. — Ont été appliquées au traitement de certaines névrites (sciatique notamment), par le Dr Cordier. Un appareil à soufflerie où l'air peut se filtrer sur du coton hydrophile chasse l'air dans une aiguille tubulée que l'on a enfoncée sous la peau de la région qui est le siège de la névralgie. On injecte un tiers de litre ou un demi litre en chaque point.

II

Pneumothérapie.

Sous ce nom nous signalons les applications thérapeutiques des gaz autres que l'air.

Oxygène. — Le plus employé de beaucoup est l'oxygène.

On respire l'oxygène pur évacué d'un ballon en caoutchouc, ou bien l'oxygène contenu dans une chambre close où séjourne le malade.

On peut utiliser un ballon de 30 litres par jour, en plusieurs séances d'inhalation, de quelques minutes de durée chacune.

Ses applications sont multiples :

Chlorose (réveil de l'appétit, cessation des vomissements, amélioration de l'état général).

Obésité.

Diabète.

Vomissements de la grossesse.

Débilité des enfants nés avant terme.

Asphyxies aiguës de diverses causes : par pendaison, submersion, étouffement, par l'oxyde de carbone, le gaz d'éclairage, le chloroforme.

Asphyxie lente par affections cardiaques, emphysème, tuberculose pulmonaire; dans ces derniers cas les effets de l'oxygène sont peu marqués.

Coqueluche, asthme.

Mal de Bright, coma urémique.

Diverses maladies infectieuses : *choléra, diphtérie, fièvre typhoïde,* etc.

OZONE. — Les inhalations d'ozone ont surtout été utilisées dans la *coqueluche* où elles paraissent avoir donné de bons résultats (appareil de Labbé et Oudin).

ACIDE CARBONIQUE. — Utilisé parfois en inhalations dans la *coqueluche* (Campardon), contre la *dyspnée* des tuberculeux (E. Weill), à l'aide du ballon Limousin.

Les séances d'inhalation se font une ou deux fois par jour et durent de 2 à 5 minutes. La quantité d'acide carbonique inhalé varie de 1 à 4 litres.

Les lavements d'acide carbonique ont été utilisés dans quelques cas (*œdème aigu du poumon*, etc.).

III

Thermothérapie.

La thermothérapie comprend l'étude des diverses applications de la chaleur au traitement des maladies. Il est question des bains chauds dans le chapitre consacré à la Balnéation.

Nous passerons successivement en revue dans celui-ci l'emploi du maillot sec et du maillot diaphorétique; des bains d'air sec et de l'étuve sèche; des bains de vapeur et de l'étuve humide; des bains de sable chaud; enfin des applications nouvelles, tant générales que locales, de l'air surchauffé, de la vapeur d'eau surchauffée

a) MAILLOT SEC ET MAILLOT DIAPHORÉTIQUE. — On peut provoquer la sudation par le moyen du maillot sec ou du maillot humide.

L'emploi du maillot sec consiste dans l'enveloppement dans plusieurs couvertures de laine qui peuvent être recouvertes d'un édredon. La durée de l'enveloppement varie d'une demi-heure à plusieurs heures.

Le maillot sec s'emploie dans tous les cas où il est utile de provoquer une dérivation rapide et intense du côté de la peau, notamment au début du rhume vulgaire, dans le lumbago et les myalgies en général. Il est contre-indiqué chez les cardiaques, les congestifs.

Le maillot humide diaphorétique, dont il sera question plus loin (V. *Balnéothérapie*) consiste dans l'enveloppement dans le drap mouillé et une couverture de laine pendant un temps suffisant pour provoquer la sudation. Il est indiqué chez les obèses, les goutteux, les arthritiques, pour provoquer un fonctionnement plus actif de la peau, l'élimination par la voie cutanée de principes toxiques.

b) BAINS D'AIR SEC; ÉTUVE SÈCHE. — Tantôt le malade est placé dans l'étuve sèche générale, c'est-à-dire dans une chambre hermétiquement close et contenant de l'air chaud (appareils Berthe) ; tantôt certaines régions du corps seulement sont soumises à l'action de la chaleur, la tête, en tout cas, étant soustraite à cette action.

Pour les bains d'étuve sèche limitée on dispose de boîtes, d'appareils spéciaux. Avec certains de ces appareils on peut soumettre une région du corps à des températures extrêmement élevées (jusqu'à 140° C.). Dans l'étuve générale la température ne peut dépasser 50 à 60° et n'est élevée que progressivement à partir de 35° ; il est prudent le plus souvent de ne pas dépasser 45°. On termine par une douche générale en pluie et en jet, ou par l'immersion dans une piscine à 12°.

Il est utile, d'autre part, de faire boire un demi-verre d'eau fraîche de temps en temps et de faire des applications d'eau sur le front, les tempes.

En cas d'accidents congestifs, il faut faire sortir immédiatement le malade de l'étuve et procéder à des affusions froides.

D'ailleurs l'étuve sèche est mieux supportée que l'étuve humide, où la saturation rapide de l'air par la vapeur d'eau empêche l'évaporation cutanée.

L'étuve sèche est indiquée dans le rhumatisme chronique, le rhumatisme blennorragique, la goutte, la sciatique et d'autres névralgies, l'obésité, les intoxications par le plomb, le mercure, enfin chez les malades sujets aux rhinites, aux pharyngites et laryngites.

Elle est contre-indiquée chez les cardiaques, les artérioscléreux.

L'étuve sèche est aujourd'hui détrônée par les bains de chaleur lumineux, où la source de chaleur est l'électricité (appareil de Dowsing: V. le chapitre *Photothérapie*).

c) BAINS DE VAPEUR; ÉTUVE HUMIDE. — L'étuve humide est une salle close où pénètrent des vapeurs dont la température varie entre 35 et 50° ; les températures élevées y sont moins bien supportées que dans l'étuve sèche.

On utilise de préférence l'étuve humide limitée : le malade est enfermé jusqu'au cou dans une caisse de bois. On donne enfin des bains de vapeur partiels dans des boîtes où l'on place le membre malade.

On ajoute souvent à la vapeur différentes substances volatilisables telles que térébenthine, benjoin, plantes aromatiques.

On fait suivre en général le bain de vapeur, comme celui d'étuve sèche, d'une douche ou d'une immersion froide.

Les bains de vapeur sont indiqués dans les mêmes cas que les bains d'air sec chauffé; on les emploie également dans certaines dermatoses chroniques.

Les douches de vapeur, qui exercent une action très excitante, sont employées dans certaines arthrites chroniques, névralgies, dermatoses.

d) Bains de sable chaud et de boue. — Les bains de sable sont utilisés à Lavey (en Suisse), depuis 1883, pour le traitement de certaines arthrites.

A Lavey la lumière solaire élève la température du sable jusqu'à 52°.

Les expériences de Grawitz ont rappelé l'attention sur ce mode de traitement, que l'on peut employer au domicile du malade ou dans des établissements spéciaux, à l'aide de différents dispositifs qui permettent de chauffer le sable, contenu dans des sachets. Le sable y est porté à une température qui n'est pas inférieure à 45° et qui atteint souvent 60 à 65°. Ces hautes températures sont bien supportées, le sable ne cédant sa chaleur que graduellement et la sudation de compensation pouvant se faire aisément.

Les indications sont multiples : rhumatisme déformant ; goutte chronique ; sciatique et névralgies diverses ; rhumatisme blennorragique; suites de phlébite ; maux de Pott, coxalgie, synovites fongueuses (Suchard, de Lavey).

Les bains de boue tels qu'on les administre à Dax, Barbotan, Saint-Amand, Battaglia, Acqui, Franzesbad, etc., n'agissent vraisemblablement comme les bains de sable que par leur température.

Les boues sont constituées par un élément minéral, tellurique et par un élément végétal (Conferves).

e) Applications générales et locales de l'air surchauffé. — L'emploi de l'air surchauffé s'est très répandu dans ces dernières années.

On obtient l'air surchauffé à l'aide de différents moyens, soit avec l'électricité (bains de chaleur lumineuse de Dowsing, électrotherme de Lindemann, thermoplasme de Larat), soit au moyen de becs de Bunsen (appareil de Tallerman), de lampes à alcool, etc.

L'appareil de Dowsing est décrit au chapitre Photothérapie.

L'électrotherme de Lindemann repose sur le principe de l'échauffement d'un fil de grande résistance ; ce fil chemine dans l'épaisseur des parois d'une boîte rectangulaire où le malade peut introduire le membre malade.

L'appareil de Tallerman se compose essentiellement d'une étuve en cuivre hermétiquement fermée et surmontée d'un thermomètre plongeant à l'intérieur de l'appareil. La partie du corps à traiter est introduite dans l'appareil, des parois duquel elle reste séparée par des briquettes enveloppées d'amiante.

Grâce à ces différents appareils, on peut employer localement l'air porté à une température excessivement élevée, ce qui n'est pas possible avec les bains d'étuve anciennement employés (V. plus haut). C'est ainsi que l'on peut faire agir sur les régions malades des températures allant jusqu'à 170° et plus pendant un temps assez long (en moyenne 1/2 heure à 1 heure) sans que le malade en soit incommodé.

L'appareil de Tallerman et ses applications, encore peu répandus en France, méritent d'être vulgarisés.

Il existe encore d'autres appareils pour le traitement de diverses affections locales par l'air surchauffé : tels celui d'Holländer pour le traitément du lupus, de Lermoyez et Mahu, pour le traitement des affections nasales et auriculaires, etc. Ces derniers utilisent l'air comprimé à 120 atmosphères et contenu dans des tubes portatifs d'acier ; la source de chaleur est un serpentin isolé par une double enveloppe métallique et chauffé par un bec de Bunsen ; à ce serpentin est adapté un tube conducteur et une canule spéciale ; un régulateur de température et de pression complète l'appareil qui échauffe l'air jusqu'à 70 à 90°.

Les malades supportent très bien l'air surchauffé, parce qu'il est sec, exempt de vapeur d'eau.

Ses effets sont dus essentiellement à la stimulation imprimée à la circulation, tant locale que générale. Il fait fonctionner la peau, suractive le fonctionnement de ses glandes et par suite contribue à favoriser l'élimination des déchets toxiques. D'autre part, il exerce une action sédative remarquable sur l'élément douleur, par suite d'une action spéciale sur les nerfs cutanés. L'air surchauffé amène aisément la disparition de douleurs névralgiques rebelles à tous les autres moyens thérapeutiques ; enfin il exerce une action bactéricide.

Indications. — Le bain général d'air surchauffé est indiqué dans tous les cas où la peau fonctionne mal, où les autres émonctoires (rein, etc.) ont également un fonctionnement défectueux, par conséquent surtout chez les arthritiques.

Il est indiqué dans l'obésité, dans l'albuminurie (Carrière), où il est préférable aux bains de vapeur. (Chez les brightiques alités on peut amener l'air chauffé au moyen d'un fourneau à alcool, par un tuyau qui arrive jusqu'au lit du malade, sous ses couvertures, la tête restant libre.)

Les applications locales sont multiples.

Appareil locomoteur : hydarthroses, hémarthroses, arthrites traumatiques, synovites, rhumatisme blennorragique (Bier), rhumatisme déformant, arthrites tuberculeuses, goutteuses ; rhumatisme musculaire (lumbago, etc.).

Appareil nerveux : névralgies de toute localisation et de toute nature (sciatique, etc.), névrites ; crampe des écrivains. Dans les névralgies (trijumeau, sciatique) on peut utiliser une sorte de douche d'écossaise : un courant d'air froid (jusqu'à 12°) alterne avec la douche d'air chaud (100 à 180°).

Peau : ulcères de jambe ; plaies atoniques ; gommes syphilitiques ; chancre mou (Balzer), eczéma arthritique, dermatite herpétiforme de Duhring, dyshidrose, psoriasis, etc... ; angiomes caverneux ou plexiformes (Holländer) ; lupus (l'air surchauffé agit suivant les cas par cautérisation absolue ou relative, Holländer) ; prurit (excellents résultats), furoncles, anthrax (exposition matin et soir, pendant 3 à 5 minutes, à l'air chauffé à 200° au plus).

Utérus : certaines métrites, ulcérations du col (Jayle).

Nez : ozène (Gautier et Larat). Coryzas congestifs, avec obstruction intermittente ; coryzas spasmodiques avec éternuements, larmoiement ; coryzas vaso-moteurs caractérisés par l'hydrorrhée ; coryzas chroniques simples, catarrhes tubaires subaigus (Lermoyez et Mahu).

Oreille : otalgie réflexe des affections du naso-pharynx ; bourdonnements d'oreille dans les catarrhes tubo-tympaniques subaigus d'origine naso-pharyngienne. Otite moyenne catarrhale (George W. Hopkins). L'air chaud à 200° est amené par un manchon au contact du conduit auditif externe préalablement bourré de gaze.

Dents : l'air surchauffé, insufflé avec une poire semblable à la poire de Politzer, sert à dessécher et aseptiser les canaux dentaires, avant l'occlusion de la dent cariée.

Il n'existe pour ainsi pas de contre-indications à l'emploi de l'air surchauffé : les affections du cœur retirent au contraire un bénéfice appréciable du bain d'air surchauffé, grâce à la dilatation des vaisseaux périphériques qui déchargent le cœur d'une partie de sa tâche.

f) Applications de la vapeur d'eau surchauffée. — On a préconisé (Schlesingez) le traitement des escarres du décubitus par la vapeur d'eau surchauffée, sous pression, à 100°. On fait agir le jet, tous les jours, pendant cinq à dix minutes, à une distance de 10 centimètres.

IV

Crymothérapie.

Les applications du froid et leurs indications sont signalées au chapitre de l'Hydrothérapie (V. *Enveloppements froids, applications froides*). Sous le nom de crymothérapie locale, MM. Letulle et Ribard ont préconisé les applications très froides sur la région épigastrique pour réveiller l'appétit chez les tuberculeux. Ces applications se font matin et soir, avant les repas, pendant 30 minutes, à l'aide de l'acide carbonique solide qui s'évapore. Le thermomètre ne doit pas descendre au-dessous de — 25°.

Il nous suffira de mentionner à cette place les effets analgésiques et révulsifs obtenus par les pulvérisations d'éther sulfurique, de chlorure de méthyle, de chlorure d'éthyle, etc...

Hydrothérapie; Balnéothérapie.

*L'eau agit suivant sa température, suivant le mode et l'étendue
de son application.*

I

Hydrothérapie générale froide.

a) Douches froides et tièdes.

Les douches sont froides quand elles sont administrées à une température variant entre 8° et 20°. La douche à 10°-12° est la plus efficace ; à
une température supérieure, la réaction est moins prononcée ; à une température inférieure, l'eau peut irriter la peau. La douche est fraîche
de 18° à 25° ; tiède de 26° à 32°. La pression de l'eau doit avoir 12 mètres
de hauteur au minimum, 16 mètres au maximum.

On distingue :

1° *La douche en jet mobile.* — Procédé le plus employé qui permet de
localiser et de graduer à volonté l'action de l'eau. On utilise le jet plein et
surtout le jet brisé, en lame ou en éventail.

2° *La douche en pluie mobile.* — Obtenue avec une pomme d'arrosoir
fixée au tuyau d'amenée de l'eau. Les effets sont les mêmes, mais plus
atténués que ceux de la douche en jet brisé.

3° *La douche en pluie verticale.* — Donnée avec une pomme d'arrosoir
fixe, placée à 2^m,50 ou 3 mètres du sol, et percée d'un grand nombre de
trous d'un millimètre environ. (Le malade doit avoir la tête protégée par
un bonnet de caoutchouc.)

4° *La douche en colonne ou jet vertical.* — La pomme d'arrosoir est
remplacée par un tube circulaire de 2 à 2 cent. 1/2 de diamètre.

5° *La douche en cercle ou en poussière.* — Se donne au moyen d'un
appareil en forme de cylindre, composé de 8 à 10 cerceaux, superposés
horizontalement, distants de 12 à 15 centimètres et percés de nombreux
trous.

La douche en jet brisé doit porter d'abord sur les pieds et les mollets,
puis sur la partie postérieure du corps, sans toucher la tête et la nuque.
En dernier lieu sur les parties antérieures du corps. On termine la douche
par le jet plein sur les pieds. Le sujet doit se retourner plusieurs fois, si
la durée de la douche dépasse 15 à 20 secondes. La durée totale de la

douche en jet peut varier entre 2 ou 3 secondes et une minute ; la durée moyenne est de 15 à 30 secondes.

Le bain de pied chaud, après la douche, est très utile, pour combattre la céphalée. On peut prévenir l'oppression et les palpitations très vives chez certains malades, en projetant, avant la douche, un peu d'eau froide sur le devant de la poitrine. Une douche trop longue ou avec percussion trop forte peut amener une excitation, une insomnie qui, lorsqu'elles persistent, nécessitent la substitution de la douche écossaise ou des procédés sans percussion, à la douche froide en jet brisé.

La douche en pluie mobile, étant moins brutale que la douche en jet, convient particulièrement aux enfants, aux sujets pusillanimes, au début d'un traitement.

La douche en pluie verticale est un procédé très excitant et par suite d'un usage limité ; elle doit être très courte : 10 à 20 secondes au maximum.

La douche en colonne est surtout destinée à atteindre la colonne vertébrale et la région lombaire. Sa durée peut varier de quelques secondes à une minute.

La douche en cercle est très excitante et très révulsive ; elle doit être très courte, comme la douche en pluie.

La douche froide convient à tous les sujets assez jeunes et vigoureux pour faire les frais de la réaction ; ses effets sont essentiellement toniques.

La douche fraîche s'adresse de préférence aux sujets très excitables ou pléthoriques.

Quant à la douche tiède, elle est sédative par excellence.

Avant toute douche, le malade doit prendre un exercice modéré, et marcher ou se livrer à un exercice tel que l'escrime, la gymnastique après la douche.

b) IMMERSIONS FROIDES.

1° *Immersion dans la piscine.* — A température très froide (6 à 8°) et eau courante, ou à température moins basse (13 à 15°) et à eau dormante. Durée de l'immersion : 2 secondes à une minute au plus. Effets sédatifs marqués.

2° *Immersion dans la baignoire.* — Remplie d'eau à 7-12°. Durée très courte (quelques secondes).

c) BAINS FROIDS.

Le bain froid est d'un emploi journalier dans la plupart des maladies infectieuses et surtout dans la fièvre typhoïde, le rhumatisme cérébral, le delirium tremens, etc.

La température des bains doit être de 18 à 20° ; mais on donne habituellement le premier bain à une température plus élevée, 25 à 28° ; chez l'adulte la durée doit être de 10 minutes en moyenne, chez l'enfant de 5 à 8 minutes. Il importe que les épaules soient recouvertes par l'eau.

Pendant la durée du bain, on maintient des compresses froides sur la tête et, vers la fin, on verse, à l'aide d'un arrosoir, de l'eau froide sur la poitrine et les épaules, en même temps que l'on masse le thorax et les membres supérieurs. Le frisson se produit au bout de 10 minutes en moyenne ; il est utile à ce moment de faire boire un liquide chaud (bouillon, thé, vin, café, grog).

A la sortie du bain, le malade est enveloppé d'un drap et d'une couverture, remis dans son lit et essuyé.

Le nombre de bains à employer dans les 24 heures est réglé par la température ; ceux-ci doivent être administrés régulièrement toutes les 3 heures, si la température rectale, prise 3 heures après le premier bain, atteint ou dépasse 39° ; dans ces conditions, ils doivent être donnés la nuit également. Toutefois pour donner quelque repos au malade, on saute le plus souvent un bain au milieu de la nuit. Il n'est pas besoin de renouveler l'eau à chaque bain, si celle-ci n'a pas été souillée.

Les indications générales des bains froids, dans la fièvre typhoïde, comme dans les autres pyrexies, sont, avec l'hyperthermie, les phénomènes nerveux ataxo-adynamiques, l'oligurie, la congestion pulmonaire.

Les contre-indications sont tirées de l'âge (à partir de 45 à 50 ans, le bain froid doit être remplacé par le bain tiède graduellement refroidi) ; de l'existence de lésions cardiaques antérieures, d'artériosclérose, d'emphysème très prononcé, de tuberculose pulmonaire.

Le bain doit être suspendu, en cas d'hémorragie intestinale abondante, l'immobilisation absolue étant nécessaire.

Le bain abaisse immédiatement la température, l'abaissement variant entre 0°,2 et 1°,2. La température, une fois abaissée, reste stationnaire jusqu'à la fin de la première heure et remonte ensuite, pour atteindre un degré égal ou supérieur à celui qu'elle avait avant le bain.

La courbe thermique est influencée, au bout d'un nombre de bains variable suivant l'intensité de l'infection, mais la durée de la maladie n'est pas abrégée. L'influence du bain ne se limite pas à l'abaissement de la température ; le bain désintoxique, en augmentant la diurèse et provoquant par la voie rénale l'élimination d'une grande quantité de toxines ; il relève l'énergie cardiaque et augmente la tension artérielle, d'où la décongestion du poumon ; il modifie rapidement les phénomènes nerveux (le délire, l'excitation, la stupeur, l'insomnie disparaissent) ; enfin il atténue les symptômes digestifs (la langue se nettoie et redevient humide, la diarrhée diminue et peut même faire place à la constipation). D'une façon générale les complications sont plus rares chez les typhiques baignés.

Bains progressivement refroidis. — C'est la méthode de Ziemmsen. La température initiale du bain est inférieure de 5 à 6 degrés à celle du malade ; sa durée est de 20 à 30 minutes, pendant lesquelles on refroidit peu à peu l'eau jusqu'à 20° vers la fin du bain. Ce bain convient particulièrement aux malades déjà avancés en âge ou porteurs d'affections cardiaques, atteints d'emphysème.

Demi-bains refroidis. — La température initiale est de 30° ; on l'abaisse de 30 à 26° dans les premiers jours, plus tard jusqu'à 22 ou 20°.

Le demi-bain refroidi est utile dans les cas d'excitabilité spinale, dans la spermatorrhée. Durée: 5 minutes.

Bains tempérés de 32 à 26°. — Effets toni-sédatifs. Utiles dans les maladies infectieuses, lorsque les bains froids sont contre-indiqués.

Bains de mer. — Ces bains ont les mêmes effets que les bains froids, mais en plus l'action percutante de la lame. Il sera bon de commencer par des affusions chez les malades, les jeunes enfants (la température de l'eau de mer oscille entre 15 et 20° sur le bord de la Manche, entre 18 et 20° sur la plupart des plages de l'Océan, entre 18 et 28° sur les plages de la Méditerranée).

Le bain de mer est essentiellement tonique, à la condition d'être court, surtout chez les sujets débilités. Il est particulièrement utile chez les anémiés d'une façon générale, les débiles, les rachitiques, etc. Il est contre-indiqué chez les neurasthéniques excités, les hystériques.

d) ENVELOPPEMENTS FROIDS.

Enveloppements dans le drap mouillé. — Le malade est enveloppé dans un drap de grosse toile, trempé dans l'eau froide à 8-12° et tordu. Pendant la durée de l'enveloppement, qui est de 3 à 5 minutes, il est frictionné vigoureusement. Puis on remplace le drap mouillé par un drap sec et chauffé avec lequel on continue à le frictionner. Après l'enveloppement, le malade se remet au lit. Les enveloppements avec le drap mouillé tordu et frictions sont indiqués chez les dyspeptiques nerveux, dans les états anémiques, la neurasthénie, la chorée, etc. Leurs effets sont toniques.

On obtient des effets sédatifs avec l'enveloppement dans le drap mouillé ruisselant, sans frictions, et pendant une durée courte, de 2 à 3 minutes. Au bout de ce temps le malade est frictionné légèrement avec un drap sec. Ce mode d'enveloppement est applicable aux malades atteints d'insomnie nerveuse, de neurasthénie avec excitation, de goitre exophtalmique, etc.

Un troisième mode d'enveloppement consiste à étendre sur un lit de sangle garni et recouvert de deux couvertures de laine, un drap qui a été trempé dans l'eau froide à 8-12° et tordu. Le malade est placé sur le drap, dont on interpose tous les plis entre le corps et les membres, puis les couvertures sont repliées sur lui. On peut obtenir un effet antithermique puissant en renouvelant le drap à deux ou trois reprises, de 10 en 10 minutes; des effets toni-sédatifs en laissant le malade dans le même drap que l'on retire au bout de 12 à 13 minutes, quand la réaction commence; enfin des effets sudorifiques et diaphorétiques en prolongeant l'enveloppement et favorisant la réaction par l'application de bouillottes d'eau chaude. Il est utile d'appliquer, dans ce cas, des compresses froides sur la tête.

e) AFFUSIONS ET LOTIONS FROIDES.

Affusions. — Consistent à projeter sur le patient placé dans une baignoire, à l'aide d'un seau, de l'eau à basse température. Les *lotions* se font à l'aide d'une éponge, dans le tub ou dans le lit. Elles sont particulièrement utiles chez les enfants lymphatiques ou débiles, à circulation défec tueuse, chez les dyspeptiques, les chlorotiques ; d'autre part, chez les typhiques avec hémorragie intestinale, qu'il ne serait pas prudent de déplacer.

II

Hydrothérapie générale chaude.

a) Douches chaudes.

1º *Douches écossaises.* — La douche écossaise est une douche froide courte précédée d'une douche chaude plus ou moins longue. On peut donner la douche sans transition ou avec transition :

Dans le premier cas la douche est donnée primitivement à une température de 35º à 36º que l'on élève progressivement et rapidement à 40º, 42º et même 45º. On maintient cette température pendant un temps d'une durée variable : 1 à 3 minutes, puis on donne brusquement le jet froid pendant un temps très court (5 à 10 secondes). Ce procédé convient chez les sujets affaiblis à réaction insuffisante, chez les arthritiques, les goutteux qui supportent mal l'hydrothérapie froide, enfin chez les sujets particulièrement excitables qui ne supportent pas la douche froide d'emblée.

Si l'on administre d'emblée la douche très chaude (45º-50º), pendant 3 à 5 minutes, suivie, également sans transition, du jet froid, très court, on obtient des effets révulsifs très énergiques. En douchant exclusivement la moitié inférieure du corps on peut, par ce moyen, combattre utilement la dysménorrhée, certaines céphalées, etc.

Dans le second cas (douche écossaise avec transition) on administre d'abord le jet chaud à 35-40º, pendant 1 minute environ, puis on abaisse progressivement et lentement la température du jet pendant 10 à 20 secondes. Ce procédé hydrothérapique, particulièrement doux, convient aux malades très affaiblis, à ceux chez qui la douche écossaise sans transition provoque de la céphalée.

2º *Douches alternatives.* — Consistent dans l'administration alternative et pendant une durée égale, de 15 à 20 secondes chaque fois, de la douche chaude et de la douche froide, sans transition.

3º *Douches chaudes.* — La douche chaude est celle dont la température oscille entre 32º et 36º. Elle est essentiellement sédative et convient par suite à tous les malades : hystériques, neurasthéniques qui présentent des phénomènes d'excitation ; d'autre part, elle est souveraine dans toutes les névrodermites, les dermatoses prurigineuses : urticaire, lichen plan, prurigo de Hebra.

La douche très chaude de 37º à 45º a des effets révulsifs utilisés dans les névralgies et dans tous les cas où il est indiqué de congestionner la peau et d'en faire fonctionner activement les glandes sudoripares. Elle est contre-indiquée chez les cardiaques, les artérioscléreux.

b) Immersions chaudes.

1º *Bains chauds.* — Le bain tempéré, de 33º à 36º, est essentiellement sédatif. Il est utile dans tous les cas où il est nécessaire de ramener le sommeil, de combattre des convulsions, l'excitation maniaque. Les effets sédatifs sont d'autant plus marqués que la durée du bain est plus longue. Dans certaines maladies mentales cette durée peut être de plusieurs heures ou même être prolongée pendant des semaines entières (bain permanent, de Kræpelin) ; Hebra a employé le bain prolongé pendant plusieurs heures dans certaines dermatoses : psoriasis, pemphigus, prurigo chronique ; cette méthode de traitement est suivie à Louèche-les-Bains.

Le malade astreint au bain permanent prend ses repas dans l'eau et y dort (la tête reposant sur un coussin à air en caoutchouc). On prévient la macération excessive de l'épiderme par des onctions fréquentes avec la vaseline.

Les bains très chauds (à partir de 37°) ont des indications spéciales. Ils doivent être employés dans tous les états hypothermiques en général : athrepsie, choléra à la période algide ; d'autre part, dans les fièvres éruptives, quand l'éruption se fait mal, dans la fièvre typhoïde à forme hémorragique ou accompagnée de complications cardiaques, de néphrite, et chez les enfants présentant des déterminations pulmonaires accentuées ; dans les bronchites aiguës profondes, particulièrement chez l'enfant, et dans la broncho-pneumonie, enfin dans le rhumatisme chronique, dans la méningite cérébro-spinale, où ils constituent une médication quasi-spécifique, dans les néphrites, les coliques hépatiques et néphrétiques.

2° *Bains chauds médicamenteux.* — Aux effets thermiques du bain se joignent les effets des substances salines, végétales ou animales que l'on y ajoute ou qui s'y trouvent contenues naturellement.

I. — BAINS D'ORIGINE MINÉRALE

Bains alcalins :

Carbonate de soude	250 gr.
Enf.	100 —

Bains de Vichy :

Bicarbonate de soude	500 gr.

Bains de sel :

Chlorure de sodium .	3 kilogr.
Enf.	1 —

Bain de Plombières :

Carbonate de soude	100 gr.
Sulfate de soude	60 —
Chlorure de sodium	20 —
Bicarbonate de soude	20 —
Gélatine	100 —

Bain de Bourbonne :

Carbonate de soude	10 gr.
Bromure de sodium	10 —
Chlorure de sodium	500 —

Bain de Pennès ou bain alcalin aromatique :

Bromure de potassium	} $\tilde{a}\tilde{a}$ 1 gr.
Carbonate de chaux	
Carbonate de soude	300 gr.
Phosphate de soude	8 —
Sulfate de soude	5 —
— d'alumine	1 —
— de fer	3 —
Huile volatile de lavande	} $\tilde{a}\tilde{a}$ 1 —
— de romarin	
— de thym	
Teinture de staphisaigre	50 gr.

(Brocq).

Bains carbo-gazeux. — Sont ceux dont l'acide carbonique est l'agent actif. S'administrent en France, à Chateauneuf, Chatel-Guyon, Royat, Saint-Alban, Saint-Nectaire, Salins-de-Moutiers ; en Allemagne, à Nauheim, etc.

Bains carbo-gazeux artificiels (formule de A. Schott) :

Chlorure de sodium	3000 gr.
Chlorure de calcium	300 —
Bicarbonate de soude	250 —
Acide chlorhydrique à 25 p. 100	350 —
Bain faible (pour 300 litres d'eau).	
Bain moyen : doses doubles.	

Indiqués chez les « faux » cardiaques (dyspeptiques, nerveux), les anémiés, etc. Peuvent être dangereux chez les artérioscléreux en raison de leur action hypertensive.

Bains d'eaux-mères et de sels d'eaux-mères. — Les eaux-mères sont obtenues par évaporation de l'eau salée ; le sel cristallise le premier, il reste un résidu liquide contenant encore du chlorure do sodium et surtout du chlorure de magnésium, du chlorure de potassium, du bromure et de l'iodure de magnésium, des sulfates, etc., en proportion variable suivant le degré de l'évaporation ; le degré de concentration habituel est 25°. Parfois l'eau-mère est encore plus concentrée (35°).

Les eaux-mères de Briscous-Biarritz concentrées à 35° donnent un résidu sec de 418 gr. par litre, constitué par :

Chlorure de sodium	100 gr.
— de potassium	14 —
— de magnésium	257 —
Bromure de magnésium	10 —
Iodure de magnésium	traces.

L'eau-mère a des propriétés sédatives et sert, à la dose de quelques litres, à couper l'eau du bain salé, pour en atténuer l'action excitante.

Les sels d'eaux-mères sont constitués presque exclusivement par le résidu dit calmant (bromures et chlorures terreux), on les emploie à la dose moyenne de 500 gr. pour un bain.

Les bains salés, dont l'action stimulante sur la circulation, les extrémités nerveuses cutanées est indéniable, sont indiqués dans le lymphatisme, la scrofulo-tuberculose, la chloro-anémie, les fibromes utérins, etc.

Les eaux-mères sont employées encore en applications cutanées sur les
engorgements ganglionnaires, en irrigations nasales (1 à 3 cuillerées à
soupe par litre d'eau tiède), en irrigations vaginales (10 cuillerées à soupe
pour 10 litres d'eau).

Bain arsenical :

Arséniate de soude	2-10 gr.

Bains sulfureux :

A. — Trisulfure de potassium solide ou de sodium   50-100 gr.
          Enf.   30-50 —

(dans une baignoire en bois ou en fonte émaillée).

B. — *Bains de Barèges :*

Monosulfure de soude cristallisé	
Chlorure de sodium cristallisé	ãã 60 gr.
Carbonate de soude	30 —

Bains de sublimé :

Bichlorure de mercure	20 gr.
Chlorure d'ammonium	20 —
Eau distillée	200 —
Enf. { Sublimé	3 —
{ Chlorure de sodium	10 —

(dans une baignoire en bois ou en fonte émaillée).

Bain de glycérine :

Glycérine	60 gr.
Gomme adragante	20 —

Bains iodés :

Iode	10 gr.
Iodure de potassium	10 —
Eau	450 —

II. — BAINS D'ORIGINE VÉGÉTALE

Bains d'amidon :

Amidon	200-500 gr.

(délayer dans 2 litres d'eau).

Bain sinapisé :

Farine de moutarde	1 kilogr
Enf.	100 gr.

(à placer dans un sac en toile, qu'on trempe dans l'eau froide d'abord et qu'on
ajoute ensuite à l'eau du bain quand l'odeur piquante de l'essence de moutarde
s'est bien développée.)

Bain de son :
  Son   1 kilogr.

Bain de tilleul :
  Tilleul   1 kilogr.

(faire infuser pendant une heure dans 10 litres d'eau bouillante et ajouter à l'eau du bain).

Bains d'espèces aromatiques :
  Espèces aromatiques   500 gr.

Bains térébenthinés :

Essence de térébenthine	100 —
— de romarin	10 —
Carbonate de soude	500 —
Eau	1000 —
ou émulsion aqueuse de savon noir Essence de térébenthine	ăā 100-200 —

Bains d'huile de cade :

Huile de cade	50 gr.
Extrait de quillaia	10 —
Jaune d'œuf	n° 1
Eau distillée	250 gr.

Bains vinaigrés :
  Vinaigre   10 litres.

III. — BAINS D'ORIGINE ANIMALE

Bains gélatineux :

Colle de Flandre	500 gr.
Eau chaude	10 litres.

à verser dans l'eau du bain).

c) ENVELOPPEMENTS CHAUDS :
Enveloppements dans le drap mouillé. — Drap mouillé dans de l'eau à 38°, exprimé et étendu sur une couverture de laine. On rabattra drap et couverture sur le malade, qui restera enveloppé pendant trois quarts d'heure, matin et soir. Utiles dans l'ictère grave.

III

Hydrothérapie locale.

a) DOUCHES :
1. *Douche céphalique froide.* — Très excitante ; n'est pas à conseiller. *Douche céphalique chaude.* — Douche légère à 35° sur la nuque et l'occiput, dans les cas d'insomnie.
2. *Douche précordiale froide.* — Combat l'éréthisme cardiaque, les palpitations d'origine nerveuse.

3. *Douche dorsale froide ou écossaise.* — Indiquée dans l'irritation spinale ; l'impuissance fonctionnelle.

Douche dorsale chaude. — Convient aux sujets très excitables atteints de spasme vésical, de spermatorrhée.

4. *Douche lombaire froide.* — Constipation, aménorrhée.

Douche lombaire écossaise. — Lumbago.

Douche lombaire très chaude. — Dysménorrhée ; métrorrhagies.

5. *Douche hépatique, splénique.* — Certaines congestions hépatiques, hypertrophie splénique d'origine paludéenne (avec prudence).

6. *Douche épigastrique froide.* — Atonie gastrique.

7. *Douche hypogastrique* — Congestion utérine.

8. *Douche abdominale froide.* — Météorisme.

Douche abdominale très chaude. — Névralgie ovarienne ; diarrhées chroniques.

9. *Douches sur les pieds, froides.* — Contre l'hyperémie cérébrale ; favorisent la menstruation ; arrêtent les ménorragies.

10. *Douches périnéales.* — Spermatorrhée de cause fonctionnelle.

11. *Douches d'eau pulvérisée chaude.* — Angines, laryngites, conjonctivites, kératites.

b) IRRIGATIONS :

Irrigation nasale très chaude. — Très utile contre les épistaxis. Il faut s'assurer que les fosses nasales sont perméables et n'employer qu'une pression modérée ; les malades pendant la durée de l'injection, faite avec le siphon de Weber, prononcent la voyelle *e*, de façon à supprimer toute communication entre le rhino-pharynx et le pharynx inférieur. Ils doivent éviter de se moucher après l'injection.

Irrigation nasale chaude. — Végétations adénoïdes infectées, ozène, rhinite chronique hypertrophique, etc.

Pour les irrigations nasales on doit employer l'eau additionnée par litre de deux cuillerées à café de chlorure de sodium, ou d'une cuillerée à café de bicarbonate de soude, de phosphate de soude bisodique, pour éviter l'altération des éléments épithéliaux.

Irrigations auriculaires tièdes. — (A l'aide d'une seringue ou du bock, de l'irrigateur), pour chasser les corps étrangers ou les bouchons de cire.

Irrigations oculaires. — Peuvent se faire avec la main, exprimant à distance de l'œil, au niveau de l'angle interne, un tampon d'ouate hydrophile largement imbibé, ou bien au moyen d'un appareil spécial (Kalt) qu'on introduit entre les paupières et qui est relié au tuyau de caoutchouc du Bock. Sont indiquées dans les conjonctivites purulentes.

Irrigation vésicale tiède. — (A l'aide d'une sonde en caoutchouc rouge ou en gomme et d'une seringue de 150 à 200 gr. de capacité). On injecte habituellement une solution boriquée, dont on introduit à la fois 50 à 80 gr., et dont on laisse s'écouler une partie avant d'en introduire une nouvelle quantité.

Pour le lavage sans sonde, voir ci-dessous :

Irrigations ou lavages urétraux. — Se font sans l'aide d'une sonde, au moyen d'un bock d'Esmarch ou de tout autre récipient que l'on élève à une hauteur variable, suivant que l'on veut laver l'urètre antérieur ou la totalité de l'urètre. A l'extrémité du tube de caoutchouc on adapte une canule en verre à bec conique très obtus (dite de Janet). Avant de procéder au lavage on nettoie avec soin le gland avec du coton hydrophile imbibé d'une solution de sublimé ou de permanganate de potasse.

Le malade ayant uriné et étant couché ou assis dans un fauteuil bas, on procède d'abord au lavage de l'urètre antérieur. Pour ce lavage une pression de 50 centimètres de hauteur est suffisante. Après avoir amorcé le tube de caoutchouc, on remplit l'urètre en forçant un instant la canule à l'entrée ; dès que l'urètre est distendu, on laisse le liquide s'échapper en retirant un peu la canule.

Pour laver, ensuite, l'urètre postérieur, on élève le récipient à $1^m,50$ de hauteur et l'on force la canule dans le méat. Le malade doit pousser comme pour uriner, ce qui facilite la pénétration dans la vessie ; il perçoit très bien le moment où le liquide force le sphincter membraneux. Dès qu'il ressent un besoin irrésistible d'uriner, on retire la canule et on le fait uriner. On recommence à plusieurs reprises jusqu'à ce qu'on ait épuisé un litre environ de liquide.

Chez certains malades le spasme de l'urètre s'oppose parfois, lors de la première séance, à la pénétration du liquide dans l'urètre postérieur ; mais, en général, cette pénétration s'effectue aisément.

Dans les heures qui suivent persiste une certaine irritabilité vésicale se traduisant par des besoins fréquents d'uriner, un état érectile de la verge.

Il faut toujours laver l'urètre antérieur avant de procéder au lavage total.

Les lavages sont indiqués dans les blennorragies aiguës ou chroniques. Bien qu'on ait préconisé les lavages au permanganate comme un moyen abortif, il est rare que l'on se trouve dans les conditions requises, c'est-à-dire que l'on puisse pratiquer les lavages dès les premières heures de l'écoulement.

Le plus souvent on les emploie comme moyen curatif et l'on ne commence à les pratiquer qu'au bout d'une semaine ou deux, suivant l'acuité de la blennorragie ; ils sont rigoureusement contre-indiqués dans les blennorragies suraiguës, et lorsqu'une complication telle qu'orchite, prostatite est survenue. Si le malade est porteur d'un rétrécissement, on ne peut songer à laver l'urètre qu'après dilatation du rétrécissement.

Dans les blennorragies aiguës on emploie les solutions de permanganate à 1 p. 4000-1 p. 1000 ; dans les blennorragies chroniques, alors que les gonocoques ont disparu, on remplace le permanganate par le protargol en solution à 1 p. 1000 ou par le sublimé à 1 p. 20 000 ou 10 000.

On ne pratique en général qu'un lavage par jour ; quant au nombre de lavages, il est très variable suivant les cas.

Irrigations vaginales. — Se font avec la douche d'Esmarch et une canule en verre ; les malades doivent être couchées. L'injection est faite à température indifférente, dans la plupart des cas ; très chaude, 42-50°, quand il s'agit de combattre une hémorragie. On emploie l'eau bouillie purement et simplement ou l'eau additionnée de l'un des antiseptiques usuels : acide borique (40 p. 1000), sublimé (0,25 à 1 p. 1000), permanganate de potasse (0,25 à 1 p. 1000), sulfate de cuivre (10 p. 1000), microcidine (4 p. 1000), lysol (une cuillerée à café p. 1000), etc.

Irrigations intra-utérines. — Se font avec une sonde à double courant (sonde de Budin), stérilisée avec soin ; surtout indiquées dans le cas d'hémorragie ou d'infection post-partum. On utilise exclusivement l'eau bouillie ou l'eau bouillie salée (à 48°).

L'irrigation intra-utérine continue (Sneguireff, Pinard et Varnier) proposée dans certains cas d'infection puerpérale n'est plus employée.

Irrigations ou lavages de l'estomac. — Se font avec le tube de Faucher ou de Debove. Le tube ayant été simplement humecté avec de l'eau et non enduit de glycérine ou d'un corps gras, est introduit jusqu'à l'extrémité postérieure du pharynx ; on commande alors au malade de faire des mouvements de déglutition et une poussée légère amène aisément le tube jusque dans l'estomac ; les gaz de l'estomac s'échappent avec bruit, dès que le tube a pénétré dans l'œsophage. Un point de repère situé à 50 centimètres de l'extrémité gastrique permet de limiter l'introduction de la sonde.

Il faut recommander au malade de faire de grandes inspirations, pendant la durée du séjour du tube dans l'estomac, pour éviter la suffocation qui est surtout ressentie lors des premières séances de lavage.

On remplit l'entonnoir que l'on tient élevé au-dessus de la tête du malade, puis on l'abaisse brusquement, de façon à l'amorcer, avant que le liquide n'ait entièrement abandonné l'entonnoir ; on fait pénétrer ainsi, en trois fois, un litre de liquide, ce qui constitue une quantité suffisante, dans la grande majorité des cas. Ce n'est que dans les cas de dilatation considérable, avec stase, déterminée par une sténose, que l'on est conduit à faire passer dans l'estomac plusieurs litres de liquide ; il faut parfois utiliser 10 ou 15 litres avant que le liquide ne ressorte clair.

Le lavage doit être fait le matin à jeun, ou tard dans la soirée (sténose).

L'eau du lavage ne sort pas toujours facilement (atonie gastrique très prononcée, estomac biloculaire).

Au début de l'emploi du lavage, on attachait une certaine importance au choix des substances antiseptiques ou autres que l'on ajoutait à l'eau. Aujourd'hui on n'attache d'importance qu'à l'action toute mécanique du lavage et l'on utilise presque toujours l'eau bouillie tiède ; dans quelques cas (gastrite avec production de mucus en abondance) il est utile d'ajouter 20 à 30 gr. de bicarbonate de soude par litre.

On est d'accord également pour restreindre le nombre des lavages, car leur emploi prolongé, alors même qu'ils procurent un soulagement très notable, comme dans les cas de stase, amène une grande fatigue, un amaigrissement notable ; on les a même accusés de provoquer la tétanie (?).

Les indications des lavages, en dehors des dilatations par sténose, sont très restreintes. Ils sont surtout utiles dans l'indigestion, les gastrites avec hyperproduction de mucus (gastrite des alcooliques) et dans les gastropathies qui s'accompagnent de fermentations excessives ; d'autre part, au début de la plupart des empoisonnements.

Les lavages sont formellement contre-indiqués lorsque l'on a constaté les signes d'un ulcère ou que l'on en soupçonne fortement l'existence. Ils sont contre-indiqués chez les cardiaques, les artérioscléreux à artères fragiles.

Chez le nourrisson on pratique le lavage au moyen d'une sonde de Nélaton (nᵒ 25 à 30) de la filière Charrière, à l'une des extrémités de laquelle est adapté un petit entonnoir ; on introduit à chaque lavage 100 à 150 gr. d'eau bouillie tiède. Le lavage de l'estsmac chez l'enfant est indiqué dans les cas de dilatation gastrique par surcharge alimentaire, se traduisant par des vomissements fréquents, des fermentations gastro-intestinales intenses.

Irrigations intestinales. — L'irrigateur est généralement abandonné et remplacé avantageusement par le « Bock » dont on gradue la pression à volonté, suivant la hauteur à laquelle on l'élève.

Le malade étant couché horizontalement et la hanche gauche légèrement relevée par un coussin, on introduit profondément dans le rectum (12 à 15 centimètres) une sonde en caoutchouc rouge, du diamètre d'un tube de Faucher, dite canule à entéroclyse ; cette canule est reliée, au moyen d'un ajutage, au tube de caoutchouc du bock. La pression, sauf indications spéciales, doit être modérée (40 à 60 centimètres en moyenne) ; sinon, surtout lorsque l'intestin est irritable, elle provoque des douleurs. Chaque fois qu'on élève le réservoir de 30 centimètres la pression exercée sur l'intestin augmente en moyenne de 500 gr. par centimètre carré. On fait pénétrer à la fois 1/2 litre à 1 litre de liquide. suivant la tolérance de l'intestin. Le malade doit abandonner le décubitus dorsal pour se coucher sur le côté droit, à la fin de l'irrigation, de façon à faciliter la pénétration du liquide dans la totalité du gros intestin.

On peut, en faisant pénétrer une grande quantité de liquide (trois à quatre litres au moins), forcer l'entrée de l'intestin grêle.

Chez l'enfant on se sert d'une sonde urétrale (nᵒ 15 à 25 de la filière Charrière), reliée, par l'intermédiaire d'un tuyau de caoutchouc, à un entonnoir ; on introduit, suivant l'âge, 1/4 de litre à 1/2 litre.

On utilise habituellement l'eau pure, bouillie de préférence, dans certains cas chargée de principes médicamenteux ; toutefois, bien que l'on ne puisse à priori conclure à l'inutilité de l'emploi des médicaments, il faut reconnaître que les lavages intestinaux exercent surtout une action mécanique.

Très chauds (42-45ᵒ), ils sont utiles dans les prostatites, les congestions utéro-ovariennes, la constipation atonique.

Chauds (34-35ᵒ), ils sont indiqués dans la plupart des infections intestinales primitives ou secondaires, de l'enfant ou de l'adulte (choléra, entérites, dysenterie, etc.) ; dans la constipation spasmodique (pression de 30 cent.); l'entéro-névrose muco-membraneuse ; dans les auto-intoxications (urémie, etc.).

Froids (12-16°), dans les infections aiguës (fièvre typhoïde en particulier) où ils agissent à la fois comme évacuants, désinfectants et antithermiques ; dans les hémorragies rectales ; dans l'angiocholite catarrhale (où ils agissent comme cholagogues).

Dans certains cas l'eau peut être additionnée de principes médicamenteux :

Le bicarbonate de soude dissout le mucus, agit sur la muqueuse enflammée (entéro-colite muco-membraneuse) ; de même le benzoate de soude, le borate de soude.

Le chlorure de sodium agit comme antiseptique, le nitrate d'argent, le permanganate de potasse (en solution au 1000°), comme cicatrisant dans le cas d'ulcérations dysentériques ; l'huile d'olives, émulsionnée avec un jaune d'œuf (30 à 40 gr.), la glycérine (20 à 40 gr.), comme évacuateurs.

c) IMMERSIONS ; ENVELOPPEMENTS.

Bains de siège froids (8°-18°). — Insomnie des surmenés ; spermatorrhée, incontinence nocturne des urines, aménorrhée, dysménorrhée, ptoses génitales récentes ; prolapsus du rectum, hémorroïdes. Atonie intestinale, entéroptose. Durée : 1 à 4 minutes.

Bains de siège tièdes (30-35°). — Sédatifs. Prurit vulvaire et anal ; cystites ; métrites subaiguës ; névralgies diverses. Leur durée peut être prolongée.

Bains de siège chauds (36°-40°). — Hémorrhoïdes étranglées ou simplement enflammées ; inflammations pelviennes ; prostatites chroniques ; dysménorrhée conjestive avec menstruation insuffisante ; cystalgie. Spermatorrhée (chez les sujets hyperexcitables) ; prurit anal et vulvaire. Entérites chroniques.

Bains de pied ou pédiluves froids. — De 2 à 5 minutes de durée, comme révulsifs pour attirer le sang aux extrémités ; comme préventifs des engelures chez les sujets lymphatiques et comme moyen curatif contre l'hyperhidrose.

Bains de pied ou pédiluves chauds (40°). — Comme révulsifs et favorisant l'apparition des règles.

Bains de pied ou pédiluves très chauds (45 à 50°). — Contre les entorses, les névralgies plantaires, etc.

Bains de mains ou manuluves froids. — Contre l'épistaxis.

Compresses mouillées échauffantes. — On prend des linges ou des compresses de tarlatane pliées en plusieurs épaisseurs, de la dimension de la région sur laquelle on veut les appliquer. Ces linges sont trempés dans l'eau froide, puis fortement exprimés ; après les avoir appliqués on les recouvre de taffetas-chiffon ou de taffetas gommé et on les maintient par une bande de flanelle. Les compresses échauffantes déterminent une révulsion locale énergique et calment les phénomènes douloureux ; par la facilité de leur application, la sûreté de leurs effets, elles constituent le meilleur des révulsifs. Outre leur action locale, elles exercent une action générale en abaissant la température, favorisent la diurèse par voie réflexe.

Appliquées sur la région cervicale, elles combattent la douleur et la congestion dans les angines, le spasme dans la laryngite striduleuse.

Sur le thorax, elles sont d'un usage courant dans la congestion pulmonaire aiguë des maladies infectieuses (fièvre typhoïde, grippe, etc.), dans la broncho-pneumonie, la pneumonie chez les enfants, les adultes jeunes et encore vigoureux et même dans les hémoptysies, les œdèmes aigus des artério-scléreux. Elles combattent les points de côté des tuberculeux, amendent la dyspnée, modèrent la tachycardie des états infectieux, etc.

Sur l'épigastre elles constituent l'un des meilleurs agents de la thérapeutique stomacale. Elles calment les douleurs, notamment les douleurs nocturnes chez les hyperchlorhydriques, les malades atteints d'ulcère, et favorisent d'autre part l'évacuation de l'estomac, dans les cas d'atonie avec lenteur des digestions.

Sur l'abdomen, elles combattent la constipation.

Compresses mouillées réfrigérantes. — Les compresses sont appliquées, après avoir été imbibées d'eau froide, mais non exprimées ni recouvertes d'un tissu imperméable. On les renouvelle toutes les 5 ou 10 minutes.

On peut les employer en applications sur les articulations atteintes d'entorses ; sur les régions qui sont le siège de brûlures ; comme révulsifs en cas d'hémorragie (compresses dorsales, en cas d'épistaxis ; compresses à la face interne des cuisses en cas de métrorragies, etc.) ; sur la région précordiale (tachycardie des maladies infectieuses ; crises tachycardiques de la maladie de Basedow) ; sur les paupières (conjonctivites purulentes avec gonflement œdemateux et chémosis : ophtalmie des nouveau-nés, ophtalmie blennorragique de l'adulte. Brûlures, traumatisme des paupières ou du globe oculaire. On utilise des rondelles aseptiques de ouate hydrophile, que l'on maintient par un ruban plat).

Compresses mouillées chaudes (48 à 50°). — Jouent un grand rôle dans la thérapeutique oculaire (kératites, certaines conjonctivites). Sont employées d'autre part comme sédatives, dans les névralgies ; antispasmodiques dans la laryngite striduleuse, décongestives dans les angines, les laryngites, les hémorroïdes.

Sacs à glace. — Pour appliquer la glace on utilise des vessies ou mieux des sacs en caoutchouc.

Indications : péritonites, appendicites (glace sur le ventre).

Méningites, excitation cérébrale dans les pyrexies (glace sur la tête).

Péricardites, éréthisme cardiaque (glace sur la région précordiale), etc.

Hémorragies en général (glace sur le scrotum).

Sacs à eau chaude (60°). — Métrorragie (sac sur la région lombaire).

d) Lotions :

Froides (céphalalgie, prurit, varicocèle, etc.).

Chaudes (acné, hémorroïdes, etc.).

IV

Indications, contre-indications de l'hydrothérapie en général.

Maladies infectieuses (fièvre typhoïde, variole, scarlatine, etc.).
Bains froids dans les formes hyperthermiques et malignes des fièvres éruptives ; dans les pneumonies infectantes, dans le rhumatisme cérébral, la goutte cérébrale, le delirium tremens.

Bains froids comme médication systématique de la fièvre typhoïde ; applications de drap mouillé lorsque le bain est contre-indiqué.

Bains tièdes dans les formes bénignes des fièvres éruptives, dans la grippe ; bains progressivement refroidis dans la fièvre typhoïde chez les sujets âgés ou atteints d'affections cardiaques, d'emphysème, etc.

Lavements froids, matin et soir, pour compléter l'action des bains froids.

Bains chauds à 38-40°, répétés toutes les 3 heures dans la période algide du choléra et bains tièdes prolongés à la période algide. Bains chauds également dans les bronchites aiguës infantiles, la broncho-pneumonie, le tétanos.

Enveloppements froids dans toutes les affections pulmonaires aiguës.

Maladies nerveuses. — *Neurasthénie.* Douche froide en jet brisé, de 10 à 20 secondes ; douches écossaises chez les sujets arthritiques, sensibles au froid.

Application du drap mouillé chez les malades qui ne supportent pas l'action percutante de la douche.

Douches tièdes à 34-36° et bains chauds, maillot humide, appliqué pendant 15 à 20 minutes contre l'insomnie.

Douche écossaise localisée contre la rachialgie.

Douche abdominale en éventail, compresses échauffantes contre l'atonie gastro-intestinale.

Bains de siège froids, demi-bains tempérés contre les symptômes génito-urinaires.

Hystérie : douche en jet brisé ; lotions, affusions, drap mouillé.

Sac à glace sur la tête dans le cas de délire ; affusions froides dans la forme syncopale.

Bains chauds prolongés pendant plusieurs heures dans l'état de mal.

Goitre exophtalmique : douches froides. Applications de compresses réfrigérantes sur la région précordiale contre les palpitations.

Chorée : douche froide ; drap mouillé suivi de l'enveloppement dans la couverture par-dessus le drap.

Insomnie nerveuse : douches froides ; drap mouillé ; maillot humide appliqué le soir ; bains à 33-35° vers le soir et prolongés pendant une heure.

Céphalée : douches écossaises, suivies de bains de pieds chauds.

Névralgies : douches froides ou écossaises.

Névrites périphériques : douches chaudes suivies de massage.

Tabes : douche mobile en pluie à 30-32°.

Douche écossaise très chaude avec jet froid sans transition contre les douleurs fulgurantes.

Maladies de l'appareil digestif. — *Gastropathies* : douches froides ou écossaises, drap mouillé.

Douches chaudes à 40° chez les hyperchlorhydriques, compresses échauffantes ou réfrigérantes contre les douleurs.

Entérites chroniques : douches chaudes à 35-36°, sur la colonne vertébrale pendant 6 à 10 minutes.

Constipation : douche froide en jet plein sur la région dorso-lombaire ; douche froide en éventail sur l'abdomen. Maillot humide sur l'abdomen.

Maladies de l'appareil respiratoire. — *Asthme* : douches froides.

Tuberculose pulmonaire : dans les formes fébriles, lotions froides à l'éponge imbibée, puis à l'éponge ruisselante, enveloppements froids du thorax ; dans les formes non fébriles au premier degré, lotions froides.

Maladies de l'appareil circulatoire. — *Troubles fonctionnels* (palpitations, pseudo-angine de poitrine, tachycardie essentielle paroxystique) ; douches en pluie mobile ou en jet brisé, froides ou écossaises.

Compresses réfrigérantes sur la région précordiale.

Maladies de l'appareil génito-urinaire. — *Mal de Bright* : Bains chauds prolongés.

Incontinence nocturne des urines : drap mouillé ruisselant ; demi-bains frais ; douches froides très courtes.

Varicocèle : douches froides, bains de siège froids.

Spermatorrhée : douches froides ou chaudes : bains de siège froids.

Impuissance : douches froides.

Aménorrhée : douches froides avec jet plein sur la région lombaire, bains de siège froids.

Dysménorrhée : douches froides, douches écossaises sur la moitié inférieure du corps.

Métrites : douches froides.

Lors des poussées aiguës, bains chauds, injections vaginales très chaudes (45 à 50°), lavements très chauds.

Troubles de la ménopause : douches écossaises ; maillot humide.

Prurit vulvaire : bains de siège froids.

Vaginisme : bains de siège très chauds ou très froids ; douches chaudes ou froides.

Maladies de la nutrition. — *Rhumatisme chronique* : Bains très chauds, fréquemment répétés ; bains de vapeur térébenthinés. Douche écossaise très chaude (45°) suivie sans transition d'une douche froide très courte (5 à 6 secondes) ; maillot humide diaphorétique.

Rhumatisme musculaire : compresses échauffantes ; douche écossaise révulsive ; douches très chaudes (45 à 50°).

Goutte : pendant l'accès, immersion dans l'eau froide de l'articulation malade, applications de compresses réfrigérantes.

Dans la goutte chronique, douche froide très courte, ou, chez les sujets congestifs, douche progressivement refroidie. Pas de douches tièdes.

Dans la goutte métastatique, révulsion par les bains de pieds très chauds, les douches écossaises révulsives.

Diabète : douche écossaise.

Obésité : étuve sèche ; maillot humide diaphorétique.

Chlorose, anémie : douche froide en jet brisé (bains de pieds chauds pour combattre la céphalée).

Douches écossaises sans transition chez les sujets qui réagissent mal, ou chez qui l'eau froide réveille les névralgies.

Paludisme chronique : douches froides.

INTOXICATIONS. — *Alcoolisme* : douches froides ou écossaises ; drap mouillé.

Contre l'insomnie : maillot humide de 15 à 20 minutes, bain chaud prolongé.

Saturnisme : bain froid à 25-20° dans l'encéphalopathie ; lavements très chauds contre la colique de plomb.

DERMATOSES. — *Acné, séborrhée* : bains chauds ; bains de vapeur en caisse ; douches froides.

Névrodermites : douches chaudes à 35-38°.

Hyperhidroses : douches froides ou écossaises, sudation à l'étuve humide.

D'une façon générale l'hydrothérapie est contre-indiquée chez les sujets très jeunes (au-dessous de 7 à 8 ans) ou âgés (à partir de 50 ans) ; chez tous les cachectiques, chez les artérioscléreux, dans les paralysies d'origine cérébrale ou médullaire, dans les dermatoses suintantes. La grossesse, la menstruation ne constituent pas des contre-indications (il faut seulement exclure les procédés de violence, les pressions trop fortes, substituer parfois la douche écossaise à la douche froide).

Eaux Minérales

A. — EAUX MINÉRALES FRANÇAISES

I

Eaux sulfureuses.

A. Sulfurées sodiques.

AMÉLIE-LES-BAINS (Pyrénées-Orientales), 276 m. d'altitude ; 1002 k. de Paris. 22 sources (T. 20-61°). Sulfuration variant de 0 gr. 011 à 0 gr. 013.

Modes d'emploi. — Bains, douches, inhalations, pulvérisations, boisson.

Indic. — Tuberculose pulmonaire torpide ; laryngite chronique ; emphysème.

AX (Ariège), 720 m. d'altitude. 60 sources. T. variant de 18 à 77°,5. Sulfuration des sources du Teich (principal établissement), 0,0227.

Modes d'emploi. — Bains, douches, boisson.

Indic. — Les affections douloureuses : névralgies des arthritiques. algies et topoalgies des neurasthéniques ; rhumatisme chronique déformant, rhumatisme blennorragique. Suites de fractures, phlébites.

ARGELÈS-GAZOST (Hautes-Pyrénées), 466 m. d'altitude ; 890 k. de Paris. T. 12°. Sulfuration, 0,023.

Mode d'emploi. — Bains.

Indic. — Ulcères variqueux.

BARÈGES (Hautes-Pyrénées), 1 230 m. d'altitude. 12 sources. T. variant de 24 à 44°. Sulfuration, 0,04 ne dégagent pas d'hydrogène sulfuré.

Modes d'emploi. — Surtout bains et douches ; boisson.

Indic. — Ostéo-arthrites tuberculeuses (disparition des fistules, élimination des séquestres). Synovites tuberculeuses.

Lésions syphilitiques tertiaires ostéo-articulaires.

Fractures mal consolidées ; entorses ; ankyloses récentes.

Ulcères variqueux.

Rhumatisme chronique ; blennorragique.

Paralysies traumatiques ; paralysies consécutives au mal de Pott ou à des compressions médullaires ; paralysie infantile ; paralysies saturnines.

Eczéma ancien, lichen, ichtyose, psoriasis.

Contre-indic. — Affections cardio-vasculaires, goutte, albuminurie, affections hépatiques ; asthme.

BAGNÈRES-DE-BIGORRE [Source Labassère] (Hautes-Pyrénées), 556 m. d'altitude. — Sulfuration, 0,046.

Mode d'emploi. — Boisson (transportable).

Indic. — Bronchites chroniques chez les sujets lymphatiques. Angines chroniques.

CAUTERETS (Hautes-Pyrénées), 932 m. d'altitude, 876 k. de Paris. 12 sources. T. variant de 32 à 58°.

a) Sources fortes : *La Raillère, Mauhourat, Le Pré, Les Œufs, Le Bois, César, Les Espagnols, Pauze-Vieux.*

Sulfuration : 0,022 (T. 36 à 58°).

b) Sources faibles, dites dégénérées, riches en composés oxydés : sulfites et hyposulfites : 0,004-0,032 (T. 32 à 35°).

Modes d'emploi. — Bains de baignoire et de piscine, douches générales et locales ; gargarismes, pulvérisations; inhalations ; boisson.

Indic. — Tuberculose pulmonaire, à forme torpide, rhino-pharyngite; catarrhe nasal. Laryngite chronique simple.

Arthralgies ; rhumatisme ; névralgies.

Dyspepsie chez les arthritiques (source Mauhourat).

Eczéma, séborrhée, acné, psoriasis, kératodermie.

Paralysies hystériques; paralysies infantiles.

Métrites atoniques; névralgies ovariennes.

Scrofulo-tuberculose cutanée et osseuse.

Contre-indic. — Tuberculose fébrile et hémoptoïque ; rhino-bronchite spasmodique; rhumatisme goutteux; coliques hépatiques et néphrétiques. Artériosclérose. Dermatoses prurigineuses.

CHALLES (Savoie). — 280 m. d'altitude, 595 k. de Paris. 1 source (T. 10°,5).

Sulfuration, 0,513 (monosulfure et sulfhydrate de sodium); bicarbonate de soude (1 gr.); iodure (0,012) ; bromure (0,004) ; chlorure de sodium (0,033). Est 7 fois plus sulfureuse que l'eau d'Enghien, 24 fois plus que les Eaux-Bonnes.

Modes d'emploi. — Boisson ; pulvérisations ; irrigations nasales ; gargarismes ; inhalations, pulvérisations ; bains généraux et locaux.

Indic. — Scrofulo-tuberculose cutanée et muqueuse, rhinites, pharyngites, laryngites, bronchite chronique ; adénopathie trachéo-bronchique ; acné chez les arthritiques ; métrite chronique ; goitre parenchymateux, syphilis.

Contre-indic. — Cardiopathies, tendance aux congestions encéphaliques ; éréthisme nerveux très marqué.

EAUX-BONNES (Basses-Pyrénées), 750 m. d'altitude, 812 k de Paris. 3 sources : *Vieille* (principale) ; *Orteig* (23°), *Froide* (13°). Source *Vieille* : T. 32°. Sulfure de sodium (0,0214) et sulfure de calcium ; chlorure de sodium (0,264) ; matière organique (glairine et barégine).

Modes d'emploi. — Boisson ; accessoirement douches locales pulvérisées nasales, pharyngo-laryngées).

Indic. — Tuberculose pulmonaire apyrétique, avec bronchite.

Bronchites, suite de coqueluche ou de grippe.

Rhinites, pharyngites, laryngites. Adénoïdites chez les strumeux.

Plaies, fistules scrofulo-tuberculeuses.

Chlorose, anémies symptomatiques.

Contre-indic. — Tuberculose chez les congestifs .Phtisie hémoptoïque, Phtisie avec troubles digestifs, tachycardie persistante.

EAUX-CHAUDES (Basses-Pyrénées), 675 m. d'altitude, 861 k. de Paris. 7 sources : *Le Clot* (36°), l'*Esquirette* (35°), *Le Rey* (33°,5), l'*Esquirette* tempérée (32°), *Baudot* (25°), *Larrenec* (24°) *Minvielle* (10°6). T. 10 à 36°. Sulfuration, 0,003 à 0,009.

Modes d'emploi. — Bains et douches ; irrigations vaginales.

Indic. — Myalgies, névralgies (sciatique) ; dysménorrhée des anémiques et des hystériques ; métrites (traitées) ; vaginites, fausses utérines.

BAGNÈRES-DE-LUCHON (Haute-Garonne), 628 m. d'altitude, 850 k. de Paris. 48 sources. T. variant de 22 à 66° : *Bayen* (66°) sulf. 0,07 ; *Pré I* (64°), 0,07 ; *Grotte supérieure* (58°), 0,05 ; *Reine* (55°), 0,05 ; *Richard sup.* (50°), 0,03 ; *Romains* (49°), 0,05 ; *Enceinte* (49°), 0,06 ; *Bordeu* (49°), 0,04 ; *Etigny* (48°), 0,04 ; *Blanche* (47°), 0,3 ; *Bosquet* (43°), 0,03 ; *Pré II* (43°), 0,03 ; *Lenger* (41°), 0,07 ; *Ferras* (40°), 0,02. Sulfuration, 0,003 à 0,078. Certaines sources (Pré II, Ferras et Blanche) deviennent laiteuses par précipitation du soufre. Certaines (Bayen, La Reine) sont très électrogènes ; toutes dégagent des vapeurs chaudes d'hydrogène sulfuré ou plutôt des vapeurs de soufre (H. Moissan).

Modes d'emploi. — Surtout externe (bains de baignoire et de piscine) ; douches, douches pulvérisées (nasales, pharyngo-laryngiennes) ; étuve ; humage, gargarisme ; boisson.

Indic. — Catarrhe naso-pharyngien, rhinites, laryngites, otites moyennes catarrhales ; bronchite chronique avec ou sans emphysème.

Névralgies, myalgies, arthrites et périarthrites ; rhumatisme chronique ; atrophie musculaire.

Acné, séborrhée chez les arthritiques.

Urétrites chroniques ; syphilis.

Atonie utérine.

Contre-indic. — Toutes les affections viscérales, les affections veineuses organiques, l'artériosclérose.

MOLIGT (Pyrénées-Orientales), 450 m. d'altitude. 10 sources. T. variant entre 21 et 37°. Sulfuration, 0,043.

Modes d'emploi. — Bains, douches, pulvérisations ; boisson.

Indic. — Dermatoses sèches ; catarrhe vésical.

LA PRESTE (Pyrénées-Orientales), 1 100 m. d'altitude. 4 sources. T. 44°. Sulfuration, 0,012.

Mode d'emploi. — Boisson.

Indic. — Cystite chronique ; gravelle phosphatique et urique ; néphralgie. Rhumatisme.

SAINT-SAUVEUR (Hautes-Pyrénées), 770 m. d'altitude, 878 k. de Paris, 2 sources. *S. des Dames* (34°). Sulfuration, 0,022. *S. de la Hontalade*, froide (22°). Sulfuration, 0,019.

Mode d'emploi. — Bains, boisson (La Hontalade).

Indic. — Accidents utérins de la puberté et de la ménopause ; suites de couches ; stérilité ; ovaralgie.

Déplacements, métrites chez les névropathes.

États névropathiques divers ; myalgies.

VERNET-LES-BAINS (Pyrénées-Orientales), 650 m. d'altitude. 11 sources. T. 14 à 66° (source du Parc). Sulfuration, 0,042. Grande quantité de glairine (0,0120).

Modes d'emploi. — Bains, douches, inhalations, pulvérisations, pédiluves.

Indic. — Pharyngites, laryngites chroniques ; arthrites anciennes ; certaines dermatoses.

B. Eaux hydro-sulfurées.

AIX-LES-BAINS (Savoie), 262 m. d'altitude, 581 k. de Paris. 2 sources : *S. d'alun* (ainsi dénommée, bien qu'elle n'en contienne pas). T. 46°. *S. de soufre*. T. 45°. Minéralisation faible (0,49).

Modes d'emploi. — Bains et douches-massage (spécialisation). — Bains de piscine. Étuves générales (bouillons) et bains de vapeur localisés, en boîtes (Berthollet).

Indic. — Rhumatisme sous toutes ses formes ; suites des pseudo-rhumatismes infectieux ; arthrites, synovites. Myalgies ; sciatique ; névrites périphériques.

Pseudo-rhumatisme infectieux (blennorragique notamment).

Goutte torpide avec manifestations articulaires ; névralgies des diabétiques arthritiques.

Suites de traumatismes (entorses, fractures ; luxations, suivies d'ankylose, d'atrophie musculaire).

Syphilis.

Contre-indic. — Affections cardiaques ; artériosclérose. Tuberculose ; poussées aiguës de rhumatisme et de goutte.

ALLEVARD (Isère), 465 m. d'altitude, 615 k. de Paris. 1 source froide (16°,9) ; gazeuse (acide carbonique, hydrogène sulfuré). 24 centimètres cubes, 7 d'hydrogène sulfuré. Sulfuration correspondant à 0,4133 de sulfate de soude.

Modes d'emploi. — Boisson (1/4 de verre à 2 ou 3 verres). Bains généraux et douches ; bains de pied, pulvérisations, inhalations (spécialité) froides et chaudes. (Avec les inhalations froides on respire les gaz de l'eau mélangés à l'air atmosphérique ; avec les inhalations chaudes, on respire en outre, des vapeurs d'eau sulfureuses à la température de 27° à 30°) ; douches pharyngiennes, nasales, gargarismes.

Indic. — Bronchites des arthritiques ; sclérose pulmonaire. Tuberculose pulmonaire apyrétique, à lésions limitées, avec bon état général.

Pharyngites granuleuses, rhinites chroniques, végétations adénoïdes, laryngites, adénopathies trachéo-bronchiques.

Contre-indic. — Tuberculose avancée, cardiopathies, artériosclérose ; affections du foie et des reins.

BAGNOLS (Lozère), 860 m. d'altitude. 4 sources. T. 42°. 0,226 de bicarbonate de soude ; 0,142 de chlorure de sodium ; 1cc,7 d'hydrogène sulfuré.

Modes d'emploi. — Bains de baignoire et de piscine ; boisson.

Indic. — Cardiopathies (action sur l'élément rhumatismal) ; artériosclérose au début ; rhumatisme, suites de traumatismes.

CAMBO (Basses-Pyrénées), 62 m. d'altitude. 2 sources : l'une sulfureuse (22°,8) ; l'autre légèrement ferrugineuse (15°).

Modes d'emploi. — Boisson, gargarismes, pulvérisations, inhalations, balnéation, irrigations vaginales.

Indic. — Pharyngo-laryngite granuleuse ; bronchite spasmodique des goutteux, des emphysémateux.

Formes torpides de la tuberculose pulmonaire.

Entérite sans hypersécrétion intestinale.

Eczéma sec, lichen, urticaire.

ENGHIEN (Seine-et-Oise), 40 m. d'altitude, 12 k. de Paris. 8 sources froides (12 à 15°). Très forte proportion d'acide sulfhydrique libre (0,018) ; sulfure de calcium, sulfate et carbonate de chaux, sulfate de soude et chlorure de sodium.

Modes d'emploi. — Boisson ; inhalations, pulvérisations, gargarismes ; douches nasales, pharyngées ; bains de piscine ; douches (massage ; bains de lumière).

Indic. — Rhinites, pharyngites, laryngites, bronchites chroniques ; suites de coqueluche.

Métrites chroniques, liées à la chlorose, au lymphatisme.

Eczéma chronique, lichen, acné, prurigo.

Rhumatisme chronique.

MONTMIRAIL (Vaucluse), 180 m. d'altitude. 3 sources bien distinctes : a) Source sulfurée calcique (T. 16°) ; b) Source purgative. *Eau Verte.* Sulfatée magnésienne (9 gr. 31 de sulfate de magnésie ; 5 gr. 06 de sulfate de soude ; 1 gr. de sulfate de chaux ; 0 gr. 83 de chlorure de magnésium) ; Source ferrugineuse (0 gr. 0078 d'oxyde de fer).

Indic. — Dysménorrhée ; bronchites (source sulfurée).

Constipation (source purgative).

PIERREFONDS (Oise), 84 m. d'altitude. 101 k. de Paris (12°). 2 sources : l'une sulfurée calcique (0 gr. 156 de sulfhydrate de chaux) ; l'autre ferrugineuse (0 gr. 13 de bicarbonate et de crénate de fer). S. sulfurée calcique : 1cc,4 d'acide sulfhydrique libre ; 0,333 de minéralisation totale.

Modes d'emploi. — Boisson ; bains ; douches ; pulvérisations.

Indic. — Rhino-pharyngites, laryngites, bronchites chroniques.

SAINT-HONORÉ (Nièvre), 302 m. d'altitude, 302 k. de Paris. 5 sources 23 à 31°) : *Acacia, Crevasse, Marquise, Romains* et *Grotte.* Eaux sulfureuses faibles, arsènicales et légèrement chlorurées. Contiennent 10 cc. d'hydrogène sulfuré libre ; 0 gr. 003 de sulfures alcalins ; 0 gr. 23 de bicarbonates alcalins et 0 gr. 004 d'arséniate de soude.

Modes d'emploi. — Boissons (100 à 600 gr); inhalations des gaz ; pulvérisations, gargarismes, bains locaux et généraux ; douches générales et utérines.

Indic. — Rhinites, végétations adénoïdes, pharyngites, laryngites adénopathie trachéo-bronchique, bronchites, emphysème, asthme infantile.

Surtout tuberculose pulmonaire chez les arthritiques.

Métrites.

Eczémas chroniques, squameux ; acné, séborrhée.

II

Eaux chlorurées sodiques.

A. Eaux chlorurées sodiques chaudes.

BALARUC (Hérault), 869 k. de Paris. 3 sources : *Ancienne ou Romaine* (47°,8) ; *Bidon* (19°) ; *Puits Communal* (21°) ; chlorure de sodium (7,0451) ; de magnésium (0,8890) ; de lithium (0,072) ; de cuivre (0,007), etc., au total 10 gr. 26.

Modes d'emploi. — Boisson ; bains généraux et locaux (pédiluves) ; douches générales et locales, bains de boue (provenant de l'étang de Thau).

Indic. — Hémiplégies anciennes, suites d'hémorragie ou de thrombose cérébrale. Tabes. Paralysies d'origine spécifique.

Rhumatismes chez les sujets lymphatiques ou anémiés.

Métrites anciennes, sans réaction inflammatoire.

Salpingo-ovarites. Prolapsus. Fibromes.

Plaies anciennes ; vieilles fractures.

Contre-indic. — Cardiopathies, tuberculose ; état névropathique accentué ; tendances congestives.

BOURBON-LANCY (Saône-et-Loire), 240 m. d'altitude, 337 k. de Paris. 5 sources ; *Le Lymbe* (58°) ; *Descures* (54°) ; *La Reine* (49°,3) ; *Saint-Léger* (48°,8) ; *Valois* (46°,3). Minéralisation totale (1 gr. 82). Gaz (CO_2 0,0425 ; Az) ; chlorure de sodium (1 gr. 50), etc.

Modes d'emploi. — Boisson (La Reine et Descures) ; bains surtout, (32 à 36° chez les cardiaques) douches sous-marines, douches écossaises, étuves générales (40 à 45°) et locales, pulvérisations.

Mécanothérapie (appareils Max Herz). Massage.

Indic. — En boisson, contre la diarrhée chronique des rhumatisants ; diurétique, éliminatrice de l'acide urique (antiarthritique).

Suites de rhumatisme articulaire aigu, arthrites anciennes (arthrites sèches) ; goutte articulaire chronique et musculaire ; synovites, rhumatisme noueux, névralgies sciatiques.

Cardiopathies valvulaires récentes, d'origine rhumatismale (?) et surtout troubles cardiaques fonctionnels des dyspeptiques, des nerveux.

Contre-indic. — Cardiopathies avec stase ; cardio-sclérose, angine de poitrine.

BOURBON-L'ARCHAMBAULT (Allier), 245 m. d'altitude, 339 k. de Paris. 4 sources : *Thermale* (52°). Minéralisation totale, 4 gr. (dont 2 gr. 24 de chlorure de sodium, 1 gr. 33 de bicarbonates, etc.) ; 0 gr. 367 de CO_2 libre.

S. Jonas, froide, carbonatée, ferrugineuse. *S. de Saint-Pardoux* (eau de table, gazeuse). S. *La Trollière* (bicarbonatée et silicatée).

Modes d'emploi. — Boisson ; surtout bains de baignoire ou de piscine, à eau courante. Douches tièdes, chaudes ou très chaudes ; irrigations vaginales. Étuves partielles pour bains de vapeur localisés (44°-48°).

Indic. — Arthritisme (manifestations articulaires et musculaires, névralgiques).

Rhumatisme chronique déformant, progressif ; rhumatisme blennorragique.

Scrofulo-tuberculose (ganglionnaire, osseuse, articulaire).

Goutte atonique.

Paralysies anciennes, suite d'hémorragie cérébrale. Paraplégies consécutives aux traumatismes médullaires, myélite d'origine rhumatismale. Tabes. Paralysie infantile. Paraplégies hystériques. Le traitement de ces différentes paralysies et celui du rhumatisme constituent la spécialisation de la station.

Entorses, luxations anciennes suivies d'arthrite et d'atrophie, ankyloses, hydarthroses ; cals vicieux.

Rétractions tendineuses ou musculaires ; fistules à la suite de blessures par armes à feu, séquestres.

Aménorrhée, dysménorrhée de cause générale. Fibro-myômes. Périmétrite.

Dermatoses chroniques sèches : eczéma corné ; kératoses plantaires et palmaires ; sclérodermie.

En somme, « action générale tonique et excitante de toutes les fonctions de la nutrition, et action locale résolutive des manifestations plastiques de la diathèse arthritique » (Landouzy).

BOURBONNE (Haute-Marne), 272 m. d'altitude. 13 sources (42°-65°); la haute thermalité des eaux donne à Bourbonne une supériorité sur les stations similaires (Wiesbaden, Baden-Baden, etc.). Minéralisation totale, 7 gr. 53 dont 5 gr. 20 de chlorure de sodium, 0 gr. 0887 de chlorure de lithium, 1 gr. 39 de sulfate de chaux, du brome en quantité appréciable, etc.

Les bouteilles d'eaux-mères, d'une capacité de 2 litres, contiennent 604 gr. 642 de sel, dont 520 gr. de chlorure de sodium ; 5 gr. 37 de chlorure de magnésium ; 8 gr. 85 de chlorure de lithium (un litre d'eaux-mères pour un bain).

Modes d'emploi. — Boisson (source n° 13) et surtout bains de baignoire ou de piscine ; bains locaux avec deux verres d'eaux-mères dans 4 à 5 litres d'eau ordinaire. Compresses d'eaux-mères étendues de deux ou trois parties d'eau. Douches de courte durée : 5 minutes ; à jets multiples convergents, à forte pression : 10 à 20 mètres (spécialité). Étuves.

Irrigations vaginales.

Indic. — Manifestations cutanées et ostéo-articulaires de la scrofulo-tuberculose : adénites, ostéites et périostites, tumeurs blanches, trajets fistuleux, etc.

Goutte articulaire chronique.

Paludisme.

Rhumatisme articulaire, tendineux, musculaire.

Névralgies (surtout sciatique),

Vaginites, métrites, salpingites, dysménorrhées (bains avec eaux-mères).

Blessures de guerre, entorses, luxations, fractures. Hydarthroses.

Paralysies diverses (polynévrites, paralysies rhumatismales, paralysies infantiles, myélites syphilitiques).

Chloro-anémies ; troubles de croissance ; surmenage.

Contre-indic.—Cardiopathies, tendances congestives; apoplexie récente.

CHATEL-GUYON (Puy-de-Dôme), 420 m. d'altitude, 406 k. de Paris. 27 sources (T. 18-38°); la source *Gubler* (24°), utilisée en boisson, est transportable.

Forte minéralisation (8 gr. par litre); grande quantité de CO_2 libre (1 gr. 112); chlorure de magnésium et chlorure de sodium en quantités égales (1 gr. 600 $\bar{a}\bar{a}$); bicarbonate de chaux 2 gr. 176; de soude 0 gr. 955 : de potasse 0 gr. 253; bicarbonate de fer, 0 gr. 07. Analogie de composition avec le plasma sanguin.

Modes d'emploi. — Boisson ; bains à eau courante où l'acide carbonique est utilisé (à 28° et à 32°). Douches, irrigations intestinales.

Indic. — Hypopepsie, chez les anémiques, les lymphatiques, constipation atonique chez les arthritiques, les pléthoriques, les sédentaires. Entéro-colite membraneuse dans sa forme atonique chez les sujets jeunes. (En somme, station pour les atones du tube digestif, pour les malades à mauvaise circulation; Landouzy.)

Foie torpide; obésité. Albuminuries fonctionnelles.

Neurasthénie ; anémie infantile d'origine dyspeptique; anémies tropicales avec congestion hépatique.

Aménorrhée, dysménorrhée, métrite chronique.

Contre-indic. — Hyperchlorhydrie, ulcère gastrique. Constipation spasmodique chez les névropathes irritables ; entéro-colite muco-membraneuse avec crises diarrhéiques. Appendicite chronique.

LA MOTTE-LES-BAINS (Isère), 646 m. d'altitude, 652 k. de Paris. 2 sources; celle du *Puits*, seule utilisée (60°). Minéralisation totale, 8 gr., dont 4 gr. de chlorure de sodium.

Modes d'emploi. — Boisson, bains et douches ; irrigations vaginales.

Indic. — Fibromes utérins (spécialité) ; dysménorrhée membraneuse, vaginisme.

Rhumatisme chronique ; goutte, sciatique, manifestations scrofulo-tuberculeuses diverses.

Suites de traumatismes : trajets fistuleux, ankyloses.

Obésité.

Paralysies d'origine cérébrale ou spinale. Polynévrites.

SALINS-MOUTIERS (Savoie), 480 m. d'altitude. 2 sources (36°). Minéralisation : 16 gr. 6940, dont 13 gr. 4886 de chlorure de sodium. CO^2 libre en abondance (400 cc. par litre).

Eaux-mères : 158 gr. des sels, dont 79 gr. de chlorure de sodium.

Modes d'emploi. — Bains à eau courante, en baignoires et piscines. Irrigations vaginales chaudes. Boisson.

Indic. — Manifestations scrofuleuses oculaires (blépharite), nasales (coryza chronique), auriculaires (otite suppurée) ; articulaires et synoviales.

Végétations adénoïdes.

Rachitisme.

Anémies de croissance. Prédisposition à la tuberculose.

Métrites chroniques parenchymateuses. Fibro-myômes. Dysménorrhée des jeunes filles ; vulvo-vaginite.

Suites de traumatismes.

Contre-indic. — Tendances congestives ; artériosclérose. Affections nerveuses.

B. Eaux chlorurées sodiques froides.

BIARRITZ (Basses-Pyrénées), 800 k. de Paris. Eau minérale de Briscous canalisée jusqu'à Biarritz (14°). Minéralisation très forte : 307 gr. 790 dont 295,639 de chlorure de sodium ; 2 gr. 608 de chlorure de potassium ; 0 gr. 167 de bromure de sodium.

Eaux-mères de concentration croissante, obtenues par le chauffage. 1 litre d'eau-mère à 36° contient : 257 gr. de chlorure de magnésium ; 10 gr. de bromure de magnésium ; 0 gr. 13 d'iodure de magnésium ; 99 gr. 97 de chlorure de sodium ; 3 gr. 375 de sulfate de chaux.

Modes d'emploi. — Bains d'eau salée coupée d'eau douce ou d'eau salée pure additionnée ou non d'eaux-mères (à raison de 5, 10, 20 et 30 litres, suivant les cas). Douches générales et locales. Applications locales de compresses imbibées d'eau-mère.

Irrigations locales ; inhalations.

Indic. — Celles de toutes les eaux chlorurées sodiques : lymphatisme et scrofulo-tuberculose osseuse, ganglionnaire, etc. Rachitisme (scoliose). Paralysie infantile.

Anémie, suite de surmenage nerveux ou musculaire.

Aménorrhée, dysménorrhée, ménorrhagies de cause générale. Métrites après traitement chirurgical.

Reliquats inflammatoires à la suite de périmétrite. Fibromes mous, saignant facilement.

Contre-indic. — Cardiopathies et artériosclérose, néphrites, névropathies excitables.

LA MOUILLÈRE (Doubs), 240 m. d'altitude, 406 k. de Paris. Très fortement minéralisée : 298 gr. de sels dont 283 de chlorure de sodium ;

0 gr. 103 de bromure de potassium. Source saline de *Miserey*, captée à 3 k. de la Mouillère.

Eaux-mères : 333 gr. de sels dont 308 gr. de chlorure, 2 gr. 50 de bromure de sodium.

Modes d'emploi. — Bains à minéralisation graduée et progressive (de 1/10 chez l'enfant et de 1/16 chez l'adulte, au 1/4, au 1/3, à la moitié, aux 3/4 et à la minéralisation entière.

Douches générales ou locales.

Indic. — Celles de toutes les eaux chlorurées fortes : lymphatisme, scrofulo-tuberculose cutanée, ostéo-articulaire, etc.

SALINS (Jura), 360 m. d'altitude, 400 k. de Paris. Source du *Puits-à-Muise* (11°,5). Minéralisation : 27 à 30 gr. dont 23 gr. de chlorure de sodium.

Eaux-mères : 317 gr. de sels dont 168 gr. de chlorure de sodium ; 60 gr. de chlorure de magnésium ; 2 gr. 70 de bromure de potassium.

Modes d'emploi. — Boisson (1/4 de verre à 1 verre) ; surtout balnéation (B. de baignoire ou de piscine) avec les eaux chauffées, additionnées d'eaux-mères (11-12 0/0). Irrigations pharyngiennes, nasales, douches rectales.

Indic. — Scrofulo-tuberculose ganglionnaire, osseuse, muqueuse.

Rachitisme.

Paralysie infantile.

Métrites torpides ; fibromes à évolution lente.

Anémies post-hémorragiques ; anémies des convalescents. Hérédo-tuberculose, hérédo-syphilis.

SALIES-DE-BÉARN (Basses-Pyrénées), 60 m. d'altitude, 770 k. de Paris. 2 sources surtout employées : le *Bayaa* et le *Griffon* (15°). 258 gr. de sels, dont 250 gr. de chlorure de sodium.

Eaux-mères : 3 variétés ; la première (25°) employée pour les bains ; la seconde (28-32°) utilisée en applications locales ; la troisième (34-35°), pour les bains à distance. Les plus concentrées contiennent par litre 487 gr. de sels dont 223 gr. 33 de chlorure de sodium, 55 gr. de chlorure de potassium, 155 gr. de chlorure de magnésium, 10 gr. de bromure de magnésium, et 1 gr. d'iodure de magnésium.

Modes d'emploi. — Bains à différents degrés de concentration saline (rendus sédatifs par l'addition d'eaux-mères). Douches générales et locales. Irrigations vaginales, nasales. Applications locales de compresses imbibées d'eaux-mères.

Indic. — Scrofulo-tuberculose (manifestations nasales, oculaires, cutanées, ostéo-articulaires). Anémies par surmenage. Débilité native.

Aménorrhée, dysménorrhée de cause générale, stérilité.

Métrites chroniques ; névralgies pelviennes ; fibromes utérins (spéciali-sation).

Paralysie infantile.

SANTENAY (Côte-d'Or), 240 m. d'altitude, 371 k. de Paris. Sources : *Fontaine Salée, Lithium, Carnot* (18°). Minéralisation : 9 gr. 22, dont

5 gr. 2313 de chlorure de sodium ; 3 gr. 2241 de sulfates de soude, chaux, magnésie et 0 gr. 0929 de chlorure de lithium.

Mode d'emploi. — Boisson (2 verres). Bains.

Indic. — Congestion hépatique (d'origine digestive) ; lithiase biliaire et rénale. Hypopepsie, constipation atonique.

Albuminuries fonctionnelles d'origine digestive. Uricémie.

C. Eaux chlorurées sodiques et sulfurées.

URIAGE (Isère), 414 m. d'altitude, 634 k. de Paris. 2 sources : source chlorurée sodique sulfureuse (27°,2) ; source ferrugineuse.

Source chlorurée sodique sulfureuse : 6 gr. de chlorure de sodium, 3 gr. de sulfates de chaux, de soude et de magnésie ; 7 volumes p. 1000 d'acide sulfhydrique (très stable). (L'eau d'Uriage est à peu près isotonique du sérum sanguin ; Doyon.)

Source ferrugineuse : Bicarbonate de fer 0 gr. 024.

Modes d'emploi. — Boissons, bains, douches, pulvérisations, inhalations, gargarismes ; irrigations naso-pharyngiennes, irrigations vaginales.

Indic. — Lymphatisme (localisations oculaires, pharyngées, nasales, ganglionnaires, etc.). Uriage est une station d'enfants (Landouzy).

Dermatoses : eczéma humide des lymphatiques, des arthritiques (à alternance avec les bronchites, l'emphysème) ; impétigo ; acné vulgaire des lymphatiques. Herpès récidivant des parties génitales, prurigos, psoriasis invétérés, séborrhée.

Syphilis chez les sujets anémiés, hérédo-syphilis.

Métrite, leucorrhée dépendant du lymphatisme. Rhumatisme. Sciatique.

Contre-indic. — Affections hépatiques, rénales et vésicales. Cardiopathies, tuberculose pulmonaire ; tendances congestives.

III

Eaux alcalines.

A. Bicarbonatées sodiques pures.

ANDABRE (Aveyron), 407 m. d'altitude, 1 050 k. de Paris. T. 10°,5. 2 gr. 758 de bicarbonate de soude ; 1 lit. 13 de CO_2.

Indic. — Dyspepsies hypopeptiques.

Congestion hépatique, gravelle, goutte.

CHATEAUNEUF (Puy-de-Dôme), 282 m. d'altitude. 24 sources (12° à 38°). Minéralisation totale : 6 gr. 759 dont 3 gr. 169 de bicarbonate de soude ; 1 gr. 089 de bicarbonate de potasse ; 0 gr. 035 de lithine, etc.

Modes d'emploi. — Bains, boisson.

Indic. — Goutte, gravelle, dyspepsie atonique ; congestion hépatique.

DESAIGNES (Ardèche). Source *César.* Minéralisation : 5 gr. 246 dont 4 gr. 130 de bicarbonate de soude ; 1 lit. 25 de CO_2 (très gazeuse). T. 12°.

Mode d'emploi. — Boisson (surtout exportée).

Indic. — Dyspepsie.

ÉVIAN (Haute-Savoie), 372 m. d'altitude, 625 k. de Paris.

Source *Cachat*. T. 12°. Faible minéralisation : 0 gr. 4247 dont 0 gr. 02 de bicarbonate de soude; CO_2 libre 0 gr. 0105.

Mode d'emploi. — Surtout boisson.

Indic. — Eau de lavage, agissant « non par ce qu'elle apporte, mais par ce qu'elle emporte ». Lithiase rénale, pyélo-néphrite, cystite, albuminurie d'origine calculeuse ou digestive. Goutte, uricémie, diabète compliqué de congestion hépatique, de gravelle. Angiocholites chroniques simples; lithiase biliaire. Arthritisme avec légère artériosclérose. Auto-intoxications alimentaires.

Contre-indic. — Néphrite confirmée; hypertrophie prostatique, artériosclérose avancée.

LE BOULOU (Pyrénées-Orientales), 84 m. d'altitude, 923 k. de Paris. 3 sources : *Boulou, St-Martin, Du Milieu.* T. 16°,5 à 19°,5.

Forte minéralisation : 5 gr.978 de bicarbonate de soude ; 1 lit. 237 de CO^2 libre. Traces de fer.

Mode d'emploi. — Boisson.

Indic. — Dyspepsie avec hyperpepsie. Entérites chroniques. Ictère catarrhal; lithiase biliaire; hépatite chronique des pays chauds. Paludisme chronique.

Gravelle. Goutte. Cystite chronique.

SAIL-SOUS-COUZAN (Loire), 400 m. d'altitude. 2 sources : *Frontfort. Brault.* T. 12°. Minéralisation : 3 gr. 609 dont 1 gr. 950 de bicarbonate de soude; 0 lit. 218 de CO^2.

Modes d'emploi. — Boisson, bains d'eau carbo-gazeuse; bains et douches de CO^2.

THONON (Haute Savoie).

Faible minéralisation : 0 gr. 45 par litre, mêmes indications et mode d'emploi qu'Évian.

VALS (Ardèche), 250 m. d'altitude. Nombreuses sources, les unes alcalines, les autres ferro-arsenicales. T. 13° à 16°.

Les eaux alcalines sont divisées en plusieurs groupes suivant leur richesse en bicarbonate de soude qui varie de 0 gr. 50 à 9 gr.

Sources alcalines :

Sources faibles (eaux de table), type *Saint-Jean* (1 gr. 430), 0 gr. 50 à 2 gr.

Sources moyennes, type *Précieuse*, 2 à 5 gr.

Sources fortes, type *Madeleine* 5 à 9 gr.

Sources *Vivaraises* graduées à 1, 3, 5, 7, 9.

Sources ferro-arsenicales :

Source *Dominique*; source *Saint-Louis*, 0 gr. 003 d'arsénite de soude.

Modes d'emploi. — Boisson ; accessoirement bains alcalins et ferro-arsenicaux, douches ; inhalations et douches vaginales de CO^2.

Indic. — Dyspepsie avec atonie gastrique ; hypopepsie ; lithiase biliaire ; congestion hépatique précirrhotique chez les alcooliques, les dyspeptiques, les paludéens. Lithiase rénale.

Diabète gras, arthritique; goutte, obésité.

Albuminurie des diabétiques.

Anémie secondaire du paludisme (Saint-Dominique).

VICHY (Allier), 240 m. d'altitude, 365 k. de Paris.

Sources chaudes : *Chomel*, 43°,5; *Grande-Grille*, 41°,8; *Hôpital*, 30°,8; *Lucas*, 29°,2.

Sources froides : du *Parc*, 22°,6; *Lardy*, 20°; *Mesdames*, 16°,8; *Célestins*, 14°,3.

Minéralisation totale (Grande-Grille), 7 gr. 914 : bicarbonate de soude, 4 gr. 883; bicarbonate de chaux, 0 gr. 434; bicarbonate de potasse, 0 gr. 352; bicarbonate de magnésie, 0 gr. 303; chlorure de sodium, 0 gr. 534; CO_2 libre, 0 gr. 908. La source *Mesdames* contient une petite quantité de fer.

Modes d'emploi. — Boisson; accessoirement bains; douches chaudes et froides; douches-massages; bains de vapeur et d'air sec; douches et inhalation d'acide carbonique. Lavages de l'estomac; douches intestinales ascendantes.

Indic. — D'une façon générale tous les états morbides liés à l'arthritisme, au ralentissement de la nutrition, chez les sujets non anémiés, non cachectiques, exempts de lésions incurables : cirrhoses, cancer, etc.

Lithiase biliaire; congestion hépatique liée aux troubles digestifs, à l'alcoolisme, à la pléthore abdominale chez les obèses. Ictère catarrhal, angiocholite d'origine digestive (Grande-Grille; Puits Chomel), gastrite hypopeptique (Grande-Grille; Puits Chomel; Hôpital); atonie nervo-motrice (Célestins).

Lithiase rénale (Célestins).

Albuminurie légère des goutteux, des graveleux; albuminuries « fonctionnelles » des arthritiques.

Déterminations pharyngées et bronchitiques de l'arthritisme (Chomel inhalations d'acide carbonique).

Dermatoses : Eczéma des arthritiques (Lucas), prurigo; urticaire.

Névralgies des goutteux (bains; douches; bains d'acide carbonique). Migraines par auto-intoxications digestives.

Goutte subaiguë et chronique chez les sujets jeunes, vigoureux.

Pléthore abdominale des obèses.

Diabète arthritique chez les sujets non amaigris, à gros foie.

Anémies des convalescents, des paludéens; anémies des pays chauds (Lardy, Mesdames). Intoxications (alcoolisme, morphinisme).

Contre-indic. — Cancer; artériosclérose, cardiopathie; goutte asthénique, diabète nerveux ou pancréatique; diabète ancien avec menace de tuberculose pulmonaire. Cirrhose hépatique; obstruction calculeuse du cholédoque; cholécystite avec gros calculs. Hyperchlorhydrie; ulcère gastrique. Rein calculeux; gravelles oxaliques et phosphatiques. Mal de Bright.

B. Eaux bicarbonatées mixtes.

ALET (Aude), 200 m. d'altitude, 4 sources. Sources des *Bains* (31°):

Nouvelle, Buvette, Ferrugineuse (10°,3). Minéralisation totale des sources bicarbonatées : 0 gr. 57 dont 0 gr. 270 de bicarbonate de chaux. La source ferrugineuse contient 0 gr. 024 de sesquioxyde de fer. Eaux non gazeuses.

Mode d'emploi. — Boisson (eau de table).

Indic. — Dyspepsie flatulente, troubles digestifs de la convalescence des maladies aiguës. Entérite des pays chauds. Congestion hépatique d'origine digestive.

CHATELDON (Puy-de-Dôme), 343 m. d'altitude. Minéralisation totale : 5,128 dont 1,427 de bicarbonate de chaux ; 0 gr. 624 de bicarbonate de soude.

Mode d'emploi. — Boisson (eau de table).

Indic. — Les mêmes que les précédentes.

CONDILLAC (Drôme), 100 m. d'altitude. Minéralisation totale : 2 gr. 193 dont 1,359 de bicarbonate de chaux ; 0 gr. 166 de bicarbonate de soude, etc.

Mode d'emploi. — Boisson, eau de table.

Indic. — Les mêmes qu'Alet.

POUGUES (Nièvre), 180 m. d'altitude, 211 k. de Paris. 7 sources, notamment *Saint-Léger, Saint-Léon. Élisabeth.* T. 12°. Très gazeuses (3 gr. 39 de CO2). Minéralisation totale : 4,528 dont 2 gr. environ de bicarbonate de chaux.

Mode d'emploi. — Boisson (500—1000 gr.) ; bains, douches.

Indic. — Hypopepsie avec atonie gastro-intestinale ; entérite chronique d'origine hypopeptique. Congestion hépatique et lithiase biliaire. Lithiase urique, phosphaturique et oxalurique. Goutte chronique asthénique. Diabète arthritique.

Troubles de convalescence des maladies infectieuses ; neurasthénie.

RENAISON (Loire). Minéralisation totale : 1,541 dont 0 gr. 663 de bicarbonate de chaux ; 0 gr. 240 de bicarbonate de soude.

Mode d'emploi. — Boisson (eau de table).

SAINT-ALBAN (Loire), 400 m. d'altitude. T. 17°. Minéralisation totale : 1,409 dont 0,856 de bicarbonate de soude, 0,947 de bicarbonate de chaux ; 0,448 de bicarbonate de magnésie ; 0,022 de protoxyde de fer.

Modes d'emploi. — Boisson (eau de table) ; bains, douches.

Indic. — Dyspepsie légère ; goutte.

SAINT-GALMIER (Loire), 400 m. d'altitude. 15 sources, dont 3 seulement exploitées : *Badoit, Remy, Noël.*

Minéralisation totale : 2,889 ; CO2 libre, 1 lit. 025.

Mode d'emploi. — Boisson (eau de table).

Indic. — Embarras gastrique ; inappétence ; dyspepsie légère.

C. Eaux bicarbonatées chlorurées.

SAINT-NECTAIRE (Puy-de-Dôme), 750 m. d'altitude, 440 k. de Paris. 2 groupes de sources :

Saint-Nectaire-le-Bas : *Gros-Bouillon* (37°), *Bœtte* (44°), *Saint-Césaire* (49°), *S. des Dames, Sainte-Marie, André, La Coquille* (ces 4 dernières sont froides).

Saint-Nectaire-le-Haut : *Mont-Cornadore* (41°), *S. du Parc*, *Morange*, *S. des Roches* (43°), *Intermittente* (33°), *S. des Roches, Rouge* (18°).

Minéralisation totale : 7 gr. environ, dont 2 gr. 50 de chlorure de sodium ; 2 gr. 50 de bicarbonate de soude, 1 gr. de bicarbonate de chaux, plus lithine, fer (S. Rouge), strontiane, silice, etc. CO^2 : 1,530.

Ce sont, en somme, des eaux polymétalliques ; elles constituent un véritable sérum dont l'action reconstituante est puissante.

Modes d'emploi. — Boisson, bains, bains à l'eau courante ; douches chaudes, douches sous-marines, bains et douches locales d'acide carbonique ; douches vaginales.

Indic. — Diabète, goutte atonique ; neurasthénie ; phosphaturie (S. du Parc). Troubles de la croissance.

Albuminurie résiduale, d'origine toxi-infectieuse ; d'origine digestive ; albuminurie des diabétiques ; albuminurie intermittente cyclique ; néphrite parenchymateuse légère et récente.

Dyspepsie hypopeptique. Diarrhées matinales.

Dysménorrhée et aménorrhée, leucorrhée des sujets lymphatiques et nerveux (douche ascendante avec la S. intermittente).

Contre-indic. — Cardiopathies, tuberculose, tendances congestives.

ROYAT (Puy-de-Dôme), 450 m. d'altitude, 420 kilomètres de Paris.

4 sources principales : *Eugénie* 35°,5. *Saint-Mart* (31°), *César* (29°), *Saint-Victor* (20°).

Minéralisation totale : Varie de 2 gr. 85 (César) à 5 gr. 62, (Eugénie) dont 3 gr. 61 de bicarbonates alcalins ; 1 gr. 72 de chlorure de sodium ; 0 gr. 35 de chlorure de lithium ; des sels de fer et de manganèse, de l'arséniate de soude (0,0045, Saint-Victor), de l'acide carbonique libre (1 gr. 709, Saint-Mart). La source César contient 1,229 de CO^2 par litre.

Modes d'emploi. — Boisson ; bains et douches, bains d'eau gazeuse et courante à température invariable des sources Eugénie (34°) et César (27°), bains hydro-électriques, bains et douches de gaz carbonique, pulvérisations, inhalations (Eugénie).

Goutte (Saint-Mart) ; diabète, arthritisme en général chez les sujets anémiés (Saint-Victor) ; dyspepsie hypochlorhydrique, chez les goutteux, les rhumatisants, les diabétiques (César).

Lithiases hépatique et urinaire.

Albuminurie (Saint-Victor, César).

Angine granuleuse, asthme, catarrhe sec chez les arthritiques (S. Eugénie).

Eczéma, acné, urticaire chez les mêmes malades ; diabétides vulvaires et génitales (bain de la source Eugénie).

Anémies des pays chauds ; des convalescents. Neurasthénie chez les arthritiques (S. César).

Troubles cardiaques d'origine anémique ou dyspeptique. (Bains carbo-gazeux.)

Aménorrhée des chloro-anémiques ; métrite chronique des arthritiques ; vaginisme.

IV

Eaux arsenicales.

LA BOURBOULE (Puy-de-Dôme), 859 m. d'altitude, 450 k. de Paris.
Sources chaudes (les plus importantes) : *Choussy-Perrière* (58°);
Croizat (45°).

Froides : *Fenestre* (20°); *Clémence, Henry* (10-18°).

La source Choussy-Perrière contient 3 gr. de chlorures ; 2 gr. 80 de
bicarbonates ; 0 gr. 02847 d'arséniate de soude; la source Croizat contient
5 gr. 63 de chlorures. Un litre d'eau de la Bourboule équivaut à
XXI gouttes de liqueur de Fowler. La source Croizat est une chlorurée
sodique forte qu'on peut classer entre Balaruc (7 gr. 04) et Bourbonne
(5 gr. 20).

Modes d'emploi. — Boisson (le plus important, 100—600 gr. par jour).
Bains et douches ; inhalations, pulvérisations pour les affections naso-
pharyngées et pour les affections cutanées.

Indic. — Eczéma des arthritiques ou des lymphatiques ; psoriasis,
pityriasis rubra pilaire ; lichen ; ichthyose ; prurigo de Hebra ; prurigo
diathésique, névrodermites généralisées ou circonscrites, dermatites
polymorphes prurigineuses, urticaire papuleuse infantile, tuberculides.

Manifestations ganglionnaires, ostéo-articulaires de la scrofulo-tuberculose (chez les enfants qui supportent mal la mer) ; adénopathie trachéo-
bronchique, végétations adénoïdes. (Cure d'air au plateau de Charlannes,
1150 m.)

Anémie prétuberculeuse, paludéenne ; catarrhe naso-pharyngé ; laryngo-
trachéite ; bronchite chronique des neuro-arthritiques (en alternance avec
les affections cutanées) ; emphysème, asthme infantile.

Diabète sucré, avec azoturie et phosphaturie, névralgies d'origine
paludéenne. Chorée.

Rhumatisme chronique, déformant chez les sujets débilités.

Contre-indic. — Tendance hémoptoïque ; lithiase rénale, affections
hépatiques.

LE MONT-DORE (Puy-de-Dôme), 1 080 m. d'altitude, 455 k. de Paris.
13 sources, toutes chaudes (38 à 47°), sauf la source Sainte-Marguerite
qui est froide.

Minéralisation totale faible : 2 gr. dont 0 gr. 55 de bicarbonate de
soude; 0 gr. 37 de bicarbonate de chaux ; 0,001 d'arséniate de soude ;
0,03 de protoxyde de fer; 0 gr. 17 de silice.

Modes d'emploi. — Boisson (sources *Madeleine, Bardon, Renard,
Ramond, César, Caroline*) ; bains, demi-bains hyperthermaux à (39°-44°),
douches ; douches de vapeur ; douches nasales, inhalations ; pulvérisations.

Les inhalations d'air chargé de vapeur d'eau thermale (à 28°, 30°, 32°)
et d'acide carbonique constituent la spécialisation du Mont-Dore.

Indic. — Toutes les affections des voies respiratoires chez les neuro-
arthritiques :

Rhino-pharyngite; végétations adénoïdes; asthme des foins; laryngite simple et tuberculeuse (au début). Trachéo-bronchite à répétition; bronchite chronique avec emphysème. Asthme (principale indication). Bronchopneumonie à résolution lente, à la suite de maladies infectieuses. Adénopathie trachéo-bronchique.

Congestions pulmonaires récidivantes des goutteux.

Tuberculose pulmonaire apyrétique, chez les sujets nerveux et arthritiques, avec poussées congestives ou hémoptoïques (cure d'air au plateau du Capucin, 1 300 m.).

Contre-indic. — Tuberculose avec fièvre ou lésions avancées; hyperchlorhydrie; affections du foie; affections organiques du système nerveux et du cœur.

V

Eaux calciques et magnésiennes.

AULUS (Ariége), 763 m. d'altitude.

5 sources : *Darmagnac* (19°), *Bacque* (17°), *Nouvelle* (15°), des *Trois-Césars* (13°), *Calvet* (12°).

Minéralisation totale : 2 gr. 50, dont chaux et strontium 0 gr. 730; magnésie 0 gr. 0722; soude 0 gr. 03; acide sulfurique 1 gr. 209; sesquioxyde de fer 0 gr. 006).

Modes d'emploi. — Boisson (principal). Bains.

Indic. — Gravelle urique ou phosphatique, albuminurie, constipation, lithiases intestinale et biliaire, auto-intoxications d'origine digestive, furonculose, syphilis.

BAGNÈRES-DE-BIGORRE, 550 m. d'altitude.

38 sources formant 3 groupes :

1° Une source sulfureuse froide (Labassère).

2° Des sources ferrugineuses froides.

3° Des sources sulfatées calciques dont la température varie de 28 à 51°. Les plus connues sont : *La Peyrie* (25°) analogue à Capvern, *Salies* (51°) légèrement arsenicale, *Salut* (33°), *Foulon* (35°), *La Reine* (46°), *Saint-Roch* (41°), le *Dauphin* (49°), *Cazaux* (51°), le *Grand-Pré* (35°), les *Sources Romaines.*

Minéralisation : 1,040 à 3,107 dont 1 gr. 40 à 1 gr. 80 de sulfate de chaux; 0 gr. 28 à 0 gr. 38 de sulfate de magnésie; 0,14 à 0,18 de chlorure de sodium; des bicarbonates de fer, chaux, magnésie, du manganèse, de la lithine et surtout de l'arsenic.

Modes d'emploi. — Boisson et surtout traitement externe : bains, piscines, bains de vapeur, douches, pulvérisations, inhalations.

Indic. — Manifestations du nervosisme, périphériques ou viscérales. Manifestations nerveuses de l'arthritisme. Prurigo, eczéma très prurigineux.

Dyspepsie et entérite sèche des neurasthéniques; cystalgie, névralgies utéro-ovariennes; dysménorrhée.

États anémiques associés au nervosisme, à l'hystérie.

BARBOTAN (Gers), 120 m. d'altitude.

12 sources, toutes thermales (32 à 38°), sulfatées calciques et légèrement sulfureuses (barégine); une ferrugineuse.

Boues végétales, extraites d'un marais tourbeux et délayées dans l'eau minérale.

Modes d'emploi. — Boisson (buvette sulfureuse, buvette ferrugineuse). Bains d'eau minérale et bains de boue.

Indic. — Rhumatisme articulaire, tendineux, musculaire, névralgique.

BRIDES (Savoie), 570 m. d'altitude.

1 source (35°). Minéralisation assez forte : 6 gr. 1132, dont 1 gr. 222 de chlorure de sodium, 2 gr. 350 de sulfate de chaux, 1 gr. 031 de sulfate de soude, etc.

Modes d'emploi. — Boissons (principal); douches ascendantes, vaginales ou générales, bains de piscine. Entéroclyse.

Indic. — Action purgative, diurétique, tonique. Dyspepsie hypopeptique; congestion hépatique d'origine digestive, alcoolique ou paludéenne; lithiase biliaire; constipation atonique et entéro-colite mucomembraneuse; obésité des arthritiques.

Albuminurie des goutteux; diabète chez les obèses, avec atonie des voies digestives.

CAPVERN (Hautes-Pyrénées), 450 m. d'altitude.

2 sources : *Hount-Caoute* (fontaine chaude ! 24°) et le *Bouridé* (21°,8). Minéralisation totale : 2 gr. 080, dont 1 gr. 1237 de sulfate de chaux; 0 gr. 3522 de sulfate de magnésie, etc.

Mode d'emploi. — Boisson (Hount-Caoute).

Indic. — Gravelle urique; coliques néphrétiques; cystites et pyélonéphrites. Néphrites légères.

Lithiase biliaire, goutte, gravelle.

Hémorrhoïdes; congestion utérine chez les arthritiques.

CONTREXÉVILLE (Vosges), 350 m. d'altitude, 366 k. de Paris. Principale source : *Le Pavillon* (11°,5). Minéralisation totale : 2 gr. 40, dont 1 gr. 56 de sulfate de chaux; 0 gr. 236 de sulfate de magnésie; 0 gr. 40 de bicarbonate de soude; 0 gr. 004 de bicarbonate de lithine; 0 gr. 007 de bicarbonate de fer. CO_2 libre, 0,080.

Mode d'emploi. — Boisson (1 à 2 litres).

Indic. — Gravelle urique et phosphatique (spécialisation); pyélites, pyélo-néphrites, cystites chroniques, hématurie d'origine calculeuse.

Goutte, particulièrement goutte chronique, avec déformations; dépôts tophacés; manifestations oculaires, cutanées, de la goutte.

Congestion hépatique des gros mangeurs, des obèses, des goutteux (particulièrement chez les débilités auxquels ne conviennent pas les eaux alcalines fortes), lithiase biliaire; lithiase rénale chez les malades éliminant de petits graviers.

Diabète chez les goutteux, les graveleux.

En somme effectue un lavage hépatique, intestinal et rénal (Landouzy).

Contre-indic. — Cardiopathies, artériosclérose, cancer, tuberculose.

apoplexie; cancer et tuberculose rénale, calculs rénaux, néphrite chronique; paralysie vésicale, calculs vésicaux. Goutte aiguë, cirrhose, gros calculs du foie. Diabète intense.

DAX (Landes), 10 m. d'altitude, 733 k. de Paris.

Quatre établissements (Bains-Saint-Pierre, Thermes, Les Baignots, Thermes Salins).

Eaux hyperthermales, eaux salées; eaux-mères. Boues végéto-minérales.

Eaux hyperthermales (64°), très peu minéralisées (0 gr. 475, dont 0 gr. 170 de sulfate de chaux; 0 gr. 151 de sulfate de soude, etc..

Eaux salées : 292 gr. de chlorure de sodium par litre (proviennent des salines de Saint-Pandelon).

Eaux-mères : 228 gr. de chlorure de sodium; 48 de chlorure de magnésie.

Eaux concentrées : 232 gr. de chlorure de magnésium, 41 gr. de chlorure de sodium.

Boues végéto-minérales : élément minéral constitué par le limon mélangé à l'eau thermale, élément végétal par une flore cryptogamique très riche. Les boues sont employées en bains entiers, demi-bains et en applications locales; les bains entiers sont donnés à une température variant de 35 à 42° et pendant 10 minutes.

Pour les applications locales, la boue est employée à la même température. Au delà de 40°, le bain détermine une excitation très vive, un éréthisme circulatoire très violent.

Indic. — Arthropathies rhumatismales; rhumatisme chronique d'emblée et rhumatisme noueux, déformant; hydarthrose; arthrite sèche. Synovites tendineuses. Pseudo-rhumatisme infectieux (blennoragique). Rhumatisme fibreux, musculaire; névrites; sciatique chronique; sclérodermie.

Contre-indic. — Cardiopathies, emphysème, artériosclérose, goutte aiguë, scrofulo-tuberculose, mal de Bright, tendances congestives.

MARTIGNY (Vosges), 370 m. d'altitude, 366 k. de Paris.

3 sources : *lithinée, ferrugineuse, savonneuse* (10°,5).

Minéralisation totale : 2 gr. 657, dont 1 gr. 424 de sulfate de chaux; 0 gr. 330 de sulfate de magnésie; des silicates de la lithine (0 gr. 032), etc.

Modes d'emploi. — Boisson (400 gr. à 2 litres); bains, douches.

Indic. — Uricémie, gravelles, cystite; urétrite chronique, albuminurie goutteuse; goutte; diabète goutteux intermittent.

Lithiase biliaire; dermatoses arthritiques.

Contre-indic. — Cardiopathies; artériosclérose; néphrites; pierre, paralysie vésicale; hypertrophie prostatique.

MIERS (Lot), 270 m. d'altitude. 1 Source (15°). Minéralisation totale : 5 gr. 371, dont 2 gr. 675 de sulfate de soude; 0 gr. 945 de sulfate de chaux; 0 gr. 750 de chlorure de magnésium.

Modes d'emploi. — Boisson.

Indic. — Dyspepsie avec fermentations; congestion hépatique; constipation (laxative et diurétique).

PRÉCHACQ-LES-BAINS (Landes). — Eaux sulfatées calciques, hyperthermales (60°). Boues végéto-minérales formées par les alluvions de l'Adour.

Modes d'emploi. — Boisson, bains de piscine ; bains de boue (généraux et locaux).

Indic. — Eaux laxatives et diurétiques ; en bains, action sédative sur le système nerveux. Employées dans la goutte chronique, le rhumatisme déformant, la neurasthénie, la sciatique, les névrites.

Les boues sont analogues à celles de Dax et employées comme elles contre le rhumatisme chronique, la sciatique, le lumbago, certaines métrites.

Contre-indic. — Cardiopathies et artériosclérose, tendances congestives.

SAINT-AMAND (Nord), 37 m. d'altitude, 240 k. de Paris.

5 sources (26°), dont 3 surtout utilisées : *Fontaine-Bouillon, Fontaine d'Arras, Vauban.* Minéralisation totale : 1 gr. 35 par litre, dont 0 gr. 612 de sulfate de chaux ; 0 gr. 324 de sulfate de magnésie, de sulfate de potassium et de sodium, des chlorures, des traces de fer et d'iode. Boues végéto-minérales sulfureuses et ferrugineuses.

Modes d'emploi. — Boisson (1 à 10 verres) ; douches.

Indic. — Gravelle ; cystites. Myélite.

Les boues sont employées comme celles de Dax, dans les mêmes cas, de plus, dans les métrites, les phlébo-scléroses, les douleurs fulgurantes du tabes, le tremblement de la sclérose en plaques ; le psoriasis ; à une température variant de 30 à 45° ; le malade boit pendant le bain plusieurs verres de la source Vauban.

SAINT-GERVAIS (Haute-Savoie), 630 m. d'altitude, 591 k. de Paris.

3 sources : *Gontard* (40°), *Mey* (38°), de *Torrent* (hydrogène sulfuré). Minéralisation : 5 gr. dont 1 gr. 65 de chlorure de sodium, 3 gr. de sulfates de soude, chaux, magnésie ; 0 gr. 32 de bromure de sodium ; 0 gr. 102 de sulfate de lithine.

Modes d'emploi. — Boissons (S. Gontard), bains (32°-35°) à action décongestionnante très marquée.

Indic. — Dermatoses ; eczéma des nerveux (sec, prurigineux, irritable). Névrodermites, lichens, psoriasis, séborrhéides.

Dyspepsie hypopeptique avec atonie ; entéro-colite muco-membraneuse ; entérites dysentériformes.

Névralgie sciatique, neurasthénie à forme excitable.

SERMAIZE-LES-BAINS (Marne). 1 source : S. des Sarrasins (11°). Minéralisation : 1 gr. 50 dont 0 gr. 48 de bicarbonates ; 0 gr. 08 de sulfate de chaux ; 0 gr. 70 de sulfate de magnésie.

Modes d'emploi. — Boisson (1 à 2 verres) ; bains, douches.

Indic. — Lithiases hépatique et rénale (mêmes indications que Vittel et Contrexéville).

USSAT (Ariège), 450 m. d'altitude. T. 36-38°. Très faible minéralisation : 1 gr. 276 dont 0 gr. 19 de sulfate de chaux ; 0 gr. 699 de carbonate de chaux, etc.

Mode d'emploi. — Bains de baignoire à eau courante, douches.

Indic. — Métrite chronique, névralgies pelviennes des névropathes; vaginisme, prurit vulvaire.

VITTEL (Vosges), 340 m. d'altitude, 380 k. de Paris.

13 sources dont 2 principales :

La *Grande Source* et la *Source Salée* (11°,5). Minéralisation : 1 gr. 739 pour la première et 2 gr. 92 pour la seconde (sulfates de chaux, de magnésie, de soude; traces de lithine).

Mode d'emploi. — Boisson (1 000 à 2 000 gr.).

Indic. — Goutte (spécialisation), sans déformations articulaires.

Gravelle urique, oxalique avec pyélite calculeuse, tendance aux coliques néphrétiques; lithiase biliaire. Diabète chez les goutteux; albuminurie goutteuse; albuminurie légère consécutive aux maladies infectieuses.

Contre-indic. — Gastropathies, cirrhoses; néphrites, hypertrophie de la prostate. Cardiopathies.

VI

Eaux ferrugineuses.

BUSSANG (Vosges), 674 m. d'altitude.

3 sources : S. *La Salinade, Des Demoiselles, Marie.* Minéralisation totale : 1 gr. 547 dont 0 gr. 01 de fer sous forme de crénate; 1 gr. 78 de CO_2 libre.

Mode d'emploi. — Boisson (eau de table).

Indic. — Dyspepsie, chloro-anémie.

FORGES-LES-EAUX (Seine-Inférieure), 160 m. d'altitude, 112 k. de Paris. 3 sources (T. 7°): *Cardinale, Reinette, Royale.* Minéralisation totale : 0 gr. 40, dont 0 gr. 22 à 0 gr. 98 de crénate de fer (S. Cardinal).

Modes d'emploi. — Boisson (principal). Bains.

Indic. — Dyspepsie des anémiques et surmenés; chloro-anémie; métrites juvéniles; dysménorrhée. Gravelle.

LA BAUCHE (Savoie), 700 m. d'altitude. Minéralisation totale : 0 gr. 722 dont 0 gr. 173 de bicarbonate et crénate de fer.

LAMALOU (Hérault), 200 m. d'altitude, 800 k. de Paris.

3 groupes de sources: à Lamalou-le-Bas ou l'ancien, Lamalou-le-Centre, Lamalou-le-Haut. Au Bas-Lamalou, sources hyperthermales et hyper-métalliques (37° Usclade) qui donnent à la station sa note caractéristique; à Lamalou-le-Centre, sources tempérées et froides (9°; S. Capus-Bourges, Marie); à Lamalou-le-Haut, 6 sources dont 2 chaudes et tempérées (30°).

Alcalines : *Usclade, La Vernière, Petit-Vichy.*

Ferrugineuses : *Capus, Souverain.*

Arsenicales : *Bourges, La Mine.*

T. 28 à 40°. Minéralisation faible (1 gr. 50 à Lamalou-le-Haut et 2 gr. 15 à Lamalou-le-Bas). Bicarbonate de magnésie et de fer (Usclade); CO_2 libre. Ces eaux peuvent aussi bien être classées parmi les eaux indéterminées.

Modes d'emploi. — Bains de piscine (principal) à Lamalou-le-Bas; douches, boisson (Usclade) (Institut de rééducation pour les tabétiques).

Indic. — Tabes (spécialisation) ; myélopathie d'origine infectieuse et notamment syphilitique.

Rhumatisme (La Malou, douleur, en languedocien) ; névralgies ; neurasthénie.

Chloro-anémie.

Contre-indic. — Affections médullaires à début congestif ou apoplexie ; affections congestives des organes génito-urinaires ; dermatoses.

LUXEUIL (Haute-Saône), 300 m. d'altitude, 406 k. de Paris.

15 sources : salines, ferrugineuses.

Salines (24 à 52°). Minéralisation totale : 1 gr. 718 dont 0 gr. 752 de chlorure de sodium ; 0 gr. 0006 d'arséniate de soude ; 0 gr. 01 de lithine ; 0 gr. 003 de fer et de manganèse.

Ferrugineuses (22 à 30°). Minéralisation totale : 0 gr. 455 dont 0 gr. 012 de sesquioxyde de fer et 0 gr. 005 de manganèse.

Modes d'emploi. — Bains de baignoire ou de piscine ; douches, irrigations (vaginales et intestinales) ; boisson.

Indic. — Rhumatisme ; douleurs erratiques des arthritiques.

Nervosisme (palpitations ; tachycardie ; fausse angine de poitrine, etc.).

Métrite et péri-métrite, sclérose utéro-annexielles ; dysménorrhée ; accidents de la ménopause.

Fausses utérines. Stérilité.

Névrodermites.

Entéro-colite muco-membraneuse.

OREZZA (Corse), 600 m. d'altitude.

Plusieurs sources (14°). 0,128 de carbonate de protoxyde de fer ; 1,248 cc. de CO_2 libre.

Mode d'emploi. — Boisson.

Indic. — Chloro-anémie.

RENLAIGUE (Puy-de-Dôme).

Minéralisation totale : 1 gr. 488 dont 0 gr. 417 de bicarbonate de soude ; 0 gr. 247 de bicarbonate de magnésie ; 0 gr. 081 de fer ; 0 gr. 431 de chlorure de sodium et de potasse ; 3 gr. 252 de CO_2.

SAINT-CHRISTAU (Basses-Pyrénées). — 320 m. d'altitude.

5 sources dont 3 utilisées : *S. des Arceaux* (13°) ; *S. du Prieuré* (26°) ; *S. du Pécheur.*

La source des Arceaux a pour caractéristique la présence du cuivre en quantité appréciable (0 gr. 0003), eu égard à la faible quantité des autres principes minéralisateurs (chaux, soude, magnésie, potasse, fer, chlorures, acides carbonique, sulfurique, silicique, etc.). La source du Prieuré contient plus de cuivre encore (0 gr. 0005) et de plus des chlorures de sodium et d'aluminium.

Modes d'emploi. — Pulvérisations (spécialisation), bains, boisson.

Indic. — Leucoplasie buccale ; glossodynie ; leucoplasie vulvo-vaginale. Blépharites à forme sèche ; rhinites avec érosions fissurantes des narines.

Eczéma séborrhéique ; eczéma variqueux ; eczéma localisé au pourtour des orifices. Lichen plan, lichen corné.

VII

Eaux hyperthermales à minéralisation indéterminée.

BAGNOLES-DE-L'ORNE (Orne), 228 m. d'altitude, 248 k. de Paris.
2 groupes de sources :
Grande source thermale (27°) : *S. des Fées* (12°), ferrugineuse.
Grande source : minéralisation totale très faible (0 gr. 062). Onctuosité particulière due aux silicates et à une petite quantité de matières organiques.
Modes d'emploi. — Bains, douches générales et locales (anales, périnéales).
Indic. — Suites de phlébites variqueuse, goutteuse, infectieuse (spécialisation) ; troubles trophiques d'origine phlébitique. Varices ; varicocèle, hémorrhoïdes ; toutes les affections du système veineux, les troubles circulatoires périphériques caractérisés par le développement excessif des réseaux veineux superficiels.
Subinvolution utérine ; métrite chronique parenchymateuse ; dysménorrhée ; troubles de la ménopause.
Eczéma variqueux.
Rhumatisme chez les sujets présentant un état douloureux des veines, chez les femmes nerveuses.
Névralgies viscérales ou périphériques (sciatique variqueuse).
Certaines entérites chroniques.
Congestion utérine, métrite chronique parenchymateuse.
BAINS (Vosges), 306 m. d'altitude.
Nombreuses sources (29 à 50°). Minéralisation totale : 0 gr. 20 à 0 gr. 49.
Modes d'emploi. — Bains de baignoire et de piscine ; irrigations vaginales.
Indic. — Métrites, névralgies utéro-ovariennes.
Entérites chroniques.
CHAUDES-AIGUES (Cantal), 650 m. d'altitude.
Nombreuses sources (82°). Eaux hyperthermales, les plus chaudes de France. Minéralisation totale : 0 gr. 471.
Modes d'emploi. — Bains, douches, étuves. Boisson (S. César).
Indic. — Rhumatismes, arthrites, névroses.
ÉVAUX (Creuse), 460 m. d'altitude, 355 k. de Paris.
18 sources (48 à 57°). Minéralisation totale : 0 gr. 717.
Modes d'emploi. — Bains ; douches ; étuve de vapeurs ; applications locales de limon.
Indic. — Rhumatismes musculaires ou névralgiques, sciatique ; goutte, neuro-arthritisme.
Aménorrhée, dysménorrhée des jeunes filles, métrite chronique.
NÉRIS (Allier), 379 m. d'altitude, 333 k. de Paris.
Plusieurs sources (52 à 53°). Minéralisation totale faible : 1 gr. 205

dont principalement des bicarbonates. Riches en azote. Essentiellement sédatives.

Modes d'emploi. — Bains, douches, irrigations.

Indic. — Manifestations diverses des névroses (spécialisation); hystérie, irritation spinale et neurasthénie; chorée, paralysie agitante; goitre exophtalmique.

Névroses d'origine utéro-ovarienne (prurit vulvaire, névralgies pelviennes).

Tabes à formes frustes, légères ou à symptômes éréthiques, douloureux (crises viscérales et douleurs fulgurantes). Sclérose en plaques.

Polynévrites, névralgies diverses.

Spasmes toniques ou cloniques (torticolis, tics convulsifs, crampes professionnelles, hoquet, etc.).

Rhumatisme.

Contre-indic. — Cardiopathies, artériosclérose.

PLOMBIÈRES (Vosges), 430 m. d'altitude.

27 sources (12 à 70°). Plusieurs groupes :

Stanislas, Vauquelin, du Robinet, Romain, à température élevée.

Savonneuses, du Thalweg, du Chiot, des Dames, tièdes.

La Bourdeille, froide, ferrugineuse.

Minéralisation totale très faible : 0 gr. 39 par litre pour les sources dites savonneuses (silice, bases alcalines, acide carbonique associé). Les eaux sont radio-actives (Curie).

Modes d'emploi. — Bains de baignoire ou de piscine à 33°-36° qui constituent la médication type ; douches Tivoli (douches abdominales, données pendant le bain) ; douches chaudes ; étuves ; douches ascendantes et lavages intestinaux ; irrigations vaginales ; boisson (S. des Dames).

Indic. — Dyspepsie nervo-motrice ; entéro-colite muco-membraneuse chez les neuro-arthritiques avec crises diarrhéiques et douloureuses (spécialisation) ; constipation spasmodique. Entérite chronique des pays chauds ; diarrhée palustre.

États nerveux indéterminés ; manifestations diverses d'ordre hystérique ou neurasthénique. Névralgies.

Rhumatisme musculaire ou articulaire.

Métrites douloureuses chez les névropathes ; dysménorrhée accompagnée d'entéro-colite ; vaginisme ; ovarites et névralgies ovariennes.

Contre-indic. — Constipation atonique (plutôt justiciable de Châtel-Guyon) ; appendicite chronique.

SAIL-LES-BAINS (Loire).

S. du Hamel (34°); *S. des Romains* (29°); minéralisation totale: 0 gr. 4890 dont 0 gr. 1332 de silicates de soude et de potasse; 0 gr. 0482 de bicarbonates alcalines; 0 gr. 1122 de bicarbonates terreux; 0 gr. 04 de lithine, etc.

Mode d'emploi. — Boisson ; bains.

Indic. — Diurétique; antiarthritique (albuminuries fonctionnelles ; eczémas régionaux); névroses.

B. — EAUX MINÉRALES ÉTRANGÈRES.

I

Eaux sulfureuses.

ACQUI (Italie, province d'Alexandrie), 137 m. d'altitude.

8 sources dont l'une a une température de 70° (S. *La Bollente*), les autres ayant une température qui varie entre 39° et 61°.

Mode d'emploi. — Bains.

Indic. — Affections articulaires; névroses; certaines dermatoses.

AIX-LA-CHAPELLE (Allemagne, Prusse Rhénane), 161 m. d'altitude.

Plusieurs sources sulfureuses et chlorurées (2 gr. 6 à 2 gr. 8 de chlorure de sodium). T. 55° (*Kaiserquelle*).

Modes d'emploi. — Boisson (*Elisenbrunnen*). Bains, bains de vapeur, douches-massages, inhalations.

Indic. — Rhumatisme chronique, goutte; affections des voies respiratoires (bronches, larynx); dermatoses; syphilis (spécialisation).

BADEN (Suisse, canton d'Argovie), 314 m. d'altitude. T. 48°.

Mode d'emploi. — Bains (à 34°).

Indic. — Arthrites, névrites périphériques, sciatique, lumbago, etc.

HARROGATE (Angleterre, Yorkshire), 80 m. d'altitude.

80 sources, la plupart chlorurées froides, contiennent de l'hydrogène sulfuré et du sulfure de sodium. Quelques-unes renferment une quantité appréciable de fer (Source *Kissingen* : 0 gr. 13 de carbonate de fer).

Modes d'emploi. — Bains; boisson.

Indic. — Affections goutteuses ou rhumatismales.

LAVEY (Suisse, Valais). — T. 47°. Minéralisation totale : 1,3128 dont 3 cc. 51 d'hydrogène sulfuré.

Modes d'emploi. — Boisson; surtout bains (on ajoute des eaux-mères de Bex); douche-massage. Bains de vague du Rhône; bains de sable chaud (45° à 54°).

Indic. — Scrofule; rachitisme. Rhumatisme chronique; tuberculose ostéo-articulaire.

LA LENK (Suisse, canton de Berne), 1100 m. d'altitude.

2 sources froides.

Modes d'emploi. — Boisson, pulvérisations.

Indic. — Laryngites.

SCHIMBERG (Suisse, canton de Lucerne), 1408 m. d'altitude. 2 sources : alcaline-sulfureuse, ferrugineuse. 0,8369 de bicarbonate de soude par litre; 0,00873 ou 5°,73^{cmn} d'H^2S libre à 0°.

Modes d'emploi. — Boisson, bains.

Indic. — Affections chroniques des voies respiratoires : Pharyngite, laryngite, bronchite. Tuberculose pulmonaire au début.

SCHINZNACH (Suisse, Argovie), 335 m. d'altitude. T. 28°,2 à 35°,2.

Minéralisation : 1 p. 1000 de sulfate calcique.; 0 gr. 008 de sulfure de calcium ; 37 volumes d'hydrogène sulfuré.

Modes d'emploi. — Boisson; bains ; douches nasales, pulvérisations.

Indic. — Eczéma chronique (spécialisation). Affections des voies respiratoires.

YVERDON (Suisse, canton de Vaud), 433 m. d'altitude. T. 24°. Minéralisation totale faible : 0,40 p. 1000. 3,4 p. 1000 d'hydrogène sulfuré.

Mode d'emploi. — Bains, douches.

Indic. — Rhumatisme chronique, sciatique (bains de lumière) ; rhinopharyngite ; bronchite emphysémateuse ; eczéma chronique, séborrhéique.

II

Eaux chlorurées sodiques.

BADEN-BADEN (Allemagne, Grand-Duché de Bade), 200 m. d'altitude. 20 sources. T. 51° à 65°. *Hauptstollenquelle* : 2 p. 1000 de chlorure de sodium ; 0,50 de chlorure de lithium.

Modes d'emploi. — Boisson ; surtout bains.

Indic. — Goutte chronique ; arthropathies diverses.

BEX (Suisse, canton de Vaud), 426 m. d'altitude.

Eaux froides amenées jusqu'à la densité de 1200 environ par des procédés de lixiviation lente. Contiennent par litre 309 gr. de chlorures divers, dont 275 gr. de chlorure de sodium. Les eaux-mères contiennent 315 gr. de sel dont 251 de chlorure de sodium ; 44 de chlorure de magnésium, 19 de potassium.

Modes d'emploi. — Bains ; bains d'eaux-mères.

Indic. — Rachitisme ; scrofule.

HOMBOURG (Allemagne, Hesse-Nassau), 183 m. d'altitude. Sources froides. *Elisabethenbrunnen* : 1 p. 100 de chlorure de sodium.

Modes d'emploi. — Boisson ; bains.

Indic. — Goutte chronique ; rhumatisme chronique; gastropathies avec atonie ; constipation habituelle, métrite.

KISSINGEN (Allemagne, Bavière), 183 mètres d'altitude.

Rakoczyquelle : eau froide effervescente : 6 p. 1000 de chlorure de sodium. *Pandurquelle Maxbrünnen.*

Modes d'emploi. — Bains avec ou sans eaux-mères; bains d'acide carbonique ; inhalations.

Indic. — Hémorrhoïdes, constipation ; diarrhées chroniques. Affections goutteuses et rhumatismales. Troubles nerveux fonctionnels.

KREUZNACH (Allemagne, Prusse Rhénane), 103 m. d'altitude. Minéralisation totale : 13,346 449 (Fresenius) dont 10 gr. p. 1000 de chlorure de sodium, 2 p. de chlorure de calcium ; un peu de brome et d'iode. Les eaux-mères contiennent 310 gr. de sel : 36 gr. de chlorure de sodium, 210 gr. de chlorure de calcium, 14, 26 gr. de chlorure de magnésium,

25 gr. 43 de chlorure de potassium, 5 gr. 52 de chlorure de lithium, 6 gr. 40 de bromure de sodium.

Modes d'emploi. — Bains avec eaux-mères ; boisson (*Elisabethquelle*).
Indic. — Celles des eaux chlorurées en général.

MONTECATINI (Italie, province de Lucques). 280 m. d'altitude. T. 21 à 31°. Minéralisation : 4 à 18 p. 1000 de chlorure de sodium.

Modes d'emploi. — Bains ; boisson.
Indic. — Rhumatisme chronique.

NAUHEIM (Allemagne, Hesse), 122 m. d'altitude.

4 sources utilisées en boisson (*Kurbrunnen, Karlsbrunnen, Ludwigsbrunnen, Schwalheimerbrunnen*) :

1 à 1,50 p. 1000 de chlorure de sodium ; 1 p. 1000 de chlorure de calcium ; CO_2 libre.

Grand et *Petit Sprudel* utilisés en bains : 1,340 de CO_2 par litre ; teneur plus élevée en chlorures (2 à 3 p. 100).

Modes d'emploi. — Bains où l'acide carbonique s'échappe librement ; bains effervescents avec lames ou vagues.

Indic. — Scrofule, rachitisme ; métrites ; rhumatisme, troubles cardiaques fonctionnels ou de début de l'artériosclérose (Beneke, Schott) ; cette dernière indication constitue la spécialisation ; on donne d'abord dans ces cas le bain à 1 p. 100 sans acide carbonique, à 33°-35°, de 5 à 8 minutes de durée ; plus tard on augmente la concentration saline et l'on donne le « Sprudelstrom bad ».

RHEINFELDEN (Suisse, Argovie), 270 m. d'altitude. 30 gr. 7249 de résidu fixe par litre, dont 302 gr. 3821 de chlorure de sodium.

Modes d'emploi. — Bains, douches, inhalations, injections, compresses.
Indic. — Scrofule, rachitisme, ostéopathie, métrite chronique, etc.

WIESBADEN (Allemagne, Hesse-Nassau), 115 m. d'altitude. T. 37° à 69°.

Minéralisation totale 8 gr. 763 (Fresenicus), dont 6 gr. 828 de chlorure de sodium ; 0 gr. 023 de chlorure de lithium.

La source la plus chaude est la *Kochbrunnen*. Il existe 24 sources pour les bains.

Mode d'emploi. — Bains.
Indic. — Goutte chronique, rhumatisme. Métrites. Dyspepsie et diarrhée chronique.

III

Eaux alcalines.

A. — BICARBONATÉES SODIQUES PURES.

NEUENAHR (Allemagne, Prusse Rhénane), 231 m. d'altitude. T. 23° à 40°. Seules eaux alcalines thermales de l'Allemagne. Très riches en acide carbonique libre.

Grand Sprudel (40°) : 1 p. 1000 de bicarbonate de soude.
Mode d'emploi. — Bains.
Indic. — Dyspepsies ; diathèse urique. Névroses.

B. — Eaux bicarbonatées mixtes.

FRANZENSBAD (Bohème), 457 m. d'altitude.

12 sources, froides, riches en acide carbonique. Minéralisation : 2 gr. 7 à 3 gr. 5 p. 1000 de sulfate de soude ; 0 gr. 67 à 1 gr. 1 de carbonate de soude ; 0 gr. 009 à 0 gr. 03 de carbonate de fer ; 1,2 p. 1000 de chlorure de sodium (*Salzquelle*, de composition analogue à celle des eaux de Karlsbad).

Modes d'emploi. — Bains ; bains de boue (spécialisation) à 32-35° ; bains d'acide carbonique.

Indic. — Affections utérines, métrites chez les anémiques. Anémie compliquée de constipation (Franzensquelle).

KARLSBAD (Bohème), 375 m. d'altitude.

Nombreuses sources, toutes similaires ; hyperthermales. Le *Sprudel* (la plus chaude) 73° ; *Felsenquelle* (59°) ; *Schlossbrunnen* (53°) ; *Mühlbrunnen* (51°).

Minéralisation : 2 gr. 4 de sulfate de soude ; 1 gr. 2 de bicarbonate de soude ; 1 gr. de chlorure de sodium p. 1000.

Modes d'emploi. — Boisson (2 à 6 verres) ; bains.

Indic. — Affections du foie : cirrhose au début ; foie hypertrophié des gros mangeurs, des obèses. Manifestations diverses de l'arthritisme : uricémie, glycosurie, dyspepsie, migraine, etc.

En raison de leur activité, les eaux ne conviennent qu'aux sujets jeunes et vigoureux.

MARIENBAD (Bohème), 603 m. d'altitude. Eaux froides, très riches en sulfates.

Principales sources : *Kreuzbrunnen, Ferdinandsbrunnen.*

Mode d'emploi. — Boisson.

Indic. — Dyspepsie des sujets pléthoriques. Obésité, constipation chronique, hémorrhoïdes, diathèse urique. Cystite (*Rudolfsquelle*). Bronchites chroniques (*Waldquelle*).

TARASP-SCHULZ (Suisse, Grisons), 1179 m. d'altitude.

8 sources froides, 4 alcalines sulfatées, analogues à celles de Karlsbad, mais beaucoup plus riches en sels. Minéralisation : 4,8 p. 1000 de bicarbonate de soude ; 3,6 de chlorure de sodium ; 2,4 de bicarbonate de chaux. CO^2 libre.

Modes d'emploi. — Boisson (eau froide ou chauffée) ; bains.

Indic. — Constipation chronique, dyspepsie chez les sujets pléthoriques.

C. — Eaux bicarbonatées chlorurées.

EMS (Allemagne, Prusse), 91 m. d'altitude.

9 sources chaudes. T. 26°-49°. Minéralisation : 2 p. 1000 de carbonate de soude ; 1 p. 1000 de chlorure de sodium ; 500 vol. p. 1000 de CO^2.

Modes d'emploi. — Boisson (6 sources) ; bains ; gargarismes ; inhalations.

Indic. — Affections des voies respiratoires chez les sujets arthritiques (mêmes indications que Royat) : bronchite des goutteux, emphysème, laryngo-trachéite.

Dyspepsie ; cystite ; dysménorrhée.

IV

Eaux sulfatées et sulfatées chlorurées.

Toutes sont purgatives.

APENTA.

BIRMENSTORFF (Suisse), 539 m. d'altitude. T. 10° ; minéralisation 32 gr. 64 dont 22 gr. 01 de sulfate de magnésie ; 7 gr. 08 de sulfate de soude ; 0 gr. 4604 de chlorure de magnésium.

CARABANA (Espagne). — T. 15°.

FRANZ-JOSEPH (Hongrie). — 47 gr. de sulfate de magnésie.

HUNYADI-JANOS (Hongrie). — T. 7 à 13°. 35 gr. 05 dont 15 gr. 91 de sulfate de soude et 16 gr. 01 de sulfate de magnésie.

PULLNA (Bohême). — T. 7°,5. 16 gr. de sulfate de soude.

RUBINAT (Espagne). — 96 gr. 3 de sulfate de soude ; 3 gr. 2 de sulfate de magnésie.

SEDLITZ (Bohême). — 33 gr. 57 dont 31 gr. de sulfate de magnésie.

VILLACABRAS (Espagne). — 122 gr. 05 de sulfate de soude 0 gr. 98 de sulfate de magnésie.

V

Eaux arsenicales.

LEVICO (Autriche, Tyrol), 518 m. d'altitude. Froides ; faibles (0,00095 d'acide arsénieux) et fortes (0,009 d'acide arsénieux).

Mode d'emploi. — Boisson (2 à 6 cuillerées à soupe).

Indic. — Anémies ; cachexie palustre.

VI

Eaux calciques et magnésiennes.

BAGNI DI LUCCA (Italie, province de Lucca), 122 m. d'altitude. T. 36° 53°, sulfatées calciques (2 à 3 p. 1000).

Modes d'emploi. — Bains, bains de boue ; douches-massages.

Indic. — Rhumatisme ; goutte.

SAXON (Suisse, Valais), 520 m. d'altitude. Faible minéralisation (1 p. 1000), mais polymétalliques (bromures, iodure).

Mode d'emploi. — Bains.

Indic.

WEISSENBURG (Suisse, canton de Berne). 860 m. d'altitude. T. 26°. Minéralisation totale : 1 gr. 39 p. 1000, dont 0 gr. 95 de sulfate de chaux.

Modes d'emploi. — Boisson, inhalations.

Indic. — Tuberculose au début ; laryngites, etc.

WILDUNGEN (Allemagne, principauté de Waldeck), Eaux gazeuses froides.

Mode d'emploi. — Boisson.

Indic. — Affections des voies urinaires : cystite, calculs vésicaux, pyélites.

VII

Eaux ferrugineuses.

PYRMONT (Allemagne, principauté de Waldeck), 128 m. d'altitude. Sources ferrugineuses et sources chlorurées. Les ferrugineuses (*Hauptquelle* et *Helenenquelle*) contiennent 0 gr. 07 et 0 gr. 03 de bicarbonate de fer. Riches en CO_2.

Les eaux chlorurées contiennent 7 à 32 p. 1000 de chlorure de sodium.

Modes d'emploi. — Boisson; bains chlorurés et bains de sources ferrugineuses gazeuses.

Indic. — Anémies; métrites.

SCHWALBACH (Allemagne, Hesse-Nassau), 290 m. d'altitude.

0 gr. 08 de bicarbonate de fer (*Stahlbrunnen*).

Modes d'emploi. — Bains avec acide carbonique, bains de tourbe.

Indic. — Anémies.

SAINT-MORITZ (Suisse, Grisons), 1768 m. d'altitude. 3 sources ferrugineuses froides, riches en CO_2. Bicarbonate de fer, 0 gr. 03.

SPA (Belgique, province de Liège), 300 m. d'altitude. T. 8-10°.

0 gr. 10 p. 1000 de bicarbonate de fer (*Pouhon*) : CO_2 libre en grande quantité.

Modes d'emploi. — Boisson; bains généraux (agissant par l'acide carbonique), bains de siége à eau courante. Bains de boue.

Indic. — Anémies; chlorose. Dysménorrhée. Métrites chez les anémiques. Névroses cardiaques.

VIII

Eaux hyperthermales à minéralisation indéterminée.

BADENWEILLER (Allemagne, Grand-Duché de Bade), 450 m. d'altitude. 9 sources.

Modes d'emploi. — Bains.

Indic. — Névralgies ; névroses.

BATH (Angleterre, comté de Somerset), 30 m. d'altitude. T. 32° à 49°.

Modes d'emploi. — Bains; douches-massages; bains de vapeur locaux (Berthollet).

Indic. — Celles des eaux d'Aix-les-Bains : rhumatisme, goutte chronique, sciatique, etc.

BATTAGLIA (Italie).

Modes d'emploi. — Bains de vapeur, bains de boue.

Indic. — Goutte chronique, rhumatisme déformant.

GASTEIN (Autriche, duché de Salzburg), 1008 m. d'altitude. 18 sources ; T. 26° à 49°.

Modes d'emploi. — Boisson, bains.

Indic. — Goutte, rhumatisme ; névralgies ; tabes. Métrite. Dyspepsie nerveuse.

LOÈCHE-LES-BAINS (Suisse, Valais), 1402 m. d'altitude. T. 38° à 51°. 20 sources (*Saint-Laurent*, la plus chaude).

Modes d'emploi. — Bains prolongés de plusieurs heures (spécialisation) ; boisson.

Indic. — Eczéma chronique, urticaire chronique, psoriasis.

PRÉ-SAINT-DIDIER (Italie, province d'Aoste), 914 m. d'altitude. T. 35°.

Mode d'emploi. — Bains (35°).

Indic. — Névralgies, rhumatisme.

RAGATZ-PFŒFERS (Suisse, Saint-Gall), 541 m. d'altitude. T. 37°.

Mode d'emploi. — Bains.

Indic. — Rhumatisme chronique ; névropathie. Diathèse urique. Dyspepsie nerveuse.

SCHLANGENBAD (Allemagne, Nassau), 274 m. d'altitude. Eaux onctueuses. 9 sources. T. 28° à 31°.

Mode d'emploi. — Bains.

Indic. — Neurasthénie ; convalescence, métrites des névropathes. Ichthyose.

TŒPLITZ (Bohème), 228 m. d'altitude. T. 28° à 36°.

Modes d'emploi. — Bains ; bains de tourbe à 37°.

Indic. — Rhumatisme chronique ; goutte, sciatique et névralgies en général. Névroses.

WILDBAD (Allemagne, Wurtemberg), 430 m. d'altitude. T. 33° à 40°.

Modes d'emploi. — Boisson (*Eberhards-Brunnen* et *Kœnigsbrunnen*), mais surtout bains à eau courante.

Indic. — Rhumatisme, arthrites. Dyspepsie nerveuse. Métrites chez les névropathes. Névroses ; paralysie agitante.

Documents d'Analyse biologique.

URINE, LAIT, SANG, SUC GASTRIQUE.

Nous ne voulons pas faire ici l'exposé complet de la technique des analyses. Fidèles à notre intention d'être avant tout pratiques, nous chercherons surtout à rappeler au clinicien les chiffres admis comme normaux, pour lui permettre de les comparer avec les résultats fournis par le laboratoire. Nous ajouterons des indications succinctes touchant les modifications de ces chiffres sous l'influence de certaines affections et nous exposerons brièvement quelques procédés sommaires de recherches, faciles à mettre en œuvre au lit même du malade, mais suffisants pour obtenir des renseignements cliniques rapides, renvoyant aux ouvrages spéciaux pour les recherches plus délicates.

I·

URINE.

A. — Composition normale de l'urine.

Volume par 24 heures. { Homme   1200 à 1500 c. c.
   { Femme   1000 à 1200 c. c.

Aspect à l'émission :	Limpide.
Couleur — :	Jaune ambré moyenne.
Odeur — :	Sui generis, franche, non putride.
Consistance — :	Fluide.
Réaction — :	Nettement acide au tournesol.
Densité — :	1018 à 1022.
Dépôt — :	Nul ou floconneux, léger, peu abondant.
Point de congélation :	—1°30 à —2°20.
Tension superficielle :	73 dynes 76.

	PAR LITRE.	PAR 24 HEURES
	grammes.	grammes.
Acidité { en acide sulfurique SO_4H_2	1,029	1,56
en acide oxalique $COOH-COOH,2H_2O$	1,32	2.00
en acide phosphorique anhydre P_2O_5	1,28	1,88
en acide chlorhydrique HCl	0,766	1,16
en c. c. de liqueur alcaline normale	21 c. c.	31,8

Résidu fixe à 100°	37 à 46	45 à 58
Éléments organiques	26 à 28	30 à 37
Substances minérales	11 à 18	15 à 21
Urée	18 à 24	22 à 30
Azote total évalué en urée	20 à 21	26 à 32
Acide urique total	0,40 à 0,50	0,50 à 0,60
— hippurique	0,50 à 0,60	0,65 à 0,75
Créatine et créatinine	0,80	1,00
Xanthine	0,04	0,05
Matières extractives et colorantes	4 à 5	5 à 6
Acide phosphorique total (évalué en anhydride)	1,80 à 2,50	2,50 à 3,20
Acide phosphorique des phosphates alcalins	1,30 à 1,80	1,80 à 2,30
— — — terreux	0,40 à 0,70	0,66 à 0,80
Chlorure de sodium	7 à 8	10 à 12
Acide sulfurique	2,30 à 3,00	2,80 à 3,50
Chaux	,30 à 0,40	0,45
Magnésie	0,40 à 0,50	0,55
Ammoniaque	0,50 à 0,80	1,00

Rapports urologiques.

Rapport de l'urée au résidu fixe	45 à 50 p. 100.
— des sels au résidu fixe	30 —
— de l'azote uréique à l'azote total (rapport azoturique)	86 à 88 —
— de l'acide urique à l'urée. { Homme	2,25 —
{ Femme	2,75 —
— de l'acide phosphorique à l'urée	10 —
— du soufre total à l'urée	18 —
— de l'urée aux chlorures	2,3 —
— du carbone total à l'azote total	87 —

Volume. — La détermination du volume se fait le plus commodément
en recueillant l'émission journalière dans un bocal gradué. Le malade
vide sa vessie à huit heures du matin, par exemple, et réunit dans son
bocal toutes les émissions ultérieures, jusques et y compris celle qu'il fera
le lendemain à huit heures. On évalue parfois le volume, comme d'ailleurs les autres éléments de l'urine, en divisant le chiffre qui exprime
leur valeur, par le poids du malade. C'est ainsi qu'on obtient l'émission
par kilogramme d'individu.

Le volume de l'excrétion urinaire varie suivant la taille, le poids, l'âge
du sujet, les dispositions nerveuses; il augmente sous l'influence de
l'alimentation aqueuse, de la boisson, diminue par suite de l'élévation de
la température extérieure qui accroît l'exhalation pulmonaire et la sudation, de l'exercice. Il y a augmentation permanente dans les affections
liées à certaines altérations des reins (néphrites interstitielle et amy-
loïde), dans les diabètes sucré, azoté ou minéral, dans le goitre exophtalmique, l'hystérie (polyurie nerveuse), dans la convalescence des maladies
infectieuses, chez beaucoup d'urinaires et sous l'influence de quelque
médicaments, la digitale, la caféine, la théobromine, la scille, l'alcool
petites doses, le nitrate et l'acétate de potasse. La polyurie ne devien

d'un pronostic grave que si elle s'accompagne d'une élimination très considérable de matériaux solides.

Plus inquiétante est l'oligurie, surtout si elle dure un certain temps. Elle est habituelle dans les néphrites aiguës, la néphrite parenchymateuse, les affections du foie, les cardiopathies, et en général à la suite des fièvres ainsi que dans les intoxications aiguës par le phosphore, le mercure. Cependant il ne faut pas perdre de vue la possibilité d'une simple concentration par diminution de l'eau éliminée; il s'établit une sorte de balance entre l'excrétion urinaire et les autres déperditions aqueuses (liquide gastrique, sueur, exhalation pulmonaire, fèces).

Couleur. — Normalement jaune ambré, plus ou moins intense, ordinairement la couleur s'atténue quand le volume augmente et s'accentue dans l'oligurie (Voy. ci-dessus). Les urines contenant des dérivés de la bile (pigments biliaires, urobiline) présentent des teintes jaune, rouge, brun, verdâtre, plus ou moins accusées. Les urines à urobiline ont une couleur rouge acajou. Une coloration rose, rouge, rouge groseille, rouge brun doit faire soupçonner la présence de sang ou tout au moins d'hémoglobine. Les urines chyleuses sont blanchâtres, celles à indican peuvent devenir bleu plus ou moins foncé.

Un grand nombre de médicaments, en s'éliminant par l'urine, lui communiquent des colorations spéciales : tels sont les phénols et leurs dérivés (salol, salophène, etc.) qui produisent les urines noires, l'acide chrysophanique, l'émodine, le séné, la rhubarbe, le safran, la casse, la santonine, l'adonidine qui les colorent en jaune plus ou moins intense, l'analgène qui les rougit, le bleu de méthylène, dont la couleur propre se superposant au jaune naturel de l'urine, produit du vert.

Odeur. — L'odeur est de peu d'importance, à part l'odeur acétonique de certaines urines sucrées et l'odeur ammoniacale des urines alcalines à l'émission. Les balsamiques, térébenthine, santal, copahu, baume du Canada, communiquent à l'urine des odeurs plus ou moins aromatiques, les asperges une odeur très spéciale.

Aspect. — La transparence normale de l'urine à l'émission se transforme naturellement en une opacité plus ou moins marquée due à la précipitation des carbonates et phosphates de chaux par alcalinisation spontanée ou des urates par refroidissement. « Une urine trouble au moment même de l'émission est le plus souvent une urine pathologique (Guyon). »

Le pus en est parfois la cause. Pour distinguer si l'on a affaire à une urine purulente, uratique ou troublée par les carbonates et les phosphates calciques, on devra d'abord la chauffer : les urates se dissoudront; si l'opacité persiste, on ajoutera quelques gouttes d'acide acétique pour dissoudre les sels de chaux; si le trouble persiste encore, il y aura lieu de soupçonner la présence de pus que l'on caractérisera par l'examen microscopique ou par la coagulation au moyen de l'ammoniaque.

Consistance. — La fluidité de l'urine n'est qu'assez rarement remplacée par une consistance filante due soit à la désagrégation des globules blancs du pus, soit à une fermentation visqueuse peu connue.

Réaction. — Elle est nettement acide au tournesol. Sous l'influence du micrococcus ureæ, une fermentation s'établit très vite, surtout en été, qui transforme l'urée en carbonate d'ammoniaque : la réaction devient alcaline. Mais cette fermentation a pu s'établir à l'intérieur même de la vessie et rendre l'urine alcaline dès l'émission même ; fait important, car il ne se produit pas sans lésions des voies urinaires (Guyon). Enfin, il faut encore tenir compte du cas où l'usage habituel des eaux alcalines (Vichy, Vals, etc.) ou des alcalins à doses répétées diminue l'acidité ou même provoque une alcalinité factice.

Densité. — La densité est fonction du volume et de la quantité de matières dissoutes. Très variable d'une émission à l'autre, sous l'influence du repas, du sommeil, de l'état nerveux, [etc., elle n'a de valeur que si elle porte sur l'émission totale des ving-quatre heures. Encore ne peut-elle donner que des indications de probabilité.

Néanmoins, on ne saurait se désintéresser de ce renseignement : l'augmentation de densité fait d'abord songer à l'existence du diabète sucré ou tout au moins d'azoturie ; par contre, la diminution est de moindre valeur séméiologique, étant données les nombreuses causes capables de la provoquer (états cachectiques, surtout par insuffisance d'alimentation, néphrite interstitielle, polyurie nerveuse).

Dépôt. — Normalement floconneux, très peu abondant, il n'est intéressant que dans le cas où il renferme des éléments anormaux (Voy. Sédiments).

Point de congélation et cryoscopie. — Fondée sur le retard apporté au point de congélation d'une solution par l'augmentation du nombre ou de la grandeur des molécules dissoutes, cette méthode d'analyse considère (méthode de Claude et Balthazard) : 1° le point de congélation Δ ; 2° la diurèse moléculaire totale par kilogramme ou nombre total des molécules éliminées $\dfrac{\Delta V}{P}$; 3° la diurèse des molécules élaborées, $\dfrac{\delta V}{P}$; 4° le rapport $\dfrac{\delta}{\Delta}$.

Dans ces formules V représente le volume d'urine par vingt-quatre heures, P le poids du malade. Quant à δ, c'est le nombre des molécules non chlorées, calculé en retranchant du nombre Δ le produit $p \times 0,61$ p étant le poids en milligrammes de chlorures par 100 grammes d'urine et $-0,61$ le point de congélation d'une solution de chlorure de sodium à 1 p. 100.

$\dfrac{\Delta V}{P}$ (diurèse totale) diminue en cas de stase sanguine et s'accroît s'il y a hypertension artérielle. Sa valeur oscille chez les normaux de 3 200 à 4 200. Elle tombe en cas de stase à 2 500—2 000 et bien au-dessous, tandis qu'en cas d'hypertension, on l'a vue monter à 5 ou 6 000. Elle donne donc des renseignements utiles sur l'activité de la filtration glomérulaire (Claude et Balthazard, Bernard, Marfan).

$\frac{\delta \Delta}{P}$, diurèse des molécules élaborées, nombre de ces molécules qui passe par le rein en vingt-quatre heures pour 1 kilog. de poids du corps, c'est la mesure de la dépuration urinaire. « Le chiffre normal, qui est de 2 200 à 2 600, tombe dans les néphrites à 1 500, 1 000, ou même 300 dans les néphrites avec urémie. La chute de $\frac{\delta \Delta}{P}$ au-dessous de 500 est d'un pronostic très fâcheux » (Claude et Balthazard).

Le rapport $\frac{\Delta}{\delta}$ qui mesure le taux des échanges moléculaires faits entre le sang et le liquide des canalicules à travers l'épithélium canaliculaire, s'accroît évidemment quand il y a insuffisance rénale et notamment dans toute néphrite à lésions étendues et profondes.

Ajoutons pour mémoire que le point de solidification du sérum sanguin est normalement — 0,56.

Acidité. — La réaction générale de l'urine est acide, mais le degré de cette acidité est extrêmement variable d'une émission à l'autre ; de plus, l'urine étant un liquide éminemment fermentescible, son intensité acidimétrique diminue rapidement, surtout quand la température est un peu élevée, en sorte que, si l'on mesure l'acidité sur le volume total des vingt-quatre heures, on a un renseignement tout à fait illusoire, puisque l'acidité des premières portions a été diminuée dans des limites qu'il est impossible d'apprécier. La seule méthode rationnelle et sûre consisterait à faire pendant vingt-quatre heures le dosage acidimétrique, aussitôt chaque émission, en tenant compte du volume, et à prendre la moyenne de tous les résultats, mais ce procédé est malheureusement inapplicable en clientèle. De plus, les chimistes ne sont pas d'accord sur l'unité qui doit servir à apprécier l'acidité urinaire, ni même sur le moyen de dosage à employer. Nous avons donné les divers chiffres de l'acidité normale, exprimée en acides sulfurique, chlorhydrique, phosphorique, etc., en supposant que l'on se serve comme neutralisant d'une solution titrée de potasse, de soude ou même de carbonate alcalin et comme indicateur du papier de tournesol bleu et rouge, en opérant à froid directement, c'est-à-dire selon la méthode la plus courante. Si on suit une technique particulière, les chiffres normaux devront être déterminés aussi suivant cette technique et seront sans doute différents de ceux que nous avons cités.

La détermination exacte de l'acidité urinaire pourrait avoir pourtant un grand intérêt séméiologique. Les variations de cet élément suivent, en effet, le sens des modifications de la réaction du sang, c'est-à-dire qu'à une urine plus acide correspond un sérum moins alcalin, à une urine moins acide un sérum plus alcalin. On conçoit quelles précieuses indications se pourraient déduire de la connaissance de l'acidité.

Dans ce but, M. Joulie a fait connaître, ces dernières années, un procédé d'analyse qu'il applique à la seule émission du matin, pour éliminer, dit-il, l'influence perturbatrice des repas et du travail physique ou cérébral.

Dans ce liquide matutinal il considère le rapport existant entre l'acidité et les matières dissoutes. L'acidité, qu'il évalue en acidide sulfurique, est dosée au moyen d'une solution alcaline décinormale de sucrate de chaux que l'on verse dans l'urine filtrée jusqu'à l'apparition d'un précipité permanent de phosphate calcique ; la proportion des matières dissoutes est fort ingénieusement estimée d'après l'accroissement de densité qu'elles communiquent à l'eau, et l'on fait exactement les corrections de température nécessaires. Sans insister ici sur les objections d'ordre chimique qui peuvent être faites à ce procédé (filtration, variations de volume, composés acides échappant au dosage, etc.), nous ferons remarquer que cette méthode n'est en rien comparable aux autres, qu'elle détermine une autre acidité, qu'elle conduit à considérer comme hypoacides plus de 75 p. 100 des sujets examinés et que surtout elle ne justifie pas toujours les conclusions thérapeutiques que son auteur a cru devoir en tirer : son unique médication, l'acide phosphorique, même agrémenté d'un peu de phosphate de soude, n'est pas sans inconvénients ; à la suite de son usage prolongé, il faut redouter d'abord l'entraînement exagéré au dehors d'une proportion appréciable de chaux sous forme de phosphate acide (décalcification de Paul Ferrier), l'action congestionnante sur le foie et l'intolérance des voies digestives.

A titre documentaire, voici les chiffres donnés comme normaux par M. Joulie.

Densité à 15°	1017,8
Excédent de densité sur l'eau pure	18,64
Acidité par litre en SO^4H^2 (méthode de Joulie)	0,849
Acide phosphorique en anhydride P^2O^5 par litre	2,083
Rapport de l'acidité à l'excédent de densité	4,55
— de l'acide phosphorique à l'excédent de densité	11,17
— de la phosphatie à l'acidité	2,45

Urée. — Si l'on admet l'urée comme dernier terme de la transformation des matières albuminoïdes, il est évident *a priori* que son élimination augmentera suivant le régime alimentaire et sous l'action des causes favorisant la combustion qui préside à cette transformation, la veille, le travail musculaire, le grand air, etc., tandis que la diète, le régime végétal, le repos, l'inaction la font diminuer.

L'état fébrile n'influe nullement sur la production de l'urée, mais l'augmentation de cet élément est symptomatique d'une dénutrition exagérée (azoturie, diabète sucré, goutte, obésité). Elle se produit encore par suralimentation et sous l'action de quelques médicaments, scille, colchique, ferrugineux, arsenic. La diminution de l'urée, à moins qu'elle ne soit transitoire ou due à l'alimentation, est souvent imputable à un trouble fonctionnel du foie, mais on l'observe encore dans tous les états cachectiques, dans les cardiopathies et les gastropathies graves. Elle est aussi produite par la caféine, le thé, l'alcool à haute dose, les iodures et bromures, le calomel, la valériane, la digitale.

La diminution de l'urée n'indique pas toujours un ralentissement dans sa production ; elle peut tenir à sa rétention dans l'organisme (mal de Bright; urémie).

Azote total. — La détermination de l'azote total n'a d'autre but que de permettre l'établissement du rapport azoturique. Voyez plus loin *Rapports urologiques.*

Acide urique et urates. — De ce que le dépôt renferme de l'acide urique, fût-ce en abondance, il ne faut jamais conclure à un excès de cet élément avant d'en avoir fait faire le dosage, car nous savons avec quelle facilité il se précipite dans une urine un peu acide et au moindre abaissement de température. C'est dans la pneumonie, la leucémie, les affections hépatiques, la goutte, le diabète, que l'on remarque surtout son augmentation.

Phosphates. — Outre l'alimentation, les phosphates urinaires reconnaissent pour origine la destruction des albumines phosphorées, en particulier des nucléines, et aussi des lécithines, c'est-à-dire de substances faisant surtout partie du système nerveux. C'est ce qui explique leur abondance dans le cas de lésions cérébrales, de fatigue intellectuelle, la lipémanie, la neurasthénie, et après les crises d'épilepsie. Il y a encore augmentation dans le rhumatisme, l'ostéomalacie et au début de la tuberculose pulmonaire. Au contraire l'élimination phosphorique diminue dans la plupart des maladies fébriles, pneumonie, scarlatine, typhus, etc.

Il ne faut pas confondre l'hyperphosphatie avec le dépôt de phosphates, parfois abondant, qui se produit sous l'influence de l'alcalinisation de l'urine par fermentation, ou encore dans la gravelle phosphatique.

On n'a le droit de conclure à l'élimination exagérée de phosphates que si le dosage de l'acide phosphorique total a donné un chiffre tel que le rapport de cet élément à l'urée se trouve notablement augmenté.

On a cru devoir, il y a quelques années, attacher quelque importance à la proportion relative des phosphates alcalins et des phosphates terreux, porportion qui, normalement de 1/3, pourrait, dans les accidents paroxystiques hystériques, s'élever à la moitié ou même à l'égalité. Cette loi de l'inversion des phosphates ne paraît pas justifiée.

Acide sulfurique et sulfates. — La molécule albuminoïde contient toujours du soufre qui s'élimine à l'état d'acide sulfurique, tandis que ses autres constituants fournissent l'urée. Les variations de l'acide sulfurique devront donc suivre une marche analogue à celles de l'urée, et de fait on observe toujours la sulfaturie en même temps que l'azoturie. Il semble que l'abaissement du rapport azoturique, par insuffisante oxydation des éléments de l'albumine, coïncide avec une moindre oxydation du soufre urinaire. Malheureusement il s'agit ici d'analyses longues et délicates qui n'ont encore fourni que des renseignements insuffisants.

Chlorures. — L'élimination des chlorures est surtout liée au mode d'alimentation. Elle est diminuée dans le mal de Bright, les maladies fébriles et toutes les cachexies. Un renseignement certain est fourni par la variation des chlorures : leur diminution très considérable, par exemple aux environs de 1 ou 2 grammes par jour, est d'un fort mauvais pronostic. En même temps les chlorures formant le principal appoint du chiffre des cendres, le coefficient de déminéralisation se trouve alors fortement diminué. Signalons aussi pour mémoire la diminution considérable du chlore urinaire à la suite de vomissements abondants ayant rejeté au dehors une notable quantité de chlorures gastriques.

Dans le mal de Bright en particulier la notion nouvelle de chlorurémie, mise en relief par les travaux de Widal et Javal, Achard et Laubry, permet d'attacher aux variations des chlorures urinaires une très grande importance tant au point de vue thérapeutique qu'au point de vue du pronostic. Si le bilan de l'azote chez les brightiques permet de se rendre compte des progrès de la cachexie, c'est le bilan des chlorures qui donnera toujours les indications les plus utiles sur l'évolution de l'affection.

Rapports urologiques. — Avec infiniment de raison, les cliniciens attachent aujourd'hui tout autant d'importance aux relations mutuelles des résultats analytiques qu'à leur valeur absolue. Celle-ci nous donne la mesure de l'excrétion ; les rapports urologiques nous en font voir la qualité et peuvent modifier profondément l'interprétation qui aurait été faite des résultats bruts.

On considère deux repères fixes pour l'établissement des rapports urologiques :

1° Le résidu fixe (qu'on pourrait remplacer avec avantage par l'excès de la densité sur celle de l'eau pure comme dans la méthode de Joulie).

2° Le poids de l'urée.

Au premier on rapporte l'urée et les matières minérales, au second tous les autres éléments.

Le rapport de l'urée au résidu fixe nous indique s'il y a excès ou défaut d'urée comparativement à l'ensemble des autres composants solides de l'urine. Normalement voisin de 50 p. 100, il s'élève, en dehors des influences alimentaires, dans le diabète sucré (défalcation faite du poids du sucre), il diminue dans l'insuffisance hépatique, quelquefois dans le cancer.

Le rapport des matières minérales au résidu fixe, ou coefficient de déminéralisation, est l'un des plus importants, surtout dans les affections. comme la tuberculose, ou la neurasthénie où il peut permettre un diagnostic précoce.

Le rapport de l'azote de l'urée à l'azote total ou rapport azoturique, dit encore coefficient d'utilisation azotée, est fort intéressant, car il nous renseigne sur la qualité de la nutrition, celle-ci étant d'autant plus parfaite qu'une plus grande quantité d'azote s'élimine à l'état d'urée.

Normalement de 86 à 88 p. 100, le rapport azoturique s'élève par l'exercice modéré, dans le diabète sucré, et sous l'influence du pyramidon, il diminue par le repos, dans la neurasthénie, la tuberculose, la scarlatine. la diphtérie et surtout la variole où cet abaissement est d'autant plus grand qu'il indique un pronostic très sévère. Au-dessous de 70 p. 100 l'issue fatale est à craindre. — Le rapport azoturique décroît aussi sous l'influence de quelques médicaments comme l'antipyrine. Le rapport du carbone uréique au carbone total suit les mêmes variations.

Le rapport de l'acide urique à l'urée ne tire pas son importance d'une relation physiologique entre ces deux corps (l'acide urique provenant plus spécialement de la destruction des nucléines), mais on ne saurait nier l'influence exercée par l'état du foie sur les variations de ces deux substances. Ce rapport s'accroît dans toutes les affections hépatiques, les cirrhoses, l'ictère, dans la goutte, l'arthritisme. La quinine et l'atropine l'abaissent.

Les autres rapports sont moins importants. Le plus fixe de tous est celui de l'acide phosphorique à l'urée.

B. — Éléments anormaux.

Glucose. — Albumine. — Pigments et acides biliaires. — Acétone.
— Indican. — Urobiline. — Graisse.

Glucose. — La recherche du glucose se fait en utilisant les propriétés réductrices de cette substance (liqueur de Fehling, sous-nitrate de bismuth) ou la caramélisation par les alcalis (potasse caustique ou chaux).

1° *Sous-nitrate de bismuth*. — On met dans un tube à essai 0 gr. 50 à 1 gr. de sous-nitrate de bismuth, environ 10 cc. d'urine, on alcalinise avec un peu de potasse ou de soude caustique, on agite et on chauffe la partie moyenne du tube.

En présence du glucose, la partie chauffée noircit par réduction du sel à l'état de sous-oxyde ou même de bismuth métallique sous forme d'une poudre noire.

2° *Potasse caustique*. — Au fond d'un tube, on projette 5 ou 6 pastilles de potasse caustique par-dessus lesquelles on verse une dizaine de cc. d'urine filtrée. Après dissolution des pastilles on chauffe la partie moyenne du tube qui jaunit, brunit, noircit par suite de la caramélisation du glucose par l'alcali.

Ces deux premiers procédés seuls sont exacts tout en restant cliniques.

3° *Liqueur de Fehling*. — On chauffe dans un tube à essai 2 ou 3 cc. de liqueur de Fehling, puis, après s'être assuré par une ébullition de quelques minutes qu'elle ne se réduit pas spontanement, on ajoute environ 10 cc. d'urine et on chauffe au niveau de la surface de séparation : suivant la proportion de sucre, la partie chauffée devient jaune rougeâtre ou même rouge vif par dépôt d'oxydule cuivreux.

Mais le glucose n'est pas la seule substance capable de réduire la liqueur de Fehling à l'ébullition ; l'acide urique et la créatinine, notamment, l'attaquent également en donnant un trouble jaune plus ou moins accusé e qu'il est parfois difficile de distinguer de la réaction du glucose. Dans ce cas il faut : ou bien abandonner simplement à lui-même pendant vingt-quatre heures *sans le chauffer*, le mélange de liqueur de Fehling et d'urine : la réaction ne pourra guère alors être attribuée qu'au glucose ; — ou mieux prendre 100 cc. d'urine, les additionner de 10 cc. de nitrate mercurique obtenu par dissolution de l'oxyde (Patein et Dufau), filtrer 55 cc., neutraliser par la soude, compléter le volume de 100 cc. et filtrer de nouveau. On obtient ainsi, sans perdre la moindre quantité de glucose, mais en éliminant les autres réducteurs, un liquide parfaitement limpide et incolore, contenant exactement la moitié de son volume d'urine et qui se prête remarquablement à la recherche et au dosage du sucre par la liqueur de Fehling.

La défécation au sous-acétate de plomb, tout aussi compliquée, est insuffisante.

Il ne faut pas oublier que certains médicaments s'éliminent à l'état de combinaisons réductrices. De ce nombre sont le chloroforme, le chloral, le chloralose, l'antipyrine, le salol, l'essence de térébenthine, le sulfonal, l'acétanilide, l'acide chrysophanique, les glucosides de la rhubarbe, du cascara, etc.

L'albumine doit également être éliminée soit par coagulation, soit par le traitement au nitrate mercurique, parce qu'elle entrave la réaction de la liqueur de Fehling.

En somme, trois cas peuvent se présenter :

1º Réduction nette et précipité rouge. Glucose.

2º La liqueur reste bleue. Pas de glucose.

3º Réaction immédiate douteuse : il n'y a pas d'autre ressource que la défécation.

Le dosage se fera, soit au moyen de la liqueur de Fehling titrée, soit au polarimètre. On ne saurait trop se méfier des procédés dits approximatifs, basés soit sur la densité, soit sur une réaction qui se passe entre un certain nombre de gouttes de liqueur de Fehling et quelques gouttes d'urine non défécée. Ces méthodes sont aussi rapides qu'inexactes et conduisent à des résultats fantastiques.

Enfin, pour les recherches très précises, on aura recours à la fermentation.

Le glucose peut ne se rencontrer dans l'urine que par intermittences, à certains jours, à certaines heures (glycosurie intermittente des arthritiques, des obèses, glycosurie digestive, goutteuse, lésions bulbaires, goitre exophtalmique, intoxication oxycarbonée, ou d'une façon continue (diabète sucré).

De bons renseignements peuvent être obtenus touchant l'aptitude du foie à retenir le sucre par l'épreuve dite de la glycosurie alimentaire.

Pour la pratiquer, on s'assurera d'abord que l'urine du malade n'est pas sucrée, puis on lui administrera 150 gr. de glucose délayé dans l'eau et non pas du saccharose qui doit être interverti par la muqueuse intestinale avant d'être utilisé.

On fera ensuite la recherche et le dosage du glucose dans les diverses émissions des douze heures suivantes, par la liqueur de Fehling ou mieux par fermentation.

Albumines et albuminoïdes. — Parmi les éléments anormaux, les albuminoïdes sont peut-être les plus fréquents et les plus importants. On distinguait autrefois les albumines du sang (sérine et globuline) et les albumines du pus (pyine, mucine), plus une grande variété de nucléo-albumines, pseudo-mucines, etc. De récents travaux ont montré que certaines de ces formes prenaient naissance au laboratoire sous l'influence des réactifs ou par transformation des albuminoïdes primitifs (Leidié).

Nous retiendrons seulement ici :

1° Les pseudo-mucines normalement contenues en minime quantité dans l'urine et que les réactifs cliniques ne décèlent pas habituellement. Elles paraissent dériver du mucus des glandes des voies urinaires.

2° Les albumines vraies (sérine et globuline).

3° Les albuminoïdes ou protéoses comprenant les albumoses et les peptones.

4° Les albumines de l'hématurie (fibrine, hémoglobine), ou de l'hémoglobinurie.

Pour rechercher les albumines cliniques (sérine et globuline), nous commencerons par filtrer l'urine pour en séparer les parties solides en suspension, et nous répéterons cette opération tant qu'il sera nécessaire pour obtenir un liquide clair, mais sans y ajouter ni talc, ni phosphate de chaux, ni aucune poudre dite inerte, qui entraînerait, au moins partiellement, l'albumine.

Nous aurons alors à notre disposition plusieurs méthodes pour précipiter nos albumines.

1° *Action de la chaleur et de l'acide acétique.* — On chauffe la portion supérieure d'un tube à essai plein d'urine ; une fois la température d'ébullition atteinte, on acidule par l'acide acétique et la comparaison entre la partie supérieure et le fond du tube montre bien le précipité d'albumine, surtout si on le regarde sur un fond noir. S'il y a eu d'abord formation d'un précipité que l'addition d'acide éclaircit, on avait affaire non pas à de l'albumine, mais à des phosphates, terreux, en dissolution dans l'urine, grâce à la présence d'acide carbonique et qui se déposent dès que la chaleur a chassé l'acide. Si le précipité subsiste après l'acidification, il est dû à de l'albumine. Ce procédé est très bon en général. Cependant si l'urine est pauvre en sels, la précipitation se fait mal : on la favorise en additionnant avant filtration le liquide de chlorure de sodium ou de sulfate de soude.

L'usage de l'acide acétique n'est pas sans inconvénient, car il dissout certaines variétés d'albumines avec une extrême facilité, surtout après une ébullition prolongée. On peut employer l'acide trichloracétique en solution au 1/3, ou plus simplement l'acide azotique dilué, qui précipitent même les albumines acétosolubles (Patein).

On obtient encore d'excellents résultats avec la méthode de Dufau, qui consiste à éviter la précipitation des phosphates, en ajoutant à l'urine filtrée un dixième de son volume d'une solution de citrate de soude à 25 p. 100. On chauffe ensuite, et la présence d'albumine du sang est accusée par un trouble très net.

2° On peut encore recourir à *la méthode de Heller*, qui consiste à faire écouler par un tube très fin, de l'urine filtrée très limpide, au contact d'une couche d'acide azotique concentré.

Il se forme un trouble qui va en augmentant de bas en haut et que l'eau, l'alcool et la chaleur ne font pas disparaître. Parfois un deuxième anneau, dû à l'insolubilité des urates dans l'acide azotique, surmonte le premier, sans jamais se confondre avec lui; en cas d'incertitude, il suffit d'étendre l'urine pour amener la dissolution de l'acide urique. Une autre cause d'erreur, dans l'application de ce procédé, est la précipitation des résines de tolu ou de copahu, mais, à l'inverse du précipité albuminique, elles sont solubles dans l'alcool.

Tous les albuminoïdes à froid colorent en rose une solution étendue de sulfate de cuivre alcaline (réaction du biuret).

L'évaluation quantitative de l'albumine ne peut se faire que par un seul procédé : coagulation à chaud en milieu acide, et pesée du coagulum lavé et séché à 100°.

Les méthodes volumétriques, et celle d'Esbach en particulier, sont des plus défectueuses : elles ne permettent pas même de suivre approximativement les variations journalières chez un même malade, elles ne méritent nullement la vogue que leur a value leur extrême simplicité.

La séparation des albumines pathologiques peut se faire aisément. Un premier dosage par coagulation à l'ébullition donnera le poids total des albumines vraies.

Dans un second échantillon bien neutralisé on précipite la globuline par le sulfate de magnésie à saturation et on dose la sérine seule par coagulation.

La différence donne la globuline.

Enfin dans l'urine bien débarrassée des albumines on peut rechercher les albumoses soit par la réaction de Bence-Jones (précipitations et redissolutions successives sous la simple variation de la température) ou par celle de Jacquemet. Cette dernière se réalise ainsi : dans un tube à essai, à 15 centimètres cubes d'urine on ajoute 5 centimètres cubes d'éther, on bouche soigneusement, on renverse lentement le tube et on le relève à plusieurs reprises, sans agiter violemment. Il naît un coagulum qui forme bouchon à la partie supérieure du tube. Nous ferons remarquer d'ailleurs que ces deux procédés ne donnent pas les mêmes indications, les deux réactions ne marchent pas de pair et par suite paraissent ne pas s'appliquer aux mêmes corps.

On constate beaucoup plus simplement et plus sûrement la présence des protéoses dans l'urine débarrassée d'albumines vraies par la réaction du biuret ou par la précipitation par l'acide phosphotungstique.

On peut se demander maintenant quelle est la signification sémiologique de l'albumine ainsi trouvée.

Il faut d'abord écarter les albuminuries accidentelles, dans lesquelles la présence d'albumine est due au mélange à l'urine d'un liquide étranger, sang (des règles), pus, chyle, lymphe, sperme, etc.

C'est ici que l'examen microscopique peut être d'un très grand secours en signalant l'existence d'éléments rénaux (cellules, cylindres), hématiques (hématies, leucocytes), purulents (globules) déterminant ainsi l'origine de l'albumine.

Sans tenir compte non plus des pseudo-mucines et des nucléo-albumines, existant à l'état de traces dans le plus grand nombre des urines et que seuls les réactifs très sensibles permettent de retrouver, si nous rencontrons dans l'urine de l'albumine pathologique, c'est-à-dire donnant sous l'action de la chaleur et de l'acide azotique faible, en présence du sulfate de soude, le trouble permanent caractéristique de la sérine et de la globuline, nous croyons qu'on peut affirmer l'existence d'une lésion du glomérule, parfois très minime, en d'autres cas plus grave.

L'albuminurie peut être continue, intermittente, passagère (albuminuries mal définies, albuminurie des arthritiques, albuminurie cyclique des adolescents, mal de Bright sous toutes ses formes, néphrites infectieuses ou toxiques, albuminurie gravidique).

Il existe enfin des albuminuries médicamenteuses consécutives à l'ingestion de l'antipyrine, de l'antifébrine, du chloral, du salol, du phénol, du naphtol ou de leurs composés.

Les cas bien constatés d'albumosurie et de peptonurie sont trop peu nombreux pour avoir fourni de sérieuses contributions à la séméiologie des protéoses.

Pigments et acides biliaires. — Les pigments biliaires, souvent annoncés par la coloration et le reflet verdâtre de l'urine, se recherchent par la réaction de Gmelin, par celle de Salkowski ou par le spectroscope.

1° La *réaction de Gmelin* consiste à faire couler lentement et sans mélanger l'urine sur de l'acide azotique concentré chargé de vapeurs nitreuses et placé au fond d'un verre, ou encore à toucher avec une baguette imprégnée de cet acide soit des gouttes d'urine, soit le papier à travers lequel on l'a filtrée. Au contact se développent des anneaux verts, bleus, violets, rouges, jaunes dans lesquels prédomine le vert.

2° La *réaction de Salkowski*, plus sensible que la précédente, se fait en ajoutant à l'urine filtrée et alcalinisée légèrement par la soude une solution de chlorure de calcium au 10° jusqu'à cessation de précipité. On filtre, on recueille le magma solide dans un verre, on le dissout dans quelques gouttes d'acide chlorhydrique et on fait sur la solution la réaction de Gmelin.

Ce procédé revient, en somme, à faire agir l'acide azotique nitreux sur une solution urinaire concentrée.

3° *Au spectroscope* les pigments biliaires éteignent toute la partie droite du spectre.

Les acides biliaires sont justiciables des *réactions de Pettenkofer et de Hay*, dite aussi de Haycraft. La première se fait en ajoutant à de l'urine un mélange d'acide sulfurique et d'eau très peu sucrée. Si on chauffe vers 70° il se développe, en présence des acides biliaires, une belle coloration pourpre.

La réaction de Hay, qui ne paraît pas digne de la plus absolue confiance, consiste simplement à saupoudrer, en évitant toute agitation, la surface de l'urine avec un peu de fleur de soufre : si au bout de 5 minutes aucune particule de soufre n'a gagné le fond du vase, l'urine ne contient pas d'acides biliaires ; si elle en renferme, le soufre tombe au fond. Mais trop souvent la réaction reste douteuse. En tous cas elle doit être réalisée sur l'urine fraîche ou tout au moins additionnée, dès l'émission, d'un antiseptique, par exemple le cyanure de mercure à la dose de 0 gr. 10 par litre.

La présence d'acide acétique, l'alcool, l'éther, le chloroforme, la benzine, le phénol, les savons faussent la réaction de Hay.

Indican (ou indoxylsulfate de potasse). — Ce corps, susceptible par simple oxydation de donner de l'indigo, se recherche en ajoutant à l'urine du chloroforme, de l'acide chlorhydrique et quelques gouttes de chlorure de chaux liquide ou de persulfate d'ammoniaque ou de perchlorure de fer : le chloroforme se colore en bleu (indigotine), puis lentement en rouge par formation d'indirubine (Maillard).

Attribué jusqu'ici à la stagnation et à la fermentation des matières fécales dans le tube digestif, ce chromogène augmente dans les affections gastro-intestinales à fermentations, dans la constipation opiniâtre, le cancer des voies digestives, la fièvre typhoïde. Il serait néanmoins un élément constant de l'urine normale (Maillard).

Graisses. — La présence de corps gras dans l'urine peut avoir deux sources : 1° l'ingestion exagérée de graisses. En ce cas (lipurie) le liquide est parsemé de gouttes huileuses, non émulsionnées, et finissant par se réunir à la surface ; 2° un état pathologique (mal de Bright, hématurie, rétention intestinale ou biliaire). C'est alors la chylurie, rare sous nos climats, mais fréquente dans les régions tropicales (chylurie parasitaire). La graisse émulsionnée donne à l'urine un aspect laiteux. On trouve toujours dans ce cas des leucocytes et souvent des hématies.

L'urine contenant des graisses donne sur le papier une tache brillante et transparente que la dessiccation ne fait pas disparaître.

Urobiline. — Ce pigment de l'urine se recherche par le spectroscope (une raie d'absorption supplémentaire dans le vert) ou au moyen du chlorure de zinc ammoniacal qui donne à l'urine une fluorescence verte très caractéristique. Au fond d'un tube à essai on met environ 0 gr. 50 de chlorure de zinc, on y ajoute 5 à 6 centimètres cubes d'urine, puis de l'ammoniaque jusqu'à redissolution du précipité d'abord formé.

On peut employer aussi le procédé de Grimbert : faire chauffer jusque vers son point d'ébullition l'urine additionnée de son volume d'HCl, refroidir rapidement, agiter avec de l'éther ou du chloroforme. On obtient une solution éthérée ou chloroformique très fluorescente et parfaitement apte à l'examen spectroscopique.

La présence d'urobiline a été considérée jusqu'ici comme l'indice d'une altération anatomique du foie. Des recherches récentes tendraient à lui assigner une origine rénale (Gilbert et Herscher) ; c'est au niveau du rein que se transformeraient en urobiline, substance facilement éliminable, les pigments biliaires, produits toxiques et peu diffusibles ; l'urobiline ne serait donc pas le pigment du foie malade, et n'aurait aucune valeur pour juger de l'état de la cellule hépatique ; elle traduirait seulement la présence de pigments biliaires dans le sang ?

Acétone et corps cétoniques. — On met souvent au compte de l'acétone une réaction qu'elle est parfaitement incapable de produire : la coloration rouge avec le perchlorure de fer. C'est une substance, possédant d'ailleurs la fonction cétonique, l'acide diacétique, qui présente cette propriété. L'acétone et les acides complexes qui l'accompagnent existeraient, à l'état de traces, dans l'urine normale ; ils se rencontrent communément dans le diabète et constamment au moment du coma ; on les a signalés, d'autre part, en quantité appréciable dans les conditions les plus diverses ; à la suite du jeûne ou, au contraire, de l'alimentation carnée exagérée, de la chloroformisation, dans les pyrexies et certaines gastropathies. L'urine prend, dans tous ces cas, une odeur spéciale dite odeur acétonique.

Hémoglobine. — La présence d'hémoglobine sans hématies fait ordinairement partie de tout un syndrôme urinaire, accompagné de modifications profondes des rapports urologiques, de l'apparition de sédiments anormaux, etc.

Sédiments anormaux. — Presque toujours on trouve dans l'urine un dépôt très léger, floconneux, se rassemblant lentement par le repos, mais qu'on peut réunir plus rapidement par centrifugation. Il est constitué par des cellules d'épithélium des voies urinaires, et quelques leucocytes.

En plus de ces éléments habituels, on peut trouver :

1° Des éléments organiques comme l'acide urique, les urates, de la cystine, de l'indigo.

2° Des matières minérales ordinairement cristallisées (phosphates calciques magnésiens, ammoniacaux, oxalate de chaux).

3° Des sédiments organisés ou figurés (filaments, pus, cellules des divers épithéliums vésical, urétral, vaginal, rénal, des hématies, des cylindres urinaires, des spermatozoïdes, des champignons, des ferments et divers bacilles ou micrococques.

L'acide urique et les urates se déposent habituellement dans les urines acides, ce qui n'est pas du tout un indice de leur abondance excessive. Leur faible solubilité à basse température explique leur séparation au moindre refroidissement du liquide, surtout quand le volume émis en vingt-quatre heures est minime. Il est toujours utile de demander au malade si ce dépôt est apparu en même temps que l'urine elle-même (gravelle, concrétions, calculs), ou s'il ne s'est formé que peu à peu.

Les cristaux d'acide urique et les urates se reconnaissent macroscopiquement à leur coloration rouge ou rosée et à leur solubilité dans l'eau chaude. C'est dans la goutte, l'obésité, le rhumatisme articulaire aigu, et en général toutes les formes morbides de la dyscrasie acide que l'on observe habituellement cette précipitation.

La cystine et l'indigo sont assez rares et sans grande signification définie.

Les sédiments minéraux seront différents suivant la réaction de l'urine, si elle est acide, on pourra trouver, outre l'acide urique et les urates déjà cités, du phosphate bicalcique et de l'oxalate de chaux. Le premier est absolument sans valeur sémiologique. Quant au second, il doit être considéré comme l'indice certain d'une mauvaise nutrition, à condition que sa présence soit constante et prolongée et ne puisse s'expliquer par la nature des aliments ou des médicaments ingérés (oseille, tomates, légumes acides, épinards, thé, scille, rhubarbe, etc.).

Si l'urine est alcaline, il peut y avoir précipitation chimique de phosphate de chaux, de carbonate de chaux, de phosphate ammoniaco-magnésien. Ces éléments n'ont de valeur sémiologique que comme conséquences des variations de la réaction et leur importance est liée à la constatation qu'on devra faire du moment de leur précipitation, c'est-à-dire du moment où l'acidité normale de l'urine a disparu, soit avant, soit après l'émission.

Beaucoup plus intéressants sont les éléments figurés, parmi lesquels nous relèverons les filaments, les hématies, les leucocytes, les cellules, les cylindres et les microbes.

Les filaments uréthraux sont habituellement constitués par des leucocytes agglutinés par le mucus. Parfois leur étude bactériologique indiquera la présence du gonocoque, le plus souvent ils ne laissent voir aucun germe et sont l'expression de l'irritation chronique des glandes urétrales et prostatiques, ainsi que l'indique leur forme souvent recourbée en crochet.

La présence du sang étant accusée par celle des hématies, l'origine de cette hémorragie sera parfois assez facile à diagnostiquer :

Les premières gouttes d'urine seules contiennent du sang, qui s'écoule même dans l'intervalle des mictions (l'urètre est lésé).

Les dernières gouttes seules sont sanguinolentes ; c'est le col de la vessie qui est atteint.

L'urine est alcaline et albumineuse, les caillots sont volumineux, plus ou moins arrondis, il y a lieu de soupçonner une origine vésicale.

Les caillots cylindriques feront penser à une hémorragie des uretères ou des bassinets.

Enfin, en présence de cylindres, on pourra penser à une néphrite aiguë avec hémorragie rénale.

Les leucocytes, s'ils sont abondants, indiquent la présence de pus, sans qu'il soit possible d'être plus précis en ce qui concerne la partie des voies urinaires qui est atteinte.

Très souvent, on trouve dans les dépôts urinaires des cellules épithéliales que leur forme particulière permet ordinairement d'attribuer à telle ou telle région des voies génito-urinaires, bien que cette diagnose soit plus difficile en ce qui concerne les cellules rénales.

La présence des cylindres, toujours accompagnés d'une albuminurie plus ou moins prononcée, est la preuve d'une lésion rénale ; les cylindres hyalins indiquent une néphrite superficielle et légère, les cylindres colloïdes, dits aussi cireux, sont d'un pronostic plus sévère, parce qu'ils témoignent d'une atteinte plus ancienne et plus profonde.

Nous ne croyons pas utile de nous étendre ici sur la signification sémiologique des champignons, sarcines et ferments qu'on trouve plus ou moins accidentellement dans les dépôts urinaires. Quant aux microcoques et bacilles que peut y révéler l'examen bactériologique, il suffira de citer les principaux, dont le rôle pathogénique est bien connu, bacilles de Koch, d'Eberth, streptocoque, staphylocoque, bactérium coli.

Quelques nouveaux procédés d'investigation appliqués à l'urine ont fourni des résultats intéressants. Ce sont les épreuves de la glycosurie phloridzique, du bleu de méthylène, de la diazoréaction, du cytodiagnostic

L'épreuve de la glycosurie phloridzique, imaginée par MM. Achard et V. Delamare, pour la recherche des modifications fonctionnelles du rein, se fait en injectant sous la peau une solution contenant au total 5 milligr. de phloridzine et en recherchant, par l'examen fractionné, la glucose dans l'urine.

A l'état normal, le sucre apparaît après une demi-heure ou une heure et disparaît en deux ou quatre heures, atteignant la dose de 0 gr. 50 à 2 gr. 50 par litre. A l'état pathologique, la glucosurie est ordinairement de plus courte durée et de moindre intensité.

Épreuve du bleu de méthylène. — Dans le même but, MM. Achard et Castaigne ont institué un nouveau mode de recherche, consistant à injecter sous la peau une solution stérilisée et bien dépourvue de grumeaux, de 5 centigr. de bleu de méthylène dans 1 ou 2 cc. d'eau, en même temps que le malade a soin de vider sa vessie.

L'injection au 1/20ᵉ se fait dans les muscles fessiers, l'injection au 1/40ᵉ peut être pratiquée dans le tissu cellulaire sous-cutané.

On recueille l'urine une demi-heure après l'injection, puis d'heure en heure : le bleu de méthylène s'y rencontre soit en nature, soit plus ou moins réduit à l'état de leucobase correspondante ou chromogène. Pour le régénérer, il suffit de faire bouillir l'urine avec un peu d'acide acétique. Si les quantités de bleu total éliminé deviennent trop faibles pour teinter l'urine, on les met plus commodément en évidence en agitant l'urine avec le chloroforme ou la nitrobenzine qui se colorent respectivement en bleu et en vert.

A l'état normal, il passe d'abord du chromogène, puis du bleu, dans la première demi-heure, et pendant une durée de quarante à soixante heures. En vingt-quatre heures un sujet normal doit éliminer au moins la moitié de la dose injectée, soit 25 milligr.

Le dosage se fait très bien colorimétriquement.

L'élimination est accélérée dans certaines néphrites aiguës, dans la néphrite parenchymateuse (?) et dans les maladies infectieuses ; elle est ralentie dans la néphrite interstitielle (six, dix, quinze jours). Enfin elle peut être intermittente dans l'insuffisance hépatique (Chauffard).

Diazoréaction d'Ehrlich. — Le sulfodiazobenzol qui, au contact de l'urine normale, prend une coloration jaunâtre, peut, dans certains états pathologiques, développer une belle coloration rouge au contact de l'ammoniaque. On effectue la réaction diazoïque en ajoutant à 5 cc. de la solution :

Acide sulfanilique	5 gr.
— chlorhydrique pur à 1,17	50 —
Eau	Q. S. pour 1 litre.

Trois gouttes de solution de nitrite de soude à 1/2 p. 100, puis 5 cc. d'urine et de l'ammoniaque goutte à goutte. La réaction est positive quand le liquide devient rouge-cerise et que la mousse produite par agitation est elle-même rosée.

La diazoréaction est souvent positive dans la fièvre typhoïde au début, la variole, la tuberculose à évolution rapide, la scarlatine et la rougeole; on la rencontre aussi dans les infections streptococciques. Elle est exceptionnelle dans la diphtérie simple, la varicelle, les érythèmes scarlatiniformes, et les éruptions morbilliformes (Lobligeois).

Cyto-diagnostic. — Voyez *Sang.*

Recherche des médicaments dans l'urine.

Antipyrine. — Elle est éliminée sous forme de dérivé glycuronique conjugué ; les urines qui en contiennent sont lévogyres, et ne donnent pas avec l'acide azotique fumant la coloration verte caractéristique (Mercier). En l'absence d'albumine et de salicylates, on caractérisera l'antipyrine :

1° Par la coloration rouge groseille que lui communique le perchlorure de fer. Cette coloration disparaît par un excès d'acide ou d'alcali ;

2° Par le précipité persistant à froid, soluble à chaud, qu'elle donne avec les réactifs de Tanret et d'Esbach ;

3° Par la décoloration partielle de la liqueur de Fehling.

4° Après addition de sulfate de quinine, on effectuera la réaction de la thalléioquine et on obtiendra une coloration rouge. Voyez ci-après : *Quinine.*

Acétanilide. — Faire bouillir l'urine avec 1/4 de son volume d'HCl, neutraliser par le carbonate de chaux et agiter avec de l'éther. Évaporer l'éther, reprendre par un peu d'acide chlorhydrique dilué au 1/4, et ajouter quelques cc. d'eau phéniquée à 3 p. 100 et un oxydant (chlorure de chaux, acide chromique ou eau oxygénée) : coloration rouge que des traces d'ammoniaque font virer au bleu (Bourget-Petermann).

Alcool. — Distiller 100 à 200 cc. d'urine jusqu'à ce qu'on ait recueilli 1/10; au liquide distillé ajouter :

1° Du benzoate de soude, de l'acide sulfurique et chauffer quelques minutes : on perçoit l'odeur caractéristique de l'éther benzoïque.

On peut remplacer le benzoate par l'acétate qui donne aussi un éther d'odeur bien spéciale.

2° Faire la réaction de l'iodoforme qui appartient également à bien d'autres corps et notamment à l'acétone et à l'aldéhyde. Pour cela, il suffit d'ajouter au distillatum un peu de solution iodo-iodurée et de décolorer exactement par la soude (Voyez *Iodoforme*).

Arsenic. — Il s'élimine à l'état d'arséniate de soude. On le retrouve par l'appareil de Marsh ou encore en le précipitant par l'acide hypophosphoreux (réactif de Engel et Bernard), qui donne une coloration brune.

Aristol. — On en retrouve les constituants, iodure de sodium et thymol.

Asaprol. — Coloration bleue avec le perchlorure de fer.

Bromures. — Agiter l'urine avec un dixième de son volume d'acide azotique nitreux et du chloroforme. Ce dernier se colore en jaune et la coloration disparaît par un alcali.

Cacodylates. — L'extrait sec de l'urine est traité par l'acide sulfurique et l'acide azotique pour détruire la matière organique (procédé A. Gautier), puis neutralisé par la potasse et calciné en présence du nitrate de potasse et d'un excès de potasse. On chasse ensuite l'acide nitrique par l'acide sulfurique, on dissout dans l'eau et on recherche l'arsenic (Badel et Imbert). On retrouve du cacodylate trois mois après la fin d'un traitement de même durée.

Chloroforme. — Entraîner par un courant d'air les vapeurs de chloroforme à travers un tube de porcelaine chauffé au rouge et terminé par un tube à boules contenant du nitrate d'argent au 1/100. On obtient un précipité blanc de chlorure d'argent, insoluble dans l'acide azotique, très soluble dans l'ammoniaque et l'hyposulfite de soude.

Chloral. — Éliminé à l'état d'acide chloralurique qui réduit la liqueur de Fehling et dévie la lumière polarisée, mais est sans action sur le sous-nitrate de bismuth alcalinisé. Chauffer avec une trace de résorcine et de la soude : coloration rouge.

Chlorate de potasse. — Concentrer l'urine, puis y ajouter de l'acide chlorhydrique : il se dégage du peroxyde de chlore.

Cocaïne. — Concentrer doucement l'urine, presque à siccité, agiter avec du bicarbonate de soude et de l'éther qu'on renouvellera plusieurs fois, décanter l'éther, l'évaporer, et au résidu des liqueurs réunies ajouter un peu d'alcool et d'acide sulfurique. La formation de benzoate d'éthyle sera accusée par son odeur aromatique et pénétrante. (Cette réaction se produit également avec tous les composés benzoïques.)

Fer. — Incinérer l'urine, et redissoudre en faisant bouillir quelques instants avec quelques gouttes d'acide azotique faible. Le fer est ainsi ramené à l'état de sel au maximum et il développe :

1° Avec le ferrocyanure, une coloration bleue intense ;

2° Avec les sulfocyanates alcalins, une coloration rouge-sang qui peut servir à un dosage colorimétrique.

Iodures. — 1° Agiter l'urine avec 1/10 de son volume d'acide nitrique concentré ou d'acide sulfurique et 3 ou 4 cc. de chloroforme : ce dissolvant se colore en violet ;

2º Mettre dans l'urine un morceau de pain azyme, ajouter quelques gouttes de perchlorure de fer ou un peu d'eau oxygénée, le pain azyme bleuit fortement.

Iodoforme. — Ce médicament passe rarement en nature ; le plus souvent on le retrouve à l'état d'iodure de sodium. On le caractérise en nature :

1º Par son odeur ;

2º Par son aspect cristallin particulier (tablettes hexagonales) ;

3º En distillant 250 cc. d'urine, recueillant 20 cc. qu'on additionne d'acide acétique et de poudre de zinc. La réaction amorcée à une douce chaleur se continue d'elle-même à froid. Après quelques heures, on chauffe à l'ébullition et on filtre : l'iodoforme a été réduit à l'état d'iodure alcalin et on caractérise l'iode comme ci-dessus.

Lithine. — La lithine se recherche sur les cendres de l'urine que l'on redissout dans HCl :

1º Par la coloration rouge et fugitive de la flamme ;

2º Par le précipité insoluble de phosphate de lithine obtenu en additionnant la liqueur de soude et de phosphate de soude.

Mercure. — 1º Aciduler fortement par HCl et faire l'essai à la pile de Smithson ou par l'électrolyse ;

2º Ajouter à l'urine HCl et du zinc, laver l'amalgame formé, recueillir le mercure par distillation dans un tube effilé et faire sur les traces de matières ainsi obtenues la réaction du biiodure de mercure au moyen des vapeurs d'iode.

Morphine. — Mettre à digérer à 60º, 50 cc. d'urine avec 0 gr. 25 d'acide tartrique et 100 cc. d'alcool amylique. On décompose le tartrate de morphine par l'eau ammoniacale et dans le résidu de l'évaporation de l'alcool amylique on caractérise l'alcaloïde par le réactif de Fröhde (molybdate d'ammoniaque et acide sulfurique) qui se colore en violet, ou par la réduction de l'acide iodique ou par la coloration bleue que prend un mélange de ferricyanure et de perchlorure de fer.

Phénols. — Les phénols se recherchent par la méthode de Desesquelle. L'urine est agitée doucement avec la moitié de son volume de chloroforme ; ce liquide décanté est additionné d'une pastille de potasse caustique qui prend les colorations suivantes :

Phénol ordinaire	Rose.
Thymol	Violet foncé.
Résorcine	Rose.
Hydroquinone	Jaune d'or.
Naphtol α	Bleu céleste.
Naphtol β	Bleu vert.
Pyrogallol	Violet.
Gaïacol	Rose violet.
Créosote	Violet.

En outre, les naphtols se colorent en rouge par les réactifs d'Yven (nitrate acide de mercure très azotique et nitrate de potasse en solution sulfurique).

Le bétol se caractérise par ses constituants naphtol et acide salicylique.

Le phénol ordinaire, outre la nuance foncée qu'il communique à l'urine, se reconnait encore :

1° Au précipité de tribromophénol que produit l'eau bromée ;

2° A la coloration rouge developpée quand on chauffe l'urine avec quelques gouttes de réactif nitro-mercuriel de Millon et qu'on acidule ensuite par l'acide azotique ;

3° En mélangeant la liqueur phéniquée, un peu d'hypochlorite de soude et une goutte d'aniline, on observe une magnifique coloration bleue qui vire au rouge par les acides.

Phénacétine. - L'urine est chauffée avec de l'acide chlorhydrique et traitée après refroidissement par le perchlorure de fer qui se colore en rouge brun ou le bichromate de potasse qui rougit. En chauffant avec SO_4H^2 pur, il se produit une coloration pourpre qui se fonce par dilution ou par addition d'ammoniaque.

Picrique (acide). — Évaporer 100 cc. jusqu'à réduction à 20 cc., acidifier avec 2 ou 3 gouttes d'acide sulfurique, agiter avec un peu d'éther ou d'alcool amylique, évaporer et sur le résidu ajouter un peu de solution de cyanure de potassium. À chaud on obtient la coloration rouge de l'acide picramique. Le résidu de l'évaporation est d'ailleurs jaunâtre, d'une saveur très amère et devient jaune intense par l'ammoniaque.

Quinine. — 1° Précipité marron par le réactif iodo-ioduré de Bouchardat.

2° Alcaliniser par la soude, agiter avec de l'éther, évaporer l'éther. Ajouter au résidu quelques gouttes d'eau bromée, les évaporer très doucement et exposer aux vapeurs d'ammoniaque : coloration verte de la thalléioquine.

En présence à la fois d'antipyrine et de quinine, on a une coloration rouge et non verte ; vire à l'orangé sous l'action de HCl.

Salicylates et acide salicylique. — L'urine, acidifiée par HCl, est agitée avec 1/10 d'éther. L'éther décanté est versé à la surface d'un verre rempli d'eau contenant quelques gouttes de perchlorure de fer et y détermine de larges stries violettes (Yvon).

Salol. — On recherche le phénol et l'acide salicylique.

Strontium. — Coloration de la flamme en rouge. Précipité insoluble par le sulfate de calcium.

Tannin. — Il est éliminé à l'état d'acide gallique, précipitant en noir le perchlorure de fer.

Urotropine : précipité jaune orangé avec l'eau bromée.

II

LAIT *(Composition par litre).*

	FEMME à l'accouchement.	FEMME trois mois après.	VACHE.	CHÈVRE.	ANESSE.
Densité	1033	1031	1032	1032	1032,5
Extrait sec	133	140	125	124	100
Beurre	29	41	40	42	26
Sucre	60	68	50	50	60
Caséine et albumine	17	10	34	34	15
Sels	1,8	4	6	9	4,5
Équivalent nutritif	232	241	340	346	213
Point cryoscopique	»	»	0°54 à 0°57	»	»

L'équivalent nutritif se calcule en ajoutant au triple du poids du beurre, le poids du sucre et le quintuple du poids des albuminoïdes. Il permet de calculer la proportion d'eau bouillie à ajouter au lait suivant l'âge de l'enfant dans l'allaitement artificiel.

Si le point cryoscopique est compris entre 0°54 et 0°, il y a lieu de soupçonner un mouillage d'autant plus grand qu'on se rapproche davantage de 0°.

III

SANG.

a) Examen du sang. — *Éléments figurés.* — On examine le sang frais au moyen d'une cellule à rigole. Quant au sang sec, on l'examine sur une lame, après fixation soit par l'exposition aux vapeurs d'une solution d'acide osmique à 1 p. 100, pendant 10 à 20 secondes, soit par le séjour à l'étuve sèche, pendant 10 à 12 heures, à une température de 110 à 130°.

Ces préparations séchées et fixées peuvent être colorées. Les hématies prennent les couleurs acides, spécialement l'éosine. Celle-ci colore également le protoplasma des leucocytes, les noyaux étant colorés par l'hématoxyline de Ranvier, le bleu de méthylène, la thionine, etc. Les granulations basophiles sont mises en évidence avec les couleurs basiques d'aniline (bleu de méthylène, violet de gentiane, fuchsine).

Pour la numération des globules rouges et blancs on utilise le liquide conservateur suivant (Hayem) :

Bichlorure d'hydrargyre	0 gr. 50
Chlorure de sodium	1 gr.
Sulfate de soude	5 —
Eau distillée	200 —

et l'on se sert de l'hématimètre (Hayem et Nachet).

Sérum et caillot. On recueille le sang par piqûre du doigt, dans une éprouvette spéciale de 3 à 4 cc., qui aura été passée préalablement dans la lessive de soude (40 p. 100), puis lavée à grande eau, séchée à l'éther et à la flamme. Avant de pratiquer la piqûre, on laisse le membre, pendant quelques instants, dans une position déclive et, après la piqûre, on presse sur les parties latérales du doigt, pour faciliter l'écoulement du sang. L'éprouvette étant à peu près remplie, on la couvre avec un verre rodé et on la place dans un endroit frais.

Pour apprécier la coagulabilité, on note le temps qui s'écoule entre le moment où la première goutte de sang est tombée dans l'éprouvette et celui où le sang est pris en masse.

Un simple coup d'œil permet de reconnaître la non-rétractilité et la redissolution du caillot.

Pour recueillir le sérum, on le décante avec une pipette effilée et on le passe dans une petite éprouvette. On apprécie sa transparence, sa couleur; on peut faire également l'examen spectroscopique, rechercher la réaction de Gmelin, l'alcalinité par le procédé de Drouin, enfin mettre en évidence l'excès d'acide urique par le procédé du fil (Garrod).

b) Sémiologie du sang. — Les *hématies*, petits corpuscules arrondis, excavés à leur centre, discoïdes et biconcaves, de couleur orangée, et offrant l'aspect d'un biscuit, quand ils sont vus de champ, se disposent en piles de monnaie, dans la cellule à rigole. Leur diamètre varie de 6 μ à 9 μ ; on peut observer des globules nains de 3 μ,5 à 6 μ et des globules géants, de 9 μ à 16 μ (Hayem).

A l'état pathologique les hématies peuvent perdre leur forme discoïde et revêtir l'aspect d'une raquette, d'un croissant, etc. (poikilocytose de Quincke).

Ces modifications de forme s'observent dans les anémies chroniques, dans l'anémie cancéreuse.

Les globules non colorés (chlorocytes, achromacytes) sont l'indice d'une vulnérabilité excessive des hématies (maladies infectieuses graves, à forme hémorragique).

La coloration des globules est plus foncée dans la cyanose, plus claire dans les anémies.

A l'état normal les hématies ont une affinité élective pour l'éosine qu'elles prennent seule au milieu d'un mélange de couleurs d'aniline. Elles perdent cette propriété dans les anémies graves, les maladies infectieuses, le purpura, et prennent alors les matières colorantes des mélanges colorants. Chez certains malades (diabétiques, leucémiques) les hématies prennent les couleurs basiques.

La contractilité est un phénomène pathologique (pseudo-parasites); elle s'observe dans les anémies et surtout dans l'anémie cancéreuse.

Le chiffre moyen normal des globules rouges est de 5 000 000 par millimètre cube. Quand ce chiffre est notablement dépassé, il y a *hyperglobulie*.

On distingue les polyglobulies relatives par concentration de l'élément liquide du sang : polyglobulies dues à un trouble vaso-moteur (effort, froid, maladie de Raynaud), à une exagération de la sécrétion sudorale, rénale, intestinale ; P. des nouveau-nés, des sujets vivant sous les tropiques, etc., et des polyglobulies vraies, avec augmentation réelle du nombre des hématies : P. des altitudes ; P. dues à un obstacle mécanique à l'hématose, à la cyanose congénitale (Krehl), à la splénomégalie (?)

La diminution des globules, *l'aglobulie* (qui varie de 4 000 000 à 1 000 000 ou même moins d'hématies) est l'un des signes des anémies.

Les globules rouges à noyaux se rencontrent dans les anémies graves secondaires et dans l'anémie pernicieuse progressive.

Les hématoblastes qui, d'après M. Hayem, sont les germes des hématies, sont de petits corpuscules arrondis, homogènes, d'aspect légèrement vitreux, incolores, dépourvus de noyau et mesurant en moyenne 3 μ.

Ils sont isolés ou réunis par petits groupes (plaquettes), et englobés dans une substance visqueuse, d'où rayonnent de minces fibrilles de fibrine.

A l'état pathologique les amas hématoblastiques peuvent être constitués par un plus grand nombre d'éléments et entourés d'un réticulum fibrineux (plaques phlegmasiques de M. Hayem, dans la pneumonie, le rhumatisme articulaire aigu).

Les hématoblastes dont le nombre moyen est de 250 000 par millimètre cube, diminuent dans les cachexies, les états fébriles prolongés, etc., et augmentent après les hémorragies, les maladies aiguës, etc. La crise hématoblastique est un signe favorable, car elle est toujours suivie à bref délai d'une augmentation des globules rouges.

Les *leucocytes* sont au nombre de 7 500 par millimètre cube (Malassez). On distingue des lymphocytes (petits leucocytes mononucléaires), des grands leucocytes mononucléaires, des leucocytes polynucléaires qui sont neutrophiles, éosinophiles et basophiles.

Le pourcentage des diverses formes leucocytaires donne les chiffres suivants :

    70 à 72 p. 100 de polynucléaires neutrophiles.
      2 à 4 —   —   éosinophiles.
      0,5 —   —   basophiles, labrocytes ou Mastzellen.
        1 —   de grands mononucléaires.
   23 à 25 — de lymphocytes.
     2 à 4 — de formes transitoires ou anormales.

Les lymphocytes ou petits mononucléaires qui proviennent des ganglions lymphatiques ont le volume des globules rouges ; leur noyau est arrondi, homogène, très colorable et occupe presque toute la cellule ; les grands leucocytes mononucléaires, dont le volume est égal à celui des polynucléaires, ont un noyau pâle, ovalaire, central ou un peu excentrique ; leur protoplasma se colore peu et ne renferme pas de granulations. Ils proviennent de la moelle osseuse comme les polynucléaires.

Les polynucléaires sont caractérisés par un noyau contourné, irrégulier, parfois divisé, qui se colore fortement par les couleurs d'aniline. Ce sont les réactions colorantes du protoplasma et de ses granulations qui permettent de distinguer les polynucléaires en neutrophiles, éosinophiles et basophiles. Les neutrophiles se colorent par un mélange de couleurs basiques et acides (triacide d'Ehrlich) en une fine poussière violette. Les granulations des éosinophiles se colorent en rouge brillant par l'éosine ; les basophiles (Mastzellen) ont un noyau pâle et leurs granulations ne prennent que les couleurs basiques ; elles se colorent en violet rouge par la thionine.

L'*hyperleucocytose polynucléaire* (multiplication des leucocytes en général, portant principalement sur les polynucléaires neutrophiles) peut être physiologique dans certains cas : leucocytose des nouveau-nés (18 000 leucocytes pendant les trois premiers jours) ; leucocytose d'origine digestive (excédent de 18 à 20 p. 100 pendant la digestion intestinale) ; leucocytose de la grossesse, du travail et de la délivrance.

Elle peut être pathologique : leucocytose posthémorragique, néoplasique (surtout des cancers ulcérés), cachectique, toxique et surtout hématopoïétique (dans la leucémie le nombre des globules blancs peut atteindre jusqu'à 500 000 et au delà). La leucocytose est constante dans les affections accompagnées de suppuration ; son taux varie entre 15 000 et 30 000 en général.

La *mononucléose* s'observe dans la leucémie myélogène, les oreillons, la tuberculose, la syphilis, en général dans les affections à marche lente, ainsi que dans la varicelle et la variole (58 à 60 p. 100 de mononucléaires dans cette maladie).

La *lymphocytose* est une variété rare de leucocytose. Elle est particulière aux lymphosarcomes et à la leucémie lymphatique. On la rencontre aussi dans la coqueluche, la syphilis congénitale, les accès de paludisme.

Les maladies à mononucléose sont celles qui laissent après elles une immunité telle que la récidive ne se produise pas ou soit exceptionnelle (F. Bezançon et M. Labbé). Dans les infections à marche aiguë, à caractère inflammatoire accusé, domine au contraire la polynucléose (rougeole, scarlatine, érysipèle, rhumatisme articulaire aigu, pneumonie, diphtérie, blennorragie, suppurations aiguës). Dans ces divers états le nombre des leucocytes varie de 15 000 à 25 000 par millimètre cube ; il peut exceptionnellement atteindre des chiffres beaucoup plus élevés (40 000 ; 115 000, etc.). Les cellules éosinophiles sont nombreuses dans un certain nombre de cas très différents : maladies parasitaires (filariose, kystes hydatiques), quelques intoxications (tuberculine, iodure de potassium, camphre), asthme, anémies graves, maladie de Duhring, dermatite scarlatiniforme récidivante, leucémie ; pemphigus, eczéma, urticaire et en général dans les affections qui tendent à la guérison ; les basophiles se rencontrent dans les infections graves, comme la variole et la leucémie.

Dans l'appendicite, la leucocytose existe habituellement dès le début, qu'il y ait ou non suppuration (Curschmann) ; le nombre des leucocytes, par millimètre cube, oscille entre 10 000 et 15 000 ; donc l'examen du sang, au début, ne fournit aucune indication, au point de vue de l'intervention ; il peut être de quelque utilité pour le diagnostic.

Si des examens répétés permettent de constater une faible augmentation du nombre des leucocytes, on peut espérer la résolution de la crise. Par contre, l'hyperleucocytose persistante et notable (20 000 et plus) doit faire craindre la suppuration (alors que la température n'a aucune valeur séméiologique et malgré la bénignité apparente des symptômes). Ajoutons, ce qui diminue l'importance de ce signe, que l'absence d'une leucocytose élevée peut être notée alors qu'une suppuration existe (Grawitz), dans certaines formes de péritonite diffuse hyper-toxique où les réactions défensives font défaut (Küttner) ou dans les abcès enkystés persistant au delà de la crise aigue.

Après l'évacuation d'une collection purulente appendiculaire, la leucocytose qui diminue normalement, si cette collection était unique, persiste s'il existe d'autres foyers de suppuration (Curschmann).

Quand une maladie se complique d'infections secondaires la formule leucocytaire primitive se modifie sous l'influence de la complication ; les mononucléoses peuvent être masquées par une polynucléose intercurrente, signature des septicémies. Dans certaines maladies infectieuses (fièvre typhoïde, paludisme, etc.) l'hyperleucocytose fait défaut ; il peut y avoir au contraire *hypoleucocytose* ou leucopénie (2 800 et même 1 000 leucocytes, dans la fièvre typhoïde ; Hayem, Cabot).

L'*évolution des leucocytoses* est assez caractéristique dans certains cas : dans le cours de certaines infections, comme la pneumonie par exemple, la courbe de la leucocytose suit dans les grandes lignes celle de la température ; on peut même constater une exacerbation passagère au moment de la convalescence, superposable à l'hyperpyrexie qui marque souvent celle-ci. Dans les suppurations chaudes la chute de la leucocytose coïncide avec la chute de la température.

Dans les maladies qui s'accompagnent de mononucléose (variole par exemple) la courbe leucocytaire ne paraît pas suivre aussi exactement la courbe thermique.

Dans les infections lentes, comme la tuberculose, la syphilis, la malaria, la formule leucocytaire varie aux différentes étapes, sans obéir à des règles déterminées.

Lors des convalescences en général, apparaissent souvent dans le sang des formes cellulaires anormales : leucocytes mononucléaires à protoplasma basophile, myélocytes granuleux, etc. De plus, il peut y avoir inversion de la formule leucocytaire, par exemple, substitution de la mononucléose à la polynucléose (pneumonie, diphtérie ; érysipèle ; Chantemesse et Rey) ; enfin on observe constamment la réapparition des éosinophiles (érysipèle, rougeole, scarlatine, rhumatisme, fièvre typhoïde, variole, etc.). On a constaté jusqu'à 8 à 15 p. 100 d'éosinophiles dans la convalescence de la scarlatine.

Valeur diagnostique des leucocytoses. — Chez un fébricitant avec état typhoïde la constatation d'une hyperleucocytose avec polynucléose fera écarter le diagnostic de fièvre typhoïde et songer au contraire à une forme typhoïde de la pneumonie ou d'une septicémie. Dans les mêmes conditions cliniques la leucopénie avec mononucléose serait en faveur d'une fièvre typhoïde ou d'une fièvre paludéenne.

Supposons le cas d'un malade à accès fébriles de type intermittent : l'hypoleucocytose avec mononucléose sera en faveur de la fièvre paludéenne ; l'hyperleucocytose avec polynucléose indiquera plutôt une fièvre symptomatique d'une infection biliaire, urinaire, d'une suppuration profonde.

Dans tous les états infectieux mal caractérisés la constatation d'une hyperleucocytose avec polynucléose intense peut servir à dépister une suppuration cachée (par exemple : appendicite, hématocèle rétro-utérine, etc.).

Dans les états cachectiques cette formule leucocytaire peut déceler un cancer.

Valeur pronostique des leucocytoses. — D'une façon générale, l'absence de réaction comme l'excès de réaction leucocytaire sont des indices de gravité. Les cas de pneumonie, de diphtérie, de septicémies dans lesquels on constate l'hypoleucocytose au lieu de l'hyperleucocytose habituelle avec polynucléose sont d'un pronostic fatal (clinique ; expérimentation : Tchistowitch, Notta Coco). Par contre, la polynucléose est d'une signification généralement favorable ; cependant on peut observer une polynucléose intense dans des formes extrêmement graves de pneumonie, de diphtérie.

Mêmes lois pronostiques dans les maladies, comme la variole, qui ont pour formule normale l'hyperleucocytose avec mononucléose.

Enfin dans les maladies (fièvre typhoïde, malaria) accompagnées de leucopénie avec mononucléose relative, l'exagération du mode habituel de réaction est un signe de gravité.

Parmi les *parasites* du sang il importe de reconnaitre la filaire que l'on peut trouver en examinant simplement le sang frais pendant la nuit, (une goutte de sang peut en contenir 40 à 50) et les agents du paludisme ou hématozoaires de Laveran. On colore une préparation de sang sec, recueilli au début de l'accès, avec l'éosine et le bleu de méthylène. Le bleu de méthylène colore les éléments parasitaires. Ceux-ci se présentent sous quatre aspects : 1° corps sphériques ; 2° flagella ; 3° corps en croissant ; 4° corps en rosace.

On peut encore constater la présence dans le sang des spirilles d'Obermeier (agents de la fièvre récurrente), pendant les paroxysmes.

D'autre part, on peut trouver dans le sang la plupart des microbes : bactéridie charbonneuse, bacille d'Eberth, bacille de Koch, pneumocoque, colibacille, streptocoques et staphylocoques, etc...

Le sang peut charrier des pigments : pigment noir (paludisme) ; pigment ocre, de nature ferrugineuse (paludisme chronique, cirrhose pigmentaire), pigment mélanique (cancer mélanique), etc.

Caillot et sérum. — L'écoulement du sang est facile dans les cas où il existe une congestion permanente (affections cardiaques, cyanose, affections du poumon entraînant la gêne respiratoire), lorsqu'il existe des phénomènes de vaso-dilatation ; lorsque le sang est d'une fluidité exagérée (hémophilie) ; difficile, dans les cas de vacuité des vaisseaux, après une grande hémorragie, dans l'anémie chronique intense, dans le collapsus algide, quand le sang est épaissi (choléra).

La coloration du sang est noirâtre dans la cyanose et l'asphyxie, violacée dans la leucémie, brun pain d'épice dans les empoisonnements par les substances méthémoglobinisantes (chlorates, nitrite d'amyle), rutilante dans l'intoxication oxycarbonée, d'un rouge clair (sirop de groseille) dans les grandes anémies.

Normalement la coagulation a lieu en dix à vingt minutes. Elle est accélérée à la suite des hémorragies, des troubles graves de la nutrition. retardée dans l'hémophilie, les états phlegmasiques.

Une fois coagulé, le sang se divise en caillot et sérum. Le *caillot* peut ne pas être rétractile (anémie pernicieuse essentielle, purpura, états cachectiques avec anémie extrême). Souvent cette absence de rétractilité est liée à la grande rareté des hématoblastes (Hayem).

La redissolution du caillot s'observe dans l'hémoglobinurie, dans la cachexie palustre avec purpura, dans l'ictère grave.

Normalement le *sérum* est limpide, transparent. Dans certains cas il prend l'aspect lactescent (chez les brightiques notamment ; Widal et Sicard). La lactescence pathologique est due non à des granulations graisseuses, mais à des granulations albuminoïdes.

La coloration du sérum peut être modifiée soit par la présence de l'hémoglobine ou de la méthémoglobine, soit par la présence de la bile (sérum laqué, c'est-à-dire de coloration allant du rose au rouge-cerise). On observe le sérum laqué dans l'hémoglobinurie.

Chez les ictériques le sérum présente une coloration jaune verdâtre (réaction de Gmelin).

Quant à l'urobiline, plus abondante dans le sérum que dans l'urine, on la décèle au spectroscope.

Le procédé du fil permet de déceler l'acide urique dans le sérum des goutteux.

c) Le CYTO-DIAGNOSTIC de Widal et Ravaut consiste à rechercher la nature et le nombre des éléments cellulaires contenus dans divers liquides de l'organisme, tels que les épanchements pleuro-péritonéaux, articulaires, le liquide céphalo-rachidien, le liquide d'hydrocèle, le sang, le sérum sanguin, l'urine et même le contenu des bulles et pustules de certaines dermatoses ou la sérosité du vésicatoire. Pour le pratiquer, on commence par défibriner le liquide s'il y a lieu, on le centrifuge et on colore le culot résiduel, après fixation pendant quelques secondes dans un mélange d'alcool absolu et d'éther à parties égales, par l'éosine-hématéine, la thionine au 1/100e, l'éosine aurantia, le bleu polychrome, ou le triacide d'Ehrlich (vert de méthyle, fuchsine acide et méthylorange).

Le cyto-diagnostic sert principalement à la diagnose des tuberculoses locales ; il permet de les distinguer de nombreuses affections de même apparence clinique.

Le cyto-diagnostic appliqué au sang conduit à l'établissement des formules hémoleucocytaires. précédemment indiquées.

Appliqué au liquide séro-fibrineux de la pleurésie, il permet d'établir les formules leucocytaires suivantes : *pleuro-tuberculose primitive* : lymphocytose presque exclusive (au début polynucléaires assez nombreux ; ils disparaissent ensuite) ;

Pleuro-tuberculose secondaire, chez des tuberculeux avérés : s'il y a tendance à la guérison, formule analogue à la précédente ; dans le cas contraire (chronicité, suppuration) les éléments cellulaires, polynucléaires pour la plupart, s'altèrent très vite et diminuent de plus en plus (Ravaut).

Pleurésies inflammatoires (pneumococciques, typhoïdiques, rhumatismales, etc.) : sont nettement caractérisées par la polynucléose ;

Pleurésies mécaniques et en apparence aseptiques (Ravaut), ou pleurésies des cardiaques, brightiques : caractérisées par la présence de placards, de cellules endothéliales, très nombreux et ne s'altérant qu'au bout d'un temps très long. La polynucléose intervient s'il se produit de la congestion pulmonaire, des infarctus. Dans la pleurésie cancéreuse on a trouvé des cellules caractéristiques, énormes cellules irrégulières, présentant un ou plusieurs gros noyaux ovales ou réniformes.

Appliqué au liquide céphalo-rachidien le cyto-diagnostic donne les résultats suivants :

Méningite tuberculeuse : lymphocytose (plus tard polynucléose si les lésions deviennent caséeuses, ou si une infection secondaire survient) ; dans de rares cas, pas de leucocytose. La formule, variable, n'est nette dans donc pas rigoureusement utilisable pour le diagnostic ; elle est surtout la méningite tuberculeuse infantile ;

Méningites aiguës non tuberculeuses : polynucléose manifeste, tout au moins au début ; plus tard, lymphocytes abondants ;

Dans le diagnostic entre les méningites tuberculeuses et les méningites non tuberculeuses, il faut donc tenir compte de l'époque d'évolution de la maladie.

La réaction cellulaire méningitique permet d'affirmer l'existence des formes atténuées, ambulatoires, des méningites ; elle a permis de détruire la théorie du « méningisme ».

Tabes, paralysie générale : Hyperleucocytose avec prédominance de lymphocytes.

Leucocytose plus ou moins accentuée dans l'hémiplégie d'origine syphilitique, quelle que soit son ancienneté (Widal) ; absente, au contraire, dans les hémiplégies par hémorragie, thrombose, etc.

D'une façon générale la moindre lésion chronique des méninges peut amener une lymphocytose (Widal). Une lymphocytose légère chez un syphilitique doit appeler l'attention sur l'état des centres nerveux et peut permettre de dépister les symptômes d'une lésion restée latente ; elle prend, pour le diagnostic précoce de la syphilis nerveuse, une valeur aussi grande que celle du signe d'Argyll Robertson. Dans les affections mentales, cyto-diagnostic négatif.

d) Séro-diagnostic. — Le phénomène général de l'agglutination microbienne par le sérum, a été l'objet de nombreuses applications au diagnostic du choléra, de la peste, la psittacose, la diphtérie, le tétanos, la pneumococcie, la tuberculose, la streptococcie, etc., mais il n'a donné jusqu'ici de résultats vraiment importants qu'en ce qui concerne la typhoïde.

Voici comment la technique de ce *séro-diagnostic* a été fixée par MM. Widal et Sicard :

Prélever un peu de sang du malade par une simple piqûre avec toutes les précautions d'asepsie nécessaires, de manière à obtenir par coagulation spontanée un centimètre cube de sérum. Ce liquide, de préférence, devra contenir peu de globules sanguins. D'autre part, mettre dans un tube à essai quelques centimètres cubes d'une culture de bacille d'Eberth en bouillon, âgée de vingt-quatre heures environ et, après avoir vérifié qu'elle est pure et que les bacilles n'y forment pas spontanément des amas, l'additionner d'une goutte de sérum et examiner directement au microscope : les bacilles, d'abord extrèmement mobiles et bien séparés, commencent à s'accoler les uns aux autres en certains points qui bientôt constituent des centres d'attraction autour desquels viennent successivement se fixer les autres bâtonnets restés libres. Ils s'attachent d'abord par un bout, puis perdent peu à peu leur mobilité, et la préparation finit par ne plus guère montrer que des amas disséminés dans le champ du microscope.

Moyennant certaines modifications, on peut aussi utiliser, au lieu de sang frais, le sang desséché, au lieu de culture fraîche des bacilles morts et conservés ; ce sont là des méthodes d'exception.

Une fois le pouvoir agglutinant constaté, il faut en mesurer l'intensité. Pour cela on prend une série de tubes à essai, dans chacun desquels on mélange une goutte de sérum pur avec dix, vingt, trente..., etc., gouttes de culture, en se servant de pipettes rigoureusement semblables pour avoir des gouttes équivalentes.

Après une demi-heure de contact, en examinant un à un tous les tubes, on reconnaît à quelle dilution cesse la formation d'amas bien nets, et on dit que le sérum agglutine au 1/100e, ou possède un pouvoir agglutinant de 1 p. 100, quand cette limite coïncide avec la dilution d'une goutte de sérum p. 100 de culture. On est convenu de ne regarder comme tout à fait positive qu'une séro-réaction au cinquantième, les microbes autres que celui d'Eberth pouvant provoquer l'agglutination à des concentrations plus grandes.

La séro-réaction apparaît en général, chez les typhiques, dans le premier septénaire : elle peut cesser au bout de quelques jours ou se retrouver au contraire pendant des années. Enfin, il est des cas de typhoïde avérée où il est impossible de la réaliser à aucun moment.

Le pouvoir agglutinant varie dans des limites fort étendues, de 1 p. 12 000 à 1 p. 10 ; il peut changer brusquement en quelques heures.

Le séro-diagnostic peut être fort utile pour différencier la fièvre typhoïde de certains cas, au début, d'embarras gastrique fébrile, de grippe, tuberculose, méningite.

Enfin il permet parfois l'établissement d'un diagnostic rétrospectif qui constitue un antécédent intéressant et méconnu.

IV

SUC GASTRIQUE

L'examen du liquide gastrique comporte, outre l'étude du liquide de stase :

1° L'administration d'un repas d'épreuve destiné à exciter la sécrétion stomacale ;

2° L'extraction du produit de digestion au bout d'un temps fixé ;

3° L'analyse et son interprétation.

Le *repas* habituellement employé en France est le repas d'Ewald, qui se compose de 60 gr. de pain rassis et de 250 cc. de thé léger non sucré. On donne parfois une plus grande quantité de liquide, ce qui n'influe ni sur le volume du suc, ni sur sa composition au moment de l'extraction. Celle-ci se fait au bout d'une heure, exactement comptée à partir du moment où le malade a commencé son repas. On la réalise au moyen d'un simple tube de Faucher ou de Frémont. Quelquefois, après l'extraction, on ajoute par le tube une quantité déterminée d'eau distillée, qu'on fait revenir deux ou trois fois dans l'entonnoir par des élévations et des abaissements de celui-ci, et quand cette eau de lavage paraît bien homogène, on l'extrait à nouveau. Cet échantillon permet de calculer le volume de liquide que la sonde avait laissé dans l'estomac. (Méthode de M. Alb. Mathieu.)

En effet, soit x^{cc} ce volume. Chaque cc. renferme une quantité d'acide égale à celle que contient un cc. de suc extrait d'abord et qui peut être facilement mesurée : a.

La totalité de l'acide restant dans l'estomac après la première extraction est donc ax.

En ajoutant q^{cc} d'eau, nous n'avons pas changé cette quantité totale, mais :

Le volume est devenu $x + q$.

L'acidité par cc. est devenue a', plus petite que a et nous pouvons écrire l'équation.

$$a\,x = a'\,(x + q)$$

d'où nous tirons
$$x = \frac{a'\,q}{a-a'}$$

Le chiffre $q = 200$ cc. adopté par M. Mathieu est fort commode.

Parmi les nombreuses méthodes d'analyse indiquées, la plus employée est celle de Winter. Elle considère :

1° L'acidité totale du liquide A ;

2° Le chlore total T ;

3° Le chlore à l'état d'acide chlorhydrique libre H ;

4° Le chlore à l'état de combinaison organique peu stable, capable d'intervenir par son acide dans les phénomènes digestifs C ;

5° Le total des deux termes H + C (chlorhydrie);

6° Le chlore minéral fixe F.

Les valeurs de ces coefficients s'expriment en milligrammes d'acide chlorhydrique pour 100 centimètres cubes de liquide analysé.

Nous tiendrons compte en outre :

7° Du volume du contenu stomacal, V calculé comme nous l'avons dit;

8° Du rapport $\dfrac{A-H}{C}$, appelé aussi α.

9° Du rapport $\dfrac{T}{F}$.

Voici les chiffres admis comme normaux pour l'extraction au bout d'une heure exactement :

	HAYEM.	MATHIEU.
»		225
A	190	200
T	321	340
H	44	50
C	170	170
H + C	214	220
F	107	120
$\dfrac{A-H}{C}$ ou α	0,86	»
$\dfrac{T}{F}$	3	»

Si l'extraction est faite tardivement, les chiffres se modifient rapidement.

A ces données quantitatives on joint des indications qualitatives souvent précieuses :

La réaction du tournesol qui indique la présence d'un acide libre, sans préjuger de sa nature minérale ou organique ;

Les réactions de Günzbourg et du vert brillant qui accusent la présence d'un acide minéral libre (acide chlorhydrique).

La réaction de Ueffelmann montrant la présence d'acide lactique et des autres acides de fermentation ;

La réaction du biuret caractéristique de la présence d'albuminoïdes ;

L'eau iodée qui renseigne sur la saccharification des amylacés.

Nous ne croyons pas devoir entrer ici dans la description des procédés tout récents donnés pour le dosage de la pepsine et qui ne paraissent pas encore avoir fait suffisamment leurs preuves.

La SÉMIOLOGIE CHIMIQUE des dyspepsies repose sur l'appréciation des différentes valeurs qui viennent d'être indiquées :

Altérations quantitatives. — Les variations des valeurs H et C qui représentent le travail digestif indiquent les altérations quantitatives désignées par M. Hayem sous le nom d'hyperpepsie et d'hypopepsie.

Quand ces valeurs sont exagérées, elles indiquent une intensité anormale des phénomènes réactionnels, c'est-à-dire l'hyperpepsie;

Quand elles sont faibles ou nulles, la diminution des phénomènes réactionnels, c'est-à-dire l'hypopepsie ou l'apepsie.

M. Hayem admet des subdivisions pour chacun de ces états morbides. Dans l'hyperpepsie, lorsque C et H sont l'un et l'autre exagérés, l'hyperpepsie est dite générale ; quand C est seul augmenté, elle est dite chloroorganique ; elle est dite chlorhydrique quand C est diminué et que H est exagéré ; c'est l'hyperchlorhydrie proprement dite.

L'hypopepsie, caractérisée par la diminution des deux facteurs H et C, est d'autant plus intense que C est plus faible. Elle peut atteindre 3 degrés : dans le premier, le moins accentué, elle est supérieure à 100 ; elle est inférieure à 100 dans le second et nulle dans le troisième (apepsie).

A l'hyperpepsie correspond un type spécial d'altération anatomique : la gastrite parenchymateuse hyperpeptique (hypergenèse glandulaire) ;

A l'hypopepsie la gastrite interstitielle, avec atrophie plus ou moins marquée des glandes ; l'atrophie complète se traduit par l'apepsie.

Altérations qualitatives. — Sont déterminées par l'évaluation de la valeur α. Lorsque α est sensiblement supérieur à 0.86, c'est que d'autres facteurs que H et C prennent part à la constitution de l'acidité totale A ; c'est, en d'autres termes, qu'il existe des fermentations acides anormales, lesquelles peuvent compliquer indifféremment les cas d'hyperpepsie et ceux d'hypopepsie (elles atteignent leur maximum dans les cas de stase par sténose et indiquent en général un séjour anormal du chyme dans l'estomac).

La diminution du rapport α indique une altération qualitative des produits chlorés.

Troubles évolutifs. — L'évolution digestive, fixe à l'état normal, varie sensiblement à l'état pathologique. La durée du processus peut alors être réduite ou prolongée, et par l'extraction du suc gastrique au bout d'une heure on ne se trouve pas dans tous les cas au même stade de la digestion.

Les tubages en série ont montré que les troubles évolutifs se divisent en deux grandes classes, suivant qu'il y a accélération ou prolongation de la digestion.

Dans certains cas l'accélération du processus est telle qu'au bout d'une demi-heure le processus digestif est déjà arrivé à son acmé ; le liquide obtenu au bout d'une heure est un liquide de fin de digestion, donnant à l'analyse des chiffres faibles, dont l'interprétation peut donner lieu à de graves erreurs. Il peut se faire d'ailleurs que l'on ne trouve presque plus de liquide dans l'estomac, au bout d'une heure. L'accélération du processus digestif peut souvent se reconnaître à l'élévation de F qui est surtout relative et ressort particulièrement de la comparaison du rapport $\frac{T}{F}$.

Ce rapport, qui normalement est égal à 3, devient sensiblement plus petit.

Plus fréquente est la prolongation des digestions :

On peut alors retirer de l'estomac du liquide, parfois au bout de 2 ou 3 heures après le repas d'épreuve ; l'analyse montre tantôt une hyperchlorhydrie précoce (avant la première heure), tantôt une hyperchlorhydrie tardive, de la fin de la digestion.

La valeur T est en général supérieure à la normale, mais F est faible parce que les chlorures fixes ont servi à la formation d'HCl libre; il en résulte que le rapport $\frac{T}{F}$ est augmenté.

Le ralentissement de la digestion peut exister d'ailleurs également dans l'hypopepsie et coïncide fréquemment avec des fermentations anormales intenses.

Dans certains cas la digestion se prolonge pour ainsi dire indéfiniment; l'estomac n'est jamais vide ; on y trouve le matin à jeun un liquide résiduel (état qui est fréquent dans l'hyperpepsie avec hyperchlorhydrie tardive). Un liquide résiduel très abondant, avec débris alimentaires, est l'indice d'une sténose pylorique.

Ces notions très incomplètes sur les troubles évolutifs ne peuvent suffire à donner une idée exacte de ces troubles qui ont une importance au moins égale à celle des altérations quantitatives et qualitatives ; mais un exposé détaillé de la question exigerait des développements que ne comporte pas le cadre de cet ouvrage. Aussi est-ce uniquement à titre documentaire que nous donnerons les exemples ci-après, obligeamment fournis par M. le Dr Laboulais.

HYPERCHLORHYDRIE	HYPOCHLORHYDRIE
Acide lactique : O	Acide lactique, présence nette :
Réaction Günzbourg très nette.	Réaction Günzbourg nulle.
Réaction vert brillant très nette.	Réaction vert brillant très faible.
A = 306	A = 58
T = 459	T = 233
H = 160	H = 0
C = 153	C = 51
H+C = 313	H+C = 51
F = 146	F = 182
(Gastrite éthylique.)	(Néoplasme de la face antérieure vérifié histologiquement après intervention.)

V

FÈCES

Une seule recherche est importante et peut d'ailleurs être faite aisément, c'est la constatation de la présence de sang dans les selles.

Elle se fait par le microscope ou beaucoup plus commodément à l'aide des réactions suivantes :

a. Épreuve de Weber.

Elle repose sur ce principe que du sang, en présence d'un corps oxydant comme l'essence de térébenthine, oxyde la teinture de gaïac et la fait passer au bleu :

5 à 10 cc. de matières fécales sont délayées dans un peu d'eau, puis agitées dans un tube à essai avec 15 cc. d'éther. On enlève l'éther par décantation, puis on ajoute au résidu 3 à 5 cc. d'acide acétique glacial et l'on agite. On ajoute à nouveau quelques centimètres cubes d'éther et on mélange. L'hématine passe en solution dans l'éther acidifié et lui communique une coloration jaunâtre, on recueille l'éther et on y fait tomber XXX gouttes de térébenthine ozonisée et X gouttes de teinture de gaïac. Une coloration bleue se produit. Le traitement préalable par l'acide acétique et l'éther a pour but d'éliminer toutes les substances telles que le lait, la chlorophylle, la bile, la salive, etc., qui réagiraient également-ment sur la teinture de gaïac.

Au lieu d'essence de térébenthine on peut employer l'eau oxygénée (X à XV gouttes).

b. Procédé de la benzidine.

On prend 3 cc. environ de matières diluée dans l'eau distillée ; on ajoute 2 cc. environ d'une solution alcoolique de benzidine pure, fraîchement préparée, et 2 cc. d'eau oxygénée, puis quelques gouttes d'acide acétique cristallisable.

S'il y a du sang, on obtient une belle coloration verte qui passe au bleu quand la réaction est très intense.

La détermination par ces procédés d'hémoragies minimes, qui passeraient inaperçues à l'examen macroscopique, est d'une grande importance pour le diagnostic précoce d'ulcères ou de cancers latents du tube digestif.

C

T

TABLE DES MATIÈRES

CORBEIL. — IMPRIMERIE ÉD. CRÉTÉ.

INDEX

DES

SPÉCIALITÉS

A

ABCÈS PELVIENS.

Ovules Chaumel à divers médicaments.

Suppositoires Chaumel.

ACCOUCHEMENT.

Suppositoires Chaumel.

Simples ou antihémorroïdaux.

ACIDE BORIQUE.

Boro-Borax Vigier antiseptique, microbicide.

ACONITINE.

Pilules du Dr Moussette.

Chaque pilule contient exactement 1/5 de milligr. d'aconitine cristallisée et 5 centigr. de quinium, 1 à 3 pilules par jour.

ADRÉNALINE.

Adrénaline Clin.

(Principe actif des capsules surrénales.)

Solution au $\frac{1}{1000}$. — Grand flacon : 25 c. c. ; petit flacon : 5 c. c.

Collyre au $\frac{1}{5000}$.

Tubes stérilisés pour inject. hypod. à 1/2 millig. par c. c.
Granulés à 1/4 de milligr.
Adrénaline Clin chimiq. pure en divisions de 5 centigr.

ALIMENTS.

Farine maltée Defresne.

Aliment des enfants au moment du sevrage.

Farine alimentaire au cacao Vigier (*Sevrage, vieillesse*).

AMÉNORRHÉE.

Pilules et Sirop de Blancard.

Approbation de l'Académie de médecine.

Ovules Chaumel. Emménagogues.

Capsules ovariques Vigier, à 0 gr. 20.

AMPOULES.

Ampoules auto-injectables Chevretin-Lematte

de 1cc, 2cc, 5cc, 10cc, 20cc, 30cc, 50cc, 100cc, 200cc, 300cc, 500cc, 1000cc.

Sérum physiologique, eau de mer (Océanine), gelatiné, Trunecek, bicarbonaté, caféiné, etc.

Tubes stérilisés Clin.

A tous médicaments employés dans la médecine hypodermique.

Ampoules de cacodylate de gaïacol Vigier (0 gr. 05).

Ampoules de cacodylate de soude Vigier (0 gr. 05).

Ampoules de cacodylate de fer Vigier (0 gr. 05).

ANÉMIE.

Capsules ovariques Vigier, à 0 gr. 20.

Pilules et Sirop de Blancard.

A l'iodure ferreux inaltérable. 2 à 6 pilules par jour. 1 à 3 cuillerées de sirop.

Approb. de l'Académie de médecine (13 août 1850).

ANTIDIABÉTIQUES.

Sucre édulcor. (Le seul permis aux diabétiques.)
La Litharsyne guérit le diabète.

Capsules pancréatiques Vigier, à 0 gr. 30.

Diabétine (Sucre).
Ne présente pas les inconvénients de la saccharine.

ANTIGOUTTEUX.

Pilules et Poudre Lartigue.

Liqueur et Pilules du Dr Laville.
1/2 à 3 cuillerées à café de *liqueur* par jour.

ANTIPYRINE.

Globules Fumouze glutinisés.
Tolérance parfaite des organes digestifs.

Solution d'antipyrine du Dr Clin.
1 gramme d'antipyrine pure par cuillerée à soupe.

ANTISEPTIQUES.

Boro-Borax Vigier.

Phénosalyl Tercinet.
Principales applications : pansements, lavages, injections.
Doses : 1 cuillerée à soupe pour 1 litre d'eau.
Le meilleur cicatrisant connu.

ARSENIC.

Méthylarséniate disodique Vigier.
Perléines à 0 gr. 025.
Ampoules à 0 gr. 05.
Gouttes : 5 gouttes égalent 0 gr. 01.

Ampoules gaïacacodyliques Vigier à 0 gr. 05.

Perléines de cacodylate de gaïacol à 0 gr. 025.

Globules Fumouze.
Médicaments suivants : arséniate de soude, Dioscoral
(Méthylarsinate de soude), Dioscoral-Lécithine, Dioscoride
(Acide arsénieux).

ARTHRITISME.

Pipérazine Midy granulée effervescente.

0 gr. 20 de Pipérazine pure par mesure jointe au flacon, le plus puissant dissolvant de l'acide urique.

Dose, crises aiguës : 3 à 6 mesures par jour. Comme préventif, 1 à 3 mesures par jour, 15 jours par mois.

ASTHME.

Papier et Cigares Barral.

Traitement complet par les Globules Fumouze Anti-asthmatiques et les préparations de Barral. Médication arsénicale par les Globules Fumouze Dioscoride.

B

BALTAL (SANTAL COPAHIVIQUE).

Baltal Raquin.

3 à 12 capsules au Baltal Raquin, contre les affections des voies urinaires.

BENZOATE DE LITHINE.

Pilules et sirop Trehyou.

Chaque pilule contient 0 gr. 20 de benzoate de lithine au benjoin. Chaque cuillerée à soupe de sirop contient 0 gr. 40 de benzoate de lithine au benjoin.

BIIODURE DE MERCURE.

Huile biiodurée indolore Vigier (0 gr. 01 par c.c.)

BILE.

Globules Fumouze à l'extrait de Bile.

(0gr,20.) La bile est mise en liberté dans l'intestin.

BLENNORRHAGIE.

Capsules Raquin au Copahivate de soude.

12 à 15 par jour. Contre les érections douloureuses,
Globules Fumouze au bromure de potassium, 2 à 4.

BLEU DE MÉTHYLÈNE.

Globules Fumouze. — Ovules Chaumel.

BORATE DE SOUDE.

Pastilles de Biborate de Soude Vigier.

BORIQUE (ACIDE).

Topiques Chaumel.

BOUGIES ET CRAYONS MÉDICAMENTEUX.

Bougies et crayons Vigier, glycérine et beurre de cacao.

Bougies Chaumel aux principaux médicaments.

BROMURES.

Capsules et dragées de Br. de camphre du Dr Clin.

Capsules à 0 gr. 20, 2 à 5 capsules par jour.
Dragées à 0 gr. 05, 4 à 10 dragées par jour.

C

CACODYLATES.

Cacodylate de soude Clin.

Gouttes dosées à 1 centigr. par 5 gouttes.
Globules dosés à 1 centigr. par globule.
Tubes stérilisés pour injections hypodermiques, en boîtes de 20 tubes à 5 centigr. par c. c. ; en boîtes de 14 tubes à 10 centigr. par c. c.

Métharsinate Clin.

(Méthylarsinate disodique chimiquement pur.)

Gouttes dosées à 1 centigr. par 5 gouttes.
Globules à 1 centigr. par globule.
Tubes stérilisés pour inject. hypod., dosés à 5 cgr. par c. c.

Marsyle Clin.

(Cacodylate de protoxyde de fer.)

Gouttes dosées à 0^{gr},025 par 5 gouttes.
Globules dosés à 0^{gr},025 par globule.
Tubes stérilisés pour inject. hypod. dosés à 5 cgr. par c.c.

Ampoules de cacodylate de gaïacol Vigier à 0 gr. 05.

Perléines de cacodylate de gaïacol à 0 gr. 025.

Ampoules de cacodylate de soude Vigier à 0 gr. 05.

CALOMEL.

Huile au calomel indolore Vigier à 0 gr. 05 par c.c.

CANTHARIDES.

Mouche Albespeyres.

Vésicatoire aseptique de 10 centimètres sur 13 centimètres, contenu dans un étui hermétique. Mouche *avec* pansement, 2 fr. ; *sans* pansement, 1 fr. 25.

Vésicatoire d'Albespeyres.

Papier épispastique d'Albespeyres.

Toile vésicante caoutchoutée Vigier.

CAPSULES.

Capsules Vigier.

Capsules de Corps thyroïde Vigier à 0 gr. 10.

—   ovariques   à 0 gr. 20.
—   orchitiques à 0 gr. 20.
—   surrénales   à 0 gr. 25.   Voir annonces,
—   hépatiques à 0 gr. 30.   p. LII.
—   de thymus à 0 gr. 30.
—   rénales à 0 gr. 30.

CAPSULES AU GLUTEN.

Capsules Raquin glutinisées.

Aux principaux médicaments destinés aux affections des voies urinaires et aux maladies vénériennes : Copahu, Copahivate de soude, Baltal (Santal copahivique), Cubèbe, Salol, Salol-Santal, Essence de Santal, Ichthyol, Protoiodure d'Hydrargyre, Salicylate d'Hydrargyre, Phénargyre (Hg-Phénoldisulfonate de soude).

Capsules Mathey-Caylus.

Au copahu, cubèbe, santal, ichthyol, salol, etc.

CHAULMOOGRA.

Capsules d'huile de Chaulmoogra kératinisées Vigier à 0 gr. 25 et à 0 gr. 50.

CHLOROSE.

Pilules et Sirop de Blancard.

Approbation de l'Académie de médecine.

Capsules ovariques Vigier à 0 gr. 20 centigr.

CIGARES MÉDICAMENTEUX.

Cigares Barral anti-asthmatiques.

(Nitre, Belladone, Digitale, Cannabis Indica, Stramonium, Lobelia inflata, Phénol, etc.)

B.

COCAÏNE.

Cocaïne boratée Vigier (Pastilles de).

Pastilles de Cocaïne Midy.

0 gr. 002 chlorhydrate de cocaïne.
0 gr. 05 biborate de soude.
0 gr. 05 chlorate de potasse.
Dose : 10 à 12 pastilles par jour.

CODÉINE.

Sirop et Pâte Berthé.

Exiger la signature de Fumouze-Albespeyres.

COLCHIQUE.

Pilules Lartigue antigoutteuses.

Exiger l'adresse de Fumouze-Albespeyres.

CONSTIPATION.

Poudre laxative Rocher ou poudre de séné composée.

Une ou deux cuillerées à café dans un demi-verre d'eau, le soir en se couchant.
Contre constipation, migraine, embarras gastrique, etc. Effet certain au réveil.
Le flacon de 20 doses, 2 fr. 50 dans toutes pharmacies.

Cascara liquide Alexandre.

0 gr. 60 par cuillerée à café. Agréable à prendre, même pour les enfants. 1 à 2 cuill. à café au dîner ou au coucher.

Globules Fumouze.

Sécrétigènes (Acide tartrique et Frangula).
Insolubilité du globule dans l'estomac. 1 à 4 par jour.

Pilules rhéo-ferrées Vigier (Une par jour).

Pilules de Cascara Midy.

0 gr. 12 extrait hydro-alcoolique spécial.
0 gr. 10 poudre d'écorce cascara sélectionnée.
Dose : 1 ou 2 pilules au dîner ou au coucher.

COPAHIVATE DE SOUDE.

Capsules Raquin glutinisées.

Antiblennorrhagique inodore, d'une efficacité constante, toujours très bien toléré.

CORYZA.

Grains de Kipsol.

Aux tanin et cacao actifs.
3 à 7 par jour. Échantillons gratuits sur demande.

COTONNIER.

Extrait de graine de Cotonnier (V. LACTAGOL).

CRAYONS MÉDICAMENTEUX.

Crayons Chaumel à divers médicaments.
Crayons médicamenteux Charlard-Vigier.

CRÉOSOTE.

Phosphotol Clin.
(Phosphite neutre de Créosote.)
Capsules dosées à 0^{gr},20 : 4 à 12 par jour.
Émulsion dosée à 0^{gr},50 par cuillerée à café.

CRÉOSOTE CARBONATÉE.

Globules Fumouze glutinisés.
Tolérance parfaite, absence d'irritation de l'estomac.
Capsules de Cte de créosote (créosotal Vigier).

CUBÈBE.

Capsules E. Delpech.
A l'extrait hydro-alcoolique éthéré de cubèbe. 50 centigrammes par capsule.

CYSTITES.

Globules Fumouze à l'Helmitol Bayer.

Comprimés Fumouze à l'Helmitol Bayer.

1 à 4 par jour.

D

DIABÈTE.

Pilules Antidiabétiques Midy.

A base de Sizygium Jambulanum, Geranium Robertianum, Antipyrine, Codéine, Noix vomique.

Dose : 4 pilules par jour pendant 15 jours et une semaine de repos ou 15 jours de cure alcaline par la Pipérazine Midy.

Sucre Édulcor Garnier.

Le seul recommandé aux diabétiques par le corps médical. Une pastille suffit pour une tasse de café, thé. (V. aux Ann.).

Diabétine.

Sucre pour diabétiques. Supérieur à la saccharine.

Quina antidiabétique Rocher

A base de glycérine redistillée et chimiquement pure. Un verre a madère au milieu des principaux repas. 4 ou 5 cuil. à café dans un litre d'eau pour calmer la soif. 3 fr. 50 le flacon dans toutes pharmacies.

DIGESTIFS.

Pilules Defresne à la Pancréatine.

Le plus puissant digestif : 3 à 5 pilules après le repas.

DIGITALE.

Sirop de Digitale de Labélonye.

Titré à raison d'un tiers de milligramme de digitaline cristallisée naturelle par cuillerée à bouche.

DIGITALINE.

Digitaline Homolle et Quevenne.

Granules, 1 à 3 ; solution de Digitaline cristallisée au 1/1000, 5 à 50 gouttes.

DISMÉNORRHÉE.

Pilules et Sirop de Blancard.

Approbation de l'Académie de médecine.

E

EAU DE MER.

Eau de mer injectable (Océanine) Chevretin-Lematte stérilisée à froid.

Ampoules auto-injectables de 5cc, 10cc, 20cc, 30cc, 50cc, 100cc, 200cc, 300cc, 500cc. L'Océanine doit remplacer le sérum artificiel dans toutes ses applications.

ÉLECTROTHÉRAPIE.

Institut du Dr Oberthür.

12, rue Boileau, Auteuil, Paris.

EMPLATRES.

Emplâtres caoutchoutés Vigier

A tous médicaments (*Vigo, Vidal, Oxyde de zinc*).

ENTÉRITES.

Entérites.

Traitées par l'*Entérozyme-Chevretin-Lematte* (Voir ENTÉROZYME) ou par les *Comprimés de ferment lactique B* (4 ou 6 par jour).

ENTÉROZYME.

Entérozyme Chevretin-Lematte.

Bouillon de culture végétal du bacille lactique B. 3 verres à madère par jour, conservation très longue, goût agréable. (Entérites, appendicites, fièvre typhoïde.)

ÉPILATOIRE.

Pilépil Midy.

Crème épilatoire prête à être employée.
Dissolvant poils, duvets, barbe sans irriter la peau.

ERGOTINE.

Ergotine Bonjean.

En flacons de 30 gr. et en tubes de 2 grammes.

Dragées d'Ergotine Bonjean.

15 centigrammes par dragée.

Ampoules de solution d'Ergotine Bonjean.

Stérilisées et titrées au 1/10. Injections hypodermiques.

Solution d'Ergotine Bonjean.

Stérilisée et titrée au 1/10. Ingestion stomacale.

F

FER.

Fer Rabuteau.

Dragées du Dr Rabuteau : 0 gr. 025 de protochlorure de fer chimiquement pur par dragée.
Élixir du Dr Rabuteau : 0 gr. 10 de protochlorure de fer par cuillerée à soupe.
Sirop du Dr Rabuteau : 0 gr. 05 de protochlorure de fer par cuillerée à soupe.

Ampoules de cacodylate de fer Vigier à 0,05 par c. c.

FERRUGINEUX.

Sirop de Blancard.

1 à 3 cuillerées par jour. — Pilules : 2 à 6 par jour.

FORMIATES.

Antéine Vigier, granulée et en cachets.

G

GAÏACOL.

Gaïacophosphal Clin.
(Phosphite neutre de Gaïacol cristallisé.)
Capsules à 0^{gr},15. — Solution à 0^{gr},10 par cuillerée à café.

Capsules de carbonate de Gaïacol Vigier à 0 gr. 10.

Pilules de méthylarséniate de Gaïacol Vigier à 0 gr. 025.

Cacodylate de Gaïacol Vigier (Gaïacacodyl).
Perléines à 0 gr. 025. — Ampoules à 0 gr. 05.

GAIACOL CARBONATÉ.

Globules Fumouze glutinisés.
Suppression de toute irritation de l'estomac.

GALACTOGÈNE.

Lactophorine Vigier.
Extr. de semences de cotonnier et d'anis.

GLUTEN.

Globules Fumouze glutinisés.
Aux principaux médicaments. Tolérance parfaite de l'estomac. Fractionnement physiologique des doses ingérées (Voir les pages d'Annonces en tête du volume).

GLYCÉRINE SOLIDIFIÉE.

Topiques Chaumel.

Ovules, Pessaires, Crayons, Suppositoires, Bougies, aux principaux médicaments.

Ovules, Bougies, Suppositoires Charlard Vigier.

GLYCÉROPHOSPHATES.

Glycérophosphate iodotannique Vigier *à la glycérine.*

GLYCOGÈNE.

Glycogène Clin.

Capsules dosées à 0 gr. 20. : 3 à 5 capsules par jour. Solution dosée à 0 gr. 20 par cuillerée à café. *Diabète, Intoxications, Cachexie, Convalescences des maladies infectieuses.*

GOUTTE.

Pilules et Poudre Lartigue.

Pilules (extrait de colchique 0 gr. 05). 1 à 6 par jour.
Poudre (benzoates et bicarbonates alcalins), 1 à 2 mesures à chaque repas.

Capsules de Colchi-Sal.

1/4 milligr. colchicine pure.
0 gr. 20 salicylate de méthyle naturel.
Dose : 4 à 16 capsules par jour par prises fractionnées.

Betul-Ol.

Liniment à base de salicylate de méthyle naturel et de chloro-menthol, rapidement absorbé par la peau en frictions et en compresses.

Pipérazine Midy granulée effervescente.

0 gr. 20 de Pipérazine pure par mesure jointe au flacon, le plus puissant dissolvant de l'acide urique.
Dose, crises aiguës : 3 à 6 mesures par jour. Comme préventif, 1 à 3 mesures par jour, 15 jours par mois.

GRAVELLE.

Pilules benzoïques Rocher.

3 à 6 par jour avant les principaux repas.
Contre gravelle, pierre, cystite, coliques néphrétiques, etc.
Le flacon de 60 pilules, 5 fr. dans toutes les pharmacies.

GROSSESSE.

Suppositoires Chaumel.

Simples ou Antihémorroïdaux.

H

HAMAMELIS.

Hamameline Roya.

Principe actif aromatique de l'Hamamelis Virginica, 0 gr. 20 par cuillerée à soupe. Vaso-constricteur inoffensif, mais très actif dans tous les désordres circulatoires. 2 à 4 cuillerées à soupe par jour. Pharmacie Lachartre, 19, rue des Mathurins, Paris.

HÉMORRAGIES.

Hamameline Roya.

Principe actif de l'Hamamelis Virginica. 2 à 4 cuillerées à soupe par jour.

Hémorragies.

Injecter du sérum gélatiné Chevretin-Lematte en ampoules de 10cc, 20cc, 30cc, 50cc, 100cc, 200cc.

HÉMORROÏDES.

Suppositoires anti-hémorroïdaux Vigier.

(Tannin, Acide borique et Belladone.)

HÉMORROÏDES.

Hamameline Roya.

Principe actif de l'Hamamelis Virginica. 2 à 4 cuillerées à soupe par jour.

Suppositoires Adréno-Styptiques.

1/4 milligr. adrénaline.
0 gr. 20 anesthésine stovaïnée.
Amenant rapidement indolence, décongestion et flétrissure.

Dose : 1 ou 2 suppositoires par jour.

Pommade Adréno-Styptique.

Même dosage, en tube d'étain muni d'une canule.

HERMODACTE.

Liqueur du Dr Laville.

Goutte et rhumatisme goutteux. 1/2 à 3 c. à café p. jour.

HYDROTHÉRAPIE.

Établissement du Dr Oberthür.

12, rue Boileau, Auteuil, Paris.
Névroses. Maladies du tube digestif.

HYPODERMIE.

Tubes stérilisés Clin.

A tous les médicaments employés dans la médication hypodermique.

I

ICHTHYOL.

Savons à l'Ichthyol Vigier, contre acné.

Spécialités de la maison Fumouze-Albespeyres.

Capsules Raquin à l'Ichthyol (0.25). Globules Fumouze à l'Ichthyol (0.20). Ovules, Pessaires, Crayons, Bougies, Suppositoires Chaumel.

Capsules d'Ichthyol Kératinisé Vigier à 0 gr. 25.

IODE.

Vin et sirop Nourry.

0^{gr},05 d'iode et 0^{gr},10 de tannin combinés par cuill. à soupe. Succédanés des iodures et de l'huile de foie de morue. Anémie, Lymphatisme, Scrofule.

IODOFORME.

Ovules, Pessaires, Bougies, Crayons Chaumel.

IODURE DE FER.

Pilules et Sirop de Blancard.

Approbation de l'Académie de médecine.

IODURE DE POTASSIUM.

Iodure Fumouze.

En globules glutinisés, de 0 gr. 25. Tolérance parfaite.

K

KÉPHYR.

Képhyr Salmon.
No 1 : Laxatif. — No 2 : Alimentation. — No 3 : Constipant.

Pulvo-Képhyr Salmon.
Pour préparer soi-même le Képhyr.

KINÉSITHÉRAPIE.

Scolioses, déviations de la taille.
Établ. du Dr Oberthür, 12, rue Boileau, Auteuil. Paris.

KOLA.

Kola-Peptone Catillon glycérophosphaté.
Riche en caféine et kolanine, tonique spécial que la peptone fait tolérer.

Élixir de Kola-Coca Vigier.

L

LACTAGOL.

Lactagol.
Spécifique galactogène. — Produit ayant servi aux expériences officielles et motivé les communications à l'Académie de Médecine (Séance 20 mars 1906), etc., etc.

LACTATE DE FER.

Dragées de Gelis et Conté.
Au lactate de fer (5 centigr. par dragée).

(Approbation de l'Académie de médecine.)

LACTUCARIUM.

Sirop d'Aubergier.

0gr,01 de Lactucarium par cuillerée à bouche.
Toux, Rhumes, Bronchites, Insomnies.

LAXATIFS.

Pilules Rhéo-ferrées Vigier.

Une au dîner ou le soir agit le lendemain matin.

LÉCITHINE.

Lécithine. Voir *Ovo-lécithine Billon.*

Lécithine Clin.

Pilules à 0gr,05. — Granulé à 0gr,10 par cuill. à café. — Tubes
pour inject. hypodermiques dosés à 0gr,05 par cent. cube.

LÈPRE.

Capsules d'huile de Chaulmoogra kératinisées Vigier
à 0,35 et à 0,50.

LEUCORRHÉE.

Ovules Chaumel.

Principaux médicaments : Borate de soude, Ichthyol, Salol,
Tannin, etc. Suppositoires Chaumel divers.

Pilules de Blancard.

2 à 6 par jour. — Sirop : 1 à 3 cuillerées par jour.

LEVURE DE BIÈRE.

Levure de bière Strauss.

Furonculose, Acné, Anthrax, Maladies de la peau. Poudre
ou cachets. Phie de la Croix de Genève, 142, bd St-Germain.

LITHINE (CHLORHYDRO-MÉTHYLARSINATE DE).

Litharsyne.

Composé chimique bien défini, guérison certaine du diabète et de toutes les complications de l'arthritisme. Pharmacie Croix de Genève, 142, boulevard St-Germain.

M

MAISON DE SANTÉ.

Villa Montsouris (Voir Annonces).

MASSAGE.

Massage manuel et vibratoire.

Établ. du Dr Oberthür, 12, rue Boileau, Auteuil, Paris.

MÉCANOTHÉRAPIE.

Établissement du Dr Oberthür.

12, rue Boileau, Auteuil, Paris.

MERCURE.

Élixir Déret biiodé.

Solution vineuse à base d'iodure double de tannin et de mercure. Chaque cuillerée correspond à 1 cgr. de biiodure de mercure. Évite, par la façon dont il est présenté, les soupçons de l'entourage.

Syphilis, Maladies cutanées.

Huile grise stérilisée indolore Vigier à 40 p. 100.

Huile au Calomel stérilisée indolore Vigier à 0 gr. 05 par c. c.

Huile biiodurée indolore Vigier à 0 gr. 004 et à 0 gr. 01.

Ovoïdes mercuriels Vigier à 4 et 6 gr. (friction).

Huile en sublimé indolore Vigier à 0 gr. 01 par c. c.

Tubes stérilisés Clin (Ampoules).

A tous les différents sels de mercure employés dans les médications hypodermiques.

Tubes de Sublimé Vigier (*Solution alcoolique*).

Par-tube de 0 gr. 25, de 0 gr. 50 et de 1 gramme.

Globules Fumouze glutinisés.

Protoiodure ou Salicylate d'Hydrargyre, Phénargyre (Hg-Phénoldisulfonate de Soude). Aucune mention de la Syphilis n'est faite sur l'étiquette ou la brochure.

Capsules Raquin glutinisées.

Mêmes mercuriaux que les globules Fumouze.

Enesol (*Salicylarsinate de mercure*).

Nouveau sel de mercure injectable, à mercure et à arsenic dissimulés. Ampoules de 2 c. c., dosées à 0 gr. 03. par centimètre cube.

MORPHINE.

Globules Fumouze glutinisés.

(Chlorhydr. de morphine 0 gr. 001 mill.). Tolérance parfaite.

Ovules, Pessaires, Suppositoires Chaumel.

N

NEURASTHÉNIE.

Neurasthénie.

Traitée par le sérum *neuro-tonique Chevretin-Lemalte* aux cacodylates de soude, de strychnine, glycéro-phosphate et eau de mer.

Ampoules de 5cc (3 ampoules par semaine).

Malt Barley.

NITRITE D'AMYLE.

Nitrite d'amyle.

En ampoules-Sachets Chevretin-Lematte. *Le sachet représente à la fois l'ampoule et le mouchoir.*

NOURRICES.

Bière Fanta.

O

OCÉANINE.

Océanine (Eau de mer injectable stérilisée à froid) Chevretin-Lematte.

En ampoules auto-injectables.

OPOTHÉRAPIE.

Opothérapie. Laboratoires Chevretin-Lematte.

Autorisés par le gouvernement pour la préparation des produits organiques. Liquides ovarique, orchitique, moelle osseuse, substance grise, etc. En ampoules (1^{cc} et 2^{cc}), cachets et comprimés.

Capsules Vigier : ovariques — thyroïdes — orchitiques — thymus - hépatiques — surrénales — prostatiques — rénales.

OVO-LÉCITHINE.

L'Ovo-Lécithine Billon.

(ou distéarinoglycérophosphate de choline) possède les mêmes indications thérapeutiques que le phosphore métalloïde et le phosphure de zinc. Son efficacité est plus grande ; son danger nul, car elle n'est toxique à aucune dose. On l'emploie avec succès, contre la *neurasthénie*, l'*anémie cérébrale*, la *phosphaturie*, les *arrêts de croissance*, la *faiblesse des os*, le *surmenage*, la *convalescence*.

Les *Dragées d'Ovo-Lécithine Billon* sont dosées à 0 gr. 05 et se prennent au nombre de 6 par jour en trois fois (2 par 2), un peu avant les repas (pour les enfants : 2 à 4 dragées).

Le *Granulé d'Ovo-Lécithine Billon* est dosé à 0 gr. 10 par cuillerée à café.

Les *Ampoules d'Ovo-Lécithine Billon* sont dosées à 0 gr. 05 par centimètre cube.

Ces doses ont été établies pour l'homme par les physiologistes qui ont fait l'expérimentation sur les animaux.

Elles ont été reconnues *suffisantes* par les cliniciens, qui en ont vérifié les applications thérapeutiques.

Il importe essentiellement de ne pas confondre la *médication phosphorée* avec la suralimentation phosphatée, celle-ci pouvant se faire par le simple choix d'aliments tels que les jaunes d'œufs, les graines de céréales, etc. ; il faut bien retenir que les effets produits par la *Lécithine-médical-aliment* diffèrent absolument de ceux qu'on obtient avec la *Lécitalbumine-aliment*.

OVULES.

Ovules Chaumel.

A la Glycérine solidifiée et aux principaux médicaments. Exiger la signature Chaumel et la marque triangulaire.

OVULES MÉDICAMENTEUX.

Ovules, Bougies et Crayons Charlard Vigier.

P

PALUDISME.

Globules Fumouze.

Globules Fumouze au chlorhydrate de quinine (0 gr. 20 de chlorhydrate). 1 à 10 ; aux préparations arsénicales.

C

PANCRÉAS.

Globules Fumouze à la Pancréatine.

(0 gr. 20 centigrammes.) La pancréatine n'est mise en liberté que dans l'intestin grêle.

Pancréatine Defresne.

(Kératinisée et kinasée.) 3 à 5 pil. *après* chaque repas.

Capsules pancréatiques Vigier à 0 gr. 30.

PAPIERS MÉDICAMENTEUX.

Papier d'Albespeyres à la Cantharide titrée.

Pour l'entretien des vésicatoires sur toutes les parties du corps.

Papier Barral anti-asthmatique.

(Nitre, Belladone, Digitale, Stramonium, Cannabis Indica, Lobelia-inflata, Phénol, etc.). Action très rapide contre les accès; très utile aussi dans leurs intervalles. Exiger le nom de Barral. Dépôt général : Fumouze-Albespeyres, 78, faubourg St-Denis.

PATES.

Pâte Berthé à la Codéine pure.

(1/2 mill. de Codéine par morceau.) Maux de gorge, Rhumes, Douleurs, Insomnies, etc.

PEPTONE.

Poudre de peptone Catillon.

Pure, on ne peut plus nutritive et assimilable. Goût agréable

Vin de peptone Catillon.

Viande de bœuf et glycérophosphates assimilables. Nutritif, reconstituant, rétablit les forces, appétit, digestion.

PESSAIRES.

Pessaires Chaumel à divers médicaments.
Seul topique s'adaptant à la forme du col utérin.

PHLÉBITES.

Hamameline Roya.
Principe actif de l'Hamamelis Virginica. 2 à 4 cuillerées à soupe par jour.

PHOTOTHÉRAPIE.

Bains lumineux Dowsing.
Entorses, Luxations, Goutte, Arthrites, Névralgies, Obésité, Maladies de la nutrition.
Institut du Dr Oberthür, 12, rue Boileau, Auteuil, Paris.

PILULES.

Pilules Lartigue à l'Extrait de Colchique.
(0 gr. 05 cent.) 1 à 6 en un jour contre l'accès de goutte; 1 à 3 ou 4 les jours suivants. *Efficacité constante.*

Pilules Defresne à la Pancréatine.
3 à 5 après les repas. Digèrent simultanément la viande, les grains et les féculents.

PIPÉRAZINE.

Pipérazine Midy granulée effervescente.
0 gr. 20 de Pipérazine pure par mesure jointe au flacon, le plus puissant dissolvant de l'acide urique.
Dose, crises aiguës : 3 à 6 mesures par jour. Comme préventif, 1 à 3 mesures par jour, 15 jours par mois.

POUDRES.

Poudre Lartigue antiarthritique.
(Lithine, Bicarbonate de Soude, Acide Benzoïque.) 1 à 2 mesures de 0,50 cent. à chaque repas, contre Goutte, Rhumatismes, Coliques hépatiques ou néphrétiques, Diathèse urique, Diabète, Obésité, etc.

PSYCHOTHÉRAPIE.

Rééducation psychique. Isolement.

Institut du Dr Oberthür, 12, rue Boileau, Auteuil, Paris.

Q

QUININE.

Néoquinine Falières.

(Glycérophosphate de quinine.)

Cachets à 0gr,25. — Suppositoires pour enfants à 0gr,15.
Pilules à 0gr,10. — Ampoules pour inject. hypodermiques,
à 0gr,50 par cent. cube.

QUINOFORME.

Quinoforme Lacroix.

Formiate basique de quinine.

Ampoules pour injections hypodermiques indolores de 1
et de 2 cent. cubes, à 10 et 25 p. 100 de quinoforme. *Cachets*
à 25 et 50 centigrammes, *capsules* à 10 centigrammes.

QUINQUINA.

Saccharolé de Quinquina Vigier.

Quina Laroche.

Extrait complet des 3 sortes de quinquina. Un verre-
mesure après chaque repas.

R

RADIOGRAPHIE.

Établissement du Dr Oberthür.

12, rue Boileau, Auteuil, Paris.

RADIOTHÉRAPIE.

Établissement du Dr Oberthür.

12, rue Boileau, Auteuil, Paris.

RECONSTITUANTS.

Globules Fumouze Reconstituants.

(Glycérophosphate de Fer, Hémoglobine, Quina.) Suppression des maux d'estomac : l'enveloppe de gluten ne met le médicament en liberté que dans l'intestin.

Capsules de thymus Vigier à 0 gr. 30.

RÉGIME.

Établissement du Dr Oberthür.

12, rue Boileau, Auteuil, Paris. Cure de régime.

RÉVULSIFS.

Mouche Albespeyres.

Révulsif vésicant le plus énergique, contenu dans un étui métallique, le mettant à l'abri de toute contamination extérieure.

RHUMATISME.

Pipérazine Midy granulée effervescente.

0 gr. 20 de Pipérazine pure par mesure jointe au flacon le plus puissant dissolvant de l'acide urique.

Dose, crises aiguës : 3 à 6 mesures par jour. Comme préventif, 1 à 3 mesures par jour, 15 jours par mois.

S

SALICYLATE DE LITHINE.

Solution de Salicylate de Lithine du Dr Clin.

1 gramme de Salicylate de Lithine par cuillerée à soupe.

C.

SIROPS.

Sirop Berthé à la Codéine.

(0,015 millig. par cuillerée à bouche.) 1 à 3 cuill. à bouche chez les adultes ; 1 à 3 cuill. à café chez les enfants ; quelques cuill. à café d'une potion préparée avec 1 cuill. de Sirop et 2 d'eau pour les bébés.

Sirop Delabarre pour la dentition.

Sirop de Safran et de Tamarin. Le seul prescrit par les médecins contre le *prurit de dentition*, cause de tous les accidents de dentition. Il s'emploie en frictions sur les gencives faites avec 1 ou 2 gouttes de sirop.

STOVAÏNE BILLON.

La stovaïne, anesthésique local aussi puissant que la cocaïne, permet, grâce à son innocuité, un emploi beaucoup plus étendu de l'anesthésie localisée.

Elle se présente :

1º En ampoules de 10 cc. de solution à 1/2 p. 100. Cette solution qui est celle dont se sert M. le professeur Reclus permet de pratiquer les 2/3 des opérations courantes de chirurgie générale : tumeurs circonscrites cutanées et sous-cutanées, lupus, lipomes, fibromes, cancroïdes, extirpations des phalanges, des orteils et des doigts, ongles incarnés, panaris, abcès, gastrotomies, anus artificiels, hernies ombilicales, inguinales et crurales, étranglées ou non étranglées, hémorrhoïdes, dilatations anales, hydrocèles, varicocèles, castrations, laparotomies pour kyste ovarique non adhérent, péritonites tuberculeuses, empyèmes avec ou sans résection costale, etc. ;

2º En ampoules de 2 cc. solutions à 1 p. 100, réservées aux petites interventions et en particulier à l'extraction des dents ;

3º En ampoules pour anesthésie lombaire (formules de Chaput, de Tuffier, de Bier);

4º En pastilles dosées à deux milligrammes. Ces pastilles sont un adjuvant précieux dans les affections de la bouche et du larynx. Elles offrent l'avantage de pouvoir être consommées en quantité illimitée et de ne pas causer de sécheresse de la gorge.

Elles calment très rapidement les douleurs stomacales et arrêtent les vomissements.

STROPHANTUS.

Granules de Catillon.

A 0,001 ext. titré de Strophantus. Tonique cardiaque rapide, diurèse dès le premier jour; usage continu sans inconvénients, ni intolérance, ni vaso-constriction — 1 à 4 : asystolie, dyspnée, œdèmes, cardiopathies de l'enfance, etc.

Granules de Catillon.

A 1/10 millig. strophantine cristallisée. Tonique du cœur non diurétique, mêmes doses.

SUPPOSITOIRES.

Suppositoires Pepet contre constipation et hémorroïdes.

Suppositoires Chaumel à la Glycérine.

Simples, Antihémorroïdaux, Opium, Cocaïne, Morphine, Quinine, et à presque tous les médicaments.

Suppositoires d'huile grise Vigier.

A 2 et à 4 centigr. de mercure.

SYPHILIS.

Bi-Iodure de mercure indolore Midy.

Sans addition d'alcaloïde toxique.
Ampoules stérilisées de 2 cc. — Solution aqueuse à 1 p. 100.

Huile grise stérilisée et indolore Vigier à 40 p. 100.

Huile au calomel stérilisée et indolore Vigier à 0 p. 05.

Huile biiodurée stérilisée et indolore Vigier à 0 gr. 01.

Huile au sublimé Vigier à 0 gr. 01.

Suppositoires d'huile grise Vigier.

A 2 et à 4 centigrammes de mercure.

Pilules et Sirop de Blancard.

Approbation de l'Académie de médecine.

T

TERPINE.

Élixir de Terpine Vigier et Capsules de Terpine.

THÉOCINE (DIMÉTHYL-XANTHINE).

Globules et Pilules Fumouze.

(Théocine 0,15 centigr.) 2 à la fois. Tolérance parfaite ; *le plus puissant des diurétiques.*

THYROÏDINE.

Globules Fumouze.

A la Thyroïdine peptonisée (0 gr. 05 par cent.). Tolérance parfaite. Efficaces contre : Myxœdème, Goître, Obésité.

Tablettes de Catillon à 0gr,25 de corps thyroïde.

Titré, stérilisé. Tolérance parfaite, efficacité certaine.

Iodo-thyroïdine de Catillon.

Principe iodé, mêmes usages ; 1 à 2 dans le Myxœdème, 2 à 8 contre Obésité, Goître.

Capsules de corps thyroïde de Vigier à 0 gr. 10.

Tyroïne Defresne.

Principe actif extrait de la glande tyroïde de mouton non peptonisée. Jamais d'accidents, tolérance parfaite. Une dragée de tyroïne Defresne représente 0 gr. 20 de corps tyroïde frais. *Dose :* adultes, 2 à 4 par jour.

TUBERCULOSE.

Capsules de carbonate de gaïacol Vigier.

Ampoules de cacodylate de gaïacol Vigier.

Capsules de créosotal Vigier.

V

VARICES.

Hamameline Roya.

Principe actif de l'Hamamelis Virginica. 2 à 4 cuillerées à soupe par jour.

VASOGÈNES.

Cadosol.

Vasogène à l'huile de cade 20 p. 100 et à 50 p. 100.

Camphrosol.

Vasogène camphré et chloroformé au 1/3.

Créosotosol.

Vasogène à la créosote 20 p. 100.

Gaïacosol.

Vasogène au gaïacol cristallisé 10 p. 100.

Ichthyosol.

Vasogène à l'ichtyol 10 p. 100.

Iodoformosol.

Vasogène à l'iodoforme 3 p. 100.

Iodosol.

Vasogène à l'iode 6 p. 100.

Menthosol.

Vasogène au menthol 2 p. 100 et 10 p 100.

— Quininosol.

Vasogène à la quinine 5 p. 100.

Salicylosol.

Vasogène salicylé 10 p. 100.

Soufrosol.

Vasogène soufré 3 p. 100.

Vasogène Hg.

Vasogène consistant hydrargyrique à 33 1/3 p. 100 et à 50 p. 100.

VÉSICATOIRES.

Mouche Albespeyres (Voir Ann., en tête du vol.).

Vésicatoire d'Albespeyres

Ces 2 vésicatoires sont préparés à la cantharide titrée. Action sûre et régulière; absence d'accidents de cantharidisme.

Toile vésicante caoutchoutée Vigier.

D

CLIN et Cie, F. COMAR et Fils et Cie

(Suite)

MARSYLE CLIN

(Cacodylate de protoxyde de fer)

Gouttes Clin dosées à 0 gr. 025 par 5 gouttes.
10 à 20 gouttes par jour.
Globules Clin dosés à 0 gr. 025 par globule.
2 à 4 globules par jour.
Tubes stérilisés Clin, pour injections hypodermiques,
0 gr. 05 par c. c. — 1/2 à 1 c. c. par jour.
Anémie, Chlorose, Impaludisme, Neurasthénie, Diabète.

LÉCITHINE CLIN

Pilules Clin à 0 gr. 05 par pilule. — 2 à 6 pilules par jour.
Granulé Clin à 0 gr. 10 par cuillerée à café.
1 à 3 cuillerées à café par jour.
Tubes stérilisés Clin, pour injections hypodermiques,
0 gr. 05 par c. c. — 1 à 2 injections par jour.
Tuberculose, Neurasthénie, Diabète, Rachitisme, Surmenage,
Convalescence, etc.

GLYCOGÈNE CLIN

Capsules de Glycogène Clin dosées à 0 gr. 20.
Solution de Glycogène Clin dosée à 0 gr. 20 par cuillerée à café. — 3 à 5 capsules ou cuillerées à café de solution par jour.
Diabète, Intoxications, Cachexies, Convalescences
des Maladies infectieuses.

PHOSPHOTAL CLIN

(Phosphite neutre de créosote)

Capsules Clin à 0 gr. 20 par capsule.
4 à 12 capsules par jour.
Émulsion Clin à 0 gr. 50 par cuillerée à café.
2 à 6 cuillerées à café par jour.
Bronchites aiguës ou chroniques, Catarrhes,
Tuberculose pulmonaire.

CLIN et Cie, F. COMAR et Fils et Cie

(Suite)

GAÏACOPHOSPHAL CLIN
(Phosphite neutre de Gaïacol)

Capsules Clin à 0 gr. 15 par capsule. 3 à 6 caps. p. jour.
Solution Clin à 0 gr. 10 p. cuill. à café. 2 à 6 cuill. à café p. jour
Mêmes indications que les préparations au Phosphotal.

NÉOQUININE FALIÈRES
(Glycérophosphate de Quinine pur cristallisé)

Cachets Falières à 0 gr. 25 par cachet.
Pilules Falières à 0 gr. 10 par pilule.
Suppositoires Falières pour les enfants à 0 gr. 15 par suppositoire.
Ampoules Falières à 0 gr. 50 par c. c.
Fièvres, Malaria, Névralgies, Influenza, etc.

CAPSULES ET DRAGÉES DU DR CLIN
Au Bromure de camphre

Capsules Clin, à 0 gr. 20 par caps. 2 à 5 capsules p. jour.
Dragées Clin, à 0 gr. 10 p. dragée. 4 à 10 dragées p. jour.
Épilepsie, Chorée, Palpitations de cœur,
Érections douloureuses, Cystite cantharidienne.

SOLUTION D'ANTIPYRINE DU DR CLIN

1 gr. d'antipyrine pure p. cuill. à s. 1 à 3 cuill. à soupe p. jour.

SOLUTION DU DR CLIN
Au Salicylate de Soude

2 grammes de salicylate de soude par cuillerée à soupe. —
2 à 4 cuillerées à soupe par jour.
Rhumatismes articulaires, Douleurs musculaires.

DRAGÉES, ÉLIXIR & SIROP DE FER RABUTEAU

0 gr. 025 de Protochlorure de fer par dragée.
0 gr. 10 de Protochlorure de fer par cuillerée à soupe d'Élixir.
0 gr. 05 de Protochlorure de fer par cuillerée à dessert de Sirop.
Chloro-Anémie, Convalescence, Épuisement.

CLIN et Cie, F. COMAR et Fils et Cie

(Fin)

PILULES DU DR MOUSSETTE
Antinévralgiques

1/5 de milligr. d'aconitine cristallisée }
5 centigr. de quinium } par pilule.

1 à 3 pilules par jour.

Névralgies, Migraines, Sciatique.

QUINA-LAROCHE
Élixir vineux

Extrait complet des trois sortes de quinquinas (jaune, rouge et gris). — 1 verre-mesure après chaque repas.

Tonique, Reconstituant, Fébrifuge

VIN NOURRY IODOTANÉ

0 gr. 05 d'iode }
0 gr. 10 de tanin } par cuillerée à soupe.

1 à 3 cuillerées à soupe par jour.

Lymphatisme, Scrofulose, Menstruations difficiles,
Convalescences des maladies infectieuses.

ÉLIXIR DÉRET BIIODÉ

1 cuillerée à soupe correspond rigoureusement à 1 centigr. de biiodure de mercure. 1 à 2 cuillerées à soupe par jour.

Affections syphilitiques, Maladies cutanées.

ÉNÉSOL
Salicylarsinate de Mercure

Nouveau sel de mercure injectable, à mercure et arsenic dissimulés. Ampoules de 2 c. c. dosées à 0 gr. 03 par centimètre cube.

LIQUEUR DU DR LAVILLE
Antigoutteuse

1/2 à 3 cuillerées à café par jour.

Goutte, Rhumatismes goutteux.

SIROP D'AUBERGIER AU LACTUCARIUM

2 à 4 cuillerées à soupe par jour.

Rhumes, Bronchites, Grippe, Insomnies.

Produits recommandés de F. VIGIER

Pharmacien de 1re classe
Lauréat des Hôpitaux et de l'École de Pharmacie de Paris

12, Boulevard Bonne-Nouvelle, Paris

Traitement de la **tuberculose, de la grippe, neurasthénie, etc.** par les AMPOULES GAIACACODYLIQUES VIGIER au CACODYLATE DE GAIACOL à 0,05 par c. c.

PERLÉINES DE CACODYLATE DE GAIACOL à 0,025 mill. DOSE : 2 à 4 par jour.

MÉTHYLARSINATE DISODIQUE VIGIER (GOUTTES, AMPOULES, PERLÉINES) (Tuberculose, neurasthénie).

PILULES DE MÉTHYLARSÉNIATE DE GAIACOL VIGIER à 0,025 milligr. DOSE : 2 à 4 par jour (*tuberculose*).

AMPOULES DE CACODYLATE DE SOUDE VIGIER à 0 gr. 05 centig.

PILULES-RHÉO-FERRÉES VIGIER, spéciales contre la *constipation* ; laxatives, fortifiantes. DOSE : 1 pilule au dîner, agit le lendemain matin. Prix du flacon de 60 pilules ..... **3 fr.**

BORO-BORAX VIGIER *antiseptique, désinfectant, microbicide, cicatrisant.* S'emploie là où l'antisepsie est de rigueur.

FARINE ALIMENTAIRE VIGIER. Nutrition des enfants en bas âge. Allaitement insuffisant. Sevrage. La boîte ..... **3 fr.**

GLYCÉRO-PHOSPHATE IODO-TANNIQUE VIGIER. Lymphatisme. Anémie, Scrofules, Surmenage, Neurasthénie. *Tonique, reconstituant.* DOSE : *Enfants*, une cuillerée à café. *Adultes*, une cuillerée à soupe.

HUILE GRISE STÉRILISÉE INDOLORE VIGIER à 40 0/0, pour *injections mercurielles* intra-musculaires.

SERINGUE SPÉCIALE DU Dr BARTHÉLEMY pour injections *d'huile grise* (nouveau modèle déposé n° 22 123).

OVOÏDES MERCURIELS VIGIER, à 4 gr. et à 6 gr.; pour *frictions*.

HUILE AU CALOMEL, stérilisée et indolore à 0 gr. 05 par c. cube.

HUILE AU BIIODURE DE MERCURE, indolore à 0,01 centigr.

HUILE AU SUBLIMÉ INDOLORE VIGIER, à 0,01 centigr. par c. c.

SACCHAROLE DE QUINQUINA VIGIER. *Tonique, reconstituant, fébrifuge.* DOSE : 1 à 2 cuillerées à café par jour.

COCAÏNE BORATÉE VIGIER contre les *affections* de la *bouche*, de la *gorge* et du *larynx*. DOSE : 2 à 4 pastilles par jour.

PASTILLES DE BI-BORATE DE SOUDE VIGIER (même usage).

ÉLIXIR DE KOLA-COCA VIGIER. Tonique réparateur, régulateur du cœur, antidéperditeur. DOSE : un verre à liqueur.

ÉLIXIR DE TERPINE VIGIER (0 gr. 50 par cuillerée à soupe). *Affections des voies respiratoires* et des voies urinaires.

D.

SOCIÉTÉ D'ALIMENTATION LACTÉE

PARIS, 28, Rue de Trévise, PARIS
Téléphone : 149-78

KÉPHIR-SALMON

Adopté depuis 1888 par l'Assistance publique, les Hôpitaux Civils et Militaires, différents Etablissements scientifiques et religieux, Maisons de santé, etc.

Le **Képhir-Salmon** est l'aliment complet d'une assimilation parfaite, riche en ferments digestifs en activité.

Il permet la suralimentation dans la *tuberculose*, le *cancer*, les *convalescences*.

Il obvie à l'intolérance de l'estomac dans les *vomissements*.

Il supplée à son insuffisance dans le *cancer*, l'*hypopepsie*.

Il combat les fermentations gastro-intestinales, dans les *diarrhées*, les *entérites*.

Képhir Salmon N° 1, *un peu laxatif*. — **N° 2**, *alimentaire*, — **N° 3**, *constipant*.

Le **Képhir-Salmon** est préparé en bouteilles de 400 grammes environ. Il est livré à domicile dans Paris et expédié en province chaque jour.

Le **Képhir-Salmon** ne se conservant pas, les personnes habitant hors Paris peuvent le préparer elles-mêmes avec le

PULVO-KÉPHIR

La boîte de 10 doses pour 10 bouteilles, **3 fr.**

28, Rue de Trévise, 28, PARIS

Pharmacie F. VIGIER, 12, Bd Bonne-Nouvelle, Paris.

Traitement de la Syphilis par les Injections mercurielles

HUILE GRISE STÉRILISÉE INDOLORE VIGIER à 40 0/0 de mercure.
Prix du flacon : **2 fr. 25** ; Double flacon : **4 fr. 25**.

SERINGUE SPÉCIALE DU Dr BARTHÉLEMY. Nouveau modèle déposé.

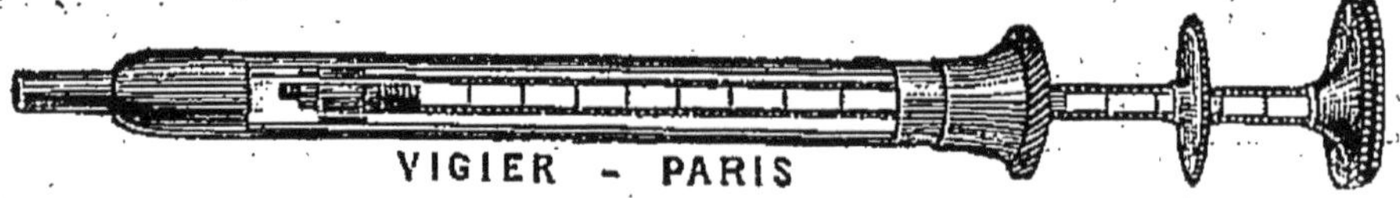

La seringue avec une aiguille en platine iridiée : **15 francs**.

HUILE AU CALOMEL STÉRILISÉE INDOLORE VIGIER à 0 gr. 05 centigr. par c. c.
Le flacon : **2 fr. 25**.

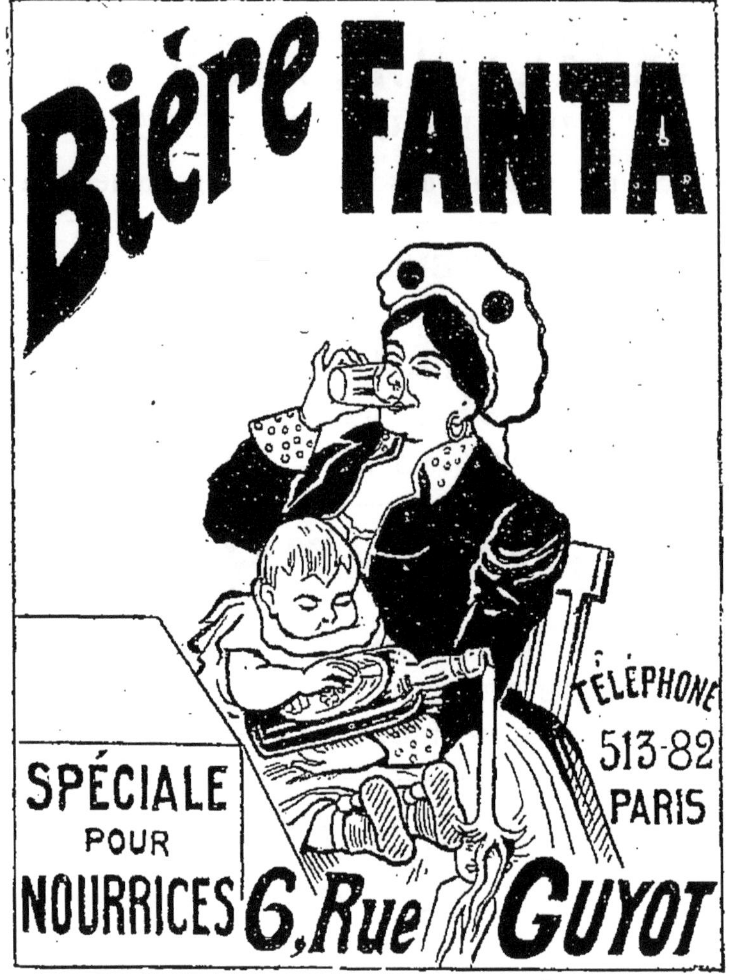
Bière FANTA
TÉLÉPHONE
513-82
PARIS
SPÉCIALE
POUR
NOURRICES
6, Rue GUYOT

Indications pour l'emploi à domicile

des

EAUX DE VICHY

Sources de l'ÉTAT

Célestins = Grande=Grille = Hôpital

**En raison des nombreuses fraudes et substitutions
avoir toujours soin de désigner la Source sur l'ordonnance**

Jusqu'à ces dernières années l'opinion qui a prévalu au sujet de l'usage des eaux minérales, et en particulier des eaux de Vichy transportées, tendait à faire considérer les eaux minérales froides comme conservant seules leurs propriétés thérapeutiques, et comme les seules devant être consommées hors de la station ; les eaux des sources thermales étaient représentées comme altérables et perdant une bonne partie de leurs qualités, devenant, pour ainsi dire, des eaux mortes après le refroidissement et le transport.

L'expérience d'abord, puis des travaux récents, sont venus réfuter cette opinion. M. Bonjean a démontré qu'il n'y a pas de raison plausible pour préférer les eaux des sources froides d'un bassin thermal aux eaux des sources chaudes ou tièdes de ce bassin, refroidies par le transport. Il suffit, pour rendre à l'eau de ces dernières sources ses propriétés thérapeutiques, de la ramener à sa température initiale, à sa température au griffon. Cette opinion a trouvé, d'ailleurs, sa confirmation dans les résultats de l'expérience, surtout pour ce qui concerne l'action de la *Grande-Grille* sur les maladies du foie, et en particulier sur la lithiase biliaire.

Aussi croyons-nous utile de résumer les indications des principales sources de Vichy dans les affections des voies digestives, du foie et voies biliaires et des maladies de la nutrition.

Ainsi qu'il a été dit plus haut, les eaux thermales transportées doivent, pour la consommation, être ramenées à leur état primitif et pour cela être réchauffées au bain-marie, dans un flacon bouché (soit pour la *Grande-Grille* à 42° centigrades environ et pour l'*Hôpital* à 34° environ). Les sources des *Célestins, Hautérive-État* doivent être consommées froides, c'est-à-dire à leur température au griffon.

Maladies du Foie et des Voies biliaires — Ictères — Cirrhoses hépatiques — Congestions du Foie et de la Rate d'origine paludéenne — Congestions du Foie d'origine gastro-intestinale, par auto-intoxication.

Dans ces maladies, l'eau de la *Grande-Grille, tiédie*, doit être employée de préférence à toute autre, en dehors des cures à la station ; elle doit être prise par périodes de 12 jours par mois, ou de 20 à 25 jours, tous les 2 ou 3 mois, suivant les indications.

Les doses à employer varient, suivant les sujets et suivant la nature de la maladie, de 100 grammes à 200 grammes pris quatre à cinq fois par jour, hors des repas (soit une dose : 1º le matin à jeun, soit pure, soit mélangée à une tasse de lait chaud ; 2º une demi-heure avant le déjeuner ; 3º une demi-heure avant le dîner ou l'après-midi ; 4º au coucher (au minimum deux heures après le dîner).

Diabète. — Les diabétiques avec gros foie, les diabétiques par insuffisance hépatique, les diabétiques avec troubles gastro-intestinaux doivent, de préférence à toute autre source, boire l'eau de la *Grande-Grille*, tiédie, aux mêmes heures et à des doses un peu supérieures à celles indiquées pour les maladies du foie, et par périodes semblables.

En dehors de ces cures de Grande-Grille, le diabétique usera *larga manu* de l'eau de *Vichy-Célestins* ou d'*Hauterive-Etat* tant aux repas que pour étancher sa soif (jusqu'à la dose d'une bouteille par jour).

Les *diabétiques graveleux*, sans trouble hépatique ni gastro-intestinal, doivent user, dans les mêmes conditions, de l'eau des *Célestins*.

Gravelles. — Dans *la gravelle urique, la gravelle oxalique* et *la gravelle phosphatique* faire des cures alternatives d'eau de la *Source de l'Hôpital*, tiédie au bain-marie (et bue en dehors des repas, dans les mêmes conditions que l'eau de la *Grande-Grille* chez les sujets atteints de maladie du foie), et d'eau des *Célestins* ou d'*Hauterive-Etat* bue à la dose d'une demi, à une bouteille par jour, pendant une quinzaine de jours consécutifs, tous les mois ou au moins tous les deux mois.

Les observations nombreuses recueillies par les médecins, exerçant à Vichy, prouvent que, loin d'être contre-indiquées dans les cas de gravelle phosphatique et de phosphaturie, les eaux de Vichy, en améliorant les fonctions digestives, en régularisant les échanges nutritifs, en augmentant la diurèse, donnent d'excellents résultats.

L'eau de la *Grande-Grille*, tiédie et prise en dehors des repas, par périodes de 15 à 20 jours, est indiquée comme modificateur de la nutrition et des fonctions digestives ; son emploi alternera avec celui de l'eau des *Célestins* ou d'*Hauterive-Etat*.

Goutte. — **Rhumatismes.** — Les indications de l'eau des sources de l'*Hôpital* et des *Célestins* sont les mêmes chez les sujets atteints de *goutte* ou de *rhumatisme subaigu* ou *chronique* que chez ceux atteints de *gravelle urique*.

Les *Goutteux* et les *Rhumatisants* voient leurs accès s'espacer et leurs douleurs s'atténuer ; leurs tophus, leurs nodosités et leurs engorgements articulaires diminuer progressivement, s'ils continuent l'action de leur cure annuelle faite à Vichy, en buvant à domicile, par période régulière de 15 jours, tous les 2 ou 3 mois, 3 à 4 verres d'eau de l'*Hôpital*, tiédie au bain-marie, absorbée à jeun et en dehors des repas, et en faisant, entre ces périodes, usage à table de l'eau des *Célestins*.

Dyspepsies. — Dans les *dyspepsies atoniques*, dans les *dyspepsies hypochlorhydriques*, par insuffisance stomacale, on doit prendre, un quart d'heure ou une demi-heure avant les repas, 100 grammes d'eau de la *Source de l'Hôpital*, tiédie, dont l'action excitante sur la sécrétion gastrique est bien connue.

Dans la *dilatation de l'estomac*, 5o à 100 grammes d'eau de l'*Hôpital* seront pris une demi-heure avant les repas comme excitants de la sécrétion glandulaire ; s'il existe des symptômes de fermentations hyperacides ou anormales, on neutralisera celles-ci par une dose de 15o à 2oo grammes d'eau de cette même source, pris 2 à 3 heures après le repas.

Les *dyspepsies hyperchlorhydriques, hypersthéniques* sont modifiées par l'usage de la *Grande-Grille* à petites doses (100 grammes environ), un quart d'heure avant les repas, et à doses plus élevées (15o à 2oo grammes) deux ou trois heures après les repas, c'est-à-dire à l'instant où commencent à se manifester les symptômes de l'hyperchlorhydrie.

L'eau des *Célestins* est indiquée comme boisson aux repas, chez les sujets qui accusent des sensations de brûlures stomacales, des régurgitations acides, en particulier dans les dyspepsies hyperchlorhydriques avec fermentations anormales.

Dans la *dyspepsie* des *chloro-anémiques* et dans la *dyspepsie nerveuse* des *jeunes filles*, donner de faibles doses (6o grammes à 100 grammes) d'eau de la *Source de l'Hôpital* tiède, un quart d'heure avant les repas ; aux repas, comme boisson, eau de la *Source Mesdames* (bicarbonatée ferrugineuse).

Dans les *anémies paludéennes*, les eaux de la *Source de l'Hôpital* et de la *Source Mesdames* ont les mêmes indications et doivent être administrées comme dans les cas précédents.

Affections intestinales. — Les eaux de Vichy rendent également de très bons services dans le traitement du *catarrhe de l'intestin*, qui se traduit par des flux diarrhéiques survenant de préférence en pleine digestion, et avec une soudaineté remarquable. C'est que ces évacuations diarrhéiques correspondent à de véritables indigestions intestinales, dues à ce que l'estomac évacue dans l'intestin un *chyme* défectueux, insuffisamment élaboré. Dans ces conditions, le catarrhe de l'intestin n'est que le dernier terme d'une dyspepsie gastro-intestinale, dont le point de départ est dans l'estomac. Pour y remédier, on prescrira l'eau de Vichy (*Hôpital*), à prendre tiède (34°), par quart ou demi-verre, un peu avant chacun des deux principaux repas.

Pareillement, dans les cas de *constipation par atonie de l'intestin*, on prescrira, aux mêmes doses et heures, l'eau de Vichy (*Grande-Grille*) préalablement tiédie (42°) au bain-marie, dans le but d'activer la sécrétion de la bile qui est, par excellence, un *stimulant des contractions intestinales*. On procédera de même, chaque fois qu'il y a lieu de remédier à des désordres intestinaux imputables à l'*acholie*, au défaut de bile dans l'intestin.

Enfin la *colite* ou catarrhe du gros intestin, qui se traduit, entre autres, par des alternatives de constipation et de diarrhée (débâcles), et par des évacuations de mucus moulé en membranes, en vermicelle, l'eau de Vichy (*Hôpital. Grande-Grille*), prise dans les intervalles des repas, par quantités de 100 ou 200 grammes, est un adjuvant précieux du régime alimentaire par les féculents, seul traitement efficace en pareil cas, ainsi qu'il résulte notamment des remarquables travaux du professeur Combes, de Lausanne.

L'ÉTABLISSEMENT THERMAL. — Cet établissement qui est à juste titre considéré comme un modèle dans son genre, comprend deux bâtiments principaux avec de nombreuses salles de bains et douches de toute nature.

Le premier bâtiment est aménagé pour les bains de *première classe* ; le second, pour les bains de deuxième et de troisième classe. Ces bains, toutefois, quoique de classes diverses, ne diffèrent que dans le mode d'aménagement des salles de bains, et dans la qualité et fourniture de serviettes.

C'est là un agencement fort commode, car il satisfait toutes les exigences de toute catégorie. Les nombreux hôtels de la ville, avec prix proportionnés au confortable qu'ils procurent, répondent au même but, et c'est ce qui rend la vie si agréable à Vichy. Ces commodes conditions de traitement et de vie contribuent grandement à l'air de gaité générale qui frappe tout nouveau venu à Vichy. Le Casino lui-même avec ses spectacles artistiques et ses fêtes brillantes au delà de tout éloge, est à la portée de tous, grâce aux modiques conditions d'admission offertes aux abonnés.

L'Etablissement médical de première classe est entièrement neuf et a été livré au public dès l'ouverture de la saison 1903.

Cet Etablissement modèle comprend tous les perfectionnements de l'hydrothérapie, de la mécanothérapie et de l'électrothérapie.

Il couvre une surface totale de 32 000 mètres carrés dont plus de 10 000 mètres sont construits. — Les dimensions principales sont : longueur, 170 mètres ; largeur, 165 mètres.

Au centre, un très vaste Hall aux proportions imposantes et où aboutissent pour les deux divisions, hommes et dames, les nombreux services qui comprennent:

136 cabines de bains, dont 6 de luxe ;

13 grandes douches avec vestiaires ;

24 douches-massages avec vestiaires et lits de repos ;

36 douches ascendantes ;

2 douches avec bain ;

4 bains d'air chaud et 4 salles de massage ;

4 bains de vapeur ;

2 douches de vapeur ;

Une série de salles pour lavage d'estomac et de vessie, douches nasales et auriculaires, bains d'acide carbonique, inhalations d'oxygène et d'acide carbonique ;

2 bains de lumière (chaleur radiante et lumineuse de Dowsing) ;

2 grandes piscines chaudes et 3 froides et 8 piscines individuelles ;

Un institut de mécanothérapie Zander ;

Un service complet d'électrothérapie avec bain Schnée ;

L'Établissement thermal des deuxièmes classes comprend :
110 cabines de bains ; 4 grandes douches avec déshabilloires ;
2 douches avec bain ; 4 douches massage avec déshabilloires ;
10 douches ascendantes ;

Un service complet de bains et inhalations d'acide carbonique, inhalations d'oxygène, un bain électrique et lavage
d'estomac.

Enfin, l'Etablissement thermal des troisièmes classes comprend : 64 cabines de bains ; 4 grandes douches ; 4 douches
ascendantes.

Pour donner une idée de l'importance des services d'alimentation d'une pareille exploitation, il suffit de jeter un coup d'œil
sur la petite usine qui a été construite en même temps que le
nouvel Etablissement de première classe et qui comprend :

6 chaudières à vapeur de 90 m² de surface de chauffe chacune ;
Une machine à vapeur à condensation de 60 chevaux ;
12 pompes pouvant débiter ensemble 640,000 l. d'eau à l'heure.

Le Casino. -- Dans ces quelques dernières années, le
Casino a subi une série de transformations qui en font un établissement modèle en son genre.

A la façade existante, avec son architecture élégante, a été
ajouté latéralement un théâtre d'un style entièrement différent,
mais dont la décoration soignée se fond merveilleusement
avec les environs couverts de verdure. Un Hall de proportions
magnifiques relie les deux bâtiments et le tout forme une
masse imposante entourée de larges terrasses.

Les aménagements intérieurs ont été exécutés en vue d'offrir
au public le plus haut degré de confort allié aux environs
(entourages) les plus élégants.

En pénétrant par la porte conduisant à la section du Restaurant, nous arrivons à une vérandah formant une annexe au
restaurant du Cercle du Casino et aux salons des Dames ;
plus loin l'ancien théâtre, entièrement transformé, présente
une vaste salle de jeux, contiguë à la salle des Fêtes, et
communiquant par un élégant vestibule avec un élégant Hall
surmonté d'un dôme vitré servant de foyer au théâtre. En face
le vestibule se trouve le Salon de lecture, et à l'extrémité du
Hall le salon de correspondance, décoré et meublé en pur
style Louis XIV. En communication directe avec le Hall et
son vestibule est le nouveau théâtre, dont l'aménagement, les
nombreuses issues, les vastes et élégants escaliers, aussi bien
que les installations spéciales pour l'éclairage et la ventilation
sont du genre le plus parfait.

La décoration intérieure mérite une mention spéciale ; c'est
un mélange discret d'art nouveau avec le sens architectural le
plus délicat. On peut voir et examiner les moindres détails, et
l'ensemble fait le plus grand honneur à l'architecte qui a
réuni autour de lui des artistes spéciaux du talent le plus consommé.

Ce théâtre, qui contient 1,400 places, communique par une
large balustrade avec les jardins particuliers du Casino, et par
un couloir à vérandah vitrée avec la voie publique, de sorte que
les voitures peuvent déposer les visiteurs à la porte du théâtre.

VICHY - GRANDE - GRILLE

C'est peut-être la source la plus universellement connue et, par conséquent, la plus fréquentée de Vichy.

De toutes les sources de Vichy, celle de la *Grande-Grille* est celle qui répond le mieux, dans l'esprit, à l'idée qu'on se fait d'une source thermale jaillissante. Au centre d'un bassin circulaire, l'eau bondit et bouillonne. Ce phénomène de l'ébullition est dû à la pression souterraine et à la grande quantité de gaz carbonique dont la source est saturée.

Le débit de la *Grande-Grille* est énorme ; il suffit non seulement à la consommation sur place et à l'exportation, mais encore à l'usage des bains.

Elle est, avant tout, indiquée dans les affections du foie, dans les engorgements des viscères abdominaux et surtout contre les coliques hépatiques, qui accompagnent la lithiase biliaire. Des malades qui avaient des crises presque quotidiennes partent absolument guéris après une cure de trois semaines. Ils parviennent à se maintenir et à concilier les exigences de leur santé et de leur profession en buvant de l'eau transportée, qui conserve toute son action, même après plusieurs années d'embouteillage.

VICHY-HOPITAL

Située vis-à-vis du terrain qu'occupait autrefois l'ancien hôpital civil, derrière le Casino, cette source jaillit dans un vaste bassin exhaussé au dessus du sol et protégé par un pavillon en fer forgé. Elle renferme 5 grammes de sels par litre et est assez abondante pour desservir l'établissement de bains qui est à côté. Sa température est de 31° centigrades ; son débit, de 60 000 litres par 24 heures, suffit amplement non seulement à la consommation locale ou extérieure, mais encore au service des bains en douches.

Les troubles de la digestion stomacale ou intestinale attirent un grand nombre de malades à Vichy ; ces mêmes affections sont l'objet des applications les plus usuelles de *l'Hôpital*. La dyspepsie, sous presque toutes ses formes, s'en trouve bien. Il faut que l'élément nerveux soit bien prédominant ou le sujet bien affaibli pour qu'il y ait contre-indication.

Comme toutes les eaux de Vichy, elle conserve toutes ses qualités en bouteilles et donne également d'excellents résultats dans tous les cas énumérés ci-dessus, même employée loin des sources.

PASTILLES VICHY-ÉTAT

Les Pastilles Vichy-Etat sont fabriquées avec les Sels extraits des sources de l'Etat. Préparées avec le plus grand soin, elles constituent un remède efficace contre les digestions difficiles, aigreurs d'estomac, etc., etc.

Pour éviter les contrefaçons si nombreuses, la Compagnie fermière ne livre ses pastilles qu'en boîtes métalliques scellées.

Avoir soin de désigner "**PASTILLES VICHY-ÉTAT**"

Préparées avec les Sels extraits des Eaux

Pour être certain d'avoir des produits réellement fabriqués avec ces Sels, il faut réclamer la **Marque de la Compagnie Fermière.**

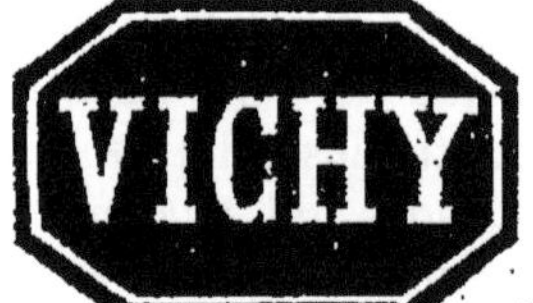

*Fac-Similé
de la
Pastille*

EXIGER PASTILLES VICHY-ÉTAT

COMPRIMÉS VICHY-ÉTAT

Ces Comprimés, fabriqués avec les Sels Vichy-Etat ou sels naturels extraits des eaux des sources de l'Etat, renferment, sous un petit volume, tous les principes des eaux de Vichy, de plus ils dégagent, au contact de l'eau, une quantité de gaz carbonique égale à celle qui est dissoute dans l'eau minérale naturelle. Ils servent donc à préparer une excellente eau alcaline et gazeuse.

2 à 3 comprimés pour un verre
10 à 12 comprimés pour un litre

ORDONNEZ **COMPRIMÉS VICHY-ÉTAT**

Échantillons gratuits

A MM. LES MÉDECINS

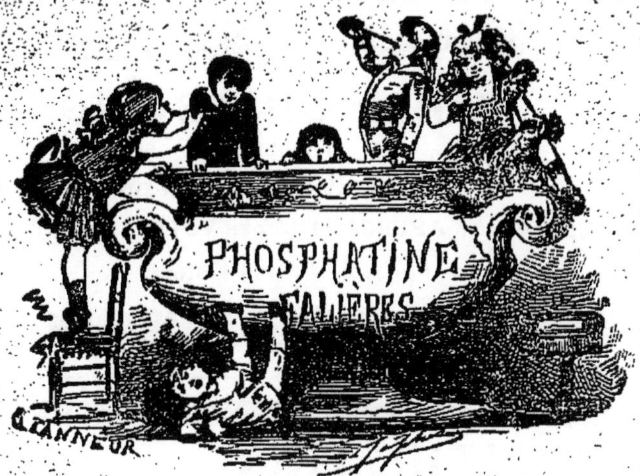

La " PHOSPHATINE FALIÈRES " est l'aliment le plus agréable et le plus recommandé pour les enfants dès l'âge de 6 à 7 mois, surtout au moment du sevrage et pendant la période de croissance. *Il facilite la dentition, assure la bonne formation des os.*

PARIS, 6, AVENUE VICTORIA ET PH⁰ⁱᵉˢ

PRÉPARATION FERRUGINEUSE

ne constipant pas

Eugéine Prunier

(PHOSPHO-MANNITATE DE FER GRANULÉ)

Reconstituant du globule sanguin

CONTRE

CHLOROSE, ANÉMIE, AMÉNORRHÉE, ETC.

CHASSAING & Cᶦᵉ, 6, Avenue Victoria, Paris et Pharmacies

E

Neurosine Prunier

PHOSPHO-GLYCÉRATE DE CHAUX
chimiquement pur

Reconstituant général
DU SYSTÈME NERVEUX

NEURASTHÉNIE
PHOSPHATURIE, RACHITISME, DÉBILITÉ
SURMENAGE, etc.

La « Neurosine Prunier » se prend en général aux doses suivantes, soit avant, soit après le repas :

1. Neurosine Prunier-granulée, 2 ou 3 cuillerées à café par jour ;

2. Neurosine Prunier-sirop, 2 ou 3 cuillerées à bouche par jour ;

3. Neurosine Prunier-cachets, 2 ou 3 cachets par jour.

Chaque cuillerée à bouche de sirop, chaque cuillerée à café de granulé, chaque cachet contiennent o gr. 3o de phospho-glycérate de chaux pur.

www.ingramcontent.com/pod-product-compliance
Ingram Content Group UK Ltd.
Pitfield, Milton Keynes, MK11 3LW, UK
UKHW021503090726
13657UKWH00001B/6